Thieme

Der MR-Trainer Wirbelsäule

Martin Breitenseher

Mit Beiträgen von

Martin Breitenseher
Julia Breitenseher
Franz A. Fellner
Klaus M. Friedrich
Josef Kramer
Georg Scheurecker
Claudia Schueller-Weidekamm
Johannes Trenkler

Kasuistiken von

Julia Breitenseher
Daniela Breuer-Gartner
Dietmar Garnhaft
Iris-Melanie Nöbauer-Huhmann
Matthias Pones
Thomas Rand
Claudia Schueller-Weidekamm

2., überarbeitete und erweiterte Auflage

1585 Abbildungen

Georg Thieme Verlag
Stuttgart · New York

Impressum

Bibliografische Information
der Deutschen Nationalbibliothek

Die Deutsche Nationalbibliothek verzeichnet diese Publikation in der Deutschen Nationalbibliografie; detaillierte bibliografische Daten sind im Internet über http://dnb.d-nb.de abrufbar.

Ihre Meinung ist uns wichtig! Bitte schreiben Sie uns unter:
www.thieme.de/service/feedback.html

1. Auflage 2011

Wichtiger Hinweis: Wie jede Wissenschaft ist die Medizin ständigen Entwicklungen unterworfen. Forschung und klinische Erfahrung erweitern unsere Erkenntnisse, insbesondere was Behandlung und medikamentöse Therapie anbelangt. Soweit in diesem Werk eine Dosierung oder eine Applikation erwähnt wird, darf der Leser zwar darauf vertrauen, dass Autoren, Herausgeber und Verlag große Sorgfalt darauf verwandt haben, dass diese Angabe dem **Wissensstand bei Fertigstellung des Werkes entspricht.**

Für Angaben über Dosierungsanweisungen und Applikationsformen kann vom Verlag jedoch keine Gewähr übernommen werden. **Jeder Benutzer ist angehalten,** durch sorgfältige Prüfung der Beipackzettel der verwendeten Präparate und gegebenenfalls nach Konsultation eines Spezialisten festzustellen, ob die dort gegebene Empfehlung für Dosierungen oder die Beachtung von Kontraindikationen gegenüber der Angabe in diesem Buch abweicht. Eine solche Prüfung ist besonders wichtig bei selten verwendeten Präparaten oder solchen, die neu auf den Markt gebracht worden sind. **Jede Dosierung oder Applikation erfolgt auf eigene Gefahr des Benutzers.** Autoren und Verlag appellieren an jeden Benutzer, ihm etwa auffallende Ungenauigkeiten dem Verlag mitzuteilen.

Rüdigerstraße 14
70469 Stuttgart
Deutschland
Telefon: + 49/(0)711/8931-0
Unsere Homepage: www.thieme.de

Printed in Germany

Zeichnungen: Martin Breitenseher, Wien; Ziegler und Müller, Kirchentellinsfurt
Umschlaggestaltung: Thieme Gruppe
Umschlaggrafik: Martina Berge, Stadtbergen
Redaktion: Dr. Doris Kliem, Urbach
Satz: Ziegler und Müller, Kirchentellinsfurt
Satzsystem: APP/3B2, Version 9 Unicode
Druck: aprinta Druck GmbH, Wemding

ISBN 978-3-13-147592-3 1 2 3 4 5 6
Auch erhältlich als E-Book:
eISBN (PDF) 978-3-13-170492-4
eISBN (epub) 978-3-13-202142-6

für Andrea, Julia und Iris
von Martin

für Christa
von Franz

für Mona und Linda
von Claudia

für Elfi, Bernd und Emmi
von Josef

für Andrea, Helene und Georg
von Johannes

Vorwort

Das Thema Wirbelsäule als MR-Trainer in der 1. und 2. Auflage zu schreiben hat sich zu einer interessanten Herausforderung entwickelt. Auf diesem Gebiet sind zahlreiche wissenschaftliche Publikationen zu finden. In diversen Fortbildungen der Fachgesellschaften kommt das Thema Wirbelsäule oft zu kurz, da die Subdisziplin der Muskel-Skelett-Radiologie die Gelenkdiagnostik als interessanter erachtet, die Subdisziplin der Neuroradiologie sich bevorzugt auf das Gehirn konzentriert.

Das didaktische Konzept wurde weitgehend von den MR-Trainern „Untere Extremität“ und „Obere Extremität“ übernommen. Ziel ist es, das Thema von der Analyse des morphologischen Einzelzeichens hier aufzurollen. Die exakte Beschreibung und Differenzierung der MR-Zeichen sowie die Zusammenfassung zu einer Diagnose ist das zentrale Anliegen dieses Buchs.

Die Effizienz in der Wissensvermittlung stellt eine weitere Absicht dieses MR-Trainers dar. Schemata stehen im Zentrum des Geschehens, sind die Anlaufstelle, um zu Text, Abbildungen und Tabellen überzuleiten und diese miteinander zu verbinden. Zur bestmöglichen Übersicht werden die Themen weitgehend im Doppelseitenprinzip präsentiert.

Der Praxisbezug ist ein vorrangiges Ziel dieses MR-Trainers. Aus diesem Grund werden die in der täglichen Routine üblichen Kombinationen von MR-Bildern dargestellt. Neben diesen werden auch die Pathologien in typischen Untersuchungsebenen und allfälligen Kontrastmittelserien dargestellt. Ziel des Buchs war es, häufige Probleme zu betonen, seltene Krankheiten knapp zu halten und absolute Raritäten und Einzelfälle auszulassen.

Der Inhalt des Buchs gliedert sich in 9 Kapitel. Nach den Monografien zur „Oberen Extremität“ und „Unteren Extremität“ gelang es für spezielle Kapitel einschlägige Autoren zu gewinnen und trotzdem ein Buch aus einem Guss zu verfassen.

Das Kapitel „Normalanatomie und Untersuchungstechnik“ wurde von Franz Fellner verfasst. Als MR-Spezialist hat er sich viele Jahre mit dem Thema Untersuchungstechnik auseinandergesetzt und es ist ihm gelungen, neben diesen Themen auch die Normalanatomie neu und spannend aufzubereiten.

Im Kapitel „Normvarianten“ werde ich von meiner Tochter Julia begleitet.

Beim Kapitel „Entzündungen“ unterstützte mich Klaus Friedrich kräftig, der selbst als Experte an der Wirbelsäule international bekannt ist.

Das „Traumatologische MR-Diagnostik“ der Wirbelsäule wurde von Claudia Schueller-Weidekamm verfasst. Sie ist als bekannte Osteoradiologin der Medizinischen Universität Wien die ideale Besetzung für dieses Thema.

Das Kapitel „Sakroiliakalgelenke“ wurde von Josef Kramer erstellt. Als einer der Pioniere sowohl in der MR-Technologie als auch in der osteoradiologischen Anwendung hat er dieses oft ungeliebte Thema mit viel Liebe und jahrzehntelanger wissenschaftlicher als auch praktischer Routine erarbeitet.

Für das Thema „Intraspinale Läsionen“ hat Johannes Trenkler die Verantwortung übernommen. An einem der großen neuroradiologischen Zentren in Österreich, nämlich in Linz, war es ihm möglich seine neuroradiologische Schatzkiste mit einem systematischen, didaktischen Talent zu verknüpfen und daraus ein ausgezeichnetes Buchkapitel zu erstellen.

Die Kapitel „Degeneration“ und „Tumoren der Wirbelsäule“ habe ich selbst verfasst. Diverse neue Erkenntnisse in der Bandscheibennomenklatur sowie neue Klassifikationen der Vertebrostenose sind in diese Kapitel einflossen.

Im Kapitel „Kasuistiken“ sind interessante Fälle aus der Praxis zusammengestellt, für die sich dankenswerter Weise mehrere Autoren zur Verfügung gestellt haben.

Ich wünsche Ihnen viel Vergnügen mit der neuen Auflage des MR-Trainers „Wirbelsäule“.

Horn, im Frühjahr 2018 *Martin Breitenseher*

Danksagung

Bedanken möchte ich mich bei den Kapitelautoren, die viele Wochen und Monate in dieses Buch investiert haben. Bei allen Kapiteln ist eine optimale Integration in das MR-Trainer-Konzept gelungen. Danke sage ich Franz Fellner für die optimale didaktische Aufbereitung des Kapitels „Normalanatomie und Untersuchungstechnik“, meiner Tochter Julia für die Unterstützung im Kapitel „Normvarianten“ und Klaus Friedrich für die Überarbeitung des Kapitels „Entzündungen“. Mein Dank gilt Claudia Schueller-Weidekamm für die gelungene Zusammenstellung des Kapitels „Traumatologie der Wirbelsäule“, Josef Kramer für die altmeisterlicher Gelassenheit zum Thema „Sakroiliakalgelenke“ und Johannes Trenkler für das umfangreiche und besonders pointierte Kapitel der „Intraspinale Läsionen“. Mein weiterer Dank führt mich zu den Autoren der Kasuistiken, nämlich Julia Breitenseher, Daniela Breuer-Gartner, Iris Nöbauer-Huhmann, Claudia Schueller-Weidekamm, sowie Dietmar Garnhaft, Matthias Pones und Thomas Rand.

Bedanken möchte ich mich beim Georg Thieme Verlag und seinen Mitarbeiterinnen, besonders bei Frau Susanne Huiss M.A., Frau Dr. Doris Kliem und Frau Marion Holzer, die mir in jeder Phase des Projekts persönlich zur Seite standen und das spezielle MR-Trainer-Konzept kreativ und konsequent umsetzten.

Ein weiterer Dank für die Bildaufbereitung gilt meinen Technischen Assistenten Klaus Meller und Michaela Spitzer. Besonders möchte ich mich bei meiner Tochter Iris bedanken, die mir bei der Ausführung der Grafiken behilflich war.

Danke möchte ich sagen für Ideen und Inspirationen bei Axel Stäbler, Franz Kainberger, Marco Zanetti, Martin Dominkus, Gerhard Lechner, Herwig Imhof, Siegfried Trattnig, Andreas Bösel und viele weiteren Kolleginnen und Kollegen mit anregenden Gesprächen zum Thema Wirbelsäule.

Einen besonderen Dank verdient meine Familie, nämlich meine Frau Andrea und meine Töchter Julia und Iris, die nicht nur Verständnis und Zeit zu Verfügung gestellt haben, sondern beim Zusammentragen und Ordnen des Materials, sowie beim Korrekturlesen in Phasen der Anspannung und Zeitdrucks mir großartige Stützen in der Fertigstellung dieses Buchs waren.

Horn, im Frühjahr 2018 *Martin Breitenseher*

Anschriften

Herausgeber

Prof. Dr. med. Martin Breitenseher
Landesklinikum Horn
Institut für Radiologie und Nuklearmedizin
Spitalgasse 10
3580 Horn
Österreich

Mitarbeiter

Dr. med. Julia Breitenseher
Medizinische Universität Wien
Uniklinik für Radiologie und Nuklearmedizin
Währinger Gürtel 18–20
1090 Wien
Österreich

Prof. Dr. med. Franz A. Fellner
Kepler Universitätsklinikum GmbH
Medizinische Campus III
Zentrales Radiologie Institut
Krankenhausstr. 9
4020 Linz
Österreich

Priv.-Doz. Dr. med. Klaus M. Friedrich
Universitätsklinik für Radiologie und Nuklearmedizin
AKH Neuroradiologie und Muskuloskeletale Radiologie
Währinger Gürtel 18–20
1090 Wien
Österreich

Univ.-Prof. Dr. Dr. Mag. D. I. Josef Kramer
Schillerpark GmbH und Co.
Institut für CT- und MRT-Diagnostik
Rainerstr. 6–8
4020 Linz
Österreich

Dr. med. Georg Scheurecker
Schillerpark GmbH und Co.
Institut für CT- und MRT-Diagnostik
Rainerstr. 6–8
4020 Linz
Österreich

Priv.-Doz. Dr. med. Claudia Schueller-Weidekamm
Universitätsklinik für Radiologie und Nuklearmedizin
AKH Neuroradiologie und Muskuloskeletale Radiologie
Währinger Gürtel 18–20
1090 Wien
Österreich

Prim. Dr. med. Johannes Trenkler
Nervenklinik Linz Wagner-Jauregg
Institut für Radiologie
Wagner-Jauregg-Weg 15
4020 Linz
Österreich

Kasuistiken

Dr. med. Julia Breitenseher
Medizinische Universität Wien
Uniklinik für Radiologie und Nuklearmedizin
Währinger Gürtel 18–20
1090 Wien
Österreich

Dr. med. Daniela Breuer-Gartner
Zum weißen Engel 12
2070 Retz
Österreich

Dr. med. Dietmar Garnhaft
Landesklinikum Horn
Institut für Radiologie und Nuklearmedizin
Spitalgasse 10
3580 Horn
Österreich

Priv.-Doz. Dr. med. Iris-Melanie Nöbauer-Huhmann
Universitätsklinik für Radiologie und Nuklearmedizin
AKH Neuroradiologie und Muskuloskeletale Radiologie
Währinger Gürtel 18–20
1090 Wien
Österreich

Dr. med. Matthias Pones
Medizinische Universität Wien
Uniklinik für Radiologie und Nuklearmedizin
Währinger Gürtel 18–20
1090 Wien
Österreich

Prof. Dr. med. Thomas Rand
Krankenhaus Hietzing
Neurologisches Zentrum Rosenhügel
Wolkersbergenstr. 1
1130 Wien
Österreich

Priv.-Doz. Dr. med. Claudia Schueller-Weidekamm
Universitätsklinik für Radiologie und Nuklearmedizin
AKH Neuroradiologie und Muskuloskeletale Radiologie
Währinger Gürtel 18–20
1090 Wien
Österreich

Abkürzungen

2-D/3-D	2-/3-dimensional
A./Aa.	Arteria/Arteriae
ABCS-Schema	Schema mit den Kriterien Alignment (Achsenstellung), Bone (Knochenstrukturen), Cartilage (Knorpel und Bandscheiben) und Soft Tissue (Weichteile)
ADC	Apparent Diffusion Coefficient
a.-p.	anteroposterior
BLADE	spezielle PROPELLER-Technik
BWS	Brustwirbelsäule
CASPAR	Classification Criteria for psoriatic Arthritis
CISS	Constructive Interference in Steady State
CRMO	chronisch-rekurrierende multifokale Osteomyelitis
CT	Computertomografie
DSA	digitale Subtraktionsangiografie
DTI	Diffusion Tensor Imaging
DWI	Diffusion-weighted Imaging
EULAR	European League against Rheumatism
FSE	Fast-Spin-Echo
GRE	Gradienten-Echo
HASTE	Half Fourier-acquired single Shot Turbo Spin Echo
HIV	humanes Immunschwächevirus
HWS	Halswirbelsäule
i. v.	intravenös
Lig./Ligg.	Ligamentum/Ligamenta
LWS	Lendenwirbelsäule
M./Mm.	Musculus/Musculi
MEDIC	Multi-Echo Data Image Combination
MRA	Magnetresonanzangiografie
MRT	Magnetresonanztomografie
N.	Nervus
NEXUS	National Emergency X-Radiography Utilisation Study
NMO-IgG	Immunglobulin-G-Antikörper der Neuromyelitis optica gegen Aquaporin 4
p.-a.	posteroanterior
PET	Positronenemissionstomografie
PROPELLER	Periodically rotated overlapping parallel Lines with enhanced Reconstruction
R./Rr.	Ramus/Rami
RARE	Rapide Acquisition with Relaxation Enhancement
SCIWORA	Spinal Cord Injury without radiographic Abnormality
SE	Spin-Echo
SLIC	Sub-axial Injury Classification
SPACE	Sampling Perfection with Application optimized Contrasts using different Flip Angle Evolution
STIR	Short Tau Inversion Recovery
T1w/T2w/T2*w	T1-/T2-/T2*-gewichtet
Tc	Technetium
TIRM	Turbo-Inversion Recovery-Magnitude
TOF	Time of Flight
TSE	Turbo-Spin-Echo
V./Vv.	Vena/Venae
WHO	World Health Organisation

Inhaltsverzeichnis

1 Magnetresonanztomografie – Normalanatomie, Untersuchungstechnik und Artefakte

F. A. Fellner

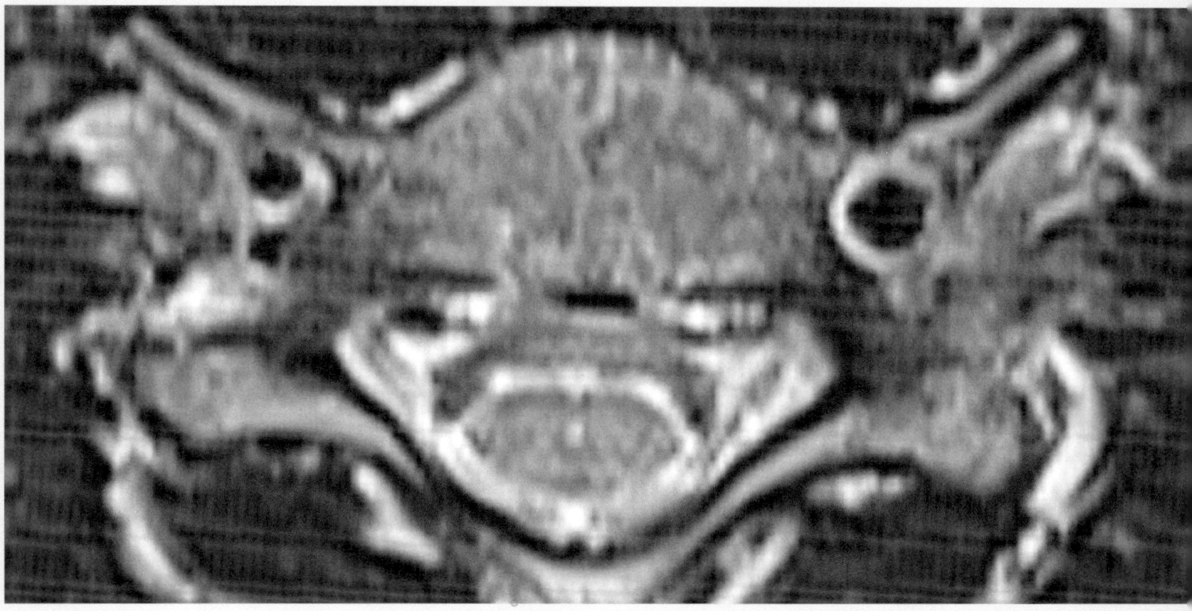

1.1 Normalanatomie der Wirbelsäule

Im Normalfall besteht die menschliche Wirbelsäule aus 33 Wirbeln: Sie setzt sich zusammen aus 7 Halswirbeln, 12 Brustwirbeln und 5 Lendenwirbeln, 5 fusionierten Sakralwirbel und 4 Kokzygealwirbeln (▸ **Abb. 1.1**). Ein Wirbel wird differenziert in folgende Bestandteile:

- Wirbelkörper
- Wirbelbogen mit Bogenwurzeln (Pedikel)
- Massae laterales mit oberen und unteren Gelenkfortsätzen (Processus articulares)
- Querfortsätze (Processus transversus)
- dorsaler Anteil der Wirbelbögen (Lamina arcus vertebrae)
- Dornfortsatz (Processus spinosus)

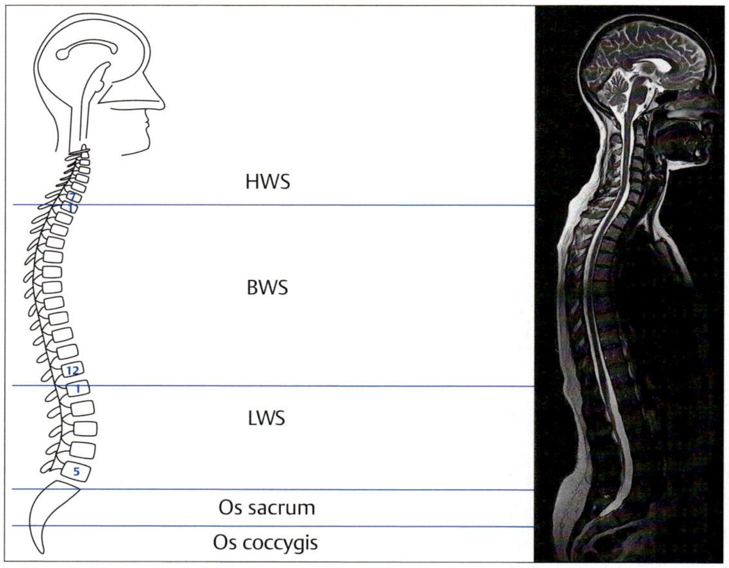

Abb. 1.1 Anatomische Gliederung der Wirbelsäule. Schema (links) und sagittale T2w MRT-Aufnahme (rechts).
BWS = Brustwirbelsäule; HWS = Halswirbelsäule; LWS = Lendenwirbelsäule

Wirbelkörperhinterkante und Wirbelbogen bilden die knöcherne Berandung des Wirbelkanals. Dessen innere Form verändert sich in den unterschiedlichen Höhen der Wirbelsäule: Im Bereich der HWS und der LWS ist die Form dreieckig, im Bereich der BWS rund. Auch der Durchmesser des Wirbelkanals variiert: Am größten ist er im Bereich der HWS (bis ca. 15 mm); im Bereich der LWS beträgt er nur noch etwa 12 mm.

1.1.1 Halswirbelsäule

Innerhalb der HWS haben der I. (Atlas) und der II. Halswirbel (Axis) eine besondere Form (▸ **Abb. 1.2** u. ▸ **Abb. 1.3**).

Der I. Halswirbel ist eigentlich nur ein ringförmiger Wirbelbogen ohne Wirbelkörper. Aufgrund der Knochen-Weichteil-Kontraste ist er damit im MRT schwieriger als im CT erkennbar und muss bei der Bildbetrachtung bewusst gesucht und analysiert werden. Dabei ist zu berücksichtigen, dass bei Standardbildgebung meist aufgrund von Partialvolumeneffekten unterschiedliche Anteile dieses dünnen Knochens auf unterschiedlichen, angrenzenden Schichten dargestellt sind. Um den gesamten Knochen auf einer Schicht abzubilden, sind adäquat angulierte Schichten erforderlich (s. ▸ **Abb. 1.2**). Der Atlas bildet Gelenke mit den Kondylen des Os occipitale (Atlantookzipitalgelenk) und mit dem Axis (Atlantoaxial- und Atlantodentalgelenk). Für die Darstellung dieser Gelenke sind spezielle Dünnschichtuntersuchungen mit dezidierten Protokollen erforderlich. Die Größe der Halswirbel nimmt von kranial nach kaudal geringfügig zu.

Eine weitere Besonderheit der Halswirbel ist der beidseits angelegte Processus uncinatus. Die Processus uncinati bilden mit den darüber liegenden Wirbelkörpern die Unkovertebralgelenke.

Im Gegensatz zu den übrigen Wirbeln weisen die Halswirbel innerhalb ihrer Querfortsätze ein zentrales Foramen auf (Foramen transversarium). Die Foramina transversaria der HWS bilden beidseits lateral einen Kanal, durch den jeweils die A. vertebralis verläuft (▸ **Abb. 1.4**). Der VII. Halswirbel hat den größten Dornfortsatz und trägt daher auch den Namen „Vertebra prominens".

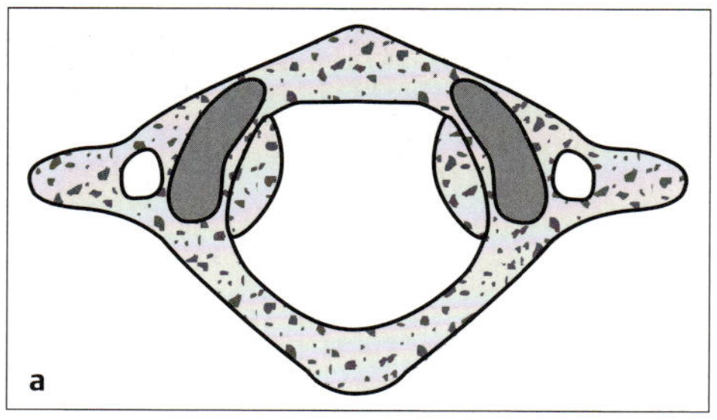

Abb. 1.2 a – d Atlas (I. Halswirbel). Zum Verlauf des Atlas adäquat angulierte Schichtung.
a Schema.
b MRT: T2*w GRE-Aufnahme.
c MRT: T2w TSE-Aufnahme.
d MRT: T1w TSE-Aufnahme.

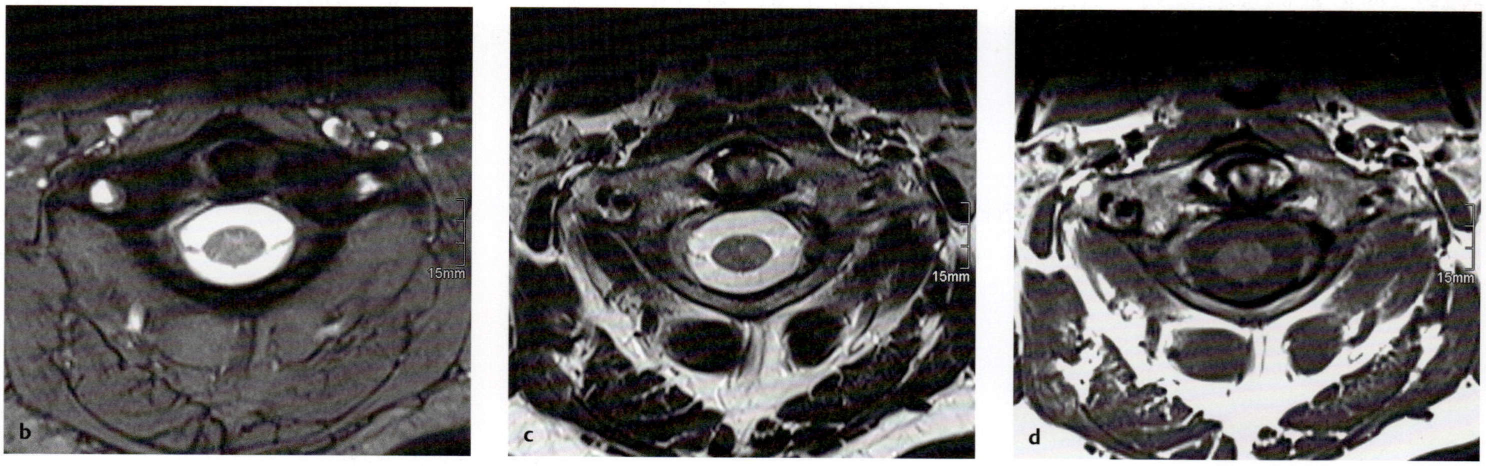

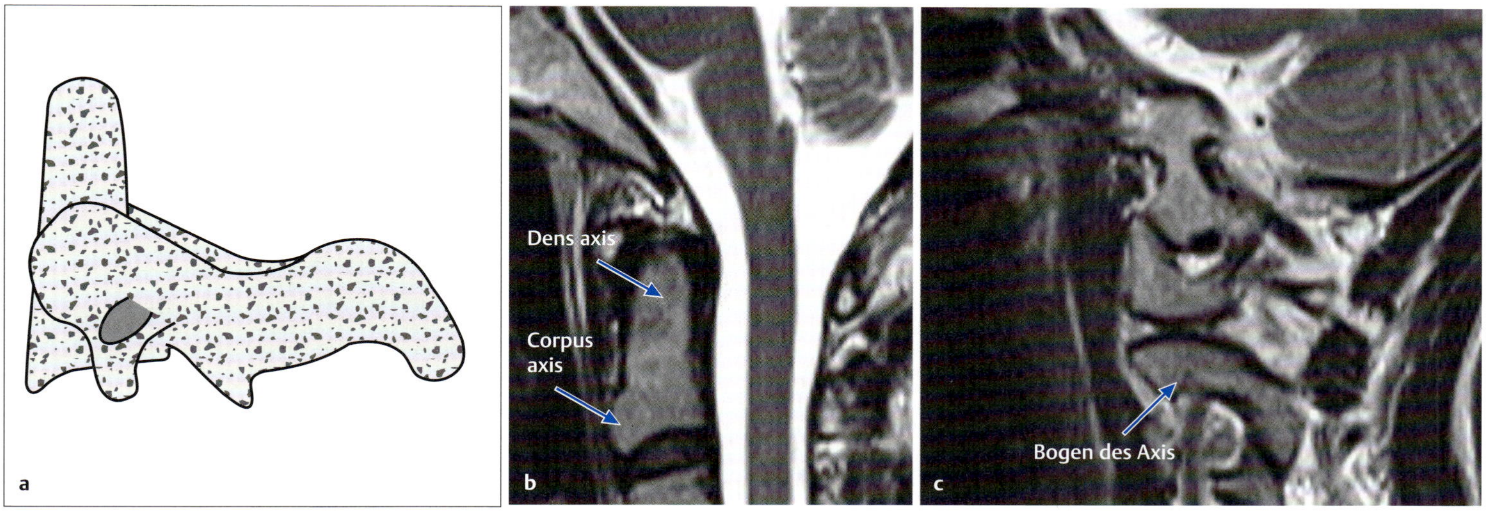

Abb. 1.3 a – c Axis (II. Halswirbel).
a Schema.
b MRT: sagittale T2w Aufnahme durch die Mittellinie.
c MRT: laterale sagittale T2w Aufnahme.

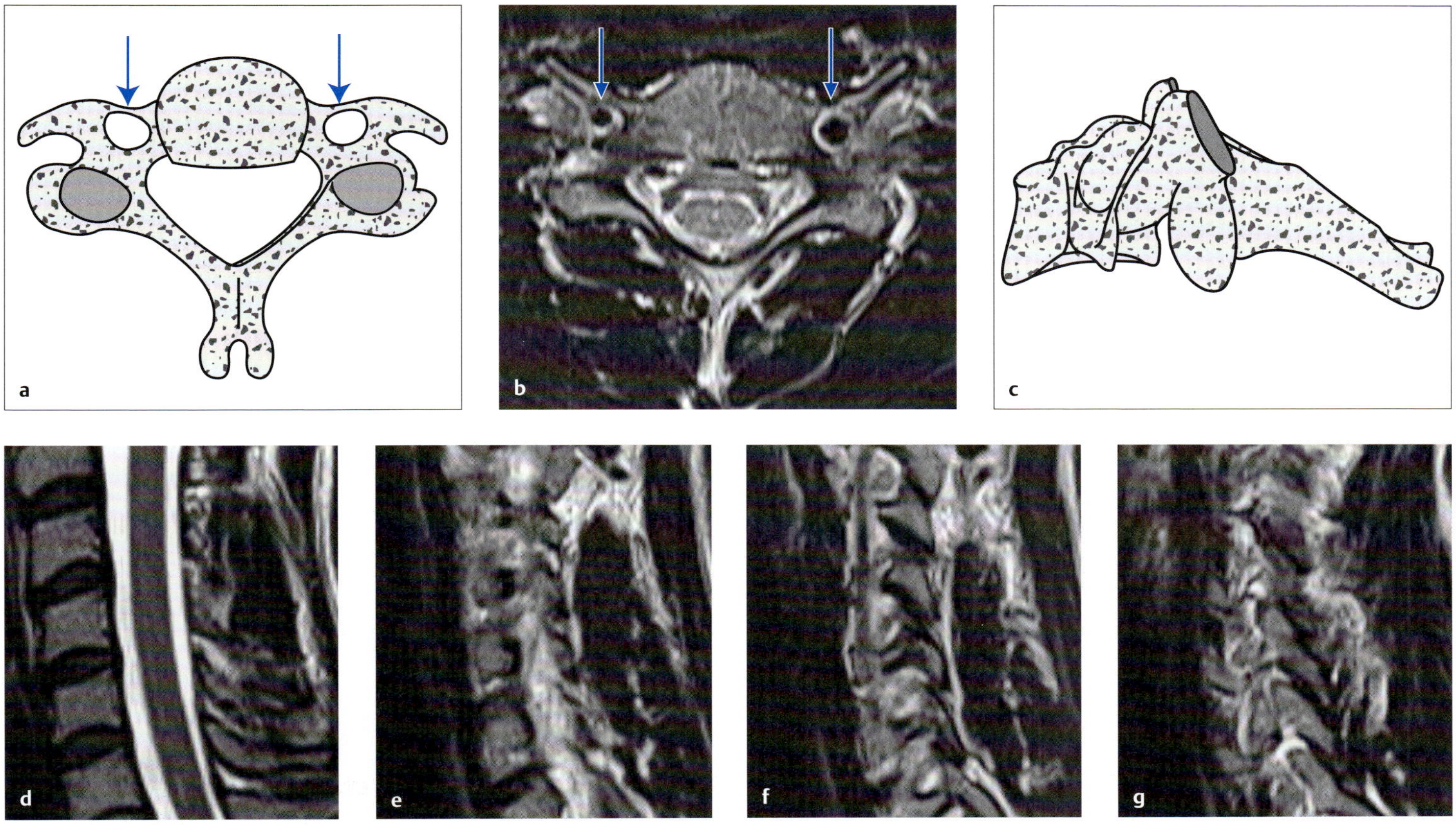

Abb. 1.4 a – g Typischer Halswirbel. Die Pfeile in **a** u. **b** weisen auf die Foramina transversaria.
a Schema in transversaler Ansicht.
b MRT: transversale T2w Aufnahme.
c Schema in sagittaler Ansicht.
d MRT: sagittale T2w Aufnahme, median.
e MRT: sagittale T2w Aufnahme, paramedian mit lateralem Abschnitt des Spinalkanals.
f MRT: sagittale T2w Aufnahme. Eintritt in das Neuroforamen.
g MRT: sagittale T2w Aufnahme. Austritt aus dem Neuroforamen.

1.1.2 Brustwirbelsäule

Die Höhe der Brustwirbel nimmt von kranial nach kaudal geringfügig zu. Ein Brustwirbel bildet auf jeder Seite mehrere Gelenke mit der entsprechenden Rippe (▸ **Abb. 1.5**).

1.1.3 Lendenwirbelsäule

Die Lendenwirbel sind aufgrund der hohen Belastung größer als die Hals- und Brustwirbel. Die Querfortsätze der Lendenwirbel werden auch „Processus costales“ genannt, weil es sich dabei eigentlich um rudimentäre Rippenanlagen handelt (▸ **Abb. 1.6**).

1.1.4 Wirbelbögen und Gelenke

Der Spinalkanal wird von den Wirbelbögen umschlossen. Die Wirbelbögen sind im MRT aufgrund des geringeren Knochenkontrasts schwieriger als im CT zu erkennen (▸ **Abb. 1.7**).

Die von den Wirbelbögen ausgehenden Gelenkfortsätze und die Gelenke, die sie bilden (▸ **Abb. 1.8**), sind in den verschiedenen Abschnitten der Wirbelsäule unterschiedlich ausgebildet. So sind die Gelenkflächen dieser Fortsätze jeweils folgendermaßen konfiguriert:

- **HWS:** plan und um 45 % gegen die Horizontale geneigt
- **BWS:** fast frontal
- **LWS:** sagittal

▸ **MRT-Signalverhalten.** Die Wirbelgelenke sind synoviale Gelenke. Die Gelenkkapsel ist auf T1w und T2w Bildern hypointens. Zur Darstellung der kleinen Wirbelgelenke im MRT sind am besten transversale Aufnahmen geeignet (s. ▸ **Abb. 1.8**).

1.1.5 Neuroforamina

Die spinalen Nerven verlassen durch die Foramina intervertebralia den Wirbelkanal. Die Neuroforamina werden begrenzt durch die Bogenwurzel, die Gelenkfortsätze der kleinen Wirbelgelenke, die angrenzende Wirbelkörperkante und die Bandscheibe. Im Neuroforamen liegen der Nerv sowie epidurales Fettgewebe mit Gefäßen (▸ **Abb. 1.9**).

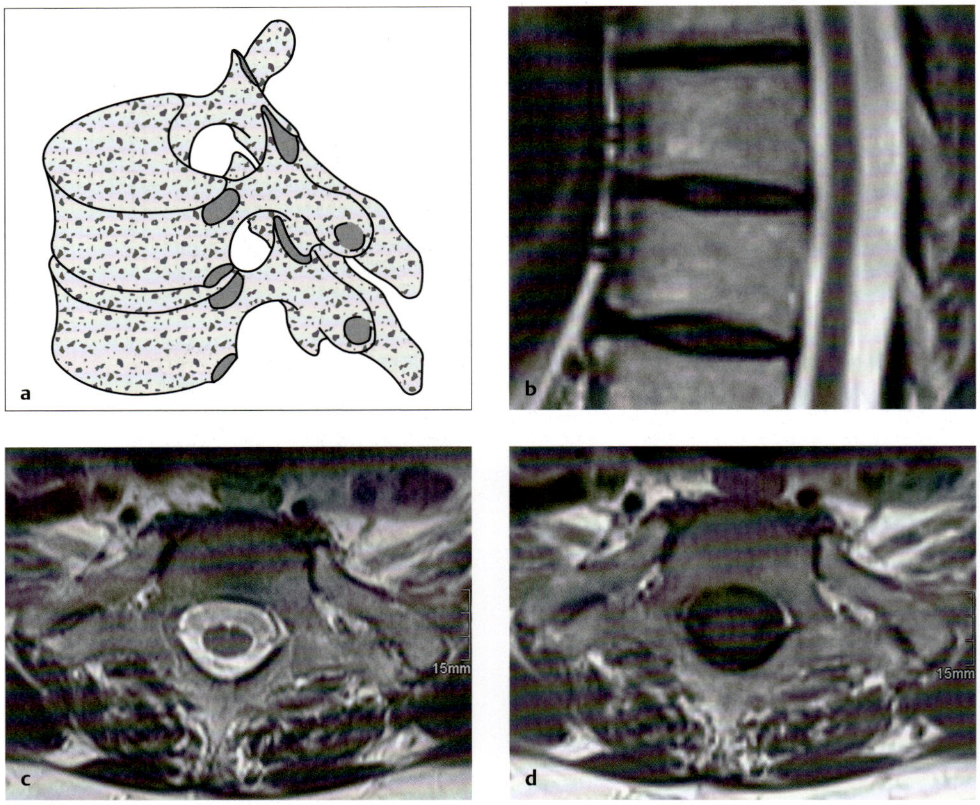

Abb. 1.5 a – d Brustwirbel. Die transversalen Aufnahmen zeigen die Gelenkverbindungen von Brustwirbeln zu Rippen.
a Schema.
b MRT: sagittale T2w Aufnahme.
c MRT: transversale T2w Aufnahme.
d MRT: transversale T1w Aufnahme.

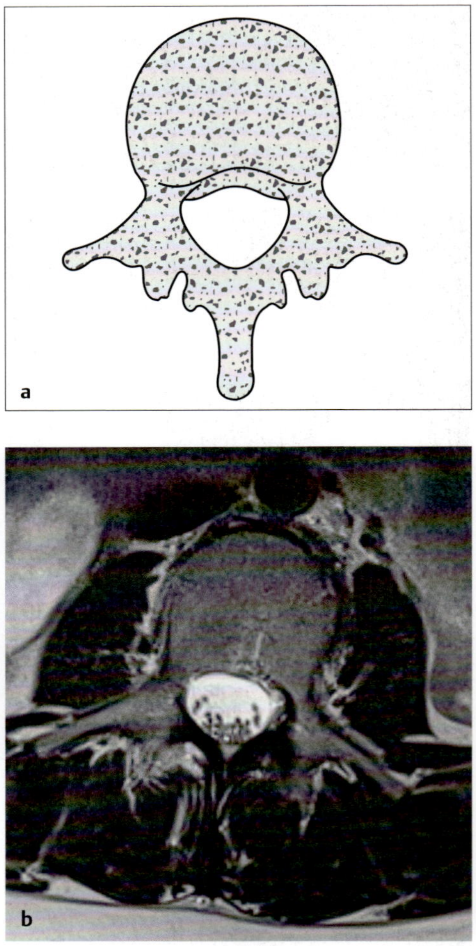

Abb. 1.6 a, b Lendenwirbel.
a Schema.
b MRT: transversale T2w Aufnahme.

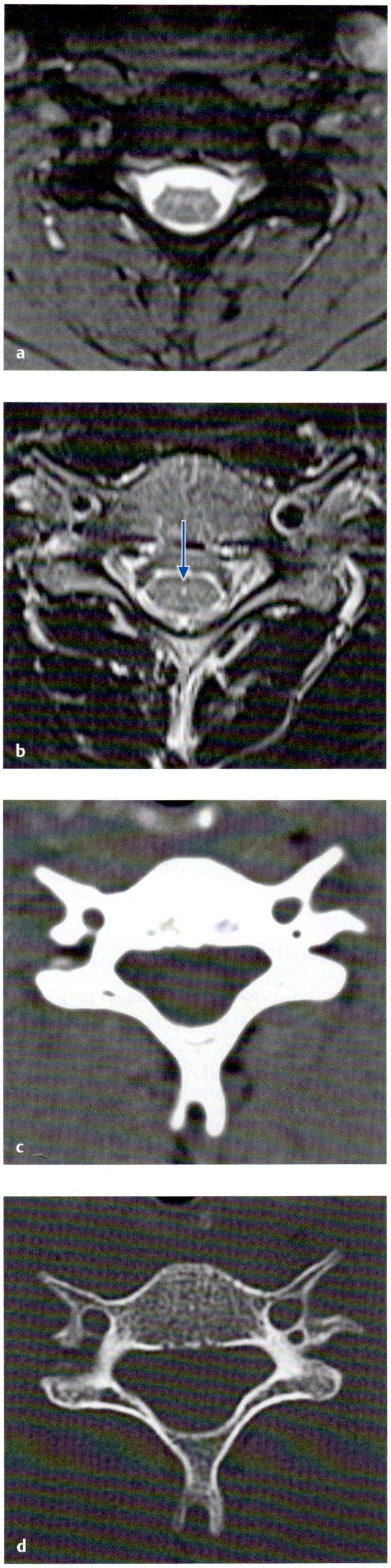

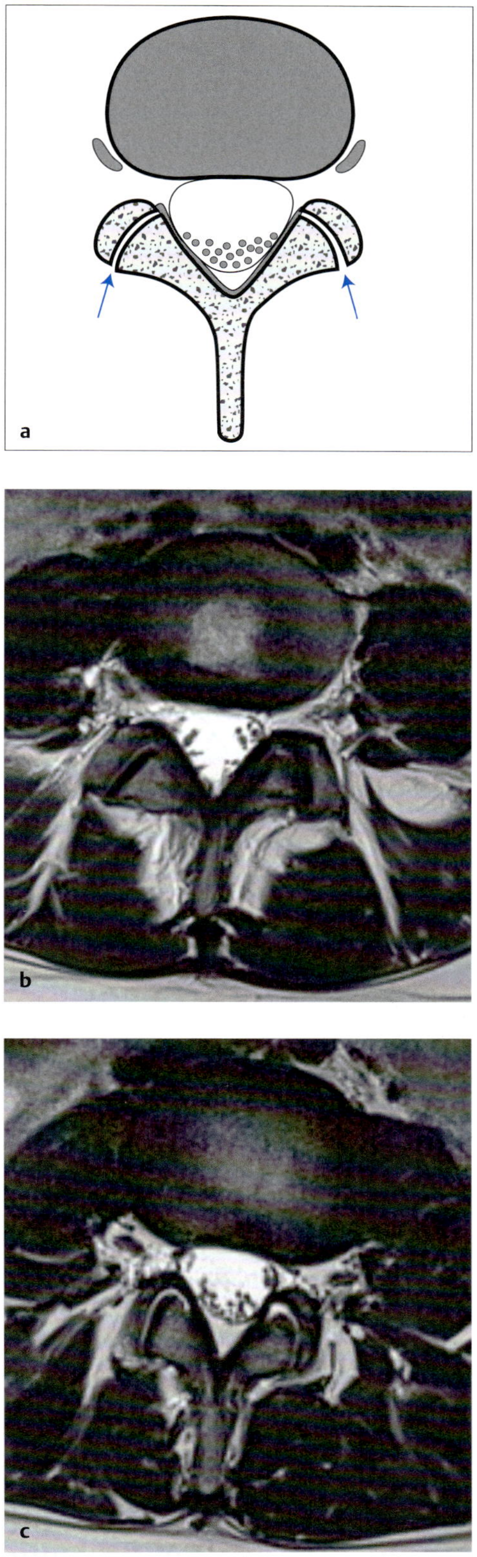

Abb. 1.8 a – c Kleine Wirbelgelenke. Transversale Darstellung.

a Schema. Die Pfeile kennzeichnen die kleinen Wirbelgelenke.
b MRT: T2w Aufnahme. Mittlere LWS.
c MRT: T2w Aufnahme. Andere Position der mittleren LWS.

◁ **Abb. 1.7 a – d Halswirbel.** Transversale Aufnahmen. Die dünnen Wirbelbögen sind auch in der MRT erkennbar, wenn auch schwieriger als im CT.

a MRT: T2*w GRE-Aufnahme.
b MRT: T2w Aufnahme. Der Pfeil weist auf den Zentralkanal im Myelon (Normalbefund).
c CT: Weichteilfenster.
d CT: Knochenfenster.

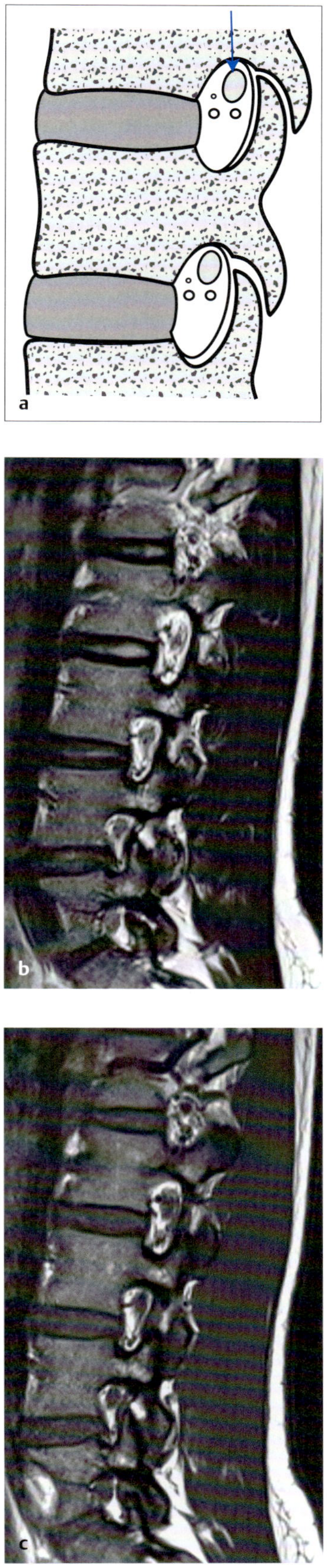

Abb. 1.9 a – c Neuroforamen mit Spinalnerv und benachbarten Gefäßen.

a Schema. Der Pfeil markiert den Spinalnerv.
b MRT: T2w Aufnahme.
c MRT: T1w Aufnahme.

1.1.6 Bandscheiben

Die Bandscheiben (Disci intervertebrales) sind zwischen den Wirbelkörpern lokalisiert. Eine Bandscheibe besteht aus dem Nucleus pulposus, einem gallertartigen Kern, der von einem Faserring, dem Anulus fibrosus, umgeben ist.

Von kranial nach kaudal nimmt die Höhe der Bandscheiben zu. Nur in den Segmenten von Halswirbel VII / Brustwirbel I und Lendenwirbel V / Sakralwirbel I weist die darüber liegende Bandscheibe eine geringere Höhe auf. Die Bandscheiben machen zusammen etwa 25 % der Gesamtlänge der Wirbelsäule aus.

Die Bandscheiben der HWS und der LWS sind ventral oft etwas höher als dorsal, während die Bandscheiben der BWS insgesamt sehr flach ausgebildet sind und einen sehr kräftigen Anulus fibrosus haben. Ab dem thorakolumbalen Übergang nimmt die Höhe der Disci intervertebrales nach kaudal langsam zu. Dabei kann die Bandscheibe von Lendenwirbel V/Sakralwirbel I manchmal etwas niedriger sein als die in Höhe von Lendenwirbel IV/V.

▸ **MRT-Signalverhalten.** Der Nucleus pulposus enthält Kollagen und Proteoglykane sowie einen sehr hohen Anteil an gebundenem Wasser. Daraus erklärt sich sein Signalverhalten in den verschiedenen Betonungen.

Im Anulus fibrosus finden sich nur bis zum 2. Lebensjahr noch Blutgefäße. Später sind die Bandscheiben avaskulär und werden ausschließlich mittels Diffusion ernährt. Der Anulus fibrosus besteht vorwiegend aus Kollagen und enthält kein Wasser. Daher verhalten sich die Anuli fibrosi bezüglich ihrer Signalgebung in den verschiedenen Betonungen wie ligamentäre Strukturen.

Vorsicht ist bei der Beurteilung der Bandscheibendehydrierung in T2w TSE-Sequenzen geboten. In diesen Sequenzen treten vermehrt Magnetization-Transfer-Effekte auf. Dadurch erscheinen die Bandscheiben signalärmer, als es ihrem Dehydrierungsgrad wirklich entspricht (▸ **Abb. 1.10**).

Normale Bandscheiben zeigen das in ▸ **Abb. 1.11** dargestellte Signalverhalten. Der Wassergehalt der Bandscheiben nimmt mit zunehmendem Alter ab; damit sinkt die Signalintensität in T2w Aufnahmen.

1.1.7 Intraspinale Strukturen

Im Wirbelkanal (▸ **Abb. 1.12**) befinden sich der Duralsack mit seinem Inhalt, epidurales Fettgewebe mit Gefäßen sowie die Ligg. flava. Entsprechend dem Gehirn wird das Rückenmark von der 2-teiligen weichen Hirnhaut (Pia mater und Arachnoidea) sowie einer harten Hirnhaut (Dura mater) umgeben.

Rückenmark und Spinalnerven

Die Ausdehnung des Rückenmarks verändert sich im Laufe der Entwicklung des Menschen, bedingt durch die Tatsache, dass die Wirbelsäule schneller wächst als das Rückenmark. Dies hat besondere Bedeutung für die MRT-Analyse:
- **Beim Fetus** erstreckt sich das Rückenmark bis in den Sakralkanal.
- **Beim Säugling** reicht das Rückenmark nur bis in Höhe des III. Lendenwirbels.
- **Beim Erwachsenen** endet das Rückenmark etwa in Höhe des I. Lendenwirbels.

Findet sich beim Erwachsenen das distale Ende des Myelons, der Conus medullaris, unterhalb der Unterkante des II. Lendenwirbels, dann liegt ein pathologischer Befund vor, der weiter abzuklären ist.

Das Rückenmark weist 2 mäßig ausgeprägte physiologische Verdickungen auf, die nicht fälschlicherweise als pathologisch eingestuft werden dürfen. Diese Verdickungen befinden sich an den Stellen, an denen die Spinalnerven für die oberen und unteren Extremitäten entspringen:
- Intumescentia cervicalis
- Intumescentia lumbalis

Der Querschnitt des Rückenmarks weist folgende Formen auf:
- quer-oval im Bereich des Halsmarks
- rund im Bereich des thorakalen Markes

▸ **MRT-Signalverhalten.** Etwa in Höhe des I. Lendenwirbels endet das Rückenmark, indem es sich kegelförmig zu einer Spitze verdünnt, dem Conus medullaris. Von diesem setzt sich das Filum terminale als bandförmige Struktur nach distal fort und ist dann am Ende des Spinalkanals am Steißbein fixiert. Das Filum terminale beinhaltet keinerlei Nervengewebe mehr, sondern nur noch Gliazellen. Sein Durchmesser beträgt normalerweise weniger als 2 mm. Das Filum kann als Variante Fett enthalten und stellt sich dann entsprechend hyperintens auf T1w Nativaufnahmen dar.

Vorder- und Rückseite des Rückenmarks weisen schmale Rinnen auf, die bei entsprechender räumlicher Auflösung in MRT-Aufnahmen identifizierbar sind: die Fissura mediana anterior sowie der Sulcus medianus posterior.

In jedem Segment verlassen beidseits lateral eine Vorder- und eine Hinterwurzel das Myelon und vereinigen sich kurz vor dem Eintritt in das Neuroforamen oder im Neuroforamen zum Spinalnerv. Die Spinalnerven sind im MRT gut erkennbar.

Das Myelon wird in verschiedene Segmente eingeteilt. In jedem Segment verlässt das daraus hervorgehende Spinalnervenpaar das Rückenmark. Spinalnerv und entsprechendes Rückenmarksegment tragen dieselbe Bezeichnung, z. B. C6. Es gibt 8 Zervikalnerven bei 7 Halswirbeln. Der I. Spinalnerv C1 verlässt den Wirbelkanal zwischen den Kondylen und dem I. Halswirbel, dem Atlas, während C8 zwischen Halswirbel VII und Brustwirbel I austritt. An der HWS werden die Segmente und Spinalnerven also nach dem kaudal liegenden Wirbel benannt: C7 liegt zwischen dem VI. und dem VII. Halswirbel.

Auf T2*w GRE-Aufnahmen kann physiologischerweise die graue Substanz des Rückenmarks („Schmetterling") mit hyperintensem Signal als helle Struktur erkennbar sein (s. ▸ **Abb. 1.12 b**). Dies sollte nicht mit einer Myelopathie verwechselt werden. Daher sind pathologische Signalveränderungen des Rückenmarks primär auf T2w SE-Sequenzen zu beurteilen.

Blutversorgung des Rückenmarks

Die arterielle Blutversorgung des Rückenmarks (▸ **Abb. 1.13**) erfolgt primär über 3 hauptversorgende Arterien:
- eine A. spinalis anterior (ventral in der Fissura longitudinalis anterior)
- 2 Aa. spinales posteriores (auf der dorsalen Seite des Rückenmarks)

Die A. spinalis wird von kranial aus intrakraniellen Ästen der Aa. vertebrales versorgt. Kaudalwärts erfolgt eine zusätzliche Versorgung aus Ästen der Aa. subclaviae, der Aorta und den Iliakalarterien.

Während der Embryonalentwicklung sind auf jeder Segmenthöhe 2 Rr. spinales (rechts und links) vorhanden, die durch die Neuroforamina nach intraspinal ziehen. In der weiteren Entwicklung des Menschen bilden sich ca. 70 % davon wieder zurück. So finden sich beim Erwachsenen in etwa nur noch 4 – 5 zervikale, 4 – 6 thorakale und 3 – 4 lumbosakrale Segmentarterien.

Über radiäre Binnenvenen wird das Blut zunächst in die Vv. spinales anterior bzw. posterior sowie über ein komplexes piales Venennetz segmentweise über die Vv. radiculares drainiert. Der weitere Abfluss erfolgt über die V. azygos, die V. hemiazygos und die Vv. lumbales in die V. cava.

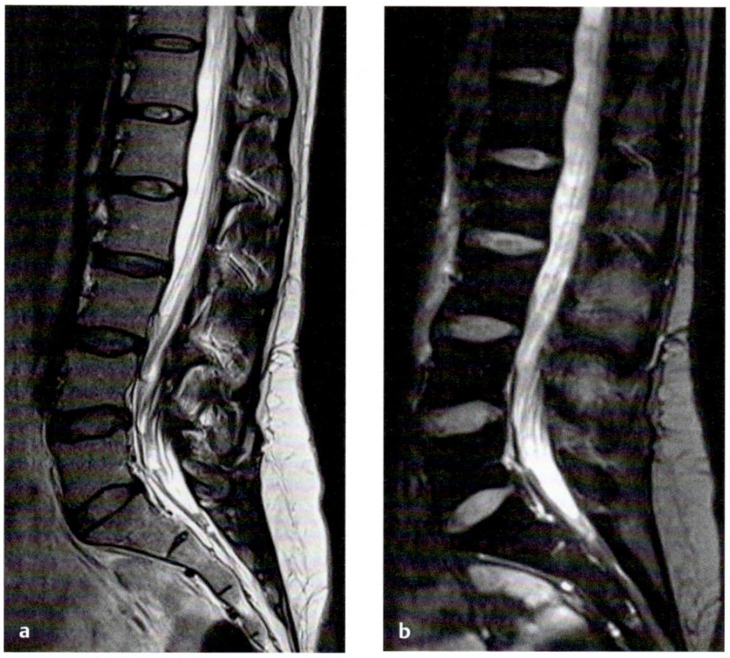

Abb. 1.10 a, b Magnetization-Transfer-Effekte bei bildgebender Diagnostik von Bandscheiben. In T2w TSE-Sequenzen vermehrt auftretende Magnetization-Transfer-Effekte führen zu Signalminderungen der Bandscheiben, die nicht als Dehydrierung fehlinterpretiert werden sollten. In der T2*w GRE-Sequenz beim selben Probanden wird erkennbar, dass keine relevanten Dehydrierungen vorliegen.

a MRT: T2w TSE-Aufnahme.
b MRT: T2*w GRE-Aufnahme.

MRT-Aufnahme	Signalverhalten	Beispiele
T1w	mäßig signalarm	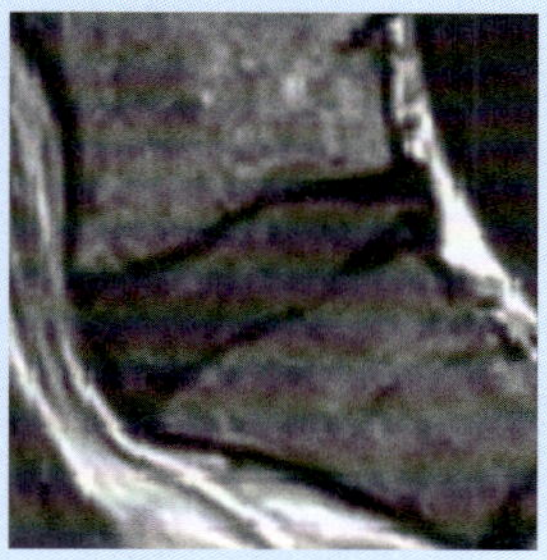
T2w	signalreich	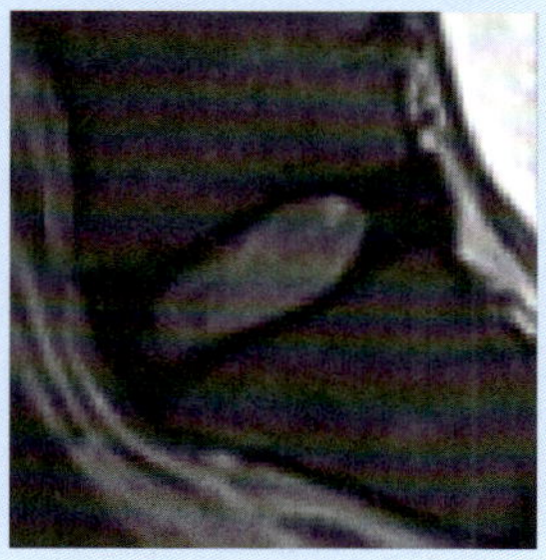

Abb. 1.11 Signalverhalten normaler Bandscheiben.

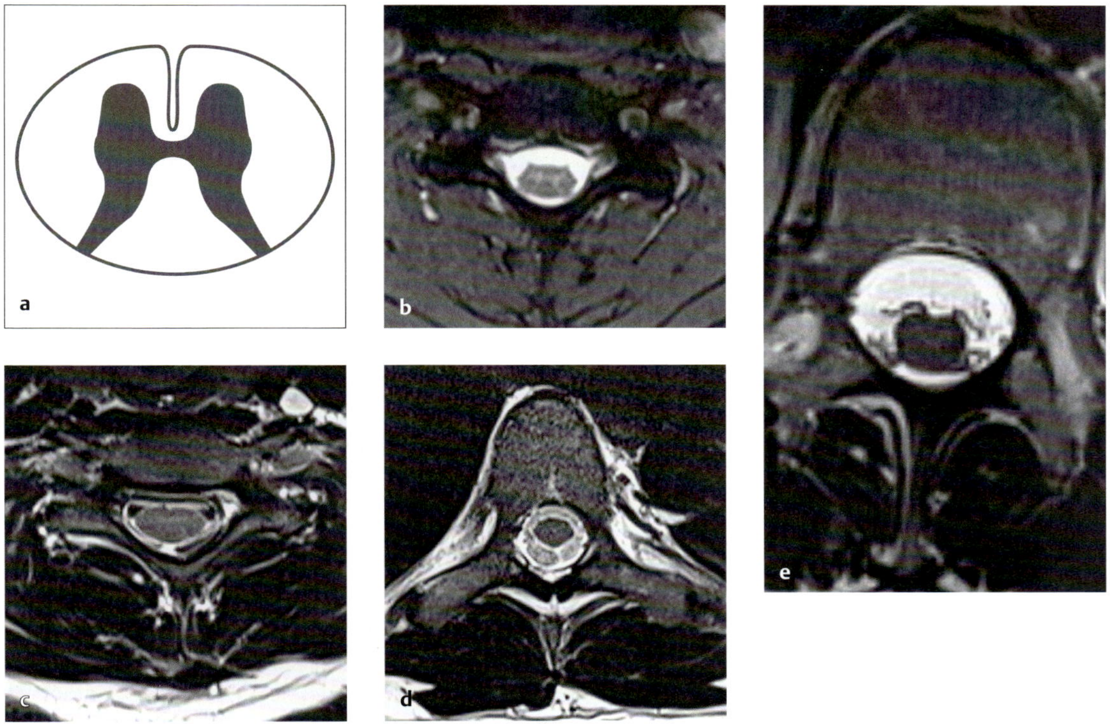

Abb. 1.12 a – e Im Wirbelkanal enthaltene Strukturen: Rückenmark. Auf T2*w GRE-Aufnahmen kann die graue Substanz des Rückenmarks („Schmetterling“) mit hyperintensem Signal erkennbar sein.

a Schema.
b MRT der HWS: T2*w GRE-Aufnahme.
c MRT der HWS: T2w TSE-Aufnahme.
d MRT der BWS: T2w TSE-Aufnahme.
e MRT des thorakolumbalen Übergangs.

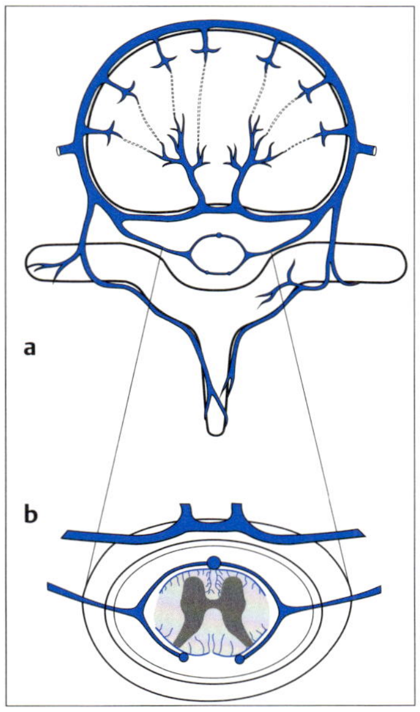

Abb. 1.13 a, b Im Wirbelkanal enthaltene Strukturen: arterielle Blutversorgung der Wirbelsäule und des Rückenmarks.

a Wirbelsäule.
b Rückenmark.

1.1.8 Bandstrukturen der Wirbelsäule

- **Vorderes Längsband (Lig. longitudinale anterius):** Das vordere Längsband bedeckt die ventrale Fläche der Wirbelkörper sowie der Bandscheiben und reicht vom kraniozervikalen Übergang bis etwa zum I. Sakralwirbel.
- **Hinteres Längsband (Lig. longitudinale posterius):** Das hintere Längsband verläuft am Hinterrand der Wirbelkörper bzw. Bandscheiben und reicht vom I. Halswirbel bis zum I. Sakralwirbel. Das hintere Längsband ist mit den dorsalen Bandscheiben fest verbunden. Die Längsbänder sind im Bereich der BWS am stärksten ausgebildet.
- **Lig. flavum:** Das Lig. flavum liegt intraspinal und verläuft beidseits am Innenrand benachbarter Wirbelbögen. Die Ligg. flava haben pathomechanisch eine besondere Bedeutung, da sie bei signifikanter Verdickung oft eine Hauptursache von Spinalkanalstenosen sind (▸ **Abb. 1.14**).
- **Lig. interspinosum:** Die Ligg. interspinosa verbinden aneinander grenzende Dornfortsätze.
- **Lig. supraspinosum:** Die Ligg. supraspinosa liegen auf den Spitzen der Dornfortsätze.
- **Kleine Bänder:** Kleine Bänder wie die Ligg. corporatransversa oder die Ligg. transforaminalia liegen im Bereich der Neuroforamina. Sie befinden sich zwischen Bandscheiben und Pedikeln, Ligg. flava oder Gelenkfortsätzen. Sie können die Neuroforamina und damit den verfügbaren Raum für die austretenden Spinalnerven einengen.
- **Spezifischer Bandapparat:** Ein sehr spezifischer, komplexer Bandapparat findet sich in der oberen HWS. Ein Teil von ihm ist das Lig. cruciatum atlantis (▸ **Abb. 1.15**). Es stabilisiert die Kopfgelenke und beinhaltet das Lig. transversum atlantis sowie angrenzende, vertikal laufende dünne Bandstrukturen, das Crus superius und das Crus inferius zum Okziput sowie zum Axis. Das Lig. transversum atlantis ist davon das kräftigste Band. Es ist am Atlas befestigt und hat den Zweck, den Dens axis in seiner Position zu stabilisieren. Von diesem Band wird der Wirbelkanal in Höhe des Atlas (Foramen vertebrale des Atlas) in 2 Kompartimente geteilt: Das vordere beinhaltet den Dens axis, das hintere das Rückenmark und den Duralsack (s. ▸ **Abb. 1.15**).

Normale Ligamente sind aufgrund ihrer Wasserarmut in allen Betonungen in der MRT hypointens. Zudem reichern sie kein Kontrastmittel an, da sie nicht vaskularisiert sind.

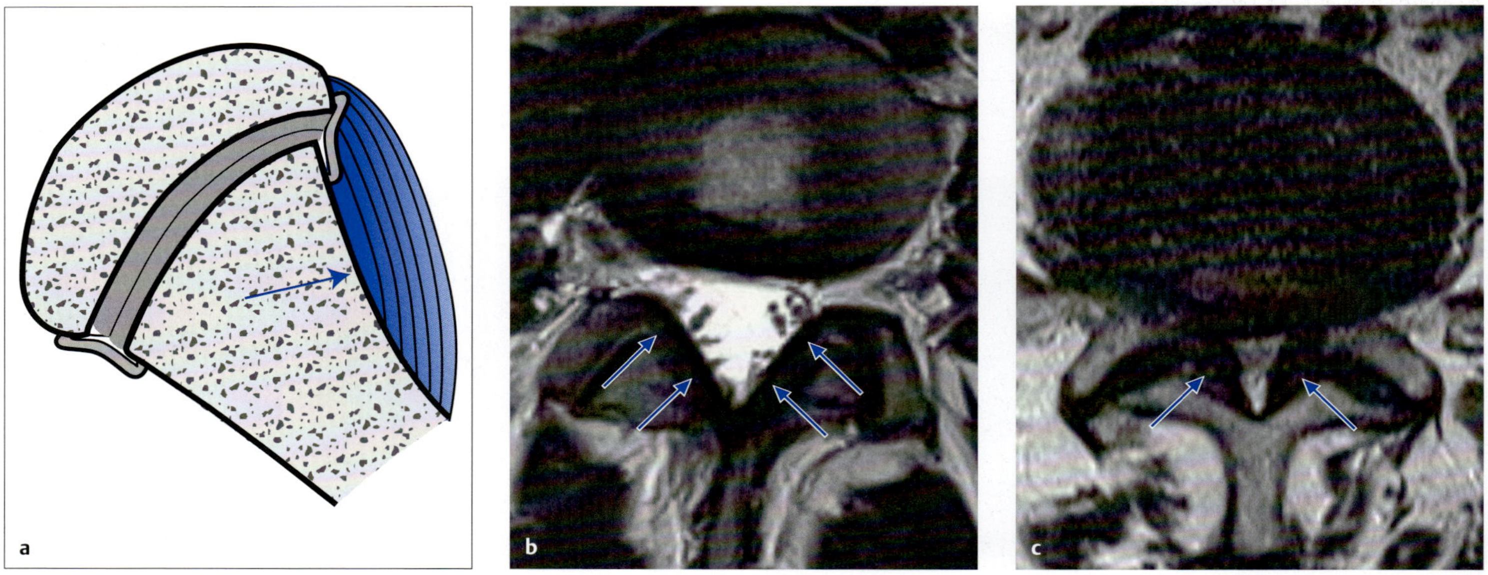

Abb. 1.14 a – c Ligg. flava. Die Pfeile weisen auf die Ligg. flava.
a Schema.
b MRT: transversale T2w Aufnahme. Normalbefund.
c MRT: transversale T2w Aufnahme. Hochgradige Wirbelkanalstenose mit hypertrophierten Ligg. flava, die beidseits von dorsolateral den Wirbelkanal einengen.

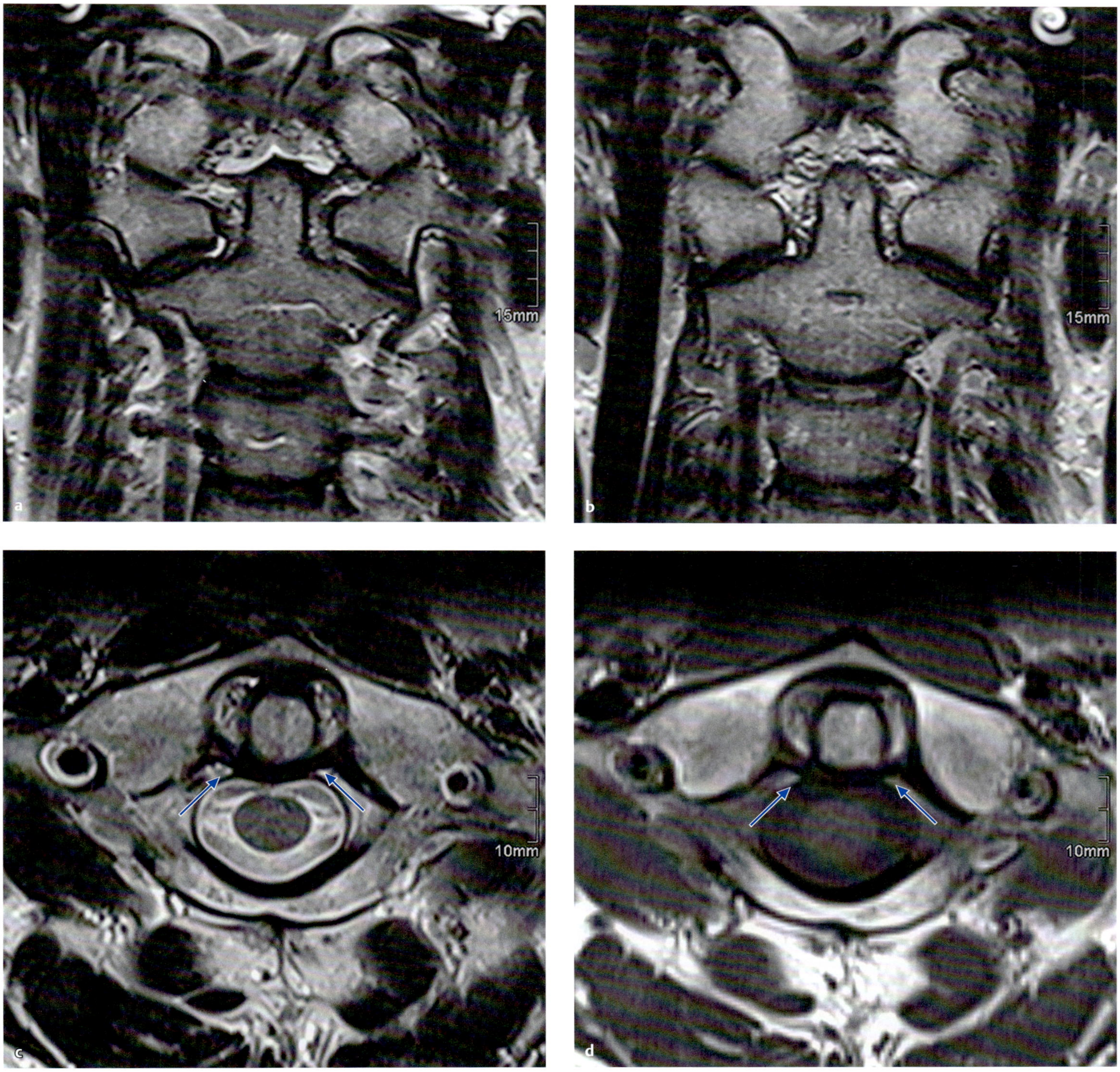

Abb. 1.15 a – d Komplexer Bandapparat in der oberen HWS. Der Bandapparat besteht aus kleinsten und sehr dünnen Bändern (Atlas, Dens, Axis, Okziput). Die Pfeile in **c** u. **d** weisen auf das Lig. transversum atlantis, einen Teil des Lig. cruciatum.

a MRT: koronale T2w Aufnahme.
b MRT: koronale T1w Aufnahme.
c MRT: transversale T2w Aufnahme.
d MRT: transversale T1w Aufnahme.

1.1.9 Knochenmark

Wie alle Knochen bestehen auch die Wirbelkörper aus einer äußeren dünnen Kortikalis (kompakte Schicht) und einem darunter liegenden spongiösen Bereich, der bei Weitem das größte Volumen des Wirbelkörpers im Vergleich zur Kortikalis ausmacht. Zwischen den Spongiosabälkchen liegt das Knochenmark.

> Die MRT ist aufgrund ihrer hohen Sensitivität für die Beurteilung des Knochenmarks die bildgebende Methode der ersten Wahl.

Besonders zu berücksichtigen ist die Tatsache, dass das Knochenmark aus 2 Komponenten besteht, die in verschiedenen Altersstadien in unterschiedlichem prozentualem Verhältnis zueinander vorliegen:

- **rotes Knochenmark:** blutbildendes Knochenmark
- **gelbes Knochenmark:** fetthaltiges Knochenmark

Beim Kind und beim Jugendlichen überwiegt das rote Knochenmark. Im weiteren Altersverlauf nimmt der Anteil des gelben Knochenmarks zu, bis im höheren Erwachsenenalter vorwiegend Fettmark vorliegt, zum Teil mit fibrösen Anteilen. Dementsprechend verändert sich das Signalverhalten des normalen Knochenmarks mit dem Alter (▸ **Abb. 1.16**, ▸ **Abb. 1.17**, ▸ **Abb. 1.18** u. ▸ **Abb. 1.19**).

> Die Kenntnis des normalen Signalverhaltens des Knochenmarks in den entsprechenden Altersstadien ist notwendig, damit keine Fehldiagnosen gestellt werden.

▸ **Abb. 1.20** zeigt das Signalverhalten von normalem Knochenmark in verschiedenen Betonungen.

> In T1w Sequenzen ist das Knochenmark immer heller als die Bandscheiben, sogar, wenn ein höherer Anteil von blutbildendem Knochenmark vorhanden ist (s. ▸ **Abb. 1.18**). Ist in einer T1w Sequenz das Knochenmark genauso hell oder sogar dunkler als die Bandscheiben, dann liegt ein pathologischer Knochenmarkprozess vor (▸ **Abb. 1.21**).

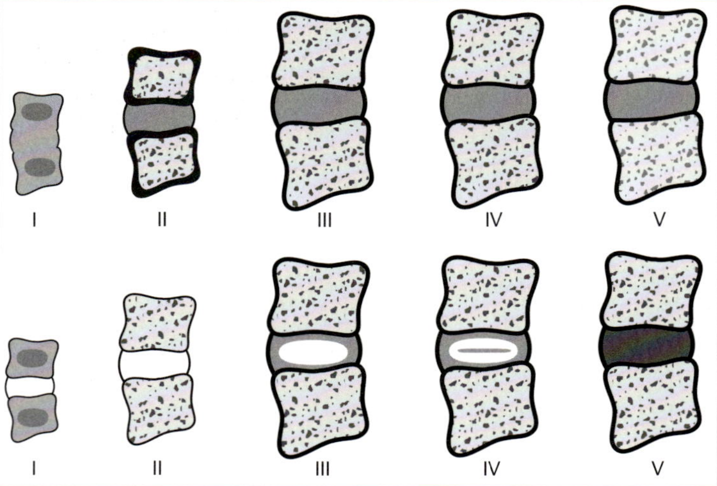

Abb. 1.16 Veränderungen der Signalintensitäten von Knochenmark und Bandscheiben mit dem Alter. T1w (oben) und T2w Aufnahmen (unten).
I: Neugeborene und Kleinkinder (0 – 2 Jahre)
II: Kinder (2 – 10 Jahre)
III: junge Erwachsene (10 – 30 Jahre)
IV: mittleres Erwachsenenalter (30 – 60 Jahre)
V: hohes Alter (über 60 Jahre)
Die Signalintensitäten des Knochenmarks zeigen mit zunehmendem Lebensalter einen kontinuierlichen Signalanstieg sowie einen zunehmenden Signalverlust der Disci intervertebrales in den T2w Aufnahmen. Dies ist bedingt durch die voranschreitende Dehydratation der Bandscheiben. Hingegen findet sich in T1w Aufnahmen keine wirklich fassbare Veränderung.

MRT-Aufnahme	Signalverhalten	Beispiele
rotes Knochenmark		
T1w	mittlere Signalintensität	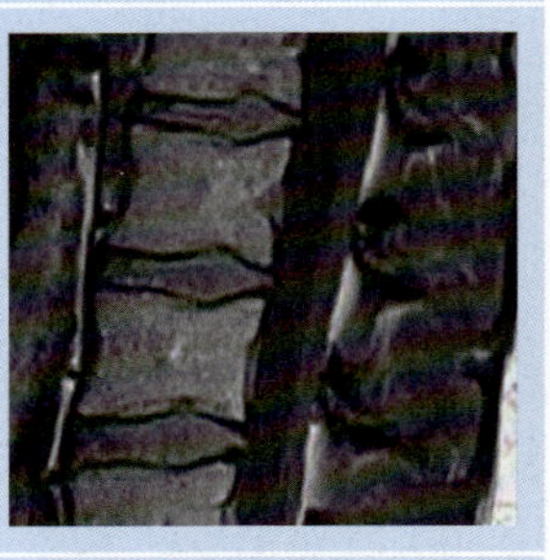
T2w	mittlere bis hohe Signalintensität	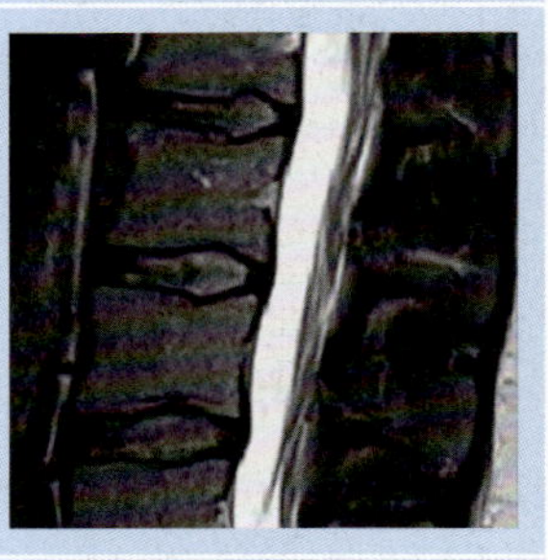
T2w mit Fettunterdrückung (STIR)	niedrige bis mittlere Signalintensität	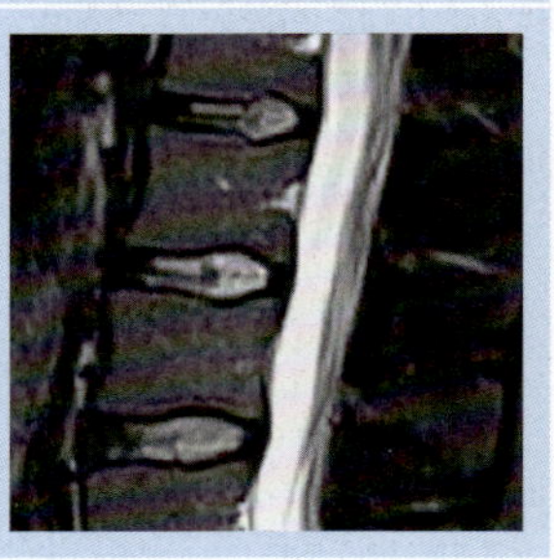
gelbes Knochenmark		
T1w	hohe Signalintensität	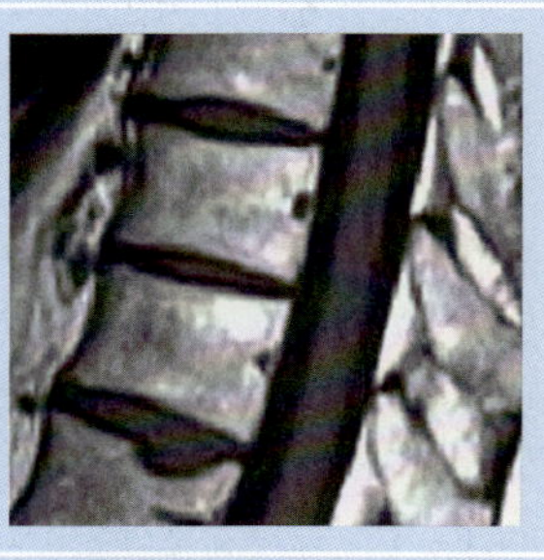
T2w	mittlere bis hohe Signalintensität	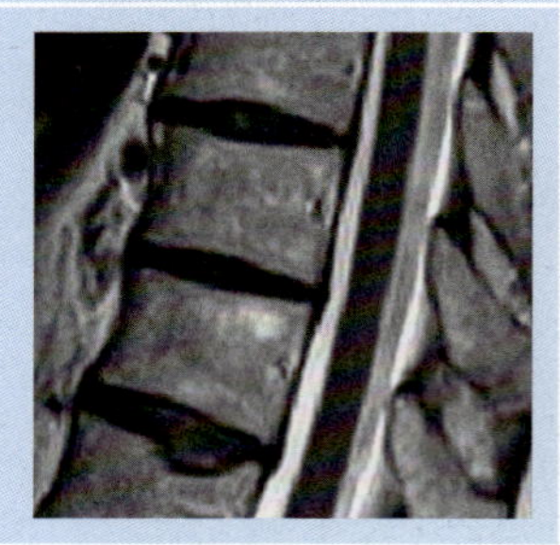
T2w mit Fettunterdrückung	sehr niedrige bis niedrige Signalintensität	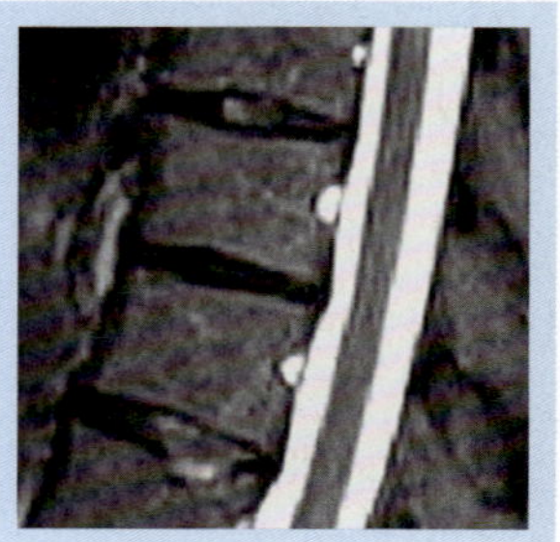

Abb. 1.20 Signalverhalten des Knochenmarks.

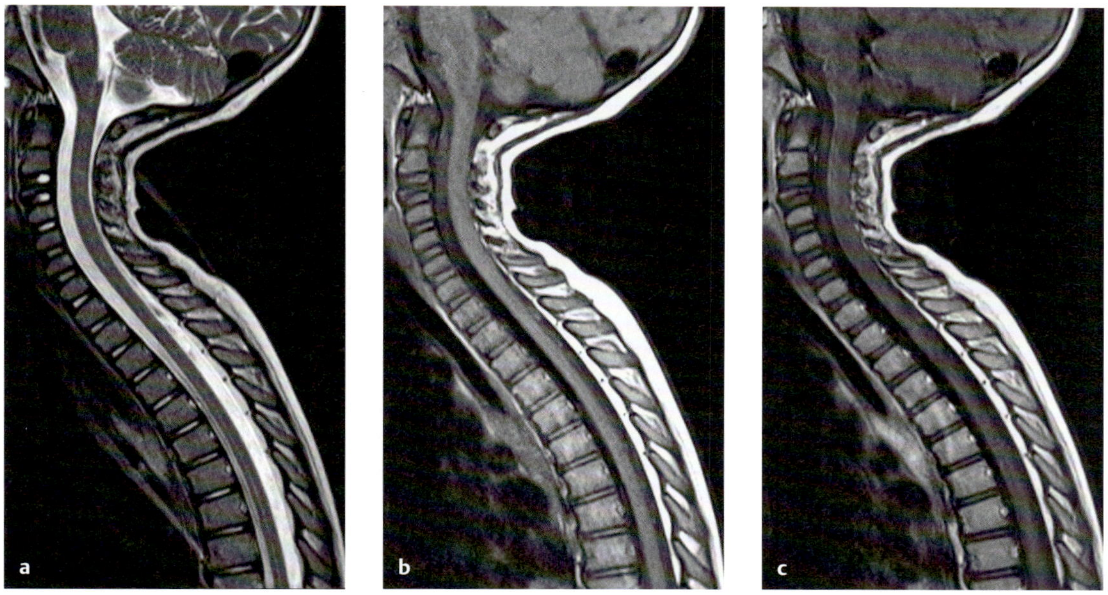

Abb. 1.17 a – c Knochenmark eines 4-jährigen Kindes. Das Kind wurde untersucht wegen einer Fraktur des III. Halswirbels.
a MRT: T2w Aufnahme.
b MRT: T1w Aufnahme vor i. v. Gadoliniumgabe.
c MRT: T1w Aufnahme nach i. v. Gadoliniumgabe.

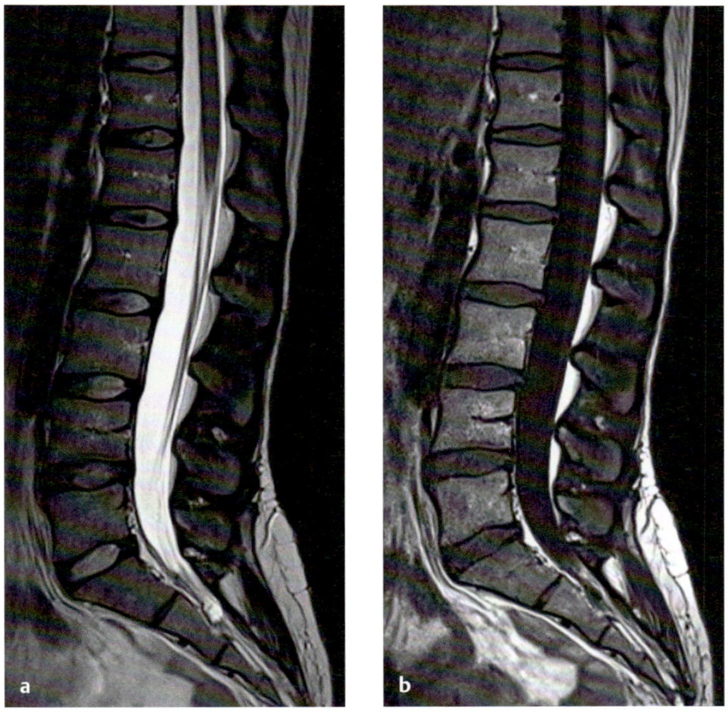

Abb. 1.18 a, b Knochenmark einer 32-Jährigen. Aufgrund des Fettgehalts des gelben Knochenmarks ist Knochenmark auf T1w Nativaufnahmen immer signalintensiver als die Bandscheibe.
a MRT: T2w Aufnahme.
b MRT: T1w Aufnahme.

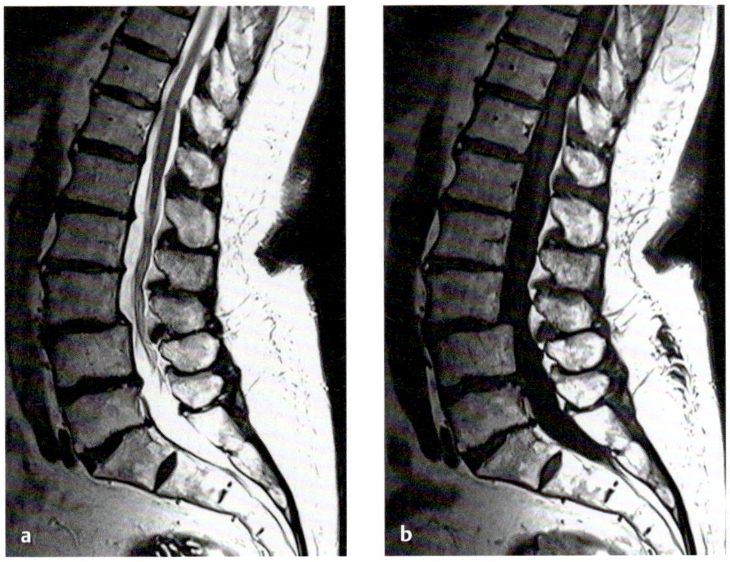

Abb. 1.19 a, b Knochenmark einer 89-Jährigen. Mit zunehmendem Alter steigt auch die generelle Signalintensität des Knochenmarks an.
a MRT: T2w Aufnahme.
b MRT: T1w Aufnahme.

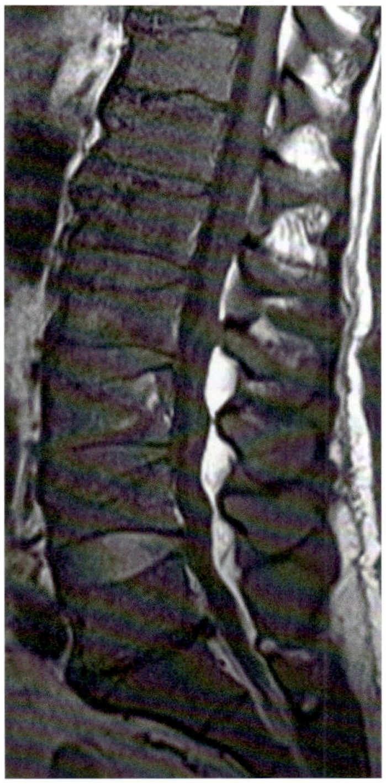

Abb. 1.21 LWS bei einem Erwachsenen. MRT: T1w Nativaufnahme. Auffällig ist, dass Knochenmark und Bandscheiben die gleiche Signalintensität haben. Dies weist auf einen pathologischen Knochenmarkprozess hin. In dem abgebildeten Fall handelte es sich um eine Polycythaemia vera.

▸ **MRT-Signalverhalten.**

- **Struktur:** Normales Knochenmark zeigt eine relativ homogene Struktur, die allenfalls feinkörnig oder kleinfleckig imponieren kann. Mit zunehmendem Alter vergröbert sich die Struktur des Knochenmarks, wenn sich innerhalb des Fettmarks fibröse Areale entwickeln, sodass diese Patienten ein grobfleckiges bzw. grobmaschiges Knochenmark aufweisen können. Solange in den Wirbeln noch helle Fettmarksignale vorhanden sind, kann in diesen Fällen ein Normalbefund vorliegen (▸ **Abb. 1.22**).
- **Kontrastmittelverhalten:** Im Gegensatz z. B. zur Leber zeigt normales Knochenmark oft keine visuell fassbare Kontrastmittelaufnahme. Lediglich bei Kindern kann eine erkennbare Kontrastmittelanreicherung erfolgen, vor allem bis zum 2. Lebensjahr, jedoch nur noch sehr gering bis zum 7. Lebensjahr (s. ▸ **Abb. 1.17**). Bei Erwachsenen ist dies auch möglich, jedoch deutlich weniger häufig.
- **Besonderheiten:** Gerade für den Anfänger kann ein Normalbefund differenzialdiagnostische Probleme bereiten, wie z. B. die Vv. basovertebrales (▸ **Abb. 1.23**). Diese sind normale venöse Strukturen und sollten nicht mit Gefäßmissbildungen oder -varianten verwechselt werden. Sie können in der Mittellinie in der dorsalen Hälfte der Wirbelkörper sichtbar sein und verlaufen horizontal. Sie zeigen aufgrund ihres Blutgehalts ein entsprechendes Flüssigkeitssignal in den verschiedenen Modi, d. h. signalreich in T2w Aufnahmen, signalarm in T1w Nativaufnahmen und wiederum signalreich nach Kontrastmittelgabe (Kontrastmittel im Blut). Es handelt sich dabei um kräftige Venen – neben multiplen kleinen Venen –, die das Blut in Venenplexus drainieren, die beidseits anterolateral und dorsal der Wirbelsäule verlaufen.

Personen in höherem Alter können ein grobfleckiges Knochenmark aufweisen. Die Differenzialdiagnose zu pathologischen Prozessen (z. B. Metastasierung) kann in diesem Fall schwierig sein.

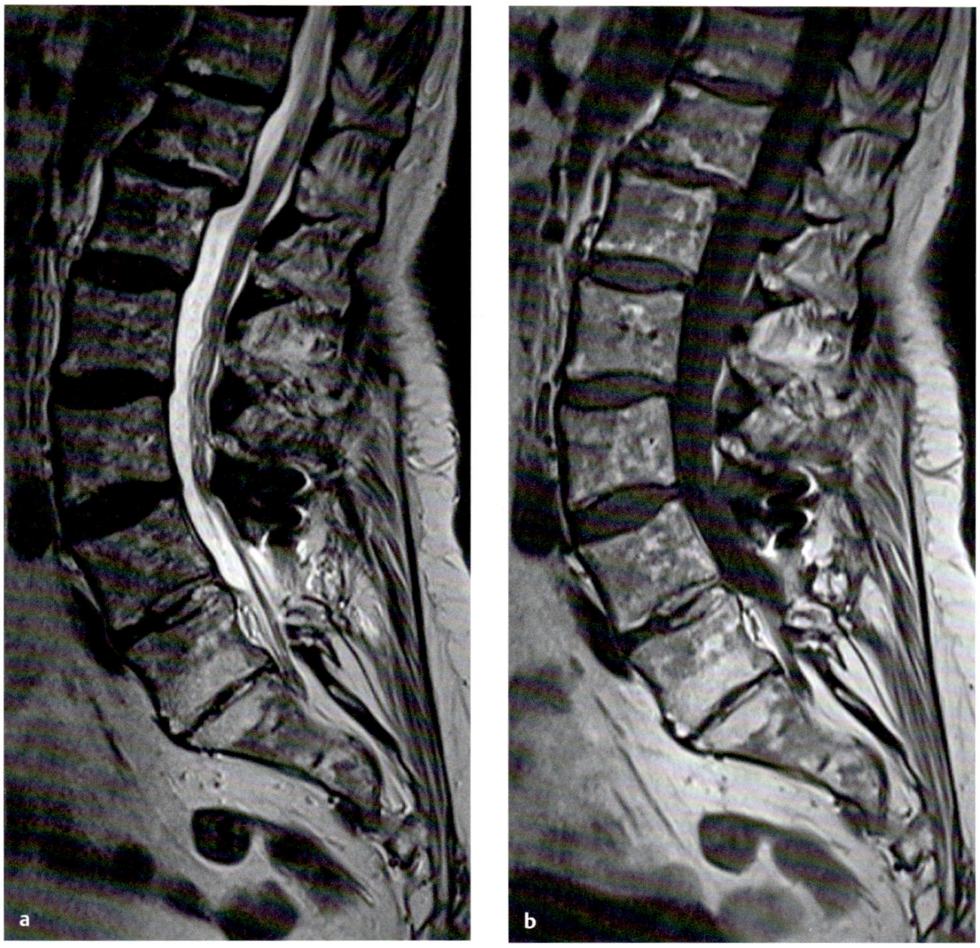

Abb. 1.22 a, b Knochenmark einer 79-jährigen Patientin. Mit zunehmendem Alter vergröbert sich die Struktur des Knochenmarks. Es können sich innerhalb des Fettmarks fibröse Areale entwickeln, sodass ein grobfleckiges bzw. grobmaschiges Knochenmark resultiert.

a MRT: T2w Aufnahme.

b MRT: T1w Aufnahme.

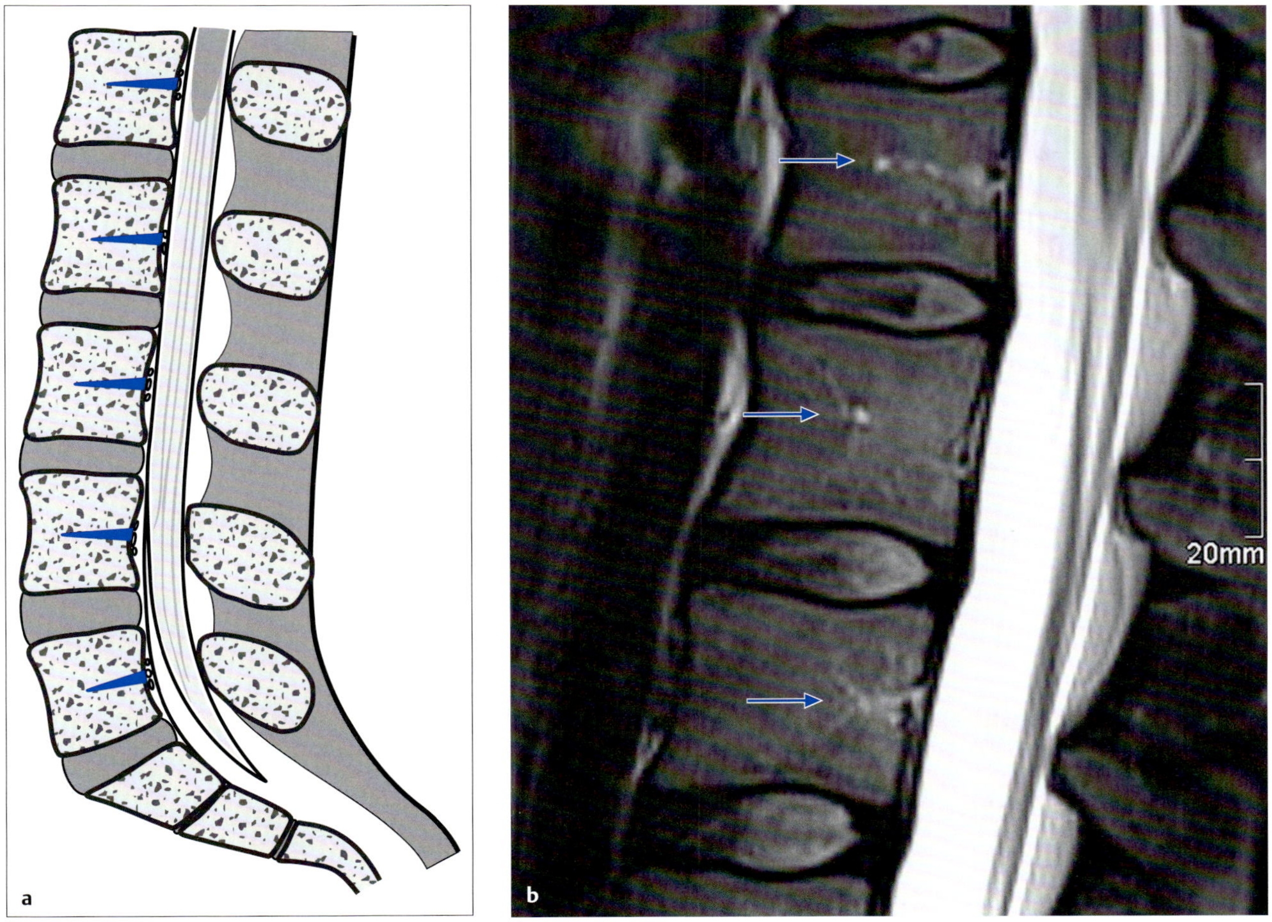

Abb. 1.23 a, b Vv. basovertebrales.

a Schema.

b MRT: T2w Aufnahme. Die Pfeile weisen auf die signalreichen Vv. basovertebrales.

1.2 Untersuchungstechnik

1.2.1 Bildgebende Diagnostik bei verschiedenen Krankheitsbildern

Die im Folgenden angegebenen Protokollvorschläge sind eine Möglichkeit, die gegebene Fragestellung abzuklären. Natürlich sind auch andere Untersuchungsvarianten möglich und zielführend. Darüber hinaus ist zu berücksichtigen, dass nicht in allen Fällen mit einem Standardprogramm jeder Befund vollständig abgeklärt werden kann. Je nach unvorhergesehenem pathologischem Befund kann eine Veränderung der Strategie während der Untersuchung notwendig werden.

Lendenwirbelsäule: Diskusherniation

Eine der häufigsten MRT-Untersuchungen überhaupt ist die Untersuchung der LWS mit der Fragestellung „Bandscheibenherniation". Entscheidend ist dafür die Akquisition sagittaler und transversaler T2w Aufnahmen. Eine T1w Sequenz ist ebenfalls erforderlich, um keine relevanten Veränderungen des Knochenmarks zu übersehen. Wenn der Patient nicht bereits operiert ist, ist für diese Untersuchung keine Kontrastmittelgabe erforderlich.

▸ **Tab. 1.1** u. ▸ **Tab. 1.2** geben eine mögliche Untersuchungsstrategie für die Abklärung von Bandscheibenherniationen wieder. Gegebenenfalls können noch koronale Aufnahmen notwendig sein, um extraforaminelle Bandscheibenherniationen besser zu erfassen. Isolierte extraforaminelle Herniationen können minimalchirurgisch endoskopisch angegangen werden, wenn die Indikation für diesen Eingriff besteht. Daher ist die Detektion und exakte topografische Darstellung dieser speziellen Vorfälle von Relevanz. Die letzte Zeile in ▸ **Tab. 1.1** u. ▸ **Tab. 1.2** beschreibt eine solche optionale Zusatzsequenz.

Anzumerken ist, dass manche Untersucher alternativ zur sagittalen T2w Sequenz (ohne Fettunterdrückung) aus gutem Grund eine fettsupprimierte T2w Sequenz (meist STIR) verwenden. Damit lässt sich aufgrund der typischen Befunde eines entsprechend lokalisierten Knochenmarködems und von Signalveränderungen der Bandscheibe eine Spondylodiszitis erkennen (▸ **Abb. 1.24**). Wird keine fettsupprimierte Sequenz verwendet, ist eine entsprechende Kenntnis der Laborbefunde und anderer Entzündungszeichen vonnöten, da die Spondylodiszitis eine andere Untersuchungstechnik erfordert. Das Grundproblem liegt darin, dass in der heutigen Zeit natürlich nur noch schnelle (T- oder F-)SE-Sequenzen verwendet werden. Bei diesen weist Fettgewebe (und damit das fetthaltige Knochenmark) eine sehr hohe Signalintensität auf. Damit sind auch ausgeprägte Knochenmarködeme nicht erkennbar („weißer Adler auf weißem Grund"). Daher sind zur Erkennung von Knochenmarködemen, wie sie bei der Spondylodiszitis auftreten, fettsupprimierte Sequenzen notwendig.

Ein normales MRT-Programm zur Untersuchung der Diskusherniation erlaubt oft nicht, eine etwaige Spondylodiszitis zu erkennen. Dadurch kann es zur – zeitlich oft auch beträchtlichen – Verschleppung dieser wichtigen Diagnose kommen. Daher ist die genaue Kenntnis der Anamnese und der klinischen Befunde notwendig, um ein adäquates Untersuchungsprotokoll auszuwählen.

Tabelle 1.1 Mögliches Untersuchungsprotokoll für die lumbale Diskusherniation (Teil 1). In seltenen Fällen kann zum Nachweis extraforamineller Herniationen eine koronale Zusatzsequenz (s. optionale Sequenz) erforderlich sein. Diese Herniationen können endoskopisch-chirurgisch entfernt werden und sind damit (bei gegebener Klinik) für die Therapieplanung relevant.

Sequenz	Orientierung	Schichtanzahl	Schichtdicke (mm)	Schichtlücke (%)	TR (ms)	TE_{eff} (ms)	Echozuglänge Turbofaktor
TSE T2w	sagittal	19	3	10	4470	96	17
TSE T1w	sagittal	19	3	10	609	11	5
TSE T2w	transversal	25	3	10	6760	96	17
optionale Sequenz							
TSE T1w	koronal	22	3,5	10	670	11	5

T1w/T2w = T1-/T2-gewichtet
TE_{eff} = effektive Echozeit
TR = Wiederholzeit
TSE = Turbo-Spin-Echo

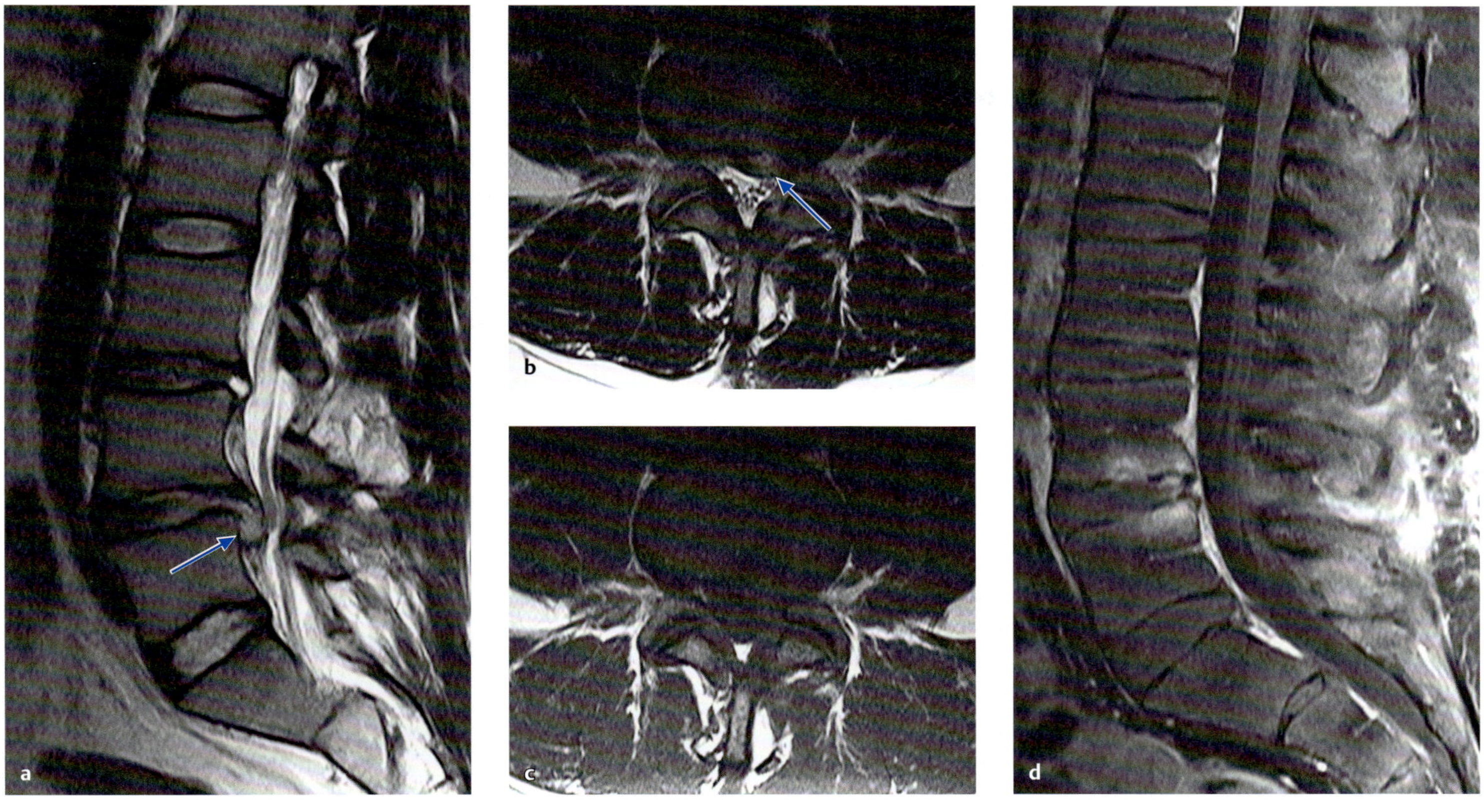

Abb. 1.24 a – d Verschleppte Spondylodiszitis. Die Pfeile in **a** u. **b** weisen auf die Spondylodiszitis.
a MRT: sagittale T2w Aufnahme.
b MRT: transversale T2w Aufnahme.
c MRT: transversale T1w Aufnahme.
d MRT: sagittale T1w Aufnahme nach i. v. Gadoliniumgabe mit Fettsuppression (spektrale Fettsättigung).

Tabelle 1.2 Mögliches Untersuchungsprotokoll für die lumbale Diskusherniation (Teil 2). In seltenen Fällen kann zum Nachweis extraforaminelller Herniationen eine koronale Zusatzsequenz (s. optionale Sequenz) erforderlich sein. Diese Herniationen können endoskopisch-chirurgisch entfernt werden und sind damit (bei gegebener Klinik) für die Therapieplanung relevant.

Sequenz	Restore-Puls	Field of View (mm × mm)	Matrix	Averages	Voxelgröße (mm × mm × mm)
TSE T2w	ja	300 × 300	448 × 314	2	1,0 × 0,7 × 3,0
TSE T1w	nein	300 × 300	448 × 290	3	1,0 × 0,7 × 3,0
TSE T2w	ja	210,0 × 167,3	384 × 184	2	0,9 × 0,5 × 3,0
optionale Sequenz					
TSE T1w	nein	300 × 300	448 × 291	2	1,0 × 0,7 × 3,5

T1w/T2w = T1-/T2-gewichtet
TSE = Turbo-Spin-Echo

Lendenwirbelsäule (Hals-, Brustwirbelsäule): entzündliche/traumatische Veränderungen

Für die Untersuchung entzündlicher wie auch traumatischer Veränderungen ist ein spezifisches Protokoll erforderlich. Bei diesen Fragestellungen kommt es insbesondere auf den Nachweis von Veränderungen des Knochenmarks und der Bandscheiben an. ▸ **Tab. 1.3** u. ▸ **Tab. 1.4** beschreiben eine Möglichkeit zur Darstellung solcher Veränderungen.

Um T2w Aufnahmen mit Fettunterdrückung zu erhalten, gibt es 2 Möglichkeiten:

- STIR
- spektrale Fettsättigungstechnik auf der Basis des Chemical-Shift-Effekts (S. 38)

Beide Möglichkeiten haben sowohl ihre Vorteile als auch ihre Nachteile: Während für die Untersuchung der HWS und der BWS die STIR-Technik massive Vorteile gegenüber der spektralen Technik bietet, sind beide Techniken an der LWS für den praktischen Betrieb fast als gleichwertig anzusehen. Nachdem nun an HWS und BWS immer STIR verwendet wird, setzt man diese Technik in konsequenter Weise auch an der LWS ein.

Die STIR-Technik birgt allerdings eine sehr gefährliche Fehlerquelle: Sie darf nicht nach Kontrastmittelgabe eingesetzt werden, sondern nur nativ. Aufgrund der speziellen Messtechnik kann es nämlich dazu kommen, dass auch signifikante Knochenmarködeme nicht dargestellt werden. Denn positives Kontrastmittel wie Gadolinium weist zur gleichen Zeit den Nulldurchgang auf wie Fettgewebe und wird damit dunkel dargestellt (▸ **Abb. 1.25**).

STIR-Sequenzen niemals nach i. v. Kontrastmittelgabe einsetzen, sonst kann es zu schweren Fehldiagnosen kommen!

Diese Untersuchungstechnik verwenden der Autor u. Mitarb. auch für die übrigen Wirbelsäulenabschnitte, natürlich mit entsprechend adaptierten Schichtdicken.

Lendenwirbelsäule: Spinalkanalstenose

Für die Untersuchung der Spinalkanalstenose ist an sich das Programm für die Untersuchung der Bandscheibenherniation ausreichend. Zur besseren Visualisierung für klinisch-radiologische Besprechungen kann jedoch auch noch eine zusätzliche MR-Myelografie angefertigt werden, die von Chirurgen sehr geschätzt wird. Der Bildeindruck ist ähnlich der konventionellen Röntgenmyelografie. Für die MR-Myelografie ist es ausreichend, einen stark T2w 3-D-Datensatz zu erstellen und zusätzlich zur multiplanaren Rekonstruktion mit Maximumintensitätsprojektionen nachzuverarbeiten (▸ **Abb. 1.26**). Als Sequenzen kommen 3-D-TSE-Techniken mit ihren Varianten infrage (3-D-RARE, 3-D-HASTE usw.; s. letzte Zeile der ▸ **Tab. 1.3** u. ▸ **Tab. 1.4**). Für die radiologische Diagnostik ist die MR-Myelografie nicht erforderlich; entscheidend sind dafür einfache transversale T2w Aufnahmen in Standardtechnik. Die MR-Myelografie ist nützlich für Demonstrationszwecke, um schnell mit wenigen Bildern die Stenosen zu zeigen.

Tabelle 1.3 Mögliches Untersuchungsprotokoll für die Untersuchung lumbaler entzündlicher oder traumatischer Veränderungen (Teil 1).

Sequenz	Orientierung	Schicht-anzahl	Schichtdicke (mm)	Schichtlücke (%)	TR (ms)	TE_{eff} (ms)	TI (ms)	Echozuglänge Turbofaktor
nativ								
STIR T2w	sagittal	19	3	10	5810	85	140	13
TSE T1w	sagittal	19	3	10	609	11	–	5
TSE T2w	transversal	25	4	10	6760	96	–	17
TSE T1w	transversal	25	4	10	674	13	–	3
nach i. v. Gadoliniumgabe								
TSE T1w fettgesättigt	sagittal	19	3	10	596	10	–	5
TSE T1w fettgesättigt	transversal	25	4	10	651	13	–	3
MR-Myelografie lumbal								
3-D-HASTE	koronal	25	0,9	–	8000	272	–	256

3-D = 3-dimensional
HASTE = Half Fourier-acquired single Shot Turbo Spin Echo
i. v. = intravenös
MR = Magnetresonanz
STIR = Short Tau Inversion Recovery
T1w/T2w = T1-/T2-gewichtet
TE_{eff} = effektive Echozeit
TI = Inversionszeit
TR = Wiederholzeit
TSE = Turbo-Spin-Echo

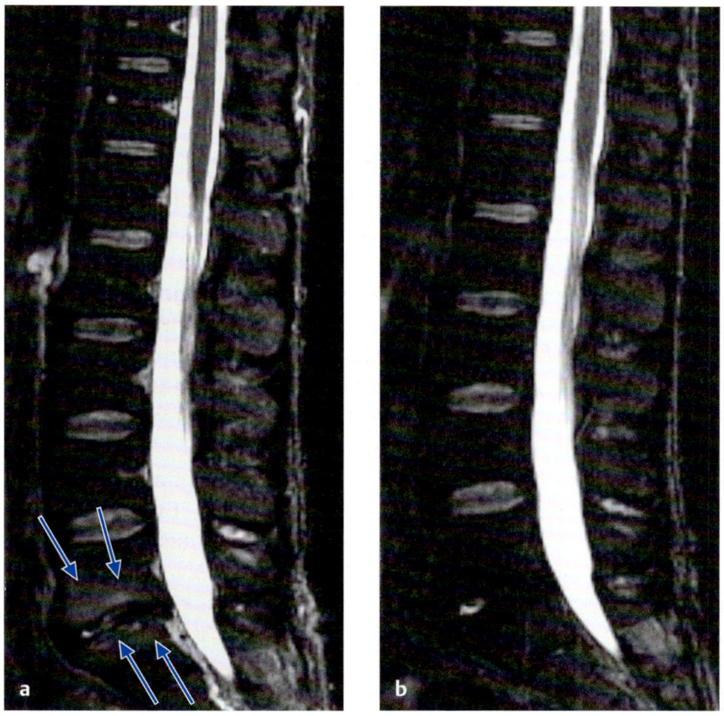

Abb. 1.25 a, b Spondylodiszitis.
a Ausgeprägte, typische Flüssigkeitseinlagerungen in die angrenzenden Knochenabschnitte von Lendenwirbel V und Sakralwirbel I (Pfeile) sowie in die dazwischen liegende Bandscheibe, gut erkennbar auf der STIR-Sequenz vor i.v. Gadoliniumgabe.
b Nach Gadoliniumgabe wurde die zuvor gemessene STIR-Sequenz wiederholt. Nun ist das Knochenmarködem nicht mehr erkennbar. Auch die meisten Areale mit Signalanhebung in der betroffenen Bandscheibe sind jetzt okkult. Zustande kommt dieser höchst gefährliche Effekt dadurch, dass nicht nur Fett, sondern auch positives Kontrastmittel (und noch andere Substanzen) zur Inversionszeit den Nulldurchgang ihrer z-Magnetisierung haben. Deshalb werden sie hypointens dargestellt.

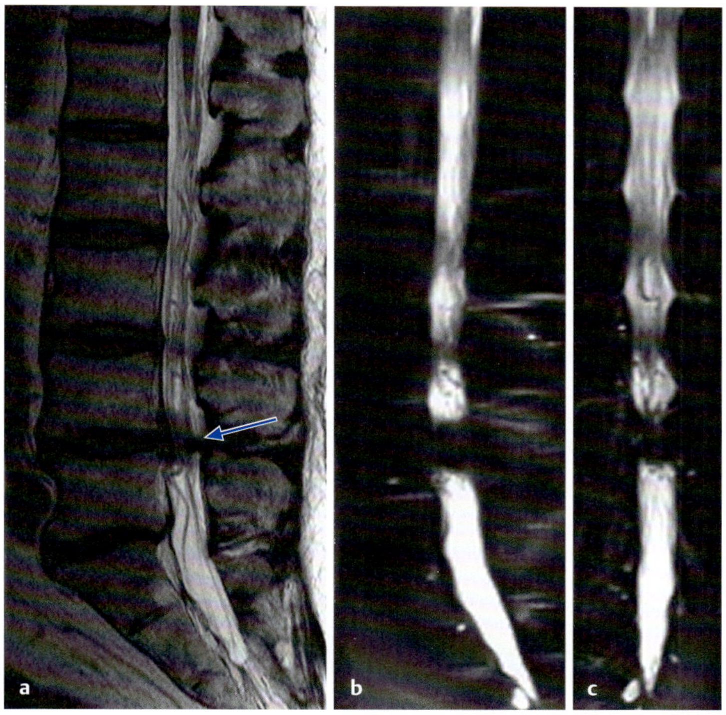

Abb. 1.26 a–c Hochgradige Wirbelkanalstenose bei Lendenwirbel IV/V.
Die MR-Myelografie (**b, c**) wurde mit einem 3-D-HASTE-Datensatz generiert.
a MRT: sagittale T2w Aufnahme. Der Pfeil weist auf die Wirbelkanalstenose.
b MR-Myelografie: sagittale Maximumintensitätsprojektion.
c MR-Myelografie: koronale Maximumintensitätsprojektion.

Tabelle 1.4 Mögliches Untersuchungsprotokoll für die Untersuchung lumbaler entzündlicher oder traumatischer Veränderungen (Teil 2).

Sequenz	Restore-Puls	Messzeit (min)	Field of View (mm × mm)	Matrix	Averages	Voxelgröße (mm × mm × mm)
nativ						
STIR T2w	nein	4:29	300 × 300	320 × 250	3	1,2 × 0,9 × 3,0
TSE T1w	nein	3:16	300 × 300	448 × 291	3	1,0 × 0,7 × 3,0
TSE T2w	ja	3:58	210,0 × 167,3	384 × 184	2	0,9 × 0,5 × 4,0
TSE T1w	nein	3:58	210 × 168	320 × 154	2	1,1 × 0,7 × 4,0
nach i. v. Gadoliniumgabe						
TSE T1w fettgesättigt	nein	4:28	300 × 300	384 × 288	2	1,0 × 0,8 × 3,0
TSE T1w fettgesättigt	nein	4:47	210 × 168	320 × 154	2	1,1 × 0,7 × 4,0
MR-Myelografie lumbal						
3-D-HASTE	–	6:26	230 × 230	256 × 256	1	0,9 × 0,9 × 0,9

3-D = 3-dimensional
HASTE = Half Fourier-acquired single Shot Turbo Spin Echo
i. v. = intravenös
MR = Magnetresonanz
STIR = Short Tau Inversion Recovery
T1w/T2w = T1-/T2-gewichtet
TSE = Turbo-Spin-Echo

Halswirbelsäule: Diskusherniation

Die Untersuchung der Diskusherniation im Bereich der HWS ist ähnlich der der LWS (S. 26). Als Spezifikum wird bei der Diskusherniation der HWS zusätzlich eine T2*w GRE-Sequenz in das Untersuchungsprotokoll aufgenommen, die eine bessere Differenzierung zwischen weicher Bandscheibenherniation und Ossifikation erlaubt (▸ **Abb. 1.27**). Aufgrund vermehrter Magnetization-Transfer-Phänomene (S. 38) kommen Bandscheiben und damit Bandscheibenherniationen in T2w TSE-Sequenzen relativ bis stark signalarm zur Darstellung. So ist eine sichere Differenzierung zwischen weicher Bandscheibenherniation und Ossifizierung oft nicht möglich.

▸ **Tab. 1.5** u. ▸ **Tab. 1.6** zeigen ein mögliches Untersuchungsprotokoll für die zervikale Diskusherniation.

Patienten nach Bandscheibenoperation

Sind Patienten bereits an einem Bandscheibenvorfall operiert, müssen noch zusätzlich kontrastmittelunterstützte T1w Aufnahmen in sagittaler und transversaler Schichtführung akquiriert werden. Diese sind entscheidend für die Diagnostik, da auf Nativsequenzen nicht ausreichend sicher zwischen Bandscheibenrezidivvorfall und epiduraler Fibrose differenziert werden kann. Es gibt zwar Hilfskriterien, die auch auf Nativaufnahmen erkennbar sind, wie die Ausziehung des Duralsacks bei Fibrose (▸ **Abb. 1.28**) im Gegensatz zur Bedrängung und Verlagerung des Duralsacks bei Diskusherniation. Diese Hilfskriterien sind jedoch nicht aussagekräftig genug, da sich innerhalb ausgedehnter Fibrosen kleinere Bandscheibenherniationen verbergen können, die eine klinische Symptomatik bedingen können.

Tabelle 1.5 Mögliches Untersuchungsprotokoll für die zervikale Diskusherniation (Teil 1).

Sequenz	Orientierung	Schichtanzahl	Schichtdicke (mm)	Schichtlücke (%)	TR (ms)	TE_{eff} (ms)	Echozuglänge Turbofaktor
TSE T2w	sagittal	15	3	10	4220	100	25
TSE T1w	sagittal	15	3	10	570	12	5
TSE T2w	transversal	20	4	10	5350	95	17
MEDIC	transversal	26	3	10	716	27	–

MEDIC = Multi-Echo Data Image Combination
T1w/T2w = T1-/T2-gewichtet
TE_{eff} = effektive Echozeit
TR = Wiederholzeit
TSE = Turbo-Spin-Echo

Tabelle 1.6 Mögliches Untersuchungsprotokoll für die zervikale Diskusherniation (Teil 2).

Sequenz	Restore-Puls	Messzeit (min)	Field of View (mm × mm)	Matrix	Voxelgröße (mm × mm × mm)
TSE T2w	ja	1:55	280 × 280	448 × 314	0,9 × 0,6 × 3,0
TSE T1w	–	2:24	280 × 280	384 × 307	0,9 × 0,7 × 3,0
TSE T2w	ja	3:09	180 × 143	384 × 184	0,8 × 0,5 × 4,0
MEDIC	–	4:19	180,0 × 142,5	256 × 154	0,9 × 0,7 × 3,0

MEDIC = Multi-Echo Data Image Combination
T1w/T2w = T1-/T2-gewichtet
TSE = Turbo-Spin-Echo

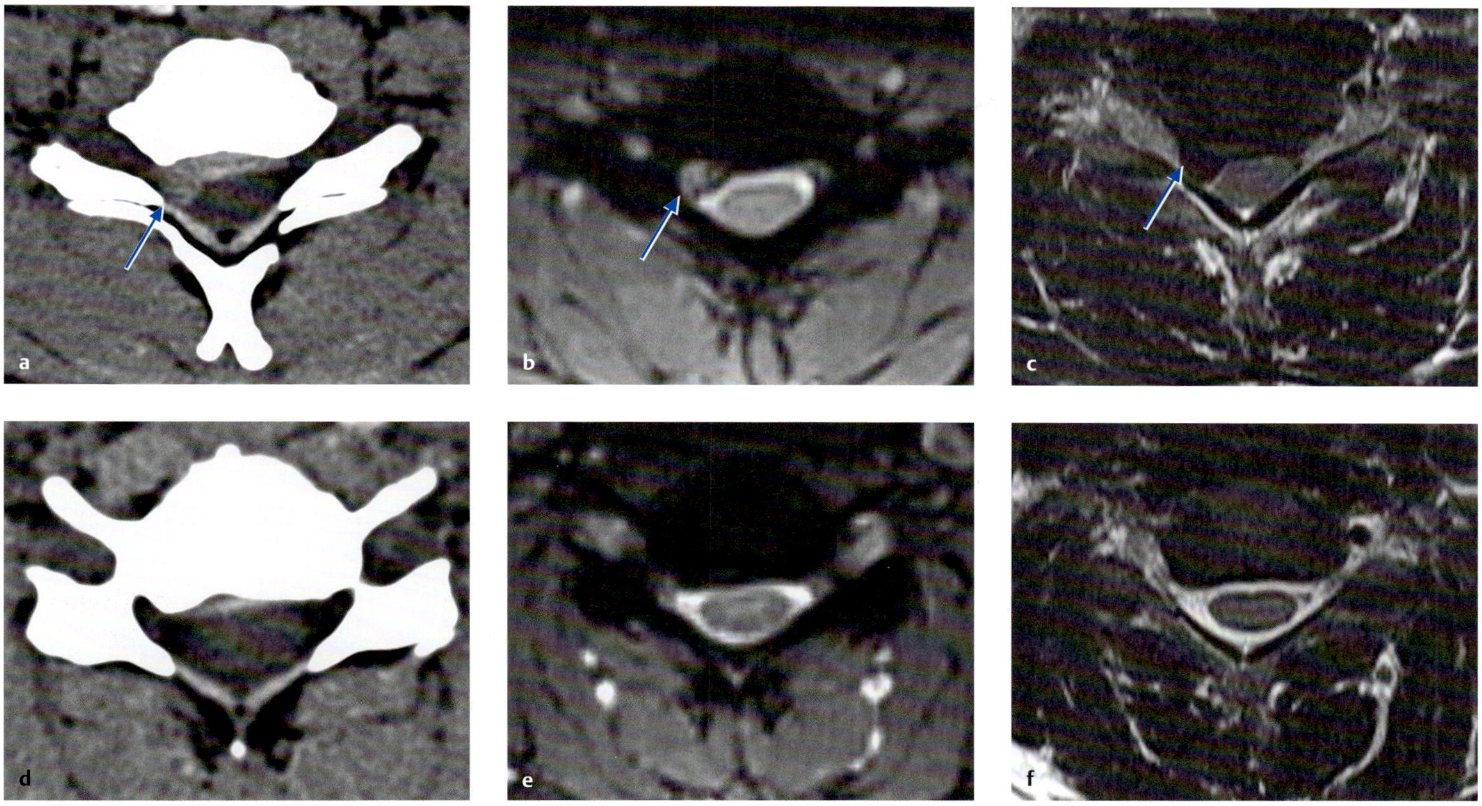

Abb. 1.27 a–f Weiche, weit lateral lokalisierte Bandscheibenherniation zervikal sowie osteophytäre Randleiste in einem der Segmente darunter. In der MEDIC-Sequenz ist gut zwischen weicher Bandscheibenherniation (hyperintens) und Ossifikation (hypointens) zu differenzieren. Dagegen haben in T2w TSE-Sequenzen weiche Bandscheibenvorfälle und Knochen eine ähnliche Signalintensität und sind nicht sicher voneinander zu unterscheiden.

a CT-Aufnahme. Segment mit Bandscheibenherniation (Pfeil).
b MRT: T2*w GRE-Aufnahme (MEDIC). Segment mit Bandscheibenherniation (Pfeil).
c MRT: T2w TSE-Aufnahme. Segment mit Bandscheibenherniation (Pfeil).
d CT-Aufnahme. Segment darunter.
e MRT: T2*w GRE-Aufnahme (MEDIC). Segment darunter.
f MRT: T2w TSE-Aufnahme. Segment darunter.

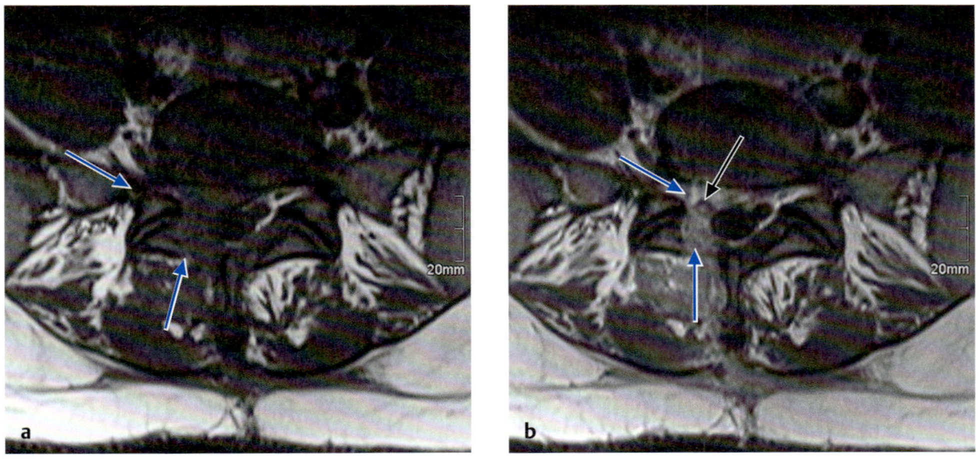

Abb. 1.28 a, b Epidurale Fibrose nach Bandscheibenoperation. Die epidurale Fibrose (**a, b**, rote Pfeile) hat keine raumfordernde, komprimierende Wirkung auf den Duralsack. Trotzdem ist aber eine Rezidivdiskusherniation innerhalb der Fibrose auf Nativsequenzen keinesfalls auszuschließen. Erst nach Gadoliniumgabe ist sicher zwischen Diskusherniation und Fibrose zu unterscheiden, da die Fibrose signifikant Kontrastmittel aufnimmt – im Gegensatz zur Diskusherniation. Die kleine, rundliche Formation innerhalb der Fibrose (**b**, schwarzer Pfeil) entspricht dem narbig umscheideten abgehenden Radikularnerv und nicht einem kleinen Sequester.

a MRT: T1w Aufnahme vor i. v. Gadoliniumgabe.
b MRT: T1w Aufnahme nach i. v. Gadoliniumgabe.

Halswirbelsäule (Brustwirbelsäule, thorakolumbaler Übergang): Rückenmark

Für die Untersuchung des Rückenmarks (entzündliche oder tumoröse Veränderungen) ist ein adaptiertes Programm notwendig, da dort naturgemäß bei pathologischen Befunden eine i. v. Kontrastmittelgabe erforderlich ist (▸ **Abb. 1.29** u. ▸ **Abb. 1.30**). Ein mögliches Protokoll ist in ▸ **Tab. 1.7** u. ▸ **Tab. 1.8** dargestellt. Dieses Programm ist auch für die übrigen Myelonabschnitte geeignet, natürlich mit jeweils (auch nach Befund) adaptierten Schichtdicken.

Wichtig ist bei der Beurteilung des Myelons vor allem, dass intramedulläre Signalveränderungen am besten auf transversalen T2w Aufnahmen erkennbar sind. Die sagittale Schichtung ist der axialen deutlich unterlegen, weil darin problematische Partialvolumeneffekte auftreten, die in der axialen Orientierung natürlich wesentlich geringer ausgebildet sind.

Für die Beurteilung des Myelons bezüglich intramedullärer Signalveränderungen jeglicher Genese sind transversale T2w Aufnahmen die wichtigsten, erst in 2. Linie sagittale T2w Aufnahmen (Partialvolumeneffekt).

Tabelle 1.7 Mögliches Untersuchungsprotokoll für das Rückenmark (Teil 1).

Sequenz	Orientierung	Schichtanzahl	Schichtdicke (mm)	Schichtlücke (%)	TR (ms)	TE_{eff} (ms)	Echozuglänge Turbofaktor
nativ							
TSE T2w	sagittal	15	3	10	4220	100	25
TSE T1w	sagittal	15	3	10	570	12	5
TSE T2w	transversal	20	4	10	5350	95	17
TSE T1w	transversal	20	4	10	619	10	5
nach Gadoliniumgabe							
TSE T1w	sagittal	15	3	10	570	12	5
TSE T1w	transversal	20	4	10	619	10	5

T1w/T2w = T1-/T2-gewichtet
TE_{eff} = effektive Echozeit
TR = Wiederholzeit
TSE = Turbo-Spin-Echo

Tabelle 1.8 Mögliches Untersuchungsprotokoll für das Rückenmark (Teil 2).

Sequenz	Restore-Puls	Messzeit (min)	Field of View (mm × mm)	Matrix	Averages	Voxelgröße (mm × mm × mm)
nativ						
TSE T2w	ja	1:55	280 × 280	448 × 314	2	0,9 × 0,6 × 3,0
TSE T1w	–	2:24	280 × 280	384 × 307	2	0,9 × 0,7 × 3,0
TSE T2w	ja	3:09	180 × 143	384 × 184	2	0,8 × 0,5 × 4,0
TSE T1w	–	1:21	180 × 180	256 × 205	3	0,9 × 0,7 × 4,0
nach Gadoliniumgabe						
TSE T1w	–	2:24	280 × 280	384 × 307	2	0,9 × 0,7 × 3,0
TSE T1w	–	1:21	180 × 180	256 × 205	3	0,9 × 0,7 × 4,0

T1w/T2w = T1-/T2-gewichtet
TSE = Turbo-Spin-Echo

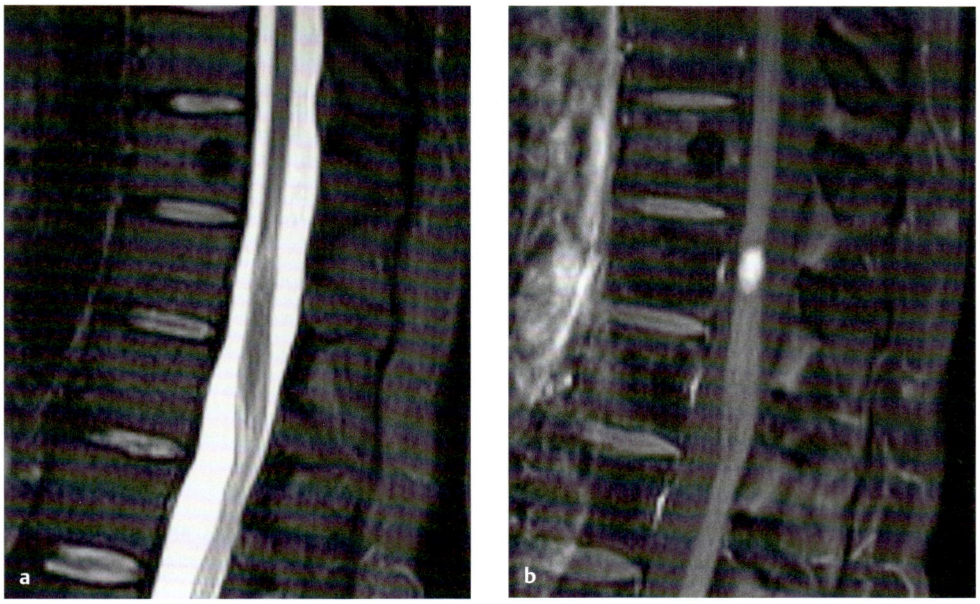

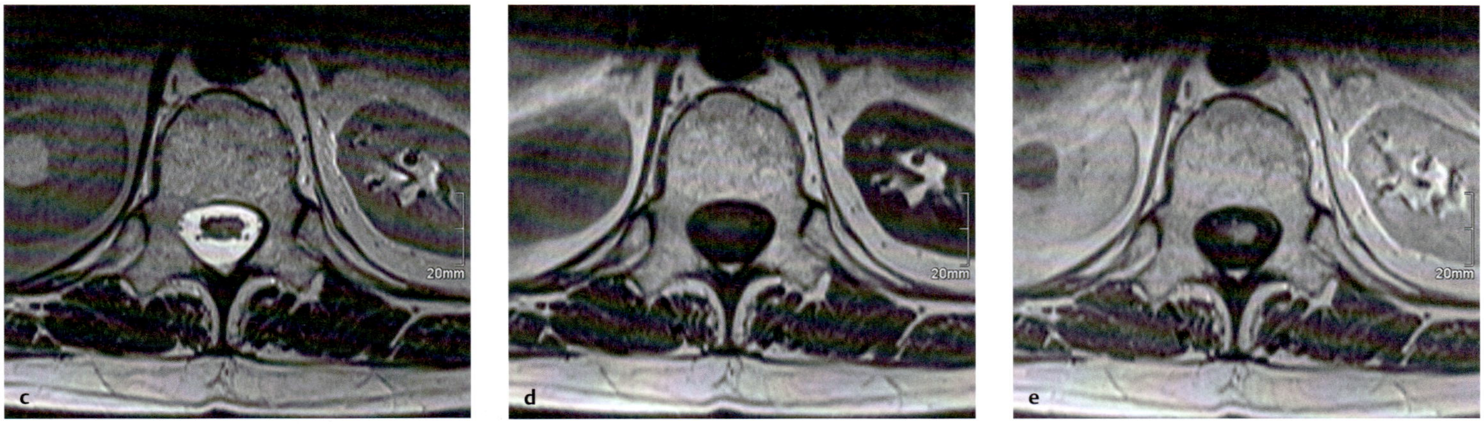

Abb. 1.29 a – e Intramedulläre Metastase oberhalb des Konus. MRT-Untersuchung des Myelons mit signifikanter Kontrastmittelanreicherung.

a MRT: sagittale STIR-Aufnahme.
b MRT: sagittale T1w TSE-Aufnahme nach Kontrastmittelgabe mit spektraler Fettsättigung.
c MRT: transversale T2w TSE-Aufnahme.
d MRT: transversale native T1w TSE-Aufnahme.
e MRT: transversale T1w TSE-Aufnahme nach Kontrastmittelgabe.

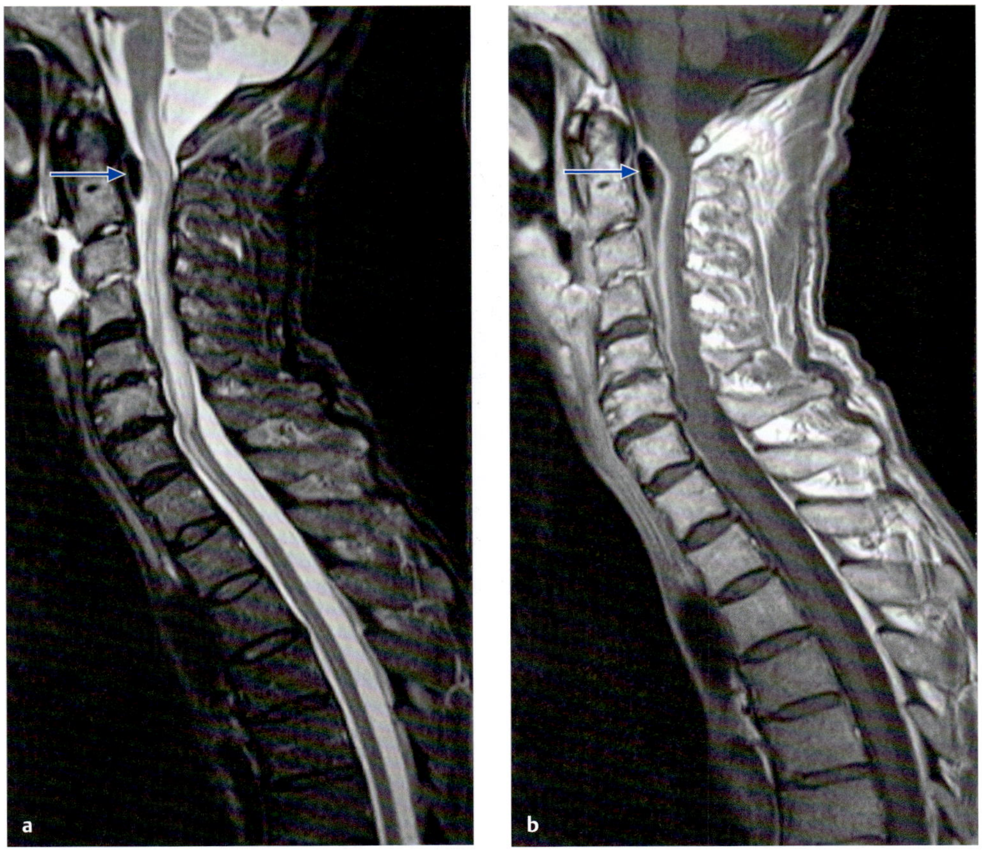

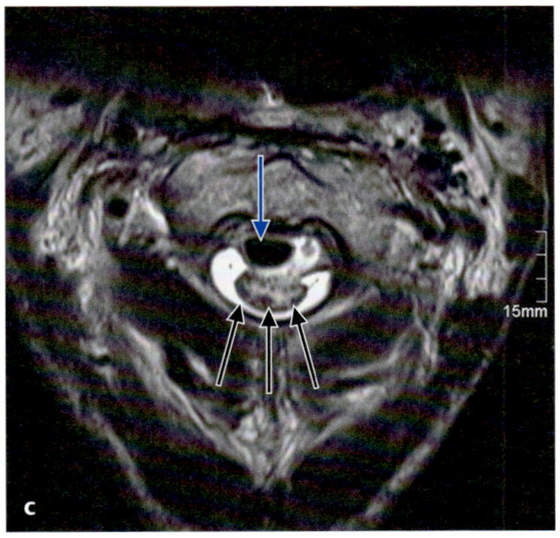

Abb. 1.30 a – c Zervikaler intraspinaler Abszess mit Gaseinschluss. Die roten Pfeile in **a–c** kennzeichnen den Gaseinschluss. Die sagittalen Aufnahmen lassen den Abszess bereits sehr gut erkennen. Für eine detailliertere Analyse der Topografie sind jedoch zusätzlich transversale Aufnahmen notwendig. Der Vorteil transversaler T2w Aufnahmen ist, dass sie auch das Erkennen einer Myelopathie (**c**, schwarze Pfeile) bzw. eines Myelonödems ermöglichen, die auf T1w Aufnahmen nicht sichtbar sind.

a MRT: sagittale T2w Aufnahme vor i. v. Gadoliniumgabe.
b MRT: sagittale T1w Aufnahme nach i. v. Gadoliniumgabe.
c MRT: transversale T2w Aufnahme vor i. v. Gadoliniumgabe.

1.2.2 Spezielle Untersuchungstechniken

Magnetresonanzangiografie

In einzelnen Fällen kann es notwendig sein, im Rahmen einer Wirbelsäulenuntersuchung zusätzlich eine Gefäßdarstellung durchzuführen, z. B. bei Dissektion mit Myelonschädigung (▸ **Abb. 1.31**) oder einer spinalen Gefäßmissbildung (▸ **Abb. 1.32**). Dabei handelt sich im überwiegenden Ausmaß um die kontrastmittelunterstützte MRA.

> Arterien müssen sich auf T2w Aufnahmen immer hypointens darstellen. Ist eine Arterie auf T2w Aufnahmen hyperintens, liegt mit größter Wahrscheinlichkeit ein Gefäßverschluss vor. Nicht erwartete Gefäßverschlüsse werden oft übersehen, weil nicht auf das Flusssignal auf den T2w Aufnahmen geachtet wird.

Native TOF-Techniken kommen praktisch nicht zum Einsatz. Eines der wenigen verbliebenen Einsatzgebiete einer TOF-MRA ist z. B. der Nachweis der Flussumkehr in einer A. vertebralis bei Subclavian-Steal-Phänomen (▸ **Abb. 1.33**) zusätzlich zu einer räumlich gut auflösenden, kontrastmittelgestützten MRA-Technik. Der Autor u. Mitarb. verwenden diese Technik gern, obwohl andere Untersucher vorschlagen, statt beider Techniken gleich nur eine zeitaufgelöste MRA-Technik zu verwenden. Diese ermöglicht die Darstellung der Flussumkehr in der A. vertebralis sowie die Stenose der A. subclavia in einem einzigen Untersuchungsgang. Der Autor u. Mitarb. bevorzugen trotzdem die 2-D-TOF-MRA für die Flussumkehr und eine zusätzlich durchgeführte kontrastmittelgestützte MRA mit Testbolus- oder fluoroskopischer Technik. Denn mit dieser Technik lässt sich eine deutlich höhere räumliche Auflösung erreichen als mit einer zeitaufgelösten kontrastmittelgestützten MRA. Die Messdauer für die beiden TOF-Sequenzen ist bedeutungslos (weniger als 1 min).

> Bei spinalen Gefäßmissbildungen, wie z. B. der spinalen duralen arteriovenösen Fistel, ist zu beachten, dass das gesamte Gefäßgebiet dargestellt wird, d. h. von kaudal-intrakraniell bis iliakal (s. ▸ **Abb. 1.32**). Denn die zuführende Arterie kann aus allen diesen Gefäßprovinzen kommen.

Die Lokalisation der Fistel erfolgt wie immer auf den Quellaufnahmen. Maximumintensitätsprojektionen sind diesbezüglich nicht hilfreich. Wesentlich besser sind für die Darstellung der Läsion Targeted-Volume-Rendering-Rekonstruktionen geeignet (s. ▸ **Abb. 1.32**).

T2-gewichtete 3-dimensionale Datensätze

Bei seltenen Fragestellungen können T2w 3-D-Datensätze vorteilhaft sein, wie z. B. zur besseren Darstellung gestauter pialer Venen im Rahmen einer spinalen duralen arteriovenösen Fistel (▸ **Abb. 1.34**). Grundsätzlich kommen dafür 2 Methoden in Betracht:

- T2*w 3-D-GRE-Sequenzen (wie z. B. CISS)
- T2w 3-D-SE-Sequenzen (wie z. B. SPACE)

Diffusionsgewichtete Bildgebung

DWI-Sequenzen (auf der Basis von Echo-planar-Imaging-Sequenzen) werden seit mehreren Jahren für die Differenzierung von Wirbelsäulenmetastasen propagiert (▸ **Abb. 1.35**). Bisher haben sie jedoch noch nicht Einzug in die Routine gehalten. Das Problem von DWI-Sequenzen ist die hohe Empfindlichkeit für Artefakte bei gleichzeitig schlechter Ortsauflösung. Möglicherweise kann diese Technik aber bei der Differenzierung zwischen benigner und maligner Genese unklarer Läsionen hilfreich sein. Dazu muss diese Technik aber noch robuster werden.

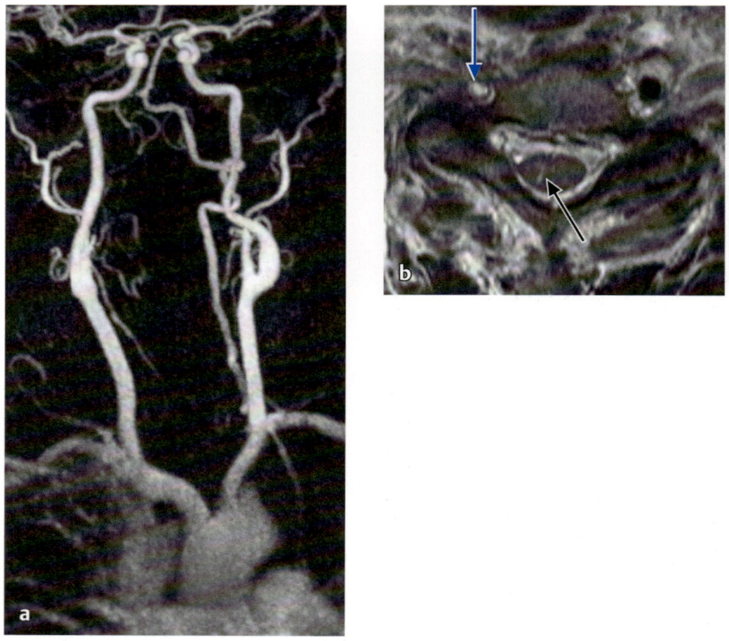

Abb. 1.31 a, b Traumatisch bedingte Dissektion der rechten A. vertebralis.

a Die hochauflösende kontrastmittelgestützte MRA (Testbolustechnik, lineare k-Raum-Ordnung) zeigt eine pathologisch veränderte rechte A. vertebralis. Dabei ist die Differenzierung zwischen arteriosklerotischer Genese oder einer anderen Ursache (wie in diesem Fall Dissektion) oft nicht eindeutig möglich.

b Der Gefäßverschluss der rechten A. vertebralis im Rahmen der Dissektion ist bereits auf der nativen T2w Sequenz (transversal, Standardtechnik, vor i. v. Gadoliniumgabe) auszumachen (roter Pfeil). Zudem erkennt man den dadurch bedingten Myelonteilinfarkt in der rechten grauen Substanz (schwarzer Pfeil).

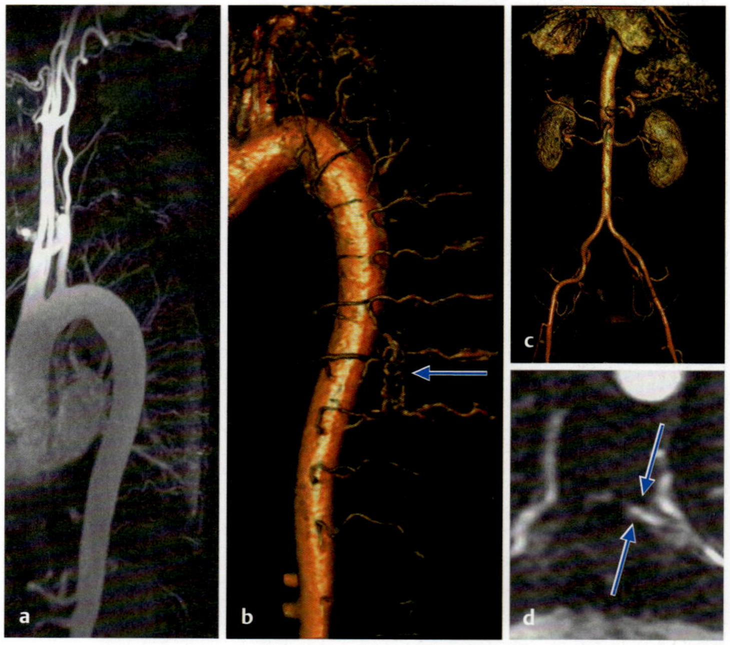

Abb. 1.32 a – d Spinale durale arteriovenöse Fistel. Die Lokalisation einer solchen Fistel ist mit einer kontrastmittelgestützten MRA möglich. Die Maximumintensitätsprojektionen der Datensätze der kontrastmittelgestützten MRA sind für diese Aufgabe wertlos. Am wichtigsten ist die multiplanare Analyse des Quelldatensatzes. In 2. Linie sind Targeted Volume Renderings hilfreich, vor allem für die Befundpräsentation.

a Kontrastmittelgestützte MRA: Maximumintensitätsprojektion.

b Kontrastmittelgestützte MRA: Targeted Volume Rendering des kranialen Gefäßbereichs mit Darstellung des Fistelkonvoluts (Pfeil).

c Kontrastmittelgestützte MRA: Targeted Volume Rendering des kaudalen Gefäßbereichs.

d Axiale Reformation aus dem Quelldatensatz mit Nachweis der zuführenden Arterie (Pfeile) der spinalen duralen arteriovenösen Fistel, wie sie durch das linke Neuroforamen zieht.

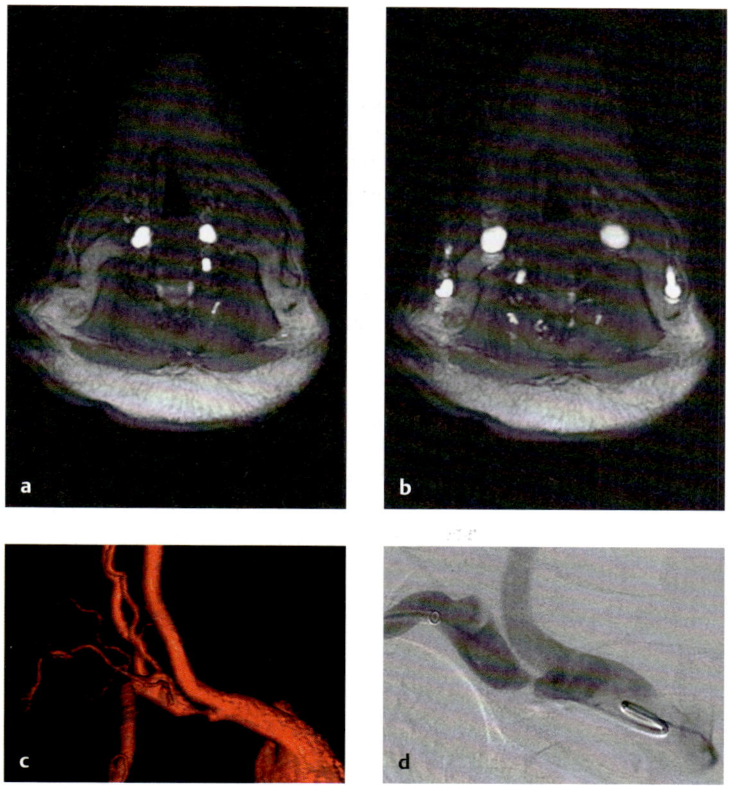

Abb. 1.33 a – d **Hochgradige Stenose der rechten A. subclavia mit Subclavian-Steal-Phänomen.** Die hochauflösende kontrastmittelgestützte MRA zeigt sehr gut die hochgradige proximale A.-subclavia-Stenose. Die TOF-Bilder (arteriell und venös) verdeutlichen die dadurch bedingte Flussumkehr in der rechten A. vertebralis.
a 2-D-TOF-MRA: arteriell.
b 2-D-TOF-MRA: venös.
c Hochauflösende kontrastmittelgestützte MRA: Testbolustechnik mit linearer k-Raum-Ordnung.
d Katheterangiografisches Bild aus der interventionellen Behandlung (Dilatation und Stent-Implantation).

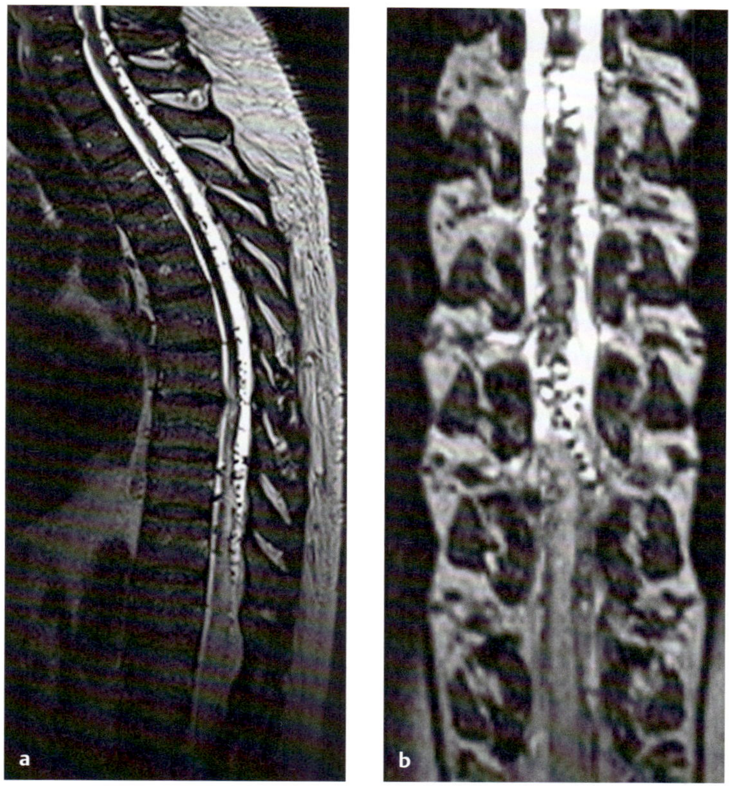

Abb. 1.34 a, b **Gestaute piale Venen bei spinaler duraler arteriovenöser Fistel.** T2w 3-D-SPACE-Datensatz.
a Sagittales Quellbild aus dem Bereich der Mittellinie.
b Koronale Reformation.

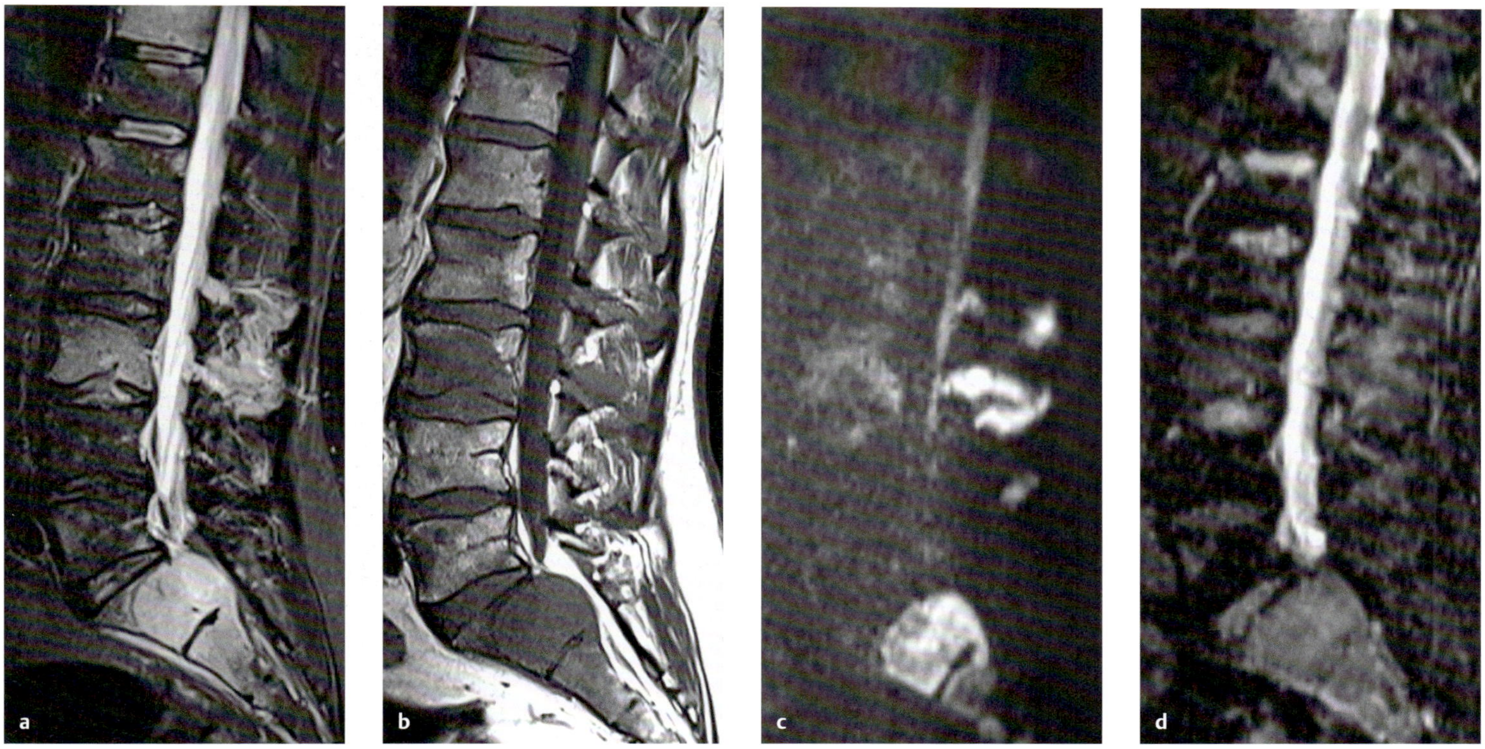

Abb. 1.35 a – d **Diffuse Wirbelsäulenmetastasierung.**
a MRT: STIR-Aufnahme.
b MRT: T1w SE-Aufnahme.
c MRT: DWI-Aufnahme (b = 800).
d MRT: ADC-Map.

1.3 Artefakte

1.3.1 Begriffsdefinition

Artefakte

Als „Artefakt" bezeichnet man in der Technik ein falsches Ergebnis, das durch Eigenschaften der angewendeten Methode hervorgerufen wird und kein reales Korrelat hat. Im Bereich der MRT sind das z. B. sog. Aortengeister. Diese entsprechen der mehrfachen Darstellung der Aorta im Bild an falschen anatomischen Lokalisationen, hervorgerufen durch die Pulsation der Aorta. Artefakte können letztlich 2 unterschiedliche Probleme verursachen:

- Sie können pathologische Strukturen vortäuschen, die es nicht gibt.
- Sie können pathologische Strukturen überdecken, die sich darunter befinden.

Phänomene

Von Artefakten zu unterscheiden sind Phänomene, die sehr wohl ein reales Korrelat haben, aber aufgrund sehr prägnanter Darstellung wie Artefakte wirken können, z. B. Flussphänomene im Liquor cerebrospinalis.

Sowohl Artefakte als auch Phänomene bereiten oft differenzialdiagnostische Probleme und werden nicht selten mit pathologischen Veränderungen verwechselt.

1.3.2 Trunkationsartefakte

Trunkationsartefakte (▶ **Abb. 1.36 a**) treten an Gewebegrenzflächen auf. Sie werden auch als „Gibbs-" oder „Ringing-Artefakte" bezeichnet. Es handelt sich dabei um parallele oder halbkreisförmige Linien, die einer anatomischen Kontur folgen.

Diese Trunkationsartefakte finden sich im Bereich von Gewebegrenzbereichen mit deutlich unterschiedlichen Signalintensitäten, z. B. zwischen Liquor cerebrospinalis und Rückenmark. Sie dürfen nicht mit pathologischen Veränderungen verwechselt werden, wie z. B. einer Syrinx. Mithilfe einer höheren Bildmatrix können diese Artefakte vermindert werden.

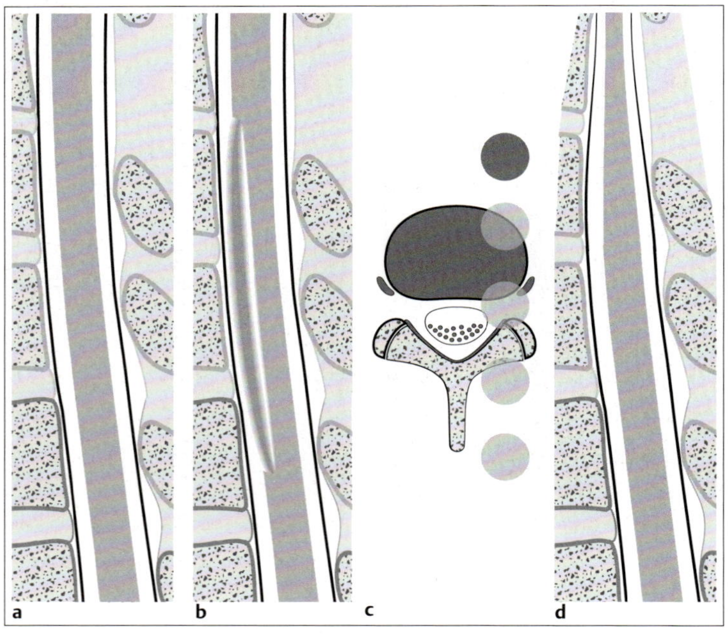

Abb. 1.36 a – d Verschiedene Artefakttypen.
a Trunkationsartefakt.
b Schluckartefakt.
c Pulsationsartefakt.
d MRT-Bildverzerrung.

1.3.3 Bewegungsartefakte

Dabei handelt es sich um Bildfehler, die dadurch entstehen, dass sich während der Messung der Patient insgesamt bewegt oder der Patient die untersuchte Körperregion bewegt. Darüber hinaus führen physiologische Organbewegungen wie Atmung, Darmperistaltik, Schluckbewegungen (▶ **Abb. 1.36 b** u. ▶ **Abb. 1.37**), Liquorfluss (▶ **Abb. 1.38**) oder Gefäßpulsationen (▶ **Abb. 1.36 c** u. ▶ **Abb. 1.39**) zu Artefakten. Bewegungsartefakte verlaufen unabhängig von ihrer Bewegungsrichtung immer in Phasenkodierrichtung. Darüber hinaus ist zu beachten, dass Bewegungsartefakte immer auch die gleiche Signalintensität haben wie die Struktur, die sie verursacht. Zum Beispiel erzeugt ein hyperintens dargestelltes Gefäß hyperintense sog. Geister.

Bewegungsartefakte verlaufen immer in Phasenkodierrichtung.

Zur Verringerung dieser Artefakte sind verschiedene Maßnahmen hilfreich, die im Folgenden ausgeführt werden.

Aufklärung des Patienten

Die wichtigste Maßnahme gegen Bewegungsartefakte ist die genaue Aufklärung des Patienten vor der Untersuchung. Wird der Patient verständlich über diese Problematik aufgeklärt, kennt er sie und verhält sich dementsprechend. Dies resultiert in einer entsprechend guten Bildqualität.

Je besser der Patient über die Untersuchung aufgeklärt ist, desto besser wird die Bildqualität. Kennt der Patient die Problematik der Bewegung nicht, kann er sich auch nicht entsprechend kooperativ verhalten.

Für Untersuchungen der HWS ist es zusätzlich wichtig, den Patienten auf die Bildstörung durch Schlucken hinzuweisen und ihn zu bitten, während der Bildaufnahme wenig zu schlucken, soweit es ihm möglich ist. Setzt man ihn damit aber zu sehr unter Druck, kann auch der gegenteilige Effekt auftreten.

Untersuchungstechnik

- **Phasenkodierrichtung:** Untersuchungstechnisch ist die richtige Wahl der Phasenkodierrichtung entscheidend. Bei sagittalen Wirbelsäulenaufnahmen kann die Phasenkodierrichtung Head–Feet sinnvoll sein. Dann muss aber das Phasen-Oversampling in ausreichendem Maße zugeschaltet sein, um Einfaltungsartefakte zu vermeiden. Bei sagittalen Untersuchungen mit a.-p. Phasenkodierrichtung kann die Anwendung eines ventralen Sättigungspulses nützlich sein. Generell ist es sinnvoll, möglichst kurze Messzeiten pro Sequenz zu haben. Dies darf natürlich nicht auf Kosten der notwendigen Bildqualität gehen. Diese hängt im Wesentlichen von einer ausreichend hohen räumlichen Auflösung und einem genügend hohen Signal-zu-Rauschen-Verhältnis ab.
- **Vorsicht vor Liquorflussartefakten** (s. ▶ **Abb. 1.38**): Diese treten am stärksten in transversalen T2w Aufnahmen auf. Sie zeigen sich als rundlich-ovale Signalminderungen im hyperintensen Liquor. Bei Unerfahrenen sorgen sie häufig für differenzialdiagnostische Probleme und werden fehlinterpretiert, z. B. fälschlicherweise als unklare Blutungen angesehen. In diesen Fällen kann Flussrephasierung sinnvoll sein. Falls die Richtung der Flussrephasierung wählbar ist, ist darauf zu achten, dass die korrekte Richtung gewählt wird: bei sagittalen Schichten Rephasierung in Ausleserichtung, bei transversalen Aufnahmen in Schichtrichtung.
- **k-Raum-Technik** (▶ **Abb. 1.40**: Eine weitere Möglichkeit ist die Verwendung einer speziellen k-Raum-Technik (PROPELLER, BLADE).

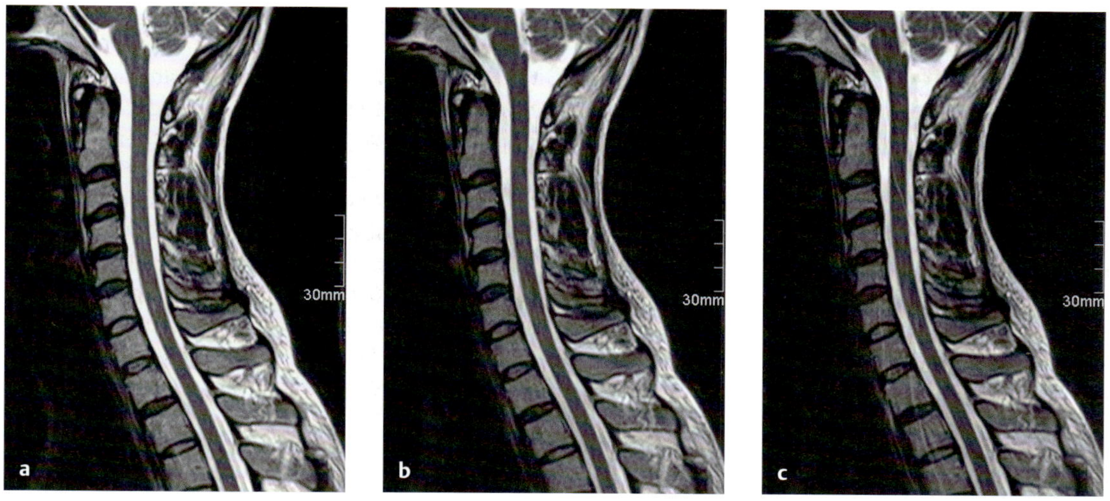

Abb. 1.37 a – c Schluckartefakte. Probandenuntersuchung. MRT: sagittale T2w Aufnahmen. Diese Abbildung zeigt isolierte Schluckartefakte, nicht überlagert von zusätzlichen Bewegungsartefakten, wie bei vielen Patientenuntersuchungen.

- **a** Die Probandin wurde angewiesen, nicht zu schlucken.
- **b** Die Probandin wurde angewiesen, wenig zu schlucken.
- **c** Die Probandin wurde angewiesen, viel zu schlucken.

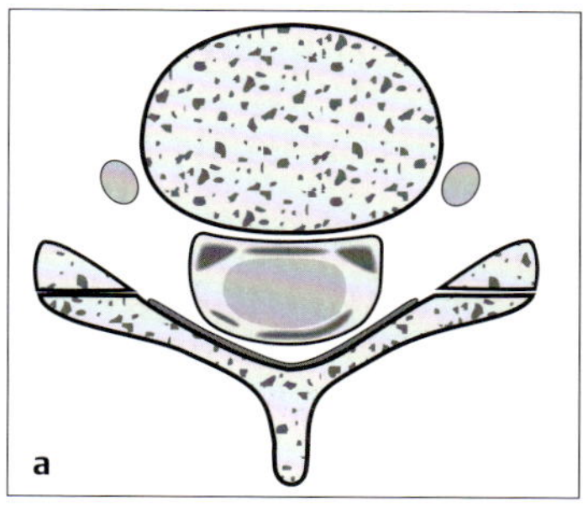

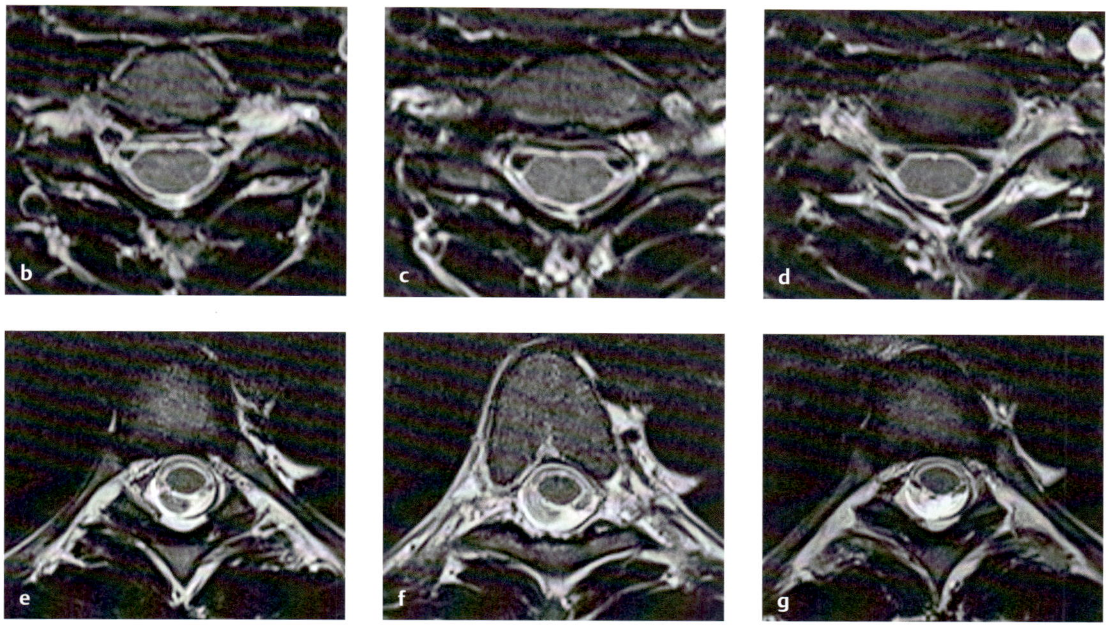

Abb. 1.38 a – g Liquorflussphänomene.

- **a** Schema.
- **b** MRT: transversale T2w Aufnahme. HWS, kraniale Position.
- **c** MRT: transversale T2w Aufnahme. HWS, mittlere Position.
- **d** MRT: transversale T2w Aufnahme. HWS, kaudale Position.
- **e** MRT: transversale T2w Aufnahme. BWS, kraniale Position.
- **f** MRT: transversale T2w Aufnahme. BWS, mittlere Position.
- **g** MRT: transversale T2w Aufnahme. BWS, kaudale Position.

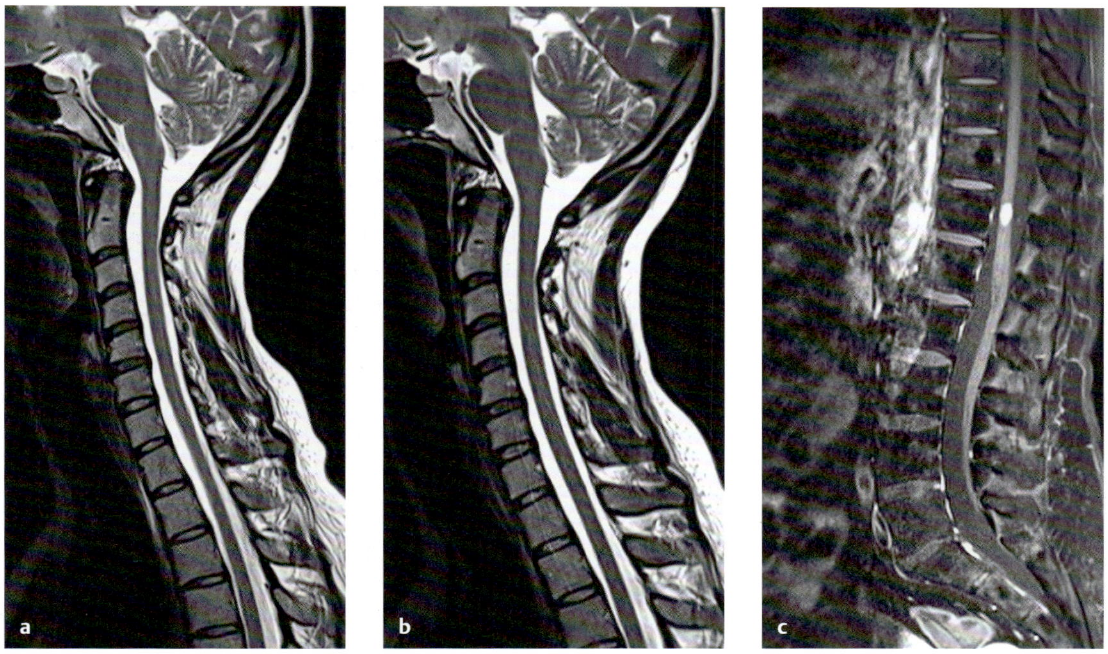

Abb. 1.39 a – c Pulsationsartefakte. Probandenuntersuchung.

- **a** MRT: sagittale T2w Aufnahme. Die Probandin wurde in Ruhe untersucht.
- **b** MRT: sagittale T2w Aufnahme. Danach wurde die Patientin gebeten, sich emotional massiv zu erregen, sodass es zu vermehrten Pulsationen kommt.
- **c** MRT: sagittale T1w Aufnahme nach Gadoliniumgabe, spektrale Fettsättigung. LWS-Untersuchung einer Patientin mit intramedullärer Metastase. Deutliche Pulsationsartefakte.

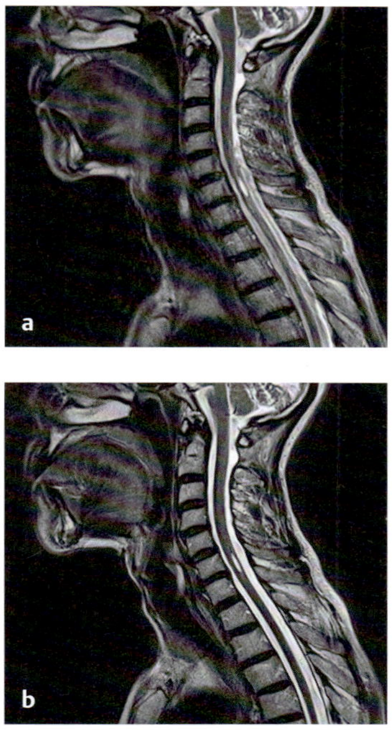

Abb. 1.40 a, b Bewegungsartefakte. Motorisch unruhige Patientin mit Myelonläsion.

- **a** MRT: sagittale T2w Standardaufnahme.
- **b** MRT: sagittale T2w Standardaufnahme in BLADE-Technik. Deutliche Reduktion der Bewegungsartefakte.

1

Mithilfe der BLADE-Technik kann die Bewegungsempfindlichkeit von MRT-Untersuchungen reduziert werden. Diese k-Raum-Technik ermöglicht eine deutliche Reduktion von Bewegungs- sowie Gefäßpulsationsartefakten und Liquorflussphänomenen.

1.3.4 Chemical-Shift-Artefakte

Chemical-Shift-Artefakte sind, einfach gesagt, Doppelkonturartefakte, die im Grenzbereich zwischen Fett und Wasser auftreten, also z. B. bei Blutgefäßen, die von Fettgewebe umgeben sind. Der Grund für diesen Bildfehler sind die gering unterschiedlichen Präzessionsfrequenzen von Fett und Wasser. Deshalb werden innerhalb eines Voxels bei Vorliegen von Fett und Wasser beide Komponenten minimal räumlich getrennt lokalisiert dargestellt.

An der Wirbelsäule ist als ein typischer Effekt der chemischen Verschiebung zu sehen, dass Abschlussplatten von Wirbelkörpern (z. B. Grund- und Deckplatten) auf einer Seite breiter als auf der anderen Seite erscheinen.

Chemical-Shift-Artefakte sind von der Feldstärke des Magneten abhängig; sie nehmen mit höheren Feldstärken zu. Chemical-Shift-Artefakte verlaufen immer in Ausleserichtung. Reduziert werden können sie durch die Wahl höherer Auslesebandbreiten.

1.3.5 Magnetization-Transfer-Effekte

Bei TSE-Sequenzen, besonders bei langen Echozügen, kommt es zu vermehrten Magnetization-Transfer-Effekten. Diese bewirken eine Signalminderung des Nucleus pulposus, die rein künstlich zustande kommt. Sie darf deshalb nicht als Dehydrierung der Bandscheibe fehlinterpretiert werden (s. ▸ **Abb. 1.10**).

Vermehrte Magnetization-Transfer-Effekte können fälschlicherweise Bandscheibendehydrierungen vorspiegeln.

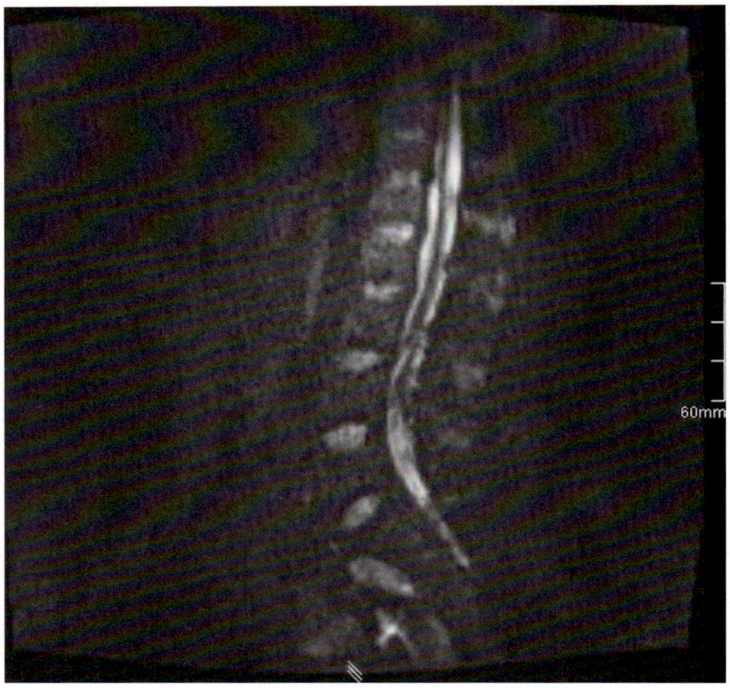

Abb. 1.41 Bildverzerrung. Echo-planar-Imaging-Aufnahme.

1.3.6 Bildverzerrungen

Ein Problem der MRT, das in dem Maße bei der CT nicht auftritt, sind Bildverzerrungen (▸ **Abb. 1.36 d**), insbesondere am Spulenrand bei Untersuchungen mit großem Field of View. In der Routine sind sie bei Standardsequenzen nicht mehr zu sehen, da mittlerweile alle Firmen Korrekturalgorithmen einsetzen. Am ehesten kann man solche Verzerrungsartefakte noch bei Echo-planar-Imaging Sequenzen wie z. B. DWI (S. 34) sehen (▸ **Abb. 1.41**).

Literatur

[1] Bohndorf K, Imhof H, Fischer W, Hrsg. Radiologische Diagnostik der Knochen und Gelenke. 2. Aufl. Stuttgart: Thieme: 2006

[2] Forsting M, Jansen O. MRT des Zentralnervensystems. Stuttgart: Thieme; 2005

[3] Imhof H. Wirbelsäule. Stuttgart: Thieme; 2006

[4] Nitz WR. Praxiskurs MRT: Anleitung zur MRT Physik über klinische Bildbeispiele. Stuttgart: Thieme; 2007

[5] Osborn AG. Expert DDx brain and spine. Amsterdam: Amirsys/Elsevier; 2009: 1943

[6] Ross JS, Brant-Zawadski M, Moor KR et al. Diagnostic imaging spine. Amsterdam: Amirsys/Elsevier; 2004: V1 – V22

[7] Vahlensieck W, Reiser M. MRT des Bewegungsapparates. Stuttgart: Thieme; 2006

[8] Weishaupt D, Köchli V, Marincek B. Wie funktioniert MRT? Berlin: Springer; 2009

2 Varianten und Missbildungen der Wirbelsäule inklusive Achsenfehler

M. Breitenseher, J. Breitenseher

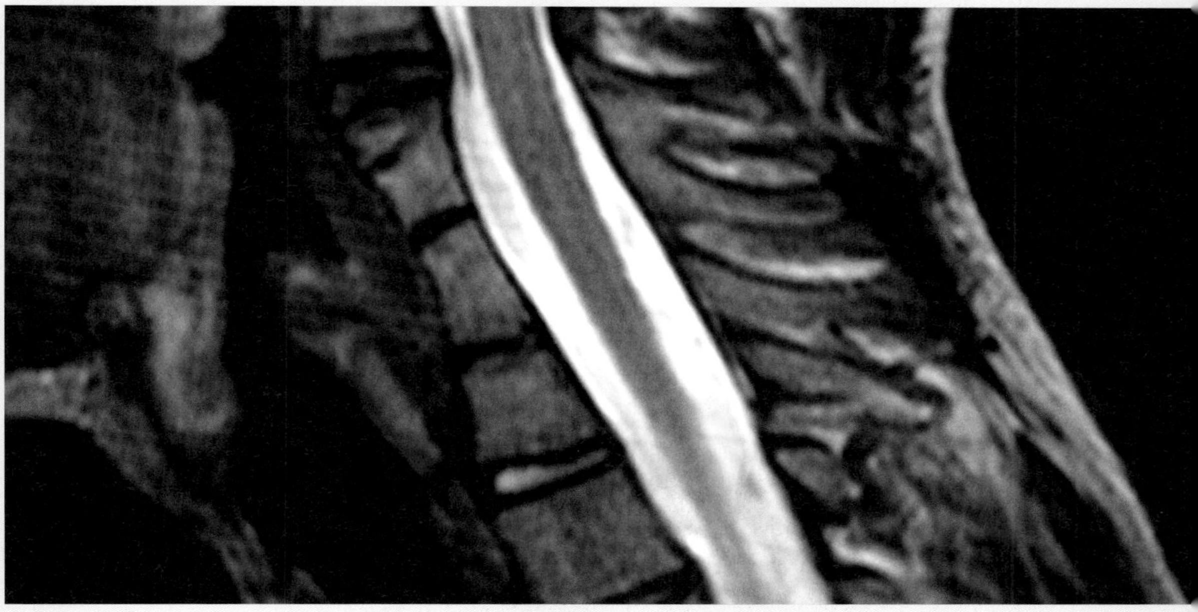

2.1 Varianten im Bereich des Dens

▸ **Abb. 2.1** gibt einen Überblick über verschiedene Normvarianten und Missbildungen der Wirbelsäule.

2.1.1 Segmentrest des Dens

Eine signalarme horizontale Linie innerhalb des Dens zeigt einen persistierenden Segmentrest beim Erwachsenen an (▸ **Abb. 2.2 a**). Entwicklungsbedingt finden sich ein Knochenkern im Dens selbst und ein 2. Knochenkern im Korpus des II. Halswirbelkörpers. Zwischen diesen Knochenkernen liegt eine Knorpelzone, die im 4.–6. Lebensjahr synostosiert. Ein Residuum kann als gleichmäßige, T1w und T2w signallose und unvollständige Linie imponieren, die von einer Fraktur bzw. einer abgelaufenen Fraktur zu unterscheiden ist.

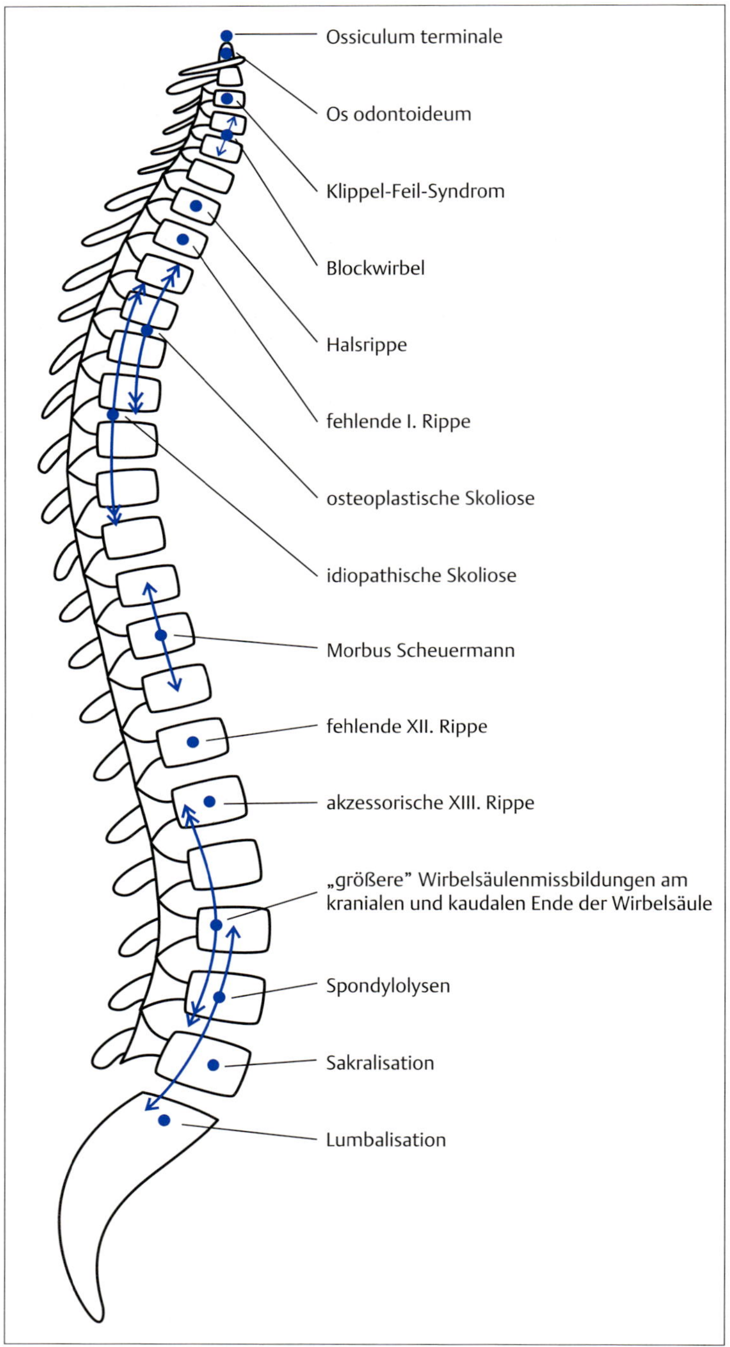

Abb. 2.1 Normvarianten und Missbildungen der Wirbelsäule entsprechend der anatomischen Position.

2.1.2 Os odontoideum

Kommt es zu einem Persistieren der beiden Knochenkerne, sodass ein vollständiger Wachstumsfugenrest zwischen Dens und Corpus axis vorhanden ist und knöchern 2 Anteile bestehen, so wird der separierte Dens als „Os odontoideum" bezeichnet (▸ **Abb. 2.2 b**). Dieses kann die Größe eines normalen Dens erreichen oder auch kleiner ausgebildet sein. Die Entstehung eines solchen Os odontoideum ist auf dysplastischer Grundlage zu erklären, wie z. B. bei der Chondrodystrophie, aber auch aufgrund eines kindlichen Traumas möglich [1,9].

2.1.3 Ossiculum terminale

Ist im Gegensatz dazu an der unmittelbaren Densspitze ein knöchernes Element zu erkennen, so spricht man von einem „Ossiculum terminale" (▸ **Abb. 2.2 c**).

2.1.4 Dens mit Achsenknick

Der Dens kann entweder gerade verlaufen oder einen nach dorsal gerichteten Knick von maximal 15° als physiologisch erkennen lassen.

> Die an dieser Stelle genannten Normvarianten wie Os odontoideum, Ossiculum terminale und Achsenknick stellen wichtige Differenzialdiagnosen zu Verletzungen in diesem Bereich dar.

2.2 Varianten im Bereich der Halswirbelsäule

2.2.1 Blockwirbelbildungen

Varianten im Bereich der mittleren HWS stellen angeborene Blockwirbelbildungen dar (▸ **Abb. 2.3** u. ▸ **Abb. 2.4**). Typisch für die angeborene Blockwirbelbildung in allen Wirbelsäulenabschnitten ist, dass der sagittale Durchmesser im Bereich der Verblockung vermindert ist. Im Gegensatz dazu ist bei der erworbenen Blockwirbelbildung der sagittale Durchmesser im Bereich der Verblockung erhöht (▸ **Abb. 2.5**).

Bei der kompletten angeborenen Blockwirbelbildung fehlt die Bandscheibe und auch die Wirbelanhangsgebilde zeigen eine Verblockung. Bei der inkompletten angeborenen Blockwirbelbildung ist die Bandscheibe residual vorhanden und die Wirbelanhangsgebilde weisen keine Verblockung auf.

2.2.2 Klippel-Feil-Syndrom

Sind mehr als 2 Halswirbelkörper betroffen, ist an das Klippel-Feil-Syndrom zu denken. Bei diesem finden sich komplette oder inkomplette Fusionen an mehreren Halswirbeln (▸ **Abb. 2.6**). Es sind dabei auch die Anhangsgebilde betroffen. Das Klippel-Feil-Syndrom kann kombiniert mit atlantookzipitaler Dysplasie sowie mit kongenitalen Skoliosen und Kyphosen auftreten [11].

2.2.3 Kranial- und Kaudalvarianten

Diese Varianten treten mit akzessorischer Halsrippe und fehlender I. Rippe in Erscheinung (▸ **Abb. 2.7**). Es handelt sich dabei bevorzugt um Röntgendiagnosen.

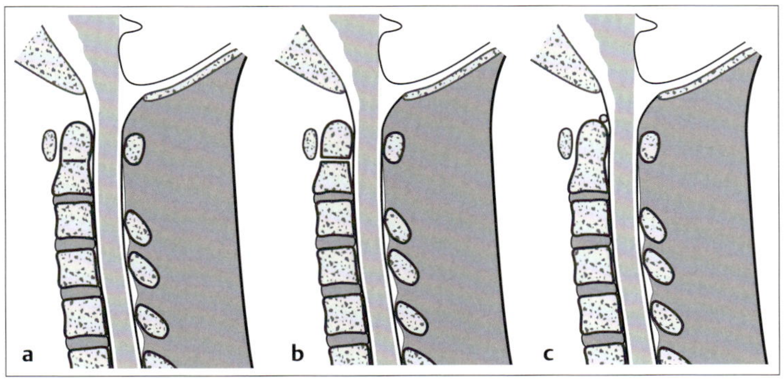

Abb. 2.2 a – c Normvarianten des Dens.
a Segmentrest im Dens.
b Os odontoideum.
c Ossiculum terminale.

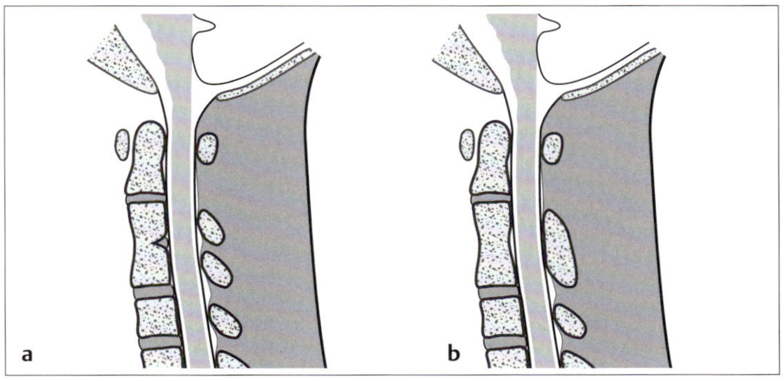

Abb. 2.3 a, b Taillenartige Einziehung im Segment C3/C4 bei inkompletter angeborener Blockwirbelbildung und einer kompletten angeborenen Blockwirbelbildung.
a Fehlen einer Verblockung im Bereich der Dornfortsätze bzw. des Wirbelbogens.
b Vollständige angeborene Blockwirbelbildung im Segment C3/C4 mit Beteiligung des Wirbelbogens.

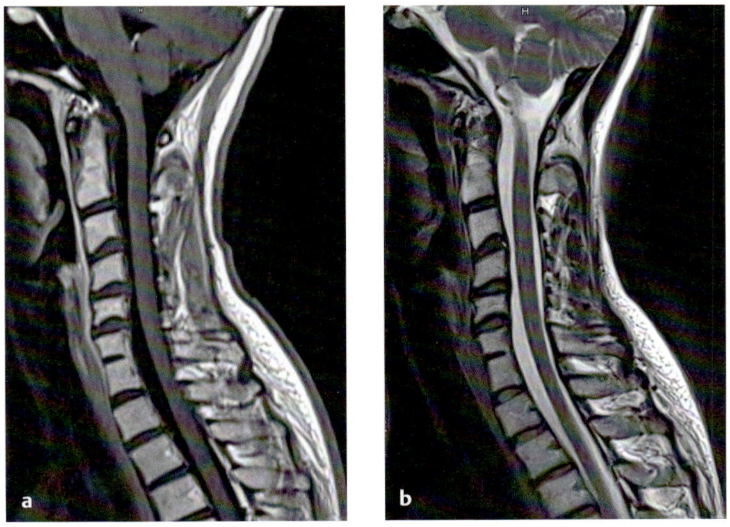

Abb. 2.4 a, b Inkomplette angeborene Blockwirbelbildung C6/C7. Verminderung des sagittalen Wirbelkörperdurchmessers am Segmentübergang im Bereich der Blockwirbelbildung C6/C7. Des Weiteren ist die Bandscheibe nur mehr residual vorhanden und verschmälert.
a MRT: sagittale T1w Aufnahme.
b MRT: sagittale T2w Aufnahme.

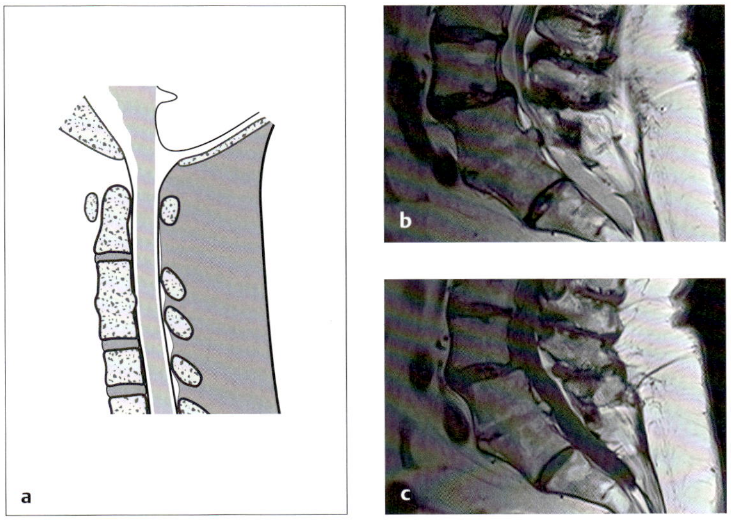

Abb. 2.5 a – c Erworbene Blockwirbelbildung. Im Bereich der Segmentverbindung ist eine Zunahme des sagittalen Durchmessers zu erkennen. Die beiden MRT-Aufnahmen zeigen eine erworbene Blockwirbelbildung L4/L5.
a Schema. Erworbene Blockwirbelbildung im Segment C3/C4.
b MRT: sagittale T2w Aufnahme.
c MRT: sagittale T1w Aufnahme.

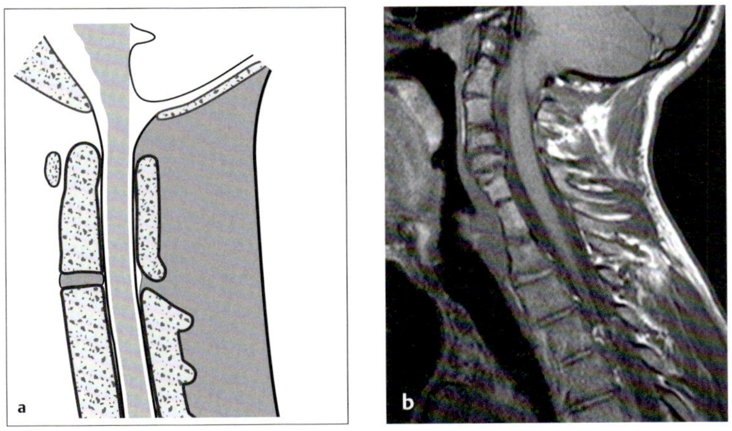

Abb. 2.6 a – c Klippel-Feil-Syndrom. Multisegmentale Blockwirbelbildungen im HWS-Bereich. Die sagittalen MRT-Aufnahmen zeigen kongenitale Blockwirbelbildungen in mehreren Etagen eines Klippel-Feil-Syndroms.
a Schema.
b MRT: sagittale T1w Aufnahme.
c MRT: sagittale T2w Aufnahme.

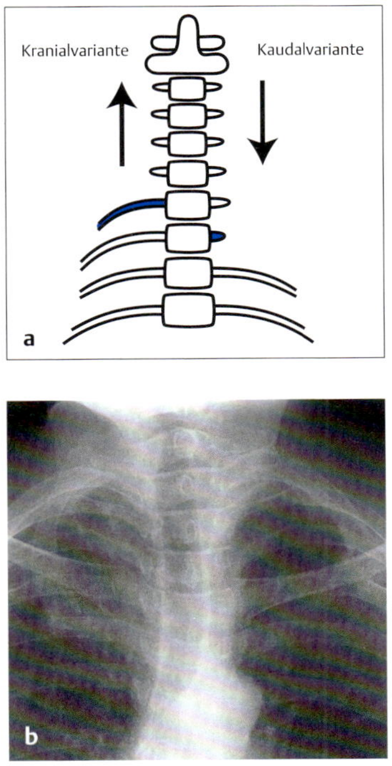

Abb. 2.7 a, b Kranial- und Kaudalvarianten mit Halsrippe.
a Schema. Kranial- und Kaudalvarianten am zervikothorakalen Übergang.
b Röntgen: p.-a. Akzessorische Rippe rechts auf Höhe C7 im Sinne einer Halsrippe.

2.3 Skoliosen

Die Skoliose wird als irreversible seitliche Wirbelsäulenverkrümmung definiert. Nach dieser Definition handelt es sich bei Fehlhaltungen im Rahmen von Prolaps oder Entzündung um keine Skoliosen, da dann nur eine reversible skoliotische Fehlhaltung vorliegt.

Die Skoliosen können zum einen nach ihrer Lokalisation an der Wirbelsäule in zervikale, thorakale und lumbale Skoliosen eingeteilt werden. Die thorakalen Skoliosen sind klinisch bedeutsam, da Skoliosen im Bereich der BWS ab einem gewissen Ausprägungsgrad zu systemischen Komplikationen führen, wie Einschränkung der Lungenfunktion und pulmonaler Hypertonie.

Skoliosen können jedoch auch nach ihrer Ursache oder nach der Höhe der Hauptkrümmung eingeteilt werden. Wichtige Informationen dazu sind das Patientenalter und die knöcherne Struktur der Wirbelsäule. Nach der Ursache sind die Skoliosen in idiopathische, osteopathische, neuropathische, myopathische und fibroblastische Skoliosen differenzierbar:

- **Idiopathische Skoliose** (▸ **Abb. 2.8**): Die idiopathische Skoliose ist mit etwa 90% die häufigste Form. Es zeigt sich eine Dominanz des weiblichen Geschlechts mit einem Verhältnis von 5 : 1. Die Ursachen sind unbekannt. Die idiopathische Skoliose ist zumeist eine rechtsthorakale Skoliose mit einer linksseitigen Ausgleichsskoliose an der LWS. Grundsätzlich gilt: Je früher die idiopathische Skoliose auftritt, desto schwerer ist der Verlauf. Die idiopathische Skoliose wird meist im Jugendalter manifest und persistiert mit Abschluss des Knochenwachstums. Bei dieser Skolioseform ist definitionsgemäß keine knöcherne Veränderung zu erkennen.
- **Osteopathische Skoliose** (▸ **2.9** u. ▸ **2.10**: Von der idiopathischen Skoliose zu unterscheiden ist die osteopathische Skoliose. Diese tritt meistens bereits im Kindes- und nicht erst im Jugendalter auf. Bei der osteopathischen Skoliose finden sich knöcherne Veränderungen. Diese können, von der Knochenmorphologie ausgehend, einen „benignen“ oder einen „malignen“ Verlauf nehmen. Als benigne gelten Block- und Schmetterlingswirbel sowie Keilwirbel, die eine Progredienz von 1 – 2° pro Jahr erwarten lassen. Halbwirbel, die entweder segmentiert, semisegmentiert oder inkarzeriert auftreten, lassen eine Progredienz von 2 – 4° pro Jahr erwarten. Als benigne gilt auch ein sog. unilateraler Block, bei dem eine mehrfache einseitige Blockwirbelbildung vorliegt. Ist dieser unilaterale Block zusätzlich mit Halbwirbeln kombiniert, so ist ein maligner Verlauf mit einer Skolioseprogredienz von mehr als 5° pro Jahr zu erwarten.

2.3.1 Diagnostik

▸ **Röntgendiagnostik.** Die Diagnostik erfolgt mit dem Röntgengerät. Es wird eine Standaufnahme gemacht: Bei der Erstuntersuchung wird sie p.-a. und seitlich und bei der Kontrolle p.-a. erstellt, jeweils mit einer Abbildung der gesamten Wirbelsäule inklusive der Beckenkämme. Die Messung der Skoliose wird nach Cobb vorgenommen. Es werden dabei Linien an die beiden sog. Neutralwirbel angelegt; das sind die beiden Wirbel mit der stärksten Neigung, die aber eine fehlende Rotation aufweisen. Der zwischen diesen beiden Neutralwirbeln gemessene Winkel ergibt den Skoliosewinkel nach Cobb (▸ **Abb. 2.11**). Davon ist der Scheitelwirbel zu unterscheiden. Dabei handelt es sich um jenen Wirbel im Bereich der Skoliose, der keine Neigung, aber die stärkste Rotation aufweist. Die Röntgenbeurteilung beinhaltet auch die Beurteilung des Knochenalters. Dieses kann an den Beckenkammapophysen nach Risser abgelesen werden. Sind die Beckenkammapophysen verschmolzen, so ist das Knochenwachstum abgeschlossen. Damit ist auch keine Progredienz der Skoliose zu erwarten. Anders sieht es aus, wenn die Beckenkammapophysen noch nicht verschlossen bzw. noch nicht vollständig ossifiziert sind [2,7]. Je nach Ausdehnung der Ossifikation kann nach Risser in unterschiedliche Stadien eingeteilt werden:

- **Risser I:** beginnende Ossifikation
- **Risser II:** weniger als die Hälfte der Beckenkammapophysen ossifiziert
- **Risser III:** mehr als die Hälfte der Beckenkammapophysen ossifiziert
- **Risser IV:** vollständige Ossifikation der Beckenkammapophysen
- **Risser V:** vollständige Verschmelzung mit dem Os ilium

▸ **MRT-Diagnostik.** Bei der osteopathischen Skoliose hilft die MRT, sowohl die knöchernen Missbildungen genau darzustellen als auch insbesondere intraspinale Missbildungen deutlich zu erkennen. Wichtig ist dabei der Nachweis rasch progredienter knöcherner Veränderungen wie Halbwirbel und/oder unilateraler Block. Bei der idiopathischen Skoliose ist die MRT zur präoperativen Beurteilung notwendig, um eine Diastematomyelie oder ein Tethered Cord zu erfassen bzw. auszuschließen. Wären diese bei einer Skolioseoperation mit einer Wirbelsäulenaufrichtung nicht bekannt, könnte es intraoperativ zu einem akuten Querschnitt kommen.

2.3.2 Prognose und Therapie

Je jünger das Kind und je größer das zu erwartende Knochenwachstum ist, desto schlechter ist die Prognose der Skoliose. Bei Skoliosen von 90° gilt, dass nur mehr 50% der Lungen aktiv sind und dass das Risiko der Rechtsherzüberlastung besteht. Operationsindikationen sind daher bei idiopathischen Skoliosen bei Werten ab 50° thorakal und ab 40° lumbal gegeben, bezogen auf den Wachstumsabschluss. Bei der kongenitalen Skoliose ist die Form des Unsegmented Bar ausschlaggebend (einseitige Segmentationsstörung über mehrere Wirbel und ein oder mehrere Halbwirbel).

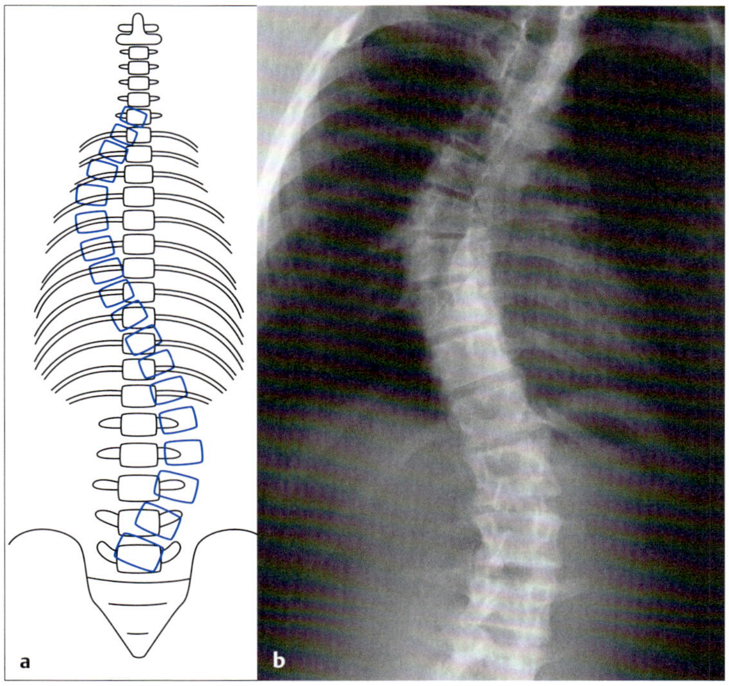

Abb. 2.8 a, b Idiopathische Skoliose rechts-thorakal. Es gibt definitionsgemäß keinen Nachweis einer knöchernen Veränderung. Typisch für die idiopathische Skoliose ist die gleichmäßige Krümmung im Bereich der BWS. Diese ist meistens zur rechten Seite hin gerichtet und weist eine sekundäre ausgleichende Krümmung zur Gegenseite an der LWS auf.

a Schema.
b Röntgenaufnahme.

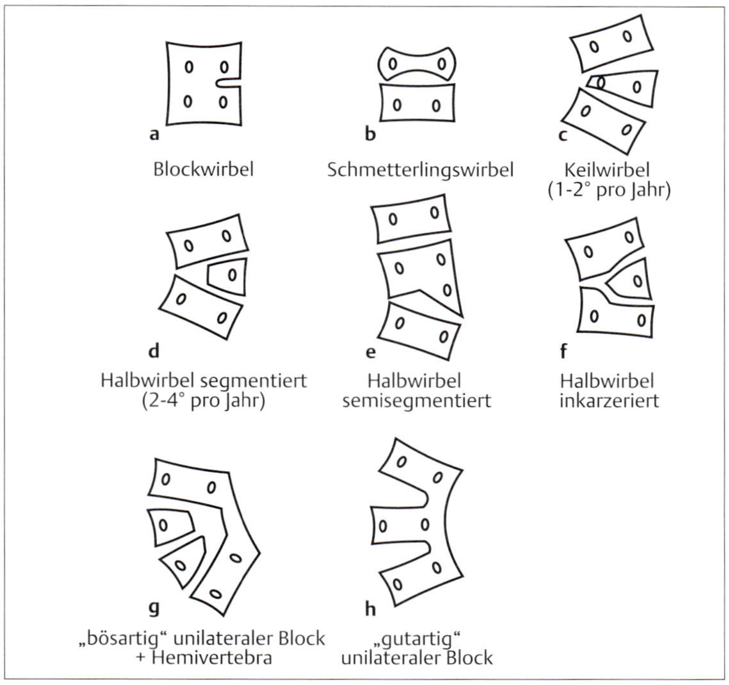

Abb. 2.9 a–h Verschiedene Formen der osteopathischen Skoliose. Abhängig von der Form der Veränderung kann die Progredienz der Skoliose abgeschätzt werden. Dabei wird eine rasche Progredienz als „maligne“ bezeichnet.

a Blockwirbel.
b Schmetterlingswirbel.
c Keilwirbel (1 – 2° pro Jahr).
d Halbwirbel segmentiert (2 – 4° pro Jahr).
e Halbwirbel semisegmentiert.
f Halbwirbel inkarzeriert.
g „Maligner“ unilateraler Block und Hemivertebra.
h „Benigner“ unilateraler Block.

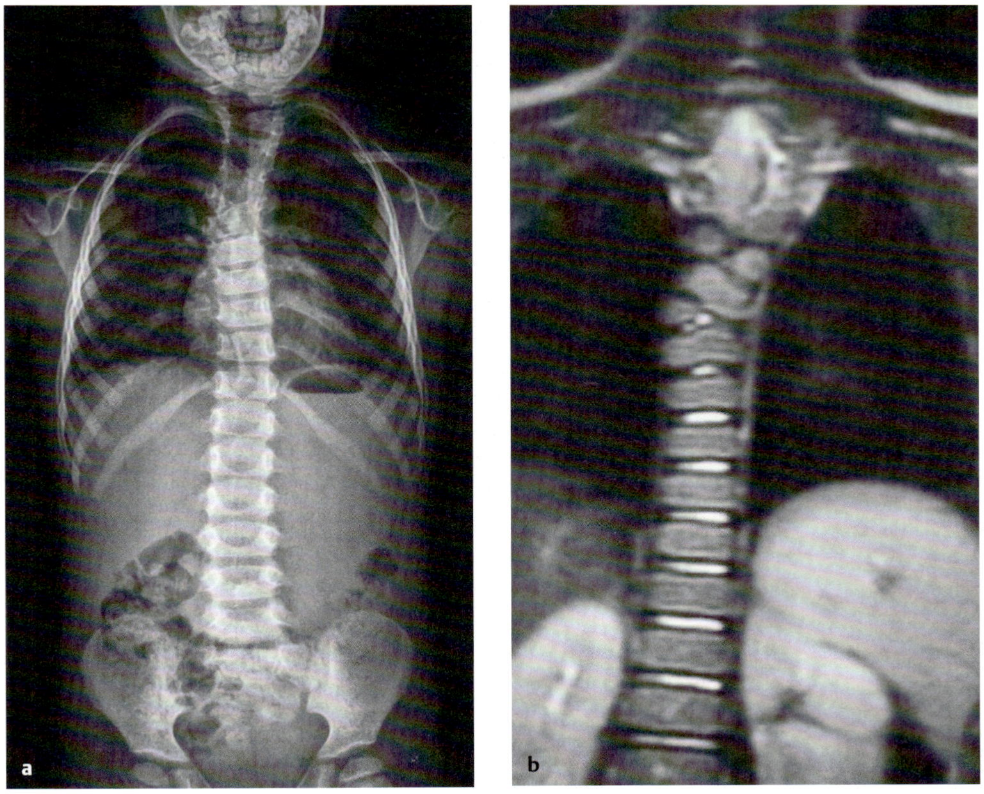

Abb. 2.10 a, b Osteopathische Skoliose mit einer kurzstreckigen, S-förmigen Skoliose der oberen und mittleren BWS. Sowohl im Röntgenbild als auch im MRT findet sich der Nachweis von knöchernen Missbildungen in Form von Halbwirbeln.

a Röntgen: a.-p.
b MRT: koronale T2w Aufnahme.

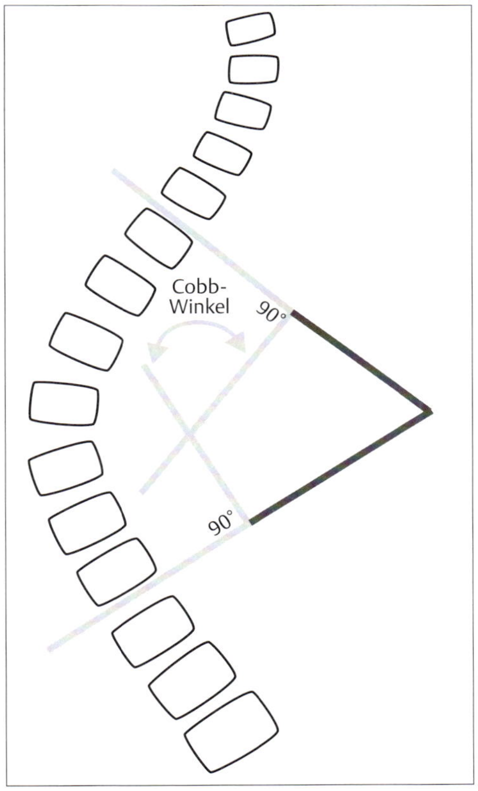

Abb. 2.11 Skoliosewinkel nach Cobb. Es wird jeweils eine Gerade an die beiden Wirbelkörper mit der maximalen Verkippung und der geringsten Rotation (Neutralwirbel) gelegt, die den Skoliosewinkel ergeben. Vom Neutralwirbel zu unterscheiden ist der Scheitelwirbel, der keine Neigung, aber die stärkste Rotation im Bereich der Skoliose zeigt.

2.4 Kyphosen

Darunter versteht man eine pathologisch verstärkte dorsale Wirbelsäulenkrümmung, bei der meist die BWS betroffen ist. Häufig sind sog. arkuäre Kyphosen der Wirbelsäule, die die gesamte BWS betreffen. Seltener sind kurzstreckige, knickförmige anguläre Kyphosen, die auch als „Gibbus" bezeichnet werden. Die Erstbeschreibung erfolgte durch den englischen Chirurgen Pott bei der tuberkulösen Spondylitis. Diese wird daher auch „Pott-Gibbus" genannt.

2.4.1 Morbus Scheuermann

Eine häufige Kyphoseform an der unteren BWS wird durch den Morbus Scheuermann verursacht (▸ **Abb. 2.12** u. ▸ **Abb. 2.13**). Dieser ist die häufigste Affektion der Wirbelsäule im Jugendalter und findet sich bei etwa 10% der Bevölkerung. Der Krankheitsbeginn ist ab dem 10. Lebensjahr und das floride Stadium sistiert nach dem Wachstumsabschluss. Beim Morbus Scheuermann liegt eine nicht ganz geklärte Störung an den Apophysen der Wirbelkörper vor. Angenommen wird eine Störung der kollagenen Fasern der knorpeligen Abschlussplatten [10].

Diagnostik

Die Veränderungen befinden sich typischerweise an der unteren BWS, selten auch am thorakolumbalen Übergang, mit Ausbildung einer Kyphose, in 20% der Fälle auch einer Skoliose. Die radiologischen Kriterien sind Röntgenveränderungen an zumindest 3 aufeinander folgenden Wirbelkörpern zwischen Th7 und L3:

- tiefe Kyphose
- Keilwirbelbildung
- unregelmäßige Abschlussplatten
- Bandscheibenverschmälerung
- evtl. Diskusprolaps oder Abtrennung von Randleisten

2.4.2 Alterskyphose

Dies ist die großbogige, arkuäre Kyphose der BWS beim alten Menschen. Sie ist eine Kombination aus degenerativen und osteoporotischen Veränderungen sowie einer Schwächung der autochthonen Rückenmuskulatur.

2.5 Varianten im Bereich des thorakolumbalen Übergangs

Dabei handelt es sich um das Fehlen der XII. Rippe oder um den Nachweis einer zusätzlichen Rippe, der sog. Lendenrippe bei L1 (▸ **Abb. 2.14**).

2.6 Achsabweichungen in Form des Wirbelgleitens

Das Wirbelgleiten ist ein Abgleiten eines Wirbelkörpers nach dorsal oder häufiger nach ventral. Dies wird als „Spondylolisthese" bezeichnet. Ist die Ursache im Bereich einer Spondylolyse gelegen, nämlich einer Spaltbildung im Bereich des Wirbelbogens, wird dieses Wirbelgleiten „Spondylolisthesis vera" genannt. Als Ursache für eine Spondylolyse kommen eine angeborene Dysplasie oder Überlastungen infrage. Im Gegensatz dazu versteht man unter einer Spondylolisthesis falsa (oder Pseudospondylolisthese) ein Wirbelgleiten ohne Spaltbildung. Dies erfolgt meist auf degenerativer, selten auf dysplastischer Basis. Die degenerativ veränderten kleinen Wirbelgelenke sind dabei in den Gleitvorgang miteinbezogen.

2.6.1 Diagnostik

▸ **Röntgen.** Die klassische Röntgendiagnostik erfolgt im seitlichen Röntgenbild, in dem das Gleitniveau festgestellt werden kann. Das Ausmaß des Wirbelgleitens wird nach Meyerding beurteilt. Diese 4-stufige Einteilung zählt jeweils die Anzahl der Viertel des abgleitenden Wirbels im Vergleich zu dem darunter liegenden Wirbel. Bereits im seitlichen Übersichtsbild findet sich ein Hinweis auf eine Differenzierung der Spondylolisthesis vera und falsa: Es wird überprüft, ob die Stufenbildung im Bereich der Dornfortsätze über dem Gleitniveau der Wirbelkörper liegt (bei der Spondylolisthesis vera) oder auf Höhe des Gleitniveaus, wie bei der Spondylolisthesis falsa (▸ **Abb. 2.15** u. ▸ **Abb. 2.16**). Eine mögliche Spaltbildung kann in der schrägen bzw. gedrehten Röntgenaufnahme erkannt werden. Die Wirbelanhangsgebilde bilden in dieser Projektion die Silhouette eines Hundes (Foxel). Die Spaltbildung der Interartikularportion stellt sich im Summationsbild ähnlich einem Hundehalsband dar (s. ▸ **Abb. 2.15 b**). Die Spondylolysis vera kann ein- oder beidseitig vorkommen. Als häufigstes Segment ist L5/S1 betroffen (▸ **Abb. 2.15**), gefolgt von L4/L5 (▸ **Abb. 2.18**).

▸ **CT.** Als verlässlichstes Verfahren zur Diagnose einer Spondylolysis vera gilt die CT-Diagnostik.

▸ **MRT.** Die MRT ist ebenfalls gut geeignet, die Spondylolisthese zu erkennen und zu graduieren. Des Weiteren ist auch eine etwaige Spondylolyse deutlich auszumachen, um zwischen einer Spondylolisthesis vera und falsa zu differenzieren. Der große Vorteil der MRT ist die zusätzliche Beurteilbarkeit der Bandscheibe, des Wirbelkanals und der Neuroforamina sowie die Möglichkeit der Graduierung der Einengungen (▸ **Abb. 2.19**) [8, 12].

2.7 Varianten im Bereich des lumbosakralen Übergangs

In diesem Bereich finden sich Varianten in Form des lumbosakralen Übergangswirbels. Wird der V. Lendenwirbel an den I. Sakralwirbel angeglichen, so spricht man von einer „Sakralisation von L5" (▸ **Abb. 2.20**). Kommt es hingegen zu einer Annäherung des I. Sakralwirbels an den V. Lendenwirbel, so wird dies als „Lumbalisation" bezeichnet (▸ **Abb. 2.21**). Neuere Publikationen zeigen, dass die Inzidenz höher einzustufen ist als bisher mit 5 – 6% angenommen. Bei Vorliegen eines lumbosakralen Übergangswirbels ist das Auftreten einer degenerativen Segmenterkrankung im darüber liegenden Segment wesentlich wahrscheinlicher.

2.7.1 Diagnostik

Zu den radiologischen, auch in der MRT gut erkennbaren Zeichen dafür gehört zum einen die Bandscheibenbreite. Diese spricht bei einer Zunahme zwischen S1 und S2 für eine Lumbalisation und bei einer Abnahme ohne Zeichen einer Degeneration zwischen L5 und S1 für eine Sakralisation. Ein weiteres Zeichen ist die Wirbelkörperform, die sich dementsprechend von rechteckig auf keilförmig oder umgekehrt anpasst. Mittels MRT sind die Übergangswirbel im Bereich der Wirbelkörper gut zu erkennen. Mit der MRT schwieriger und mit dem Röntgenbild besser sind die Veränderungen an den Querfortsätzen zu beurteilen. Die Übergangsformen können dabei nach ein- oder beidseitigem und symmetrischem oder asymmetrischem Auftreten eingeteilt werden (▸ **Abb. 2.22**).

> Zur sicheren Beurteilung und Zuordnung eines lumbosakralen Übergangswirbels ist die vollständige Durchnummerierung der gesamten Wirbelsäule notwendig. Ist dies nicht möglich, kann auch vom „Lumbaltyp" oder „Sakraltyp" gesprochen werden [3, 4, 5, 6].

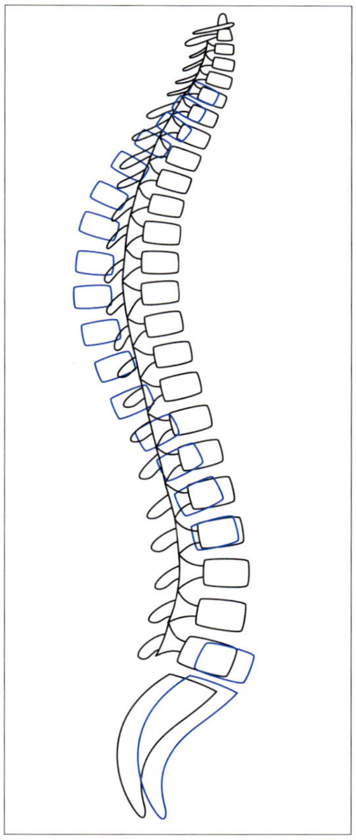

Abb. 2.12 Achsenfehler sagittal. Das Schema zeigt eine vermehrte Kyphose der BWS, wie sie für den Morbus Scheuermann typisch ist. Eine weitere Veränderung der Achse in der sagittalen Schnittführung ist durch die Spondylolisthese gegeben. Diese findet sich typischerweise an der unteren LWS und am lumbosakralen Übergang.

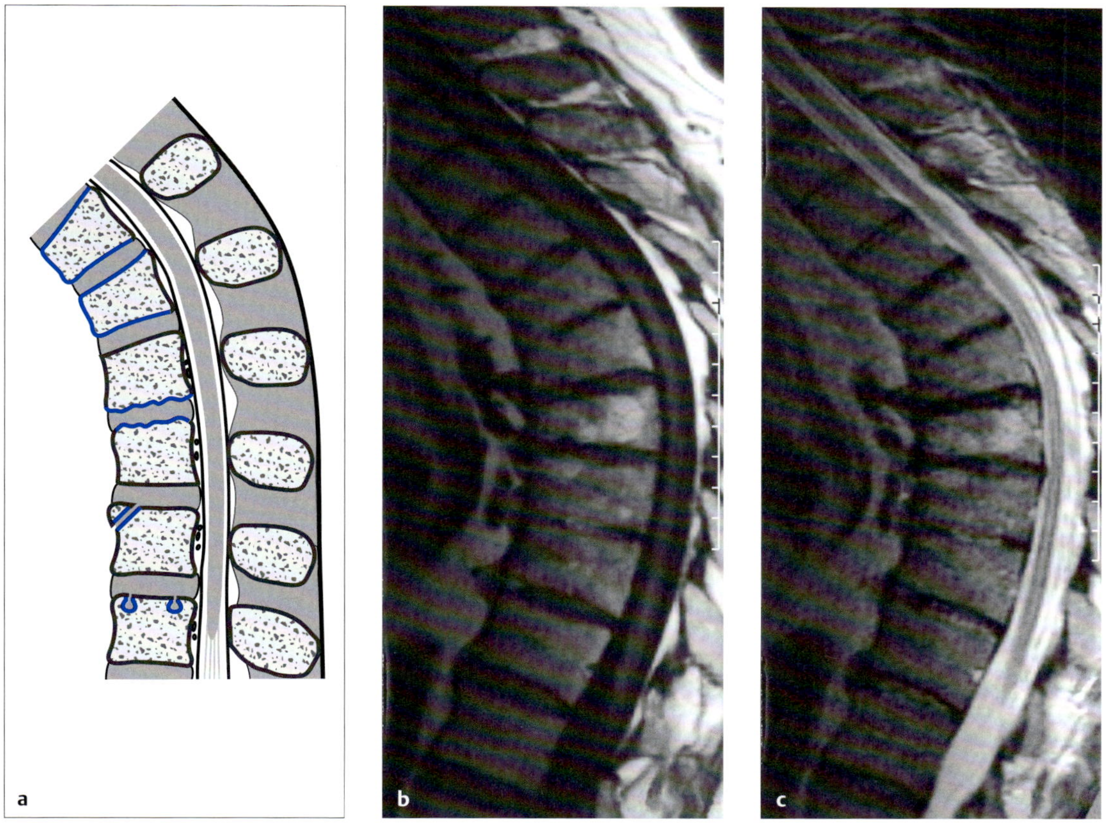

Abb. 2.13 a – c Morbus Scheuermann. Die morphologischen Zeichen des Morbus Scheuermann umfassen eine vermehrte Kyphose an der unteren BWS mit Keilwirbelbildungen, unregelmäßig konturierten Abschlussplatten, fehlender Fusion der Apophysen und Schmorl-Knoten-Bildungen.

a Schema.
b MRT: sagittale T1w Aufnahme.
c MRT: sagittale T2w Aufnahme.

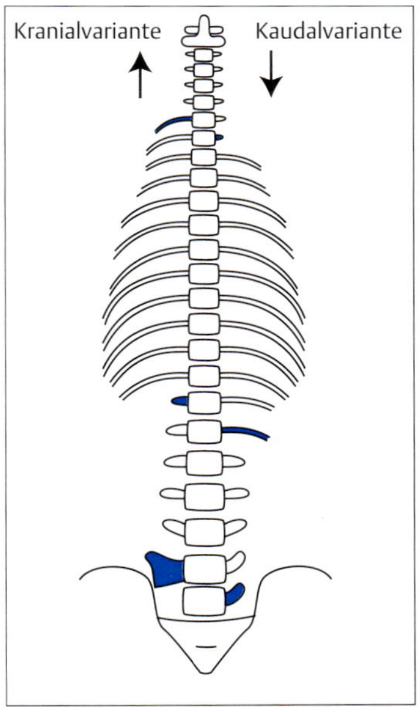

Abb. 2.14 Kranial- und Kaudalvarianten thorakolumbal und lumbosakral mit fehlender XII. oder akzessorischer XIII. Rippe. Lumbosakral Vorliegen eines Übergangswirbels in Form einer Sakralisation von L5 oder einer Lumbalisation von S1.

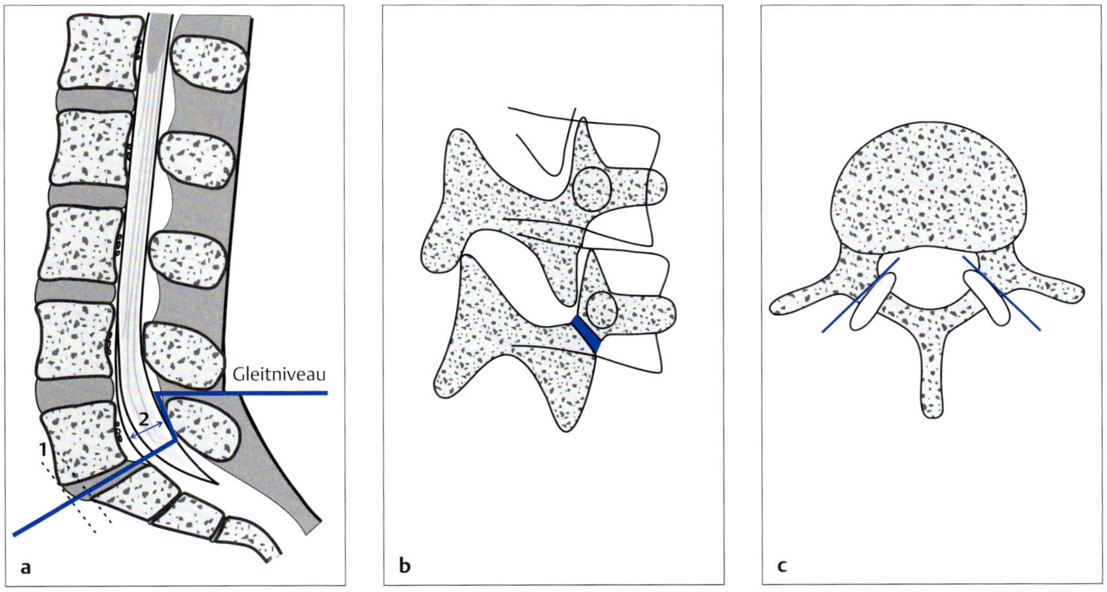

Abb. 2.15 a – c Spondylolisthese auf Basis einer Spondylolysis vera. Dabei kommt es aufgrund einer Spaltbildung in den Anhangsgebilden zu einer Instabilität. Das Gleitniveau an den kleinen Wirbelgelenken im Vergleich zum Gleitniveau des Bandscheibensegments liegt um ein Segment höher.

a Infolge der unterschiedlichen Höhe der Gleitniveaus kommt es nicht zu einer Einengung, sondern zu einer Erweiterung des Spinalkanals. Die Spaltbildungen können im konventionellen Röntgenbild mittels gedrehter Aufnahme erkannt werden.
1 = Ausmaß des Wirbelgleitens
2 = zunehmende Spinalkanalweite
b Das typische Zeichen ist das sog. Halsband einer hunde- oder foxelförmigen Silhouette der Anhangsgebilde.
c Die sicherste diagnostische Technik zur Beurteilung dieses knöchernen Spaltes in den dorsalen Anhangsgebilden ist die CT. Auch mit der MRT ist dabei eine hohe Nachweisrate gegeben.

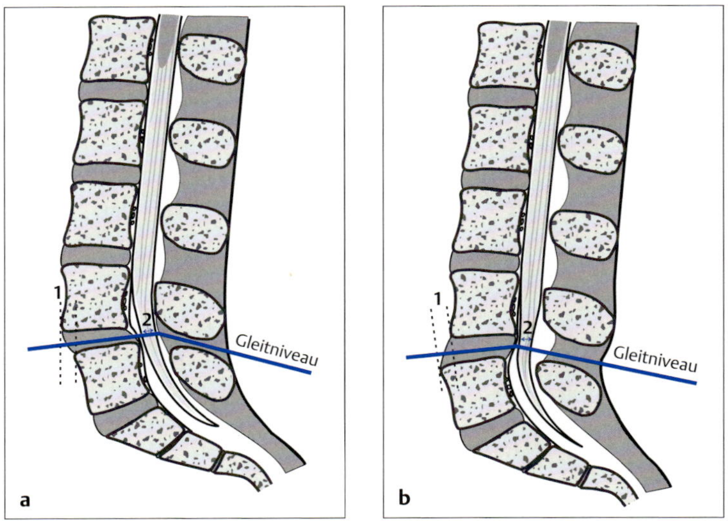

Abb. 2.16 a, b Pseudospondylolisthese. Die Pseudospondylolisthese basiert auf einer degenerativen Veränderung sowohl im Bereich der Bandscheibe als auch im Bereich der kleinen Wirbelgelenke. Es kommt zu einem Wirbelgleiten nach ventral oder dorsal. Bei der Pseudospondylolisthese liegt das Gleitniveau sowohl in der Bandscheibe als auch an den kleinen Wirbelgelenken in derselben Segmenthöhe.
a Wirbelgleiten nach ventral.
b Wirbelgleiten nach dorsal.
1 = Ausmaß des Wirbelgleitens
2 = abnehmende Spinalkanalweite

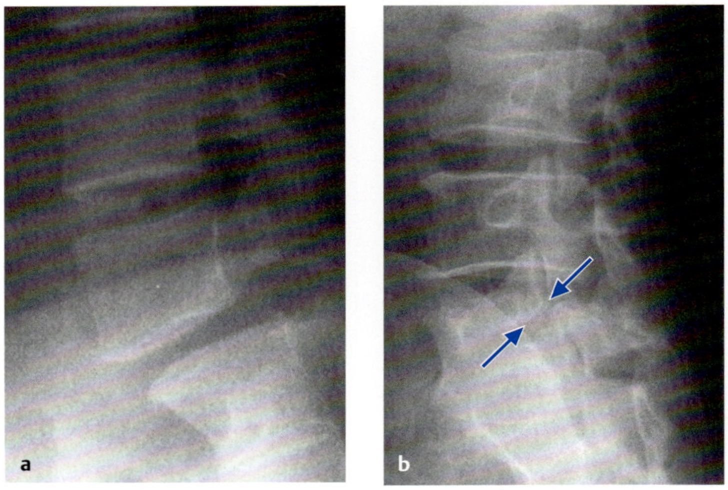

Abb. 2.18 a, b Anterolisthese L4/L5 auf Basis einer Spondylolysis vera bilateralis. Das Röntgenbild zeigt in der seitlichen Aufnahme die ventrale Listhese. In der Rotationsaufnahme ist der Spondylolysespalt zu erkennen. Es zeigt sich das sog. Hundehalsband (**b**, Pfeile) an der Silhouettenform der gedrehten Projektion der Wirbelanhangsgebilde mit Interartikularposition bzw. Gelenkfortsatz.
a Röntgenaufnahme.
b Rotationsaufnahme.

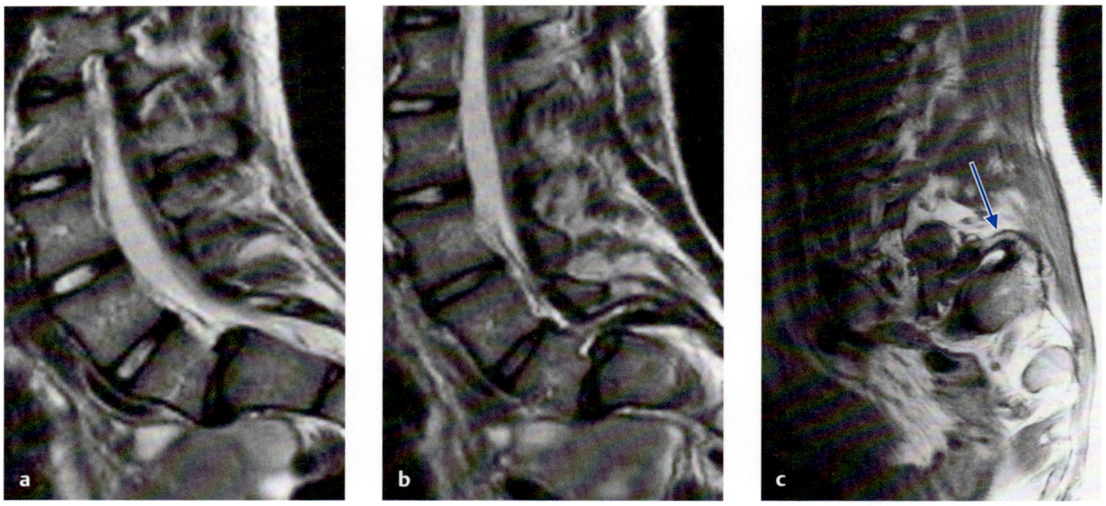

Abb. 2.17 a – c Anterolisthese L5/S1 auf Basis dysplastischer und elongierter Gelenkfortsätze. Die mediansagittale T2w Aufnahme (**a**) zeigt deutlich die Anterolisthese, in der paramedian-sagittalen T2w (**b**) und der T1w Aufnahme (**c**) ist der elongierte Gelenkfortsatz zu erkennen.
a MRT: median-sagittale T2w Aufnahme.
b MRT: paramedian-sagittale T2w Aufnahme.
c MRT: sagittale T1w Aufnahme. Der Pfeil weist auf die Anterolisthese.

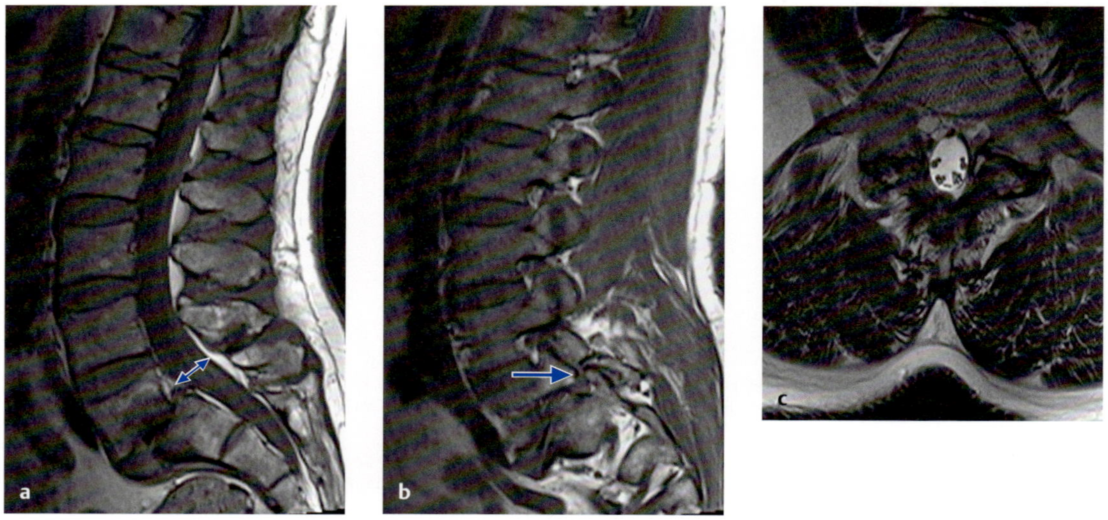

Abb. 2.19 a – c Anterolisthese L5/S1 auf Basis einer Spondylolysis vera bilateralis.
a MRT: median-sagittale T1w Aufnahme. Anterolisthese mit erweitertem Spinalkanal auf Höhe L5.
b MRT: sagittale T1w Aufnahme. Spaltbildung und Einengung des Neuroforamens.
c MRT: axiale T2w Aufnahme. Im Bild ist der erweiterte Spinalkanal zu erkennen.

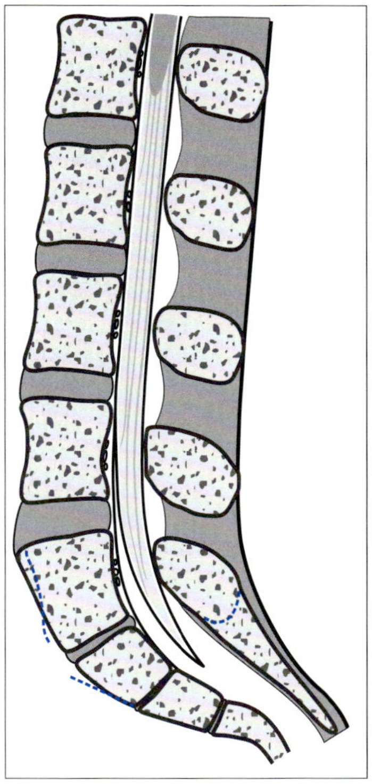

Abb. 2.20

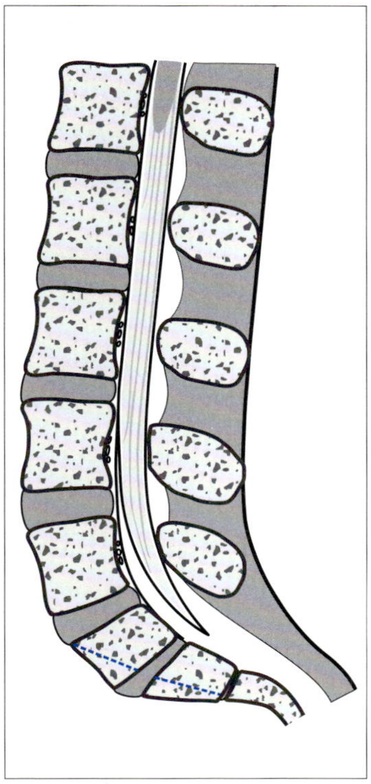

Abb. 2.21

Abb. 2.20 Sakralisation von L5. Die Wirbelkörperform von L5 ist in der sagittalen Schnittführung nicht rechteckig, sondern trapezförmig konfiguriert. Die Bandscheibe L5/S1 ist deutlich verschmälert und nur rudimentär zu erkennen.

Abb. 2.21 Lumbalisation von S1. Der I. Sakralwirbel zeigt anstatt eines trapezförmigen Wirbelkörpers in der sagittalen Schnittführung einen rechteckig geformten Wirbelkörper. Die rudimentäre Segmentgrenze S1/S2 ist als Bandscheibe ausgebildet, wenn auch mit reduzierter Höhe.

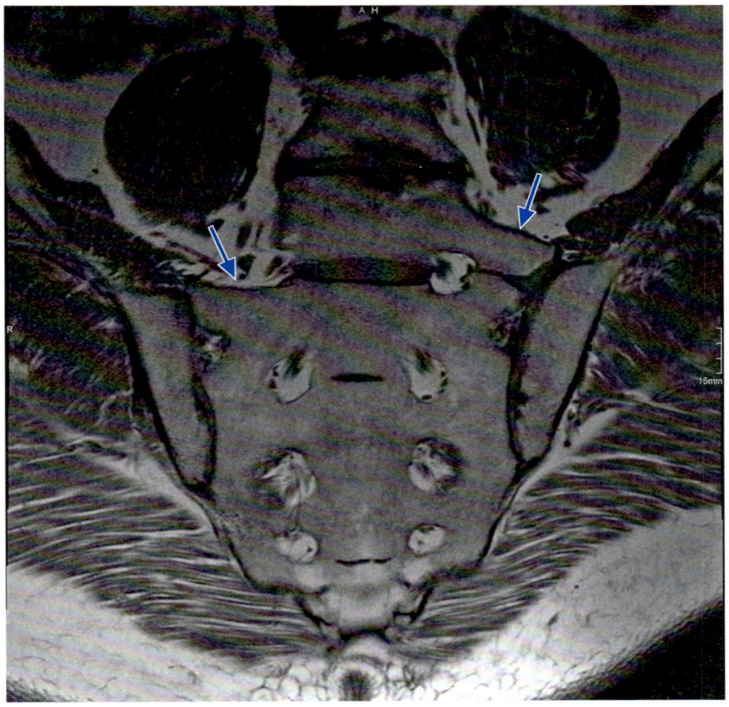

Abb. 2.22 Asymmetrischer lumbosakraler Übergangswirbel.

Literatur

[1] Choit RL, Jamieson DH, Reilly CW. Os odontoideum: a significant radiographic finding. Pediatr Radiol 2005; 35: 803–807
[2] Freund M, Hahnel S, Thomsen M, et al. Treatment planning in severe scoliosis: the role of MRI. Neuroradiology 2001; 43: 481–484
[3] Hahn PY, Strobel JJ, Hahn FJ. Verification of lumbosacral segments on MR images: identification of transitional vertebrae. Radiology 1992; 182: 580–581
[4] Hughes RJ, Saifuddin A. Imaging of lumbosacral transitional vertebrae. Clin Radiol 2004; 59: 984–991
[5] Li JG, Yang HL, Niu GQ. The relationship between lumbosacral transitional vertebra and the lumbar disc herniation. Zhonghua Wai Ke Za Zhi 2006; 44: 556–558
[6] Murphy WA, Nedden DD, Gostner P et al. The iceman: discovery and imaging. Radiology 2003; 226: 614–629
[7] Peer S, Krismer M, Judmaier W et al. The value of MRI in the preoperative assessment of scoliosis. Orthopäde 1994; 23: 318–322
[8] Stäbler A, Paulus R, Steinborn M et al. Spondylolysis in the developmental stage: diagnostic contribution of MRI. Rofo 2000; 172: 33–37
[9] Swischuk LE, John SD, Moorthy C. The os terminale-os odontoideum complex. Emerg Radiol 1997; 4: 72–81
[10] Swischuk LE, John SD, Allbery S. Disk degenerative disease in childhood: Scheuermann's disease, Schmorl's nodes, and the limbus vertebra: MRI findings in 12 patients. Pediatr Radiol 1998; 28: 334–338
[11] Ulmer JL, Elster AD, Ginsberg LE et al. Klippel-Feil syndrome: CT and MR of acquired and congenital abnormalities of cervical spine and cord. J Comput Assist Tomogr 1993; 17: 215–224
[12] Yamane T, Yoshida T, Mimatsu K. Early diagnosis of lumbar spondylolysis by MRI. J Bone Joint Surg Br 1993; 75: 764–768

3 Degeneration der Wirbelsäule

M. Breitenseher

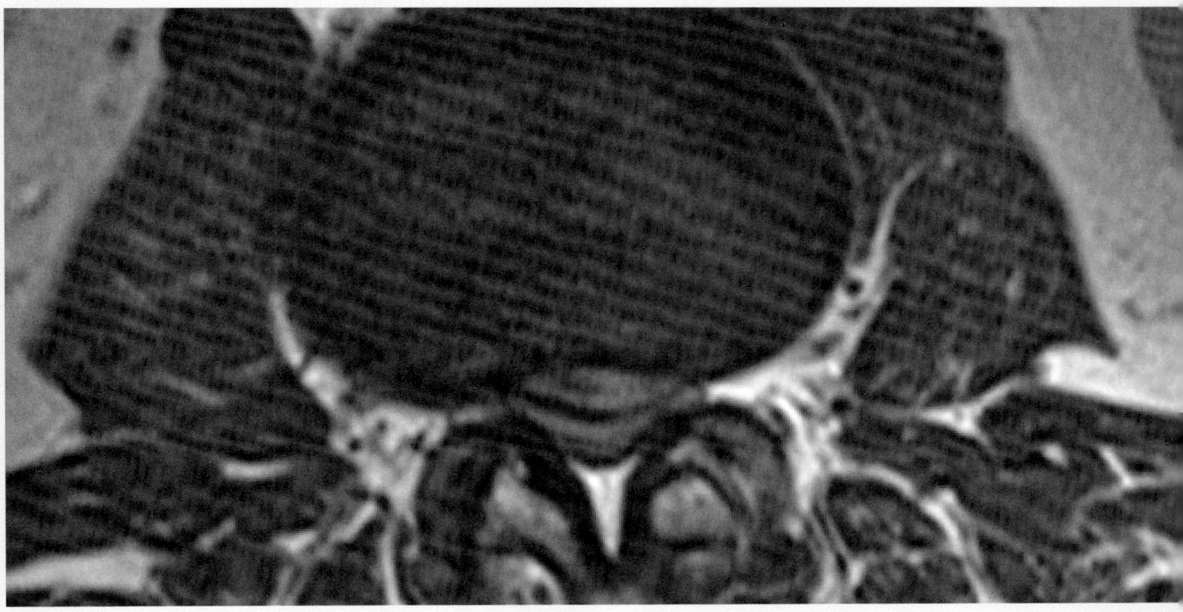

3.1 Klinische Symptomatik und Indikation zur Magnetresonanztomografie

3.1.1 Leitsymptom Kreuzschmerz

Der Kreuzschmerz ist das Leitsymptom der degenerativen Bandscheibenerkrankung und wird folgendermaßen definiert:

- **Akuter, chronischer und rezidivierender Kreuzschmerz:** Kreuzschmerzen können zu Einschränkungen bei den täglichen Verrichtungen führen. Der Kreuzschmerz kann bezüglich seiner Dauer unterschieden werden:
  - *akuter Kreuzschmerz:* weniger als 12 Wochen Dauer,
  - *chronischer Kreuzschmerz:* mehr als 12 Wochen Dauer,
  - *rezidivierender Kreuzschmerz:* akute Kreuzschmerzen, die nach einem symptomfreien Intervall wieder auftreten.
- **Unkomplizierter und komplizierter Kreuzschmerz:** Der Kreuzschmerz selbst wird von der klinischen Seite her in einen unkomplizierten und in einen komplizierten Kreuzschmerz unterteilt. Unkomplizierter Kreuzschmerz, auch als „diffuser Kreuzschmerz" bezeichnet, kommt mit einer Inzidenz von 60–80% in der Bevölkerung vor. Es sind davon mehr jüngere als ältere Menschen betroffen. Er ist die häufigste Ursache für Krankenstände im arbeitsfähigen Alter. Unkomplizierter Kreuzschmerz ist eine klinische Diagnose. Bei 70% der Patienten kommt es innerhalb von wenigen Wochen zu einer teilweisen oder völligen Rückbildung der Beschwerden. Bei diesem unkomplizierten oder diffusen Kreuzschmerz ist eine bildgebende Diagnostik nicht indiziert.

Bei Kreuzschmerzen handelt es sich um Schmerzen oder ein Unwohlsein im Bereich des Rückens vom unteren Rippenbogen bis zur Glutäalfalte (▸ **Abb. 3.1**), mit Schmerzausstrahlung bis in die Beine. Ischialgien sind in dieser Definition des Kreuzschmerzes miteingeschlossen.

3.1.2 Indikationen zur bildgebenden Diagnostik

Es gibt klare Indikationsgruppen, bei denen klinische Zeichen einen komplizierten Kreuzschmerz anzeigen:

- Nachweis oder Ausschluss von Tumor-, entzündlichen und sonstigen organischen Erkrankungen der Wirbelsäule
- Nachweis von degenerativen Bandscheibenerkrankungen mit chirurgischer Konsequenz
- Befundverschlechterung während der Behandlung
- Therapieresistenz unter konservativer Therapie [14]

Diagnose von Tumoren, entzündlichen Erkrankungen, Verletzungen und sonstigen nicht degenerativen Erkrankungen im Bereich der Wirbelsäule

Die statistische Wahrscheinlichkeit einer Tumordiagnose liegt zwischen 1 und 2%. Symptome, die einen komplizierten Kreuzschmerz anzeigen, werden auch als „Red Flags" bezeichnet (▸ **Tab. 3.1**).

Die Anamnese einer Tumorerkrankung erhöht die Wahrscheinlichkeit einer Tumordiagnose um das 16-Fache. Auch das sog. Bauchgefühl des Arztes als Kriterium für den komplizierten Kreuzschmerz erhöht die Wahrscheinlichkeit einer Tumordiagnose um das 8-Fache. Diese Leitsymptome für einen komplizierten Kreuzschmerz sind auch in den nationalen Leitlinien verankert. Sind sie vorhanden, so ist eine bildgebende Diagnostik indiziert, besonders eine MRT.

Mögliche chirurgische Behandlung

Grundsätzlich gilt, dass eine gezielt durchgeführte chirurgische Behandlung ein besseres Ergebnis liefert als die konservative Behandlung desselben Patientenkollektivs. Des Weiteren gilt: Je früher eine chirurgische Behandlung vorgenommen wird, desto besser ist das Ergebnis. Die endgültige Entscheidung zur chirurgischen Maßnahme und die Planung des chirurgischen Vorgehens erfolgen mittels MRT. Leitsymptome dafür sind motorische Ausfälle im Versorgungsgebiet einer oder mehrerer Nervenwurzeln. Die Symptome reichen dabei von einer Muskelschwäche über eine Reithosenanästhesie bis zur Blasen- und Mastdarmstörung.

Befundverschlechterung unter konservativer Therapie und Therapieresistenz

Neben den beiden genannten Indikationsgruppen, die zu Beginn des akuten Kreuzschmerzes zutreffen, bestehen 2 weitere Indikationsgruppen, die sich erst aus dem Verlauf und somit zeitversetzt ergeben. Dazu gehören die Gruppe der Patienten mit Befundverschlechterung unter konservativer Therapie sowie die Patientengruppe mit Therapieresistenz. Auch bei dieser zeitversetzten Diagnostik ist an die Leitsymptome bzw. Red Flags des komplizierten Kreuzschmerzes zu denken (s. ▸ **Tab. 3.1**).

Vor dem Übergang zur Diagnose eines chronischen Kreuzschmerzes, der definitionsgemäß ab 12 Wochen Dauer zu stellen ist, ist bereits in einer subakuten Phase von 6 Wochen auf psychosoziale Faktoren zu achten, die Risikofaktoren für einen chronischen Verlauf darstellen (Yellow Flags). Diese sind in ▸ **Tab. 3.1** zusammengefasst.

Die Häufigkeit aller spezifischen Kreuzschmerzformen zusammen wird in der Literatur mit etwa 15% angegeben.

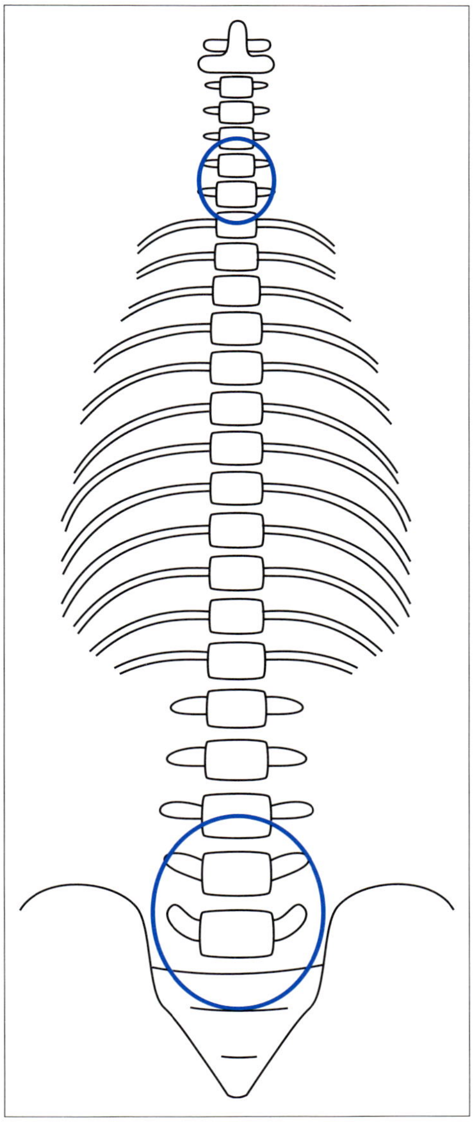

Abb. 3.1 Schlüsselstellen degenerativer Segmentveränderungen an der Wirbelsäule: untere HWS und untere LWS.

Tabelle 3.1 Red Flags und Yellow Flags des Kreuzschmerzes.

Leitsymptome/ Risikofaktoren	Definition	Symptome
Red Flags	alarmierende Symptome, die auf einen komplizierten Kreuzschmerz hinweisen	• Alter unter 20 und über 55 Jahre • Zunahme oder Persistenz der Beschwerden trotz Therapie • kurz zurückliegende Verletzungen • Hinweise auf oder bekannte tumoröse, entzündliche Erkrankungen oder Osteoporose • Schmerz, der unabhängig von körperlicher Belastung ist oder sich in Ruhe verstärkt • gleichzeitiges Bestehen von thorakalen Schmerzen • anhaltend schwere Einschränkung der lumbalen Flexion • Langzeittherapie mit Steroiden und Immunsuppressiva • Drogenabusus, HIV • neurologische Ausfälle und Symptome • allgemeines Krankheitsgefühl • ungewollter Gewichtsverlust • schwere strukturelle Deformitäten • Fieber
Yellow Flags	Warnhinweise für eine Chronifizierung	• Distress • depressive Verstimmung, pessimistisch-resignative Einstellung (Erwartungen) • Rückzug vom sozialen Umfeld • inadäquates Schmerzerleben mit Neigung zum Katastrophisieren • inadäquates physisches und psychisches Verhalten im Umgang mit den Beschwerden; Beispiele: Überzeugung, dass die Schmerzen gefährlich und dauerhaft schwer beeinträchtigend seien, oder ausgeprägtes Angstvermeidungsverhalten mit der Folge deutlich reduzierter alltäglicher Aktivität • unbefriedigende Arbeitssituation, Kompensation • Somatisierungstendenz • geringer Bildungsstand • Pensionierungswunsch • hohe Schmerzintensität und schwere Funktionsausfälle

3.1.3 Segmentale Symptome

Unter „Segment" versteht man einerseits die einzelne Bandscheibe mit den angrenzenden Wirbelkörpern als Bewegungssegment und andererseits den Spinalnerv mit seinem Versorgungsgebiet. Das Bewegungssegment wird nach den benachbarten Wirbeln benannt, die Spinalnervenwurzeln nach dem Rückenmarksegment. Die segmentalen Symptome werden jedoch nach der betroffenen Spinalnervenwurzel benannt und nicht nach dem Bewegungssegment. Die Zahl bezeichnet gleichzeitig den kaudalen Wirbelkörper des betroffenen Bewegungssegments z. B. an der HWS: Bei einem C6-Syndrom ist also die Bandscheibe C5/C6 betroffen, bei einem C7-Syndrom die Bandscheibe C6/C7 und bei einem C8-Syndrom das Segment C7/Th1. Am häufigsten ist das C6-Segment mit über 35 % der Betroffenen in Mitleidenschaft bezogen, das C7-Segment mit unter 35 %, das C8-Segment mit etwa 25 % und das C5-Segment mit etwa 5 % (▸ **Abb. 3.2**). Das jeweilige Segment kann durch das periphere Dermatom mit Schmerzen oder Parästhesien, durch die Muskelschwäche der versorgten Muskeln und/oder durch eine charakteristische Reflexminderung gekennzeichnet sein (▸ **Abb. 3.3** u. ▸ **Tab. 3.2**).

Halswirbelsäulensyndrome

C5-Syndrom

Das Dermatom mit dem entsprechenden Schmerzfeld reicht von der Schulter bis zum halben Oberarm. Motorische Schwächen finden sich bei den Mm. deltoideus und biceps brachii. Letzterer kann auch beim C6-Syndrom betroffen sein. Schmerzen, Sensibilitätsstörung und motorische Schwächen am Unterarm und an der Hand fehlen beim C5-Syndrom. Wichtige Differenzialdiagnosen sind Erkrankungen des Schultergelenks.

C6-Syndrom

Das C6-Syndrom ist das häufigste monoradikuläre Zervikobrachialsyndrom. Es geht von der Bandscheibe des Segments C5/C6 aus. Das Dermatom bzw. das Schmerzfeld liegt an der Radialseite des Oberarms und des Unterarms und reicht bis zum Daumenende. Teile des Zeigefingers können ebenfalls betroffen sein. Muskelschwächen finden sich bei den Mm. biceps brachii und brachioradialis. Der Bizepsreflex ist abgeschwächt.

C7-Syndrom

Das Dermatom bzw. das Schmerzfeld ist dabei im dorsolateralen Schulterbereich, im dorsolateralen Oberarm und an der Unterarmstreckseite gelegen und zieht zum II., zum III. und teilweise zum IV. Finger. Muskelschwächen betreffen den M. triceps brachii, den M. pronator teres und die Daumenballenmuskulatur. Leitsymptom kann dort die Atrophie der Daumenballenmuskulatur sein. Die Reflexabschwächung betrifft den M. triceps brachii.

C8-Syndrom

Das betroffene Dermatom bzw. Schmerzfeld findet sich an der dorsomedialen Seite des Oberarms und des Unterarms und beeinträchtigt auch den V. und zumindest teilweise den IV. Finger. Es sind motorische Schwächen der Fingerbeuger, der Mm. interossea und der Muskulatur des kleinen Fingers sowie des Kleinfingerballens zu beobachten. Eine Reflexabschwächung des M. triceps kann dabei ebenso wie beim C7-Syndrom auftreten.

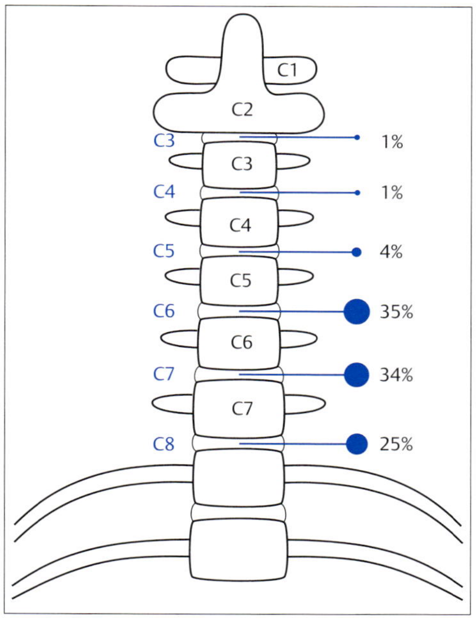

Abb. 3.2 Häufigkeit degenerativer Bandscheibenveränderungen an der HWS. Das Schema zeigt auch die Benennung der segmentalen Nervenwurzeln, die jeweils über dem Wirbelkörper liegen, zuletzt mit C8 zwischen C7 und Th1.

Tabelle 3.2 Zervikale Wurzelreizsyndrome.

Nervenwurzel	Bandscheibe	Peripheres Dermatom	Kennmuskeln	Reflexabschwächung
C5	C4/C5		M. deltoideus	M. biceps
C6	C5/C6	Daumen, Teil des Zeigefingers	M. biceps, M. brachioradialis	M. biceps
C7	C6/C7	Zeige- und Mittelfinger, Teil des Ringfingers	Daumenballen, M. triceps brachii	M. triceps
C8	C7/Th1	Kleinfinger, Teil des Ringfingers	Kleinfingerballen, Fingerbeuger, Mm. interossei	(M. triceps)

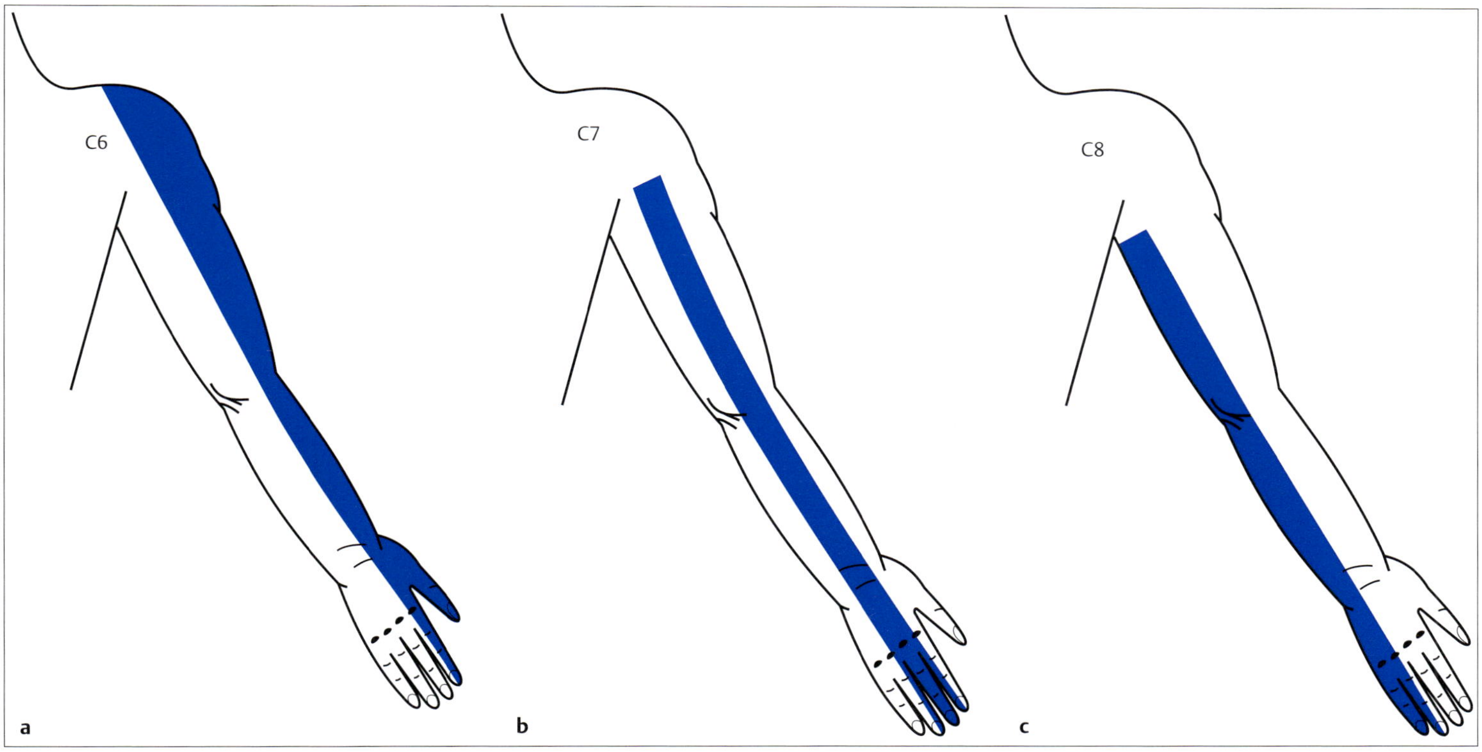

Abb. 3.3 a – c C6-, C7- und C8-Syndrom. Die Abbildung zeigt Sensibilitätsstörungen und Schmerzen im Dermatom der Nervenwurzeln C6, C7 und C8.
a Nervenwurzel C6.
b Nervenwurzel C7.
c Nervenwurzel C8.

Lumbalsyndrome

Im Gegensatz zur HWS, wo mehr als 70% der Patienten einer monoradikulären Symptomatik zugeordnet werden können, ist dies bei der LWS nur bei etwa 50% der Patienten möglich. Bei den restlichen 50% ist entweder die klinische Symptomatik nicht eindeutig oder es sind mehrere Wurzeln gleichzeitig betroffen. Von den monoradikulären Lumbalsyndromen entfallen mehr als 50% auf die Wurzel S1 und mehr als 40% auf die Wurzel L5 (▸ **Abb. 3.4**). Dermatome und Schmerzfelder werden durch die klassische Reflexbahn über das entsprechende Rückenmarksegment definiert. Davon etwas abweichend ist die Schmerzprojektion durch übergeordnete Reflexbahnen von geringer longitudinaler Ausdehnung (sog. Radiating Zones of Head; ▸ **Tab. 3.3**) [2,16].

L1/L2-Syndrom

Kennzeichnend ist bei diesem Syndrom der Leistenschmerz.

L3-Syndrom

Dermatom und Schmerzfeld liegen an der vorderen Außenseite des Oberschenkels, betreffen aber nicht das Knie und auch nicht den Unterschenkelbereich (▸ **Abb. 3.5**). Motorische Störungen finden sich im Bereich des M. quadriceps. Der Patellarsehnenreflex ist abgeschwächt. Eine Atrophie des M. quadriceps ist möglich.

L4-Syndrom

Das Dermatom und das Schmerzfeld liegen lateral von L3 und erstrecken sich im Gegensatz zu L3 auch über das Kniegelenk bis in den Unterschenkel. Dort ist die Vorderinnenseite bis zum Fußinnenrand betroffen (▸ **Abb. 3.6**). Motorische Schwäche findet sich im Bereich des M. quadriceps sowie des M. tibialis anterior. Der Patellarsehnenreflex ist abgeschwächt. Da bereits Fasern des N. ischiadicus mitbetroffen sein können, ist in bis zu 50% der Fälle das Lasègue-Zeichen positiv.

L5-Syndrom

Dermatom und Schmerzfelder strahlen von der Lumbalregion über die hintere Außenseite des Oberschenkels und über die Vorderaußenseite des Unterschenkels bis zum Außenknöchel, wo meist das Maximum zu finden ist. Von dort wird die Großzehe auf der Seite des Fußrückens erreicht (▸ **Abb. 3.7**). Als motorische Schwäche ist die Fuß- und Zehenheberschwäche ein wichtiges klinisches Zeichen. Als Muskel dafür verantwortlich ist der M. extensor hallucis longus. Bei längerer Wurzelkompression kommt es zur Einschränkung der Fußheberfunktion und zur Gehbehinderung mit Schwächung des M. tibialis anterior und geringer Atrophie der Unterschenkelmuskulatur. Reflexstörungen liegen nicht vor.

S1-Syndrom

Das Dermatom und das Schmerzband liegen dorsal bzw. medial von L5, nämlich an der Hinterseite des Ober- und Unterschenkels, an der Ferse und am Fußaußenrand inklusive der Zehen III – V (▸ **Abb. 3.8**). Motorische Schwächen finden sich im Bereich des M. triceps surae mit Einschränkung der Plantarflexion. Es besteht eine Abschwächung des Achillessehnenreflexes.

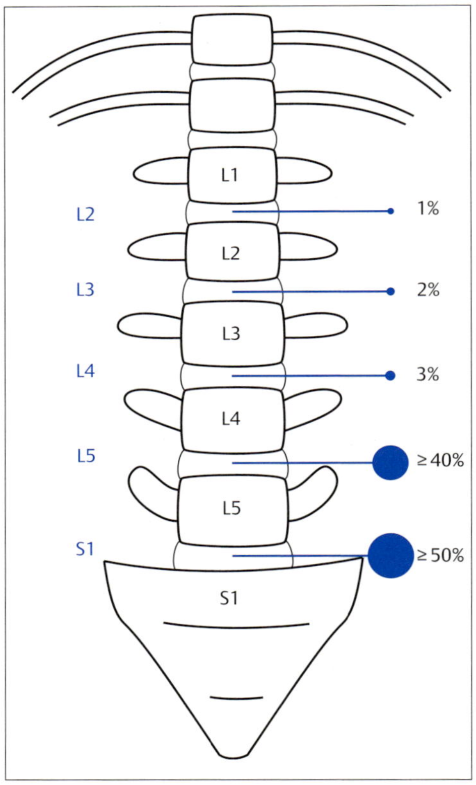

Abb. 3.4 Häufigkeitsverteilung lumbaler Wurzelsyndrome.

Tabelle 3.3 Leitsymptome bei lumbalen Wurzelsyndromen.

Nervenwurzel	Peripheres Schmerz- und Hypästhesiefeld	Motorische Schwäche	Reflexabschwächung
L1, L2	Leistengegend	–	–
L3	vordere Außenseite des Oberschenkels	M. quadriceps	Patellarsehnenreflex
L4	vordere Außenseite des Oberschenkels, Innenseite des Unterschenkels und Fußes	M. quadriceps	Patellarsehnenreflex
L5	Außenseite des Unterschenkels, medialer Fußrücken, Großzehe	M. extensor hallucis longus	–
S1	Hinterseite des Unterschenkels, Ferse, Fußaußenrand, III. – V. Zehe	M. triceps surae, Glutäalmuskulatur	Achillessehnenreflex

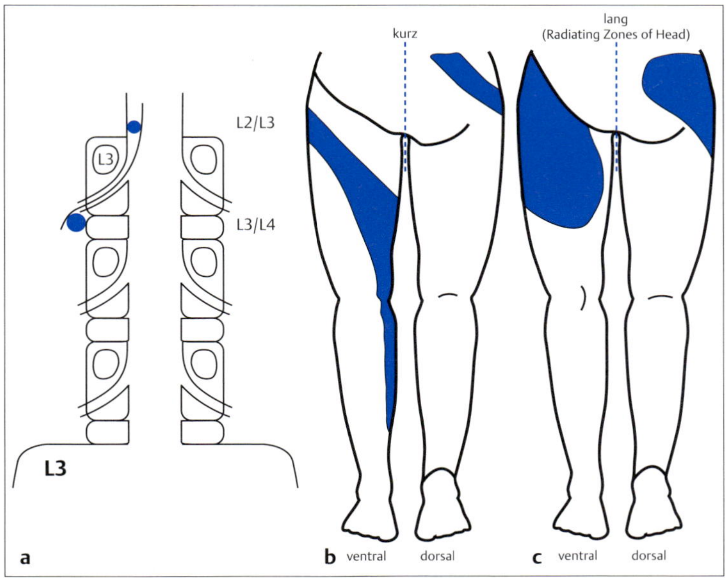

Abb. 3.5 a – c L3-Syndrom. Dafür können die Bandscheibensegmente L2/L3 (zentral) oder L3/L4 (lateral/foraminell) verantwortlich sein. Das klassische betroffene Dermatom ist an der Vorder- und Innenseite des Oberschenkels gelegen. Bei einer übergeordneten Reflexbahn ist die Schmerzprojektion von geringer longitudinaler Ausdehnung, mit einem Schmerzfeld im Bereich des Oberschenkels ventralseitig und lateralseitig zur Leiste und zur Beckenaußenseite hin (Radiating Zones of Head).
a Betroffene Bandscheibensegmente.
b Klassisches betroffenes Dermatom.
c Übergeordnete Reflexbahn.

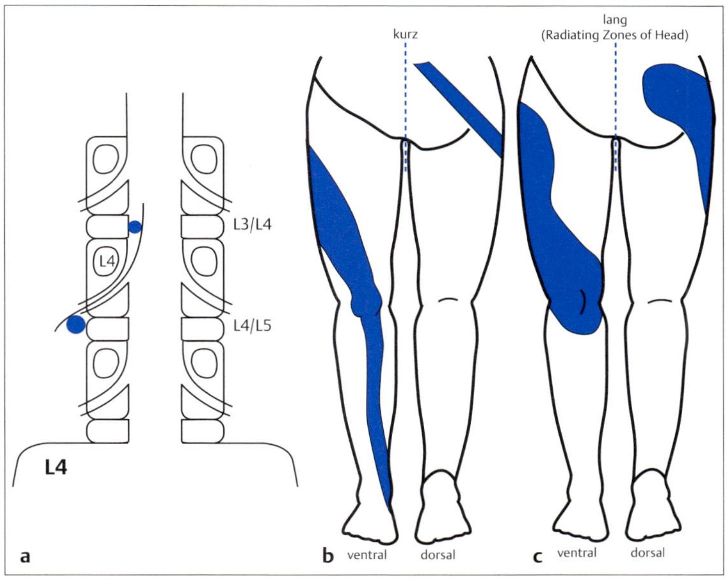

Abb. 3.6 a – c L4-Syndrom. Dieses Syndrom wird durch eher zentral gelegene Bandscheibenerkrankungen des Segments L3/L4 und durch laterale bzw. foraminelle Bandscheibenerkrankungen des Segments L4/L5 verursacht. Das klassische Dermatom betrifft die distale Oberschenkelaußenseite, die Patellaregion und die Vorderseite des Unterschenkels bis zum Innenknöchel. Bei einer übergeordneten Schmerzprojektion ist der Oberschenkel im distalen ventrolateralen und kniescheibenseitigen Abschnitt in Mitleidenschaft gezogen, mit einer Ausdehnung bis zur Glutäalregion.
a Betroffene Bandscheibensegmente.
b Klassisches betroffenes Dermatom.
c Übergeordnete Reflexbahn.

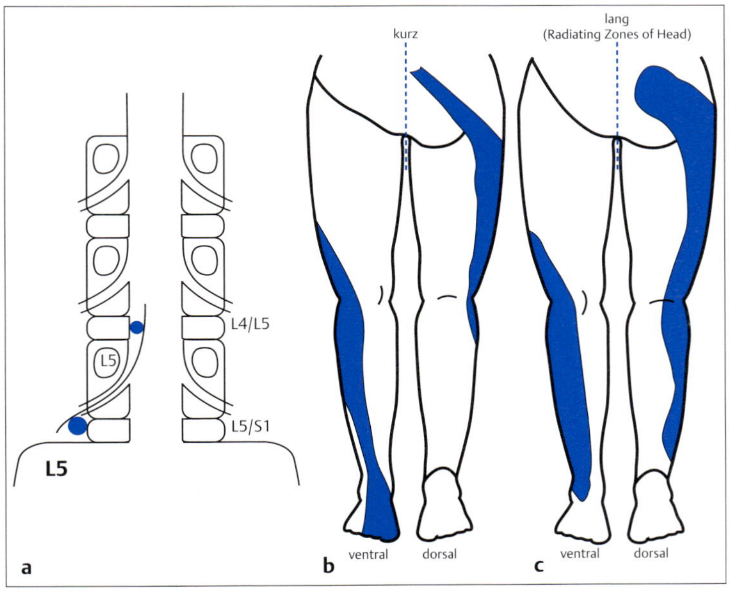

Abb. 3.7 a – c L5-Syndrom. Das L5-Syndrom wird von einer eher zentralen Bandscheibenerkrankung des Segments L4/L5 oder von einer lateralen Bandscheibenerkrankung des Segments L5/S1 hervorgerufen. Das klassische Dermatom reicht über die Vorder- und Außenseite des Unterschenkels und über die Vorderseite des Sprunggelenks bis über die Innenseite des Fußes. Die übergeordnete und zentral gesteuerte Schmerzprojektion zeigt eine vermehrte glutäale Ausdehnung entlang der dorsolateralen Seite des Oberschenkels und der anterolateralen Seite des Unterschenkels.
a Betroffene Bandscheibensegmente.
b Klassisches betroffenes Dermatom.
c Übergeordnete Reflexbahn.

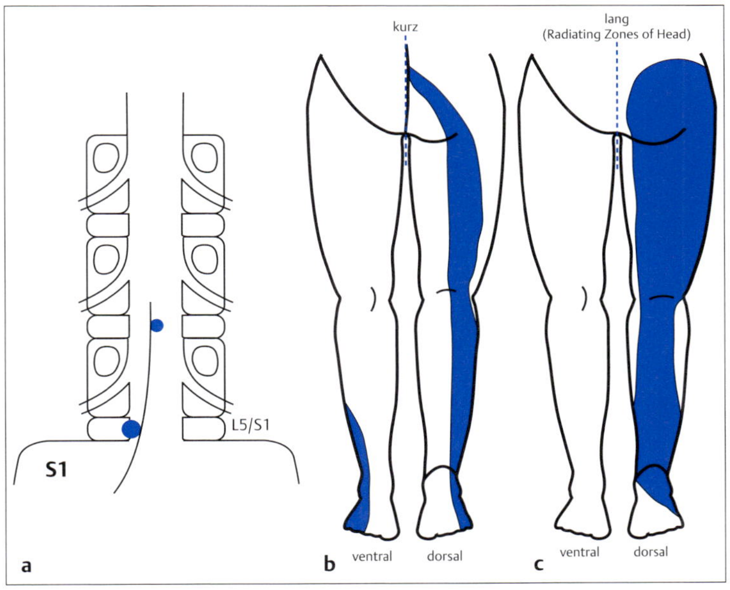

Abb. 3.8 a – c S1-Syndrom. Dieses Syndrom ist auf mediane Bandscheibenerkrankungen des Segments L4/L5 oder auf zentrale Bandscheibenerkrankungen des Segments L5/S1 zurückzuführen. Es findet sich im direkten Reflexweg ein Dermatom, das sich von sakral über die dorsale Seite des Oberschenkels und die laterale Seite des Unterschenkels bis über den lateralen Fußrand ausdehnt. Die zentrale Schmerzprojektion ergibt bei diesem Syndrom ein umfassenderes Feld glutäal und an der gesamten dorsalen Seite des Oberschenkels sowie an der dorsalen Seite des Unterschenkels inklusive Ferse.
a Betroffene Bandscheibensegmente.
b Klassisches betroffenes Dermatom.
c Übergeordnete Reflexbahn.

3.2 Pathogenese

3.2.1 Ursachen der Bandscheibendegeneration

Mechanische, traumatische, nutritive und genetische Faktoren spielen eine Rolle bei der Entstehung der Bandscheibendegeneration.

Mechanische Ursachen, entweder einmalig oder rezidivierend, sind besonders für die Bandscheibendegeneration im Bereich der unteren LWS mitverantwortlich. Die Bandscheibe ist stoffwechselaktiv, der Stoffwechsel ist von der Diffusion aus dem Knochenmark der Wirbelkörper oder aus den Gefäßen um den Anulus fibrosus abhängig. Ein verminderter Blutfluss an den Abschlussplatten verursacht eine Gewebeveränderung und eine Zerstörung zuerst an den Endplatten und dann im Nukleus. Im weiteren Verlauf kommt es zur Veränderung der Integrität der Proteoglykane und der Wasserkonzentration sowie des Zellgehalts. Die Wertigkeit der regulären Blutversorgung für den Bandscheibenkomplex konnte auch bei Arteriosklerose bzw. Aortenwandverkalkungen und einer damit zusammenhängenden erhöhten Bandscheibendegenerationsrate nachgewiesen werden. Zusätzlich zu den mechanischen und stoffwechselbedingten Ursachen gibt es eine genetische Prädisposition. Dies konnte in verschiedenen Zwillingsstudien nachgewiesen werden.

3.2.2 Schmerzentstehung

Das Leitsymptom der Bandscheibendegeneration ist der Schmerz. Die Bandscheibendegeneration per se ist jedoch nicht schmerzhaft und hat eine hohe Prävalenz in der asymptomatischen Bevölkerung. Bei der normalen Bandscheibe finden sich Nerveneinengungen nur in der Peripherie des Anulus fibrosus; die Bandscheibe selbst ist frei von Nerven. Bei stark degenerativ veränderten Bandscheiben sind jedoch Nerven vorhanden, die bis in das Zentrum des Nucleus pulposus reichen. Eine derartige Nervenstimulation kann weder durch mechanische Rissbildung noch durch mechanischen Druck auf den Anulus fibrosus und die Zerstörung von Nucleus-pulposus-Abschnitten erklärt werden. Das klassische mechanische Konzept erklärt den Schmerz mit Deformierung und Kompression der Nervenwurzeln einerseits durch die Bandscheibe selbst, andererseits durch die Wirbelkanaleinengungen.

Im Gegensatz dazu geht ein neueres Konzept von entzündlichen Veränderungen aus, die bei Bandscheibendegeneration zu Schmerzen führen. So konnte gezeigt werden, dass Nucleus-pulposus-Material im epiduralen Raum eine akute bis chronische Entzündungsreaktion zur Folge hat. Im Rahmen dieses Entzündungsprozesses entstehen Blutgefäße, die sich um einen Bandscheibensequester anordnen. Zusammen mit dem Entzündungsprozess finden sich Makrophagen und eine Interleukin-1-β-Expression, ein wichtiges proinflammatorisches Zytokinin. Bandscheibenzellen haben ebenfalls die Fähigkeit, proinflammatorische Substanzen wie den Tumor-Nekrose-Faktor zu exprimieren. Die im Rahmen der Bandscheibendegeneration oder des Bandscheibenvorfalls stimulierten Chondrozyten, die Bandscheibenzellen und die Makrophagen exprimieren eine Zahl von entzündungsstimulierenden Substanzen wie Interleukin-6 und -8 sowie Enzyme wie Matrixmetalloproteinasen. Über diese Entzündungskaskade entstehen der nachweisbare Fibroblasten- und der Endothelwachstumsfaktor, 2 Faktoren, die die Neoangiogenese auslösen. Diese Neovaskularisation führt zusammen mit dem degenerativ veränderten Bandscheibenmaterial zur Produktion von Nervenwachstumsfaktoren und so zum Einsprossen von Nervenfasern: Kleine, nicht myelinisierte Nervenfasern wachsen vom Anulus fibrosus bis in das Zentrum des Nucleus pulposus (▸ **Abb. 3.9** u. ▸ **Abb. 3.10**).

Zusammenfassend können sensorische und motorische Defizite als Ergebnisse sowohl einer mechanischen Deformierung als auch des Einflusses einer entzündlichen Veränderung der Wirbelsäule erklärt werden [15].

3.3 Synopsis der bildgebenden Diagnostik bei Degeneration der Wirbelsäule

▸ **Abb. 3.11** zeigt eine zusammenfassende Darstellung von bildgebenden Kriterien zur Beurteilung degenerativer Wirbelsäulenerkrankungen.

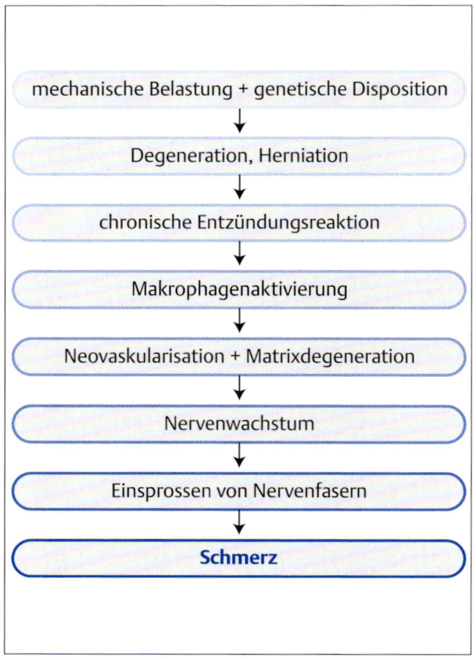

Abb. 3.9

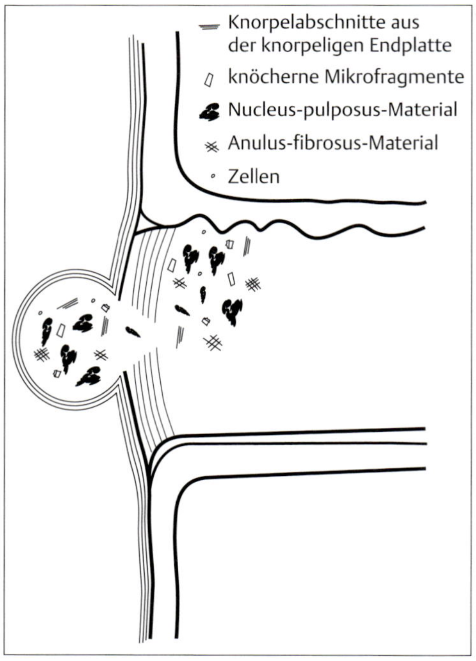

Abb. 3.10

Abb. 3.9 Kaskade der Schmerzpathogenese bei der degenerativen Bandscheibenerkrankung.

Abb. 3.10 Inhalt der Bandscheibenherniation. Die Bandscheibenherniation zeigt die Rissbildung des Anulus fibrosus mit einer Vorwölbung von unterschiedlichen Materialabschnitten. Neben Nucleus-pulposus-Material finden sich innerhalb des Bandscheibenvorfalls Teile des Anulus fibrosus, des Weiteren auch Knorpelabschnitte aus der knorpeligen Endplatte sowie knöcherne Mikrofragmente aus der Abschlussplatte.

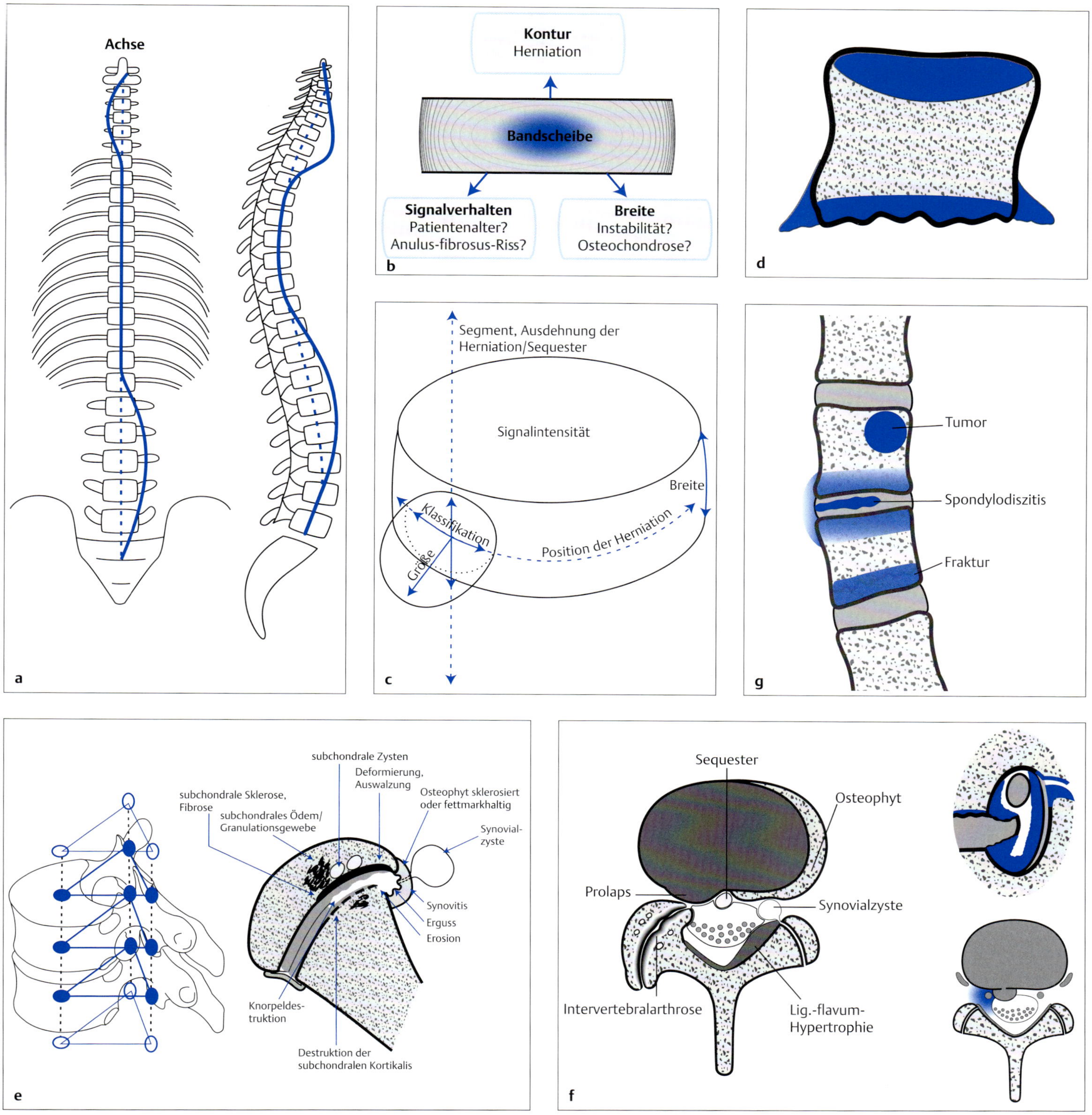

Abb. 3.11 a – g Synopsis der bildgebenden Beurteilungskriterien von degenerativen Wirbelsäulenerkrankungen. Schema. Lig. = Ligamentum

- **a** *Achse mit Achsenabweichung* in der koronalen Ebene (links), wie in Form einer degenerativen Skoliose, sowie Achsenabweichung in der sagittalen Ebene (rechts), wie in Form einer Streckhaltung oder vermehrten Kyphose oder Lordose.
- **b** *Bandscheibenbeurteilung* bezüglich Signalverhalten, Bandscheibenbreite und Kontur: Das Signalverhalten kann entweder gesamthaft eine Signalreduktion oder eine Signalanhebung im Sinne eines Anulus-fibrosus-Risses zeigen. Die Reduktion der Bandscheibe führt zur entsprechenden Instabilität und im weiteren Verlauf u. a. zur Osteochondrose.
- **c** *Vorwölbung von Bandscheibenmaterial:* Diese kann anhand zahlreicher Kriterien beschrieben werden: Position, Morphologie, Größe und Ausdehnung.
- **d** *Wirbelkörper:* Dieser wird dahingehend untersucht, ob eine Veränderung des Knochenmarks oder eine knöcherne Veränderung vorliegt, jeweils im Sinne der Osteochondrose.
- **e** *Kleine Wirbelgelenke:* Da es sich bei der Degeneration der Wirbelsäule meistens um eine Erkrankung des gesamten Segments handelt und somit um eine Triple Joint Disease, sind die kleinen Wirbelgelenke zu evaluieren. Diese lassen zahlreiche Zeichen degenerativer Veränderungen erkennen.
- **f** *Wirbelkanal und Neuroforamen:* Die zahlreichen degenerativen Prozesse an der Zirkumferenz des Spinalkanals (links) sowie an der des Neuroforamens (rechts oben) führen sowohl zu mechanischen Auswirkungen als auch zu entzündlichen Reizzuständen an den neuralen Strukturen (rechts unten) und in weiterer Folge zu fortschreitenden Einengungen.
- **g** *Weitere degenerative oder sonstige Veränderungen an der Wirbelsäule:* Dies betrifft insbesondere auch die Untersuchung auf Veränderungen an den Bandstrukturen wie dem vorderen und hinteren Längsband, dem Lig. flavum und dem Lig. interspinosum sowie auch die Erhebung relevanter Zusatzbefunde, wie blastomatöser, entzündlicher oder frakturbedingter Erkrankungen.

3.4 Degenerative Bandscheibenerkrankungen

3.4.1 Bandscheibenriss (Anulus-fibrosus-Riss)

Die Bandscheibe kann bezüglich ihres Signalverhaltens und ihrer Breite beschrieben werden (s. ▸ Abb. 3.11 b). Im MRT ist das T2w Bandscheibensignal am besten im Verhältnis zu den Nachbarbandscheiben zu beurteilen. Eine Signalminderung T2w zeigt eine entsprechende Degeneration an.

Des Weiteren können im MRT Risse oder Fissuren innerhalb der Bandscheibe erkannt werden. Diese gelten als Basis für Bandscheibenherniationen. Solche Herniationen können bezüglich ihrer Ausdehnung beurteilt werden, nämlich ob nur das zentrale, das mittlere oder alle 3 Drittel bis an die Oberfläche des Anulus fibrosus betroffen sind. Die Rissbildungen entstehen innerhalb der Anulus-fibrosus-Fasern als Abriss von der kartilaginären Endplatte oder führen zu einer Separation zwischen den Anulus-fibrosus-Fasern. An zweiter Stelle steht die Frage, ob ein schmaler, ein mittlerer oder ein breiterer Sektor betroffen ist. Darüber hinaus kann die Ausrichtung der Rissbildung in den 3 Hauptebenen beurteilt werden:

- axiale bzw. transversale Rissebene
- sagittale bzw. radiäre Rissebene
- frontale, konzentrische bzw. longitudinale Rissebene

Diese Veränderungen sind an einer Signalanhebung T2w zu erkennen (▸ **Abb. 3.12**, ▸ **Abb. 3.13**, ▸ **Abb. 3.14**, ▸ **Abb. 3.15** u. ▸ **Abb. 3.16**).

Die Ursachen von Bandscheibenrissen sind meist degenerativ, seltener posttraumatisch. Die Bezeichnungen für dieses Phänomen sind „Riss“, „Fissur“ oder auch bloß „High Intensity Zone“.

Bei fortschreitender Degeneration der Bandscheibe kann es zu einer hochgradigen Verschmälerung kommen, zu einer Gasansammlung in der Bandscheibe, zu Verkalkungen und zu Verknöcherungen bis zur erworbenen Blockwirbelbildung (▸ **Abb. 3.17**).

▸ **Klinische Wertigkeit.** Frühe degenerative Bandscheibenveränderungen wie z. B. Rissbildungen können auch ohne Vorwölbung klinische Symptome verursachen. Ein Anulus-fibrosus-Riss kann für sich allein vorkommen, ein Vorläufer einer Bandscheibenherniation sein oder zusammen mit dieser vorliegen. Er kann allein grundsätzlich symptomatisch sein, auch wenn er oft asymptomatisch bleibt. Die verlässliche klinische Zuordnung ist bei dem häufigen Vorkommen bei asymptomatischen Patienten schwierig und nur über eine exakte Korrelation zwischen klinischer Wurzelsymptomatik und betroffenem Segment möglich.

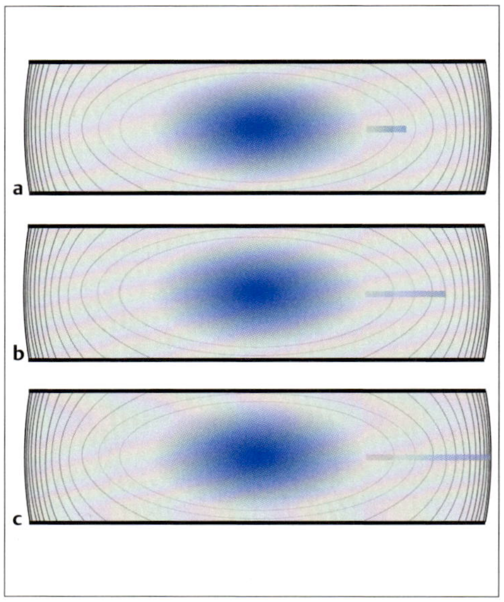

Abb. 3.12 a – c Ausdehnung der Rissbildung der Bandscheibe in der sagittalen Ebene.
a Das zentrale Drittel ist betroffen.
b Das mittlere Drittel ist betroffen.
c Alle 3 Drittel sind betroffen, sodass die Rissbildung die Oberfläche des Anulus fibrosus erreicht.

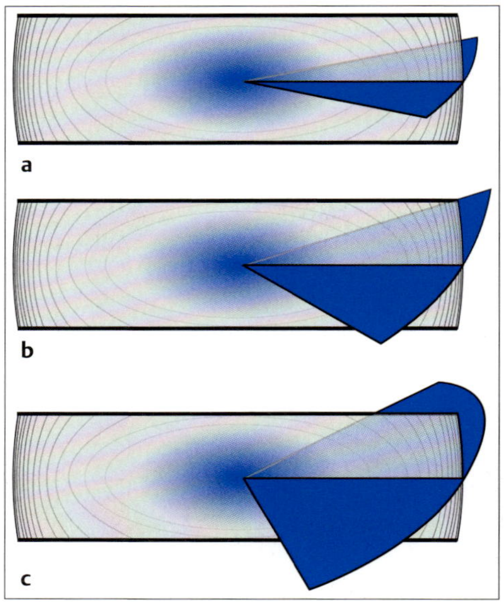

Abb. 3.13 a – c Ausdehnung der Rissbildung in der axialen Ebene.
a Ein schmaler Sektor ist betroffen.
b Ein mittelbreiter Sektor ist betroffen.
c Ein breiter Sektor ist betroffen.

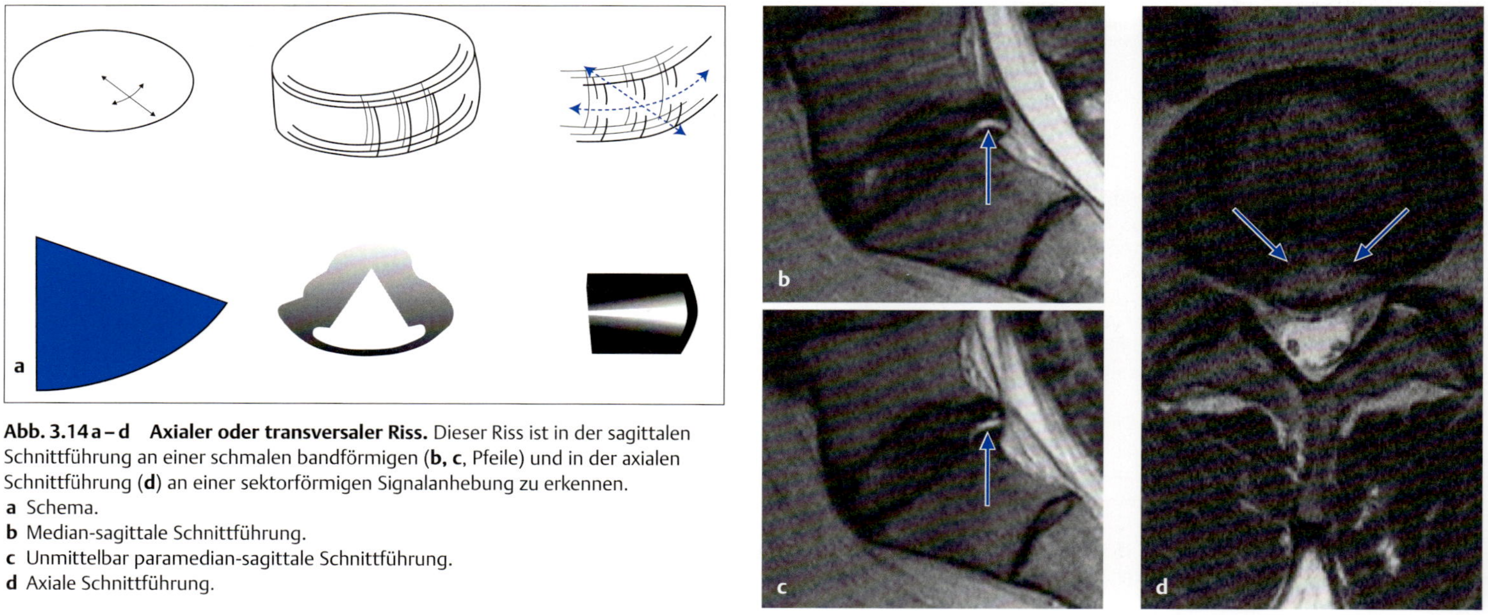

Abb. 3.14 a – d Axialer oder transversaler Riss. Dieser Riss ist in der sagittalen Schnittführung an einer schmalen bandförmigen (**b, c**, Pfeile) und in der axialen Schnittführung (**d**) an einer sektorförmigen Signalanhebung zu erkennen.
a Schema.
b Median-sagittale Schnittführung.
c Unmittelbar paramedian-sagittale Schnittführung.
d Axiale Schnittführung.

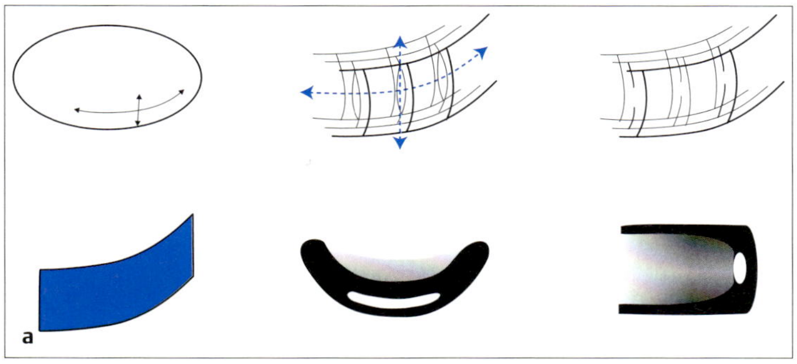

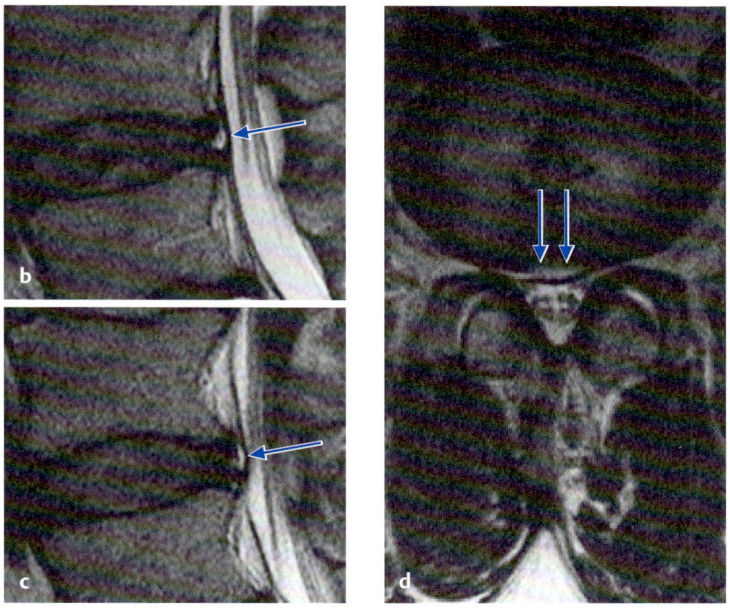

Abb. 3.15 a – d Konzentrischer (frontaler, longitudinaler) Riss. Dieser Riss zeigt eine lineare oder bandförmige Signalanhebung in der axialen Schnittführung (**d**) parallel zur Kontur der Bandscheibe und eine kraniokaudale bandförmige Signalanhebung (**b, c**, Pfeile) in der sagittalen Schnittführung. Diese Veränderungen finden sich meist in oberflächlicher Position.

a Schema.
b MRT: median-sagittale T2w Aufnahme.
c MRT: unmittelbar paramedian-sagittale T2w Aufnahme.
d MRT: axiale T2w Aufnahme.

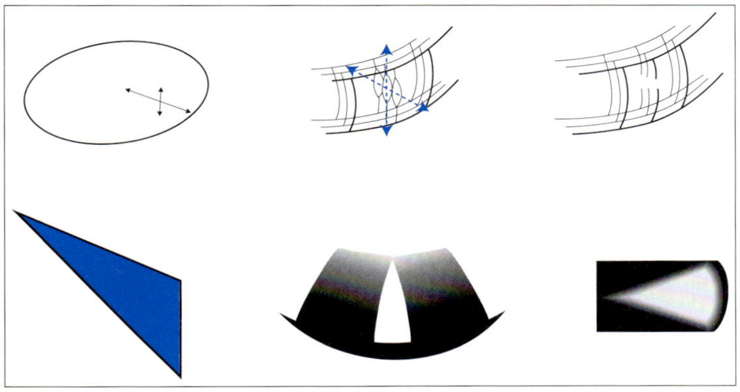

Abb. 3.16 Radiärer (sagittaler) Riss. In der axialen Schnittführung ist eine schmale bandförmige und in der sagittalen Schnittführung eine sektorförmige breitere Signalanhebung zu erkennen.

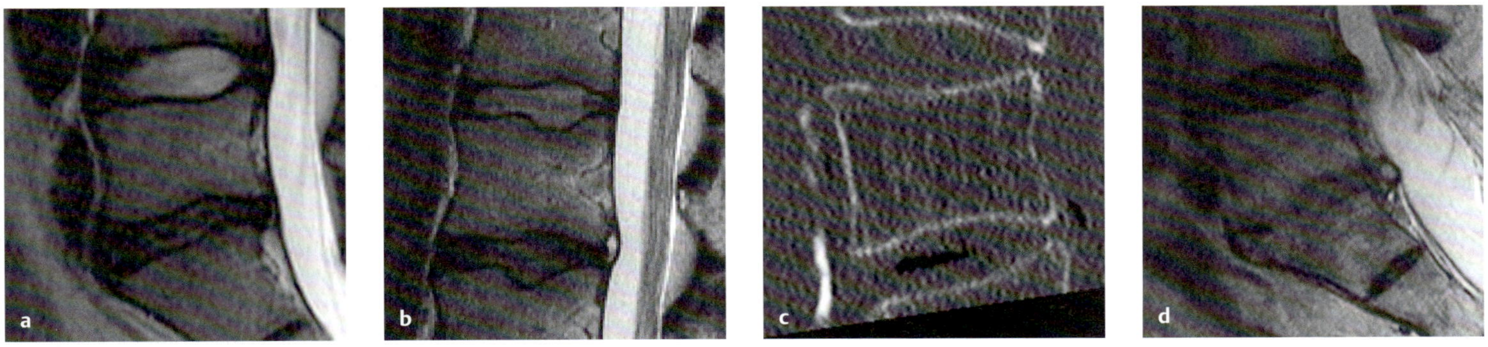

Abb. 3.17 a – d Verschiedene Formen der degenerativen Bandscheibenveränderung.

a Die Signalminderung in der T2w Sequenz macht die fehlende Vorwölbung der Bandscheibe deutlich.
b Die Rissbildung innerhalb der Bandscheibe zeigt sich anhand einer Signalanhebung T2w; sie wird auch als „umschriebene Degeneration“ oder „High Intensity Zone“ bezeichnet.
c Bei fortschreitender Degeneration der Bandscheibe kann es zu einer Ansammlung von Gas kommen.
d Weitere Zeichen fortschreitender Degeneration der Bandscheibe sind Verkalkung und Verknöcherungen.

3.4.2 Bandscheibenherniation

Die Vorwölbung der Bandscheibe kann anhand verschiedener Kriterien definiert werden:

- Lokalisation der Vorwölbung
- Größe der Vorwölbung
- Kranial- und Kaudalverlagerung
- Morphologie
- Beziehung zu den neuronalen Strukturen

Lokalisation der Vorwölbung

Erfolgt die Vorwölbung innerhalb des Spinalkanals, so werden im deutschsprachigen Raum die Begriffe „median“, „paramedian“ und „mediolateral“ verwendet, im angloamerikanischen Raum eher der Begriff „zentral“. Dabei wird der laterale zentrale Abschnitt auch als „suprapedikulärer Bereich“ bezeichnet. Einheitlich sind die Begriffe „foraminell“, wenn die Position auf Höhe des Neuroforamens liegt, oder „extraforaminell“, wenn die Bandscheibenvorwölbung lateral des Foramens zu erkennen ist (▸ Abb. 3.18 u. ▸ Abb. 3.21).

Ausdehnung der Vorwölbung

Diese kann im Verhältnis zur sagittalen Ausdehnung des Spinalkanals definiert werden, nämlich ob dort ⅓, ⅔ des Spinalkanals oder der gesamte Spinalkanal in der sagittalen Ausdehnung betroffen sind. Zu berücksichtigen ist, dass der sagittale Durchmesser des Spinalkanals nach lateral abnimmt. Neben einer Beurteilung im Verhältnis ist auch die deskriptive Angabe in Millimetern eine einfache, aber verlässliche Beurteilungsmöglichkeit (▸ Abb. 3.19 u. ▸ Abb. 3.22).

Ausmaß der Kranial- und Kaudaldislokation

Die Herniation von Bandscheibenmaterial kann im Verhältnis zur Wirbelkörperhöhe angegeben werden, etwa ob bis zu ⅓, ⅔ der Wirbelkörperhöhe oder die gesamte Wirbelkörperhöhe von der Ausdehnung der Bandscheibenherniation betroffen sind. Je nach Kranial- oder Kaudalausdehnung kann dies noch als „± 1“, „± 2“ oder „± 3“ bezeichnet werden, entsprechend der Anzahl der Drittel (▸ Abb. 3.20 u. ▸ Abb. 3.23).

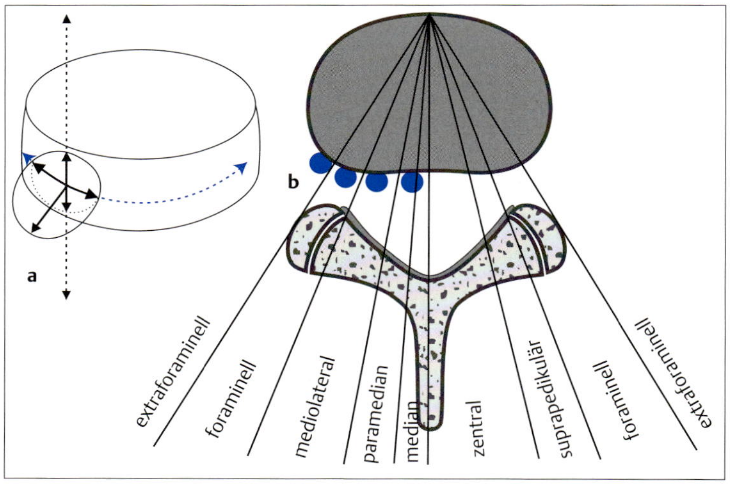

Abb. 3.18 a, b Position von Bandscheibenherniationen. Diese kann je nach Klassifikation einem medianen oder einem paramedianen Abschnitt zugeordnet werden, der sich auch mit der Angabe eines zentralen Abschnitts weitgehend überlappt. Ist die Bandscheibenherniation weiter lateral gelegen, so spricht man von einer „mediolateralen“ Position. Dabei trifft in diesem Fall auch der Begriff „zentral“ noch zu und entspricht teilweise dem Begriff der „suprapedikulären“ Position. Einheitlich ist die Bezeichnung der foraminellen, im Neuroforamen gelegenen Position der Bandscheibenherniation sowie noch weiter lateral davon der extraforaminellen Position.
a 3-D-Darstellung.
b Aufsicht.

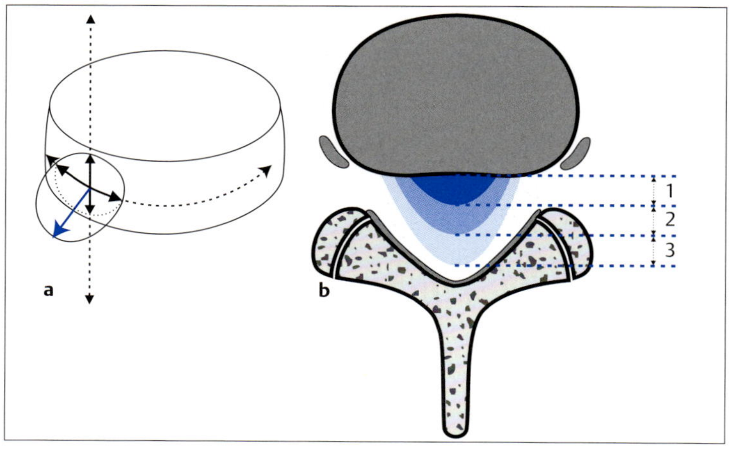

Abb. 3.19 a, b Ausdehnung von Bandscheibenherniationen. Die Ausdehnung einer Bandscheibenherniation kann im Verhältnis zum Spinalkanal beschrieben werden, z. B. ob, in Drittel unterteilt, Abschnitte des Spinalkanals betroffen sind.
a 3-D-Darstellung.
b Aufsicht.

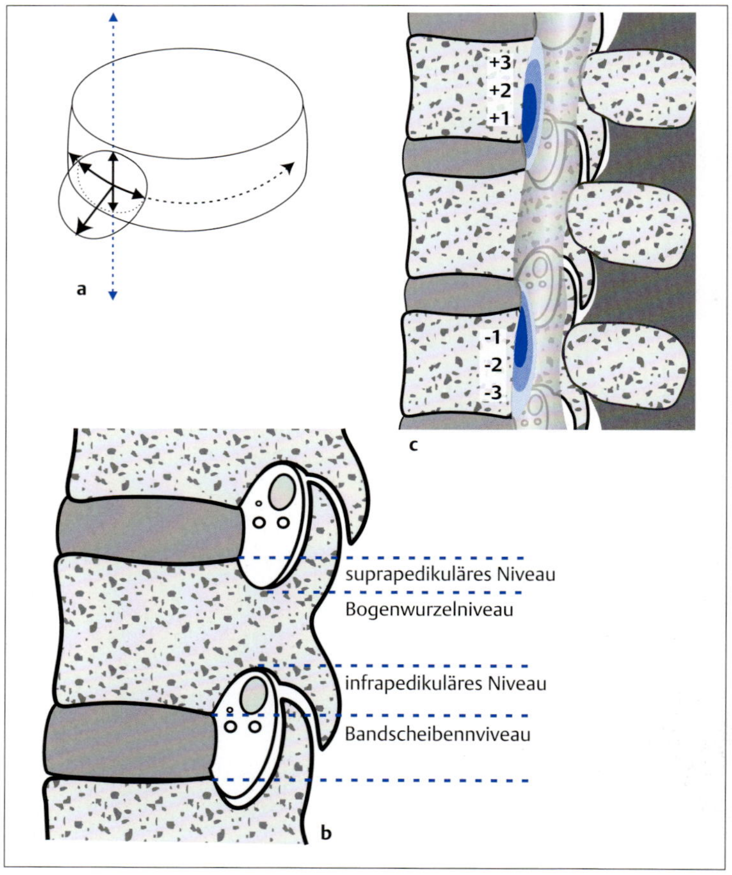

Abb. 3.20 a – c Vertikale Position und Ausdehnung von Bandscheibenherniationen.
a 3-D-Darstellung.
b In der sagittalen Ebene können sowohl die Position als auch die Ausdehnung beschrieben werden, etwa ob Bandscheibenmaterial auf Höhe des Bandscheibenniveaus zu finden ist, im infrapedikulären Niveau auf Höhe der Bogenwurzel oder im suprapedikulären Niveau.
c In der sagittalen Ebene kann auch das Ausmaß der Bandscheibenmigration oder Sequesterausdehnung zugeordnet werden. Dazu kann die Wirbelkörperhöhe gedrittelt werden und je nach dem Erreichen dieser Drittelabschnitte eine entsprechende Ausdehnung nach kranial (+) und nach kaudal (−) angegeben werden.

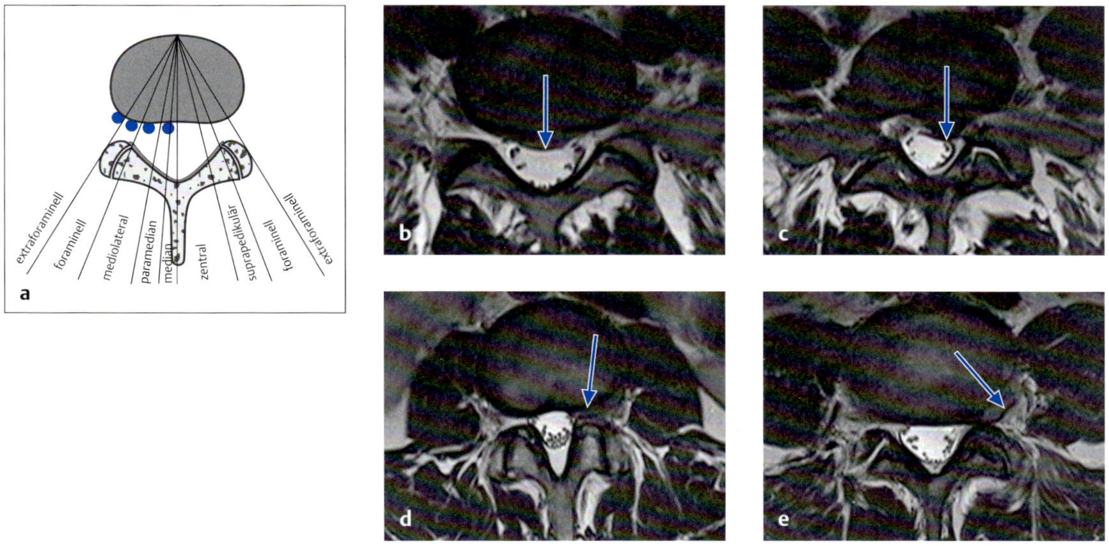

Abb. 3.21 a – e Position von Bandscheibenherniationen.
- **a** Schema. Lokalisation der Herniation entlang der Zirkumferenz der Bandscheibe im Verhältnis zur Anatomie.
- **b** Mediane Herniation.
- **c** Mediolaterale Herniation (Pfeil).
- **d** Intraforaminelle Herniation (Pfeil).
- **e** Extraforaminelle Herniation (Pfeil).

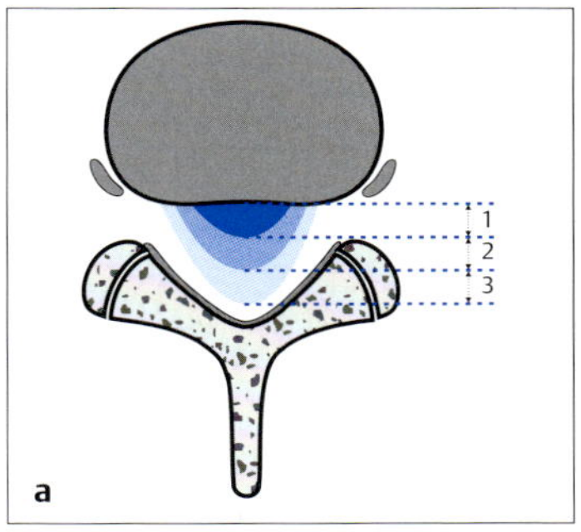

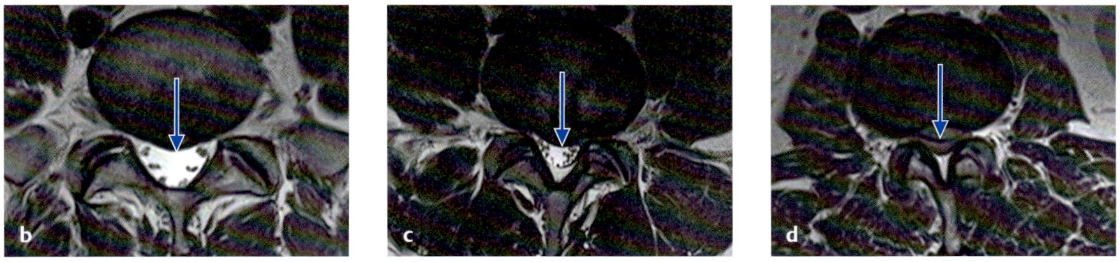

Abb. 3.22 a – d Ausdehnung von Bandscheibenherniationen.
- **a** Schema. Größe der Herniation im Verhältnis zur sagittalen Ausdehnung des Spinalkanals in Dritteln.
- **b** Kleine Herniation (⅓; Pfeil).
- **c** Mittelgroße Herniation (⅔; Pfeil).
- **d** Große Herniation (3/3; Pfeil).

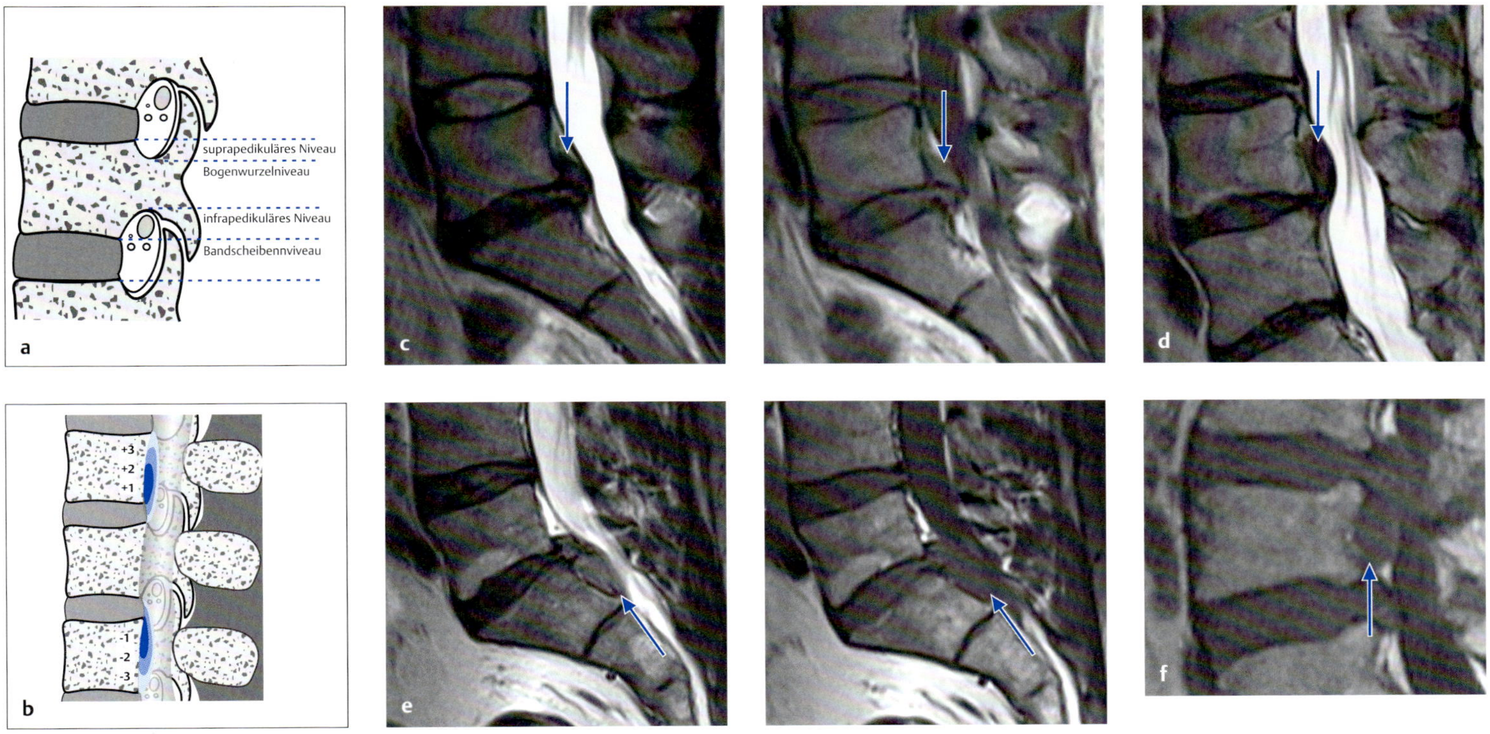

Abb. 3.23 a – f Vertikale Position und Ausdehnung von Bandscheibenherniationen.
- **a** Schema. Ausmaß der Migration im Verhältnis zur Anatomie.
- **b** Schema. Ausmaß der Migration im Verhältnis zur Wirbelkörperhöhe in Dritteln nach kranial (+) oder kaudal (−).
- **c** Migrierende Herniation nach kranial der Bandscheibe L5/S1 im Ausmaß von ⅓ (Pfeile; links: T2w Sequenz, rechts: T1w Sequenz).
- **d** Migrierende Herniation nach kranial der Bandscheibe L4/L5 im Ausmaß von ⅔ (+ 2) bis in Höhe des pedikulären Niveaus (Pfeile).
- **e** Migrierende Herniation nach kaudal der Bandscheibe L5/S1 im Ausmaß von 3/3 (− 3) bis in Höhe des suprapedikulären Niveaus (Pfeil; links: T2w Sequenz, rechts: T1w Sequenz).
- **f** Migrierende Herniation nach kaudal der Bandscheibe L3/L4 im Ausmaß von ⅔ (− 3) bis in Höhe des infrapedikulären Niveaus (Pfeile).

Morphologie

Die Vorwölbung von Bandscheibenmaterial wird mit verschiedenen Begriffen definiert. Die in der bildgebenden Schnittbilddiagnostik verwendete einfache oder „alte" Nomenklatur basiert im Wesentlichen auf der CT-Diagnostik. Darin wurde die dorsale Kontur in der axialen Schnittführung beschrieben, nämlich als „normal" bei fehlender Vorwölbung, als „Bandscheibenprotrusion" bei breitbasiger Vorwölbung und als „Bandscheibenprolaps" bei umschriebener Vorwölbung von Bandscheibenmaterial. Synonyme für den Begriff „Bandscheibenprolaps" sind „Bandscheibenvorfall" und „Bandscheibenherniation". Da der englischsprachige Begriff „Herniation" lautet, scheint sich dieser auch in der Übersetzung zunehmend gegen die Synonyme „Prolaps" oder „Vorfall" durchzusetzen.

Gegenüber dieser einfachen alten Nomenklatur kommt zunehmend eine differenziertere „neue" Nomenklatur zur Anwendung. Diese beruht vor allem auf den Möglichkeiten der MRT-Diagnostik. Damit ist es möglich, innerhalb der Bandscheibe Rissbildungen zu erkennen, die axiale Morphologie aufgrund des höheren Kontrasts besser zu differenzieren und die Beurteilung der sagittalen Schnittbildebene miteinzubeziehen (▸ **Abb. 3.24**). Es wird in dieser Nomenklatur die Vorwölbung von Bandscheibenmaterial mit folgenden Begriffen auf morphologischer Basis differenziert [3,12]: „symmetrisches" bzw. „asymmetrisches Bulging", „breitbasige" bzw. „fokale Herniation" und „Protrusion" bzw. „Extrusion". Diese Nomenklatur wird auch als Konsens maßgeblicher nordamerikanischer Fachgesellschaften wiederholt aktualisiert und ist zudem im Detail im Internet abrufbar [5]. Das Update 2014 bietet im Vergleich zu der Fassung von 2001 Ergänzungen, besonders zu Themen wie frühe degenerative Bandscheibenveränderungen, weitere Ursachen für Bandscheibenerkrankungen, besonders Begriffe wie „contained" und „uncontained" sowie die Zuordnung der Bandscheibenherniation auf der zeitlichen Achse [4].

Symmetrisches/asymmetrisches Bulging

Als Basis dient ebenfalls die axiale Ebene als Einteilung, nämlich ob die Bandscheibe an der gesamten Zirkumferenz oder zumindest in mehr als 180° Zirkumferenz betroffen ist (▸ **Abb. 3.25 a**, ▸ **Abb. 3.25 b**, ▸ **Abb. 3.25 c** u. ▸ **Abb. 3.26**). In diesem Fall spricht man von einem „symmetrischen" oder „asymmetrischen Bulging". Es handelt sich dabei um einen beschreibenden Begriff und nicht um einen bereits pathologischen Befund.

Breitbasige/fokale Herniation

Betrifft die Vorwölbung weniger als 180° bzw. weniger als 50% der Bandscheibenzirkumferenz, so gilt der Begriff der „Bandscheibenherniation". Dabei wird unterschieden, ob diese einen Sektor von weniger oder mehr als 90° bzw. 25% der Zirkumferenz betrifft, also ob es sich um eine breitbasige oder eine fokale Bandscheibenherniation handelt (▸ **Abb. 3.25 d**, ▸ **Abb. 3.25 e** u. ▸ **Abb. 3.27**).

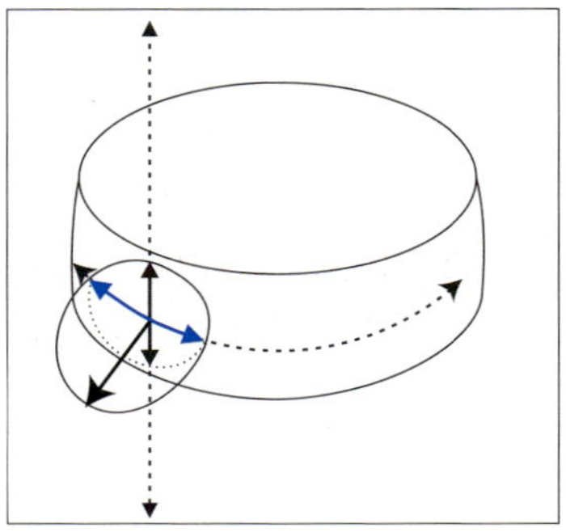

Abb. 3.24 Klassifikation der Bandscheibenerkrankungen in der axialen Schnittführung.

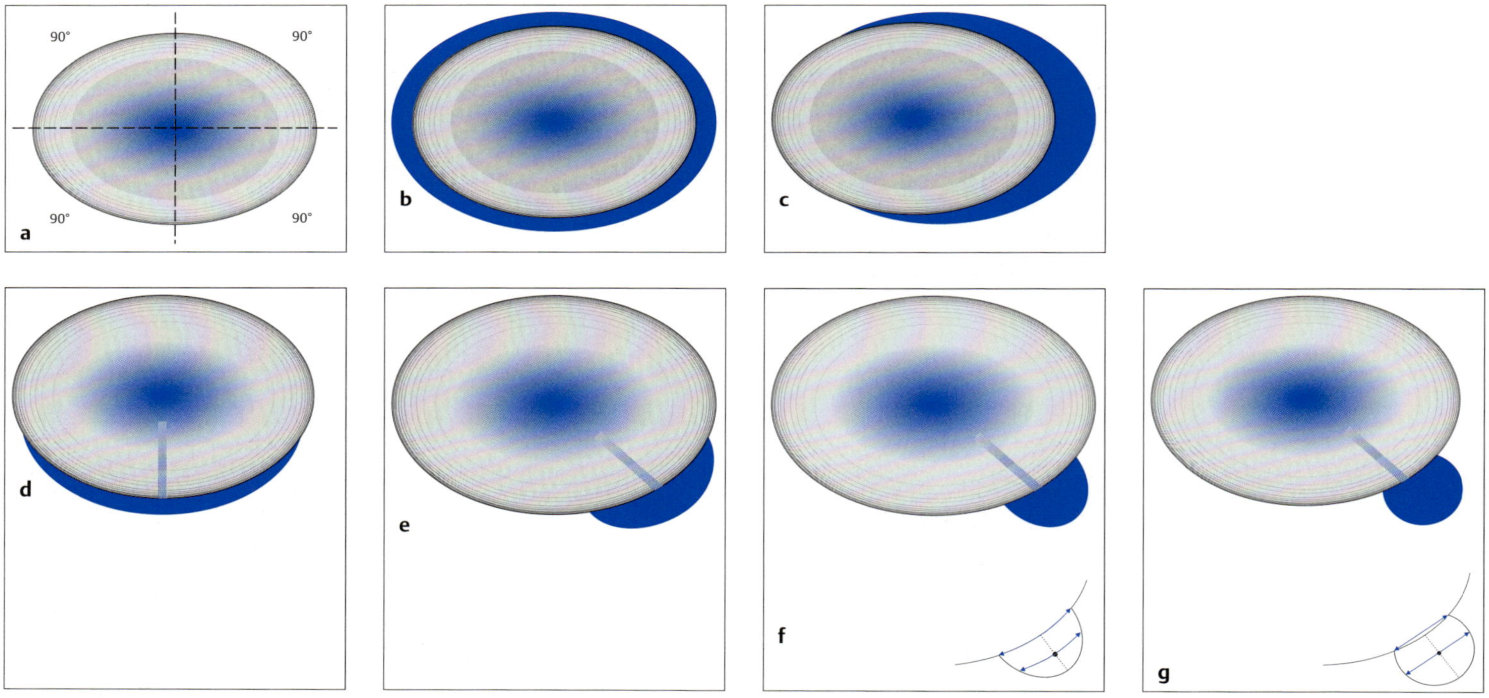

Abb. 3.25 a–g Klassifikation der Bandscheibenerkrankungen.

a *Normalbefund:* Die Zirkumferenz der Bandscheibe kann in 4 Sektoren zu je 90° unterteilt werden.

b *Bulging:* Sind mehr als 2 Segmente, also mehr als 180° betroffen, so spricht man von einer „breitbasigen Vorwölbung der Bandscheibe" (hier: symmetrisches Bulging). Beim Bulging handelt es sich noch nicht um eine Bandscheibenerkrankung, sondern um einen rein deskriptiven Begriff. In diesen Zusammenhang gehört auch die Rissbildung des Anulus fibrosus.

c *Bulging:* hier: asymmetrisches Bulging.

d *Breitbasige Bandscheibenherniation:* Ist eine Zirkumferenz von weniger als 180° der Bandscheibe betroffen, spricht man von einer „Bandscheibenherniation". Die breitbasige Herniation betrifft mehr als 90° der Bandscheibenzirkumferenz.

e *Fokale Bandscheibenherniation:* Die fokale Herniation betrifft weniger als 90° der Bandscheibenzirkumferenz.

f *Fokale Bandscheibenherniationsform Protrusion (axiale Schnittführung):* Die fokale Herniation kann weiter in eine Bandscheibenprotrusion und eine -extrusion unterteilt werden. Bei der Protrusion der Bandscheibe ist die Längsausdehnung im zentralen Abschnitt der Vorwölbung geringer als an der Basis der Vorwölbung.

g *Fokale Bandscheibenherniationsform Extrusion (axiale Schnittführung):* Von einer „Extrusion der Bandscheibe" spricht man, wenn der Durchmesser des zentralen vorgewölbten Bandscheibenmaterials größer ist als die Basis der Bandscheibenvorwölbung.

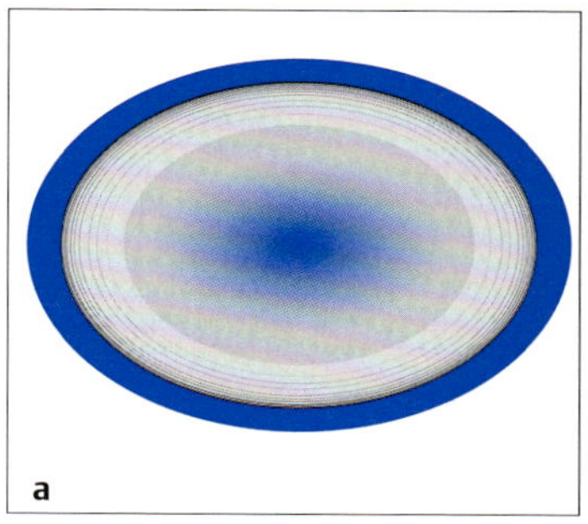
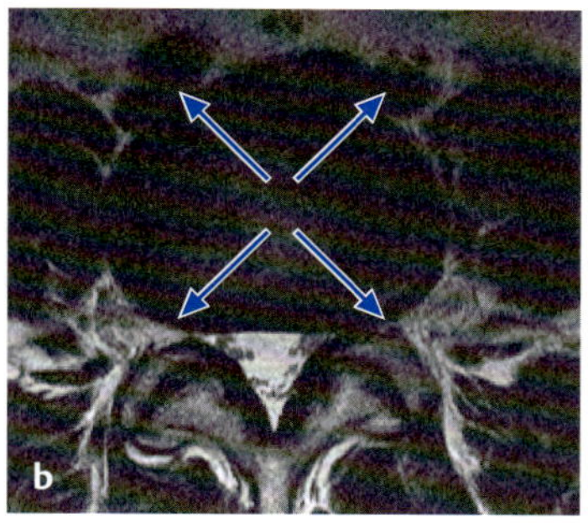
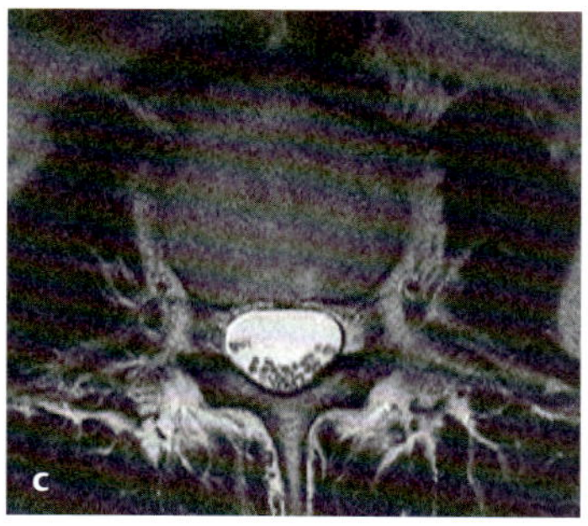
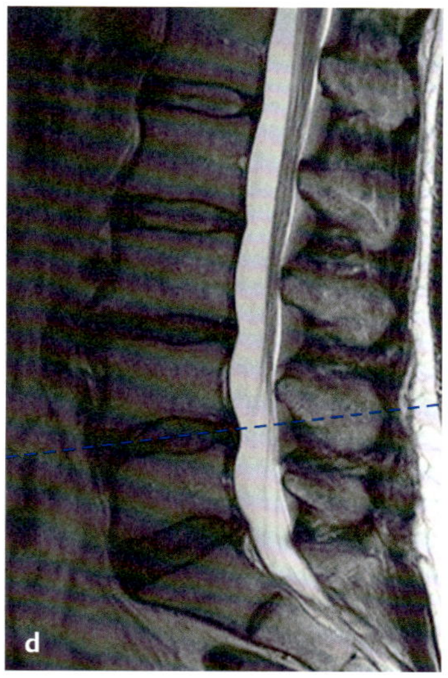

Abb. 3.26 a – d Bulging der Bandscheibe. Zirkuläre und gleichmäßige Vorwölbung (**b**, Pfeile).
a Schema.
b MRT: axiale T2w Aufnahme.
c MRT: angrenzende axiale T2w Aufnahme.
d MRT: sagittale T2w Aufnahme mit Markierung der Segmenthöhe (gestrichelte Linie).

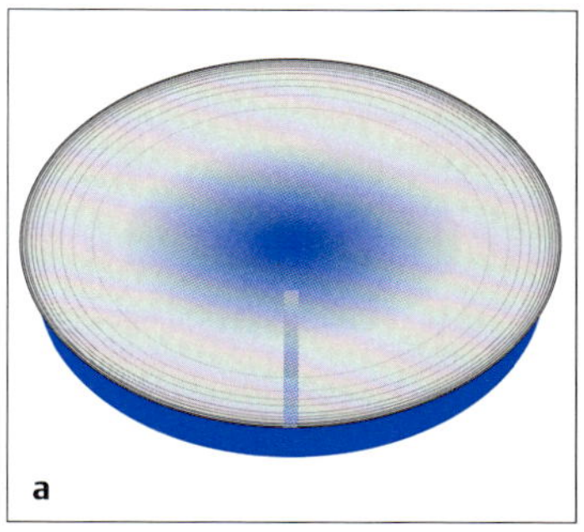
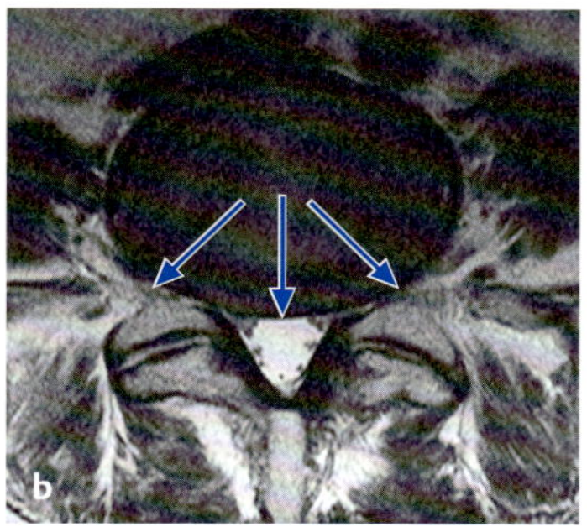
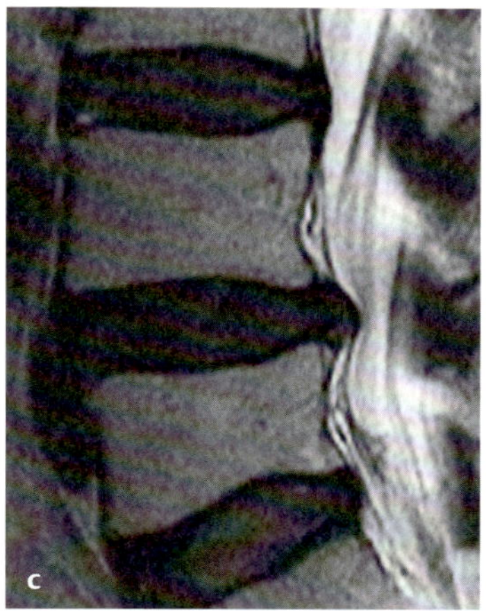
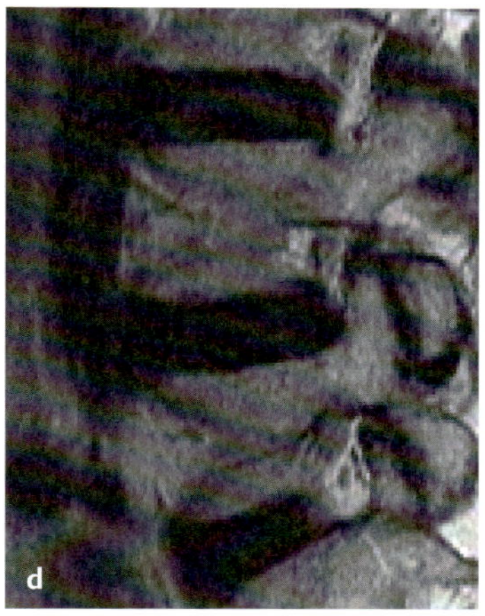
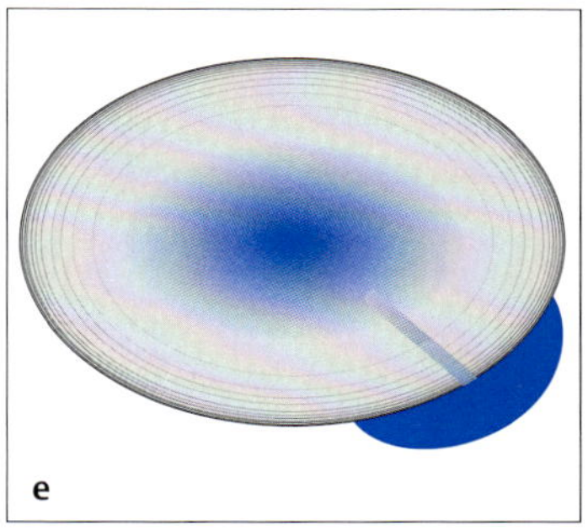
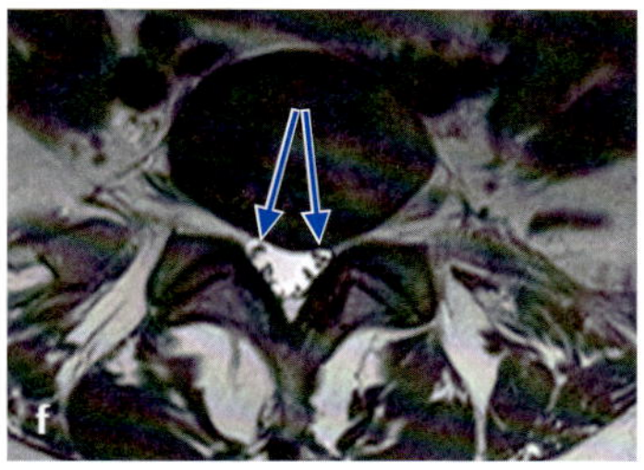

Abb. 3.27 a – f Breitbasige und fokale Bandscheibenherniation. Breitbasige Herniation mit einer betroffenen Sektorgröße von zwischen 90 und 180° bzw. 25 – 50 % der Zirkumferenz (**a–d**). Fokale Herniation mit einer betroffenen Sektorgröße von weniger als 90° bzw. mit einer betroffenen Zirkumferenz von weniger als 25 % (**e, f**).
a Schema. Breitbasige Herniation.
b MRT: axiale T2w Aufnahme. Breitbasige Herniation (Pfeile).
c MRT: paramedian-sagittale T2w Aufnahme. Breitbasige Herniation.
d MRT: sagittale T2w Aufnahme auf Höhe des Neuroforamens. Breitbasige Herniation.
e Schema. Fokale Herniation.
f MRT: axiale T2w Aufnahme. Fokale Herniation (Pfeil).

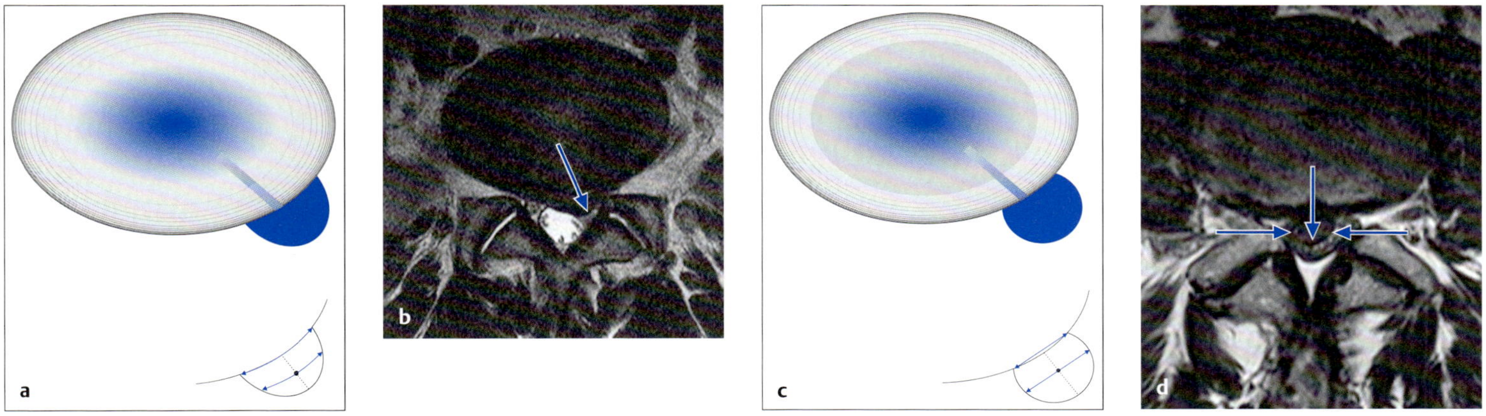

Abb. 3.28 a – d Fokale Bandscheibenherniationsformen Protrusion und Extrusion. Axiale Schnittführung. Protrusion als fokale Herniation mit größerer Ausdehnung an der Basis als in der Vorwölbung (**a, b**). Extrusion als fokale Herniation mit geringerer Ausdehnung an der Basis als in der Vorwölbung (**c, d**).
a Schema. Protrusion.
b MRT: T2w Aufnahme. Protrusion (Pfeil).
c Schema. Extrusion.
d MRT: T2w Aufnahme. Extrusion (Pfeil).

Protrusion/Extrusion

Eine fokale Bandscheibenherniation kann weiter in eine Protrusion und eine Extrusion unterschieden werden (▸ **Abb. 3.25 f**, ▸ **Abb. 3.25 g**, ▸ **Abb. 3.28**, ▸ **Abb. 3.29**, ▸ **Abb. 3.30** u. ▸ **Abb. 3.31**):

- **Protrusion:** Bei der Protrusion ist der Durchmesser der Hernie kleiner als der Durchmesser der Bruchpforte. Das gilt sowohl für die axiale als auch für die sagittale Ebene (s. ▸ **Abb. 3.29**). Für die Definition der Protrusion in der sagittalen Ebene gilt: Der kraniokaudale Durchmesser ist im Zentrum der Läsion kleiner als im Bereich der Bruchpforte.
- **Extrusion:** Bei der Extrusion ist der Durchmesser des vorgewölbten Materials im Zentrum größer als an der Bruchpforte. Dies gilt auch für die sagittale Schnittführung. Darüber hinaus wird ein Überschreiten der Wirbelkörperkanten nach kranial oder kaudal ebenfalls als „Extrusion“ bezeichnet. Verlagert sich das Zentrum des vorgewölbten Bandscheibenmaterials nach kranial oder nach kaudal, so spricht man von einer „Migration“ bzw. einer „migrierenden Bandscheibenherniation“. Ist die Verbindung zur Bandscheibe vollständig unterbrochen, so liegt ein Sequester vor (▸ **Abb. 3.32**; s. auch ▸ **Abb. 3.30 d** u. ▸ **Abb. 3.30 e**).

Der problematische Begriff ist der der „Protrusion“, da er in der alten im Vergleich zur neuen Nomenklatur eine völlig unterschiedliche Bedeutung hat: Die Protrusion der alten Nomenklatur deckt die Begriffe des asymmetrischen Bulging und insbesondere der breitbasigen Herniation ab. Bei der neuen Nomenklatur steht der Begriff „Protrusion“ für eine fokale Herniation, außer bei solchen Formen, bei denen der Begriff der „Extrusion“ zur Anwendung kommt.

Einen weiteren Nachteil der neuen Nomenklatur stellt der Begriff der „Herniation“ dar, der nahezu für alle Formen außer das Bulging verwendet wird. Dadurch fällt auch die grundsätzliche Einteilung in 2 Gruppen weg, zum einen die Protrusion, stellvertretend für die Gruppe mit geringfügigen, breitbasigen und wahrscheinlich nicht relevanten Bandscheibenveränderungen, und zum anderen der Prolaps als möglicherweise therapeutisch und chirurgisch relevante Bandscheibendegeneration.

Die grundsätzliche Nomenklaturentscheidung wäre sowohl innerhalb des Versorgungsbereichs als auch gesamthaft im Bereich der Fachgesellschaft zu treffen.

▸ **Klinische Wertigkeit.** Die morphologische Differenzierung hat nur eine eingeschränkte Wertigkeit für die Therapieentscheidung und für die Prognose. Dies gilt auch für die Einteilung nach Lokalisation, Größe usw. Grundsätzlich ist die exakte klinische Korrelation für die Bewertung wichtig. Als günstiges prognostisches Zeichen ist das Vorliegen einer Extrusion zu werten, das zu einer rascheren Besserung im Vergleich zu den sonstigen Formen der Herniation führt. Vom zeitlichen Verlauf her ist grundsätzlich zu erwarten, dass sich ein Bandscheibenprolaps in ⅓ der Fälle innerhalb von 6 Wochen zurückbildet und bei weiteren ⅓ innerhalb von 6 Monaten, während ⅓ der Fälle persistiert.

> Sämtliche Formen der Bandscheibendegenerationen finden sich auch beim asymptomatischen Patienten, wenn auch in einem deutlich geringeren Ausmaß.

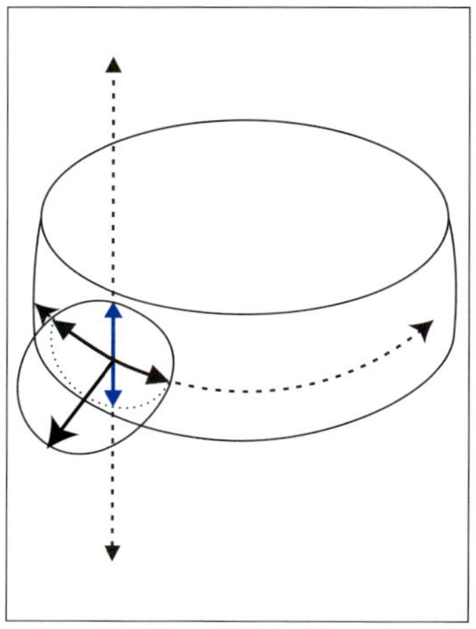

Abb. 3.29 Klassifikation der Bandscheibenherniationen in der sagittalen Schnittführung.

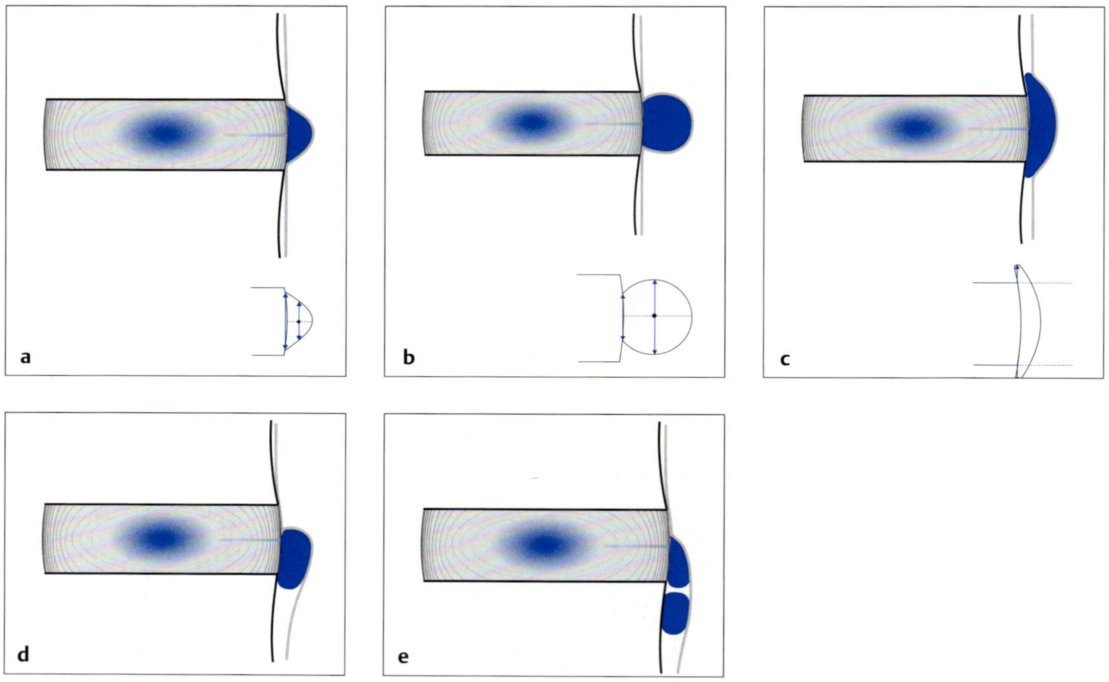

Abb. 3.30 a – e Bandscheibenherniation.

a *Protrusion und Extrusion:* Zur Unterscheidung von Protrusion und Extrusion gelten in der sagittalen Ebene vergleichbare morphologische Kriterien wie in der axialen Ebene. Eine Protrusion liegt vor, wenn die Ausdehnung der Herniation an der Basis größer ist als im Zentrum der Vorwölbung.

b *Protrusion und Extrusion:* Für eine Extrusion der Bandscheibe spricht, wenn die Ausdehnung im Zentrum der Läsion größer ist als an der Basis.

c *Protrusion und Extrusion:* Überschreiten die Ränder der Bandscheibenvorwölbung die kraniale oder kaudale Bandscheibenbegrenzung, also das Niveau der Abschlussplatten bzw. der Wirbelkörperkanten, wird dies ebenfalls als „Extrusion der Bandscheibe“ bezeichnet, unabhängig von der Morphologie.

d *Migration und Sequester:* Verhält sich die Vorwölbung des Bandscheibenmaterials asymmetrisch zur Bandscheibe, so wird der Begriff der „Bandscheibenmigration“ verwendet. Diese kann in unterschiedlicher Ausdehnung die Wirbelkörperkante überschreiten.

e *Migration und Sequester:* Kommt es zu einer Separation von Bandscheibenmaterial, hat also die Vorwölbung die Verbindung zur Bandscheibe verloren, so ist der Begriff des „Sequesters“ zu verwenden.

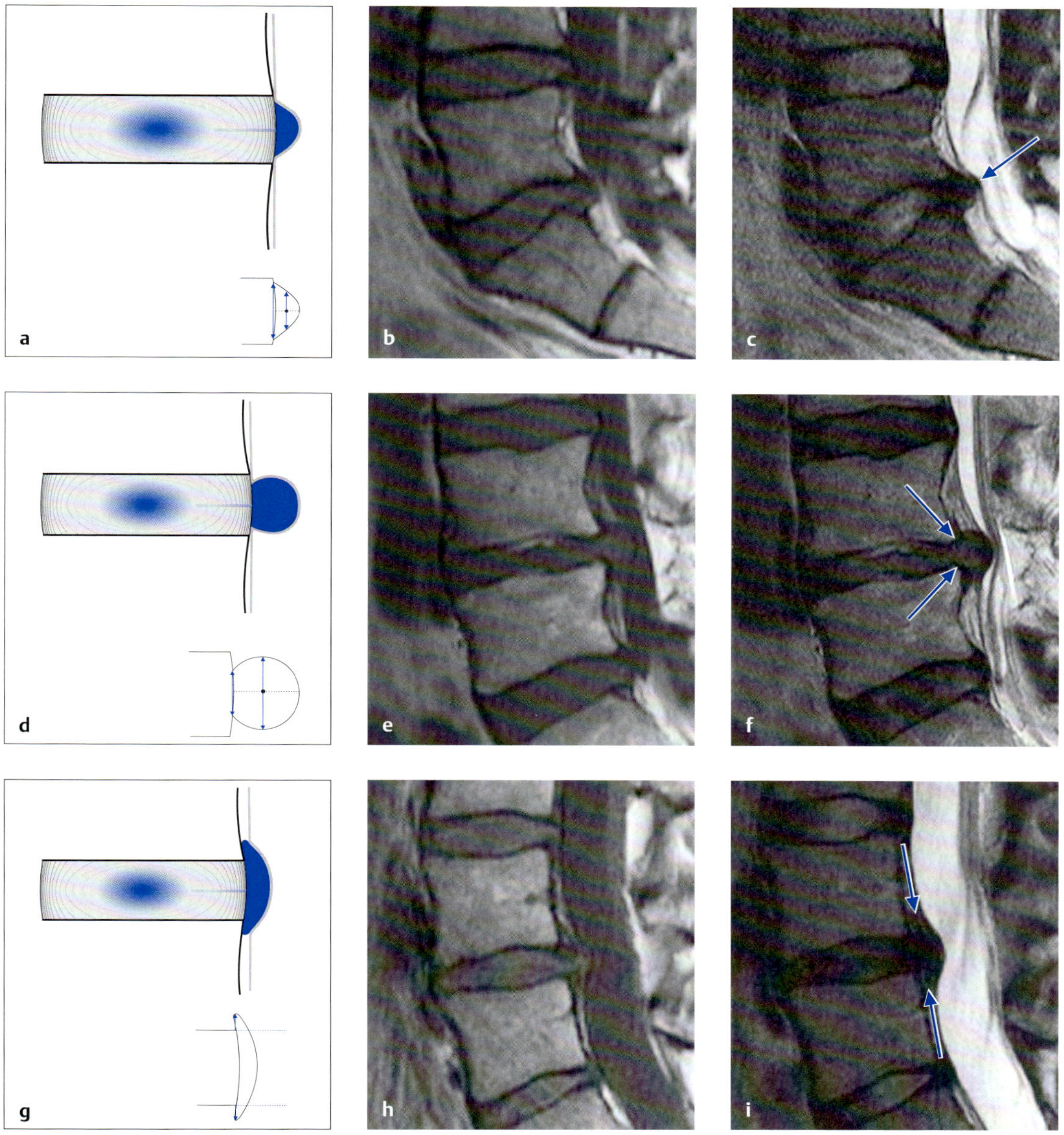

Abb. 3.31 a – i Fokale Bandscheibenherniationsformen Protrusion und Extrusion. Sagittale Schnittführung.
a Schema. Protrusion.
b MRT: sagittale T1w Aufnahme. Protrusion.
c MRT: sagittale T2w Aufnahme. Protrusion (Pfeil).
d Schema. Extrusion.
e MRT: sagittale T1w Aufnahme. Extrusion.
f MRT: sagittale T2w Aufnahme. Extrusion (Pfeile).
g Schema. Extrusion mit Überschreiten der Bandscheibenbegrenzung.
h MRT: sagittale T1w Aufnahme. Extrusion mit Überschreiten der Bandscheibenbegrenzung.
i MRT: sagittale T2w Aufnahme. Extrusion mit Überschreiten der Bandscheibenbegrenzung (Pfeile).

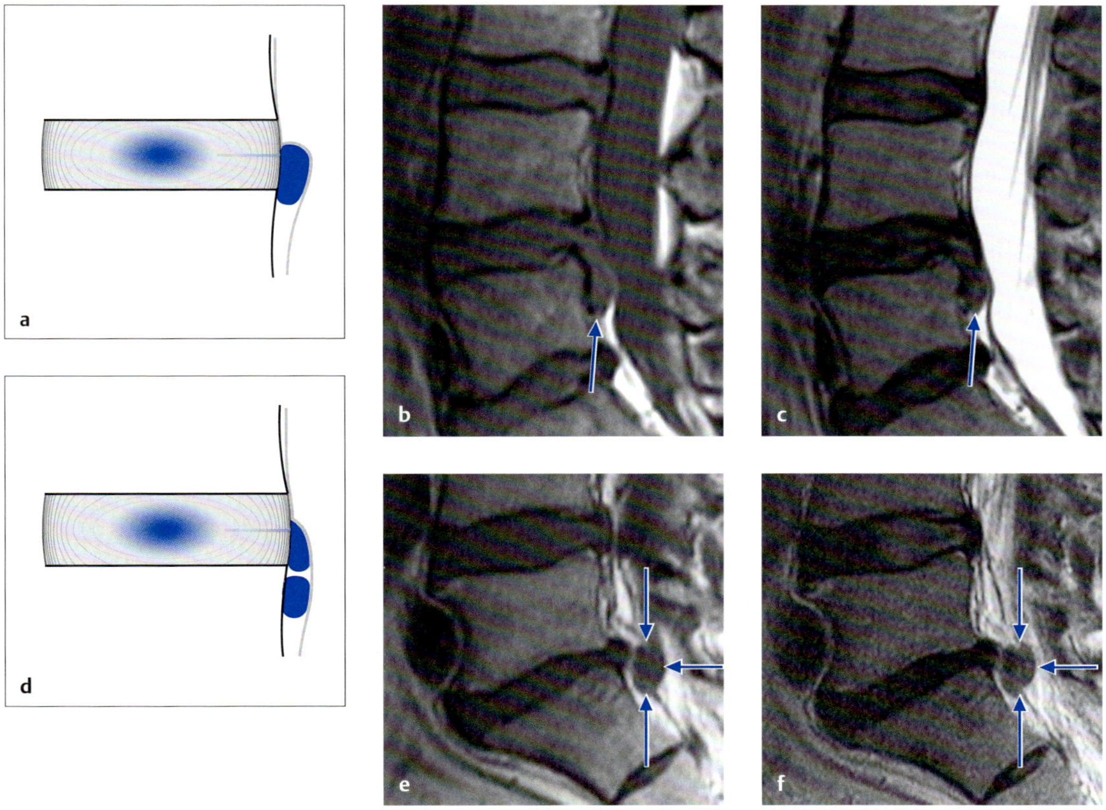

Abb. 3.32 a – f Migration und Sequester der Bandscheibe.
a Schema. Migration.
b MRT: sagittale T1w Aufnahme. Migration (Pfeil).
c MRT: sagittale T2w Aufnahme. Migration.
d Schema. Sequester.
e MRT: sagittale T1w Aufnahme. Sequester (Pfeile).
f MRT: sagittale T2w Aufnahme. Sequester.

Bandscheibenriss

Frühe Stadien oder Begleitzeichen der Degeneration in Form von Rissen des Anulus fibrosus sind allgemein akzeptiert. Diese werden nun in der aktualisierten Nomenklatur von 2014 [5] im Englischsprachigen als „Fissure" statt vormals als „Tear" bezeichnet. Dem sehr ähnlich ist der Begriff „High Intensity Zone". Die Ausdehnung von Bandscheibenrissen beschreibt am besten die Dallas-Klassifikation in der CT-Diskografie:

- **Grad 0:** normal
- **Grad 1:** Kontrastmittelaustritt im inneren Drittel
- **Grad 2:** Kontrastmittelaustritt in den inneren 2 Dritteln
- **Grad 3:** Kontrastmittelaustritt in der gesamten Breite des Anulus fibrosus
- **Grad 4:** Kontrastmittelaustritt entlang der Bandscheibenoberfläche
- **Grad 5:** Kontrastmittelaustritt nach epidural

Ursachen der Schädigung

Hat sich die bisherige Klassifikation auf die Degeneration als Ursache fokussiert, so werden in der aktuellen Klassifikation weitere Ursachen für Bandscheibenschädigungen angeführt [5]. Die Bandscheibenschädigung infolge eines Traumas beinhaltet Zeichen der Bandscheibenverletzung in Kombination mit einer Fraktur und/oder Dislokation. Es wird auch klar festgehalten, dass bei Vorliegen einer Traumaanamnese bereits bei der Beschreibung darauf zu achten ist, dass nur eindeutige traumatische Veränderungen als solche zu interpretieren sind. Im Zweifelsfall sind jedoch Bandscheibenveränderungen einer degenerativen Vorschädigung zuzuordnen.

Als eine weitere Kategorie der Ursachen einer Bandscheibenschädigung werden Entzündung und Infektionen angeführt. Als absolute Rarität werden Neoplasmen genannt. Dazu zählen auch paradiskale Raumforderungen oder Zysten unsicheren Ursprungs. Meistens sind intraspinale Zysten meningealen oder synovialen Ursprungs. Eine Minderheit der Zysten kann aus der Bandscheibe heraus entstehen. Von Bandscheiben ausgehende Zysten oder Hämatome, die ohne eine sonstige Ursache entstehen, können akut oder chronisch sein und mit oder ohne eine sonstige Bandscheibenveränderung einhergehen.

Gedeckte bzw. ungedeckte Herniation

Ein Begriff, auf den in umfangreicher Weise eingegangen wird, ist die gedeckte („contained") oder ungedeckte („uncontained") Bandscheibenherniation (▸ **Abb. 3.33** u. ▸ **Abb. 3.34**). Eine Bandscheibenherniation ist als „contained" zu bezeichnen, wenn das verlagerte Bandscheibenmaterial noch von einem äußeren Abschnitt des Anulus fibrosus oder des hinteren Längsbands bedeckt ist. Umgekehrt ist eine Bandscheibenherniation „uncontained", wenn eine Bedeckung durch Anulus fibrosus oder hinteres Längsband fehlt. Ist eine Bandscheibenherniation gedeckt, so findet man glatt verlaufende Ränder sowohl im CT als auch in der MRT. Wenn der dorsale Rand einer Bandscheibenherniation irregulär begrenzt ist, dann liegt typischerweise eine Form vor, die als „ungedeckt" zu bezeichnen ist.

Um die Beziehung zum hinteren Längsband zu beschreiben, verwenden manche Autoren die Begriffe „subligamentär", „extraligamentär", „transligamentär" oder „perforiert". Dabei kann der Begriff „subligamentär" äquivalent zum Begriff „contained" verwendet werden. Die veralteten Bezeichnungen „kapsulär" und „subkapsulär" sollten hingegen nicht mehr gebraucht werden. Dislozierte Bandscheibenfragmente werden manchmal auch als „freie" Fragmente bezeichnet. Ein „freies" Fragment ist synonym zu einem sequestrierten, jedoch nicht zu einem ungedeckten. Auch für den Begriff „migrierende Bandscheibenherniation" ist mit größerer Wahrscheinlichkeit der Begriff „uncontained" anzuwenden.

Alter der Herniation

Eine akute oder frische Bandscheibenherniation kann mit einer paradiskalen entzündlichen Reaktion und einer relativen Signalanhebung des hernierten Bandscheibenmaterials in T2w Sequenzen einhergehen (▸ **Abb. 3.35** u. ▸ **Abb. 3.36**). Solche Veränderungen können über Monate persistieren. Eine frische Bandscheibenherniation kann T2w ein höheres Signal aufweisen als die Ursprungsbandscheibe. Eine frische Bandscheibenherniation kann sich auch auf eine alte aufpfropfen. Sie kann sich zudem spontan zurückbilden, ohne spezifische Behandlung.

Für die chronische oder alte Bandscheibenherniation gibt es keine einheitlich akzeptierten Definitionen das zeitliche Intervall betreffend, um akute, subakute und chronische Formen zu differenzieren. Ist eine Bandscheibenherniation im Laufe von Kontroll-MRT-Untersuchungen unverändert, so kann sie als chronische oder alte Bandscheibenherniation identifiziert werden. Zeichen chronischer Bandscheibenherniationen sind Kalzifikationen oder Gasgehalt (im CT), die jedoch andererseits eine zusätzliche akute Bandscheibenherniation nicht ausschließen (s. ▸ **Abb. 3.35** u. ▸ **Abb. 3.36**).

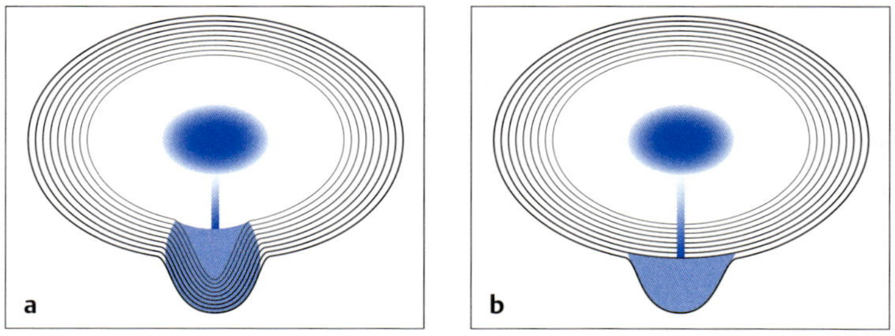

Abb. 3.33 a, b Contained (gedeckte) und uncontained (ungedeckte) Bandscheibenherniation. Schema.

a „Contained" bedeutet, dass das verlagerte Bandscheibenmaterial noch von einem äußeren Abschnitt des Anulus fibrosus oder des hinteren Längsbands bedeckt ist.

b Umgekehrt bedeutet „uncontained", wenn eine Bedeckung durch Anulus fibrosus oder hinteres Längsband fehlt.

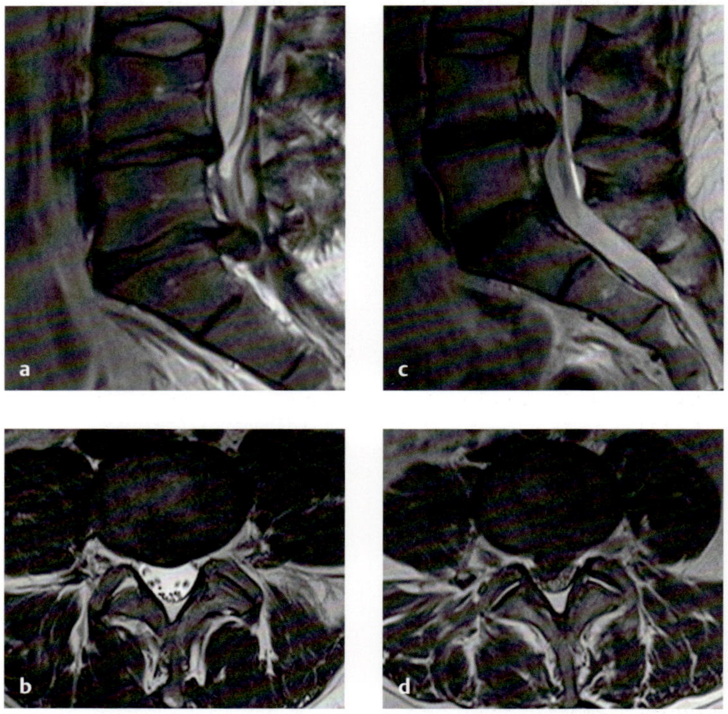

Abb. 3.34 a – d Contained (gedeckte) und uncontained (ungedeckte) Bandscheibenherniation.

a MRT: sagittale T2w Aufnahme. Gedeckte Bandscheibenherniation L4/5 und ungedeckte L5/S1.

b MRT: axiale T2w Aufnahme L4/5. Gedeckte Bandscheibenherniation.

c MRT: sagittale T2w Aufnahme. Ungedeckte Bandscheibenherniation L4/5.

d MRT: axiale T2w Aufnahme L4/5. Ungedeckte Bandscheibenherniation.

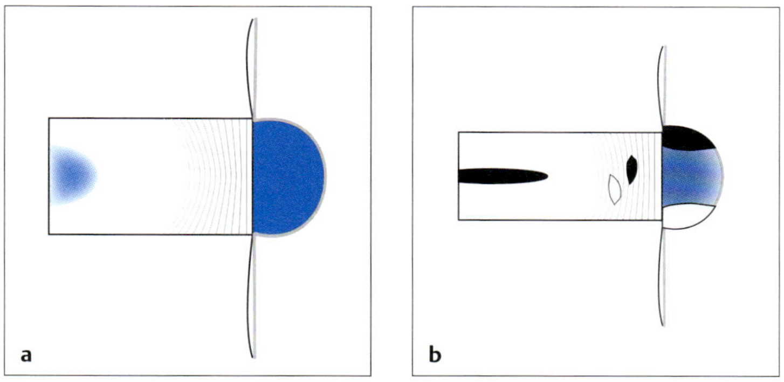

Abb. 3.35 a, b Alter der Herniation der Bandscheibe von akut (frisch) bis chronisch (alt). Schema.
a Ein sicheres Zeichen einer frischen Bandscheibenherniation ist eine höhere Signalintensität T2w, die aber nicht vorliegen muss.
b Zeichen einer alten Bandscheibenherniation sind Gasgehalt der Bandscheibe (signallos) und Verkalkungen (signallos und signalreich), die jeweils in der Bandscheibe und in der Herniation vorliegen können.

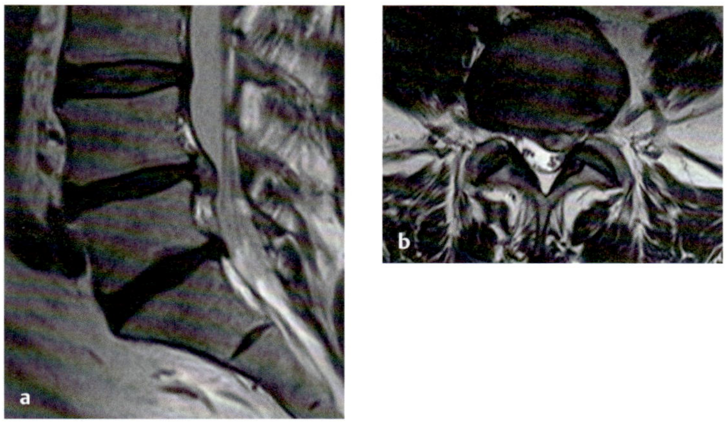

Abb. 3.36 a, b Alter der Herniation der Bandscheibe von akut (frisch) bis chronisch (alt). Zeichen einer frischen Bandscheibenherniation (**a, b**).
a MRT: sagittale T2w Aufnahme. Frische Bandscheibenherniation.
b MRT: axiale T2w Aufnahme. Frische Bandscheibenherniation.

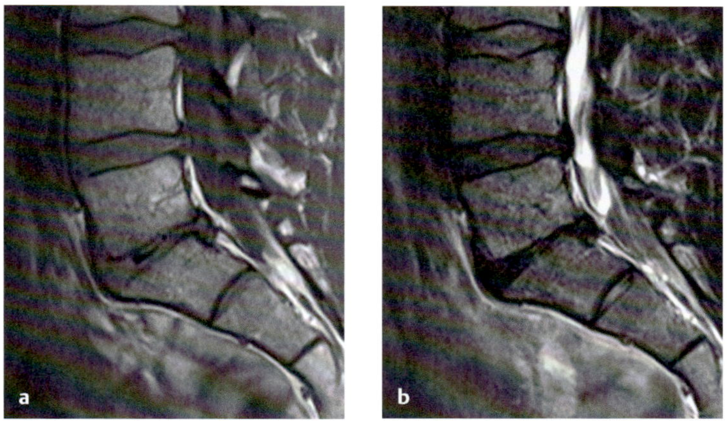

Abb. 3.37 a, b Alter der Herniation der Bandscheibe von akut (frisch) bis chronisch (alt). Zeichen einer alten Bandscheibenherniation mit Gasgehalt als signallose Line (**a, b**).
a MRT: sagittale T1w Aufnahme. Alte Bandscheibenherniation mit Gasgehalt.
b MRT: sagittale T2w Aufnahme. Alte Bandscheibenherniation mit Gasgehalt.

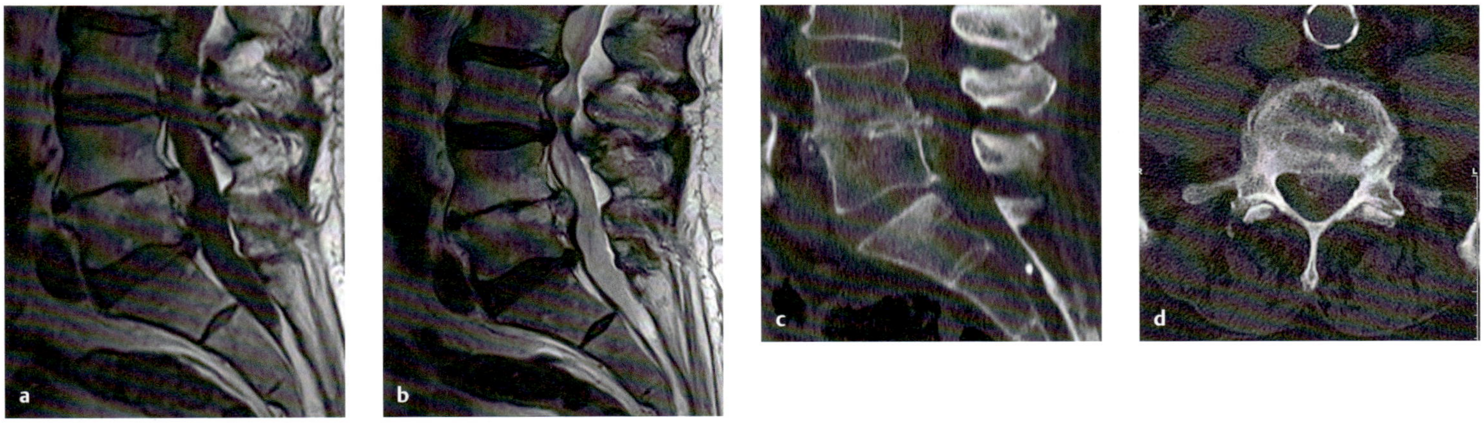

Abb. 3.38 a – d Alter der Herniation der Bandscheibe von akut (frisch) bis chronisch (alt). Verkalkung der Herniation (**a–d**).
a MRT: sagittale T1w Aufnahme. Alte Bandscheibenherniation mit Verkalkung.
b MRT: sagittale T2w Aufnahme. Alte Bandscheibenherniation mit Verkalkung.
c CT: sagittale Schicht. Alte Bandscheibenherniation mit Verkalkung.
d CT: axiale Schicht. Alte Bandscheibenherniation mit Verkalkung.

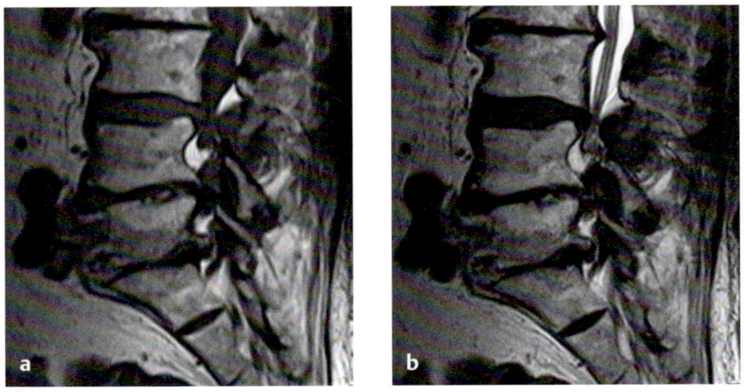

Abb. 3.39 a, b Alter der Herniation der Bandscheibe von akut (frisch) bis chronisch (alt). Umschriebener Retrospondylophyt am kaudalen Rand der Herniation (**a, b**).
a MRT: sagittale T1w Aufnahme. Umschriebener Retrospondylophyt.
b MRT: sagittale T2w Aufnahme. Umschriebener Retrospondylophyt.

Mechanische Auswirkung

Die direkte mechanische Auswirkung von Bandscheibenherniationen und begleitenden degenerativen Veränderungen an der Wirbelsäule auf die neuralen Strukturen ist ein klassisches Modell zur Erklärung von Beschwerden, Symptomen und Schmerzen. Für dieses Konzept ermöglicht die MRT eine genaue Graduierung, da damit das Verhältnis zwischen den Veränderungen an der Bandscheibe und den neuralen Strukturen verlässlich beurteilbar ist. So kann beschrieben werden, ob eine Bandscheibenherniation ohne oder mit Bezug zu einer Nervenwurzel oder zum Myelon ist. Bei einem direkten Kontakt zur Nervenwurzel kann beurteilt werden, ob eine zusätzliche Verlagerung der Nervenwurzel vorhanden ist. Bei einer Verlagerung der Nervenwurzel kann des Weiteren festgestellt werden, ob eine direkte Kompression mit Abflachung der Nervenwurzel vorliegt [17]. Darüber hinaus kann ermittelt werden, ob nur eine Nervenwurzel, 2 oder mehrere betroffen sind oder ob die gesamte Cauda equina komprimiert wird.

Die mechanische Auswirkung von Bandscheibenherniationen kann an der Engstelle des Neuroforamens wie auch extraforaminell beurteilt werden sowie in folgenden Stufen ohne Kontakt, mit Kontakt, mit Verlagerung und in der maximalen mechanischen Auswirkung mit Kompression (▸ **Abb. 3.40**, ▸ **Abb. 3.41** u. ▸ **Abb. 3.42**).

▸ **Klinische Wertigkeit.** Auch bei einer entsprechenden mechanischen Wirksamkeit einer Bandscheibenherniation ist die genaue Korrelation der bildgebenden Diagnostik mit den klinischen Symptomen notwendig.

> Grundsätzlich können degenerative Bandscheibenerkrankungen bzw. Herniationen ohne Schmerzen und ohne Symptome vorkommen.

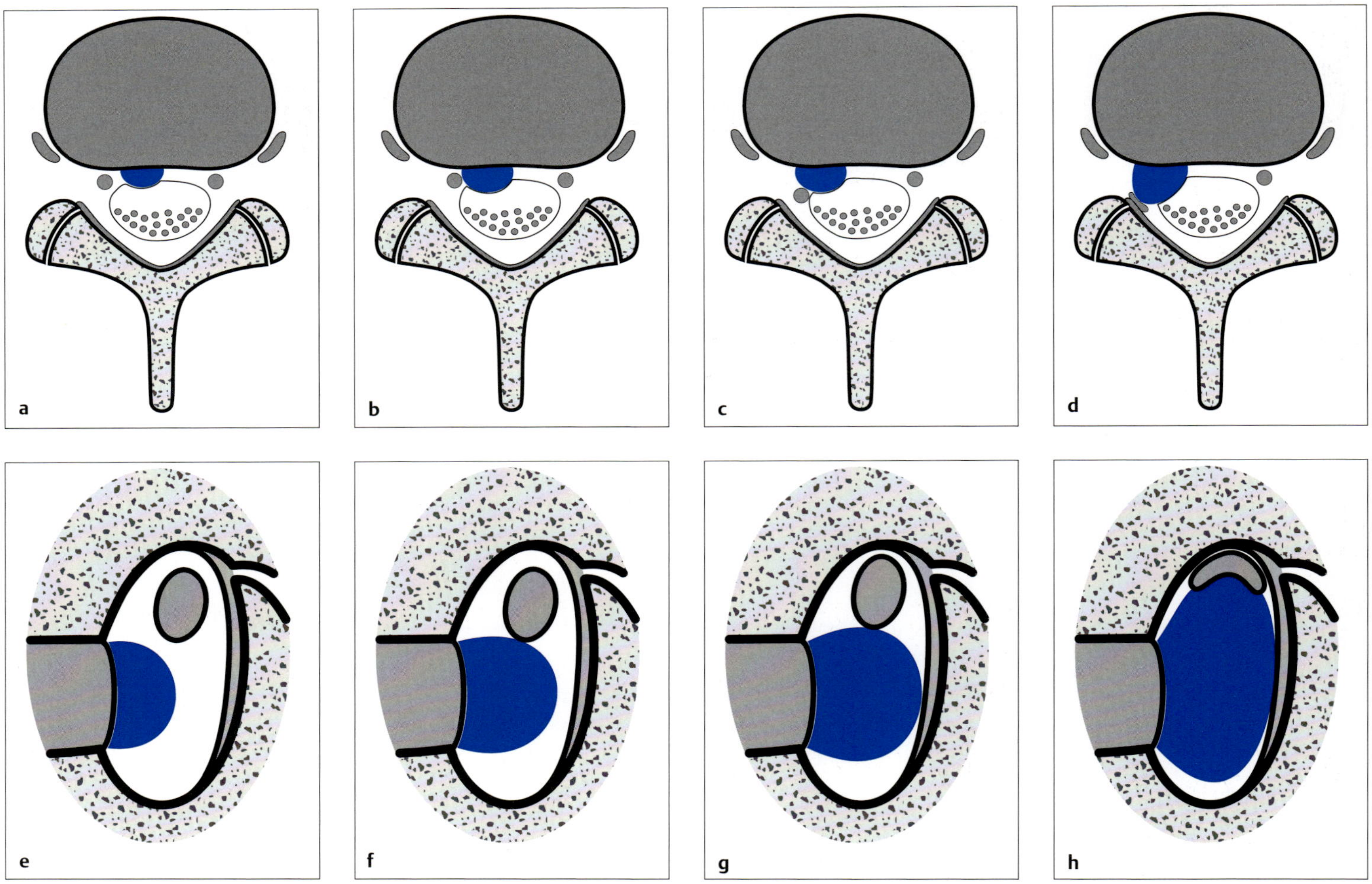

Abb. 3.40 a – h Mechanische Wirkung der Bandscheibenherniation. *1. Mechanische Wirkung im Spinalkanal (axiale Schnittführung):* Für die klinische Wirkung der Bandscheibenherniation sind im Wesentlichen mechanische und inflammatorische Effekte verantwortlich. Bei der mechanischen Auswirkung können in der axialen Schnittführung die in **a**–**d** dargestellten 4 Grade differenziert werden. *2. Mechanische Wirkung im Neuroforamen (sagittale Schnittführung):* Es kann eine entsprechende Ausdehnung der mechanischen Wirksamkeit auf die Nervenwurzel des Neuroforamens bei einer intraforaminellen Bandscheibenherniation beschrieben werden (**e**–**h**).

- **a** *Mechanische Wirkung im Spinalkanal, Grad 1:* bei monoradikulärer Symptomatik Fehlen eines mechanischen Effekts, da keine direkte Beziehung mit der Bandscheibenherniation vorliegt.
- **b** *Mechanische Wirkung im Spinalkanal, Grad 2:* direkter Kontakt zur Nervenwurzel.
- **c** *Mechanische Wirkung im Spinalkanal, Grad 3:* direkter Kontakt und Verlagerung der Nervenwurzel.
- **d** *Mechanische Wirkung im Spinalkanal, Grad 4:* Verlagerung und Kompression der Nervenwurzel.
- **e** *Mechanische Wirkung im Neuroforamen, Grad 1:* fehlender Kontakt zur Nervenwurzel bei noch kleiner Herniation.
- **f** *Mechanische Wirkung im Neuroforamen, Grad 2:* direkter Kontakt zur Nervenwurzel bei Herniation mittlerer Größe, jedoch ohne Anhebung oder Kompression.
- **g** *Mechanische Wirkung im Neuroforamen, Grad 3:* Anhebung der Nervenwurzel durch eine intraforaminelle Bandscheibenherniation.
- **h** *Mechanische Wirkung im Neuroforamen, Grad 4:* Anhebung und Kompression der Nervenwurzel durch eine intraforaminelle Bandscheibenherniation mit der entsprechenden Deformierung und unmittelbarem knöchernem Kontakt.

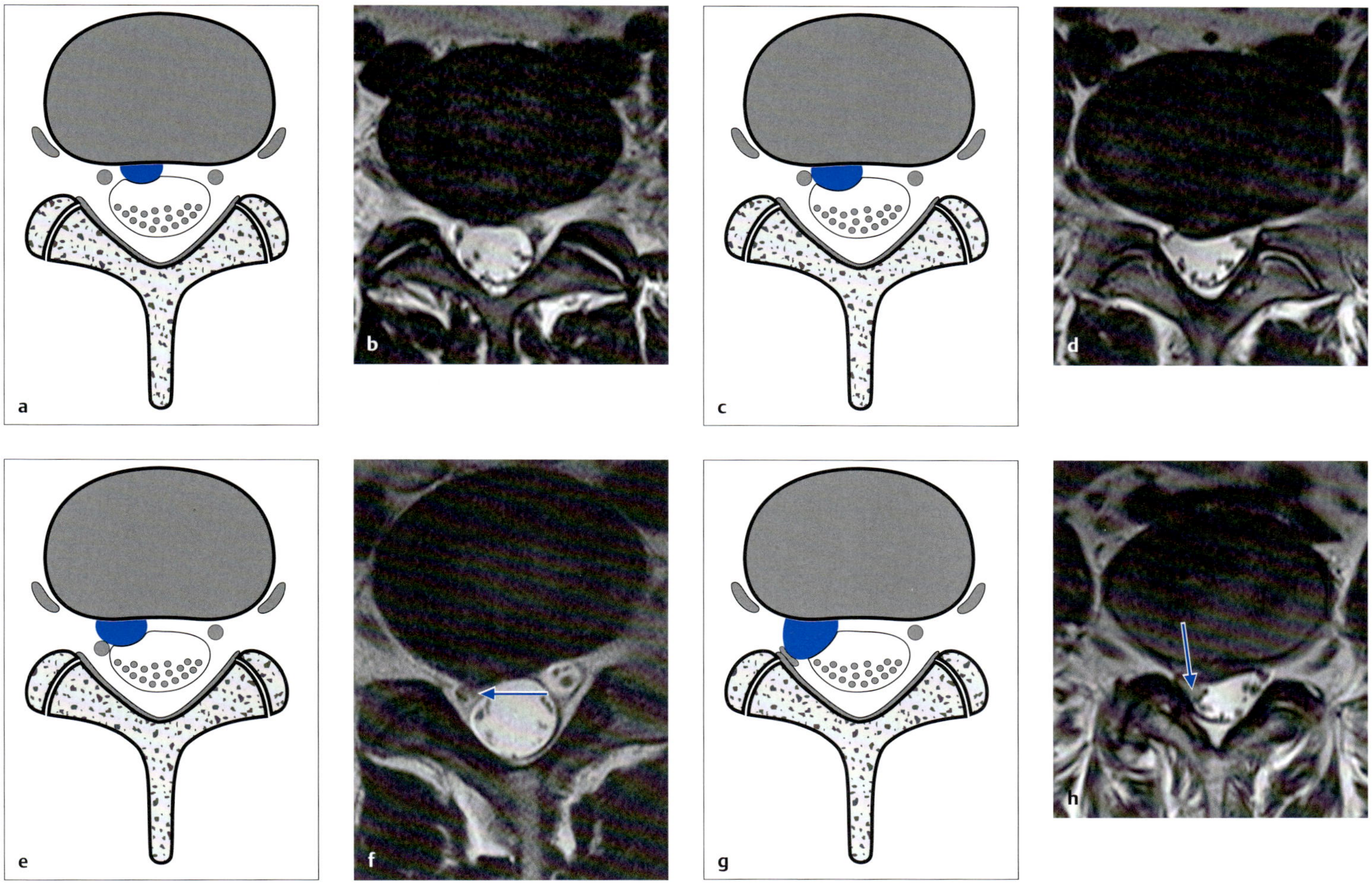

Abb. 3.41 a – h Mechanische Wirkung der Bandscheibenherniation im Spinalkanal. Axiale Schnittführung.

a Schema. Kein Kontakt zur Nervenwurzel bei einer fokalen Herniation geringfügiger Ausprägung.
b MRT: axiale T2w Aufnahme. Kein Kontakt zur Nervenwurzel bei einer fokalen Herniation geringfügiger Ausprägung (Pfeil).
c Schema. Kontakt der rechten Nervenwurzel zur Bandscheibenherniation, aber keine Verlagerung und keine Kompression nachweisbar.
d MRT: axiale T2w Aufnahme. Kontakt der rechten Nervenwurzel zur Bandscheibenherniation (Pfeil), aber keine Verlagerung und keine Kompression nachweisbar.
e Schema: Verlagerung der rechtsseitigen Nervenwurzel durch die mediolaterale Bandscheibenherniation ohne Kompression.
f MRT: axiale T2w Aufnahme. Verlagerung der rechtsseitigen Nervenwurzel durch die mediolaterale Bandscheibenherniation (Pfeil) ohne Kompression.
g Schema. Kompression der Nervenwurzel zwischen dem migrierenden Bandscheibenprolaps und dem Wirbelbogenübergang bzw. Wirbelgelenk. Die Nervenwurzel ist an dieser Stelle abgeflacht.
h MRT: axiale T2w Aufnahme. Kompression der Nervenwurzel zwischen dem migrierenden Bandscheibenprolaps und dem Wirbelbogenübergang bzw. Wirbelgelenk (Pfeil). Die Nervenwurzel ist an dieser Stelle abgeflacht.

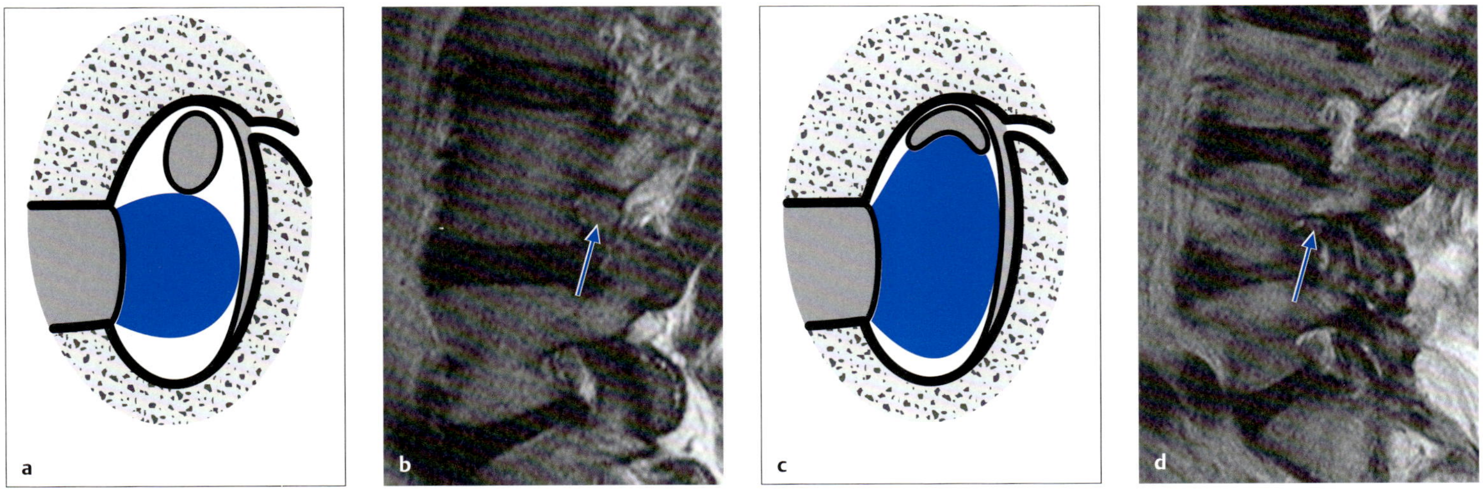

Abb. 3.42 a – d Mechanische Wirkung der Bandscheibenherniation im Neuroforamen. Sagittale Schnittführung.

a Schema. Anhebung der Nervenwurzel durch eine intraforaminelle Bandscheibenherniation.
b MRT: sagittale T2w Aufnahme. Anhebung der Nervenwurzel durch eine intraforaminelle Bandscheibenherniation (Pfeil).
c Schema. Anhebung und Kompression der Nervenwurzel durch eine intraforaminelle Bandscheibenherniation.
d MRT: sagittale T2w Aufnahme. Anhebung und Kompression der Nervenwurzel durch eine intraforaminelle Bandscheibenherniation (Pfeil).

Entzündliche VeränderungenEntzündung

Da Schmerzen, klinische Symptome und selbst monoradikuläre Lumboischialgien ohne eine Bandscheibenherniation und damit ohne ein mechanisches Erklärungsmodell vorkommen, ist nach weiteren Schmerzursachen gesucht worden. Entzündlich-reaktive Veränderungen können genauso wie mechanische Ursachen Schmerzen bei degenerativen Bandscheibenerkrankungen erklären. Es gilt heute als weitgehend abgesichert, dass ein reaktiv-entzündliches Geschehen durch die Degeneration der Bandscheibe ausgelöst wird [6, 8].

Diese entzündlich-reaktiven Veränderungen, die sich in und um eine Bandscheibendegeneration, um einen Anulus-fibrosus-Riss usw. herum abspielen, können auf dieser Basis zu einer Wurzelsymptomatik führen. Mit dieser Erklärung einer Wurzelsymptomatik geht die zunehmende Verwendung von T2w Sequenzen mit Fettunterdrückung einher. Diese können nicht nur die Knochenmarködeme mit größerer Sicherheit entdecken, sondern auch Weichteilödeme um die Nervenwurzel in epiduraler, intraforamineller und extraforamineller Position (▸ **Abb. 3.43**, ▸ **Abb. 3.44**, ▸ **Abb. 3.45** u. ▸ **Abb. 3.46**).

▸ **Klinische Wertigkeit.** Die reaktiven entzündlichen Veränderungen bei degenerativen Bandscheibenerkrankungen stellen neben der mechanischen Auswirkung der degenerativen Bandscheibenerkrankungen zunehmend ein ergänzendes oder ausschließliches Erklärungsmodell für Lumboischialgien dar. Die MRT erlaubt mit T2w Fettunterdrückungssequenzen den Nachweis dieser entzündlich-reaktiven Veränderungen, die primär durch die degenerative Bandscheibenerkrankung in Gang gesetzt werden. Der fehlende Nachweis in der MRT schließt die degenerative Bandscheibenerkrankung als Ursache jedoch letztlich nicht aus.

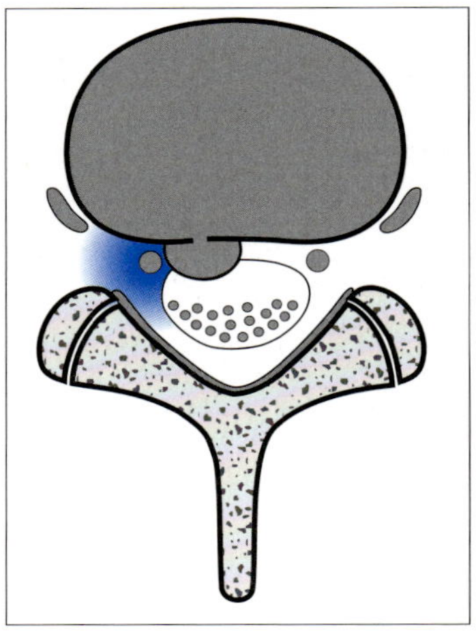

Abb. 3.43 Inflammatorische Veränderungen an der Nervenwurzel. Entsprechendes Ödem bzw. Kontrastmittelanreicherung in der axialen Schnittführung mediolateral bzw. zentral.

Abb. 3.44 a, b Inflammatorische Veränderungen, foraminell und extraforaminell. Diese Veränderungen finden sich in analoger Weise, am besten in der sagittalen Schnittführung (**a**) bei einer foraminellen Bandscheibenherniation und in der axialen Schnittführung (**b**) bei einer extraforaminellen Herniation nachzuweisen.
a Foraminelle Bandscheibenherniation.
b Extraforaminelle Bandscheibenherniation.

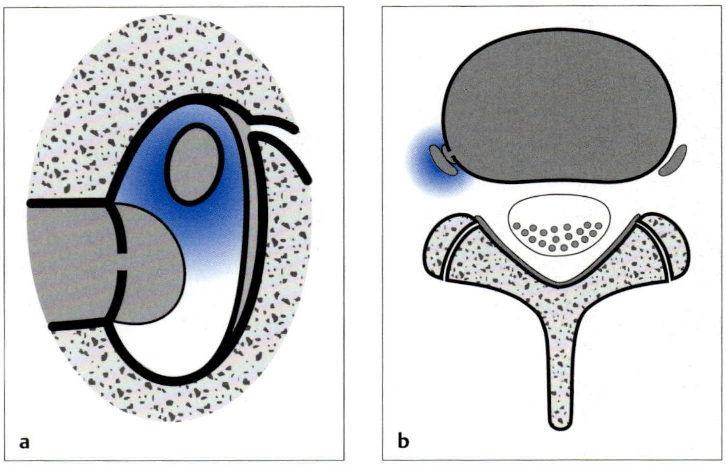

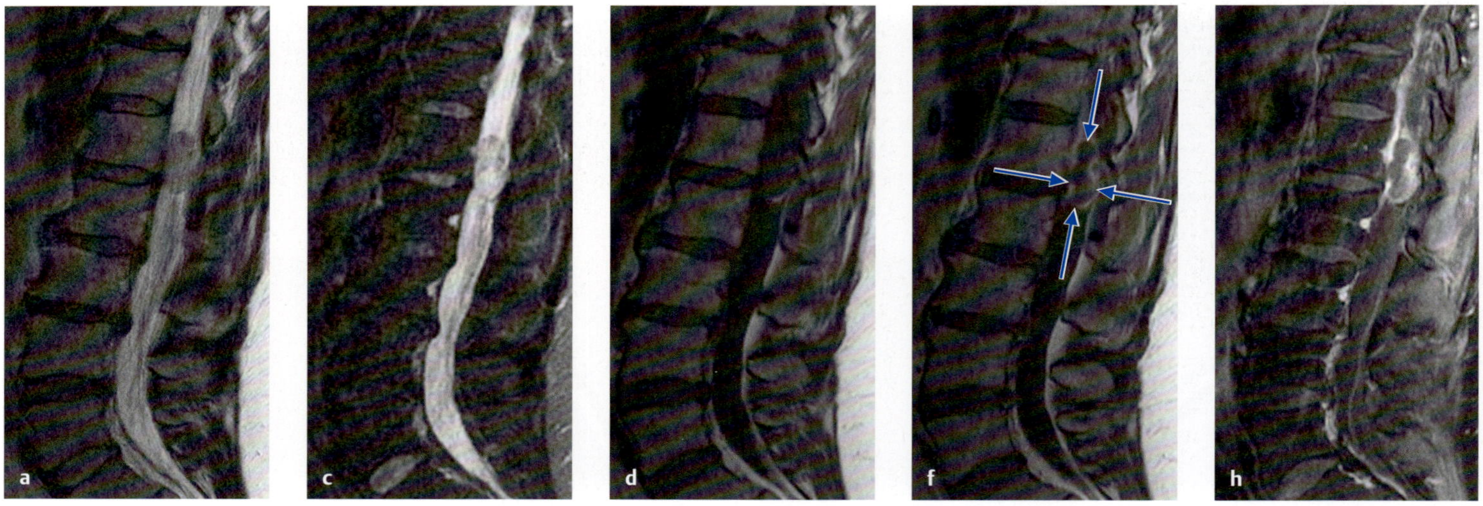

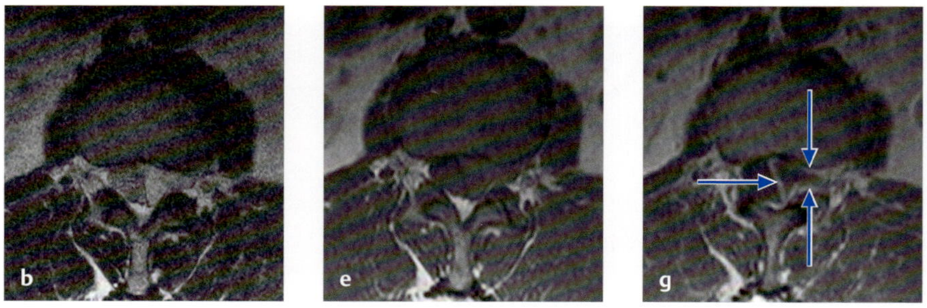

Abb. 3.45 a – h Entzündlich-reaktive Veränderungen bei einem tumorstimulierenden intraspinalen Bandscheibensequester. Auf Höhe L1 findet sich links-intraspinal eine teilweise raumfordernd imponierende, in der sagittalen Schnittführung oval geformte Veränderung. Diese ist T2w von mittlerer Signalintensität und zeigt in der Kontrastmittelserie eine marginale Anreicherung. In der axialen Schnittführung ist der raumfordernde, aber nicht eindeutig tumorartige Aspekt zu erkennen. Es besteht eine Nähe zur Bandscheibe L1/L2. Von dieser ausgehend ist der Kontakt zum allergrößten Bandscheibenteil verloren gegangen, sodass ein großer intraspinaler und intraforamineller Bandscheibensequester vorliegt. Typisch für den Entzündungsreiz des Sequesters ist die marginale Kontrastmittelanreicherung (**f**, **g**, Pfeile).
a MRT: sagittale T2w Aufnahme.
b MRT: axiale T2w Aufnahme.
c MRT: sagittale STIR-Aufnahme.
d MRT: sagittale T1w Aufnahme.
e MRT: axiale T1w Aufnahme.
f MRT: sagittale Kontrastmittelserie.
g MRT: axiale Kontrastmittelserie.
h MRT: sagittale Kontrastmittelserie mit Fettunterdrückung.

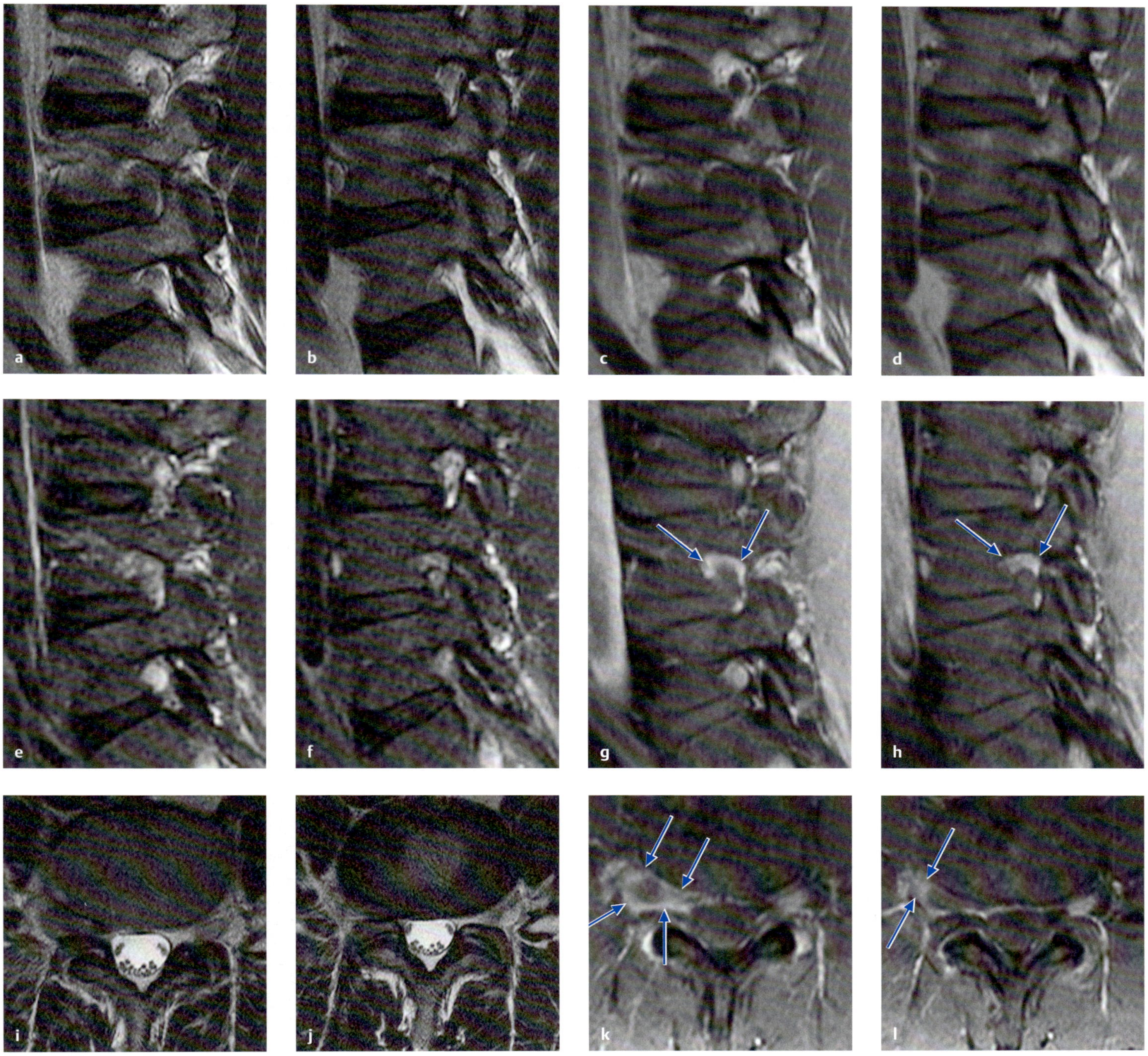

Abb. 3.46 a–l Fokale Bandscheibenherniation mit entzündlicher Reaktion und mechanischer Wirkung, rechts-intra- und extraforaminell L4/L5. Die Serien zeigen die umschriebene Vorwölbung von Bandscheibenmaterial im Bereich des Neuroforamens L4/L5 rechts. Des Weiteren ist auch die Ausdehnung nach kranial zu erkennen. Außerdem ist die mechanische Auswirkung mit einer Anhebung und Verdickung der Nervenwurzel dargestellt. Besonders ausgedehnt ist die entzündliche reaktive Veränderung, die T1w die Nervenwurzel maskiert und in der Kontrastmittelserie eine deutliche Anreicherung um die Nervenwurzel und um die Bandscheibenherniation zeigt (**g, h, k, l**, Pfeile).

a MRT: sagittale T2w Aufnahme. Medialer Abschnitt des Neuroforamens.
b MRT: sagittale T2w Aufnahme. Lateraler Abschnitt des Neuroforamens.
c MRT: sagittale T1w Aufnahme. Medialer Abschnitt des Neuroforamens.
d MRT: sagittale T1w Aufnahme. Lateraler Abschnitt des Neuroforamens.
e MRT: sagittale STIR-Aufnahme. Medialer Abschnitt des Neuroforamens.
f MRT: sagittale STIR-Aufnahme. Lateraler Abschnitt des Neuroforamens.
g MRT: sagittale Kontrastmittelserie. Medialer Abschnitt des Neuroforamens.
h MRT: sagittale Kontrastmittelserie. Lateraler Abschnitt des Neuroforamens.
i MRT: axiale T2w Aufnahme, kranialseitig.
j MRT: axiale T2w Aufnahme, kaudalseitig.
k MRT: axiale Kontrastmittelserie mit Fettunterdrückung, kranialseitig.
l MRT: axiale Kontrastmittelserie mit Fettunterdrückung, kaudalseitig.

3

3.5 Degenerative Wirbelkörperveränderungen

3.5.1 Modic I–III

Die degenerativen Abschlussplatten- und Wirbelkörperveränderungen können als solche folgendermaßen eingeteilt werden:

- Veränderungen, die innerhalb des Knochenmarks zu erkennen sind und im Ablauf der Degeneration frühe Veränderungen darstellen
- Veränderungen, die innerhalb der knöchernen Struktur auftreten und eher späte und chronische Veränderungen im Rahmen der Degeneration repräsentieren

Die Veränderungen des Knochenmarks werden nach Modic in 3 Stadien eingeteilt, die auch einem chronologischen Ablauf entsprechen können (▸ **Abb. 3.47**, ▸ **Abb. 3.48**, ▸ **Abb. 3.49**, ▸ **Abb. 3.50**, ▸ **Abb. 3.51** u. ▸ **Abb. 3.52**):

- **Modic I:** Dieses Stadium ist dadurch charakterisiert, dass in der T1w Sequenz die Signalintensität reduziert ist, T2w eine unterschiedliche oder auch eine vermehrte Signalintensität vorliegt und in der Fettunterdrückung ein sichtbar vermehrtes Signalverhalten zu erkennen ist. In der Kontrastmittelserie liegt eine deutliche Kontrastmittelanreicherung vor. Dieses Stadium entspricht einem fibrovaskulären Gewebe, das das reguläre Knochenmark überlagert.
- **Modic II:** Dieses Stadium ist T1w und T2w sehr signalreich, signalreicher als das angrenzende Knochenmark, und in der Fettunterdrückung signallos. In der Kontrastmittelserie findet sich keine Anreicherung. Das Stadium entspricht einer Fettmarkkonversion.
- **Modic III:** In diesem Stadium ist das Signalverhalten T1w und T2w signalarm bis signallos. Auch in der Fettunterdrückung ist das Signalverhalten signalarm und es besteht keine relevante Kontrastmittelanreicherung.

Diese verschiedenen Formen verlangen nach unterschiedlichen Differenzialdiagnosen [13]. Allen 3 Formen gemeinsam ist das Muster, dass meistens die Wirbelkörper zu beiden Seiten der Bandscheibe betroffen sind. Das kann symmetrisch oder asymmetrisch sein; eine nur einseitige Veränderung ist möglich, wenn auch seltener. Das Maximum der Knochenmarkveränderung liegt meist zentral, kann aber auch dorsal oder ventral betont sein. Auch in der Betrachtung der 2. Ebene kann die Veränderung des Knochenmarks zentral am stärksten ausgeprägt sein. Es kann jedoch auch ein Maximum an der linken oder rechten Seite des Segments vorliegen. Die Form ist bandförmig oder triangulär. Die Begrenzung kann sowohl konkav- als auch konvexbogig sein. Sie ist meist scharf; jedoch kann eine etwas unscharfe Grenz- oder Übergangszone vorhanden sein.

▸ **Klinische Wertigkeit.** Die verschiedenen Modic-Veränderungen zeigen degenerative Bandscheibenerkrankungen an bzw. gehen mit diesen Hand in Hand: Die Modic-Typ-I-Veränderung repräsentiert vermehrt akute Bandscheibendegenerationen und die Modic-Typ-II-Veränderung vor allem chronische oder bereits abgelaufene Bandscheibendegenerationen. Modic-Typ I kann sich in einen Modic-Typ II oder III umwandeln. Modic-Typ II oder III bleibt in diesem Stadium meistens konstant erhalten. Modic-Typ I ist mit einer höheren Prävalenz von Kreuzschmerzen bzw. Lumboischialgien assoziiert. Ursache dafür könnten mechanischer Stress, Mikro- und Makroinstabilität oder Mikrotraumen sein. Strittig ist, ob Modic-Typ-I-Veränderungen Ursache oder Folge von Instabilitäten sind; jedenfalls sind sie mit dem Umstand der Instabilität verknüpft. Patienten mit Modic-Typ-I-Veränderungen haben ein besseres Ergebnis nach Spondylodesen als Patienten mit Modic-Typ-II-Veränderungen. Modic-Typ-I-Veränderungen sind darüber hinaus differenzialdiagnostisch wichtig. Denn sie kommen nicht nur im Rahmen der akuteren Bandscheibendegeneration vor, sondern treten auch nach chirurgischer Behandlung von Bandscheibenerkrankungen auf und sind deshalb von einer Spondylodiszitis u. Ä. zu differenzieren. Modic-Typ-III-Veränderungen kommen am seltensten vor (etwa 1 % der MRT-Wirbelsäulenuntersuchungen). Modic-Typ-I-Veränderungen sind etwa 4 Mal und Modic-Typ-II-Veränderungen etwa 16 Mal so häufig.

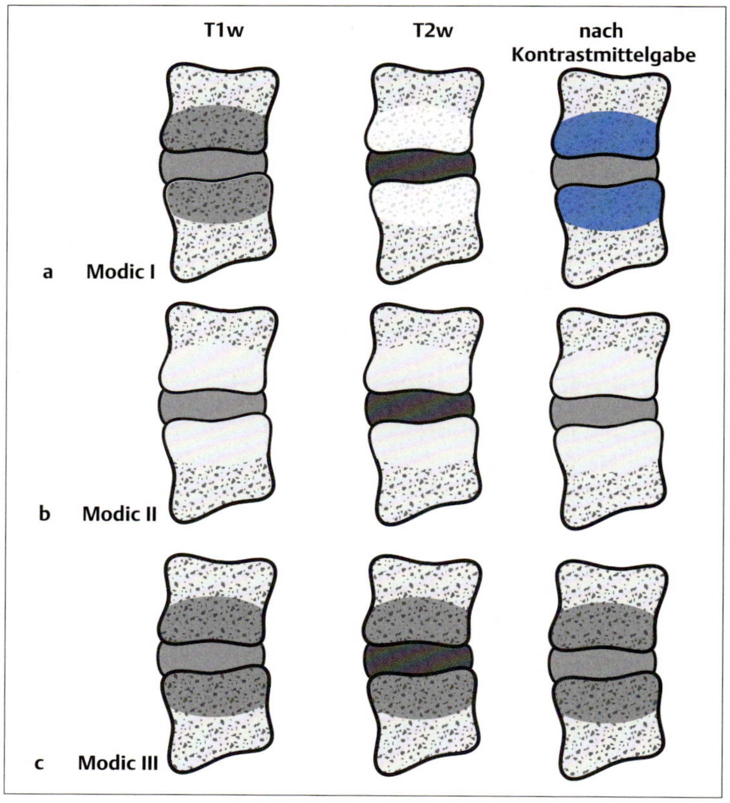

Abb. 3.47 a–c Modic-Formen I–III in den verschiedenen Sequenzen. Modic I–III beschreibt die verschiedenen Knochenmarkveränderungen der Wirbelkörper, angrenzend an degenerative Bandscheibenveränderungen. Die Modic-Veränderungen treten meist zu beiden Seiten der Bandscheibe und weitgehend symmetrisch auf, können jedoch auch nur einseitig bzw. asymmetrisch in Erscheinung treten. Sie können ein symmetrisches Muster in der sagittalen Richtung bilden, können jedoch auch ein Maximum an der ventralen und dorsalen Wirbelkörperkante mit einem triangulären Muster zeigen. Auch in der transversalen Richtung ist eine Asymmetrie möglich, sodass vermehrt die rechts- oder linksseitigen Wirbelkörperabschnitte betroffen sind. Die Begrenzung zum regulären Knochenmark ist in der Modic-Typ-I-Version oft unscharf. Modic-Typ-II- und -III-Veränderungen können zum regulären Knochenmark hin scharf begrenzt sein, jedoch auch einen verlaufenden Aspekt aufweisen.

a *Modic I:* Entsprechend einem ödematösen bzw. reaktiv-inflammatorischen Prozess ist die Knochenmarksveränderung T1w signalarm, T2w signalreich und nimmt Kontrastmittel auf.

b *Modic II:* Bei diesem Typ ist als Ausdruck einer Fettmarkskonversion der vermehrte Fettgehalt des Knochenmarks an einer Signalanhebung T1w und T2w zu erkennen. Mit Fettunterdrückung präsentiert er sich signallos und zeigt keine Kontrastmittelanreicherung.

c *Modic III:* Entsprechend der Fibrosierung und Sklerosierung sind diese Knochenmarksveränderungen T1w signalarm, T2w signalarm mit Fettunterdrückung und zeigen auch keine Kontrastmittelanreicherung.

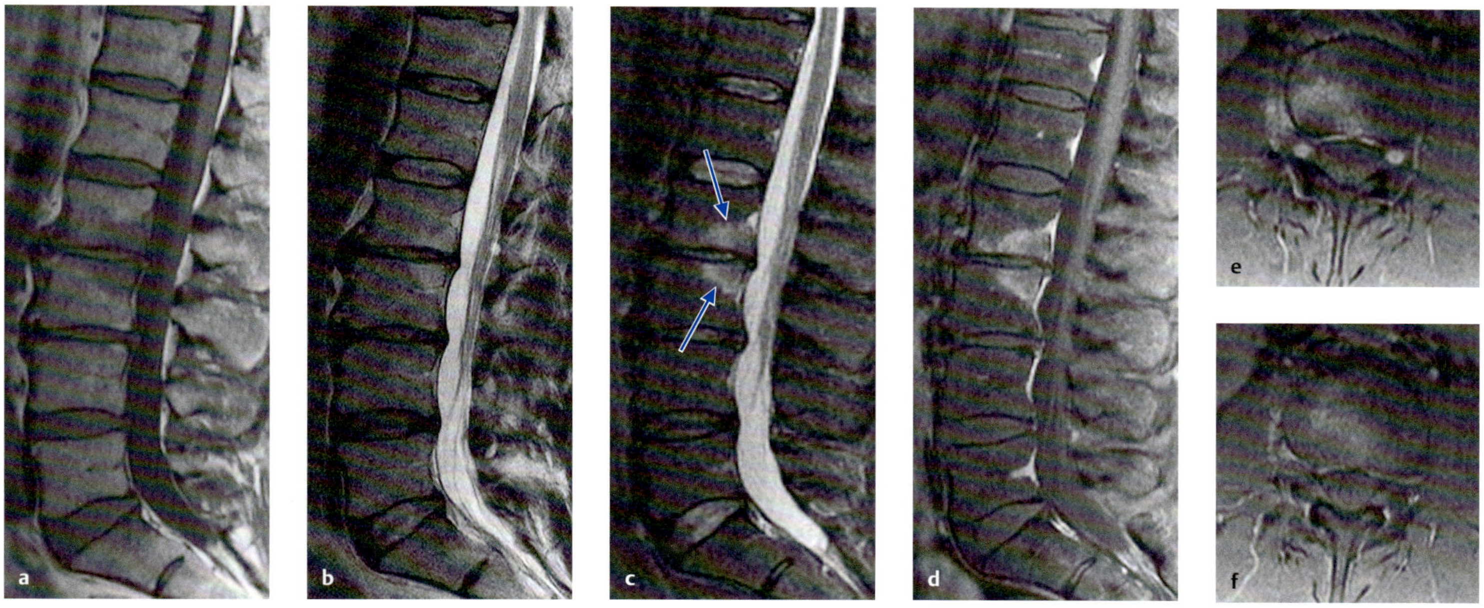

Abb. 3.48 a–f Modic-I-Osteochondrose L2/L3 dorsalseitig. Die Bandscheibe L2/L3 ist verschmälert. Die Abschlussplatten imponieren im Wesentlichen regulär. Es zeigen sich nur moderate knöcherne Randanbauten. Auffällig ist ein trianguläres Knochenmarködem der Wirbelkörper L2 und L3 (**c**, Pfeile). Dabei besteht eine Orientierung zur rechten Seite hin. Es zeigt sich ein dementsprechendes Signalverhalten, nämlich T1w signalarm, T2w signalreich und kontrastmittelanreichernd. Das rechtsseitige intraforaminelle Weichteilgewebe ist im Sinne einer entzündlichen Begleitveränderung mitbetroffen.
a MRT: sagittale T1w Aufnahme.
b MRT: sagittale T2w Aufnahme.
c MRT: sagittale STIR-Aufnahme.
d MRT: sagittale Kontrastmittelserie.
e MRT: axiale Kontrastmittelserie mit Fettunterdrückung, kranialseitig.
f MRT: axiale Kontrastmittelserie mit Fettunterdrückung, kaudalseitig.

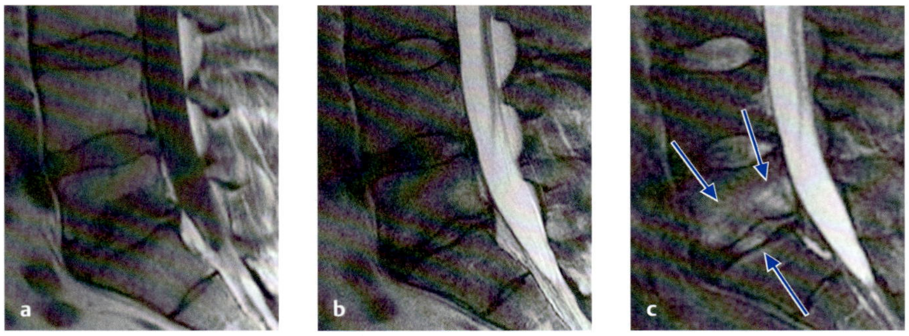

Abb. 3.49 a–c Modic-I-Osteochondrose L5/S1, bandförmig und asymmetrisch. Die Modic-I-Veränderung im Segment L5/S1 ist unterschiedlich ausgeprägt: Im Wirbelkörper L5 findet sich ein deutliches Knochenmarködem (T1w signalarm und T2w signalreich; **c**, Pfeile). Währenddessen lassen die Veränderungen im Wirbelkörper S1 nur eine sehr geringfügige Ausprägung erkennen. Es bestehen diskrete Konturunregelmäßigkeiten an der Grundplatte von L5.
a MRT: sagittale T1w Aufnahme.
b MRT: sagittale T2w Aufnahme.
c MRT: sagittale STIR-Aufnahme.

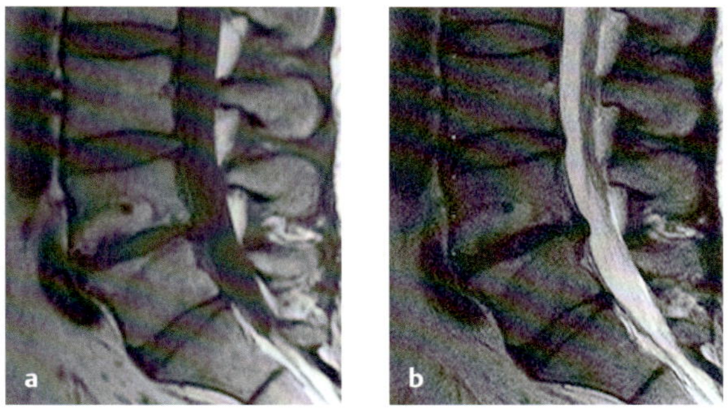

Abb. 3.50 a, b Modic-II-Osteochondrose. Entlang der Bandscheibendegeneration L4/L5 findet sich eine Fettmarkkonversion, die sich T1w und T2w signalreich präsentiert.
a MRT: sagittale T1w Aufnahme.
b MRT: sagittale T2w Aufnahme.

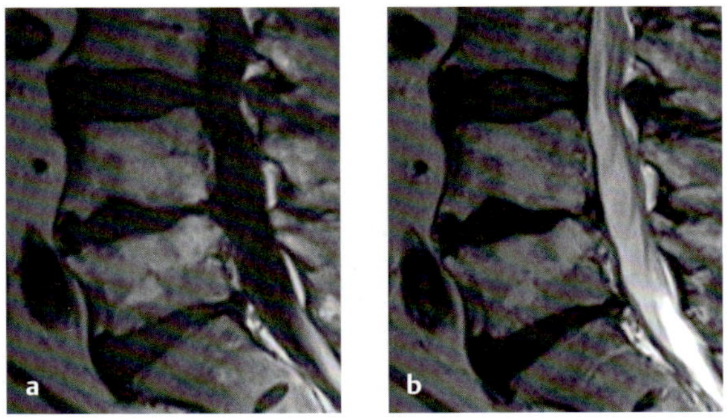

Abb. 3.51 a, b Modic II L4/L5. Das Knochenmark ist fettäquivalent signalgebend. Die Begrenzung zum normalen Knochenmark ist teilweise unregelmäßig und scharf, teilweise unscharf bzw. verlaufend. Die Abschlussplatten sind unregelmäßig konturiert, insbesondere die Grundplatte von L4.
a MRT: sagittale T1w Aufnahme.
b MRT: sagittale T2w Aufnahme.

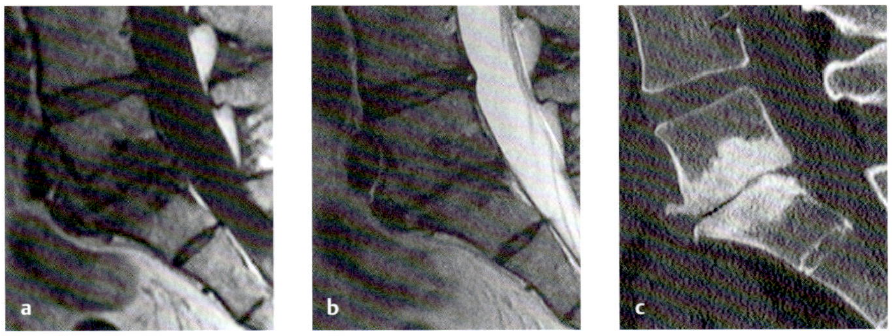

Abb. 3.52 a–c Modic III L5/S1. An die Bandscheibendegeneration L5/S1 angrenzend findet sich eine Sklerosierung des Knochenmarks, in allen Sequenzen signallos. Die CT zeigt eindeutig die Sklerosierung.
a MRT: sagittale T1w Aufnahme.
b MRT: sagittale T2w Aufnahme.
c CT: sagittale Schicht.

3.5.2 Osteochondrose

Knöcherne Veränderungen können im Rahmen der Bandscheibendegeneration an den Wirbelkörpern auftreten und finden sich parallel zu den Modic-Veränderungen sowie im weiteren Verlauf oder ohne Modic-Veränderungen.

Osteochondrosen (▸ **Abb. 3.53**, ▸ **Abb. 3.54**, ▸ **Abb. 3.55**, ▸ **Abb. 3.56**, ▸ **Abb. 3.57** u. ▸ **Abb. 3.58**) betreffen die Abschlussplatten; diese zeigen dann eine unregelmäßige Konturierung und können im Stadium Modic I auch einen erosiven Charakter haben. In diesem Stadium sind die knöchernen Abschlussplatten verschmälert oder sogar kurzstreckig unterbrochen. Man spricht dann auch von einer „erosiven Osteochondrose". Im chronischen Verlauf sind die Abschlussplatten unregelmäßig konturiert, unterschiedlich breit sowie teilweise verbreitert. Ein weiteres und typisches Zeichen sind die knöchernen Randanbauten. Diese können knochenmarkhaltig sein oder auch sklerosiert zur Darstellung gelangen. Sie sind horizontal bis schräg-horizontal ausgerichtet. Dies unterscheidet sie auch von den Syndesmophyten des Morbus Bechterew. Die Randanbauten können eine unterschiedliche Ausdehnung zeigen. Sie können fokal, umschrieben oder zirkulär auftreten. Zusätzlich zu diesen Randanbauten kommt es insgesamt zu einer degenerativen Deformierung des Wirbelkörpers. Dabei ist besonders eine Vermehrung des sagittalen Durchmessers zu erkennen.

Verschiedene Differenzialdiagnosen der Osteochondrose zeigen ▸ **Abb. 3.59**, ▸ **Abb. 3.60**, ▸ **Abb. 3.61**, ▸ **Abb. 3.62**, ▸ **Abb. 3.63**, ▸ **Abb. 3.64**, ▸ **Abb. 3.65** u. ▸ **Abb. 3.66**.

▸ **Klinische Wertigkeit.** Knöcherne Randanbauten an den ventralen Wirbelkörperkanten finden sich ab dem 40. Lebensjahr bei 100% der Bevölkerung. Ventrale Randanbauten sind damit zumindest in geringfügiger Ausführung nicht als pathologisch zu werten. Gegensätzliches gilt für dorsale Wirbelkörperveränderungen. Dorsale Osteophyten werden nur bei einer Minderheit von Gesunden über 80 Jahren gefunden und sind damit keine physiologische Altersveränderung. Sie sind daher im Wesentlichen mit degenerativen Bandscheibenveränderungen assoziiert und haben Krankheitscharakter. Ebenso sind erosive Erosionen und sklerosierende Veränderungen an den Abschlussplatten als pathologisch zu werten.

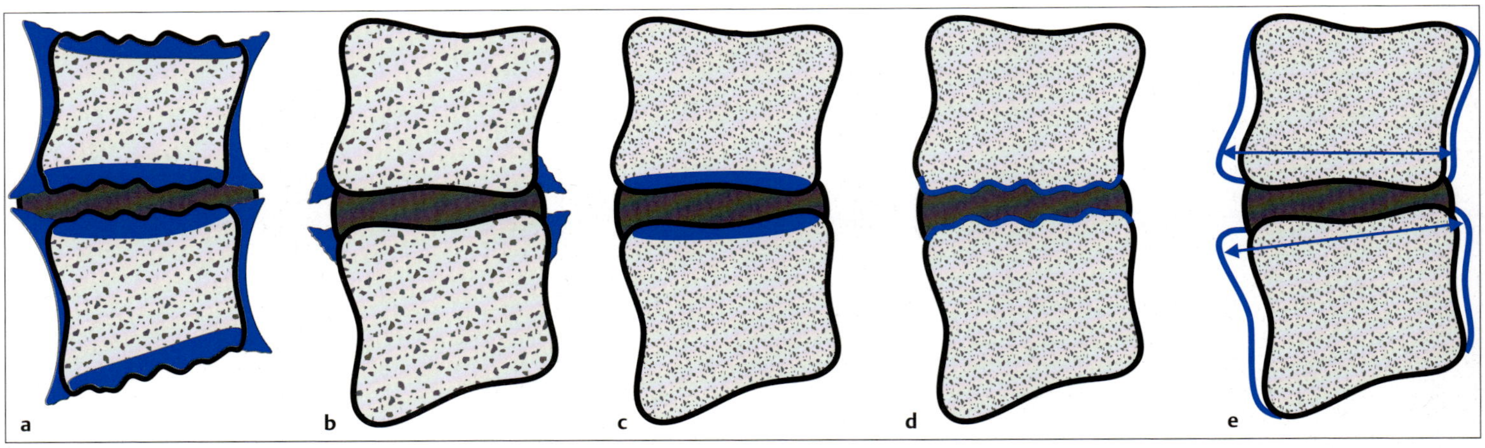

Abb. 3.53 a–e Synopsis der Osteochondrose. Die Osteochondrose (**a**) wird als „degenerative Veränderung im Bereich der Abschlussplatten" bezeichnet. Dafür finden sich verschiedene morphologische Einzelzeichen (**b–e**).

a Osteochondrose.
b Spondylophytäre Randanbauten in Form von knöchernen Appositionen an den Wirbelkörperkanten in meist zirkulärer, wenn auch unterschiedlich ausgeprägter Anordnung.
c Subchondrale Sklerosierung.
d Unregelmäßige Konturierung der Abschlussplatten.
e Degenerative Formveränderung der Wirbelkörper mit einer zumeist erkennbaren Zunahme des sagittalen Durchmessers des Wirbelkörpers.

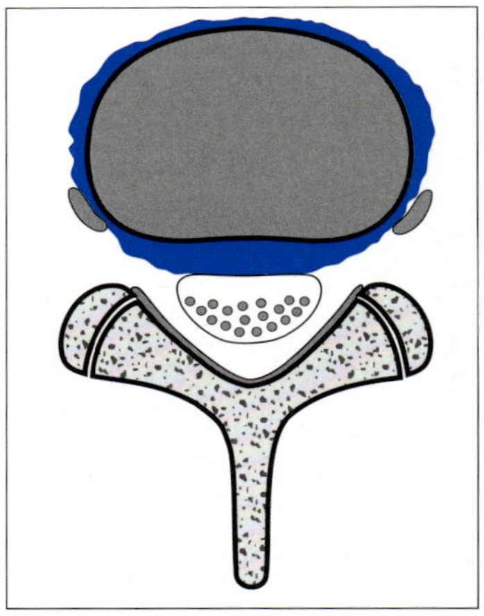

Abb. 3.54 Vertebrostenose durch Osteochondrose.

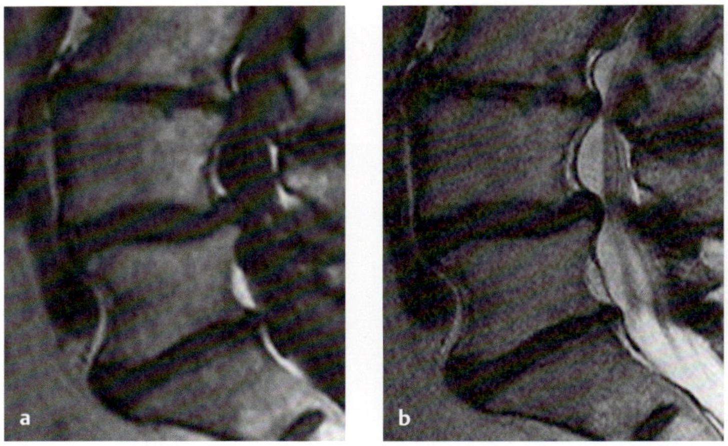

Abb. 3.55 a, b Multisegmentale Osteochondrosen. Es finden sich knöcherne Randanbauten an den Wirbelkörperkanten, vor allem der Wirbel L4 und L5, die aufgrund des Gehalts von Knochenmark besonders deutlich zu erkennen sind. Sie sind in den dargestellten Segmenten sowohl ventral- als auch dorsalseitig nachweisbar. An allen Positionen der Osteophyten (Spondylophyten) sind die Bandscheiben degenerativ verändert.

a MRT: sagittale T1w Aufnahme.
b MRT: sagittale T2w Aufnahme.

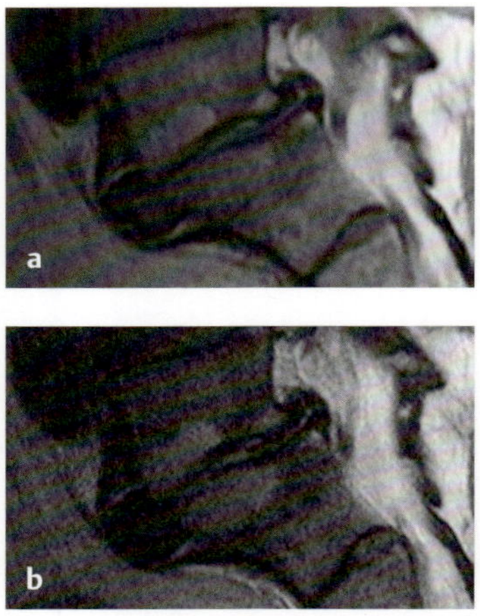

Abb. 3.56 a, b Osteochondrose im Segment L5/S1. Sklerosierte Spondylophyten sowie vermehrte subchondrale Sklerosierung entlang der hochgradig verschmälerten Bandscheibe.

a MRT: sagittale T1w Aufnahme.
b MRT: sagittale T2w Aufnahme.

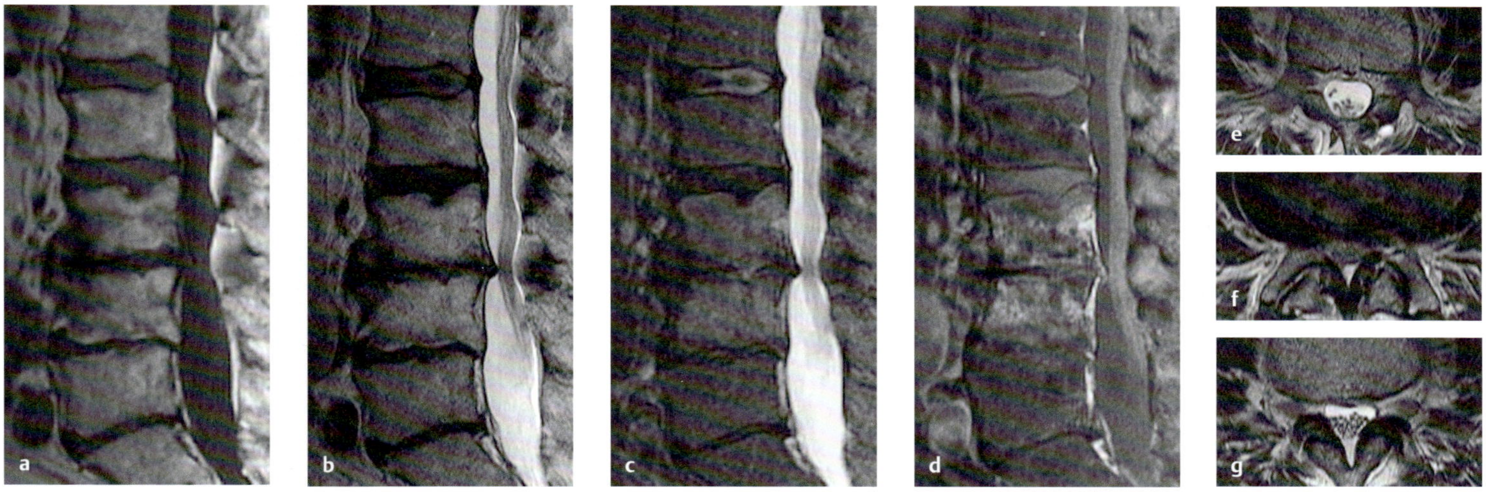

Abb. 3.57 a – g Osteochondrosen von L3 – S1 mit aktivierter Osteochondrose L3/L4. Neben deutlichen knöchernen Osteochondrosezeichen findet sich hier zusätzlich eine ausgeprägte Modic-Typ-I-Veränderung. Die Bandscheibe im Segment L3/L4 ist weitgehend aufgebraucht. Es besteht eine absolute sagittale Spinalkanalstenose, die hauptsächlich von der Osteochondrose verursacht ist.
a MRT: sagittale T1w Aufnahme.
b MRT: sagittale T2w Aufnahme.
c MRT: sagittale STIR-Aufnahme.
d MRT: sagittale Kontrastmittelserie mit Fettunterdrückung.
e MRT: axiale T2w Aufnahme oberhalb der Stenose.
f MRT: axiale T2w Aufnahme auf Höhe der Stenose.
g MRT: axiale T2w Aufnahme unterhalb der Spinalkanalstenose.

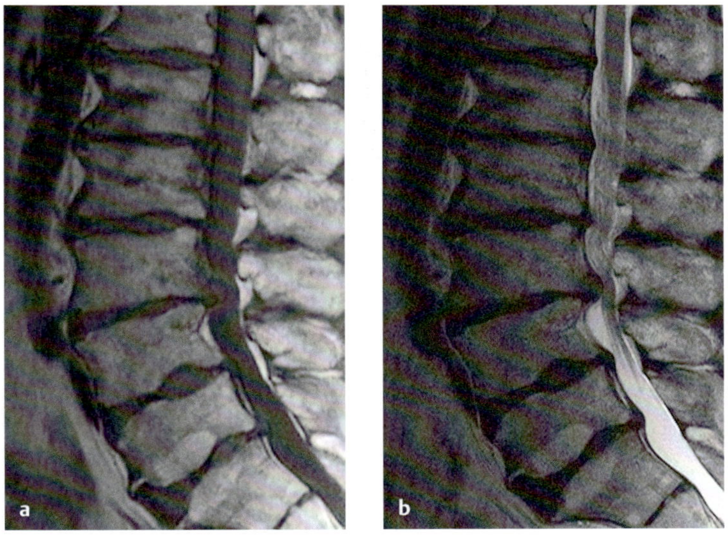

Abb. 3.58 a, b Multisegmentale Osteochondrosen. Deformierte Abschlussplatten, Randanbauten und Deformierung der Wirbelkörperform sowie Zunahme des sagittalen Durchmessers. Konsekutive multisegmentale Einengung des Spinalkanals. Maximale Spinalkanalstenose L3/4 mit Schlängelung der Cauda-equina-Fasern kranial davon, was auch als proximale Kaudaredundanz bezeichnet wird und als verlässlicher Hinweis auf eine absolute Spinalkanalstenose gilt.
a MRT: sagittale T1w Aufnahme.
b MRT: sagittale T2w Aufnahme.

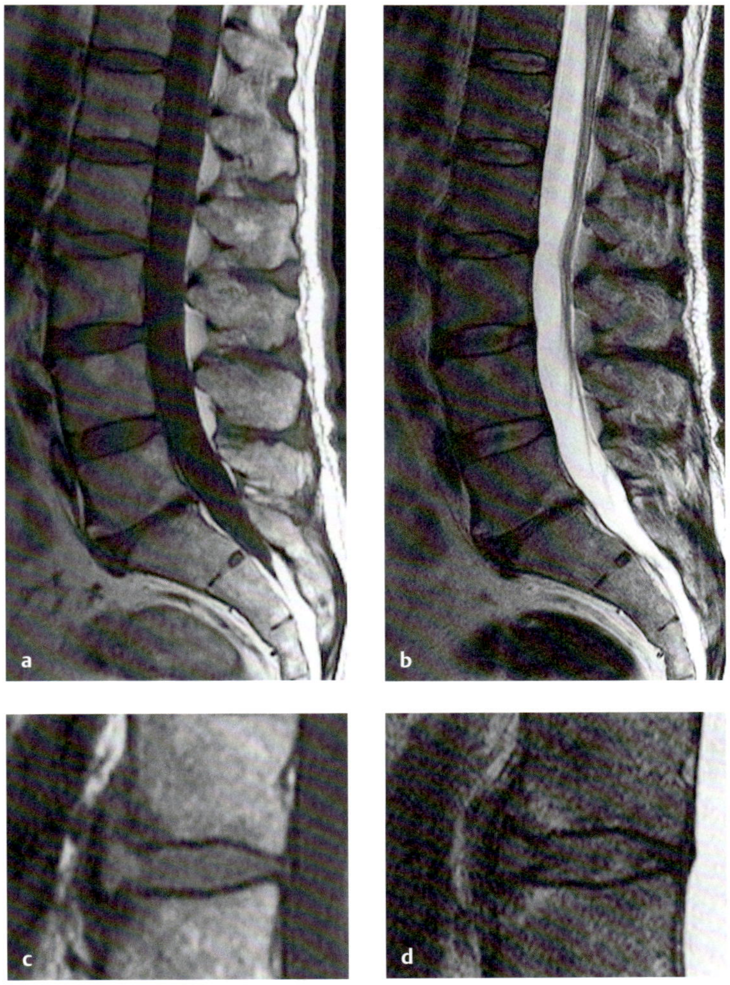

Abb. 3.59 a – d Aktivierte Spondylose L2/L3. Im Segment L2/L3 findet sich eine Vorwölbung der Bandscheibe in ventraler Position. In dieser Position sind auch deutliche Randanbauten sowie eine Abhebung des vorderen Längsbands zu erkennen. Das Knochenmark ist im Bereich dieser Wirbelkörperkanten ödemäquivalent signalverändert, nämlich T1w signalarm und T2w signalreich. Differenzialdiagnose zur Osteochondrose.
a MRT: sagittale T2w Aufnahme.
b MRT: sagittale T1w Aufnahme.
c Detailvergrößerung aus **a**.
d Detailvergrößerung aus **b**.

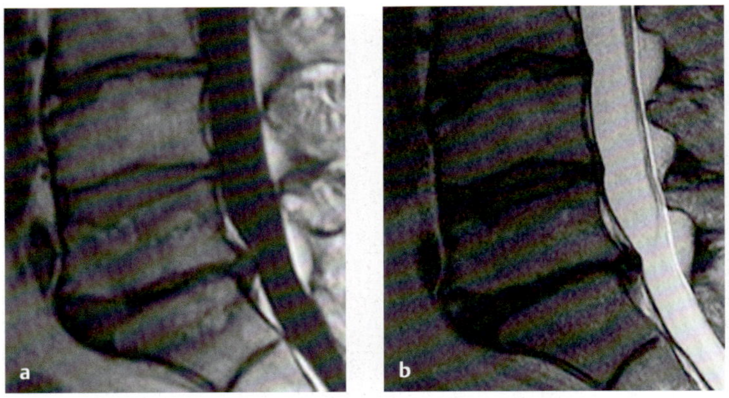

Abb. 3.60 a, b Bandscheibenherniation unter der ventralen Wirbelkörperkante von L5 bzw. Limbus vertebrae. Die Bandscheibe L3/L4 ist verschmälert; sie ist T2w signalarm. Die Abtrennung der vorderen Wirbelkörperkante ist ungleichmäßig breit. Die angrenzenden Abschnitte sind fettäquivalent signalalteriert. Diese Zeichen weisen darauf hin, dass die Abtrennung auf degenerativer Basis im Sinne einer vorderen intraspongiösen Bandscheibenherniation erfolgt ist und nicht aufgrund eines Residuums der Apophyse im Sinne eines Limbus vertebrae.

a MRT: sagittale T1w Aufnahme.
b MRT: sagittale T2w SE-Aufnahme.

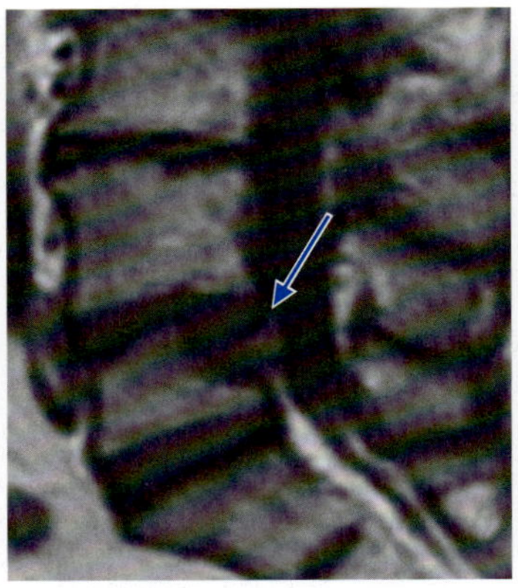

Abb. 3.61 Intraspongiöse Bandscheibenherniation mit Abtrennung der hinteren Wirbelkörperkante. MRT: sagittale T1w Aufnahme. Der Pfeil weist auf die abgetrennte Wirbelkörperkante.

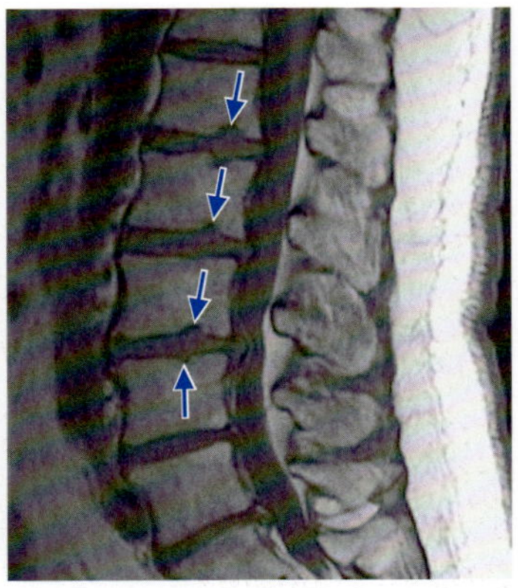

Abb. 3.62 Chorda-dorsalis-Reste. Etwas dorsal der Mitte der Wirbelkörper finden sich symmetrische Vorwölbungen an den Abschlussplatten (Pfeile), die sich wie in einer Linie auffädeln und Chorda-dorsalis-Resten entsprechen und damit keinen intraspongiösen Bandscheibenherniationen.

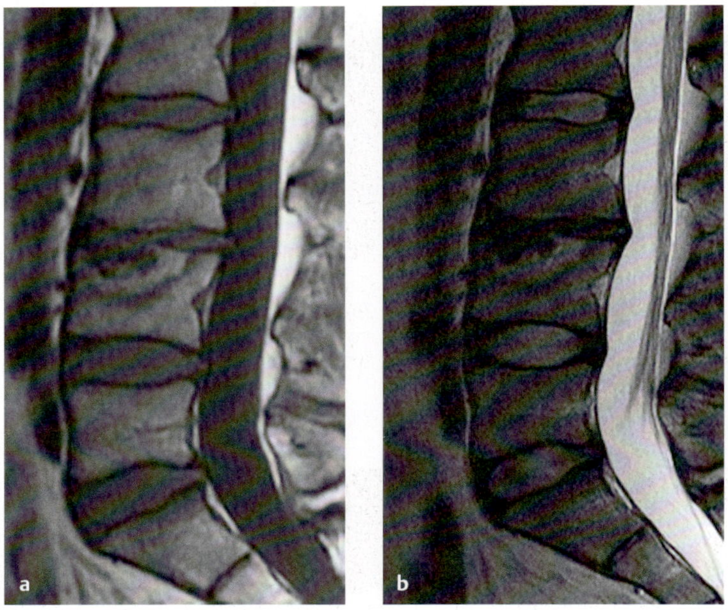

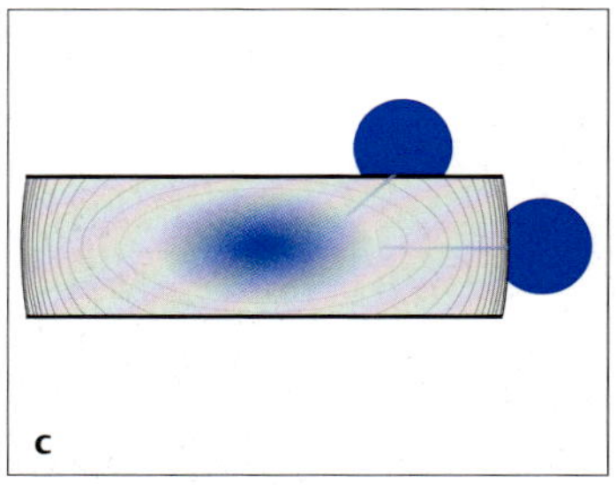

Abb. 3.63 a – c Intraspongiöse Bandscheibenherniation L4. An der Bandscheibendegeneration L3/L4 ist eine umschriebene Vorwölbung in den Wirbelkörper L4 zu erkennen. Angrenzend liegen neben einem Sklerosierungssaum eine Fettmarkskonversion des Knochenmarks sowie ein weiterer Sklerosierungssaum vor.

a MRT: sagittale T1w Aufnahme.
b MRT: sagittale T2w Aufnahme.
c Schema.

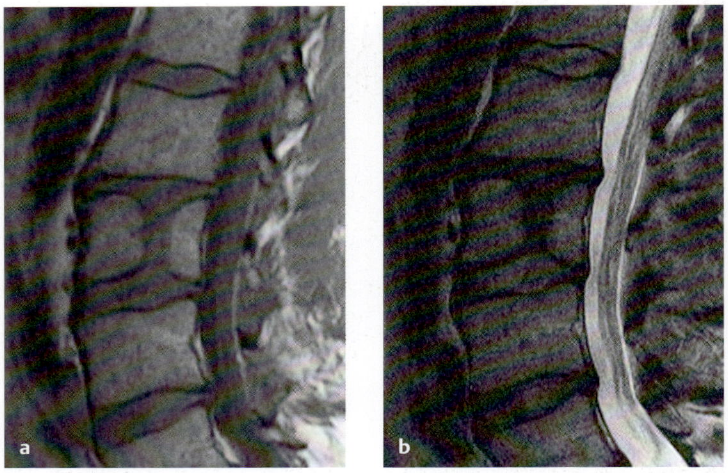

Abb. 3.64 a, b Kissing Schmorl. Die intraspongiöse Bandscheibenherniation hat sich bis zur Abschlussplatte der Gegenseite ausgedehnt. Es besteht eine deutliche degenerative Bandscheibenveränderung im Segment L2/L3, während L3/L4 weitgehend regulär imponiert. Als Differenzialdiagnose ist hier eine ausgeprägte Form eines Chorda-dorsalis-Rests anzumerken.

a MRT: sagittale T1w Aufnahme.
b MRT: sagittale T2w Aufnahme.

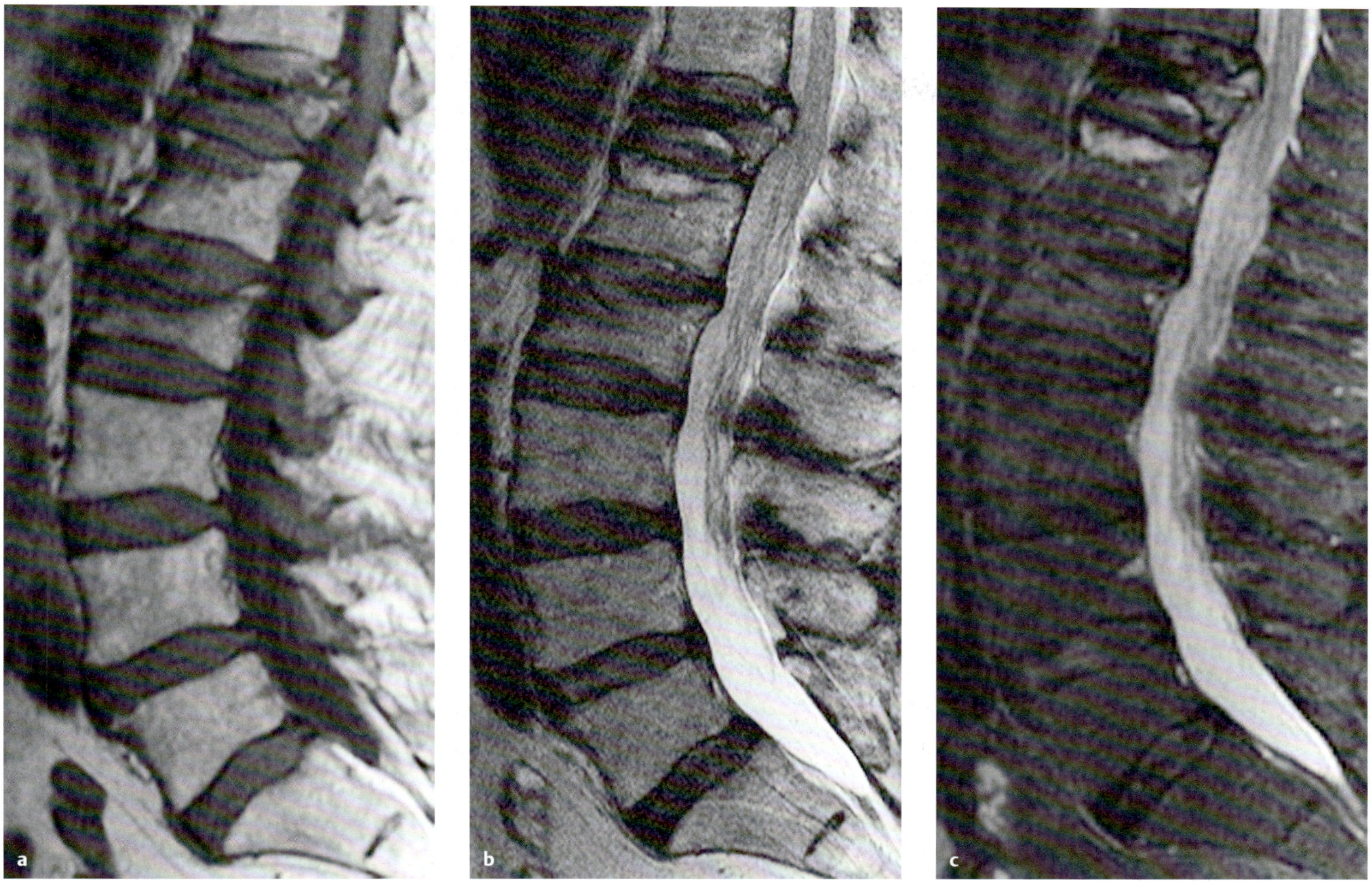

Abb. 3.65 a – c Osteoporotische Wirbelkörperfrakturen. Die Abschlussplatten sind nicht nur unregelmäßig konturiert, sondern auch imprimiert, und der Wirbelkörper ist höhengemindert. Zusätzlich können eine Frakturlinie bzw. bandförmige Flüssigkeitsansammlungen erkannt werden. Ein wichtiges Zeichen ist der Nachweis von Wirbelkörperfrakturen unterschiedlichen Alters. Differenzialdiagnose der aktivierten Osteochondrose.
a MRT: sagittale T1w Aufnahme.
b MRT: sagittale T2w Aufnahme.
c MRT: sagittale STIR-Aufnahme.

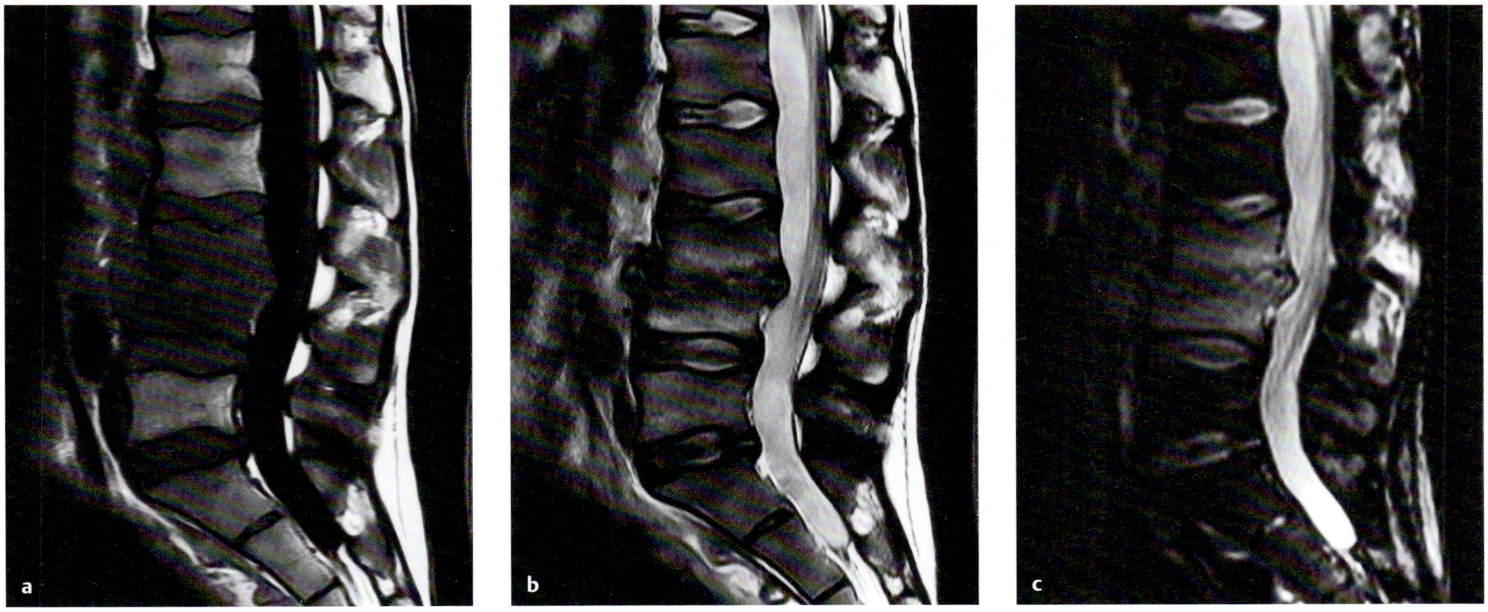

Abb. 3.66 a – c Spondylodiszitis L3/L4. 28-jähriger männlicher Patient. Die Bandscheibe ist hochgradig verschmälert und unterschiedlich signalgebend, abschnittsweise auch signalreich. Als auffälliges Zeichen sind die Abschlussplatten deformiert und destruiert. Das Knochenmark ist nahezu zur Gänze in beiden Wirbelkörpern signalalteriert. Die angrenzenden Weichteile zeigen ein zirkuläres Weichteilinfiltrat. Differenzialdiagnose zur aktivierten Osteochondrose.
a MRT: sagittale T1w Aufnahme.
b MRT: sagittale T2w Aufnahme ohne Fettunterdrückung.
c MRT: sagittale T2w Aufnahme mit Fettunterdrückung.

3.6 Arthrose der Intervertebralgelenke

Bei der Degeneration der kleinen Wirbelgelenke finden sich zahlreiche morphologische Zeichen, die sowohl gleichzeitig als auch in der zeitlichen Abfolge in unterschiedlicher Intensität ablaufen. Ein frühes Zeichen ist die Verschmälerung des Gelenkknorpels. Der Gelenkknorpel der kleinen Wirbelgelenke hat für die MRT eine zu geringfügige Breite und die Veränderung ist daher erst bei einer deutlichen Verschmälerung zu erkennen. Im Rahmen der Arthrose finden sich subchondrale Veränderungen, wie subchondrale Sklerosierungen, subchondrale Zystenbildungen und eine Veränderung des subchondralen Knochenmarks im Sinne eines Knochenmarködems oder einer Fibrose. Ein auch klinisch relevantes Zeichen ist eine Ergussbildung eines Intervertebralgelenks. Weitere Zeichen der Arthrose sind Randanbauten. Diese können rein knöchern sein, aber auch Knochenmark beinhalten. Die gleichmäßig bogenförmig verlaufende Kontur der Gelenkflächen kann im weiteren Verlauf zu einer deformierten oder ungleichmäßig geformten Gelenkfläche umgebaut werden. Zusammen mit Randanbauten kommt es zu einer Volumenvermehrung und Auftreibung der Gelenkkörper. Bei dieser sog. hypertrophen Arthroseform der kleinen Wirbelgelenke entstehen sekundäre Einengungen des Wirbelkanals sowie der Neuroforamina mit den entsprechenden mechanischen Auswirkungen. Diese Vorgänge werden verstärkt durch Veränderungen an den Ligg. flava, die mit einer zunehmenden Verbreiterung zum Stenosegrad beitragen (▸ **Abb. 3.67**, ▸ **Abb. 3.68**, ▸ **Abb. 3.69**, ▸ **Abb. 3.70** u. ▸ **Abb. 3.71**).

▸ **Klinische Wertigkeit.** Klinisch relevante Punkte:

- Nachweis einer Arthrose
- Nachweis eines Gelenkergusses
- stenosierende Auswirkungen auf den Spinalkanal und auf die Neuroforamina im Rahmen eines hypertrophen Arthroseverlaufs
- Knochenmarködeme der Gelenkkörper
- Ödeme der angrenzenden Weichteile
- synoviale Zystenbildungen, die sowohl den Spinalkanal als auch insbesondere die Neuroforamina einengen und dort die Nervenwurzel komprimieren können

Insgesamt kann die Intervertebralarthrose sowohl per se als auch infolge einer mechanischen Auswirkung Schmerzen und klinische Beschwerden verursachen [18].

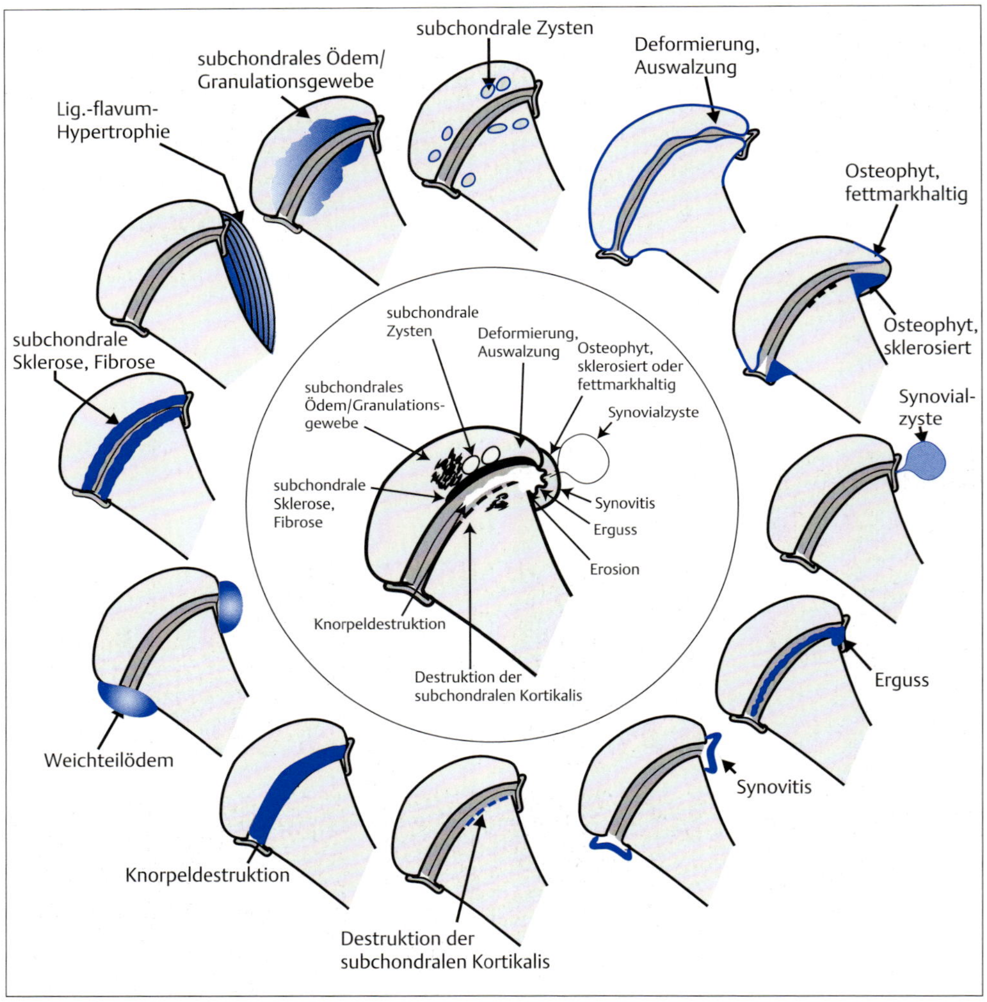

Abb. 3.67 Verschiedene morphologische Einzelzeichen der Intervertebralarthrose. Diese Zeichen sind eine Verschmälerung des Gelenkknorpels, manchmal auch nach Destruktion der subchondralen Kortikalis, ein Gelenkerguss, eine Verbreiterung der Synovialis im Sinne einer reaktiven Synovialitis sowie ein angrenzendes Weichteilödem. Des Weiteren sind die Ausbildung von Osteophyten, die entweder fettmarkhaltig oder sklerosiert sind, eine subchondrale Sklerosierung oder subchondrale Zystenbildung bzw. die Ausbildung von Geröllzysten wegweisend. Das subchondrale Knochenmark kann Veränderungen im Sinne eines Ödems wie bei aktivierter Arthrose zeigen. Veränderungen, die eine mechanische Auswirkung haben, sind knöcherne Proliferationen. Diese betreffen die Gelenkkörper zur Gänze und führen zu einer Auswalzung der Gelenkflächen sowie zu einer hypertrophen Deformierung der Gelenkkörper. Dies kann in Kombination mit einer Verbreiterung des Lig. flavum als Ligg.-flava-Hypertrophie einhergehen. Die Ausstülpung von synovialen Zysten als Folge der Arthrose stellt eine weitere Möglichkeit der Stenosierung des Spinalkanals oder der Neuroforamina dar. Schema.

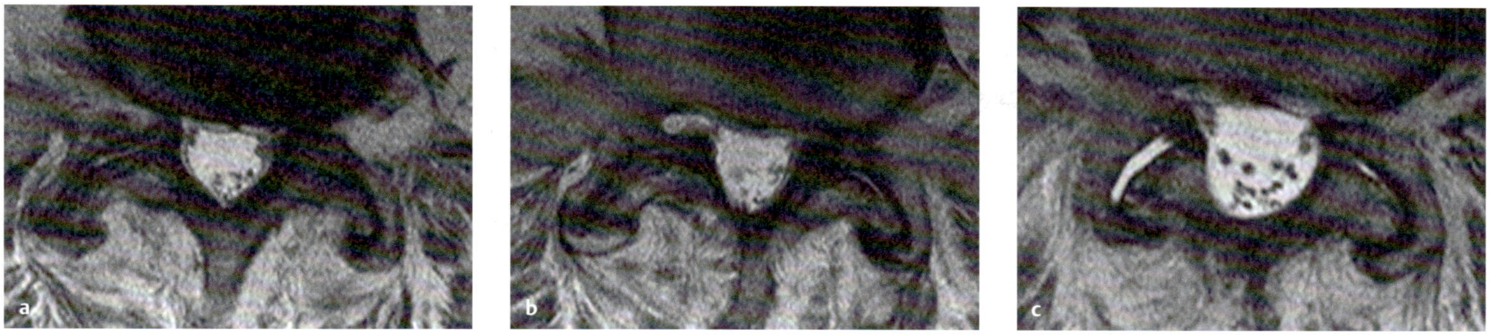

Abb. 3.68 a – c Intervertebralarthrosen beidseits. Im Segment L5/S1 (**a, b**) bestehen degenerative Veränderungen an den kleinen Wirbelgelenken mit Arthrosezeichen: Verschmälerung des Gelenkknorpels, ausgeprägte Randanbauten, Deformierung der Gelenkkörper, Vergrößerung der Gelenkflächen und subchondrale Sklerosierungen. Im Segment L4/L5 (**c**) zusätzlich Zeichen der subchondralen Zysten und Gelenkerguss.

a Segment L5/S1 auf Höhe des Übergangs vom Neuroforamen zur Bogenwurzel.
b Segment L5/S1 auf Höhe der Bogenwurzel.
c Segment L4/L5.

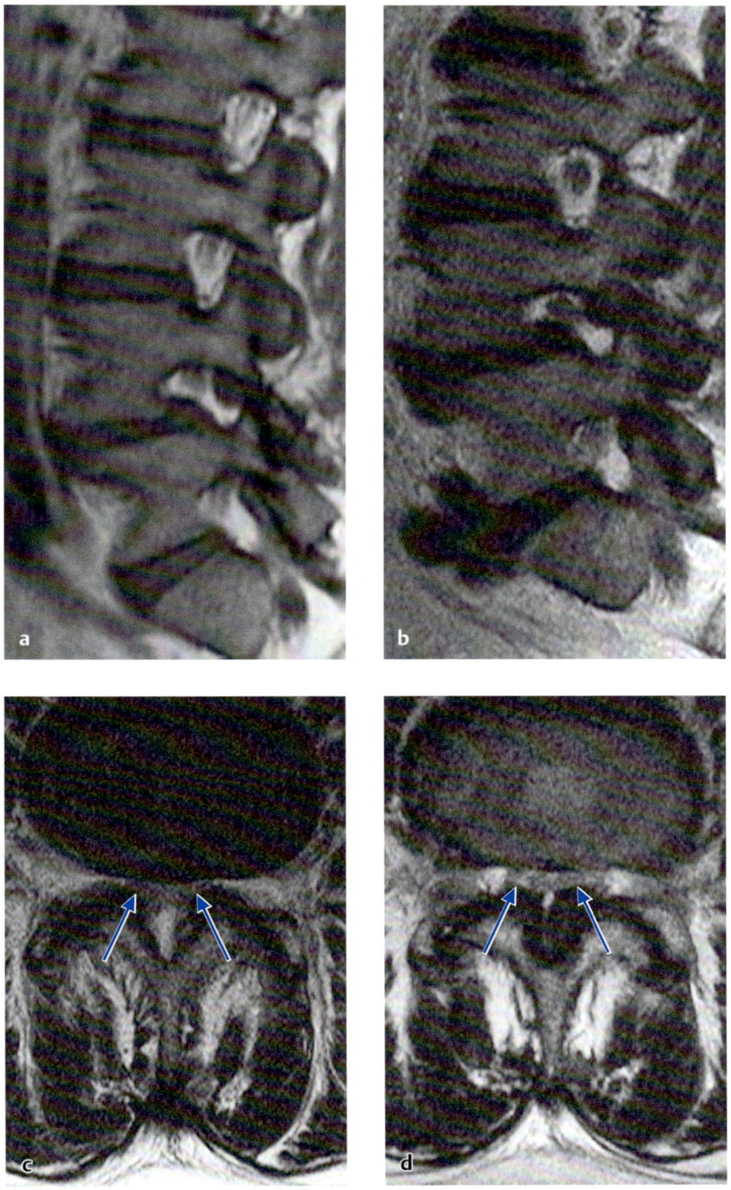

Abb. 3.70 a – d Intervertebralarthrosen im Segment L4/L5 bei Anterolisthese in diesem Segment. Es ist eine Auswalzung der Gelenkflächen der Intervertebralgelenke zu erkennen und es liegen eine vermehrte subchondrale Sklerosierung und knöcherne Randanbauten vor. Die hochgradige sagittale Einengung des Spinalkanals wird durch die Verbreiterung der Ligg. flava deutlich verschärft (**c**, **d**, Pfeile). Die Neuroforamina sind verschmälert und deformiert, das perineurale Fettgewebe ist jedoch noch eindeutig vorhanden.

a MRT: sagittale T1w Aufnahme.
b MRT: sagittale T2w Aufnahme.
c MRT: axiale T2w Aufnahme auf Höhe der Bandscheibe.
d MRT: axiale T2w Aufnahme auf Höhe des angrenzenden Wirbelkörpers.

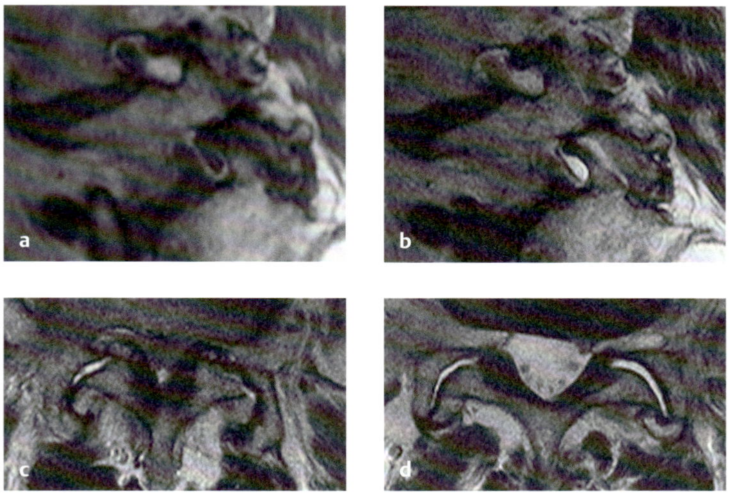

Abb. 3.69 a – d Intervertebralarthrosen L4/L5 und L5/S1 beidseits bei Osteochondrosen. Im Segment L5/S1 bestehen degenerative Veränderungen an den kleinen Wirbelgelenken mit sämtlichen morphologischen Zeichen. Diese sind die Verschmälerung des Gelenkknorpels, ausgeprägte Randanbauten, die Deformierung der Gelenkkörper und der Gelenkflächen, subchondrale Signalveränderungen und auch Gelenkerguss und reaktives Weichteilödem. Dadurch sowohl knöcherne Einengung der Neuroforamina als auch transversale Einengung des Spinalkanals.

a MRT: sagittale T1w Aufnahme.
b MRT: sagittale T2w Aufnahme.
c MRT: axiale T2w Aufnahme auf Höhe der Bogenwurzeln.
d MRT: axiale T2w Aufnahme auf Höhe der Neuroforamina.

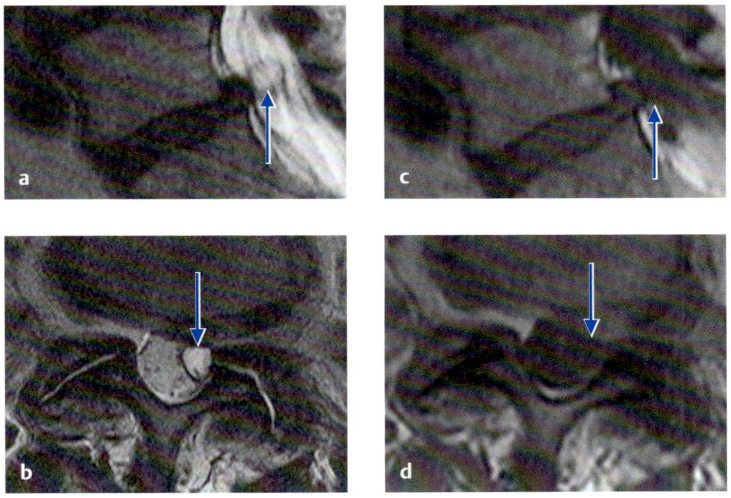

Abb. 3.71 a – d Synoviale Zyste L5/S1 linksseitig mit Arthrose der Intervertebralgelenke beidseits. Es findet sich eine kleine, rundliche, scharf begrenzte, dünnwandige und T2w signalreiche Struktur (Pfeile) mit einer nur minimalen Anreicherung im Bereich der dünnwandigen Begrenzung. Der Spinalkanal wird dadurch eingeengt, der Duralsack und die Nervenwurzeln werden zur Gegenseite hin verlagert. Es sind deutliche degenerative Veränderungen an den kleinen Wirbelgelenken mit Verschmälerung des Gelenkknorpels, deutlichen Randanbauten und insgesamt hypertropher Intervertebralarthrose vorhanden.

a MRT: sagittale T2w Aufnahme.
b MRT: axiale T2w Aufnahme.
c MRT: sagittale T1w Aufnahme.
d MRT: axiale T1w Aufnahme.

3.7 Vertebrostenose

Als „Vertebrostenose" bezeichnet man allgemein eine Einengung des Wirbelsäulenkanals. Als Folge kann es zur Kompression eines oder mehrerer Nerven (Neuroforamina) oder des Rückenmarks kommen (▸ **Abb. 3.72**, ▸ **Abb. 3.73**, ▸ **Abb. 3.74**, ▸ **Abb. 3.75**, ▸ **Abb. 3.76**, ▸ **Abb. 3.77**, ▸ **Abb. 3.78**, ▸ **Abb. 3.79**, ▸ **Abb. 3.80**, ▸ **Abb. 3.81** u. ▸ **Abb. 3.82**).

In der CT-Zeit der Wirbelsäulendiagnostik war die knöcherne Kontur ein wichtiger Anhaltspunkt für die Beurteilung des Spinalkanals. Aus dieser Zeit stammen auch exakte Vermessungen des Spinalkanals. Mittels MRT ist die anatomische Auflösung möglich, insbesondere die Differenzierung zwischen Liquor und Rückenmark einerseits und Conus medullaris andererseits. So kann der Nachweis des Liquors für die Graduierung des Spinalkanals herangezogen werden. Neben der knöchernen Weite des Spinalkanals ist die vom Liquor definierte Weite wichtig. Erst wenn der Liquor aufgebraucht ist, ist eine hochgradige Stenose gegeben.

▸ **Klinische Zeichen.**

- Chronische Kreuzschmerzen
- Schmerzen
- Parästhesien
- muskuläre Schwäche in beiden Extremitäten
- Schmerzverschlechterung beim Stehen und Gehen sowie Schmerzbesserung beim Liegen und beim Sitzen
- lange Anamnese über Monate und Jahre
- Mehrzahl der Patienten über Jahre stabil
- infolge der Laminektomie bei mehr als 70% der Patienten Befundbesserung

Bei einem Durchmesser des Lumbalkanals von weniger als 12 mm wird von einer „relativen" und bei einem Durchmesser von weniger als 10 mm von einer „absoluten Spinalkanalstenose" gesprochen. Da sowohl die Weite des knöchernen Spinalkanals als auch die Weite des Duralsacks sehr variabel sind, stellt das Ausmaß des Liquors im Verhältnis zu den Cauda-equina-Fasern, zum Conus medullaris oder zum Myelon eine gute Beurteilungsmöglichkeit des Stenosegrads der Vertebrostenose dar. Im zervikalen Abschnitt wird bei einem sagittalen Durchmesser von weniger als 13 mm von einer „Spinalkanalstenose" gesprochen.

▸ **Klinische Wertigkeit.** Die MRT bietet die beste Möglichkeit zum Nachweis und zur Graduierung der Vertebrostenose. Die grundsätzliche Relativierung liegt darin, dass die Weite des Spinalkanals auch im Zustand der Stenose von der Patientenposition abhängig ist und sich durch Beugen und Strecken ändert. Die statische Weite des Spinalkanals und der Vertebrostenose bildet somit einen Ausgangswert, der sich aufgrund von dynamischen Parametern verändert. Dies gilt auch für Instabilitäten, die bei entsprechenden dynamischen Untersuchungen dokumentiert werden und zu einer Zunahme einer Vertebrostenose führen können [1].

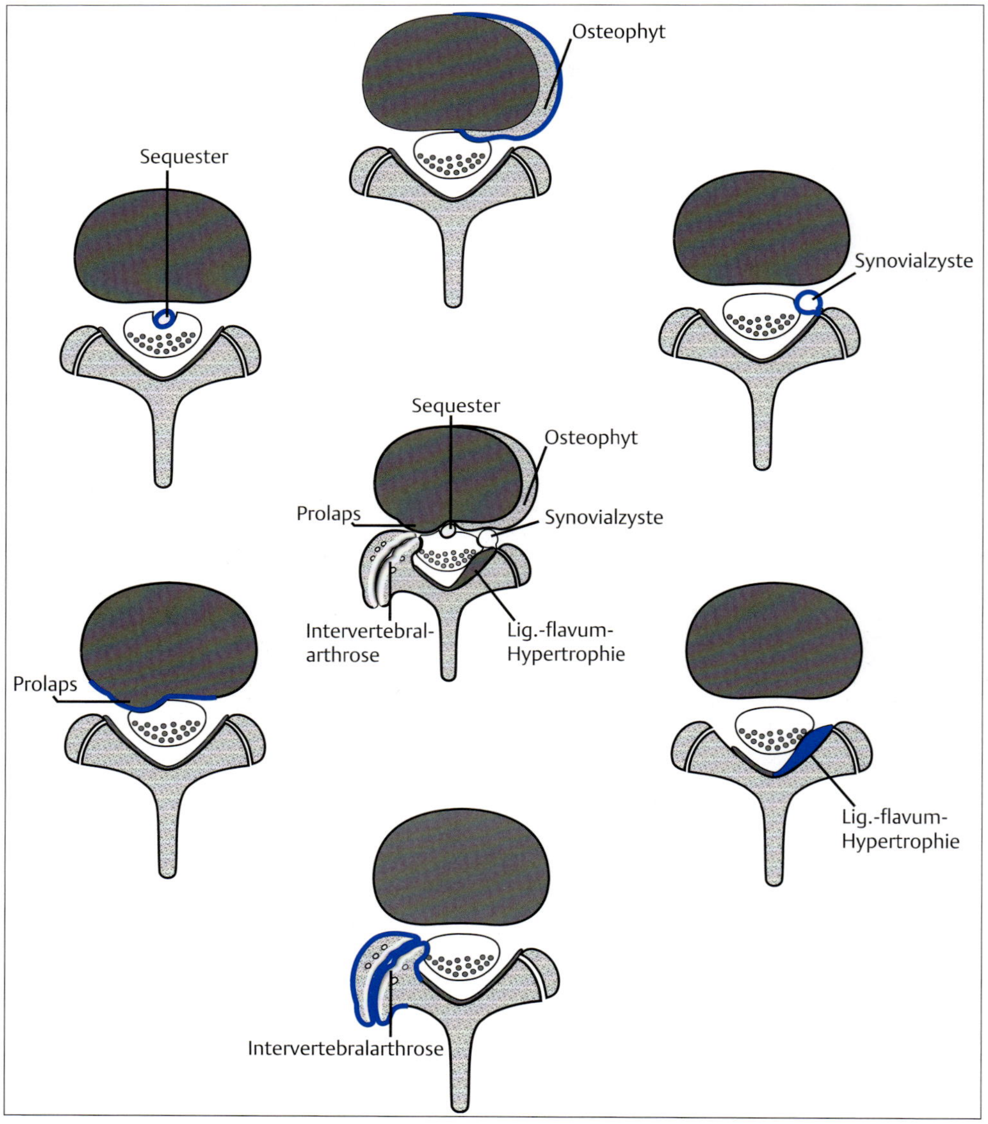

Abb. 3.72 Ursachen der Vertebrostenose. Die axialen Schemata zeigen die verschiedenen Ursachen, die einzeln oder in Kombination zu einer Einengung des Spinalkanals führen. Ventralseitig sind dies die degenerativen Bandscheibenerkrankungen wie Herniation oder Sequester, des Weiteren Veränderungen im Rahmen der Osteochondrose mit Randanbauten. Veränderungen, die von überwiegend dorsal, aber auch von lateral den Spinalkanal einengen, sind die hypertrophe Intervertebralarthrose in Kombination mit Lig.-flavum-Hypertrophie, evtl. auch begleitet von einer synovialen Zyste der Intervertebralarthrose. Von dorsal-median kann zudem die Spinalkanalstenose durch degenerative Veränderungen des Abschnitts zwischen den Dornfortsätzen wie bei Morbus Baastrup eingeengt werden.

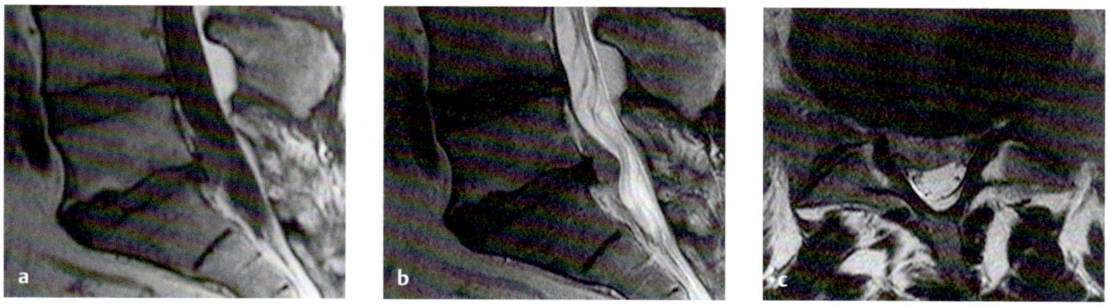

Abb. 3.73 a – c Relative, sagittale Spinalkanalstenose L5/S1. Verursacht durch eine rechts-paramediane Bandscheibenextrusion mit kleiner, migrierender Komponente auf Basis einer mittelgradigen Osteochondrose.
a MRT: sagittale T1w Aufnahme.
b MRT: sagittale T2w Aufnahme.
c MRT: axiale T2w Aufnahme.

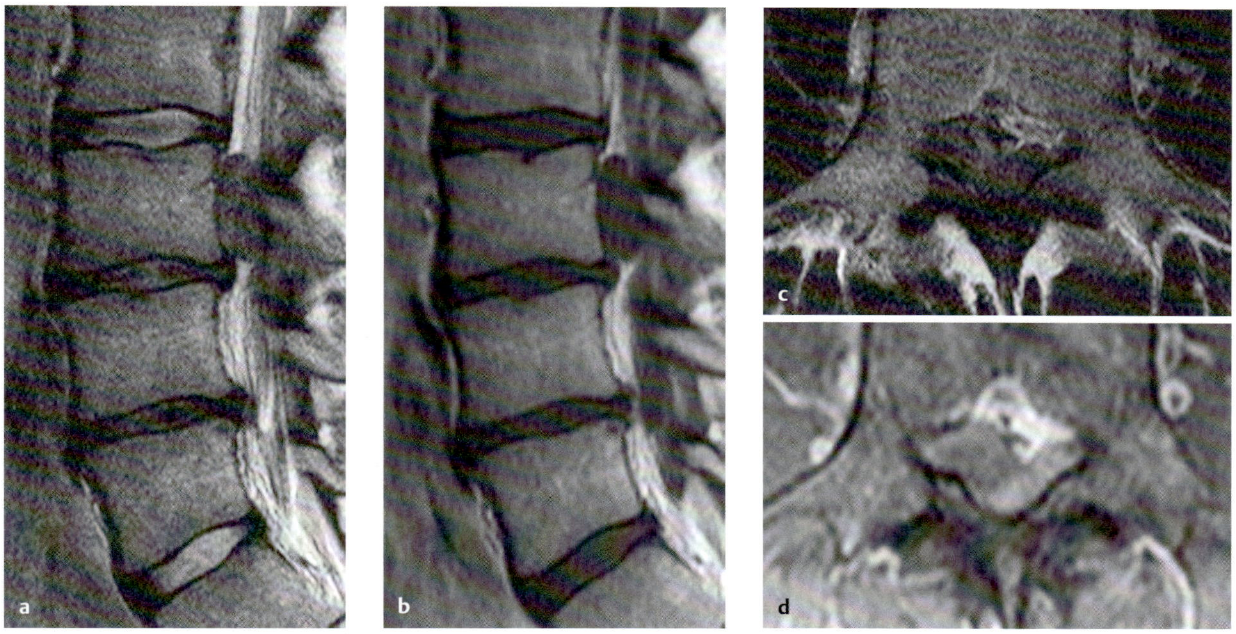

Abb. 3.74 a – d Absolute Spinalkanalstenose auf Höhe L3. Verursacht durch einen großen Sequester einer Bandscheibenherniation, vom Segment L3/L4 ausgehend. Der Duralsack ist nach dorsal und etwas linksseitig verlagert. Der Liquor ist hier vollständig aufgebraucht. Um den Bandscheibensequester finden sich reaktive Kontrastmittelanreicherungen.
a MRT: sagittale T2w Aufnahme.
b MRT: sagittale Aufnahme nach Kontrastmittelgabe.
c MRT: axiale T2w Aufnahme.
d MRT: axiale Aufnahme nach Kontrastmittelgabe mit Fettunterdrückung.

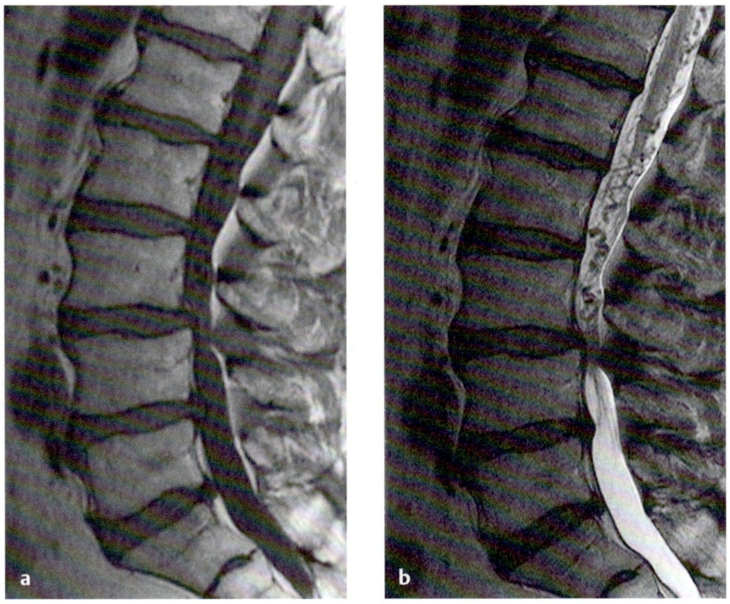

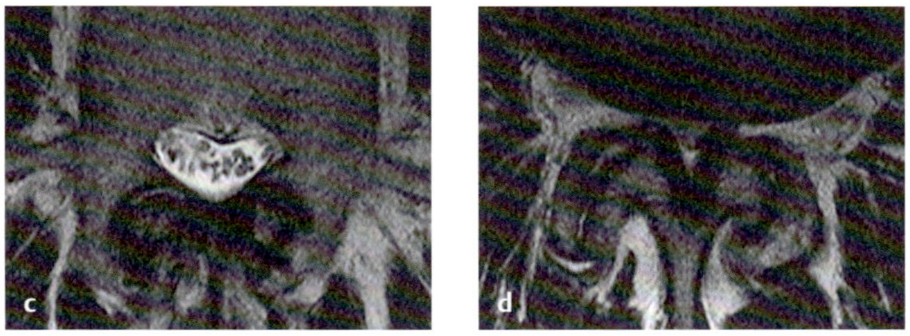

Abb. 3.75 a – d Absolute Spinalkanalstenose L3/L4. Verursacht durch eine geringfügige Anterolisthese, ein Bandscheiben-Bulging und eine ausgeprägte hypertrophe Intervertebralarthrose beidseits. Die Spinalkanalstenose ist zirkulär oder triangulär konfiguriert. Auf Höhe der Stenose ist der Liquor um die Cauda-equina-Fasern vollständig aufgebraucht. Zusätzliche Diagnose gestauter Venen.
a MRT: sagittale T1w Aufnahme.
b MRT: sagittale T2w Aufnahme.
c MRT: axiale T2w Aufnahme kranial der Stenose.
d MRT: axiale T2w Aufnahme auf Höhe der Spinalkanalstenose.

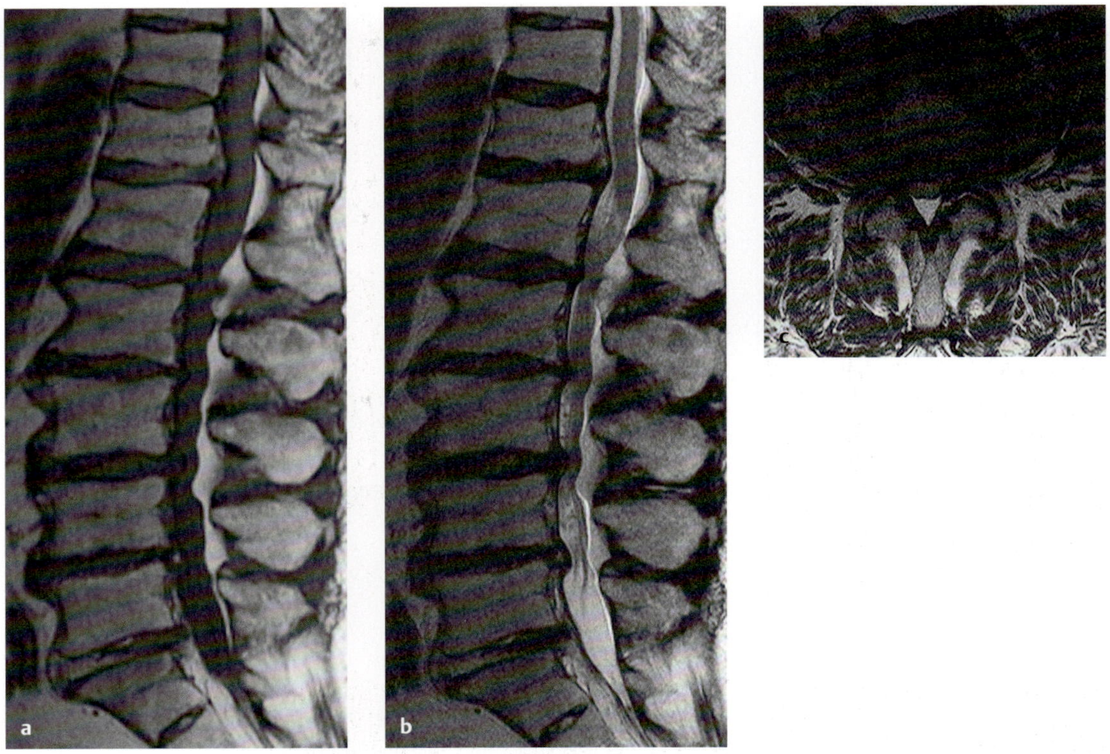

Abb. 3.76 a – c Multisegmentale lumbale Spinalkanalstenosen. Auf Basis von multisegmentalen breitbasigen Bandscheibenherniationen, Osteochondrosen und einem schmalen Spinalkanal.

a MRT: sagittale T1w Aufnahme.
b MRT: sagittale T2w Aufnahme.
c MRT: axiale T2w Aufnahme.

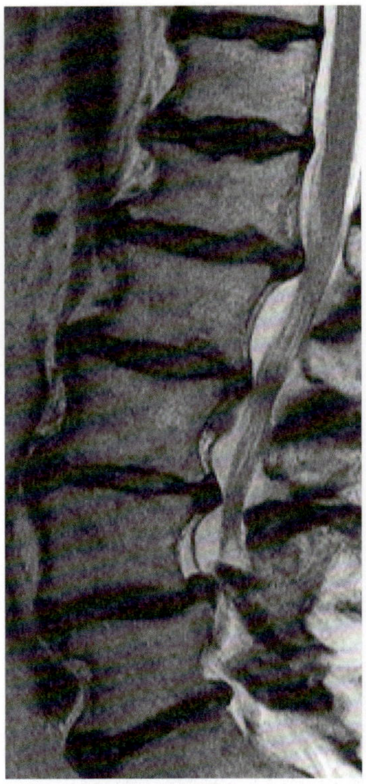

Abb. 3.77 Multisegmentale lumbale Spinalkanalstenosen unterschiedlicher Ausprägung. Auf Basis von breitbasigen Bandscheibenherniationen und Osteochondrosen sowie von dorsal durch Vertebralarthrosen und Morbus-Baastrup-Veränderungen.

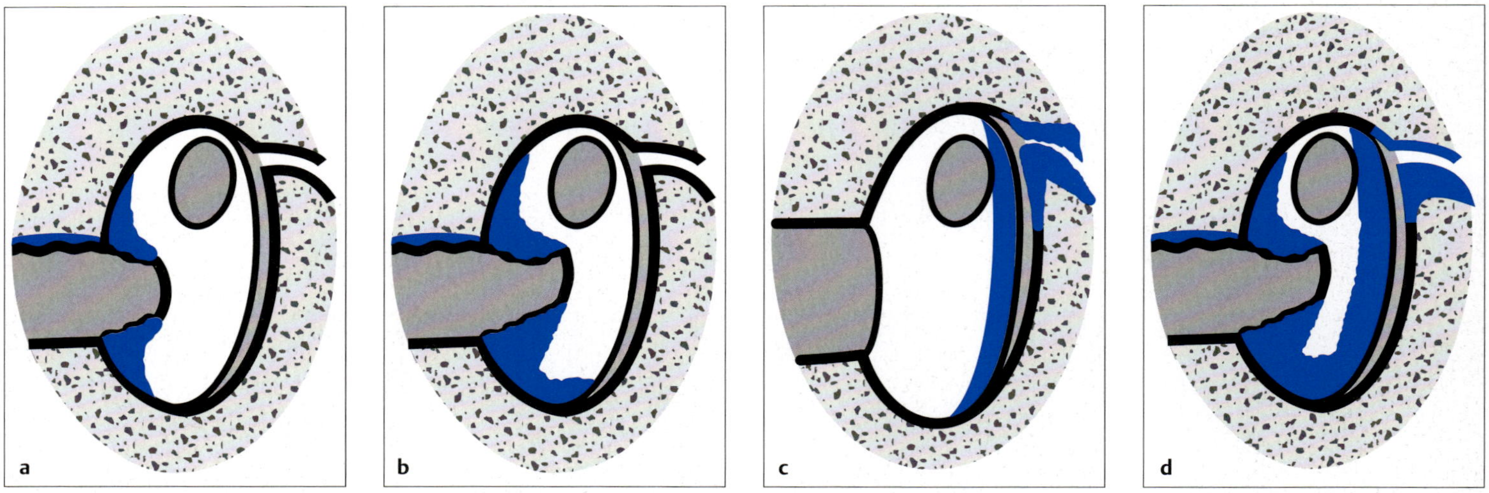

Abb. 3.78 a – d Verschiedene Formen und Ausprägungsgrade der chronischen Stenose des Neuroforamens. Die Menge des perineuralen Fettgewebes zeigt das Ausmaß der Einengung an und kann bis zum vollständigen Fehlen des perineuralen Fettes reichen.

a Degenerative Bandscheibenveränderungen mit spondylophytären Randanbauten im Rahmen der Osteochondrose engen das Neuroforamen von ventral und kaudal ein.
b Stärkere Ausprägung der spondylophytären Randanbauten (vgl. **a**).
c Degenerative Veränderungen des kleinen Wirbelgelenks mit Randanbauten, hypertropher Deformierung der Gelenkkörper und Lig.-flavum-Hypertrophie engen das Neuroforamen von dorsal her ein.
d Die oft auch gemeinsam ablaufenden Veränderungen (Triple Joint Disease) führen zu einer gesamthaften Einengung des Neuroforamens.

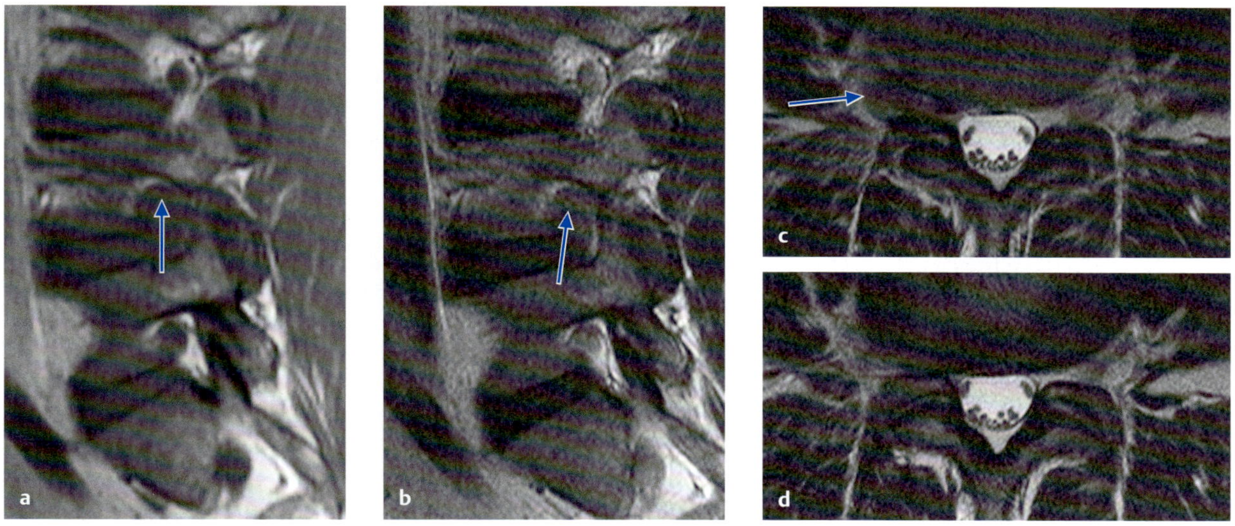

Abb. 3.79 a – d Höhergradige Stenose des Neuroforamens L4/L5 durch eine Bandscheibenherniation. Die Pfeile (**a**–**c**) weisen auf die Stenose.
a MRT: sagittale T1w Aufnahme.
b MRT: sagittale T2w Aufnahme.
c MRT: axiale T2w Aufnahme im Zentrum der Bandscheibenherniation.
d MRT: axiale T2w Aufnahme am kaudalen Rand der Bandscheibenherniation.

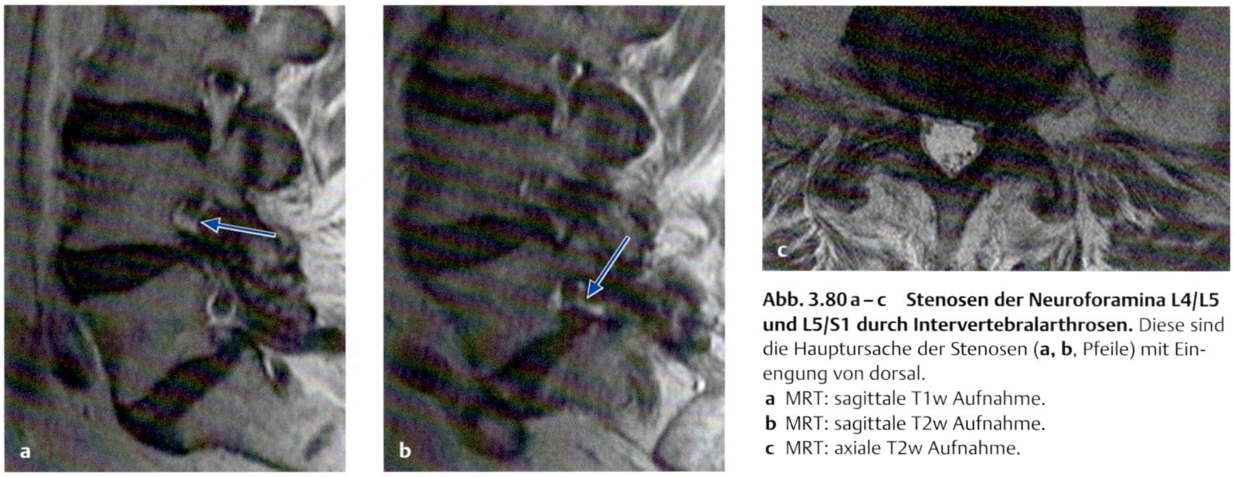

Abb. 3.80 a – c Stenosen der Neuroforamina L4/L5 und L5/S1 durch Intervertebralarthrosen. Diese sind die Hauptursache der Stenosen (**a**, **b**, Pfeile) mit Einengung von dorsal.
a MRT: sagittale T1w Aufnahme.
b MRT: sagittale T2w Aufnahme.
c MRT: axiale T2w Aufnahme.

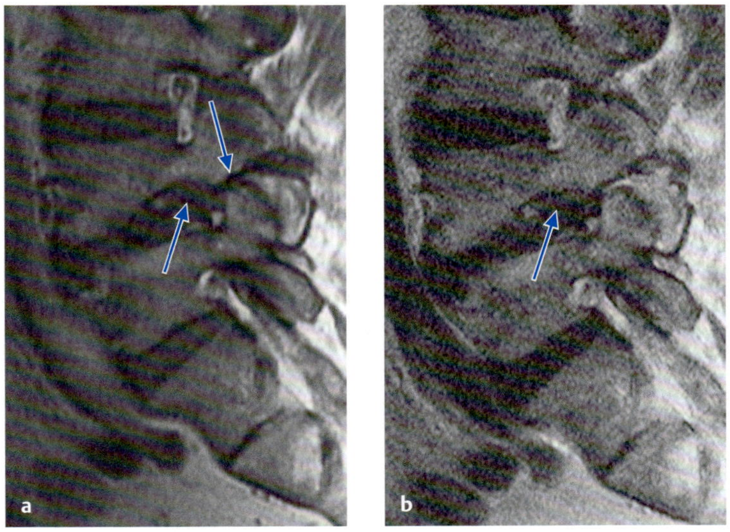

Abb. 3.81 a, b Stenose des Neuroforamens L4/L5 durch Spondylolisthese. Das Neuroforamen ist hochgradig eingeengt und deformiert (Pfeile). Zusätzlich Osteochondrose und Intervertebralarthrose.
a MRT: sagittale T1w Aufnahme.
b MRT: sagittale T2w Aufnahme.

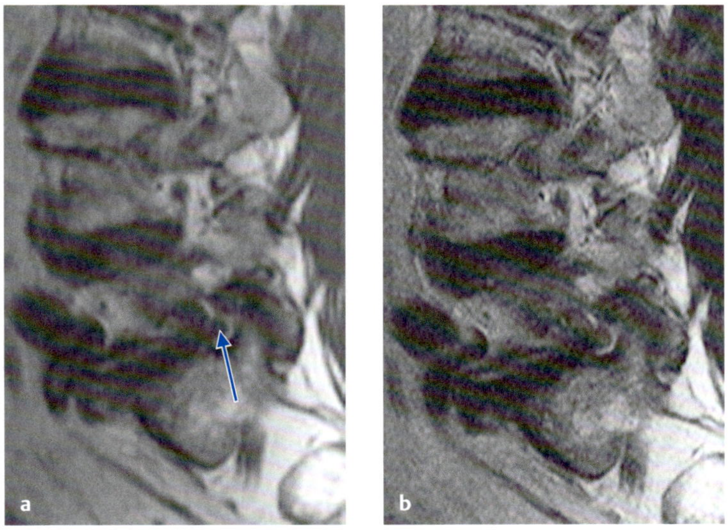

Abb. 3.82 a, b Stenose des Neuroforamens L5/S1 durch Osteochondrose, Intervertebralarthrose und Bandscheibenherniation. Das Neuroforamen ist hochgradig eingeengt (**a**, Pfeil), von ventral und dorsal, aber auch in der vertikalen Ausdehnung reduziert. Zusätzlich liegt eine intraforaminelle Bandscheibenherniation vor.
a MRT: sagittale T1w Aufnahme.
b MRT: sagittale T2w Aufnahme.

3.7.1 Graduierung der Spinalkanalstenose

Zur Graduierung einer Spinalkanalstenose sind morphologische Parameter Messmethoden überlegen. In einer Arbeit von Schizas u. Kulik [19] wird das Ausmaß des Liquors den Cauda-equina-Fasern und deren Anordnung gegenübergestellt. Die Einteilung zeigt 4 Stufen von A–D, wobei in der Stufe A 4 Unterstufen definiert werden:

- **Grad A:**
  - *A1:* Die Cauda-equina-Fasern liegen dorsal und nehmen zusammen weniger als die Hälfte der Querschnittsfläche im Vergleich zum Liquor ein (▸ **Abb. 3.83 a**).
  - *A2:* Die Cauda-equina-Fasern liegen dorsalseitig, nehmen aber insgesamt die Anordnung einer Pferdehufform ein (▸ **Abb. 3.83 b**).
  - *A3:* Die Cauda-equina-Fasern liegen dorsal im Duralsack und nehmen mehr als die Hälfte der Querschnittsfläche im Vergleich zum gesamten Duralsack ein (▸ **Abb. 3.83 c**).
  - *A4:* Die Cauda-equina-Fasern liegen zentral und transversal im Duralsack und nehmen mehr als die Hälfte der Querschnittsfläche des Duralsacks ein (▸ **Abb. 3.83 d**).
- **Grad B:** Die Cauda-equina-Fasern belegen alle Abschnitte des Duralsacks und sind noch von so viel Liquor umgeben, dass sie als Einzelfasern zu erkennen sind (▸ **Abb. 3.84**).
- **Grad C:** Der Duralsack ist so stark verkleinert, dass kein Liquor mehr zu erkennen ist und deshalb auch die Cauda-equina-Fasern nicht als einzelne Strukturen, sondern als eine homogene Struktur mittlerer Signalintensität imponieren. In diesem Stadium ist dorsalseitig noch ein epidurales Fettgewebe nachweisbar (▸ **Abb. 3.85**).
- **Grad D:** In diesem Stadium findet sich kein Liquor. Darum sind auch keine einzeln erkennbaren Cauda-equina-Fasern und andererseits dorsalseitig kein epidurales Fett auszumachen (▸ **Abb. 3.86**).

Im Englischsprachigen wird das Ausmaß der Spinalkanalstenose für den Grad B mit „moderate“, für den Grad C mit „severe“ und für den Grad D mit „extreme“ angegeben.

Eine Graduierung der Spinalkanalstenosen mit weniger Stufen beschreibt die Arbeit von Lee (▸ **Abb. 3.87**) [9]:

- **Grad 0:** Normalbefund ohne Vertebrostenose
- **Grad 1:** geringe Vertebrostenose, bei der alle Cauda-equina-Fasern von Liquor umgeben sind
- **Grad 2:** moderate oder mittelgradige Vertebrostenose, bei der einzelne Cauda-equina-Fasern nicht mehr durch Liquor getrennt sind
- **Grad 3:** schwere oder hochgradige Vertebrostenose, bei der keine Cauda-equina-Faser differenziert werden kann und der Liquor vollständig fehlt

Auch für die neuroforaminelle Enge gilt, dass morphologische Zeichen den Messmethoden überlegen sind. Eine Arbeit von Lee [10] definiert 3 Grade für den Ausprägungsgrad neuroforamineller Stenosen im Bereich der LWS (▸ **Abb. 3.88**):

- **Grad 0:** Normalbefund. Die Nervenwurzel ist komplett vom perineuralen Fettgewebe umgeben, ohne Kontakt zur Bandscheibe und ohne Kontakt zum Lig. flavum oder zum Intervertebralgelenk (s. ▸ **Abb. 3.88 a**).
- **Grad 1:** Dieser Grad zeigt als mildes Ausmaß einer neuroforaminellen Stenose eine normale Größe und Form der Nervenwurzel. Diese kann in 2 verschiedenen Erscheinungsformen eingeengt sein:
  - *Variante A:* Das perineurale Fettgewebe ist in der sagittalen bzw. transversalen Ausrichtung aufgebraucht. Dies wird hauptsächlich verursacht durch ein verbreitertes Lig. flavum (s. ▸ **Abb. 3.88 b**).
  - *Variante B:* Das perineurale Fettgewebe ist in vertikaler Richtung aufgebraucht. Diese Variante wird hauptsächlich verursacht durch Vorwölbung der Bandscheibe sowie Einengung durch zusätzliche knöcherne Anbauten an der dorsalen Wirbelkörperkante (s. ▸ **Abb. 3.88 c**).
- **Grad 2:** Dieser Ausprägungsgrad entspricht einer moderaten neuroforaminellen Stenose. Die Nervenwurzel ist von normaler Größe und Form. Das perineurale Fettgewebe ist aber zirkulär und weitgehend komplett aufgebraucht. Sowohl die vertikale Höhe als auch die sagittale Weite des Neuroforamens sind eingeengt, verursacht durch ein verbreitertes Lig. flavum, Intervertebralarthrose, Bandscheibenvorwölbung und Osteochondrose (s. ▸ **Abb. 3.88 d**).
- **Grad 3:** Dieser entspricht einem ausgeprägten Ausmaß einer neuroforaminellen Stenose. Die Nervenwurzel ist entrundet und verschmälert und zeigt eine geringere Querschnittsfläche bei deutlicher Verkleinerung des Neuroforamens mit Veränderungen in allen anatomischen Abschnitten (s. ▸ **Abb. 3.88 e**).

Die Arbeit von Mamisch [11] betrachtet in der Graduierung von Spinalkanalstenosen die Überlegenheit der Morphologie gegenüber den Messmethoden. Sollte die Graduierung einer Spinalkanalstenose mittels Messverfahren durchgeführt werden, so können folgende Werte verwendet werden:

- **Sagittaler Durchmesser des Duralsacks:** Es wird ein Grenzwert von 15 mm angegeben.
- **Sagittaler Durchmesser des knöchernen Spinalkanals auf Höhe der Abschlussplatten:** Als Grenzwert wird ein Wert von 12 mm genannt.
- **Sagittaler und vertikaler Durchmesser des Neuroforamens:** Es wird ein Grenzwert für eine Stenose mit einem Wert von je 3 mm angegeben.

Nach der Arbeit von Schizas [19] wird eine moderate Spinalkanalstenose (Grad B) mit einer Querschnittsfläche des Duralsacks von weniger als 100 mm^2 angegeben und eine schwere Spinalkanalstenose (Grad C) mit einer Querschnittsfläche des Duralsacks von weniger als 75 mm^2.

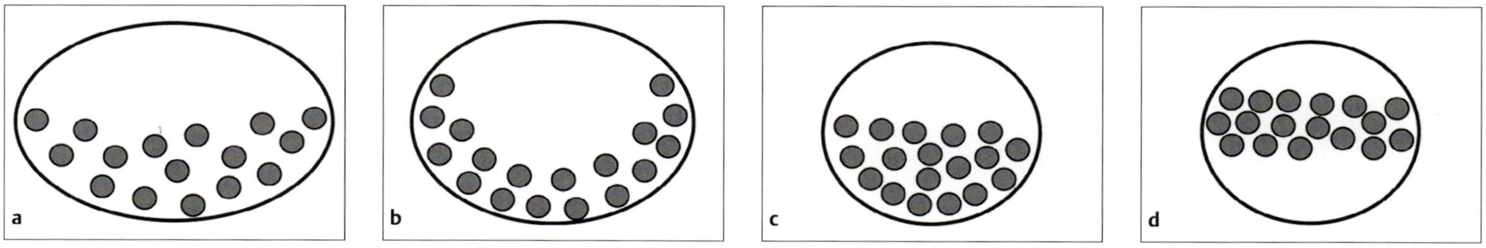

Abb. 3.83 a–d Graduierung der Spinalkanalstenose: Grad A.
a *Grad A1 (Normalbefund):* Der Liquor überwiegt gegenüber den Cauda-equina-Fasern. Diese liegen im dorsalen Abschnitt des Duralsacks. Dabei lassen die ventralen Cauda-equina-Fasern eine annähernd plane Begrenzung erkennen. Dies wird auch als „Sedimentationszeichen“ benannt.
b *Grad A2:* Im Unterschied zu A1 nehmen die Cauda-equina-Fasern insgesamt eine Pferdehufform ein.
c *Grad A3:* Die Stenose des Duralsacks zeigt ein Ausmaß, in dem weniger Liquor im Vergleich zu den Cauda-equina-Fasern erkennbar ist.
d *Grad A4:* Das Verhältnis von Liquor zu Cauda-equina-Fasern ist unverändert im Vergleich zu A3. Zusätzlich ist das physiologische Sedimentationszeichen nicht mehr nachweisbar und die Cauda-equina-Fasern liegen zentral und transversal im Duralsack.

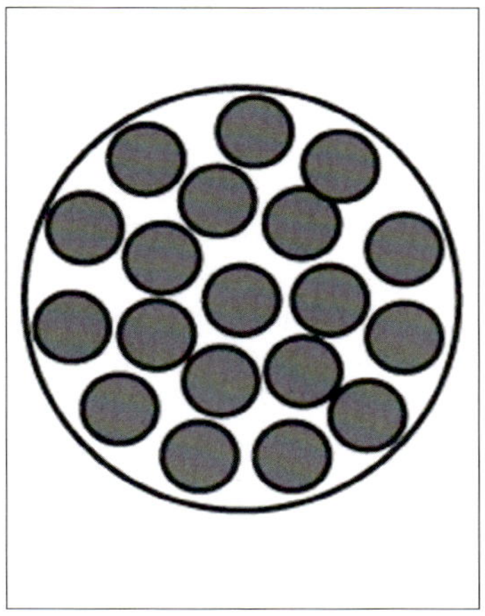

Abb. 3.84 Graduierung der Spinalkanalstenose: Grad B. Die Vertebrostenose ist so ausgeprägt, dass Restliquor und normale Cauda-equina-Fasern zu erkennen sind. Die Cauda-equina-Fasern stellen sich in allen Abschnitten des Duralsacks dar.

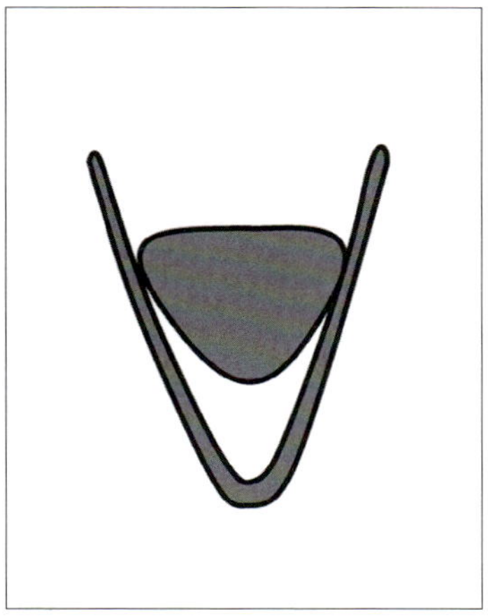

Abb. 3.85 Graduierung der Spinalkanalstenose: Grad C. Die Vertebrostenose ist so ausgeprägt, dass kein Liquor um die Cauda-equina-Fasern mehr zu erkennen ist, jedoch noch ein epidurales Fettgewebe zum Nachweis gelangt.

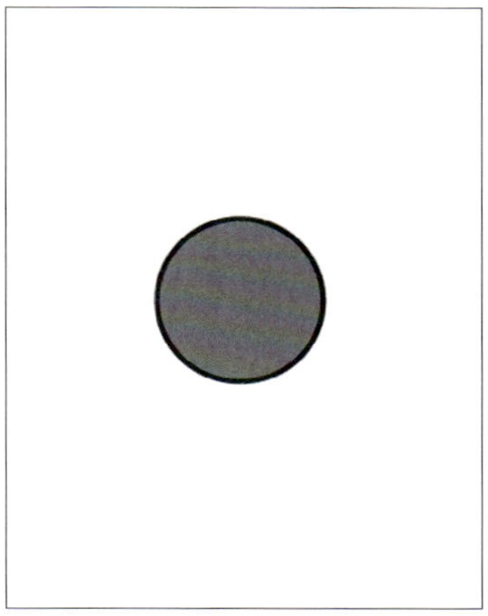

Abb. 3.86 Graduierung der Spinalkanalstenose: Grad D. Das Maximum einer Vertebrostenose ist erreicht, wenn weder Liquor noch epidurales Fettgewebe dorsalseitig im Spinalkanal nachweisbar ist.

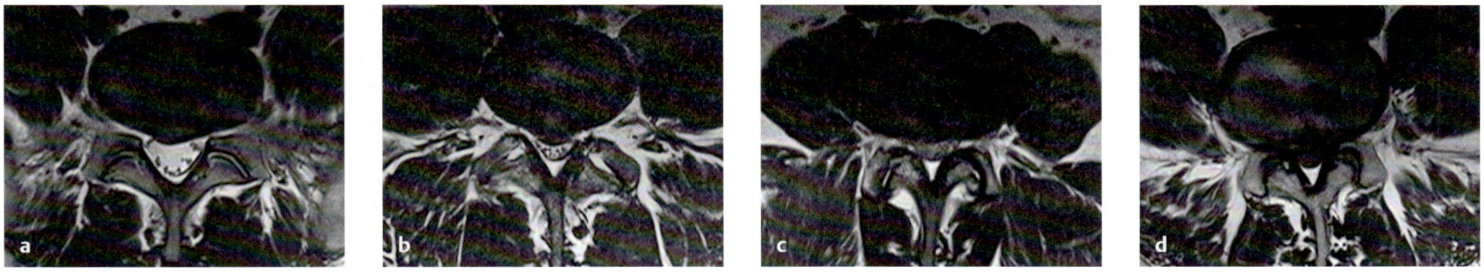

Abb. 3.87 a – d Graduierung der Spinalkanalstenose nach Lee.

a *Grad 0:* Normalbefund ohne Vertebrostenose.
b *Grad 1:* geringe Vertebrostenose. Alle Cauda-equina-Fasern sind von Liquor umgeben.
c *Grad 2:* moderate oder mittelgradige Vertebrostenose. Einzelne Cauda-equina-Fasern sind nicht mehr durch Liquor getrennt.
d *Grad 3:* schwere oder hochgradige Vertebrostenose. Keine der Cauda-equina-Fasern kann differenziert werden und der Liquor fehlt.

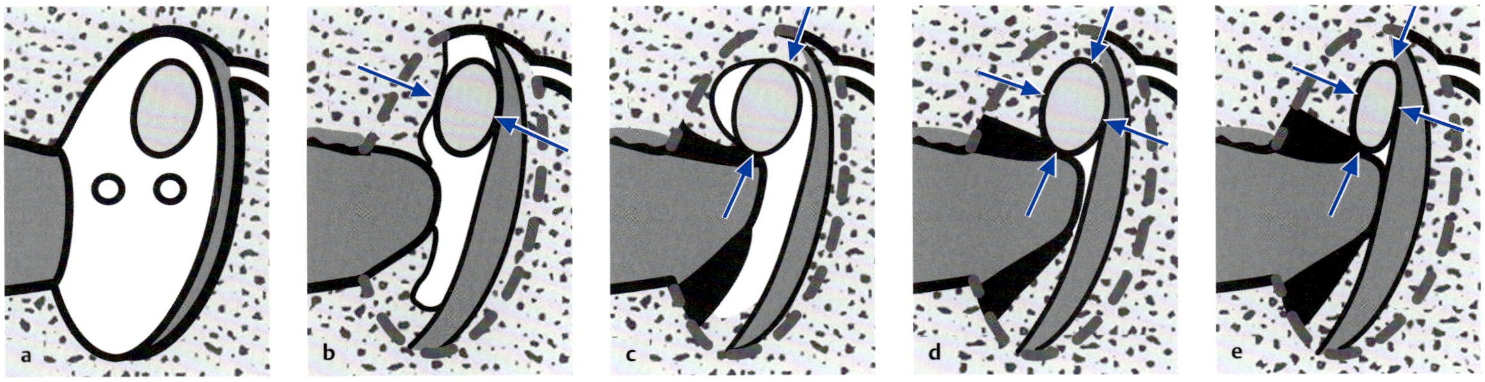

Abb. 3.88 a – e Graduierung der neuroforaminellen Stenosen.

a *Grad 0:* Normalbefund. Die Nervenwurzel ist komplett von perineuralem Fettgewebe umgeben, ohne Kontakt zu den das Neuroforamen begrenzenden Strukturen.
b *Grad 1, Variante A:* milde neuroforaminelle Stenose. Die Nervenwurzel ist von regulärer Größe und Form. Das perineurale Fettgewebe gelangt an 2 Seiten der Nervenwurzel zur Darstellung, hier kranial und kaudal bei einer sagittalen Einengung des Neuroforamens.
c *Grad 1, Variante B:* milde neuroforaminelle Stenose. Die Nervenwurzel ist von regulärer Größe und Form. Das perineurale Fettgewebe gelangt an 2 Seiten der Nervenwurzel zur Darstellung, hier ventral und dorsal bei einer vertikalen Einengung des Neuroforamens.
d *Grad 2:* mittelgradige neuroforaminelle Stenose. Die Nervenwurzel ist von normaler Größe und Form, das perineurale Fettgewebe ist aber zirkulär weitgehend bis komplett aufgebraucht.
e *Grad 3:* ausgeprägte bzw. maximale neuroforaminelle Stenose. Die Nervenwurzel ist entrundet und verschmälert, das perineurale Fettgewebe fehlt.

3.8 Sonstige degenerative Wirbelsäulenveränderungen

3.8.1 Diffuse idiopathische Skeletthyperostose

Bei dieser Erkrankung treten Verknöcherungen ventral der Wirbelkörper mit unterschiedlicher Abgrenzbarkeit von der vorderen Wirbelkörperkante auf. Die frühesten Zeichen sind umschriebene Verknöcherungen auf Höhe der Wirbelkörpermitte sowie nachfolgend Verknöcherungen entlang des gesamten vorderen Längsbands. Im Zusammenhang mit der diffusen idiopathischen Skeletthyperostose finden sich nur geringfügige degenerative Bandscheibenveränderungen und nur geringfügige oder fehlende Intervertebralarthrosen. Insbesondere sollen keine ankylosierenden Gelenkveränderungen vorliegen (▸ **Abb. 3.89**).

Die Veränderungen finden sich zu 100% im Bereich der thorakalen Wirbelsäule, zu 65 – 80% an der HWS und zu 68 – 90% an der LWS. Die rechte Seite ist stärker betroffen als die linke. Es sollen 6 – 12% der Erwachsenen über 40 Jahren mit Bevorzugung des männlichen Geschlechts an dieser Erkrankung leiden.

Die Spondylose stellt eine Differenzialdiagnose dar, kann aber gemeinsam mit der diffusen idiopathischen Skeletthyperostose vorkommen. Von ihr zu unterscheiden sind die seronegativen, chronisch-entzündlichen Gelenkerkrankungen mit Wirbelsäulenmanifestation wie Morbus Bechterew, Morbus Reiter und Psoriasisarthritis. Die Ursache ist unbekannt. Manifestationen außerhalb der Wirbelsäule finden sich vor allem im Bereich des Beckens. Die Erkrankung ist meist asymptomatisch und stellt einen Zufallsbefund dar.

3.8.2 Ossifikation des posterioren longitudinalen Ligaments

Bildgebende Zeichen sind multisegmentale Ossifikationen entlang der dorsalen Kontur der Wirbelkörper bei nur geringfügiger Bandscheibendegeneration und fehlender Intervertebralarthrose. Typische Lokalisationen sind der mittlere zervikale und thorakale Abschnitt. Patienten werden durch die Vertebrostenose symptomatisch (▸ **Abb. 3.90**).

3.8.3 Ligamentum-flavum-Hypertrophie und -Verkalkungen

Das Lig. flavum kann einerseits im Sinne einer Hypertrophie begleitend bei der Intervertebralarthrose verändert sein und andererseits durch eine Verkalkung und Verknöcherung (▸ **Abb. 3.91** u. ▸ **Abb. 3.92**).

Im Normalzustand ist das Lig. flavum als gleichmäßig breite, signalarme, bandförmige Struktur zu erkennen. Bei einer Degeneration des kleinen Wirbelgelenks kann es zur zunehmenden Auftreibung des Lig. flavum kommen. Bei entsprechender Ausdehnung kann diese mit- oder hauptverantwortlich für eine Vertebrostenose sein. Die Hypertrophie ist insbesondere in der axialen Schnittführung in der MRT gut zu erkennen und zuzuordnen. Auch in der sagittalen Schnittführung ist eine bogenförmige Vorwölbung an der dorsalen Wirbelkörperkontur sichtbar. Die exakte anatomische Zuordnung ist jedoch in der axialen Schnittführung am besten durchführbar.

Die Verkalkung der Lig. flava ist eine seltene, meist asymptomatische Erkrankung des älteren Patienten, die in Europa besonders selten ist. Sie ist bevorzugt im CT darstellbar und wird auch als „Pseudogicht" bezeichnet.

3.8.4 Ligamentum-interspinosum-Degeneration (Morbus Baastrup)

Veränderungen im Bereich des Lig. interspinosum finden sich im Rahmen der degenerativen Segmentveränderungen. Infolge der Hypermobilität kommt es im interspinalen Bandbereich zu einer vermehrten Beweglichkeit. Das erste Zeichen ist ein degenerativer Einriss des Lig. interspinosum. Diese Rissbildung muss auch in der T2w Sequenz mit Fettunterdrückung als Signalanhebung darstellbar sein (▸ **Abb. 3.93**, ▸ **Abb. 3.94** u. ▸ **Abb. 3.95**) [7].

> Eine Signalanhebung im Lig. interspinosum kann jedoch auch durch ein Fettsignal des entsprechenden Fettanteils dieses Bandes bedingt sein.

Im weiteren Verlauf kommt es nach einem Einriss zu einem kompletten Riss in der gesamten sagittalen Ausdehnung. Dieser wird überlagert oder gefolgt von proliferativen und somit hypertrophen Veränderungen des Lig. interspinosum. Das ist auch an einer Vorwölbung an der dorsalen Kontur des Spinalkanals zu erkennen. Im weiteren Verlauf der Lig.-interspinosum-Degeneration kommt es zur degenerativen knöchernen Proliferation der angrenzenden Processus spinosi. Diese können zusammen mit der Verschmälerung der Bandscheibe den intraspinösen Raum zunehmend stärker einengen. Im Endstadium finden sich nur mehr ein sehr schmaler Spalt und das Bild einer Neopseudarthrose. Auch diese degenerativen Randanbauten können zu einer knöchernen Einengung des Spinalkanals an der dorsalen Seite führen. Das knöcherne Erscheinungsbild wird auch als „Morbus Baastrup" bezeichnet.

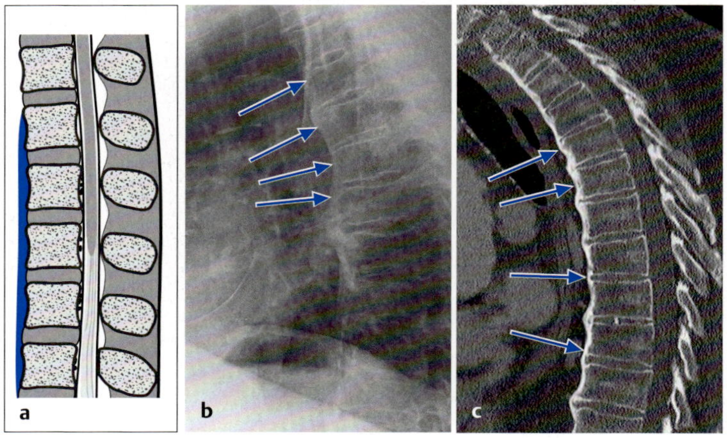

Abb. 3.89 a – c Diffuse idiopathische skelettale Hyperostose. Vordere Längsbandverkalkung und Verknöcherung, die 4 und mehr Segmente betrifft (**b**, **c**, Pfeile). Synonyme sind „senile ankylosierende Hyperostose", „asymmetrische skelettale Hyperostose" und „Morbus Forestier".
a Schema.
b Röntgen: seitlich.
c CT: sagittale Schicht.

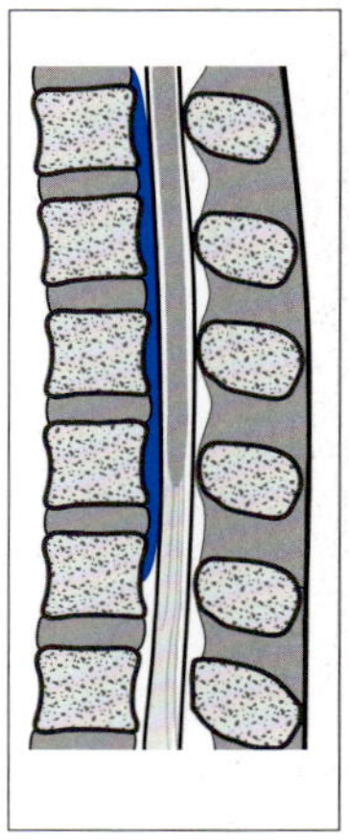

Abb. 3.90 Ossifikation des posterioren longitudinalen Ligaments.

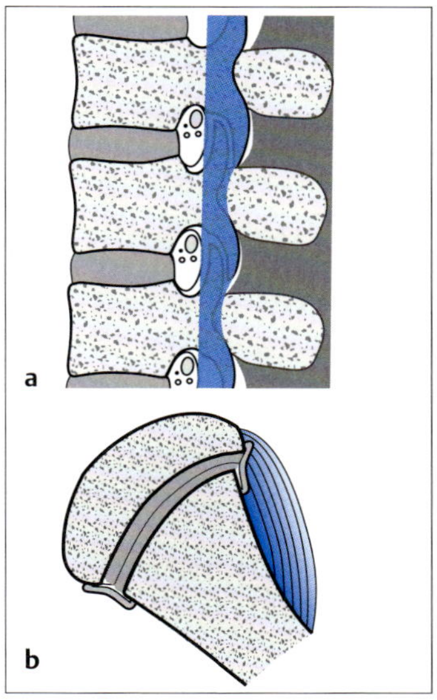

Abb. 3.91 a, b Ligg.-flava-Hypertrophie und Verkalkungen. Degenerative Veränderungen der Ligg. flava mit einer Hypertrophie, die in der CT gut anhand der entsprechenden Verbreiterung zu erkennen ist. Ebenfalls dargestellt sind Verkalkungen der Ligg. flava. Dabei ist der Kalkgehalt am besten mit der CT zu beurteilen.
- **a** Sagittales Schema.
- **b** Axiales Schema.

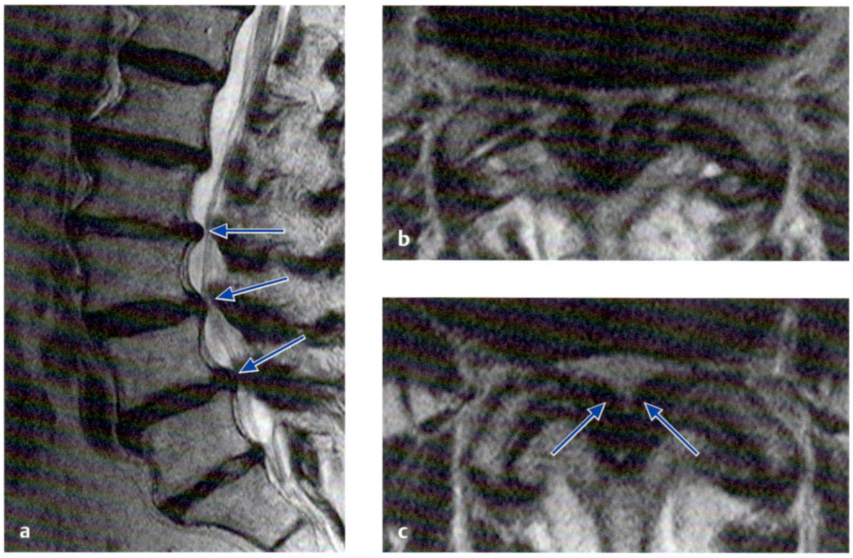

Abb. 3.92 a – c Lig.-flavum-Hypertrophie. Innenseitig der kleinen Wirbelgelenke zeigt sich eine deutliche Verbreiterung der Ligg. flava beidseits mit deutlicher Mitverantwortung für die dorsale und seitliche Vertebrostenose (**a, c**, Pfeile).
- **a** MRT: sagittale T2w Aufnahme.
- **b** MRT: axiale T2w Aufnahme, kranialseitig.
- **c** MRT: benachbarte axiale T2w Aufnahme, kaudalseitig.

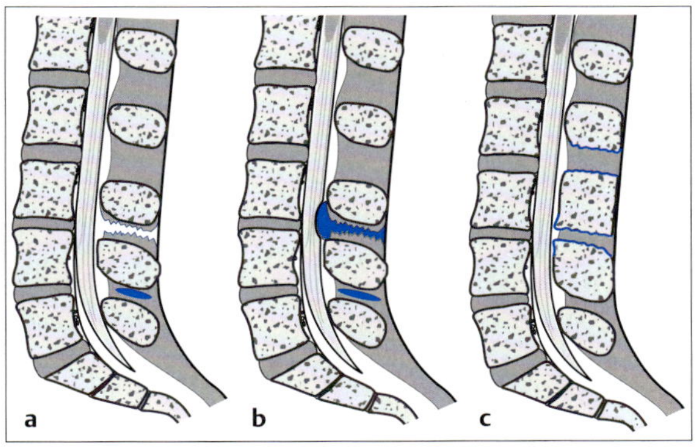

Abb. 3.93 a – c Degeneration des Lig. interspinosum bzw. Morbus Baastrup.
- **a** Beginn der Degeneration mit Signalanhebung und Rissbildung.
- **b** Hypertrophe Proliferation mit Einengung des Spinalkanals.
- **c** Degenerative knöcherne Anbauten bis zu pseudarthroseartigen Veränderungen der Dornfortsätze.

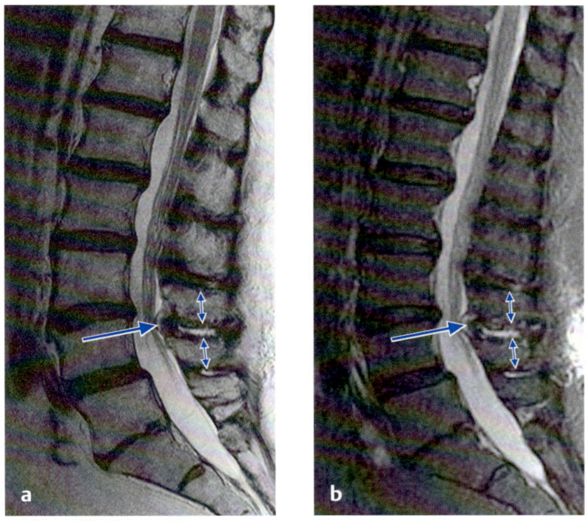

Abb. 3.94 a, b Degeneration des Lig. interspinosum L3/L4 und L4/L5. Die Signalanhebung im Lig. interspinosum ist in der T2w und in der STIR-Aufnahme zwischen den Dornfortsätzen gut zu erkennen (**a**, **b**, Pfeile).
- **a** MRT: sagittale T2w Aufnahme.
- **b** MRT: sagittale STIR-Aufnahme.

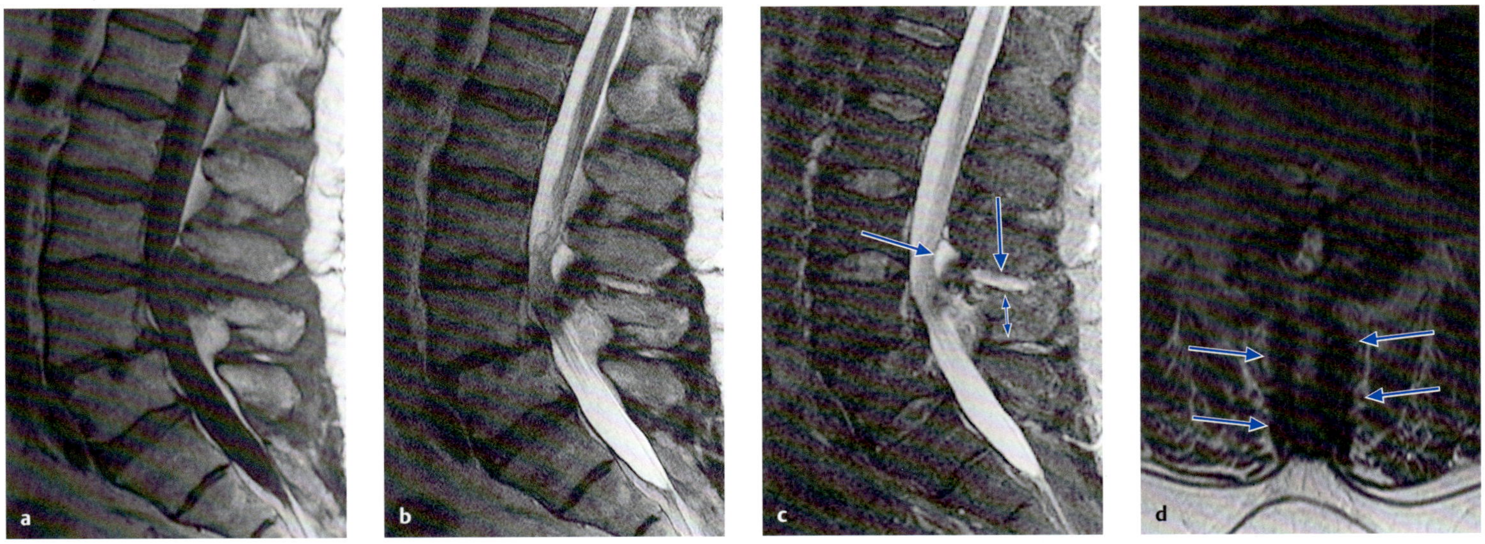

Abb. 3.95 a – d Degeneration des Lig. interspinosum L3/L4 bei Spondylolisthese. Bandförmige Signalminderung T1w (**a**) und Signalanhebung im Lig. interspinosum T2w (**b**) und in der STIR-Aufnahme (**c**, Pfeile). Auftreibung und Verbreiterung des Lig. interspinosum sind in der axialen T2w Aufnahme (**d**, Pfeile) nachweisbar.
- **a** MRT: sagittale T1w Aufnahme.
- **b** MRT: sagittale T2w Aufnahme.
- **c** MRT: sagittale STIR-Aufnahme.
- **d** MRT: axiale T2w Aufnahme.

Literatur

[1] Amundsen T, Weber H, Lilleas F et al. Lumbar spinal stenosis. Clinical and radiologic features. Spine 1995; 20: 1178 – 1186

[2] Bartynski WS, Petropoulou KA. The MR imaging features and clinical correlates in low back pain-related syndromes. Magn Reson Imaging Clin N Am 2007; 15: 137 – 154

[3] Bonneville JF. Plaidoyer pour une classification par l'image des hernies discales lombaires: la carte-image. Rev Imag Med 1990; 2: 557 – 560

[4] Breitenseher JB, Pones M, Breitenseher MJ. Nomenklatur der (lumbalen) Bandscheiben. Radiologie up2date 2017; 17: 63–77

[5] Fardon DF, Williams AL, Dohring EJ et al. Review Article: lumbar disc nomenclature: version 2.0. Recommendations of the combined task forces of the North American Spine Society, the American Society of Spine Radiology and the American Society of Neuroradiology. Spine 2014; 14: 2525 – 2545

[6] Gronblad M, Virri J, Tolonen J et al. A controlled immunohistochemical study of inflammatory cells in disc herniation tissue. Spine 1994; 19: 2744 – 2751

[7] Jinkins JR. Lumbosacral interspinous ligament rupture associated with acute intrinsic spinal muscle degeneration. Eur Radiol 2002; 12: 2370 – 2376

[8] Korhonen T, Karppinen J, Malmivaara A et al. Efficacy of infliximab for disc herniation-induced sciatica: one-year follow-up. Spine 2004; 29: 2115 – 2119

[9] Lee GY, Lee JW, Choi HS et al. A new grading system of lumbar central canal stenosis on MRI: an easy and reliable method. Skeletal Radiol 2011; 40: 1033 – 1039

[10] Lee S, Lee JW, Yeom JS et al. A practical MRI grading system for lumbar foraminal stenosis. AJR Am J Roentgenol 2010; 194: 1095 – 1098

[11] Mamisch N, Brumann M, Hodler J et al. Radiologic criteria for the diagnosis of spinal stenosis: results of a Delphi survey. Radiology 2012; 264: 174 – 179

[12] Milette PC. Classification, diagnostic imaging and imaging characterization of a lumbar herniated disc. Radiol Clin North Am 2000; 38: 1267 – 1292

[13] Modic MT, Steinberg PM, Ross JS et al. Degenerative disk disease: assessment of changes in vertebral body marrow with MR imaging. Radiology 1988; 166: 193 – 199

[14] Modic MT, Obuchowski NA, Ross JS et al. Acute low back pain and radiculopathy: MR imaging findings and their prognostic role and effect on outcome. Radiology 2005; 237: 597 – 604

[15] Modic MT, Ross JS. Lumbar degenerative disk disease. Radiology 2007; 245: 43 – 61

[16] Mooney V, Robertson J. The facet syndrome. Clin Orthop Relat Res 1976; 115: 149 – 156

[17] Pfirrmann CW, Dora C, Schmid MR et al. MR image-based grading of lumbar nerve root compromise due to disk herniation: reliability study with surgical correlation. Radiology 2004; 230: 583 – 588

[18] Schellinger D, Wener L, Ragsdale BD et al. Facet joint disorders and their role in the production of back pain and sciatica. Radiographics 1987; 7: 923 – 944

[19] Schizas C, Kulik G. Decision-making in lumbar spinal stenosis: a survey on the influence of the morphology of the dural sac. J Bone Joint Surg Br 2012; 94: 98 – 101

4 Entzündungen der Wirbelsäule

M. Breitenseher, K. M. Friedrich

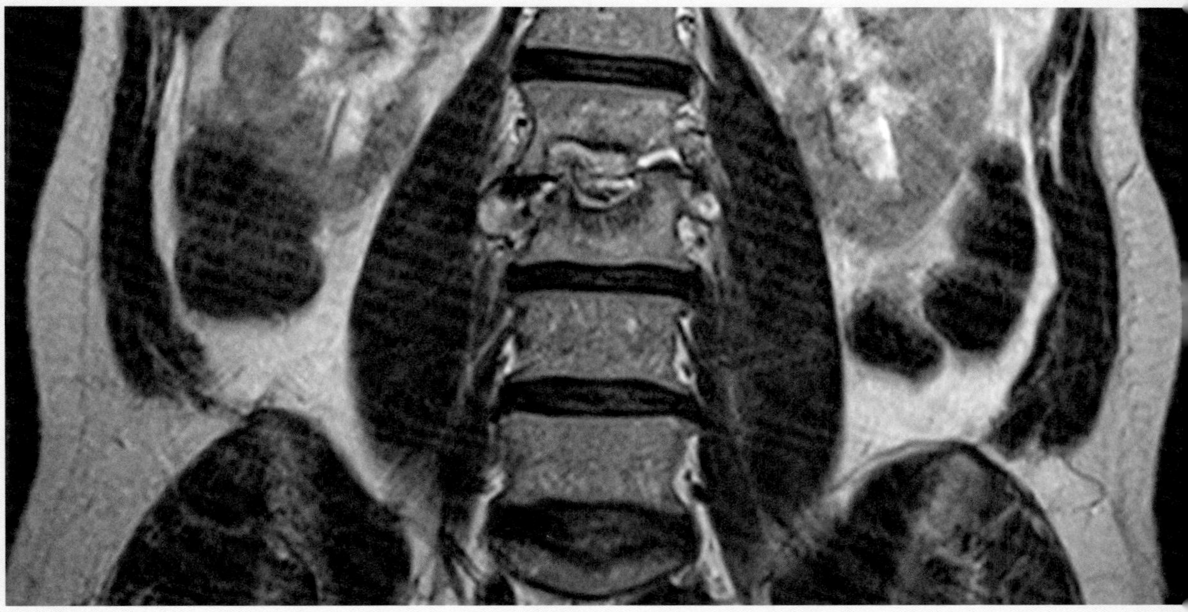

4.1 Spondylitis und Spondylodiszitis

Die Übertragung einer Spondylodiszitis erfolgt hämatogen, kontinuierlich, posttraumatisch, postoperativ oder durch unbekannte Ursachen. Die mit 40 % der Fälle häufigste hämatogene Übertragungsform ist auf Infektionen der Zähne, des Harntrakts oder anderer Organe zurückzuführen. In 30 % der Fälle erfolgt diese Übertragung kontinuierlich aus der Umgebung, z. B. von der Haut, von einem retropharyngealen Abszess oder posttraumatisch bzw. postoperativ. Immerhin in bis zu 30 % der Fälle bleibt die Ursache unklar.

Die hämatogene Streuung kann entweder arteriell oder auch venös erfolgen. Pathophysiologische Voraussetzung für die Entstehung einer Knochenmarks- und nachfolgenden Knochenentzündung sind Endarterien, die durch einen Bakterienembolus infarziert werden, bzw. Sinusoide mit langsam fließendem Blut. In diesem durch den Infarkt und die nachfolgende Entzündung vorgeschädigten Gewebe kann sich eine Knochenmarkinfektion entwickeln, die sich je nach lokaler Immunitätslage und Erregervirulenz mit unterschiedlicher Geschwindigkeit auf das Knochengewebe ausbreitet (▸ Abb. 4.1, ▸ Abb. 4.2 u. ▸ Abb. 4.3).

Für die Lokalisation der Entzündung ist die Lage der Endarterien im Wirbelkörper maßgebend. Diese verändert sich im Laufe des Lebens: Bis zum 4. Lebensjahr ist der Discus intervertebralis vaskularisiert und besitzt Endarterien, die Wirbel hingegen nicht. Ab dem 4. Lebensjahr bilden sich die diskalen Gefäße zurück. Ebenso gehen die anastomosierenden Verbindungen zwischen den metaphysären und äquatorialen Arterien in den Wirbelkörpern verloren. Dadurch entstehen im Wirbelkörper Endarterien, zentral sowie am Rand.

> Dementsprechend finden sich bei Kindern bis zum 4. Lebensjahr primär Spondylodiszitiden, die sekundär auf den benachbarten Knochen übergreifen. Bei allen älteren Kindern und Erwachsenen hingegen treten typischerweise primäre Spondylitiden auf, die sekundär auf den Diskus übergreifen können.

Aufgrund der meist degenerativ bedingten Revaskularisation der Bandscheiben, insbesondere in den Randbereichen ab dem 40. Lebensjahr, kann eine Knochenentzündung sehr rasch auch die Bandscheibe erreichen oder praktisch zeitgleich mit der Knochenentzündung beginnen (▸ Abb. 4.4 u. ▸ Abb. 4.5). Häufigste Erreger der pyogenen Spondylitis:

- Staphylokokken (50 % der Fälle)
- Escherichia
- Klebsiella
- Pseudomonas
- Streptokokken

Spezifische Spondylitiden mit den häufigsten Erregern von Tuberkulose (Pott-Erkrankung) und Mykosen (z. B. Candida, Aspergillus) sowie parasitäre Infektionen (Echinokokken) sind insgesamt selten.

Spondylitiden treten typischerweise zwischen dem 50. und 70. Lebensjahr auf. Männer sind doppelt so oft betroffen wie Frauen. Die klinische Symptomatik ist oft unspezifisch [11].

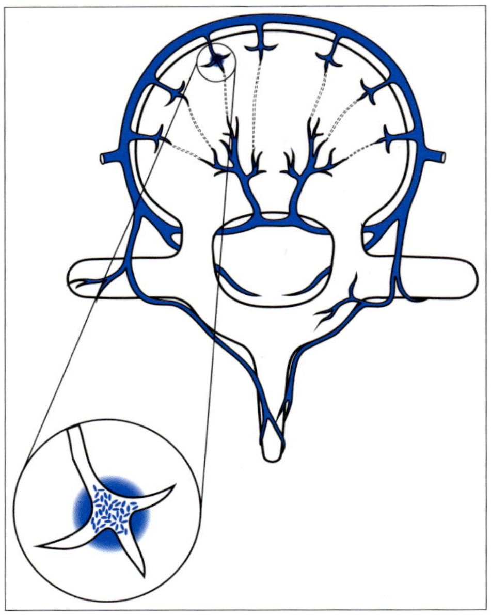

Abb. 4.1 Arterieller Bakterienembolus. Entstehung eines Bakterienembolus in den Endarterien des Wirbelkörpers. Dabei handelt es sich in den meisten Fällen um Staphylokokken. Es können aber auch Escherichia, Klebsiella pseudomonas oder Streptokokken, des Weiteren Tuberkuloseerreger oder die Erreger von Mykosen sowie Candida oder Aspergillus vorkommen.

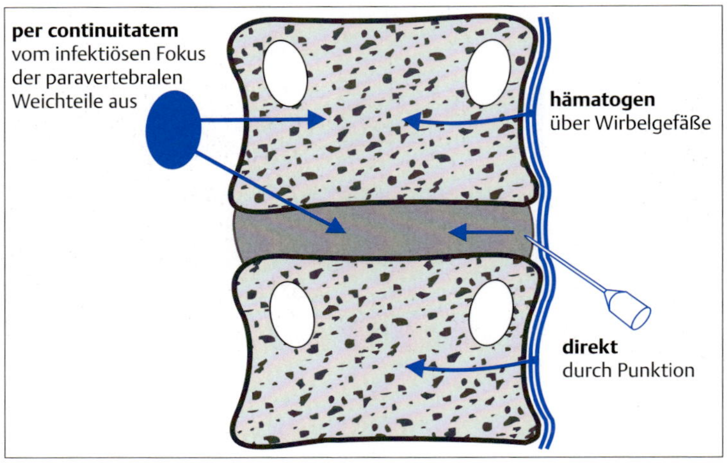

Abb. 4.2 Übertragungswege der Spondylitis und Spondylodiszitis. Die Übertragung erfolgt entweder hämatogen über die Wirbelgefäße, von einem infektiösen Fokus aus den paravertebralen Weichteilen „per continuitatem“ aus oder durch Punktion direkt.

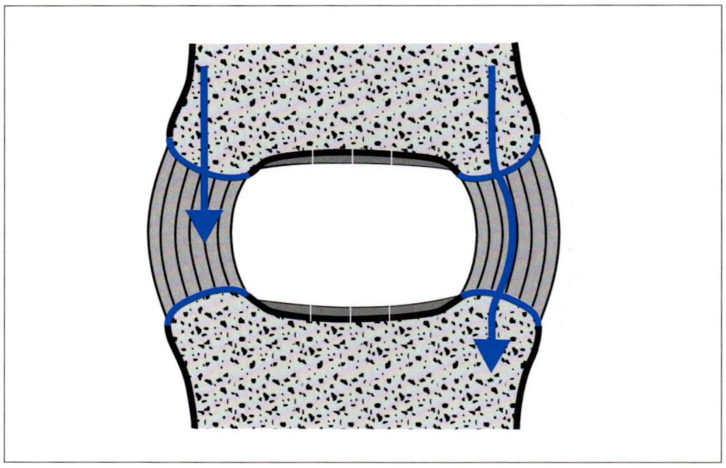

Abb. 4.3 Ausbreitungsweg der Spondylitis. Der knöcherne Infekt breitet sich im Knochen aus. Die Bandscheibe ist im Bereich der knorpeligen Abschlussplatten gut geschützt. Es finden sich jedoch sog. Bare Areas im Ansatz des Anulus fibrosus. Von dort aus kann sich die Spondylitis in die Bandscheibe ausdehnen und so zur Spondylodiszitis werden sowie auf den benachbarten Wirbelkörper übergreifen.

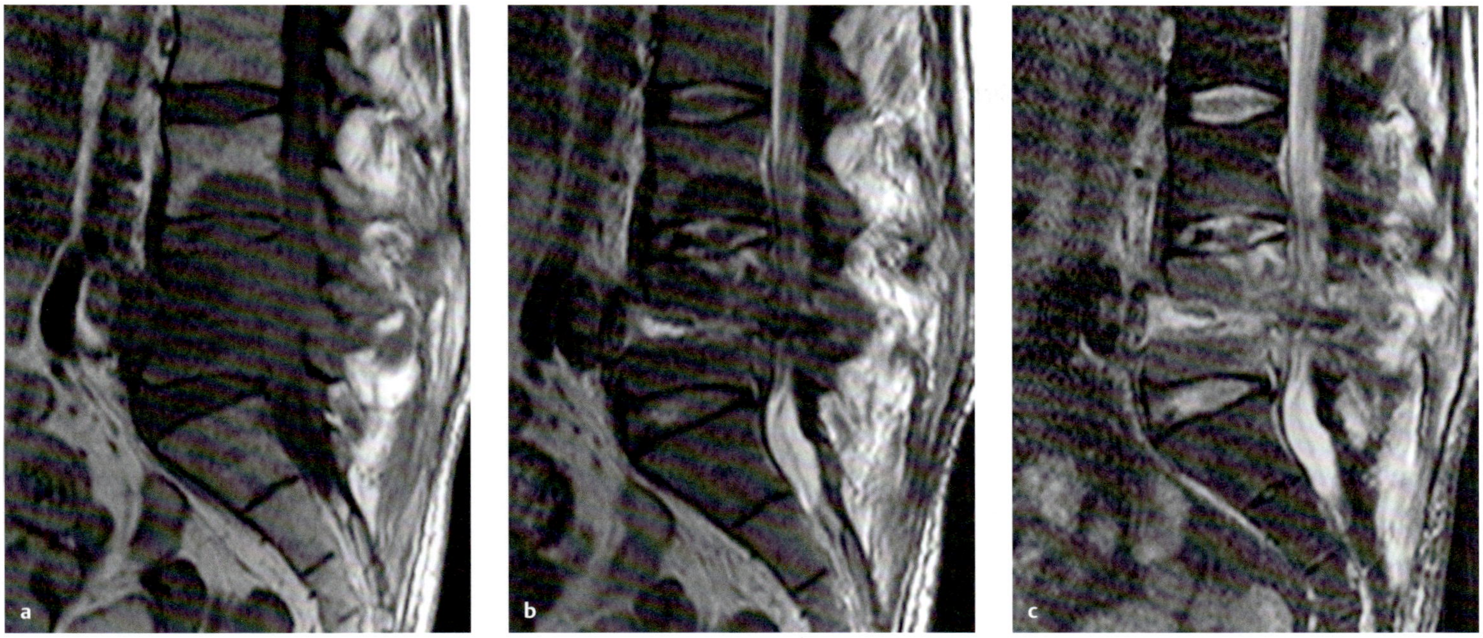

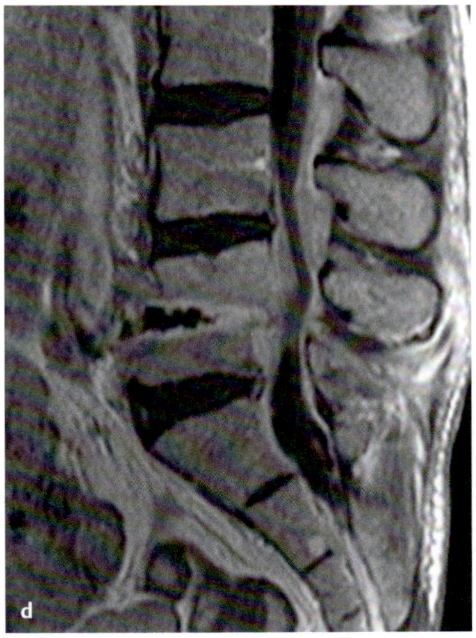

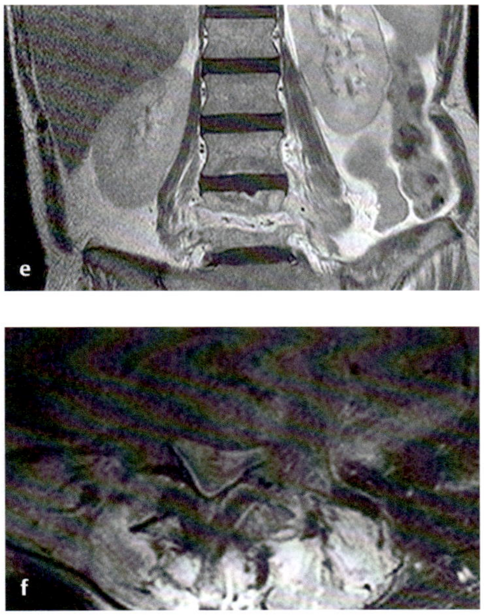

Abb. 4.4 a – f Pyogene Spondylodiszitis L4/L5. 39-jähriger Patient. Die Bandscheibe L4/L5 ist verschieden breit und T2w unterschiedlich signalgebend, mit teilweiser Kontrastmittelanreicherung. Es ist eine ausgedehnte Destruktion der Abschlussplatten mit Höhenreduktion des Wirbelkörpers L4 ventral um bis zu 50 % festzustellen. Zudem zeigt sich ein deutliches entzündliches Knochenmarködem, das die gesamten Wirbelkörper L4 und L5 ausfüllt. Außerdem findet sich ein gut erkennbares, epidurales und paravertebrales Weichteilinfiltrat. Es handelt sich um das typische Bild einer pyogenen Spondylodiszitis.

a MRT: sagittale T1w Aufnahme.
b MRT: sagittale T2w Aufnahme.
c MRT: sagittale STIR-Aufnahme.
d MRT: sagittale T1w Aufnahme nach Kontrastmittelapplikation.
e MRT: koronale T1w Aufnahme nach Kontrastmittelapplikation.
f MRT: axiale fettunterdrückte T1w Aufnahme nach Kontrastmittelapplikation.

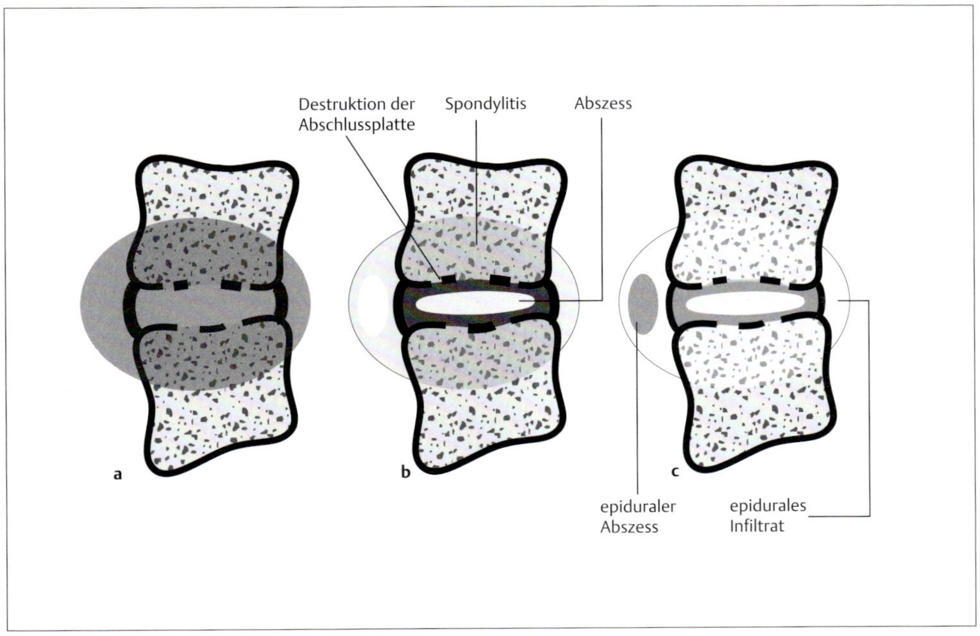

Abb. 4.5 a – c MRT-Basissymptome der Spondylodiszitis in den Standardsequenzen T1w, T2w und Kontrastmittelserie.

1. *Wirbelkörper:* Im Wirbelkörper stellt sich die Spondylitis als entzündliche Knochenmarkveränderung dar, und zwar T1w signalarm, T2w signalreich und mit deutlicher Kontrastmittelanreicherung. Dazu gehört die Destruktion der Abschlussplatten, die in allen Sequenzen im Bereich der Destruktion die Signallosigkeit verlieren. Sie erscheinen dann T1w von mäßiger bis mittlerer Signalintensität und T2w signalreich. Dabei liegt auch in diesem destruierten Abschnitt eine Kontrastmittelanreicherung vor.
2. *Bandscheibe:* Des Weiteren ist die Bandscheibe betroffen, die Diszitiszeichen erkennen lässt, nämlich eine Signalanhebung T2w sowie eine Kontrastmittelanreicherung, die auch in Kombination mit Kontrastmittelaussparung auftreten kann.
3. *Weichteile:* Schließlich können Weichteilveränderungen auftreten, die aus entzündlichem Infiltrat zirkulär die Wirbelsäule umgeben und somit auch intraspinal lokalisiert sein können und dort evtl. in Kombination mit einem Weichteilabszess zur Darstellung gelangen.

a MRT: T1w Aufnahme.
b MRT: T2w Aufnahme.
c MRT: Kontrastmittelserie.

4.1.1 Diagnostik

MRT und Knochenszintigrafie (^{99m}Tc-Granulozytenszintigrafie) erlauben eine Frühdiagnose. Dabei bietet die MRT den Vorteil der hohen anatomischen Auflösung und des zuverlässigeren Ausschlusses möglicher Differenzialdiagnosen [13, 14].

▸ **MRT.** Die Spondylodiszitis bietet zahlreiche morphologische Zeichen, die in ihrer Ausprägung und Zusammensetzung charakteristisch sind und zur Diagnose führen (▸ **Abb. 4.6**, ▸ **Abb. 4.7**, ▸ **Abb. 4.8** u. ▸ **Abb. 4.9**; s. auch ▸ **Abb. 4.4**):

- **Knochenmark:** In der MRT zeigt sich ein umschriebenes, bandscheibennah betontes Knochenmarködem. Dieses ist T1w hypointens, T2w unterschiedlich intens und T2w mit Fettunterdrückung hyperintens. Es besteht ein breiter Bezug zu den Abschlussplatten; die Grenze zum gesunden Knochenmark ist unscharf. Es kann ein Teil oder auch der gesamte Wirbelkörper verändert sein. Üblicherweise sind bei der pyogenen Spondylodiszitis 2 Wirbelkörper im Anschluss an eine Bandscheibe betroffen. Ist nur ein Wirbelkörper betroffen, so schließt dies eine Spondylodiszitis jedoch nicht aus, da ein frühes Stadium mit einer ausschließlichen Spondylitis vorliegen könnte. Innerhalb der entzündlichen Knochenmarkveränderung ist besonders T1w ein Fettsignal zu erkennen. Dies stellt ein Merkmal zur Abgrenzung eines blastomatösen Prozesses dar. Die Kontrastmittelanreicherung ist meist gleichmäßig und kräftig. Eine Aussparung kann in der Frühphase durch den bakteriellen Embolus und im weiteren Verlauf durch eine Abszedierung bedingt sein. Eine Unterscheidung von der aktivierten Osteochondrose kann bei alleiniger Beurteilung des Knochenmarks schwierig bis unmöglich sein.
- **Bandscheibe:** Eine Bandscheibenverschmälerung bei gleichzeitig nativ scheinbar regulärem Signal (im Bereich des Nucleus pulposus T2w hyperintens) kann ein erster Hinweis sein. Die Bandscheibe kann im Sinn der Entzündung T2w signalreich sein, Kontrastmittel aufnehmen und evtl. auch verbreitert sein. Ist sie abszessbedingt teilweise oder weitgehend verändert, so ist die Bandscheibe T2w sehr signalreich und kontrastmittelaussparend.
- **Abschlussplatte:** Die Beurteilung der Abschlussplatten kann typische Zeichen einer Spondylodiszitis bieten. Dies ist das Merkmal der Destruktion der subchondralen Grenzlamelle, die auch in der MRT gut erkennbar ist. Sie kann durchgehend oder unterbrochen vorliegen und ist im Gegensatz zu den Veränderungen im Rahmen einer erosiven Osteochondrose deutlich unscharf auf T1w Aufnahmen.
- **Weichteilinfiltrat und -abszess:** Das Weichteilinfiltrat kommt in den angrenzenden Weichteilen sowie als epidurales Infiltrat vor und ist besonders gut in der Kontrastmittelserie zu erkennen. Abszesse sind ein typisches Zeichen für eine Spondylodiszitis und sind in den angrenzenden, überwiegend muskulären Weichteilen und intraspinal zu finden. Sie sind typischerweise raumfordernd, mit einer zentralen Flüssigkeitsansammlung. Dementsprechend findet sich in der MRT eine zentrale, T1w hypointense und T2w hyperintense homogene Zone, die nach i. v. Kontrastmittelgabe keine Anfärbung aufweist. In seltenen Fällen, wenn die Abszessflüssigkeit hämorrhagisch oder besonders proteinreich ist, kann sie auf T1w Bildern auch hyperintens sein. Die unterschiedlich dicke Abszessmembran zeigt nach i. v. Kontrastmittelgabe eine intensive Anfärbung. Die paravertebralen Abszesse finden sich vor allem retropharyngeal sowie im Psoasbereich. Bei Übergreifen des Entzündungsprozesses auf den Wirbelkanal kann es zu einer Rückenmarkentzündung kommen.

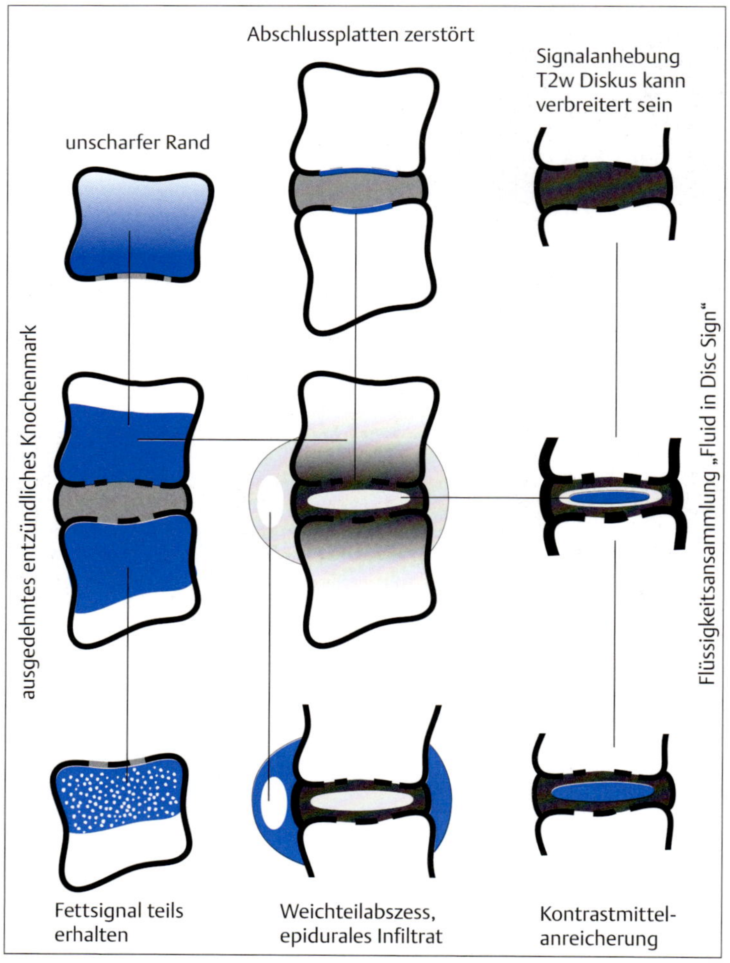

Abb. 4.6 MRT-Zeichen der Spondylodiszitis.

1. *Entzündliches Knochenmark:* Beurteilung der Ausdehnung, des Rands und des Signalverhaltens. Die entzündliche Knochenmarkveränderung zeigt meistens eine beträchtliche Ausdehnung bzw. einen vollständigen Befall des Wirbelkörpers. Ist dann noch residual ein reguläres Knochenmark vorhanden, so ist es überwiegend horizontal ausgerichtet. Die Grenze zum normalen Knochenmark ist in diesem Fall unscharf berandet. Des Weiteren ist typisch, dass das Fettsignal residual innerhalb der entzündlichen Knochenmarkveränderung zu erkennen ist.
2. *Destruktion der Abschlussplatte:* Diese kann umschrieben oder sehr ausgedehnt sein und stellt ein wichtiges diagnostisches Kriterium der Spondylitis dar. Die Destruktion kann neben der Abschlussplatte auch den spongiösen Knochen betreffen und diesen teilweise aufbrauchen, sodass es zu einer Höhenreduktion eines oder mehrerer beteiligter Wirbelkörper kommen kann.
3. *Zeichen der Diszitis:* Der Diskus kann normal breit, verschmälert oder verbreitert sein. Eine Verbreiterung ist ein spezielles Zeichen, das im Rahmen der Diszitis gewertet werden kann. Es kann T2w zu einer Signalanhebung kommen. Diese kann auch sehr ausgeprägt sein und damit eine Flüssigkeitsansammlung anzeigen; das wird als „Fluid in Disc Sign“ bezeichnet. Ein weiteres Merkmal der Diszitis stellt die Kontrastmittelanreicherung dar. Diese kann die gesamte Bandscheibe betreffen oder auch im Falle einer Flüssigkeitsumwandlung diese teilweise betreffen und die Flüssigkeit aussparen.
4. *Paravertebrales Infiltrat und Abszess:* Gelangt das paravertebrale Infiltrat in einem gewissen Ausmaß zur Darstellung oder ist ein Weichteilabszess nachweisbar, so handelt es sich dabei um charakteristische und diagnostische Zeichen einer Spondylodiszitis. Beim Abszess können darüber hinaus die Breite der Abszesskapsel und das Verhältnis zwischen Abszessmembran und Flüssigkeitsanteil differenziert werden.

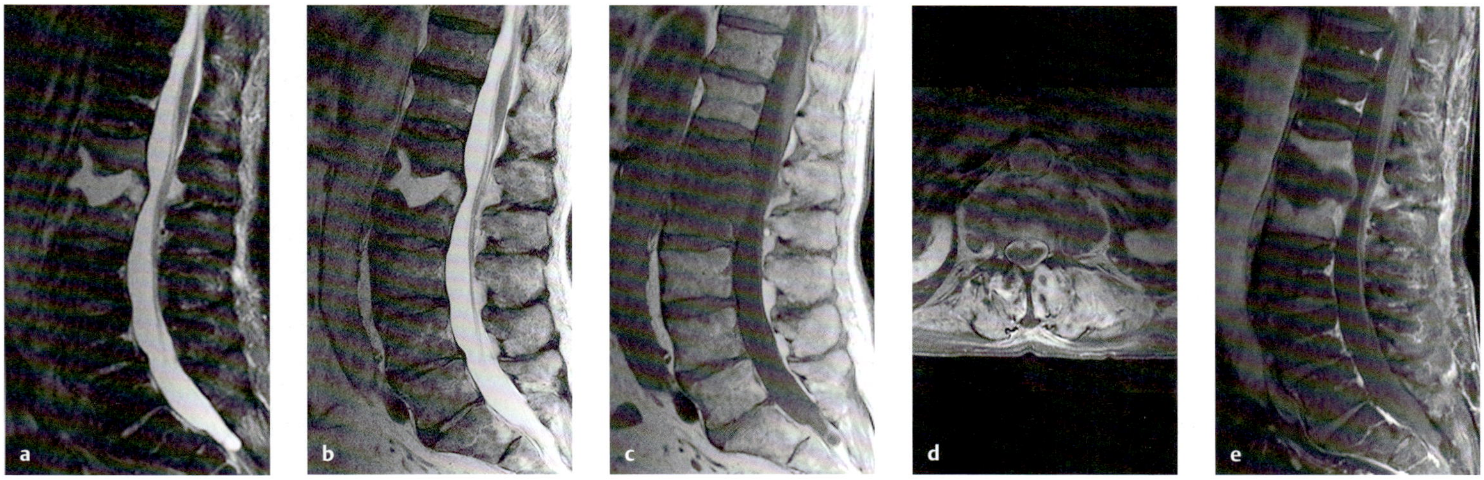

Abb. 4.7 a – e Spondylodiszitis L1/L2. Die Bandscheibe L1/L2 ist verbreitert; sie ist flüssigkeitsäquivalent und spart Kontrastmittel aus. Die angrenzenden Abschlussplatten sind destruiert. Die Wirbelkörper zeigen ein ausgedehntes entzündliches Ödem. Das paravertebrale Infiltrat ist ventral und dorsal unwesentlich und nur seitlich erkennbar.

a MRT: sagittale STIR-Aufnahme.
b MRT: sagittale T2w Aufnahme.
c MRT: sagittale T1w Aufnahme.
d MRT: axiale Kontrastmittelserie mit Fettunterdrückung.
e MRT: sagittale Kontrastmittelserie mit Fettunterdrückung.

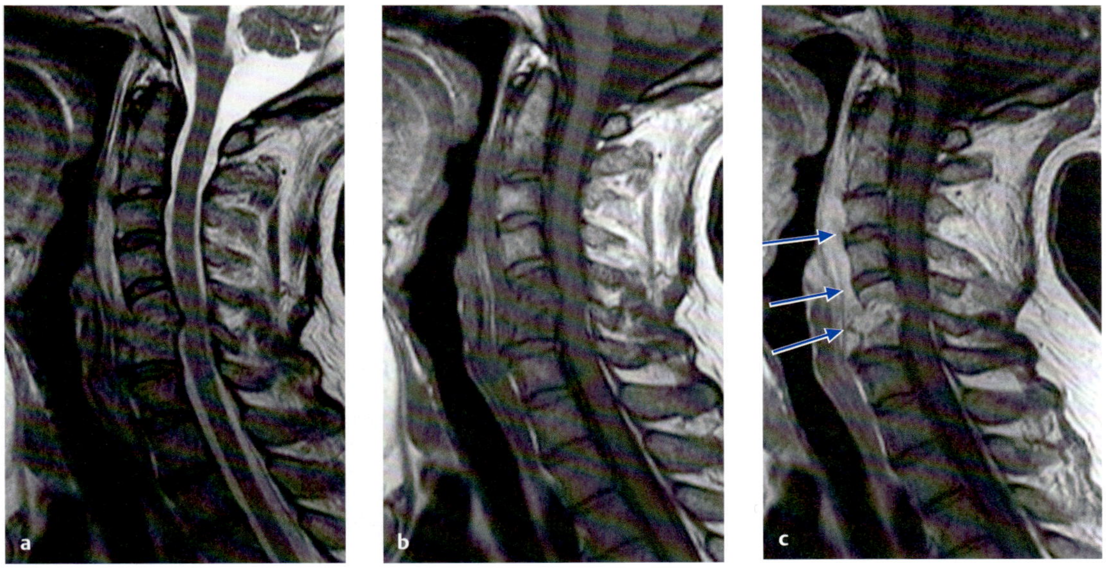

Abb. 4.8 a – c Spondylitis C5/C6. 60-jährige Patientin. Es findet sich ein kyphotischer Achsenknick. Die Bandscheibe ist teils verschmälert, teilweise auch verbreitert; sie ist T2w unterschiedlich signalgebend und weitgehend kontrastmittelaufnehmend. Die Abschlussplatten sind zum großen Teil destruiert, insbesondere ventralseitig. Das Knochenmark ist in beiden Wirbelkörpern ausgedehnt verändert. Es ist ein prävertebrales Weichteilinfiltrat nachweisbar (**c**, Pfeile).

a MRT: sagittale T2w Aufnahme.
b MRT: sagittale T1w Aufnahme.
c MRT: sagittale Kontrastmittelserie.

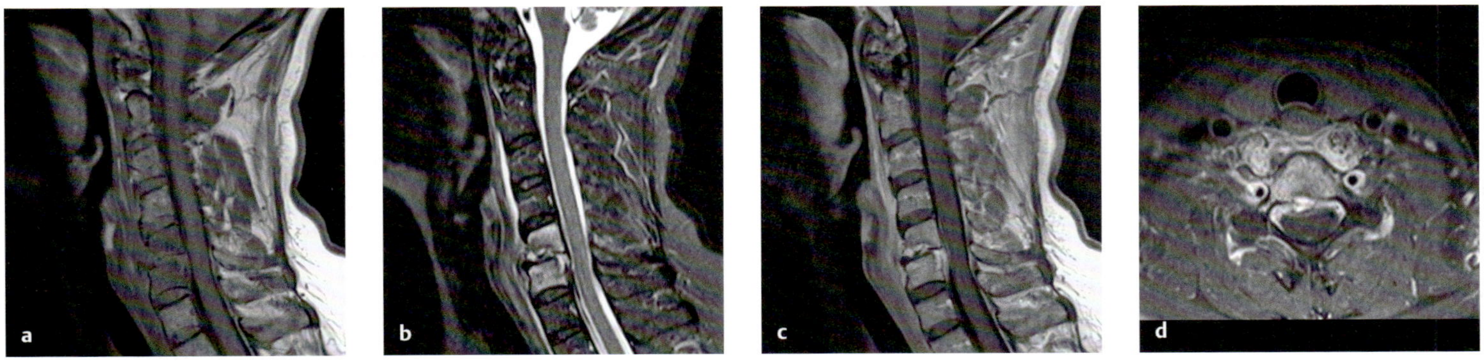

Abb. 4.9 a – d Spondylodiszitis C5/C6 mit entzündlichem prävertebralem und epiduralem Infiltrat, jedoch ohne Abszess. 58-jähriger Patient. Die Bandscheibe ist verschmälert; sie ist T2w unterschiedlich signalgebend und in den T2w signalreichen Abschnitten (vor allem dorsal) auch kontrastmittelaufnehmend. Als weiteres Zeichen sind die Abschlussplatten mehrfach unterbrochen und unscharf. Zusätzlich bestehen vor allem prävertebrale, aber auch epidurale Weichteilinfiltrate von T2w mittlerer Signalintensität und mit einer deutlichen Kontrastmittelanreicherung. Die epiduralen Infiltrate führen zu einer Einengung des Spinalkanals.

a MRT: sagittale T1w Aufnahme.
b MRT: sagittale STIR-Aufnahme.
c MRT: sagittale T1w Aufnahme nach Kontrastmittelapplikation.
d MRT: axiale T1w Aufnahme mit Fettunterdrückung nach Kontrastmittelapplikation.

4.1.2 Differenzialdiagnose

Spondylitisformen

Tuberkulöse oder mykotische Infektionen unterscheiden sich im grundsätzlichen pathophysiologischen Verhalten nicht von den pyogenen (► **Abb. 4.10**, ► **Abb. 4.11** u. ► **Abb. 4.12**). Ihr Verlauf ist eher schleichend. Die klinische Symptomatik ist sehr häufig gering ausgeprägt, während die MRT bereits einen ausgeprägten Befall zeigt. Hinweisend auf die spezifische Ätiologie sind der Mehrfachbefall von Wirbelkörpern, die oft sehr ausgeprägte Weichteilschwellung mit Abszessbildung (sog. Senkungsabszess) und eine mögliche begleitende Verkalkung oder Sequesterformation. Die Abszesswand der tuberkulösen Spondylitis ist dünnwandig und scharf, die der pyogenen Spondylitis breit und unscharf begrenzt. Ihre häufigste Lokalisation sind die untere BWS und die obere LWS, im Gegensatz zur pyogenen Spondylitis, die vor allem in der unteren LWS lokalisiert ist [8]. In seltenen Fällen kann es zum Befall des Knochens im Rahmen einer Echinokokkose kommen. In 30–50% der Fälle sind thorakale bzw. lumbale Wirbelkörper befallen, selten die Wirbelbögen.

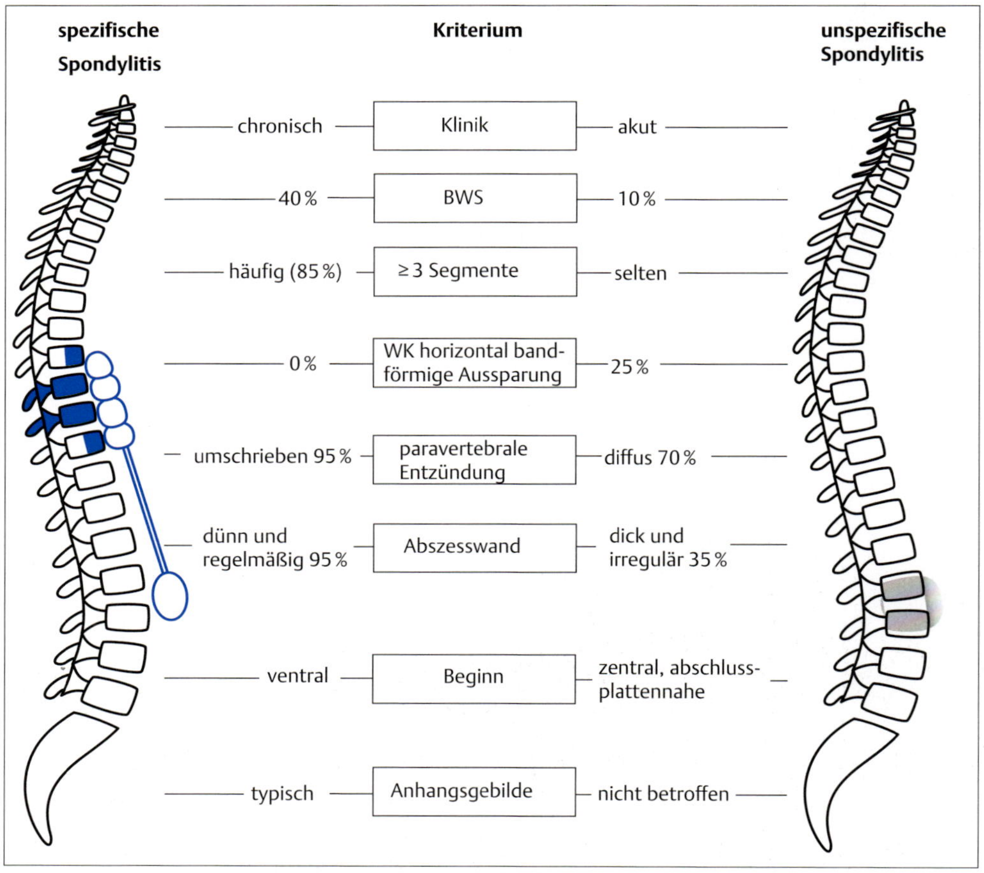

Abb. 4.10 Differenzierung der spezifischen Spondylitis (Tuberkulose) von der unspezifischen Spondylitis. Das klinische Bild ist bei der spezifischen Spondylitis eher chronisch, bei der unspezifischen Spondylitis eher akut. Das Verteilungsmuster, insbesondere die Beteiligung der BWS, kommt typischerweise bei der spezifischen Spondylitis vor (mehr als 40 % der Fälle) und ist bei der unspezifischen Spondylitis eher selten (10 %). Bei der spezifischen Spondylitis sind 3 und mehr Segmente betroffen (85 %); dagegen ist bei der unspezifischen Spondylitis typischerweise ein Segment mit 2 Wirbelkörpern in Mitleidenschaft gezogen. Ein Mehrsegmentbefall ist selten. Ein horizontaler, bandförmiger, regulärer Knochenmarkabschnitt im Wirbelkörper findet sich bei der spezifischen Spondylitis nicht (0 %), bei der unspezifischen Spondylitis selten (25 %). Die paravertebrale Entzündung ist bei der spezifischen Spondylitis in 95 % der Fälle umschrieben, bei der unspezifischen Spondylitis in 70 % der Fälle diffus. Die Abszesswand ist bei der spezifischen Spondylitis nahezu immer dünn und regelmäßig (95 %), bei der unspezifischen Spondylitis oft dick und irregulär. Bei der spezifischen Spondylitis kann ein Senkungsabszess auftreten. Die Ausdehnung kann die Anhangsgebilde miteinbeziehen und es können Weichteilverkalkungen erkennbar sein.

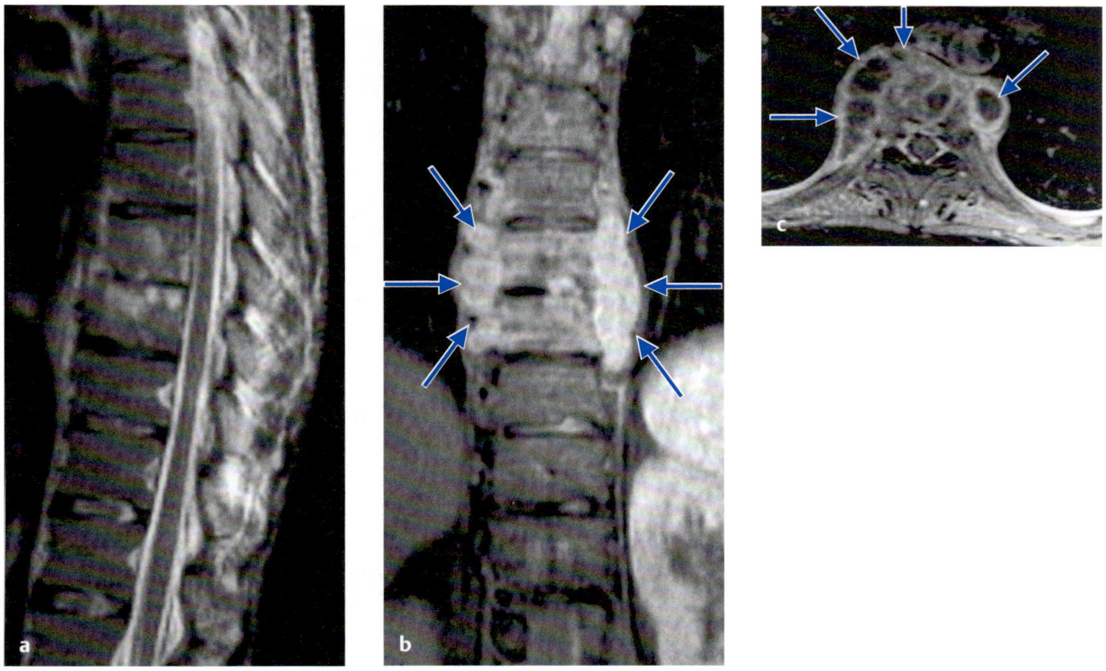

Abb. 4.11 a – c Tuberkulöse Spondylitis der unteren BWS bei einem 25-jährigen männlichen Patienten. Es finden sich ein deutliches entzündliches Knochenmarködem der Wirbelkörper Th8/Th9 sowie Abschlussplattenveränderungen in diesem Segment. Als auffälligster Befund besteht eine ausgedehnte Weichteilveränderung, welche von Th7–Th10 reicht, dünnwandig ist, vielfältige Kontrastmittelaussparungen zeigt und einem typischen Befund eines tuberkulösen Weichteilabszesses entspricht (Pfeile).

a MRT: sagittale T2w STIR-Aufnahme.
b MRT: koronale T2w STIR-Aufnahme.
c MRT: Axiale Kontrastmittelserie mit Fettunterdrückung.

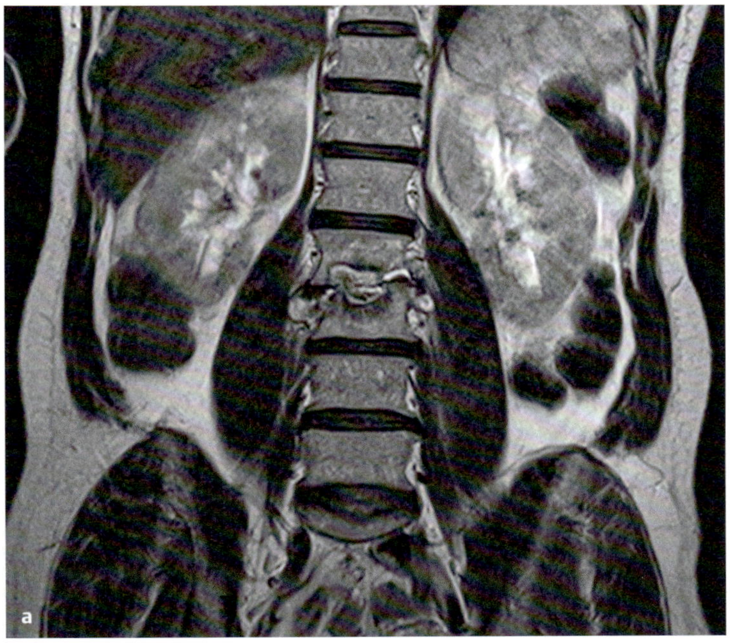

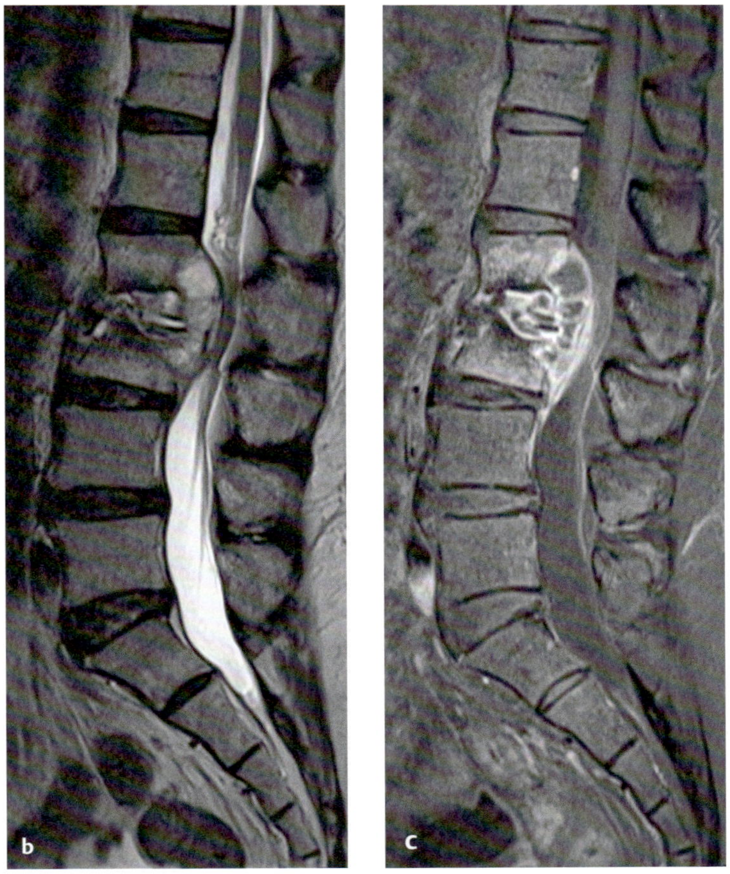

Abb. 4.12 a – c Tuberkulöse Spondylitis der LWS. 24-jähriger männlicher Patient. Es finden sich ein deutliches entzündliches Knochenmarködem der Wirbelkörper L2 und L3 sowie Abschlussplattendestruktionen in diesem Segment mit Höhenreduktionen der Wirbelkörper um bis zu 40 %. Auffällig sind die ausgedehnten Weichteilveränderungen mit kräftiger Kontrastmittelanreicherung und zentral teils liquiden Anteilen. Diese entsprechen dem typischen Befund von paravertebralen, hier großteils epiduralen tuberkulösen Weichteilabszessen. Konsekutiv zeigt sich eine hochgradige Spinalkanalstenose mit geschlängelt verlaufenden Kaudafasern proximal (Kaudaredundanz).

a MRT: koronale T2w Aufnahme.
b MRT: sagittale T2w Aufnahme.
c MRT: sagittale T1w Aufnahme mit Fettunterdrückung nach Kontrastmittelapplikation.

Degeneration

Differenzialdiagnostisch muss im Frühstadium einer Spondylitis an degenerative Veränderungen (Modic-Stadium I) gedacht werden (▸ **Abb. 4.13**, ▸ **Abb. 4.14**, ▸ **Abb. 4.15** u. ▸ **Abb. 4.16**). Die nachweisbaren degenerativen Veränderungen der Bandscheibe mit Höhenminderung, Hypointensität in allen MRT-Sequenzen und evtl. Vakuumphänomenen erlauben oft eine Zuordnung zur degenerativen Genese [19]. Die Zusammenschau aller MRT-Zeichen ermöglicht in den meisten Fällen eine sichere Differenzierung. Das Knochenmarködem ist bei der erosiven Osteochondrose geringer und bei der Spondylodiszitis stärker ausgeprägt. Die Abschlussplatte ist bei der erosiven Osteochondrose auf T1w Bildern zwar unregelmäßig konturiert, jedoch meistens (in 88% der Fälle) durchgehend sichtbar, bei der Spondylodiszitis immer unterbrochen. In der Beurteilung der Bandscheibe findet sich eine Flüssigkeitsansammlung der Bandscheibe, auch als „Fluid-in-Disc-Zeichen“ bezeichnet. Bei der erosiven Osteochondrose ist sie selten vorhanden (in 3% der Fälle), bei der Spondylodiszitis jedoch oft (in 83% der Fälle). Weiter ist die Signalintensität der Bandscheibe bei der erosiven Osteochondrose meistens gering (in 82% der Fälle), hingegen bei der Spondylodiszitis selten gering (in 13% der Fälle). Gasphänomene, z. B. in der Bandscheibe, kommen bei der erosiven Osteochondrose oft, bei der Spondylodiszitis praktisch nie vor. Die Kontrastmittelanreicherung ist ein unspezifisches Zeichen, da es bei der erosiven Osteochondrose und bei der Spondylodiszitis oft vorkommt (in 90 und 95% der Fälle). Ein Abszess fehlt bei der erosiven Osteochondrose immer, ist jedoch bei der Spondylodiszitis sehr häufig nachweisbar (in 78% der Fälle).

Abszess, Abschlussplatte und Bandscheibenzeichen sind daher die wichtigsten Kriterien in der Abgrenzung einer erosiven Osteochondrose. In weiterhin unklaren Fällen sind entweder eine Therapie ex juvantibus, eine Biopsie mit Gewebeentnahme oder eine Kontrolluntersuchung zielführend.

Dialyseassoziierte Spondyloarthropathie/ Hämophilie

Nahezu völlig identische radiologische und MRT-Symptome können auch bei chronischen Dialysepatienten mit Amyloidose, aber auch bei Hämophilien gefunden werden. Die bekannte klinische Anamnese sollte in diesen Fällen die Differenzialdiagnose ermöglichen (▸ **Abb. 4.17**, ▸ **Abb. 4.18**, ▸ **Abb. 4.19**, ▸ **Abb. 4.20**, ▸ **Abb. 4.21** u. ▸ **Abb. 4.22**).

Chronisch-rekurrierende multifokale Osteomyelitis

Eine sehr seltene Differenzialdiagnose ist die CRMO. Diese gilt als seronegative kutane Osteoarthropathie. Klinisch sind junge Patienten betroffen, mit rezidivierenden Schmerzen und symptomfreien Intervallen, bei negativen oder unspezifischen Laborergebnissen. Der Verlauf der Krankheit ist meist selbstlimitierend, sie heilt innerhalb von 2–7 Jahren aus. Es können sich plantare oder palmare Pusteln finden, jedoch ohne Abszess und ohne Fistel. Befallen sind meist tubuläre Knochen, aber auch Sternum, Klavikula, Wirbelsäule und Becken. In der MRT findet sich das Bild einer chronischen Osteomyelitis, initial eine Osteolyse mit sklerotischem Randsaum. Später kommt es zur Sklerosierung und zur Knochenvergrößerung. Des Weiteren können Bilder einer milden Spondylodiszitis oder eines abgeheilten Wirbelkörperkollapses vorliegen [10].

4.1.3 Therapie und Therapiekontrolle

- **Frühzeichen einer beginnenden Spondylitisheilung:**
  - Ödemrückbildung im Knochenmark und in den Weichteilen
  - herabgesetzte Anfärbung nach i. v. Kontrastmittelgabe
  - lokales Auftreten einer Fettmarkkonversion
- **Spätzeichen:** aus dem Röntgenbild und der CT bekannte zunehmende Sklerosierungen
- **relatives Spätzeichen:** Sinterung des Wirbelkörpers (führt zur umschriebenen MRT-Hypointensität)

Insgesamt treten diese MRT-Zeichen verzögert auf, sodass die MRT zur kurzfristigen Kontrolle der Spondylitisheilung nicht geeignet ist, jedoch aber gut zur Beurteilung eines längerfristigen Verlaufs und für das Auftreten von Komplikationen.

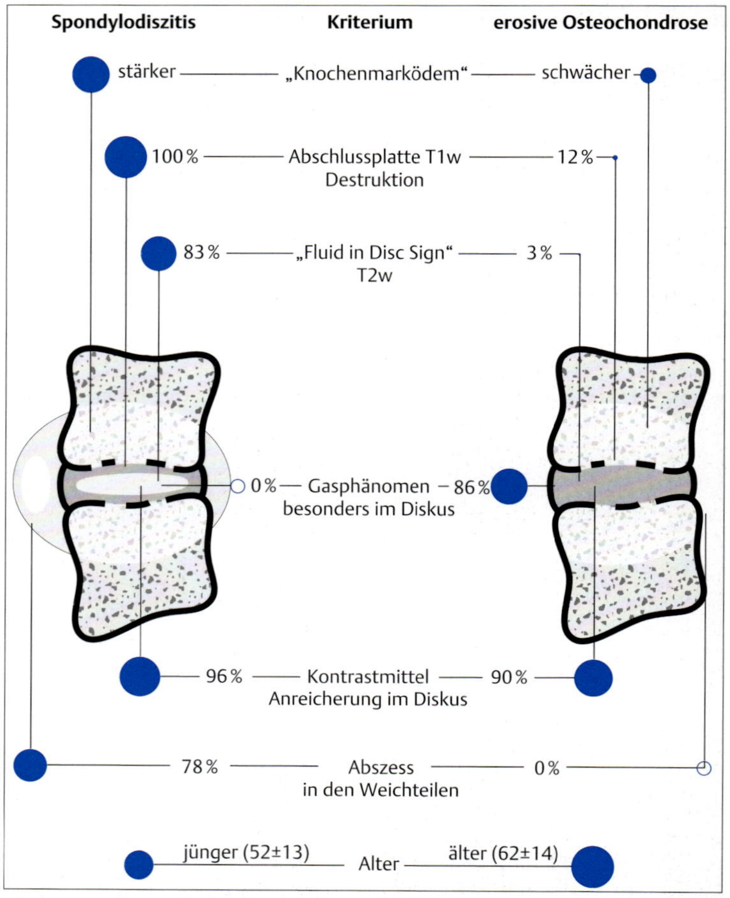

Abb. 4.13 Differenzialdiagnose Spondylodiszitis/erosive Osteochondrose. Das Knochenmarködem ist bei der Spondylodiszitis stärker ausgeprägt als bei der erosiven Osteochondrose. Ein wichtiges Zeichen betrifft die Abschlussplatte. Diese zeigt in der T1w Sequenz erkennbare Destruktionen, die bei der Spondylodiszitis in 100% der Fälle nachweisbar sind, während sie bei der erosiven Osteochondrose mit 12% selten sind. Das sog. Fluid in Disc Sign, beurteilt in der T2w Sequenz, findet sich bei der Spondylodiszitis in 83% der Fälle und damit sehr häufig. Bei der erosiven Osteochondrose ist es mit 3% sehr selten. Der Nachweis eines Gasphänomens, vor allem im Bereich des Diskus, findet sich bei der Spondylodiszitis nicht (0%) und ist bei der erosiven Osteochondrose eher häufig (86%). Die Kontrastmittelanreicherung im Diskus kommt bei beiden Formen vor, ist sowohl entzündlich als auch degenerativ erklärbar und kann in einem Ausmaß von 96 bzw. 90% festgestellt werden. Abszesse in den Weichteilen sind wieder ein wichtiges Differenzierungszeichen, da sie in 78% der Fälle bei der Spondylodiszitis und in 0% bei der erosiven Osteochondrose auftreten. Sehr wohl sind auch bei der erosiven Osteochondrose schmale entzündliche Begleitveränderungen der Weichteile möglich. Eine weitere Differenzierungsmöglichkeit liegt im Alter des Patienten. Dabei gibt es jedoch deutliche Überlappungen: Das durchschnittliche Alter bei der Spondylodiszitis beträgt 52 Jahre, hingegen bei der erosiven Osteochondrose 62 Jahre.

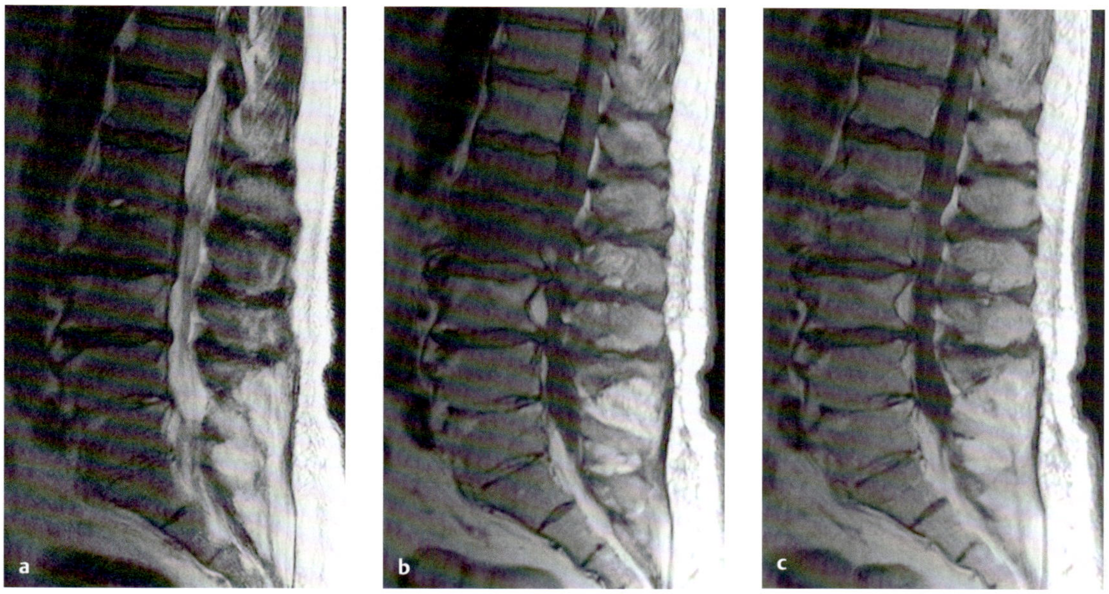

Abb. 4.14 a – c Spondylodiszitis L1/L2. Die Bandscheibe ist T2w signalreich und spart Kontrastmittel aus. Die Abschlussplatten sind unregelmäßig destruiert. Es besteht ein ausgedehntes Ödem, sodass die Wirbelkörper zur Gänze betroffen sind. Prävertebral ist ein Infiltrat zu erkennen.
a MRT: sagittale T2w SE-Aufnahme.
b MRT: sagittale T1w Aufnahme.
c MRT: sagittale Kontrastmittelserie.

Abb. 4.15 a – d Aktivierte Osteochondrose Modic I im Segment L2/L3. Die Bandscheibe L2/L3 ist verschmälert. Trianguläres Knochenmarködem der Wirbelkörper L2 und L3, T2w signalreich (**a**, Pfeile), T1w signalarm (**c**) und kontrastmittelanreichernd (**d**). Keine Unterbrechung der Abschlussplatten, keine Infiltration epidural oder der Weichteile.
a MRT: sagittale T2w SE-Aufnahme.
b MRT: sagittale STIR-Aufnahme.
c MRT: sagittale T1w Aufnahme.
▽ **d** MRT: sagittale Kontrastmittelserie.

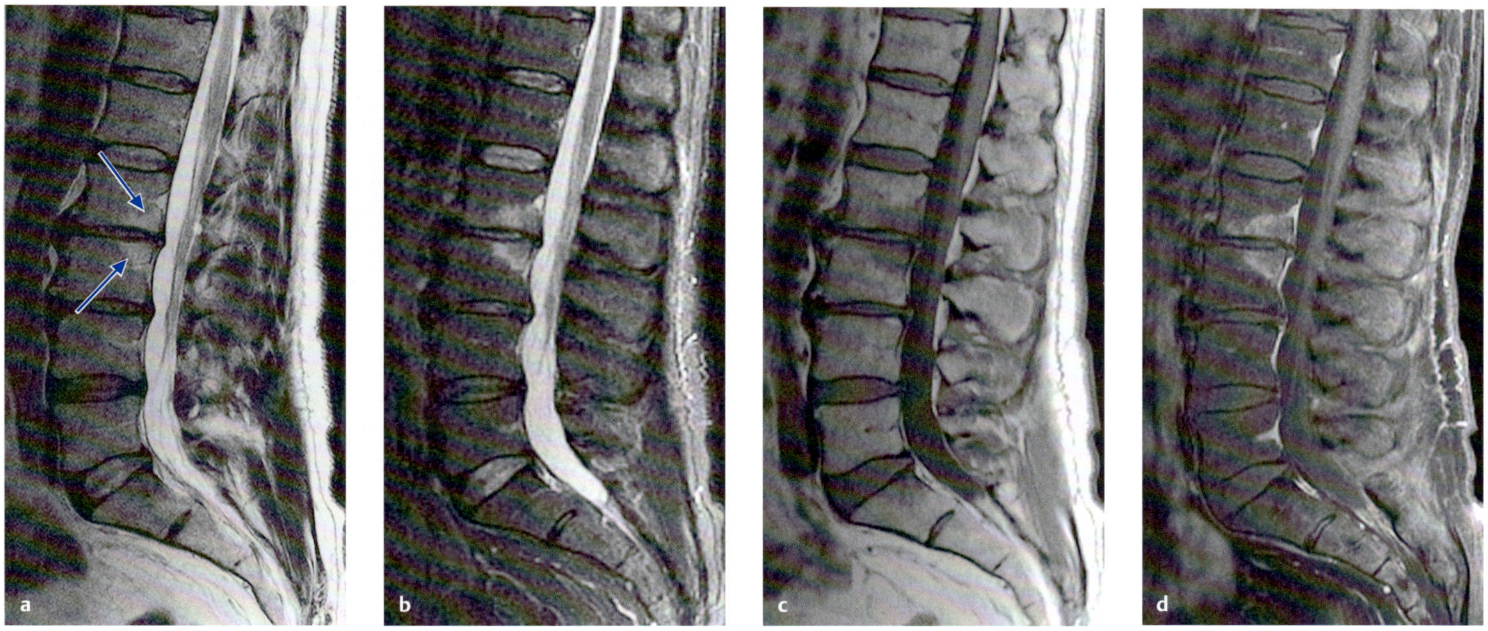

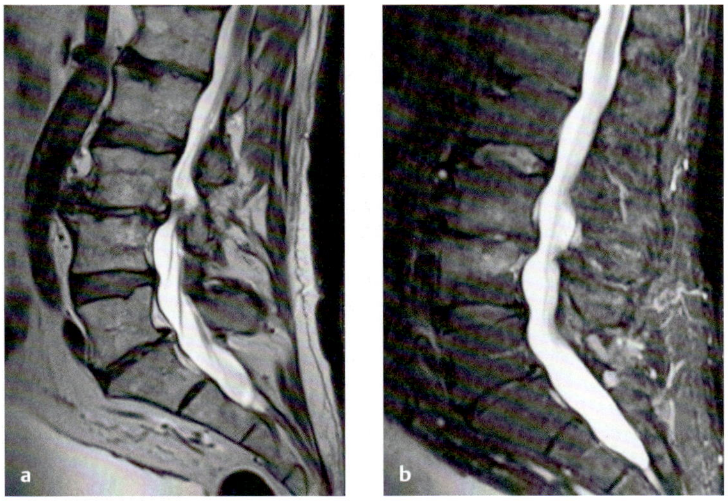

Abb. 4.16 a, b Floride erosive Osteochondrose im Segment L3/L4. Die Bandscheibe L3/L4 ist verschmälert. Die Abschlussplatten in diesem Segment sind nicht unterbrochen, aber deutlich unregelmäßig konturiert wie bei erosiven Veränderungen. Zusätzlich zeigen sich geringe knochenmarködemartige, bandförmige Signalalterationen entlang dieser Abschlussplatten. Das weist auf einen floriden Prozess hin.
a MRT: sagittale T2w Aufnahme.
b MRT: sagittale STIR-Aufnahme.

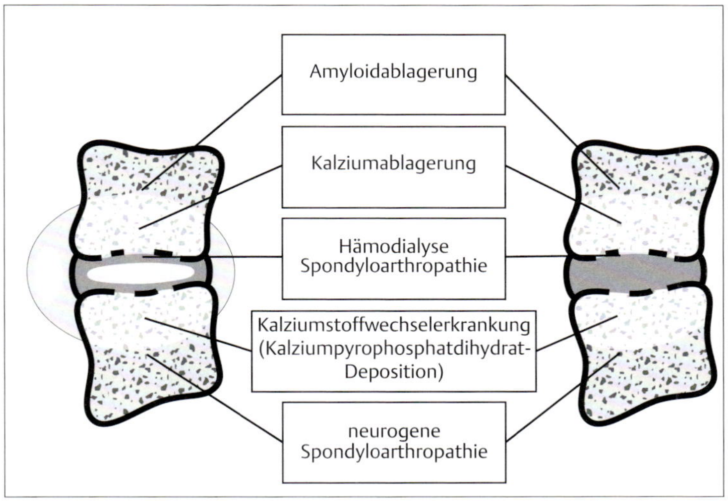

Abb. 4.17 Weitere Differenzialdiagnosen von Spondylodiszitis und erosiver Osteochondrose. Weitere Entitäten können eine Differenzialdiagnose zur Spondylodiszitis und zur erosiven Osteochondrose sein. Sie bieten meist einen anamnestischen oder klinischen Hinweis. Dazu gehören Veränderungen infolge von Amyloid- oder Kalziumablagerungen, wie sie besonders bei Dialysepatienten, aber auch bei Patienten mit Kalziumstoffwechselstörungen vorkommen. Auch morphologisch bestehen Veränderungen, die zwischen einer Spondylodiszitis und einer erosiven Osteochondrose angesiedelt sind, aber auch beiden ähnlich sein können.

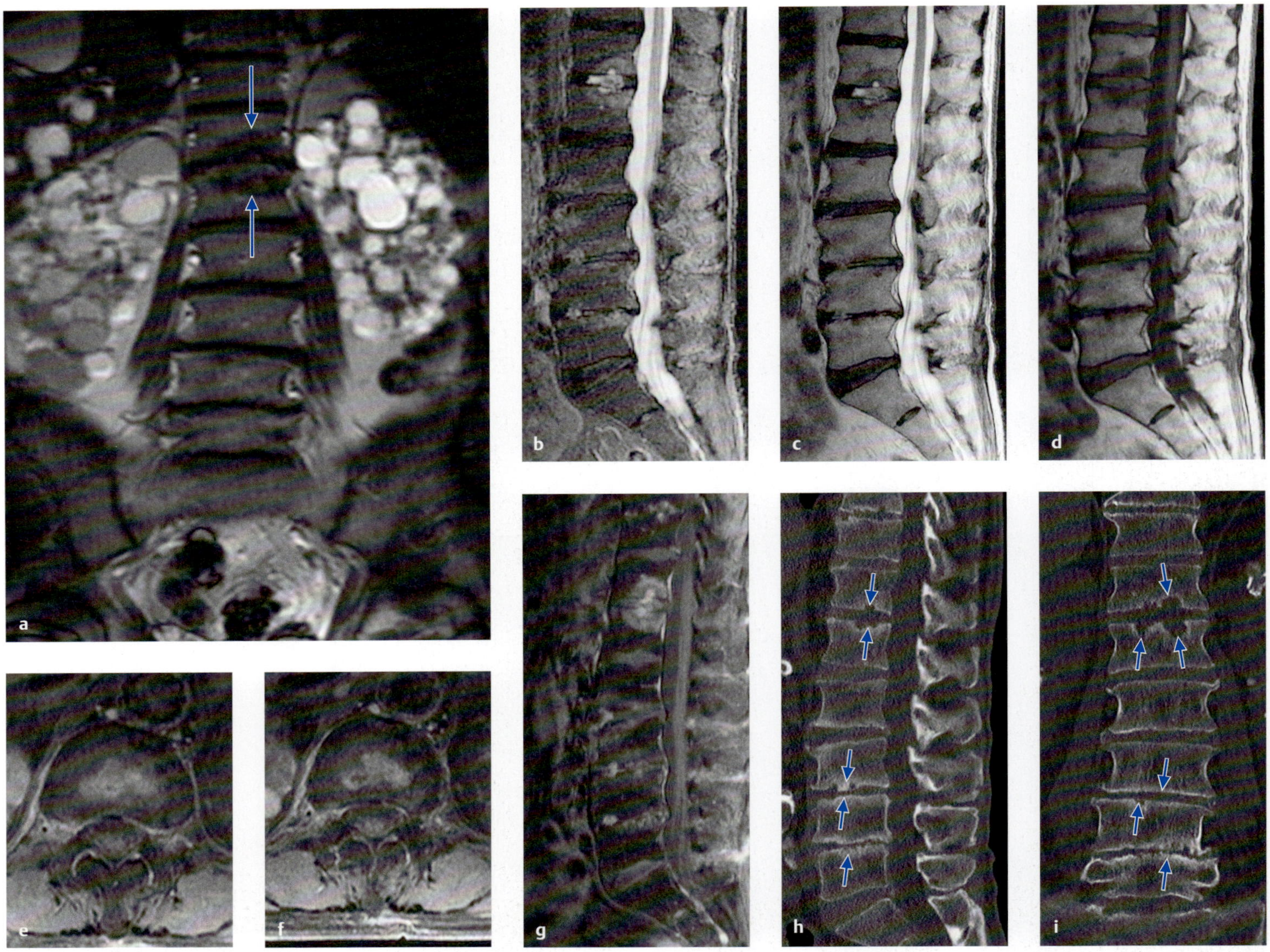

Abb. 4.18 a – j Hämodialysespondyloarthropathie Th12/L1 rezent und L2 – L5 chronisch. Destruierende Veränderungen an den Abschlussplatten, mit entzündlicher Kontrastmittelanreicherung im Knochenmark und im Diskus (**a, h, i**, Pfeile), aber nur geringer Weichteilanreicherung. Gezeigt werden Aufnahmen der LWS.

- **a** MRT: koronale T2w SE-Aufnahme.
- **b** MRT: sagittale STIR-Aufnahme.
- **c** MRT: sagittale T2w Aufnahme.
- **d** MRT: sagittale T1w Aufnahme.
- **e** MRT: axiale Kontrastmittelserie auf Höhe von Th12.
- **f** MRT: axiale Kontrastmittelserie auf Höhe von L1.
- **g** MRT: sagittale Kontrastmittelserie.
- **h** CT: sagittale Schicht.
- **i** CT: koronale Schicht.

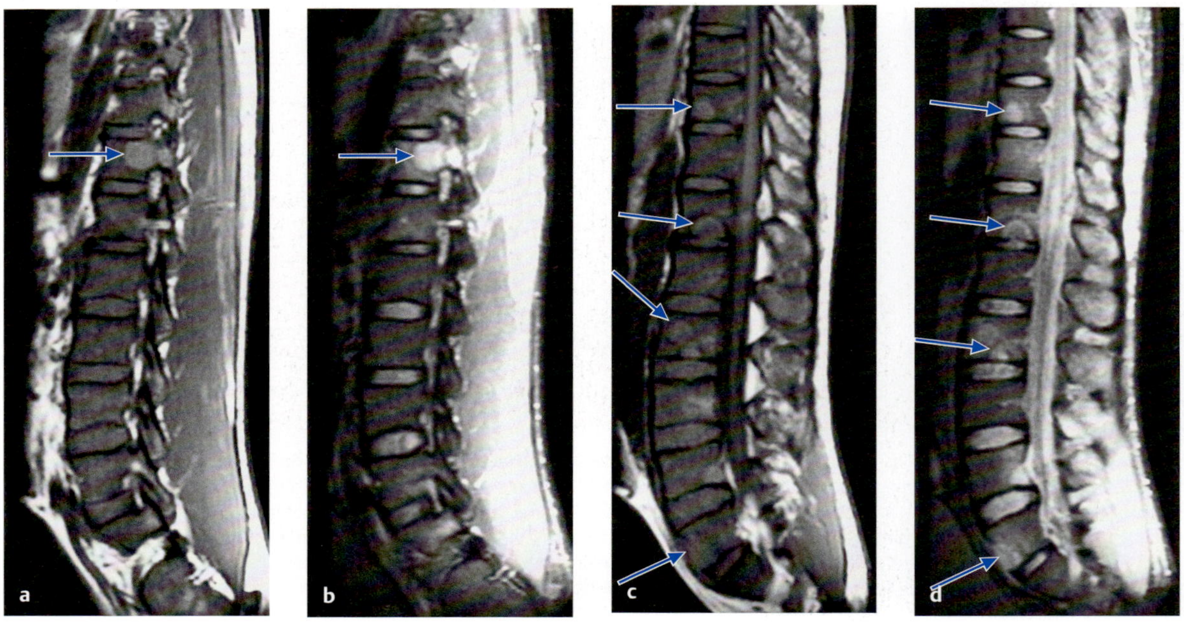

Abb. 4.19 a – d Tuberkulöse Knochenherde bzw. multifokale tuberkulöse Spondylitis. Es finden sich mehrfache knöcherne Herde (Pfeile), teilweise im Knochenmark gelegen, mit und ohne Bezug zu den Abschlussplatten, teilweise mit Beziehung zu den Bogenwurzeln. Diese sind T1w auffallend signalreicher, T2w sehr signalreich, überwiegend scharf begrenzt und etwas inhomogen.

- **a** MRT: sagittale paramediane T1w Aufnahme der unteren BWS und LWS.
- **b** MRT: sagittale paramediane STIR-Aufnahme der unteren BWS und LWS.
- **c** MRT: sagittale mediane T1w Aufnahme der unteren BWS und LWS.
- **d** MRT: sagittale mediane STIR. Aufnahme der unteren BWS und LWS.

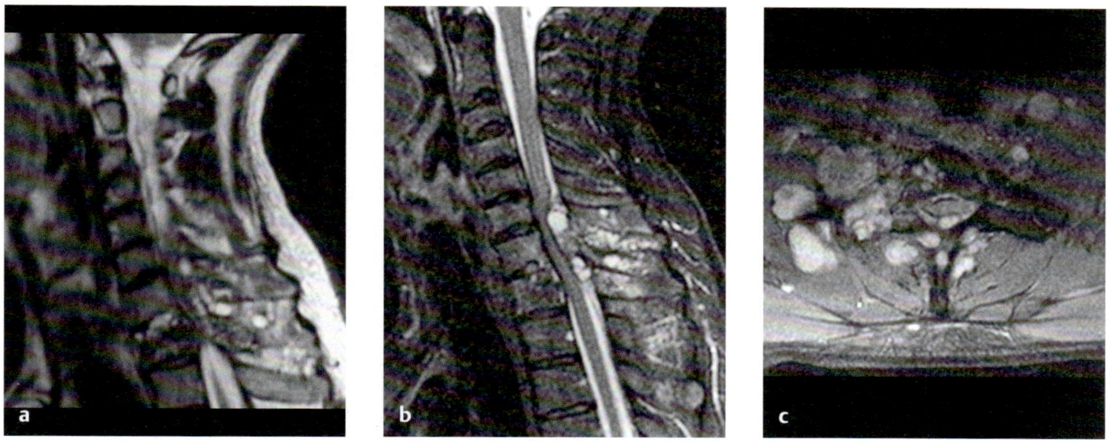

Abb. 4.20 a – c Echinokokkose der HWS. Im Bereich der Segmente C6 – Th1 finden sich multiple, teils intraossäre, teils intraspinale, teils paravertebrale Zystenbildungen ohne Spiegelbildungen oder solide Anteile.
a MRT: sagittale T2w Aufnahme.
b MRT: sagittale STIR-Aufnahme.
c MRT: axiale T2w Aufnahme.

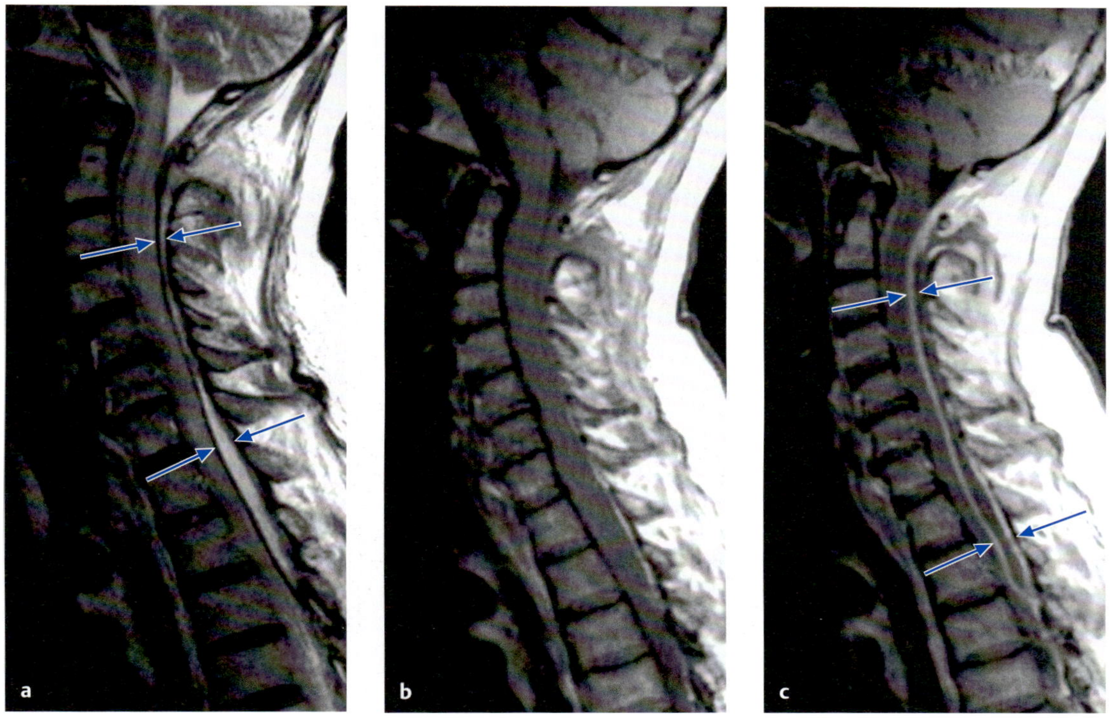

Abb. 4.21 a – c Epiduralabszess an der HWS und der oberen BWS. Im dorsalen Epiduralraum an der unteren HWS und der oberen BWS findet sich eine Flüssigkeitsansammlung mit einer marginalen Kontrastmittelanreicherung (**a, c**, Pfeile). Das zervikale Myelon ist nach ventral verlagert. Eine unmittelbare Ursache ist nicht bekannt, Klinik und Fragestellung sind unspezifisch.
a MRT: sagittale T2w Aufnahme.
b MRT: sagittale T1w Aufnahme.
c MRT: sagittale Kontrastmittelserie.

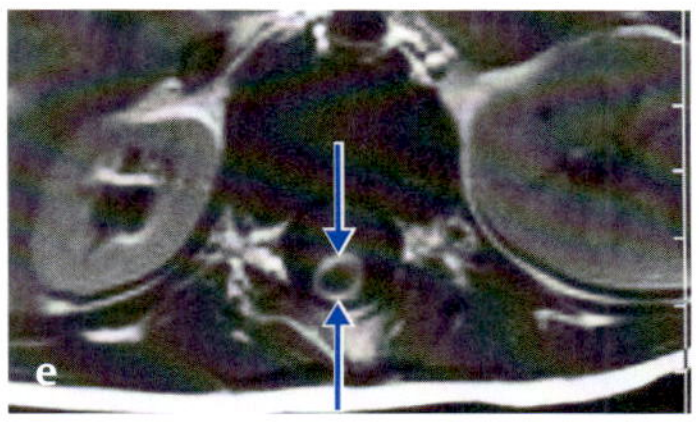

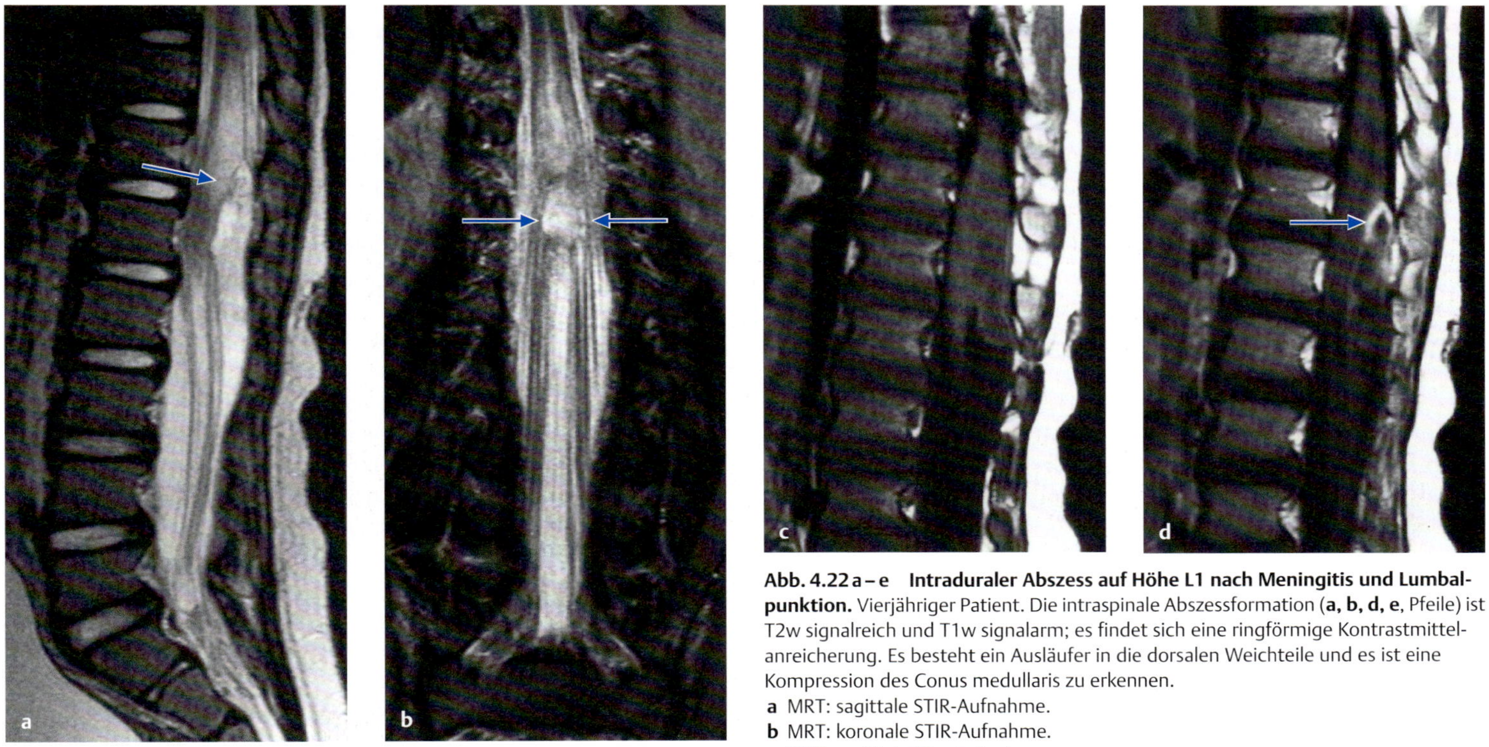

Abb. 4.22 a – e Intraduraler Abszess auf Höhe L1 nach Meningitis und Lumbalpunktion. Vierjähriger Patient. Die intraspinale Abszessformation (**a, b, d, e**, Pfeile) ist T2w signalreich und T1w signalarm; es findet sich eine ringförmige Kontrastmittelanreicherung. Es besteht ein Ausläufer in die dorsalen Weichteile und es ist eine Kompression des Conus medullaris zu erkennen.
a MRT: sagittale STIR-Aufnahme.
b MRT: koronale STIR-Aufnahme.
c MRT: sagittale T1w Aufnahme.
d MRT: sagittale Kontrastmittelserie.
e MRT: axiale Kontrastmittelserie.

4.2 Chronisch-entzündliche Gelenk- und Wirbelsäulenerkrankungen

4.2.1 Definition und allgemeine Manifestation

In der Rheumatologie führt die Kenntnis der Kombination verschiedener Parameter zur Diagnose. Diese Parameter beinhalten bildgebende und klinische Faktoren. Zu den bildgebenden Faktoren gehören radiologisches Erscheinungsbild und Verteilungsmuster, zu den klinischen Faktoren Alter, Geschlecht, Verteilungsmuster und Laborwerte.

Im Stadium des chronischen Verlaufs ist es mit den bildgebenden Informationen meist möglich, zwischen den verschiedenen häufigen und typischen rheumatologischen Erkrankungen zu differenzieren.

Besonders im Anfangsstadium einer rheumatologischen Erkrankung kann die bildgebende Diagnose wegen eines noch monarthritischen Erscheinungsbilds erschwert sein, wie es auch bei Gicht sowie nach Trauma, Infektion und Arthrose auftritt.

Da Wirbelsäulenmanifestationen oft in Kombination mit Manifestationen außerhalb der Wirbelsäule vorkommen, werden die einzelnen Entitäten im Folgenden gesamthaft definiert, bevor auf die typischen Schlüsselstellen der einzelnen Krankheitsbilder eingegangen wird.

Rheumatoide Arthritis

Die rheumatoide Arthritis ist die häufigste Arthritisform. Sie kommt überwiegend im Jugendalter und im mittleren Alter vor. Bei der Geschlechtsverteilung sind die Frauen bevorzugt (2 – 3 : 1). Klinisch zeigt sich ein chronischer oder rezidivierender Verlauf mit Morgensteifigkeit und Schmerzen. Das Laborergebnis ist in 90 – 95 % der Fälle positiv.

Bildgebende Diagnostik

Jüngsten Empfehlungen der EULAR zufolge können Röntgen, Ultraschall oder MRT verwendet werden, um die Diagnosesicherheit einer rheumatoiden Arthritis über die alleinigen klinischen Kriterien hinaus zu verbessern. Des Weiteren seien Ultraschall und MRT in der Detektion inflammatorischer Prozesse der Gelenke der klinischen Untersuchung überlegen. Die MR-morphologische Detektion von Knochenmarködemen hat starke unabhängige Vorhersagekraft für die radiologische Progression bei früher rheumatoider Arthritis und sollte daher als Prognoseindikator Verwendung finden. Schließlich empfiehlt die EULAR die Verwendung bildgebender Verfahren zur Vorhersage des Therapieansprechens und für das Monitoring der Krankheitsaktivität. Die MRT wird auch bei Zeichen funktioneller Instabilität der HWS auf den Röntgenfunktionsaufnahmen oder bei spezifischen neurologischen Symptomen empfohlen [5].

Morphologische Frühzeichen der rheumatoiden Arthritis sind Weichteilschwellung infolge von Erguss und Synovialitis und juxtaartikuläre Osteoporose mit Verschmälerung der subchondralen Kortikalis. Diese sind gefolgt von gleichmäßiger Knorpelzerstörung und Erosionen, zuerst marginal an den Bare Areas, nach Knorpelzerstörung dann auch in subchondraler Position. Des Weiteren entstehen häufig subchondrale Zysten, die mit der Synovialis kommunizieren, oft eine auffällige Größe aufweisen und keinen sklerosierten Rand haben [9, 18].

Auch typische Ausschlusszeichen sind besonders in der frühen und diagnostisch unsicheren Phase wichtig. Dies sind bei der rheumatoiden Arthritis folgende Zeichen:

- keine proliferativen Knochenveränderungen
- keine Periostitis oder Enthesiopathie
- keine Weichteilverkalkungen
- selten Ankylosen

Verteilungsmuster

Bei der rheumatoiden Arthritis zeigt sich ein weitgehend symmetrisches Befallsmuster, auch ein Unterscheidungsmerkmal zu den seronegativen Formen. Das typische Muster an der Hand betrifft die Metakarpophalangeal- und die proximalen Interphalangealgelenke, radial mehr als ulnarseitig: Es kommt zu Fehlstellungen mit ulnarseitiger Deviation im Metakarpophalangealgelenk und zu Schwanenhalsdeformitäten im proximalen Interphalangealgelenk. Am Handgelenk finden sich frühe Erosionen im distalen Radioulnargelenk. Am Fuß sind sehr häufig Erosionen festzustellen, besonders an den medialen Seiten der Metatarsalköpfchen, die oft schon vor den Veränderungen an den Handgelenken und den Metakarpophalangealgelenken nachweisbar sind. Der Befall des Sakroiliakalgelenks ist selten; wenn er vorkommt, dann mit geringfügiger Ausprägung und Asymmetrie. An der Wirbelsäule ist die HWS wesentlich häufiger befallen als die BWS und die LWS (▸ **Abb. 4.23**).

Atypische Befunde einer sonst typischen rheumatoiden Arthritis sind ein negativer Laborbefund zu Krankheitsbeginn oder ein falsch-positives Laborergebnis im höheren Patientenalter. Subchondrale Zysten können dominieren. Ein asymmetrisches Befallsmuster findet sich bei Patienten mit neurologischen Defiziten: Die neurologische symptomatische Seite ist gegenüber einer rheumatischen Gelenkmanifestation geschützt. Proliferative Knochen- und Gelenkveränderung sind bei der rheumatoiden Arthritis erst im Rahmen einer sekundären Arthrose nachweisbar; primär dürfen nur Erosionen festzustellen sein. Ein frühzeitiger Nachweis proliferativer Knochenveränderungen spricht gegen eine rheumatoide Arthritis.

Differenzialdiagnose

Diese ist besonders wichtig bei nicht typischem Verteilungsmuster:

- **Psoriasisarthritis:** Bei der Psoriasisarthritis kann der Befall von Hand und Handgelenk ähnlich sein. Dort dominiert jedoch der Befall der distalen Interphalangealgelenke.
- **Morbus Reiter:** In der Abgrenzung zum Morbus Reiter kann im Einzelfall die retrokalkaneare Bursitis nicht unterscheidbar sein. Verschieden ist aber das sonstige Befallsmuster, wie Sakroiliakalgelenk und Fuß beim Morbus Reiter.
- **Juvenile rheumatoide Arthritis:** Diese liegt im Alter vom 1. – 15. Lebensjahr vor. Vom Verteilungsmuster sind meist große Gelenke wie das Knie- und das obere Sprunggelenk, aber auch das Handgelenk betroffen. Die juvenile rheumatoide Arthritis ist keine atypische Form der rheumatoiden Arthritis des Erwachsenen. Sie ist vielmehr ein Überbegriff für rheumatische Gelenkerkrankungen im Kindesalter, die sich ähnlich wie beim Erwachsenen in mehrere Krankheitsbilder unterteilen lassen:
  - *Morbus Still:* Dieses Krankheitsbild, eine Sonderform (20 % der Fälle), ist die systemische Form der juvenilen rheumatoiden Arthritis. Die betroffenen Patienten sind älter als 5 Jahre. Es finden sich hohes Fieber, Anämie, Leukozytose, Hepatosplenomegalie, Lymphknotenschwellung und Polyarthritis. Im Röntgenbild bestehen ein negativer Befund oder nur geringfügige Erosionen; trotzdem entwickelt sich eine chronische und destruierende Arthritis bei 25 % der Patienten.
  - *Juvenile Monooligoarthritis:* Synonym wird diese Form auch als „Pauciarticular Disease" bezeichnet. Sie betrifft 40 % der Patienten.
  - *Seropositive Polyarthritis:* Diese Form liegt bei 5 % der Patienten vor.
  - *Juvenile ankylosierende Spondylitis.*
  - *Psoriasisarthritis.*

Spondylitis ankylosans (ankylosierende Spondylitis, Morbus Bechterew)

Die ankylosierende Spondylitis ist die häufigste seronegative Spondyloarthropathie unbekannter Ätiologie mit primärem Befall des axialen Skeletts und der proximalen Gelenke. Bei der Geschlechtsverteilung sind die Männer wesentlich häufiger betroffen (4 – 10 : 1). Das typische Erkrankungsalter liegt meist zwischen 15 und 35 Jahren. Klinisch finden sich ein Low Back Pain sowie eine eingeschränkte Wirbelsäulen- und Thoraxbeweglichkeit. Der Laborbefund ist bei über 90 % der Fälle HLA-B27-positiv, die Rheumafaktoren sind negativ. Extraartikuläre Manifestationen sind Iritis, Aortenklappeninsuffizienz und interstitielle Lungenfibrose.

Bildgebende Diagnostik

Die MRT der Sakroiliakalgelenke ist Teil der Klassifikationskriterien der axialen Spondyloarthropathie: Eine in der MRT erkennbare floride Sakroiliitis oder eine definitive Sakroiliitis entsprechend den modifizierten New-York-Kriterien im Röntgenbild ist bei gleichzeitig einem oder mehreren spondyloarthropathietypischen klinischen Symptomen beweisend. Ebenso beweisend ist ein positiver BLA-B27-Test gemeinsam mit 2 oder mehreren spondyloarthropathietypischen klinischen Symptomen [3].

Morphologische Zeichen sind Verkalkungen in Form der Syndesmophyten; erosive und proliferative Veränderungen liegen in Kombination vor. Erosionen sind kleiner und weniger ausgeprägt, subchondrale Zysten sind seltener und kleiner als bei der rheumatoiden Arthritis. Eine Periostitis ist in manchen Fällen nachweisbar, in anderen nicht. Enthesiopathien sind regelmäßig, z. B. an Becken, Patella und Kalkaneus. Ankylosen sind häufig in den Sakroiliakalgelenken und an der Wirbelsäule, sowohl an den Wirbelkörpern als auch an den kleinen Gelenken. Knorpelzerstörungen sind vorhanden. An den kleinen Wirbelgelenken können Knochenmark- und Weichteilödeme auftreten. Die Knochendichte ist normal.

Verteilungsmuster

Typisch und diagnostisch wegweisend ist der Befall der Sakroiliakalgelenke, der Wirbelsäule und der großen proximalen Gelenke. Die Sakroiliakalgelenke zeigen meist einen primären Befall.

Differenzialdiagnose

Die Spondylitis ankylosans muss von der Psoriasisarthritis und der Morbus-Reiter-Arthritis differenziert werden. Für diese beiden Arthritisformen sprechen der asymmetrische Befall der Sakroiliakalgelenke, asymmetrische Osteophyten der Wirbelsäule mit diskontinuierlichem Befall und das periphere Verteilungsmuster der Polyarthritis.

Morbus Reiter (Reiter-Syndrom)

Beim Morbus Reiter handelt es sich um eine Sonderform der reaktiven Arthritiden mit der Trias aus Uretritis (85 % der Fälle), Konjunktivitis (60 %) und Arthritis. Betroffen sind junge Erwachsene, dabei Männer häufiger als Frauen. Klinisch sind ein Low Back Pain und eine Polyarthritis mit Fersenschmerz zu erkennen. Im Labor sind die Rheumafaktoren negativ und HLA-B27 ist bei 80 % der Patienten positiv.

Bildgebende Diagnostik

Morphologische Zeichen sind Weichteilschwellungen an dem gesamten Finger oder der gesamten Zehe, auch als „Wurstfinger" bezeichnet, wie bei der Psoriasisarthritis. Eine Osteoporose findet sich um das betroffene Gelenk, ist aber weniger ausgeprägt als bei der rheumatoiden Arthritis. Knorpelzerstörung ist vorhanden. Erosionen dominieren, finden sich aber in Kombination mit mäßigen proliferativen Knochenveränderungen. Subchondrale Zysten sind selten. Periostitis besteht an den Fingern und Zehen der Wurstfinger, Enthesiopathien an Becken und Ferse. Ankylose findet sich im Sakroiliakalgelenk, aber deutlich weniger häufig als bei Psoriasisarthritis. Weichteilverkalkungen liegen keine vor.

Verteilungsmuster

Typisch ist der bevorzugte Befall des Fußes mit Veränderungen an den kleinen Fußgelenken wie den Metatarsophalangeal- und den ersten Interphalangealgelenken sowie mit einer retrokalkanearen Bursitis. Fußwurzelveränderungen werden später oder bei schwererem Verlauf manifest. Eine Beteiligung der oberen Extremität ist selten. Das Sakroiliakalgelenk ist bei 10 – 40 % der Fälle betroffen, im Frühstadium asymmetrisch, dann bilateral und symmetrisch oder asymmetrisch. An der Wirbelsäule können sich wie bei der Psoriasisarthritis asymmetrische, paravertebrale Osteophyten am thorakolumbalen Übergang finden.

Differenzialdiagnose

- **Psoriasisarthritis:** Bei der Psoriasisarthritis sind die Fußveränderungen meist ausgeprägter, während die Handveränderungen weniger deutlich sind. Manifestationen am Sakroiliakalgelenk und an der Wirbelsäule können von der Psoriasisarthritis nicht unterscheidbar sein.

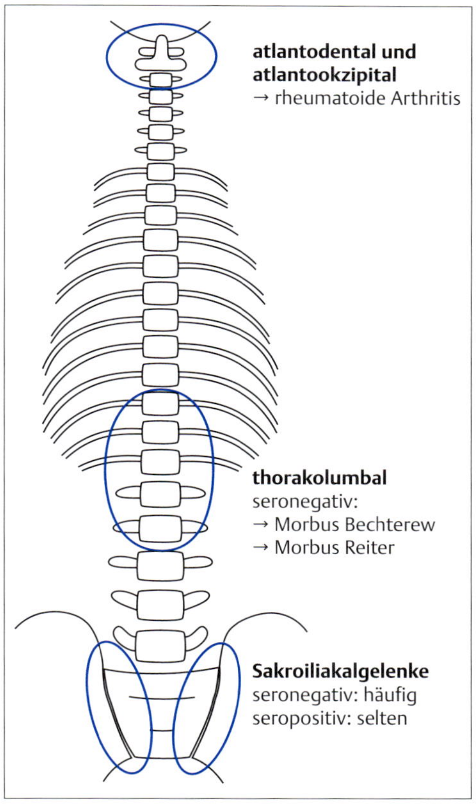

Abb. 4.23 Verteilungsmuster chronisch-entzündlicher Gelenkerkrankungen an der Wirbelsäule.

Charakteristische Schlüsselstellen für chronisch-entzündliche Gelenkerkrankungen:

1. *Atlantodental und atlantookzipital:* Schlüsselstelle für die Manifestation der rheumatoiden Arthritis.
2. *Thorakolumbaler Übergang:* und insbesondere auch untere BWS: Schlüsselstellen für seronegative Erkrankungen des rheumatologischen Formenkreises. An erster Stelle steht dabei der Morbus Bechterew, der überhaupt die häufigste Wirbelsäulenmanifestation der chronisch-entzündlichen Gelenkerkrankungen darstellt, gefolgt von Morbus Reiter.
3. *Sakroiliakalgelenke:* Schlüsselstelle, an der die rheumatoide Arthritis (seropositiv) selten und die seronegativen, chronisch-entzündlichen Gelenkerkrankungen insgesamt häufig vorkommen. Eine Manifestation am Sakroiliakalgelenk ist bei allen seronegativen Formen möglich, am häufigsten bei Morbus Bechterew.

- **Spondylitis ankylosans:** Für eine ankylosierende Spondylitis sprechen Wirbelsäulenveränderungen und das Verteilungsmuster mit Befall der großen Gelenke, für einen Morbus Reiter der Befall der Fußgelenke. Veränderungen an den Sakroiliakalgelenken können nicht unterscheidbar sein.
- **Rheumatoide Arthritis:** Diese ist beim primären Befall der Metatarsophalangealgelenke oder der Ferse mit Morbus Reiter zu verwechseln. Symmetrie, Nachweis von Rheumafaktoren und Veränderungen an den Händen sollten jedoch zur Diagnose der rheumatoiden Arthritis führen.

Psoriasisarthropathie (Arthritis psoriatrica, Osteoarthropathia psoriatrica)

Die Psoriasisarthritis kommt bei bis zu 25 % der Psoriasispatienten vor. Manifestationen im jungen Erwachsenenalter ohne Geschlechtsbevorzugung sind typisch. Klinisch bestehen eine Weichteilschwellung der kleinen Hand- und Fußgelenke (sog. Wurstfinger), Schmerzen, eine Bewegungseinschränkung und Kreuzschmerzen. Nagelveränderungen korrelieren mit der Schwere der Arthritis. Die Laborbefunde sind bei 25 – 60 % der Fälle HLA-B27-positiv, die Rheumafaktoren negativ. Zur Diagnosestellung werden die CASPAR-Kriterien angewandt, bei denen die Patienten eine inflammatorische Gelenkerkrankung mit 3 oder mehreren Punkten einer aus 5 Punkten bestehenden Liste aufweisen müssen. Dabei ist einer der Punkte die radiografische Evidenz von juxtaartikulären, unscharf begrenzten Knochenneuformationen [20].

Bildgebende Diagnostik

Radiologische Zeichen sind eine Weichteilschwellung mit axialer Ausdehnung und der Nachweis von Weichteilverkalkungen. Eine Knorpelzerstörung ist an der Gelenkspaltverschmälerung zu erkennen. Es besteht ein Nebeneinander von erosiven und produktiven Veränderungen. Die Erosionen beginnen zentral und setzen sich in schweren subchondralen Erosionen fort. Typisch ist das sog. Pencil-in-Cup-Zeichen. Subchondrale Zysten sind üblicherweise nicht vorhanden. Eine Periostitis bzw. eine periostale Reaktion ist meist an Händen und Füßen in Zusammenhang mit Wurstfingern vorhanden. Im Unterschied zur rheumatoiden Arthritis besteht jedoch keine Periostitis. Enthesiopathien sind wie bei ankylosierender Spondylitis oder Morbus Reiter häufig. Auch Ankylosen sind oft zu beobachten.

Verteilungsmuster

An der Hand sind die distalen Interphalangealgelenke häufiger befallen als die proximalen und diese häufiger als die Metakarpophalangealgelenke (Differenzialdiagnose zur rheumatoiden Arthritis). Es besteht eine Asymmetrie. Am Fuß sind die Interphalangeal- und die Metatarsophalangealgelenke befallen. Eine retrokalkaneare Bursitis kann vorkommen, wie auch bei der rheumatoiden Arthritis oder dem Morbus Reiter. Große Gelenke sind selten und nur bei Veränderung der kleinen Gelenke befallen. Das Sakroiliakalgelenk ist bei 30 – 50 % der Patienten bilateral und symmetrisch betroffen.

Differenzialdiagnose

- **Psoriasisarthritis ohne Psoriasis:** Bei dieser Erkrankung erscheint bei 20 % der Fälle die Psoriasisarthritis vor der Hautmanifestation.
- **Morbus Reiter:** Bei diesem sind die Fußveränderungen meist ausgeprägter, während die Handveränderungen weniger deutlich zu erkennen sind. Manifestationen der Sakroiliakalgelenke und der Wirbelsäule sind nicht von denen der Psoriasisarthritis zu unterscheiden.
- **Rheumatoide Arthritis:** Diese ist manchmal nicht von der Psoriasisarthritis differenzierbar, aber das überwiegend distale Verteilungsmuster führt letztendlich zur Diagnose „Psoriasisarthritis“.
- **Spondylitis ankylosans:** Bei der ankylosierenden Spondylitis können die Veränderungen am Sakroiliakalgelenk nicht von der Psoriasisarthritis zu unterscheiden sein. Die Wirbelsäulenveränderungen sollten jedoch sicher davon differenzierbar sein.
- **Erosive Arthrose:** Bei dieser können Erosionen der distalen Interphalangealgelenke verwirrend sein, aber die erosive Arthrose ist an einer Beteiligung des ersten Karpometakarpal- oder des Skaphoidtrapeziumtrapezoidgelenks erkennbar.

4.2.2 Rheumatoide Arthritis an der Wirbelsäule

Entzündlich-rheumatische Erkrankungen der Wirbelsäule zeigen typische Röntgenveränderungen, die an Schlüsselstellen lokalisiert sind. Im Achsenskelett weisen die seropositive (rheumatoide Arthritis) und die seronegativen Entzündungen (Morbus Bechterew [= Spondylitis ankylosans], Morbus Reiter, Psoriasisarthritis und enterokolische Arthritis) diagnostisch wichtige und unterschiedliche Schlüsselstellen auf.

Diagnostik mit der Schlüsselstelle „atlantookzipital“

Diese Schlüsselstelle ist eine typische Manifestation der seropositiven rheumatoiden Arthritis; ein Befall durch eine seronegative entzündliche Veränderung ist dort außerordentlich selten.

▸ **Röntgen.** Bei der rheumatoiden Arthritis kommen bildgebend das Röntgengerät und die MRT zum Einsatz. Bei der Primärdiagnostik werden mittels Röntgenuntersuchung beide Hände, beide Füße und die HWS abgeklärt. Klinisch stehen meist die Symptome der Hände im Vordergrund. HWS-Veränderungen können zu diesem Zeitpunkt bereits nachweisbar sein: Das sind Erosionen am Dens, die bei deutlicher Ausdehnung den Dens als „abgelutscht“ erscheinen lassen. Die Röntgenuntersuchung erlaubt des Weiteren eine indirekte Beurteilung der atlantodentalen Bänder bzw. der atlantodentalen Stabilität. Diese wird an Funktionsaufnahmen in Anteflexion bestimmt. Die normale atlantodentale Distanz beträgt maximal 3 mm; ein größerer Abstand ist pathologisch und spricht für das Vorliegen eines entzündlich-destruierenden Prozesses. Die Stabilität des Dens wird von dem Lig. transversum und von den Ligg. alaria gesichert.

▸ **MRT.** Die MRT ist die Methode der Wahl zur direkten Darstellung des entzündlichen Granulationsgewebes und zum Nachweis etwaiger Komplikationen wie einer Kompression des Rückenmarks oder einer vertebrobasilären Impression. Im Rahmen einer rheumatoiden Arthritis kann es zum Befall der Wirbelsäule kommen [17]. Da die rheumatoide Arthritis primär eine synoviale Erkrankung ist, ist sie an das Vorhandensein einer Synovialis gebunden. MRT-Zeichen:

- **Synovialitis und Gelenkerguss** (▸ Abb. 4.24, ▸ Abb. 4.25 u. ▸ Abb. 4.26): Dies sind MRT-Frühzeichen. Eine normale Synovia ist dünn, mit einer maximalen Breite von 0,8 mm, und signalarm. Die Synovia ist bei rheumatoider Arthritis verbreitert, T2w deutlich vermehrt signalgebend und lässt eine Kontrastmittelanreicherung erkennen. Ohne Kontrastmittel ist es oft schwierig bzw. unmöglich, die Synovialitis vom Gelenkerguss zu unterscheiden. Diese Veränderungen sind vor dem Auftreten der konventionell-radiologisch typischen Erosionen nachweisbar [15]. Im weiteren Verlauf kommt es zur charakteristischen Pannusbildung. Diese ist am I. und II. Wirbelkörper (Dens) besonders ausgeprägt. Die Synovia ist verbreitert, die Verbreiterung ist unregelmäßig und besonders deutlich am Gelenkrand. Je nach Aktivität des Pannusgewebes kommt es nach i. v. Kontrastmittelgabe zur mehr oder weniger ausgeprägten Anfärbung.

Diese unterschiedliche Anfärbung kann als Parameter der Entzündungsaktivität semiquantitativ verwertet werden.

- **Entzündliches Knochenmarködem:** Dies ist ebenfalls eine Veränderung, die vor dem Auftreten der konventionell-radiologisch typischen Erosionen nachweisbar ist. Das entzündliche Knochenmarködem ist T2w signalreich, mit Fettunterdrückung besonders gut erkennbar und zeigt eine Kontrastmittelanreicherung. Das Ödem für sich ist unspezifisch; die Anordnung, das Verteilungsmuster und die Kombination mit weiteren Zeichen wie der Synovialitis erlauben eine Zuordnung [1]. Im weiteren Verlauf entwickeln sich Erosionen und knöcherne Destruktionen, die bis zum „abgelutschten" Dens reichen und auch im Röntgenbild erkennbar sind.
- **Atlantodentale Instabilität/Rückenmarkkompression** (▸ **Abb. 4.27**, ▸ **Abb. 4.28**, ▸ **Abb. 4.29**, ▸ **Abb. 4.30**, ▸ **Abb. 4.31 u.** ▸ **Abb. 4.32**): Die atlantodentale Instabilität kann auch in der MRT erkannt werden. Die Hauptaufgabe der MRT ist aber die Beurteilung der Rückenmarkkompression, die sich im Rahmen der atlantodentalen Instabilität entwickeln kann. MRT-Zeichen ist eine sagittale Spinalkanalstenose mit verschmälertem oder aufgebrauchtem prä- und postmedullärem Liquorsaum. Bei weiterer Zunahme kann eine Impression und Deformierung des zervikalen Myelons selbst nachweisbar sein [12,16]. Es kann das Zeichen einer Rückenmarkschädigung feststellbar sein, das im akuten oder im Frühstadium als Myelonödem vorliegt.

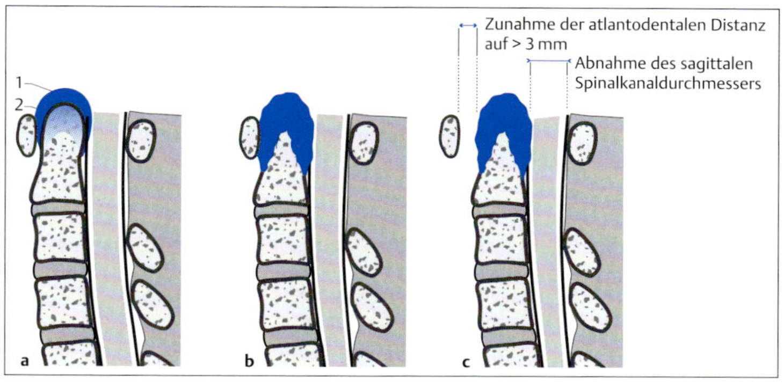

Abb. 4.24 a–c MRT-Zeichen der Arthritis des Atlantodentalgelenks.

a Bei der rheumatoiden Arthritis finden sich als Frühzeichen ein Gelenkerguss und eine pannusförmige Synovialitis (1). Dabei ist die synoviale Verbreiterung ungleichmäßig und lässt eine deutliche Ausdehnung erkennen. Darüber hinaus ist eine entzündliche Knochenmarkveränderung festzustellen („Knochenmarködem"; 2).

b Im weiteren Verlauf kommt es zur knöchernen Destruktion am Dens und an der Densspitze. Dabei ist die Densspitze deutlich schmäler und unregelmäßig konturiert. Dieses Muster wird mit dem Begriff „abgelutscht" sehr gut charakterisiert.

c Bei Fortschreiten der rheumatoiden Arthritis entwickelt sich eine Destruktion der Bandstrukturen, wie des Lig. transversum oder der Ligg. alaria, die zu einer atlantodentalen Instabilität führt (= Instabilität in sagittaler Richtung). Die atlantodentale Distanz ist vergrößert, der Spinalkanal ist eingeengt und im weiteren Verlauf kann es zur vertebrobasilären Instabilität bzw. Impression kommen.

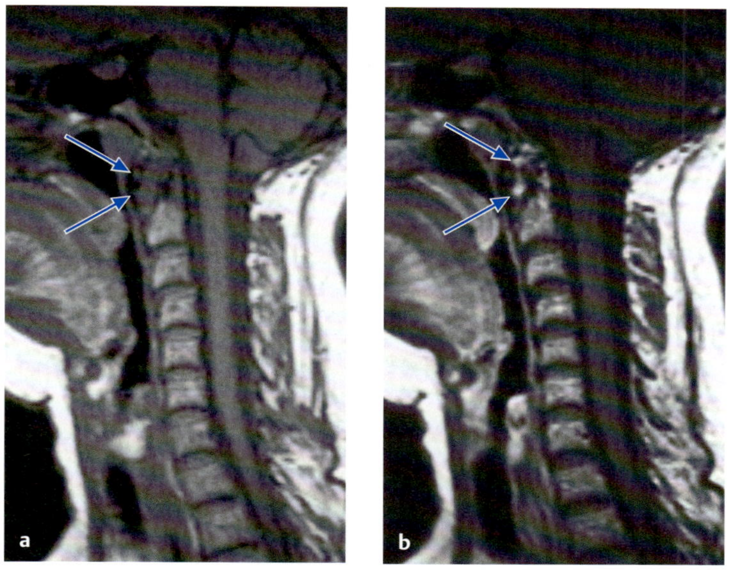

Abb. 4.25 a, b Arthritis des Atlantodentalgelenks. Der Dens ist unregelmäßig konturiert und verschmälert, im Sinne eines destruierten, „abgelutschten" Dens. Die Synovia des Atlantodentalgelenks ist vor allem vor dem Dens verbreitert (Pfeile), T1w signalarm und lässt eine deutliche Kontrastmittelanreicherung als Ausdruck der pannusförmigen Synovialitis erkennen.

a MRT: T1w Aufnahme.

b MRT: Kontrastmittelserie.

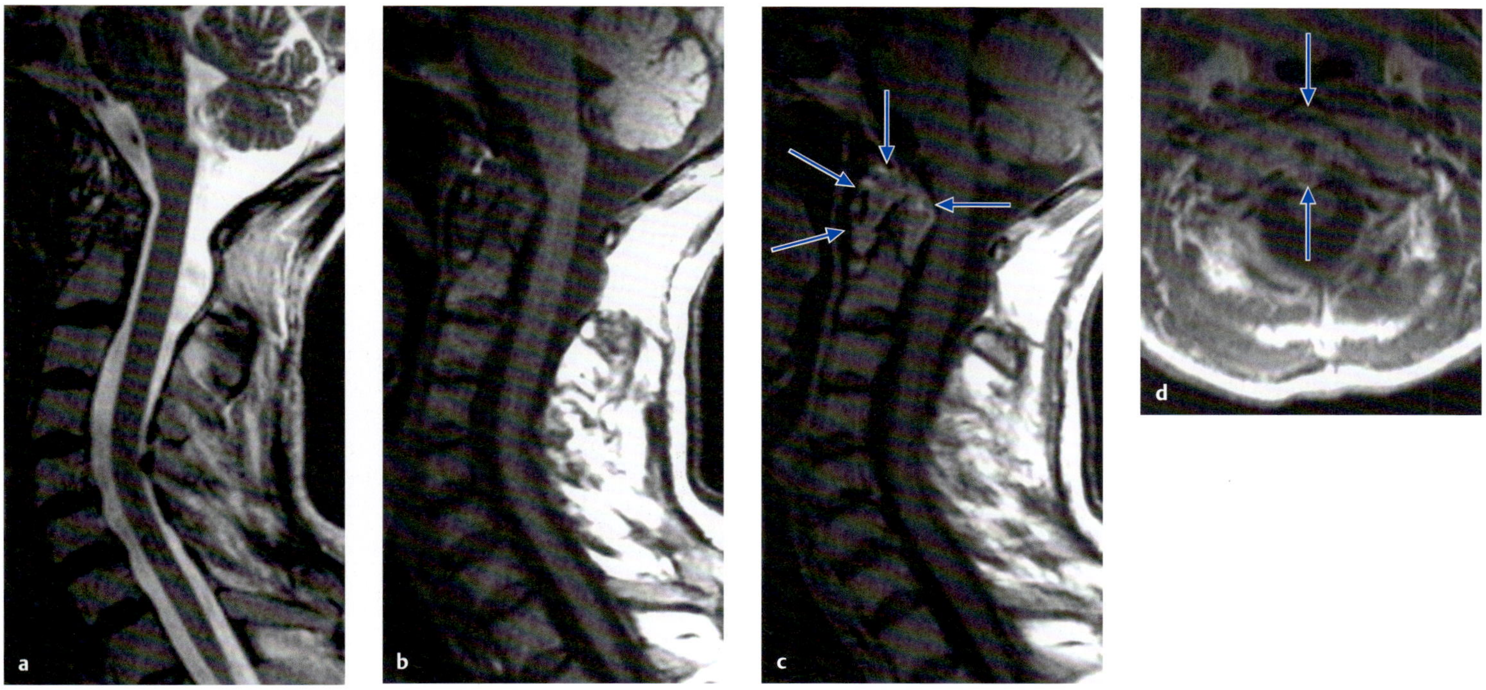

Abb. 4.26 a–d Bekannte rheumatoide Arthritis und Instabilität. Es findet sich ein „abgelutschter" Dens, der im Rahmen der knöchernen Destruktion verkleinert bzw. insbesondere verschmälert ist. Dieser Dens ist von einer pannusförmigen Synovialitis umgeben und ist T2w von mittlerer Signalintensität und zeigt deutliche Kontrastmittelanreicherung (**c**, **d**, Pfeile). Es kommt dadurch zu einer kurzstreckigen Einengung des prämedullären Subarachnoidalraums, jedoch ohne Nachweis einer kompressiven Myelopathie. Keine basiläre Impression.

a MRT: sagittale T2w SE-Aufnahme.

b MRT: sagittale T1w SE-Aufnahme.

c MRT: sagittale Kontrastmittelserie.

d MRT: axiale Kontrastmittelserie.

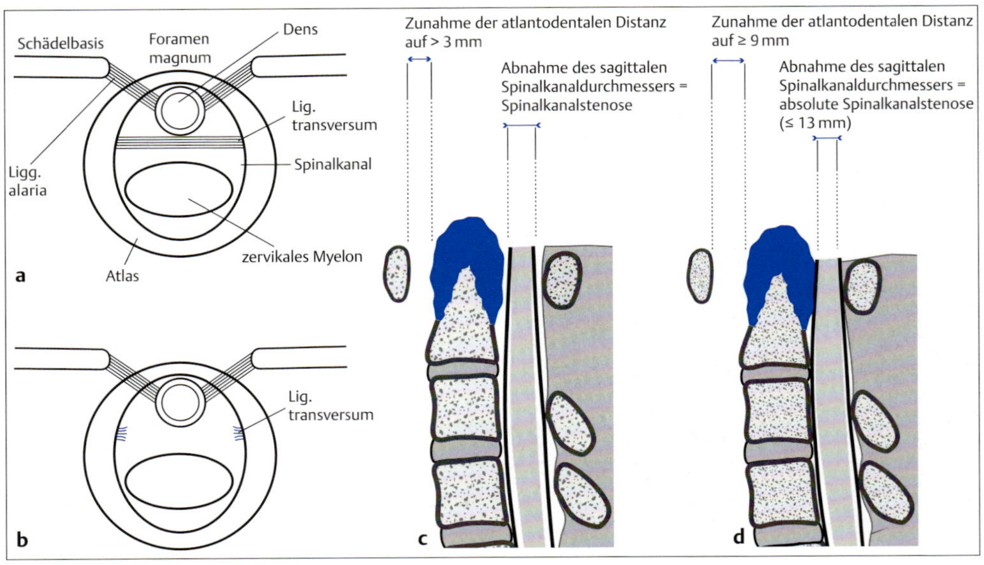

Abb. 4.27 a – d Bildgebende Zeichen der atlantodentalen Instabilität.

- **a** Das Schema zeigt den anatomischen Normalzustand mit Stabilisierung des Dens an der Schädelbasis über die Ligg. alaria und die atlantodentale Stabilisierung mit dem Lig. transversum.
- **b** Mit der entzündlichen Destruktion des Lig. transversum beginnt die atlantodentale Instabilität.
- **c** Die Messung der atlantodentalen Instabilität wird durchgeführt, wenn die Distanz zwischen Atlas und Dens eine Größe von mehr als 3 mm aufweist. Gleichzeitig verringert sich der sagittale Durchmesser des Spinalkanals.
- **d** Eine atlantodentale Instabilität mit absoluter Spinalkanalstenose kann indirekt bei einer atlantodentalen Distanz von mindestens 9 mm und einer sagittalen Spinalkanalweite von maximal 13 mm angenommen werden. Die direkte Visualisierung mit der MRT ist gegeben, wenn der prä- und postmedulläre Liquorsaum aufgebraucht ist, das Myelon deformiert ist und als Ausdruck einer kompressiven Myelopathie eine Signalanhebung im Myelon vorliegt.

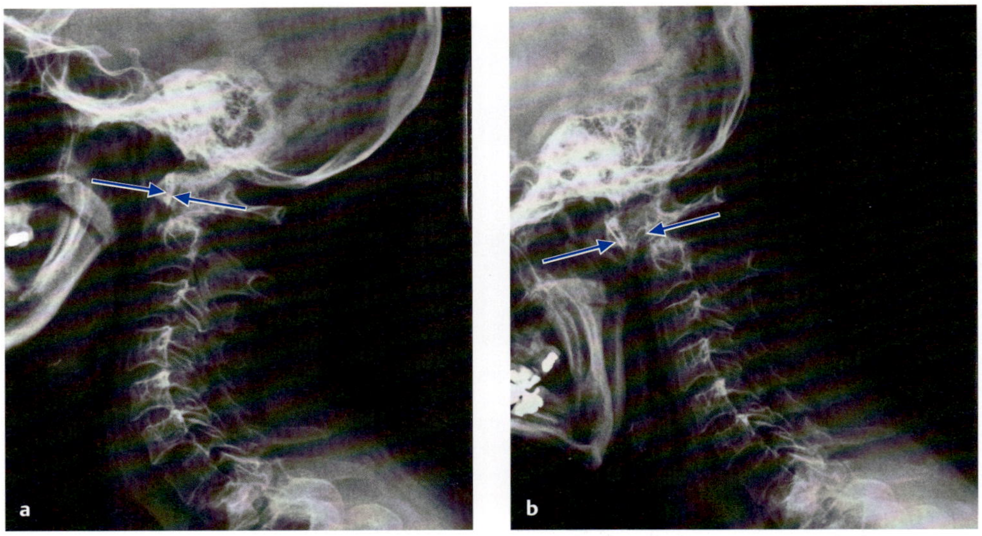

Abb. 4.28 a, b Röntgenzeichen der atlantodentalen Instabilität.

- **a** Röntgen: seitlich. Normale atlantodentale Distanz (Pfeile) in Neutralposition.
- **b** Röntgen: seitlich. In Anteflexion pathologische Zunahme der atlantodentalen Distanz (Pfeile).

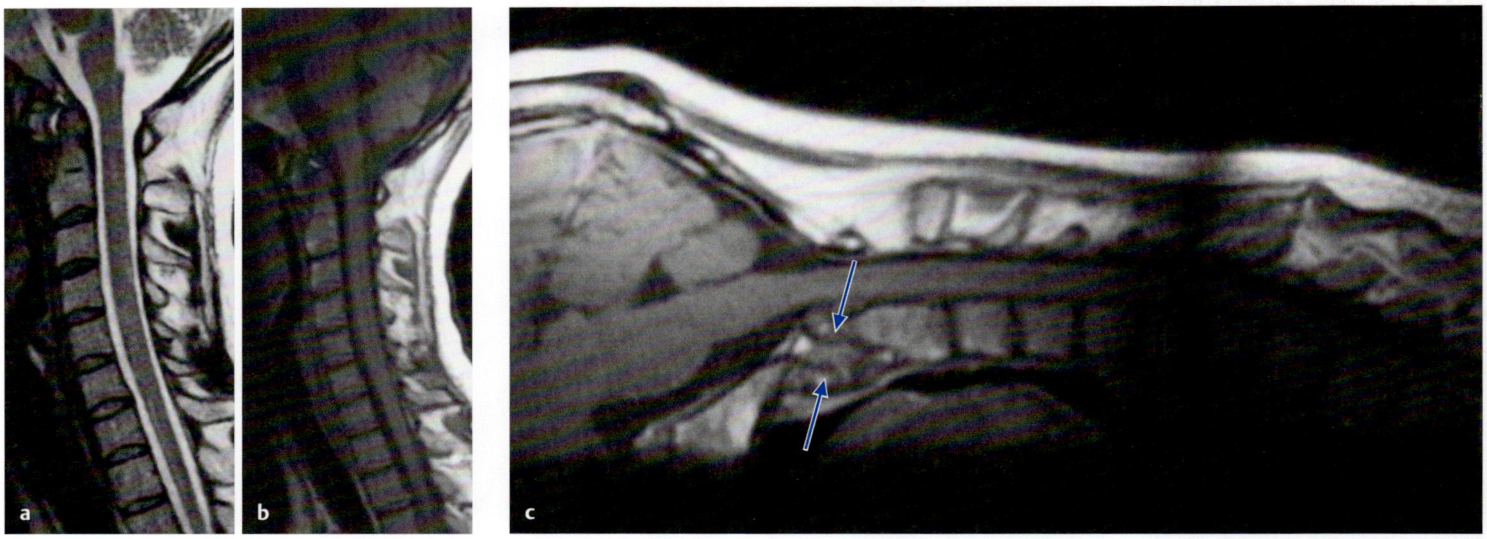

Abb. 4.29 a – c MRT-Zeichen der atlantodentalen Instabilität. Manifestation einer rheumatoiden Arthritis am Atlantodentalgelenk mit entzündlichem Knochenmarködem, Konturänderung am Dens, Synovialitis und Gelenkerguss. Die etwas breitere atlantodentale Distanz (**c**, Pfeil) lässt eine Zunahme in Bauchlage erkennen.

- **a** MRT: sagittale T2w Aufnahme in Rückenlage.
- **b** MRT: sagittale T1w Aufnahme in Rückenlage.
- **c** MRT: sagittale T1w Aufnahme in Bauchlage.

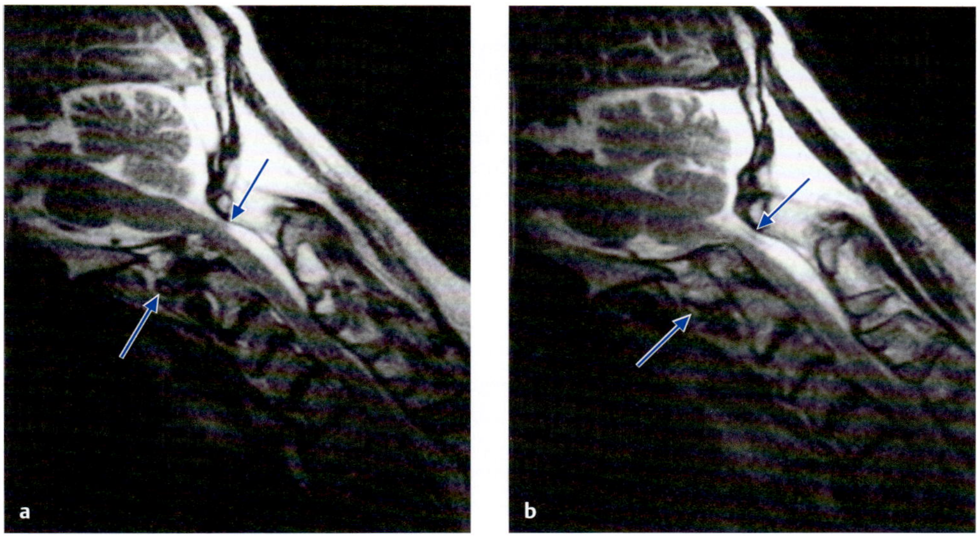

Abb. 4.30 a, b MRT-Zeichen der atlantodentalen Instabilität mit Spinalkanalstenose. Sagittale T2w Aufnahmen zeigen eine deutliche Zunahme der atlantodentalen Distanz sowie eine Spinalkanalstenose mit Verlagerung des zervikalen Myelons nach dorsal (Pfeile).

a MRT: sagittale T2w Aufnahme, mittig auf das Myelon.

b MRT: sagittale T2w Aufnahme, mittig auf den Dens.

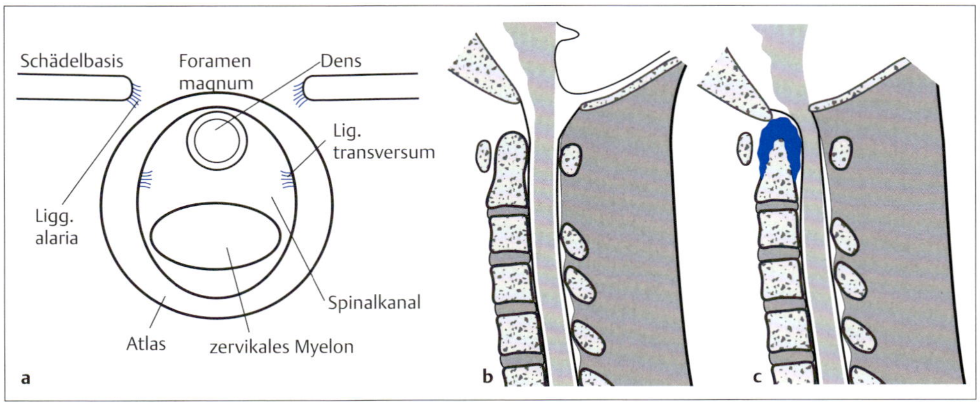

Abb. 4.31 a – c Vertebrobasiläre Instabilität. Schema.

a Entzündliche Destruktion der Ligg. alaria als Voraussetzung für eine vertebrobasiläre Instabilität.

b Normalverhältnis zwischen Schädelbasis und Atlantodentalgelenk.

c Bei der vertebrobasilären Instabilität wandert der Dens im Verhältnis zur Schädelbasis nach dorsal sowie in weiterer Folge nach kranial in das Foramen magnum. Als Folge davon wird dort das Myelon gegen den dorsalen Rand des Foramen magnum verlagert und komprimiert.

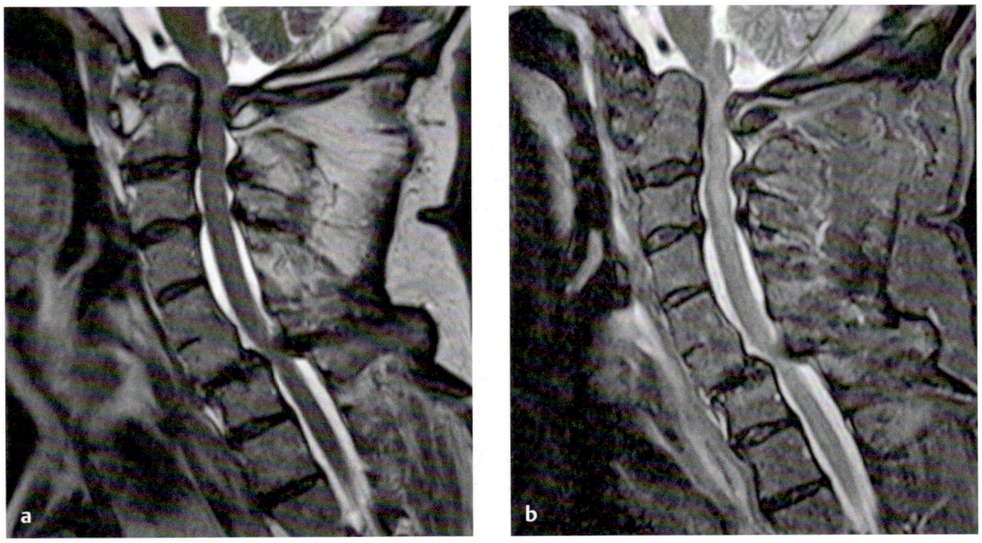

Abb. 4.32 a, b Vertebrobasiläre Instabilität. Die Densspitze ist nach kranial und dorsal verlagert und befindet sich im Foramen magnum. Der Übergangsbereich von der Medulla oblongata zum Halsrückenmark wird im Bereich des Foramen magnum komprimiert.

a MRT: sagittale T2w Aufnahme.

b MRT: sagittale STIR-Aufnahme.

4.2.3 Spondylitis ankylosans an der Wirbelsäule

Morbus Bechterew (S. 101) ist die häufigste entzündlich-rheumatische Erkrankung der Wirbelsäule und führt regelmäßig zu einer schmerzhaften Kyphose und Verödung der sakroiliakalen Gelenke. Der Beginn ist schleichend im 2. bzw. 3. Lebensjahrzehnt und mündet in einer schmerzhaften Bewegungseinschränkung der Wirbelsäule. Die männliche Bevölkerung ist deutlich häufiger betroffen. Der Morbus Bechterew befällt vor allem die Sakroiliakalgelenke (in 100% der Fälle) und den thorakolumbalen Übergang mit einer oft beträchtlichen Kyphose als Folge.

An der Wirbelsäule führen die osteoproliferativen Veränderungen zur Ossifikation der Längsbänder und der kleinen Wirbelgelenke mit dem Endbild einer bambusstabartigen Kyphose. Extravertebrale Manifestationen (Hüfte, Knie, Schultern) sind selten.

In der Darstellung von entzündlich-rheumatischen Veränderungen an den Sakroiliakalgelenken ist das Nebeneinander von Destruktion und Proliferation und folglich Ankylose deutlich. Da diese Veränderungen gleichzeitig ablaufen, spricht man auch von einem „bunten Bild" der Sakroiliitis [6].

Diagnostik an den Schlüsselstellen „thorakolumbal" und „Sakroiliakalgelenke"

▸ **Röntgen.** Der Morbus Bechterew sowie die Krankheitsgruppe der seronegativen chronisch-entzündlichen Gelenkerkrankungen befällt sowohl die Weichteile wie Bindegewebe, Sehnen, Sehnenansätze usw. als auch die Gelenke und Knochen bzw. das Knochenmark. Röntgenzeichen ist der Nachweis von Syndesmophyten am thorakolumbalen Übergang, die sich typischerweise vertikal orientieren. Im Gegensatz dazu zeigen die degenerativ verursachten Spondylophyten eine primär horizontale Ausrichtung. Veränderungen im vorderen Abschnitt benachbarter Wirbelkörper haben dieser Krankheit den Namen gegeben. Die Spondylitis anterior ist an Erosionen an den Abschlussplatten und an Sklerosierungen in diesen Abschnitt zu erkennen, den „glänzenden Ecken". Aufgrund des proliferativen Aspekts ergeben sich Formänderungen der Wirbelkörper wie Kasten- und Tonnenwirbel. Im weiteren Krankheitsverlauf kommt es zur Verknöcherung von Bandstrukturen und zu ankylosierenden Veränderungen. Bandscheiben und Wirbelgelenke erscheinen teilweise maskiert. Typisch ist der multisegmentale Befall, der in der stärksten Ausprägung die gesamte Wirbelsäule betreffen kann [2].

▸ **MRT.**

- **Spondylitis anterior** (▸ **Abb. 4.33**, ▸ **Abb. 4.34 u.** ▸ **Abb. 4.35**): Das entzündliche Knochenmarködem im vorderen Abschnitt eines oder mehrerer Wirbelkörper kann mit der MRT verlässlich erkannt werden, noch bevor Erosionen und glänzende Ecken im Röntgenbild nachweisbar sind [7].
- **Enthesiopathien:** Diese frühzeitigen paravertebralen Weichteilveränderungen gehören ebenfalls zu den typischen Manifestationen eines Morbus Bechterew und können mit der MRT nachgewiesen werden. Charakteristisch sind Enthesiopathien des Lig. supraspinosum mit Bandverbreiterung und Signalveränderung im Bandansatz, in den Weichteilen um das Band und im Knochenmark an der Stelle des Bandansatzes.
- **Syndesmophyten** (▸ **Abb. 4.36 u.** ▸ **Abb. 4.37**): Diese sind auch in der MRT zu erkennen, besonders dann, wenn sie fettmarkhaltig sind.
- **Bandverknöcherungen** (▸ **Abb. 4.38**): Davon sind alle Bänder der Wirbelsäule betroffen wie das vordere und hintere Längsband sowie die Ligg. flava, interspinosa und supraspinosum. Typisch ist, dass sowohl die Signalarmut des normalen Bandes als auch das ödemäquivalente Signal des entzündlich veränderten Bandes verloren gehen. Sie werden ersetzt durch ein fettäquivalentes Signal eines fetthaltigen Knochenmarks und durch Signalarmut im Sinne einer Sklerosierung und von Knochensubstanz.
- **Blockwirbelbildung und Ankylosierung der Wirbelgelenke** (▸ **Abb. 4.39**, ▸ **Abb. 4.40 u.** ▸ **Abb. 4.41; s. auch Abb.** ▸ **Abb. 4.37 u.** ▸ **Abb. 4.38**): Auch dabei dominieren die Zeichen des Fettmarkgehalts gegenüber neu gebildeter knöcherner Struktur, die Bandscheiben und Wirbelgelenke „durchwächst" und einen bambusstabartigen Charakter ausbildet.

> Besonders zu Beginn der Spondylitis ankylosans können diese morphologischen Veränderungen in verschiedenen Stadien nebeneinander auftreten. Deshalb wird dies mit dem Begriff „buntes Bild" bezeichnet.

Bei fortgeschrittener Erkrankung kann die MRT Komplikationen eines Morbus Bechterew erfassen. Dazu gehören die beiden Formen der Andersson-Läsion:

- **Andersson-Läsion Typ A:** Dabei handelt es sich um die entzündliche Form der Andersson-Läsion. Diese Form stellt eine abakterielle Spondylodiszitis dar. Die MRT-Zeichen entsprechen denen einer Spondylodiszitis innerhalb einer ankylosierten Wirbelsäule.
- **Andersson-Läsion Typ B:** Dies ist die nicht entzündliche Form der Andersson-Läsion. Sie entspricht einer Ermüdungs- bzw. Insuffizienzfraktur der ankylosierten Wirbelsäule [4] und wird auch als „Pseudarthrose" bezeichnet. Es ist der gesamte Wirbelsäulenquerschnitt betroffen, auch die kleinen Wirbelgelenke. Die reparativen Veränderungen stehen gegenüber den destruierenden und entzündlichen im Vordergrund (▸ **Abb. 4.42**, ▸ **Abb. 4.43** u. ▸ **Abb. 4.44**).

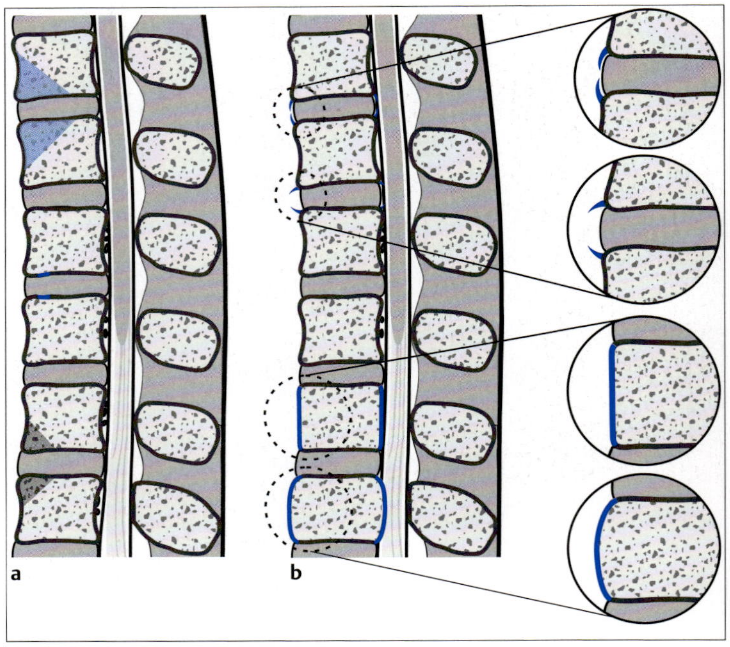

Abb. 4.33 a, b MRT-Zeichen der Spondylitis anterior.
a Entzündliches Knochenmarködem an den benachbarten vorderen Wirbelkörperkanten, Erosionen ventralseitig, sog. Romanus-Läsion und Sklerosierungen, sog. glänzende Ecken.
b Syndesmophyten, Mixtasyndesmophyten, Kastenwirbel und Tonnenwirbel.

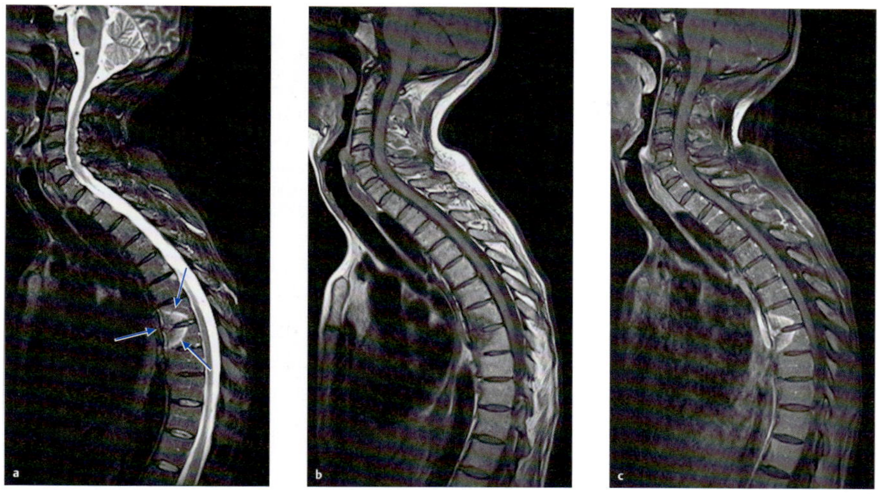

Abb. 4.34 a – c Morbus Bechterew mit einer frühen Spondylitis anterior der unteren BWS. 46-jähriger männlicher Patient. Es findet sich im vorderen Abschnitt der Wirbelkörper Th7 und Th8 ein trianguläres entzündliches Knochenmarködem, T2w signalreich (**a**, Pfeile), T1w signalarm und mit Kontrastmittelanreicherung. Dabei ist hier auch eine geringfügige Mitbeteiligung im Bereich des vorderen Längsbands zu erkennen.

a MRT: sagittale T2w Aufnahme mit Fettunterdrückung.
b MRT: sagittale T1w Aufnahme.
c MRT: sagittale Kontrastmittelserie mit Fettunterdrückung.

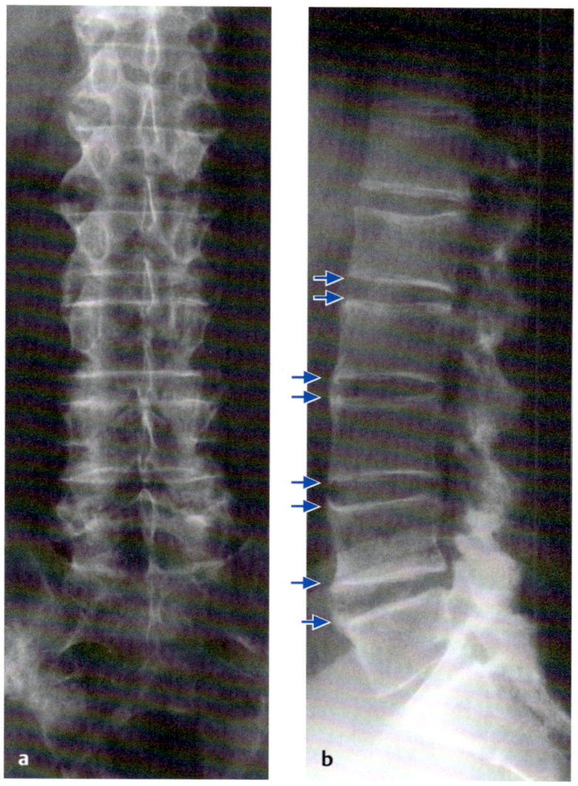

Abb. 4.36 a, b Syndesmophyten und Mixtaosteophyten bei Morbus Bechterew.

a Röntgen der LWS: a.-p.
b Röntgen der LWS: seitlich. Die Pfeile weisen auf die Syndesmophyten.

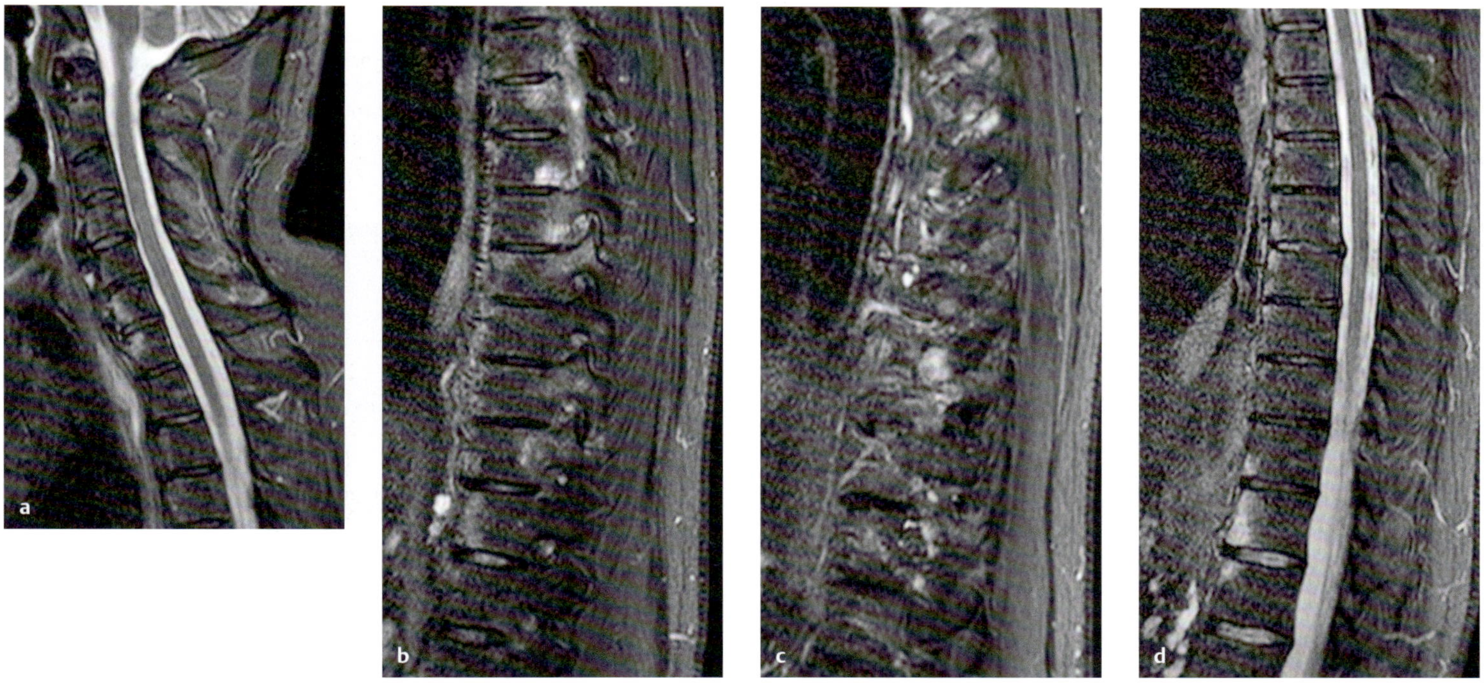

Abb. 4.35 a – d Morbus Bechterew mit Spondylitis anterior und Inflammation der kleinen Wirbelgelenke. 39-jähriger männlicher Patient. Es finden sich trianguläre entzündliche Knochenmarködeme vor allem in den vorderen Abschnitten der Wirbelkörper C6, C7, L2, L3 und L4, aber geringer auch im Bereich der BWS. Ähnliche Veränderungen sind auch an einzelnen Kostovertebralgelenken zu erkennen.

a MRT: sagittale STIR-Aufnahme der HWS in medianer Position.
b MRT: sagittale STIR-Aufnahme der BWS mit Darstellung des medialen Abschnitts der Intervertebralgelenke.
c MRT: sagittale STIR-Aufnahme der BWS mit Darstellung des lateralen Abschnitts der Intervertebralgelenke.
d MRT: sagittale STIR-Aufnahme des thorakolumbalen Übergangs in medianer Position.

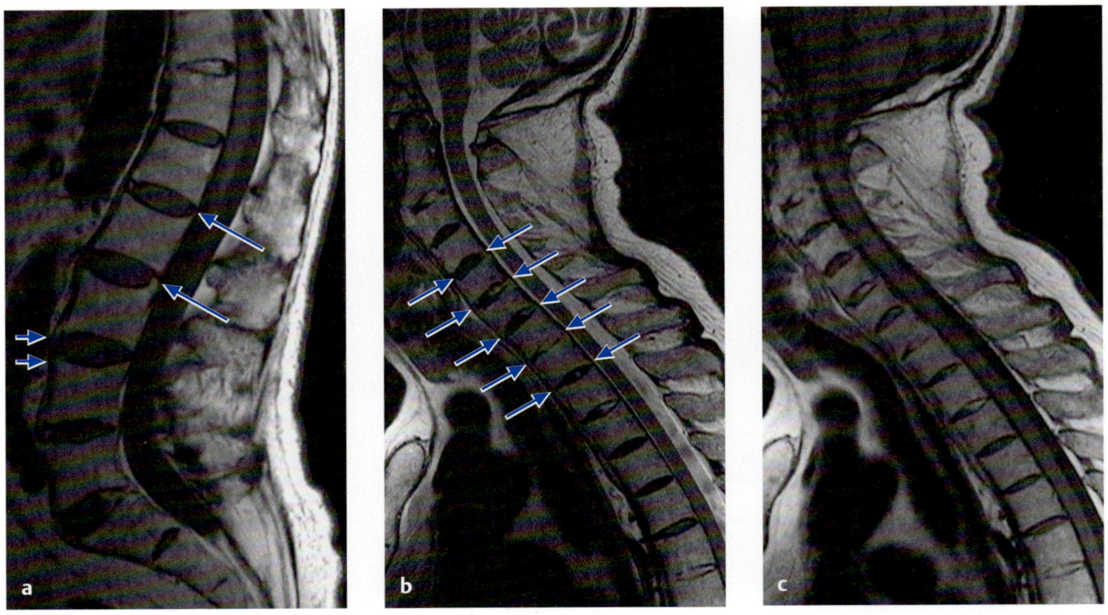

Abb. 4.37 a – c Morbus Bechterew. In der LWS- und HWS-Untersuchung zeigen sich knochenmarkhaltige Syndesmophyten (**a, b**, Pfeile), die teilweise spangen- bzw. brückenbildend sind. An der HWS (**c**) sind auch die ankylosierenden Brückenbildungen im Bereich der Unkovertebralgelenke gut zu erkennen.

- **a** MRT: sagittale T1w Aufnahme der LWS.
- **b** MRT: sagittale T2w Aufnahme der HWS.
- **c** MRT: sagittale T1w Aufnahme der HWS.

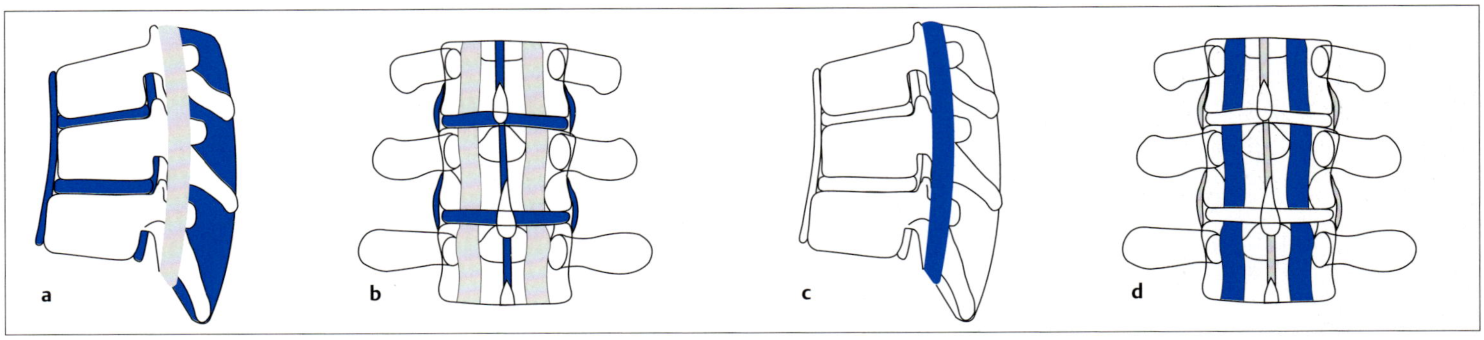

Abb. 4.38 a – d Morbus Bechterew.

- **a** Verkalkung und Verknöcherungen der Wirbelsäulenbänder und der Bandscheiben in der dorsalen Ansicht. Die rot markierten Bänder entsprechen den Ligg. interspinosum und supraspinosum, dem vorderen und dem hinteren Längsband sowie den Bandscheiben im Rahmen der Verknöcherungen bei Morbus Bechterew mit konsekutiver Segmentversteifung und Blockwirbelbildung.
- **b** Korrespondierende seitliche Ansicht zu **a**.
- **c** Ankylosierung der Intervertebralgelenke in der dorsalen Ansicht. Wegen der multisegmentalen und beidseitigen Ankylosierung der Intervertebralgelenke mit Verkalkung der Ligg. flava sind die Abschnitte des Gelenkknorpels und der subchondralen Kortikalis nicht oder nur eingeschränkt zu erkennen. Aus diesem Grund erscheinen die kleinen Wirbelgelenke nur mehr als durchgehender Strang. Aus der Röntgendiagnostik ist dafür auch der Begriff „Schienen-“ oder „Tramway-Zeichen“ bekannt.
- **d** Korrespondierende seitliche Ansicht zu **c**.

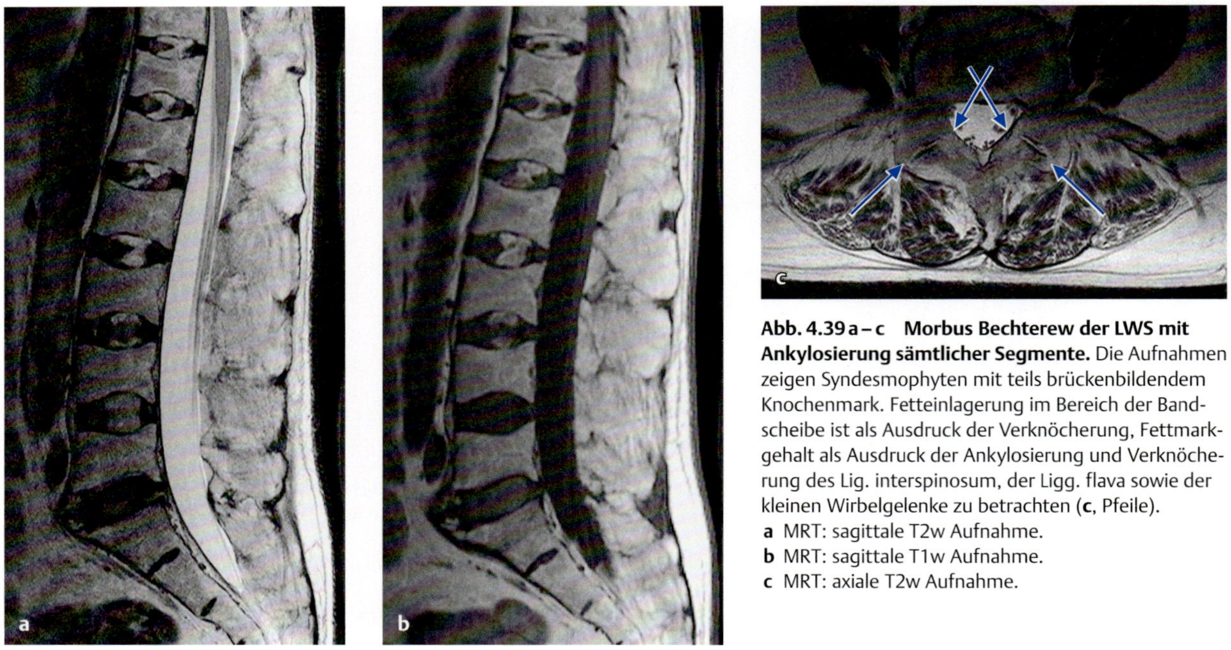

Abb. 4.39 a – c Morbus Bechterew der LWS mit Ankylosierung sämtlicher Segmente. Die Aufnahmen zeigen Syndesmophyten mit teils brückenbildendem Knochenmark. Fetteinlagerung im Bereich der Bandscheibe ist als Ausdruck der Verknöcherung, Fettmarkgehalt als Ausdruck der Ankylosierung und Verknöcherung des Lig. interspinosum, der Ligg. flava sowie der kleinen Wirbelgelenke zu betrachten (**c**, Pfeile).

- **a** MRT: sagittale T2w Aufnahme.
- **b** MRT: sagittale T1w Aufnahme.
- **c** MRT: axiale T2w Aufnahme.

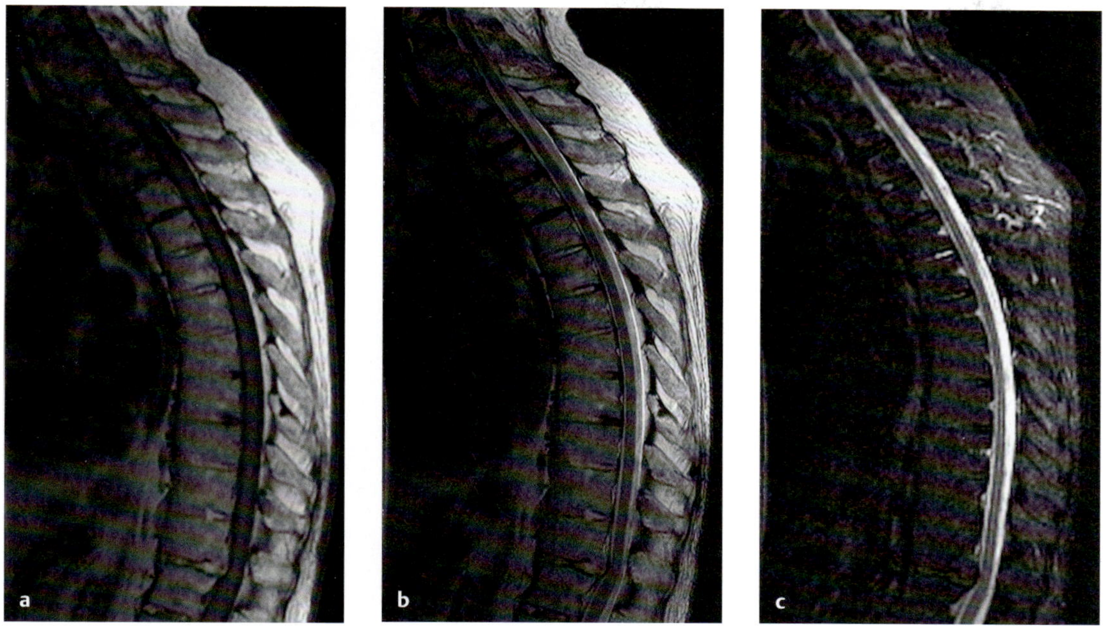

Abb. 4.40 a – c Bambusstab der BWS bei Morbus Bechterew. Die multisegmentale Ankylosierung der BWS-Segmente ist an der fettsignaläquivalenten Veränderung der Bandscheiben als Ausdruck der Verkalkung und Verknöcherung zu erkennen.
a MRT: sagittale T2w Aufnahme.
b MRT: sagittale T1w Aufnahme.
c MRT: sagittale STIR-Aufnahme.

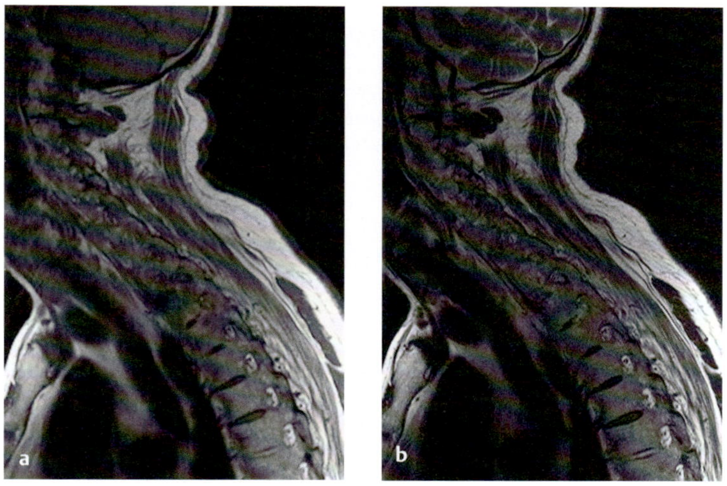

Abb. 4.41 a, b Morbus Bechterew mit Ankylosierung der kleinen Wirbelgelenke an der HWS. An der HWS sind die ankylosierenden Brückenbildungen im Bereich der Unkovertebralgelenke gut zu erkennen. Gelenkstrukturen sind nur rudimentär sichtbar. An den Wirbelkörpern zeigen sich knochenmarkhaltige Syndesmophyten, die brückenbildend sind.
a MRT: sagittale T1w Aufnahme.
b MRT: sagittale T2w Aufnahme.

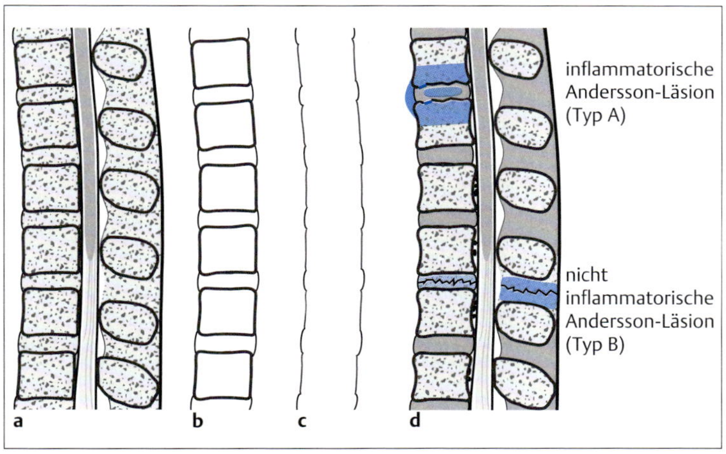

Abb. 4.42 a – d Differenzierung der Andersson-Läsionen beim Morbus Bechterew.
a Ausgangspunkt ist ein fortgeschrittener Morbus Bechterew mit multisegmentaler Blockwirbelbildung und Ankylosierung.
b Tonnenförmige Wirbelkörper.
c Zusammen mit den tonnenförmigen Wirbelkörpern (s. **b**) entsteht das Bild einer Bambusstabform.
d Die inflammatorische Andersson-Läsion stellt eine Spondylodiszitis im Rahmen des Morbus Bechterew dar. Sie weist die entsprechenden Zeichen auf wie entzündliches Knochenmarksödem, knöcherne Destruktionen an und entlang der Abschlussplatten sowie entzündliche Weichteilinfiltrate. Die nicht inflammatorische Andersson-Läsion repräsentiert eine Insuffizienzfraktur der ankylosierten Wirbelsäule. Diese kann durch das Bewegungssegment gehen, nämlich durch die verknöcherte Bandscheibe und die ankylosierten Intervertebralgelenke, die dann eine entsprechende Frakturlinie mit angrenzendem Knochenmarködem zeigen. (Destruierende und in den Weichteilen nachweisbare inflammatorische Veränderungen sind nicht in diesem Ausmaß nachweisbar.) Eine Sonderform der nicht inflammatorischen Andersson-Läsion ist die Insuffizienzfraktur durch den Wirbelkörper.

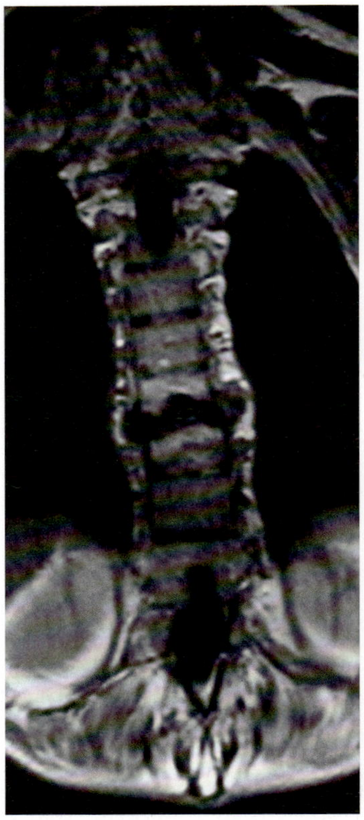

Abb. 4.43 Morbus Bechterew der BWS mit Zustand nach Fraktur (Andersson-Läsion vom nicht entzündlichen Typ) und Laminektomie. Es findet sich eine ankylosierte BWS mit knöcherner Überbrückung der Bandscheiben. Im Segment Th7/Th8 liegt eine Andersson-Läsion vom nicht entzündlichen Typ vor. Kein Nachweis einer Diszitis, kein Hinweis auf eine Weichteilkomponente paravertebral. Keine Entzündungszeichen. MRT: koronale T1w SE-Aufnahme.

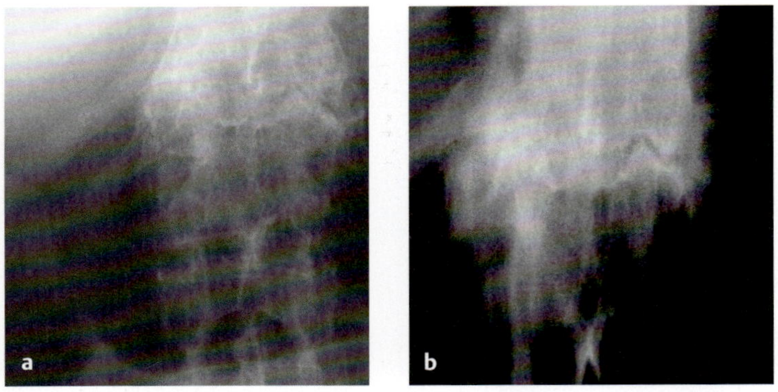

Abb. 4.44 a, b Morbus Bechterew am thorakolumbalen Übergang mit einer Andersson-Läsion vom nicht entzündlichen Typ. Die Aufnahmen lassen die durchgehende wellenförmige Frakturlinie mit angrenzender Sklerosierung und seitlichen Randanbauten gut erkennen.
a Röntgen: a.-p.
b Konventionelle Tomografie.

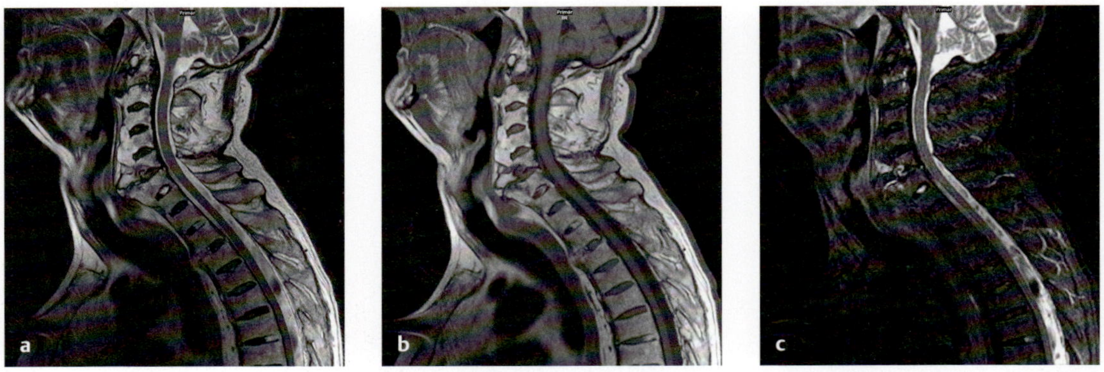

Abb. 4.45 a – c Morbus Bechterew mit nicht inflammatorischer Andersson-Läsion. Insuffizienzfraktur im Segment C5/6 mit moderatem Knochenmarködem als Ausdruck eines subakuten Stadiums. Das Bild einer Osteochondrose entspricht einem rezidivierenden Verlauf der Fraktur. Zusätzlich besteht eine Insuffizienzfraktur von C2.
a MRT: sagittale T2w Aufnahme.
b MRT: sagittale T1w Aufnahme.
c MRT: sagittale STIR-Aufnahme.

Differenzialdiagnose

Zu den seronegativen Spondyloarthropathien zählen klinisch verschiedene Erkrankungen, die jedoch radiologisch und genetisch viele Gemeinsamkeiten aufweisen. Dazu gehören im Wesentlichen die ankylosierende Spondylitis, die Psoriasisarthritis, das Reiter-Syndrom, die Arthritis bei entzündlichen Darmerkrankungen usw. Der graduell unterschiedliche Befall von Sakroiliakalgelenken, Wirbelsäule und peripheren Gelenken sowie begleitende Hautveränderungen erlauben in vielen Fällen eine Differenzierung.

Literatur

[1] Aisen AM, Martel W, Ellis JH et al. Cervical spine involvement in rheumatoid arthritis: MR imaging. Radiology 1987; 165: 159 – 163

[2] Bollow M, the Diagnostic Imaging in Rheumatology Study Group of the Berlin Regional Rheumatology Center, Braun J et al. Imaging of inflammatory rheumatic diseases of the axial skeleton (sacroiliitis). J Clin Rheumatol 2000; 6: 339 – 349

[3] Braun J, van den Berg R, Baraliakos X et al. 2010 update of the ASAS/EULAR recommendations for the management of ankylosing spondylitis. Ann Rheum Dis 2011; 70 (6): 896 – 904

[4] Bron JL, de Vries MK, Snieders MN et al. Discovertebral (Andersson) lesions of the spine in ankylosing spondylitis revisited. Clin Rheumatol 2009; 28: 883 – 892

[5] Colebatch AN, Edwards CJ, Østergaard M et al. EULAR recommendations for the use of imaging of the joints in the clinical management of rheumatoid arthritis. Ann Rheum Dis 2013; 72 (6): 804 – 814

[6] Dihlmann W. Gelenk – Wirbelverbindungen, 3. Aufl. Stuttgart: Thieme; 2002

[7] Hermann KG, Althoff CE, Schneider U et al. Spinal changes in patients with spondyloarthritis: comparison of MR imaging and radiographic appearances. Radiographics 2005; 25: 559 – 569

[8] Jung NY, Jee WH, Ha KY et al. Discrimination of tuberculous spondylitis from pyogenic spondylitis on MRI. AJR Am J Roentgenol 2004; 182: 1405 – 1410

[9] Kainberger F, Trattnig S, Czerny C et al. MRI in assessment of the systemic manifestations of rheumatological disease. Br J Rheumatol 1996; 35: 40 – 44

[10] Kayani I, Kamani I, Syed I et al. Vertebral osteomyelitis without disc involvement. Clin Radiology 2004; 59: 881 – 891

[11] Kowalski TJ, Layton KF, Berbari EF et al. Follow-up MR imaging in patients with pyogenic spine infections: lack of correlation with clinical features. AJNR Am J Neuroradiol 2007; 28: 693 – 699

[12] Kroft LJ, Reijnierse M, Kloppenburg M et al. Rheumatoid arthritis: epidural enhancement as an underestimated cause of subaxial cervical spinal stenosis. Radiology 2004; 231: 57 – 63

[13] Ledermann HP, Schweitzer ME, Morrison WB et al. MR imaging findings in spinal infections: rules or myths? Radiology 2003; 228: 506 – 514

[14] Modic MT, Feiglin DH, Piraino DW et al. Vertebral osteomyelitis: assessment using MR. Radiology 1985; 157: 157 – 166

[15] Narvaez JA, Narvaez J, De Lama E et al. MR imaging of early rheumatoid arthritis. Radiographics 2010; 30: 143 – 163

[16] Reynolds H, Carter SW, Murtagh FR et al. Cervical rheumatoid arthritis: value of flexion and extension views in imaging. Radiology 1987; 164: 215 – 218

[17] Schlossbauer T, Panteleon A, Becker-Gaab C. Inflammatory spine disease as a cause of back pain. Radiologe 2006; 46: 468 – 479

[18] Sommer OJ, Kladosek A, Weiler V et al. Rheumatoid arthritis: a practical guide to state-of-the-art imaging, image interpretation, and clinical implications. Radiographics 2005; 25: 381 – 398

[19] Stäbler A, Baur A, Kruger A et al. Differential diagnosis of erosive osteochondrosis and bacterial spondylitis: magnetic resonance tomography. Röfo 1998; 168: 421 – 428

[20] Taylor W1, Gladman D, Helliwell P et al.; CASPAR Study Group. Classification criteria for psoriatic arthritis: development of new criteria from a large international study. Arthritis Rheum 2006; 54 (8): 2665 – 2673

5 Tumoren der Wirbelsäule

M. Breitenseher

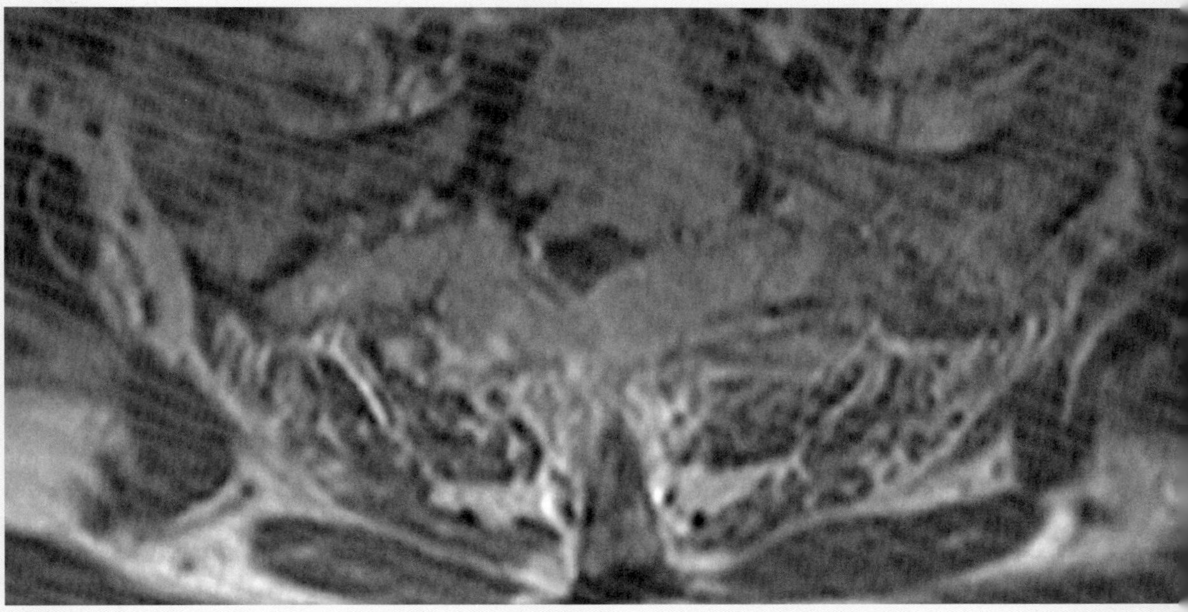

5.1 Tumordiagnostik an der Wirbelsäule

5.1.1 Indikation

Im Gegensatz zur Tumordiagnostik an den Extremitäten ist die konventionelle Röntgendiagnostik an der Wirbelsäule zur Tumordetektion und Charakterisierung deutlich weniger aussagekräftig.

Daher kommt den Schnittbildmethoden, insbesondere der MRT, eine höhere Wertigkeit zu. Die CT ist die ideale ergänzende Methode, um die rein knöchernen Veränderungen exakt zu beurteilen. Die MRT ist dagegen die am besten geeignete bildgebende Methode, um die Ausdehnung in den Spinalkanal und in die Neuroforamina sowie das Verhältnis zu den neuralen Strukturen einzuschätzen. Die MRT ist zudem wesentlich zur Detektion, zur Tumordiagnostik, zur Tumorcharakterisierung und zur Differenzialdiagnostik.

Das MRT-Protokoll beinhaltet neben dem Basisprogramm von sagittalen T1w und T2w Sequenzen eine T2w Sequenz mit Fettunterdrückung, um sowohl Knochenmark- als auch Weichteilveränderungen bestmöglich detektieren zu können. Kontrastmittelserien können nicht nur das Kontrastmittelverhalten der Läsionen, sondern auch besonders gut die epidurale Ausdehnung feststellen. Im Bereich der HWS und der BWS kann die Kontrastmittelserie besonders aufgrund von Artefakten und Feldinhomogenitäten oft nicht mit Fettunterdrückung durchgeführt werden. In diesem Fall sind auch Kontrastmittelserien ohne Fettunterdrückung als Standard zu betrachten. Dynamische Kontrastmittelserien können eine Zusatzinformation über die Geschwindigkeit der Kontrastmittelanflutung liefern. Neben der standardmäßigen 2. axialen Ebene kann auch die 3. koronale Ebene bei einer seitlichen Tumorausdehnung hilfreich sein. Eine zusätzliche Sequenz über die ganze Wirbelsäule, den gesamten Stamm oder den gesamten Körper kann hilfreich sein, um multifokale Läsionen zu erkennen. Dies gilt besonders bei Schwachpunkten der Knochenszintigrafie wie Myelom, Nierenzellkarzinom- oder Schilddrüsenmetastasen. Spätestens vor einer chirurgischen Maßnahme ist eine MRT mit der Aufgabe des lokalen Staging unerlässlich.

5.1.2 Klinik

Die klinischen Zeichen können sehr unterschiedlich und uncharakteristisch sein. Tumoren an der Wirbelsäule können asymptomatisch sein, Low-Back-Pain-artig oder sich wie ein Bandscheibenvorfall präsentieren. Es können auch klinische Zeichen einer Nervenwurzelkompression oder einer Spinalkanalstenose vorliegen. Des Weiteren kann das Bild einer pathologischen Fraktur bestehen. Selten sind spezifische Zeichen vorhanden, wie z. B. nächtliche Wirbelsäulenschmerzen bei jungen erwachsenen Patienten. Diese reagieren auf Azetylsalizylsäure prompt, sodass ein hochgradiger Verdacht auf ein Osteoidosteom besteht.

5.2 Radiologische Analyse

Die radiologische Analyse von Wirbelsäulentumoren ruht auf 3 Säulen (▸ **Abb. 5.1**):

- Altersverteilung und klinische Information
- Beurteilung des anatomischen Verteilungsmusters
- morphologische Analyse

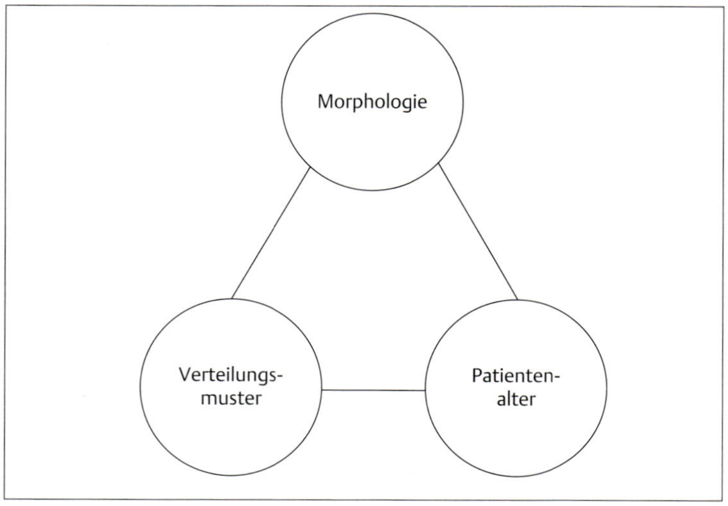

Abb. 5.1 Säulen der Analyse von Wirbelsäulentumoren.
1. *Morphologische Analyse:* Diese schließt auch die Analyse des Signalverhaltens ein. Sie bietet zum einen eine Dignitätsbeurteilung und zum anderen die Möglichkeit einer Tumorcharakterisierung.
2. *Beurteilung des Verteilungsmusters:* Dabei kann zum einen in der sagittalen Ausdehnung differenziert werden, ob die Veränderung ventral- oder dorsalseitig gelegen ist. Zum anderen kann in der axialen Ausdehnung der Bereich von der HWS bis zum Steißbein untersucht werden. Dabei lassen manche Tumoren typische Häufungen erkennen.
3. *Patientenalter.*

5.2.1 Altersverteilung

Bei Patienten unter 30 Jahren sind Tumoren an der Wirbelsäule unwahrscheinlich und meistens benigne. Ausnahmen sind dabei das Osteosarkom und das Ewing-Sarkom. Bei Patienten über dem 30. Lebensjahr sind Tumoren an der Wirbelsäule meist maligne, abgesehen von Wirbelkörperhämangiomen und Kompaktainseln.

Von der Häufigkeit her betrachtet stellen Metastasen die häufigsten malignen Wirbelsäulentumoren dar, gefolgt von Myelom und Lymphom. Das Hämangiom ist der häufigste benigne Tumor der Wirbelsäule.

Alle anderen, zumeist primären Tumoren der Wirbelsäule sind selten bis sehr selten, können jedoch charakteristische bildgebende Zeichen bieten. Dazu zählen Kompaktainsel, Osteoidosteom, Osteochondrom (kartilaginäre Exostose), Chondrosarkom, Hämangiom und aneurysmatische Knochenzyste.

5.2.2 Anatomisches Verteilungsmuster

Die Analyse des Verteilungsmusters ist ein wichtiger diagnostischer Faktor. Zum einen kann betrachtet werden, ob sich eine Läsion im Bereich des Wirbelkörpers und damit im ventralen Abschnitt der Wirbelsäule befindet oder in den Anhangsgebilden und damit im dorsalen Abschnitt der Wirbelsäule. Zum anderen kann die Verteilung entlang der Wirbelsäulenachse analysiert werden (▸ **Abb. 5.2**).

Im Bereich des Wirbelkörpers finden sich mit deutlicher Bevorzugung Metastasen und Tumoren des Knochenmarks wie Myelom und Lymphom. Diese können sowohl solitär als auch multipel auftreten. Neben diesen sog. sekundären Tumoren ist das Chordom der häufigste primäre Tumor der Wirbelsäule im ventralen Wirbelsäulenabschnitt. Er entsteht aus Chorda-dorsalis-Resten. Neben diesen malignen Tumoren finden sich im Wirbelkörper benigne Tumoren wie Hämangiome

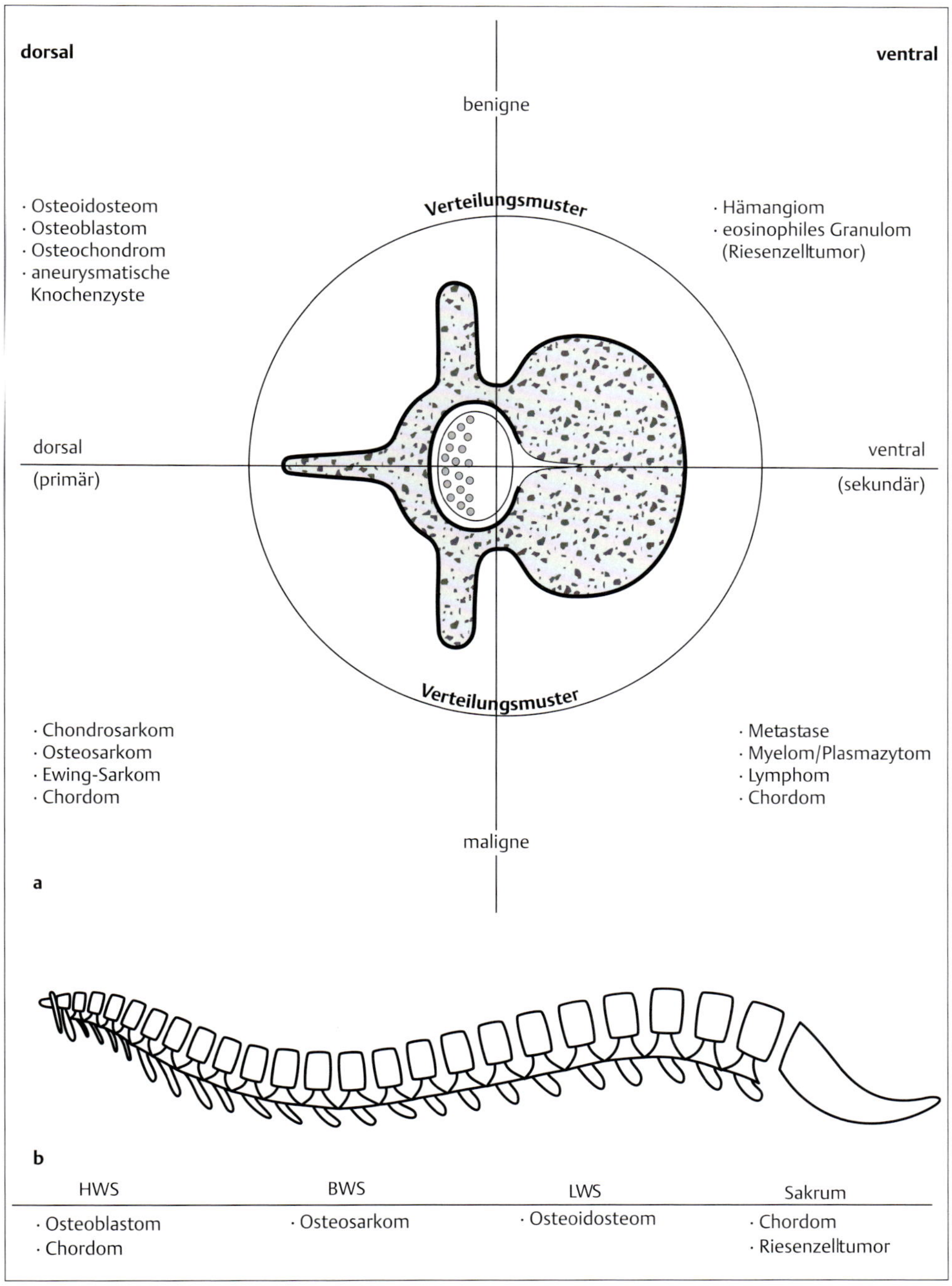

Abb. 5.2 a, b Verteilung von Wirbelsäulentumoren nach ihrer Lage.
a Dorsalseitig sind eher die primären Tumoren der Wirbelsäule zu finden, ventralseitig eher die sekundären Tumoren oder die des Knochenmarks. Das Schema unterteilt des Weiteren in benigne und maligne Tumoren.
b Tumoren mit deutlichen Häufigkeitsunterschieden entlang der Wirbelsäulenachse.

und das eosinophile Granulom. Der Riesenzelltumor wird nach der aktuellen WHO-Klassifikation nicht mehr als benigne, sondern als intermediär geführt, da er in einigen Prozentfällen Metastasen ausbildet.

In den Anhangsgebilden der Wirbelsäule und damit im dorsalen Wirbelsäulenabschnitt sind bevorzugt primäre Tumoren der Wirbelsäule lokalisiert. Zu den seltenen malignen Formen zählen dort das Chondrosarkom, das Osteosarkom und das Ewing-Sarkom. Zu den häufigeren benignen primären Knochentumoren der Wirbelsäule, die in den Anhangsgebilden vorkommen, gehören das Osteoidosteom, das Osteoblastom, das Osteochondrom (kartilaginäre Exostose) und die aneurysmatische Knochenzyste.

Bei der Betrachtung des Verteilungsmusters entlang der Wirbelsäulenachse finden sich Tumoren mit relativ gleichmäßiger Verteilung wie solche des Knochenmarks und Metastasen, auch wenn diese eine gewisse Bevorzugung der LWS erkennen lassen. Daneben gibt es Tumoren, die mit unterschiedlicher Ausprägung bevorzugtes Auftreten an gewissen Wirbelsäulenabschnitten erkennen lassen. Besonders auffällig ist dies beim Chordom mit einer Hauptlokalisation am Sakrum, gefolgt von der Lokalisation an der oberen HWS und am Klivus. Das Osteoblastom zeigt eine Bevorzugung der HWS und das Osteoidosteom eine solche der LWS. Beim Riesenzelltumor und beim Chondrosarkom ist ein bevorzugtes Auftreten an Sakrum und Becken bekannt.

5.2.3 Morphologische Analyse

Die Analyse der morphologischen Zeichen stellt die Hauptsäule der Tumordiagnostik an der Wirbelsäule dar (▸ **Abb. 5.3** u. ▸ **Tab. 5.1**). Diese Zeichen dienen einerseits zur Beurteilung der Dignität und andererseits zur Tumorcharakterisierung [17].

Dignitätsbeurteilung

Zeichen zur Dignitätsbeurteilung können in benigne, in indifferente und in maligne Zeichen eingeteilt werden:

- **Benigne Zeichen:** Für Benignität spricht ein vollständiger oder teilweiser Fettgehalt der Läsion mit entsprechendem Signalreichtum im T1w Bild. Fettgehalt einer Läsion findet sich beim Hämangiom oder bei Veränderungen, die im Sinne von ausgeheilten Erkrankungen bzw. erfolgreich behandelten Tumoren zu interpretieren sind. Ein weiteres Zeichen für Benignität ist ein Flüssigkeitsnachweis, nämlich T2w homogen und sehr signalreich ohne Kontrastmittelanreicherung. Wichtig für das Zeichen der Benignität ist, dass bei zystischen Läsionen keine solide Komponente vorhanden ist.
- **Maligne Zeichen:** Ein Malignitätszeichen ist die Zerstörung der vorhandenen anatomischen Struktur, wie z.B. die Zerstörung von spongiösen und kortikalen Knochen. Dies zeigt ein rasches Tumorwachstum an. Dabei korreliert die Malignitätswahrscheinlichkeit mit der Wachstumsgeschwindigkeit. Ein weiteres Malignitätszeichen ist ein Weichteiltumoranteil.
- **Indifferente Zeichen:** Die Kontrastmittelanreicherung einer Läsion ist ein indifferentes Verhalten, da es auch bei benignen Läsionen vorkommen kann. Das Fehlen einer Kontrastmittelanreicherung spricht jedoch eher für eine benigne Genese. Das Signalverhalten T2w ist ebenfalls als indifferent einzustufen. Üblicherweise gilt, dass eine gewisse Korrelation zwischen der Höhe der Signalintensität T2w und der Dignität besteht. Gerade an der Wirbelsäule kann eine Läsion trotz deutlicher Signalarmut in einer T2w Sequenz einen malignen Ursprung haben, wie z.B. eine osteoblastische Metastase.

Tabelle 5.1 Einteilung der Tumoren nach dem morphologischen Ursprung.

Ursprung	Tumor
knöchern	• Kompaktainsel • Osteoidosteom • Osteoblastom • Osteosarkom
knorpelig	• Osteochondrom • Chondroblastom • Chondrosarkom
fibrös	fibröse Dysplasie
vaskulär	Hämangiom
notochordal	Chordom
unbekannt	• aneurysmatische Knochenzyste • Riesenzelltumor
Knochenmark	• Histiozytose • Plasmozytom, Myelom • Lymphom • Leukämie • Ewing-Sarkom

Tumorcharakterisierung

Darüber hinaus können Zeichen der Morphologie und der Signalanalyse zur Tumorcharakterisierung herangezogen werden:

- **Tumoren mit knöchernem Ursprung:** Diese zeigen innerhalb des Tumors irreguläre Verknöcherungen, die von einem gestörten trabekulären Muster über amorphe Verknöcherungen bis hin zu ausgedehnten kompakten Verknöcherungen reichen. Dichte osteoblastische Läsionen sind T1w und T2w signallos und können abschnittsweise auch mit osteolytischen Komponenten kombiniert sein. Die Differenzialdiagnose von Tumoren mit einer Verknöcherungsmatrix umfasst osteoblastische Metastasen, Kompaktainseln, Lymphom und Osteosarkom. Beim Osteoidosteom und Osteoblastom finden sich abschnittsweise sehr kompakte Verknöcherungen, die in diesem Fall jedoch reaktiver Genese sind.
- **Tumoren mit knorpeligem Ursprung:** Diese Tumoren zeigen typische rundliche oder ringförmige Verkalkungen des Knorpelgewebes. Diese sind in der T2w Sequenz neben der hohen Signalintensität des nicht verkalkten Knorpeltumorgewebes signallos, sodass sich kontrastreiche Bildeindrücke ergeben. Differenzialdiagnostisch sind das Chondroblastom und das Chondrosarkom anzuführen, die weitgehend oder zur Gänze aus Knorpeltumorgewebe bestehen. Das Osteochondrom oder die kartilaginäre Exostose enthält nur eine schmale Knorpelkappe und besteht zum größten Teil aus Knochen bzw. einer knöchernen Ausziehung. Das Chordom oder die aneurysmatische Knochenzyste kann im Einzelfall knorpelige Abschnitte beinhalten.
- **Tumoren mit fibrösem Ursprung:** Fibröses Gewebe wie z.B. die fibröse Dysplasie ist an der Signalarmut T1w und T2w zu erkennen. Charakteristisch ist das Milchglaszeichen im CT oder im Röntgenbild.
- **Tumoren mit multizystischem Muster mit multiplen Spiegelbildungen:** Dies weist in den meisten Fällen auf eine aneurysmatische Knochenzyste hin. Im Einzelfall ist auch ein angioektatisches Osteosarkom zu erwägen.

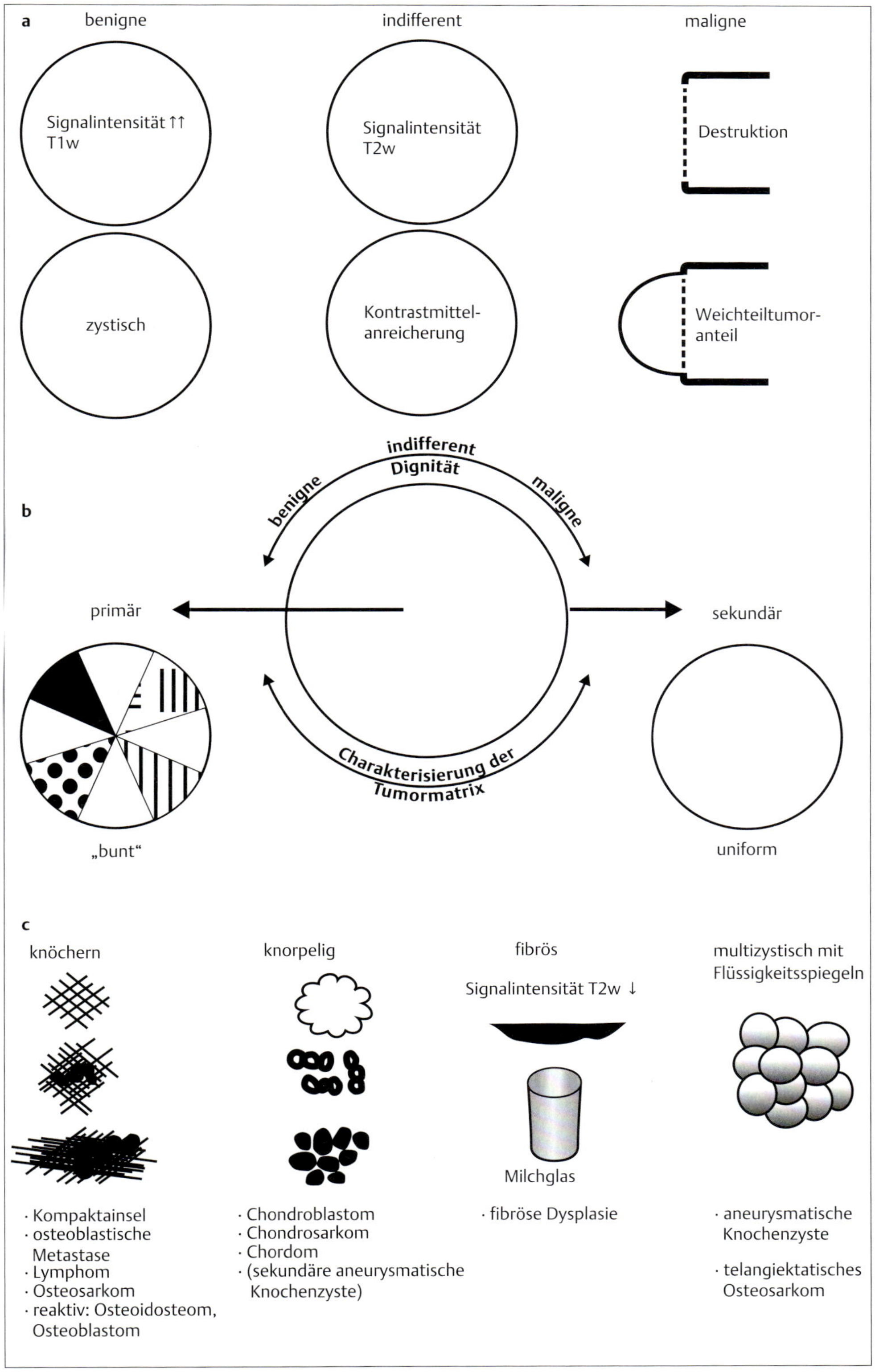

Abb. 5.3 a – c Klassische morphologische Analyse von Wirbelsäulentumoren.

a *Kriterien zur Dignitätsbeurteilung:* Benignitätszeichen ist eine hohe Signalintensität T1w, Fett entsprechend. Ein weiteres Benignitätszeichen ist eine rein zystische Struktur, dementsprechend T2w signalreich und ohne Kontrastmittelanreicherung. Malignitätszeichen sind die Destruktion der vorhandenen Anatomie, insbesondere gut am knöchernen kortikalen Rahmen des Wirbels erkennbar, sowie Weichteiltumoranteile. Im Sinne der Dignitätszuordnung indifferent sind das Signalverhalten T2w sowie eine Kontrastmittelanreicherung.

b *Zuordnung zu primären oder sekundären Wirbelsäulentumoren:* Primäre Tumoren ergeben eher ein polymorphes „buntes“ Bild, sekundäre Wirbelsäulentumoren ein eher uniformes Bild.

c *Kriterien der Tumorcharakterisierung:* Dies ist natürlich nur möglich, soweit solche Bildelemente vorhanden sind:

- Knöchernes Tumormuster: Dafür sprechen ein trabekuläres oder irregulär trabekuläres Muster, gemischt mit kompakten Anteilen, sowie eine Neubildung von kompakten, unregelmäßig begrenzten Knochen. Differenzialdiagnostisch ist bei diesem knöchernen Tumormuster an eine Kompaktainsel zu denken, des Weiteren an osteoblastische Metastasen, ein Lymphom oder ein Osteosarkom. Reaktiv gelangen Verknöcherungen beim Osteoidosteom und beim Osteoblastom zur Darstellung.
- Knorpeliges Tumormuster: Knorpelige Tumormatrix stellt sich mit einer lobulierten Randkontur dar. Das Binnenmuster ist rundlich-knotig oder ringförmig, sodass ein schotter- oder weintraubenartiger Aspekt entsteht, auch bekannt unter der Bezeichnung „Popcornmuster“. Differenzialdiagnostisch ist dabei an ein Chondroblastom oder Chondrosarkom zu denken. Einzelne Knorpelabschnitte gelangen auch im Chordom zur Darstellung sowie auch evtl. bei einer sekundären aneurysmatischen Knochenzyste.
- Fibröses Tumormuster: Dies wird charakterisiert durch eine deutliche Signalminderung T2w in der MRT sowie im Röntgenbild und in der CT durch ein Milchglasmuster. Dort wird der trabekuläre Knochen jedoch durch eine gleichmäßige dichte Verkalkung ersetzt. Differenzialdiagnostisch ist bei einem solchen Muster eine fibröse Dysplasie anzuführen.
- Multizystisches Tumormuster: Ein weiteres Tumormuster ist multizystisch mit multiplen Spiegelbildungen. Dabei ist die führende Differenzialdiagnose eine aneurysmatische Knochenzyste. Differenzialdiagnostisch zu erwägen sind in diesem Zusammenhang, obwohl sehr selten vorkommend, ein teleangiektatisches Osteosarkom sowie ein partiell zystisch umgewandelter Riesenzelltumor.

5.3 Primäre Knochentumoren der Wirbelsäule

5.3.1 Wirbelkörperhämangiom

Definition

Wirbelkörperhämangiome kommen bei 10 – 12 % aller Erwachsenen vor, bei 20 – 30 % multipel. Hauptlokalisation ist die BWS, der Altersgipfel das 4. – 6. Dezennium. Männer sind im Vergleich zu Frauen im Verhältnis 1 : 1 betroffen.

Histologisch werden der kapilläre, der kavernöse und der venöse Typ des Hämangioms unterschieden. Am häufigsten ist das kavernöse Hämangiom. Histologisch zeigen diese benignen Läsionen dünnwandige, mit Endothel ausgekleidete, kapilläre oder venöse Sinus, eingestreut im Fettgewebe. Je aggressiver die Läsion, desto weniger Fett und umso mehr vaskuläre Anteile sind zu finden.

Klinisch sind Hämangiome meist Zufallsbefunde. Das symptomatische oder aggressive Hämangiom kann durch Druck auf die Nervenwurzel oder auf das Myelon bzw. durch eine pathologische Fraktur symptomatisch werden.

Diagnostik

▸ **Röntgen und CT.** Im Röntgen- und CT-Befund finden sich rarefizierte, vergröberte, vertikal verlaufende Trabekel, die in der axialen Schnittführung als Punkte oder als Punktmuster auffallen und als „Polka Dots“ oder „White Polka Dots“ bezeichnet werden. Die spärlicheren und verbreiterten Trabekel sind von Fett umgeben, das im CT entsprechend hypodens ist. Der Randbereich kann unterschiedlich sklerosiert sein. Beim Hämangiomwirbel ist der gesamte Wirbelkörper betroffen.

▸ **MRT.** Typisch für ein Hämangiom ist der Signalreichtum T1w und T2w. Hämangiome sind scharf begrenzt und rundlich. Wenn sie T1w und T2w signalärmer sind, sind sie von Metastasen schwierig zu differenzieren. Entscheidend ist dann der Nachweis des Fettanteils. Ein aggressives Hämangiom ist T1w iso- bis hypointens, T2w hyperintens und zeigt eine deutliche Kontrastmittelaufnahme. Es kann entweder eine pathologische Fraktur oder eine epidurale Ausdehnung vorliegen. Auch im MRT kann das typische Trabekelmuster (Polka Dots) zu erkennen sein [2].

In Summe erlauben CT und MRT eine spezifische Diagnose (▸ **Abb. 5.4**, ▸ **Abb. 5.5**, ▸ **Abb. 5.6**, ▸ **Abb. 5.7**, ▸ **Abb. 5.8**, ▸ **Abb. 5.9**, ▸ **Abb. 5.10**, ▸ **Abb. 5.11** u. ▸ **Abb. 5.12**). Zu unterscheiden ist eine umschriebene Knochenmarkverfettung, die ausschließlich Fett beinhaltet. Bei Hämangiomen ist jedoch zumindest ein kleiner Gefäßanteil mit typischem Signalverhalten zu erkennen.

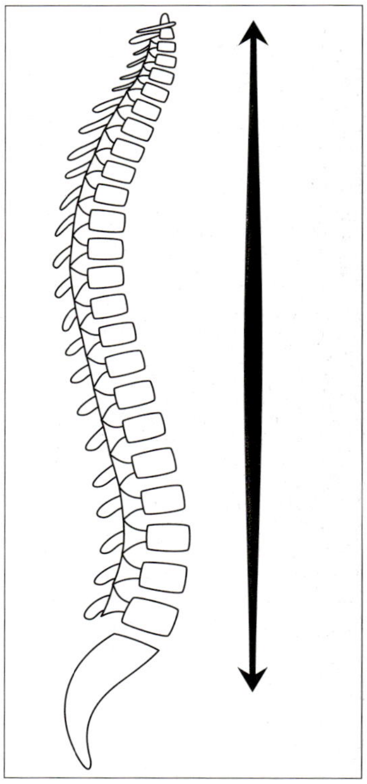

Abb. 5.4 Verteilungsmuster von Hämangiomen. Die gesamte Wirbelsäule ist betroffen; Hauptlokalisation ist die BWS.

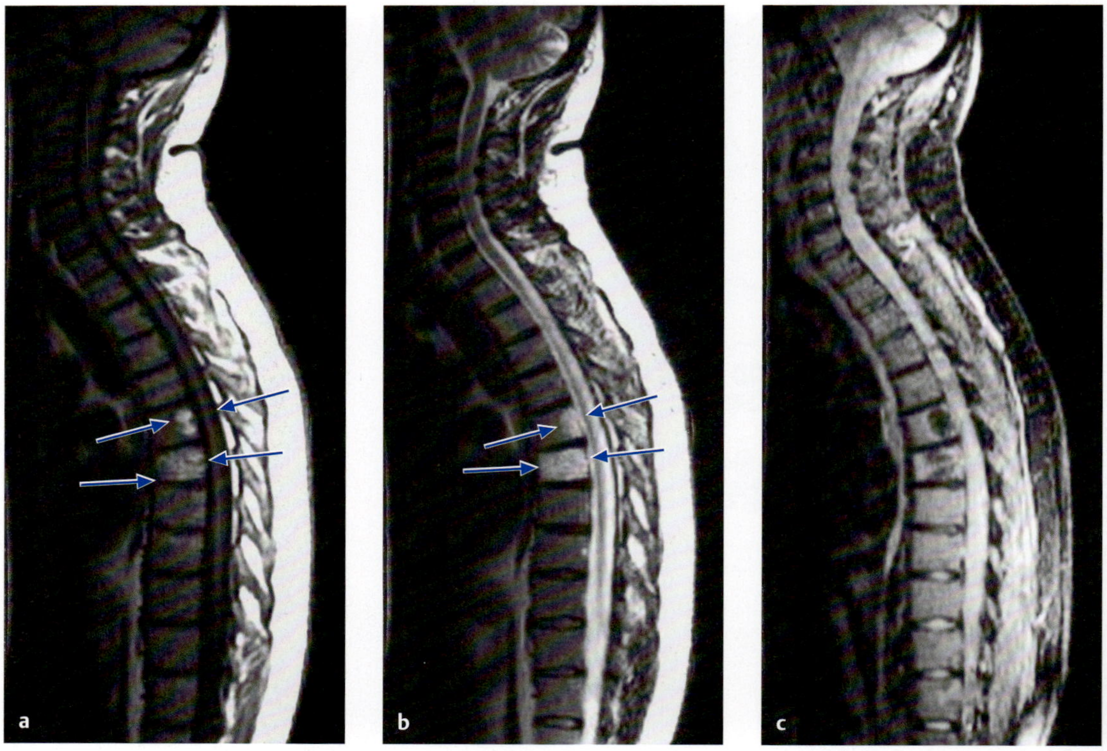

Abb. 5.5 a – c Wirbelkörperhämangiom Th5 und Hämangiomwirbel Th6. Im dorsalen Abschnitt des V. Brustwirbelkörpers findet sich eine Signalanhebung sowohl T1w als auch T2w (**a**, **b**, Pfeile) mit eindeutiger Fettunterdrückung in der STIR-Sequenz. Diese Veränderungen betreffen den VI. Brustwirbelkörper zum größten Teil. Die Unterscheidung zwischen Wirbelkörperhämangiom und Hämangiomwirbel beruht darauf, dass beim Wirbelkörperhämangiom ein Teil des Wirbelkörpers betroffen ist, beim Hämangiomwirbel jedoch der gesamte Wirbelkörper.

a MRT: sagittale T1w SE-Aufnahme.

b MRT: sagittale T2w SE-Aufnahme.

c MRT: sagittale STIR-Aufnahme.

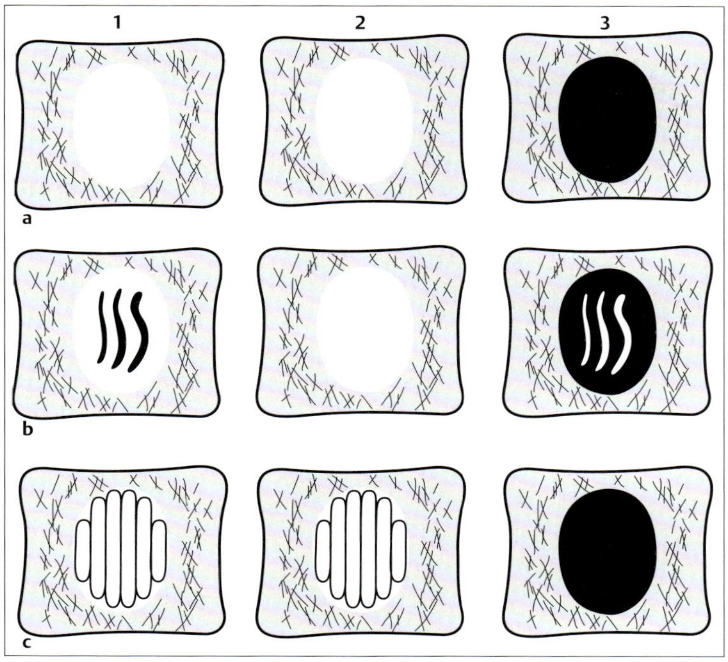

Abb. 5.6 a – c Charakteristische Zeichen des Hämangioms in typischen Sequenzen. T1w (**a1, b1, c1**), T2w (**a2, b2, c2**) und T2w Sequenz mit Fettunterdrückung bzw. STIR-Sequenz (**a3, b3, c3**).

- **a** *Fettanteil:* Dieser ist T1w signalreich (**a1**), T2w signalreich (**a2**) und somit fettisointens und zeigt in der Fettunterdrückung eine vollständige Signalauslöschung (**a3**).
- **b** *Gefäßstrukturen:* Diese stellen sich üblicherweise mit dem Signalverhalten eines langsamen Flusses dar, sind daher T1w signalarm (**b1**), T2w signalreich und damit vom signalreichen Knochenmark nicht zu unterscheiden (**b2**) und stellen sich mit Fettunterdrückung T2w signalreich dar (**b3**).
- **c** *Umbau des spongiösen Knochens zu einer vergröberten und vertikal ausgerichteten Architektur:* Aufgrund der Verringerung, aber auch der Verdickung der einzelnen knöchernen Trabekel sind diese in allen Sequenzen (**c1–c3**) als signallose, lineare und vertikal ausgerichtete Strukturen zu erkennen.

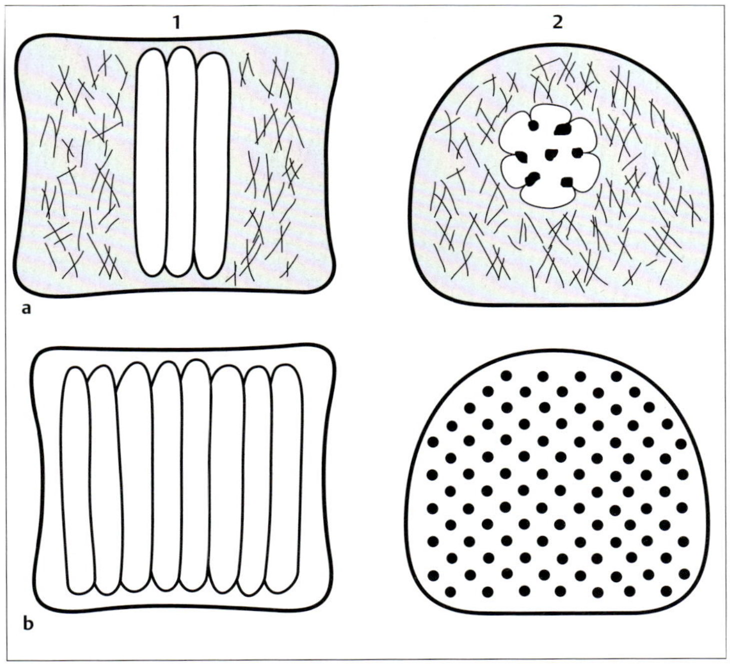

Abb. 5.8 a, b Knöcherne Veränderungen innerhalb des Hämangioms. Die gröberen und vertikal ausgerichteten knöchernen Trabekel zeigen im axialen Schnittbild ein wabenartiges Muster. Einzelne Trabekel sind säulenartig kräftiger ausgebildet und können somit ein Punktmuster bilden, das auch als „Polka Dot Sign" oder „White Polka Dot Sign" bezeichnet wird (**a2, b2**). Im sagittalen oder koronalen Schnittbild gelangt die vermehrte vertikale Ausrichtung der Neotrabekel als sog. Radiatorzeichen zur Ansicht (**a1, b1**).

- **a** Teil des Wirbelkörpers befallen.
- **b** Gesamter Wirbelkörper befallen.

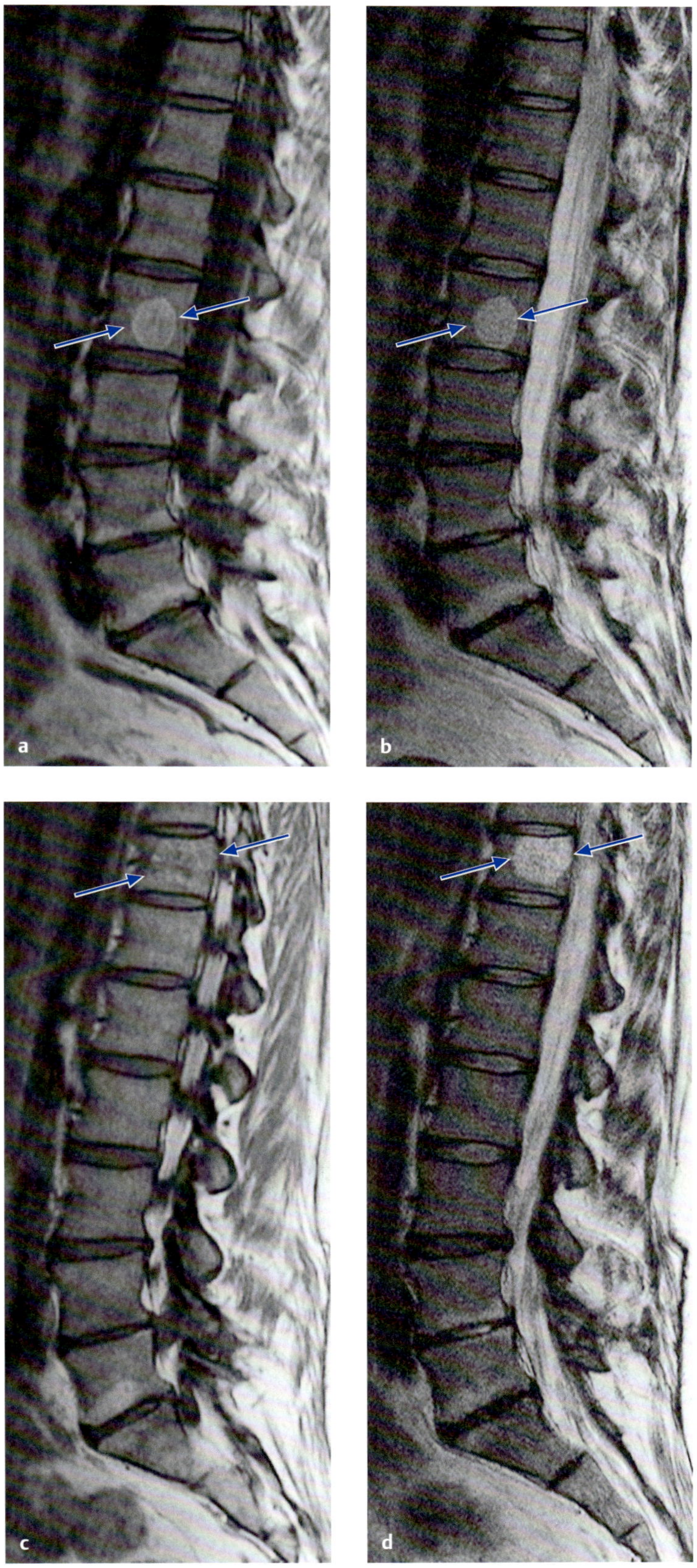

Abb. 5.7 a – d Typische Wirbelkörperhämangiome. Der Wirbelkörper L2 zeigt ein typisches Wirbelkörperhämangiom (**a, b**, Pfeile), T1w und T2w signalreich, scharf begrenzt und ohne kortikale Destruktion. Der Wirbelkörper Th11 weist ebenfalls ein typisches Wirbelkörperhämangiom auf (**c, d**, Pfeile). Das Signalverhalten ist T1w überwiegend hyperintens und in geringen Teilen hypointens, T2w deutlich hyperintens.

- **a** MRT: sagittale T1w SE-Aufnahme. Wirbelkörperhämangiom des Wirbelkörpers L2.
- **b** MRT: sagittale T2w SE-Aufnahme. Wirbelkörperhämangiom des Wirbelkörpers L2.
- **c** MRT: sagittale T1w SE-Aufnahme. Wirbelkörperhämangiom des Wirbelkörpers Th11.
- **d** MRT: sagittale T2w SE-Aufnahme. Wirbelkörperhämangiom des Wirbelkörpers Th11.

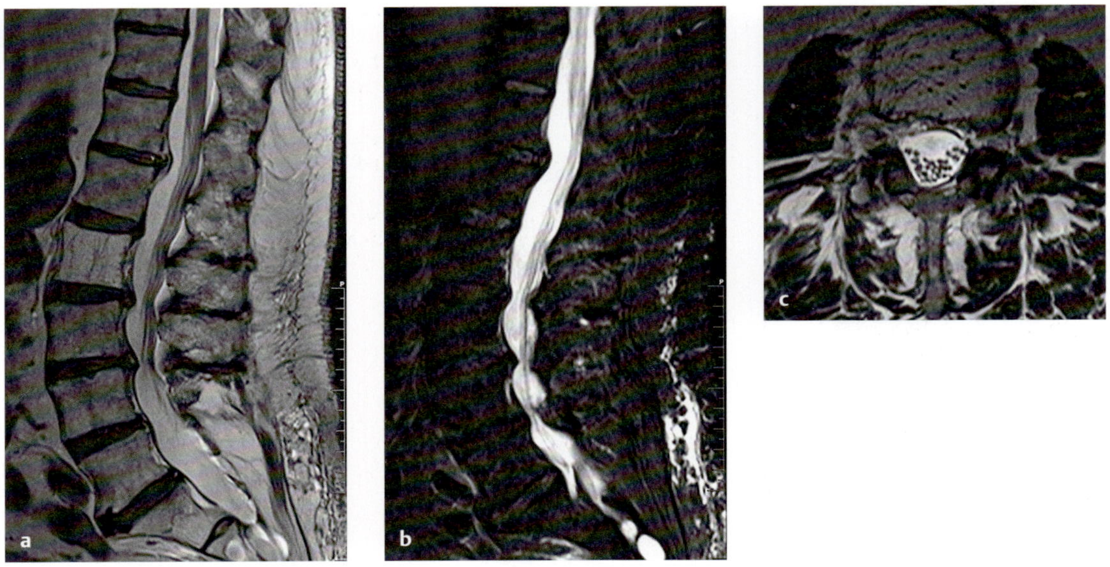

Abb. 5.9 a – c Hämangiomwirbel des II. Lendenwirbelkörpers. Es ist der II. Lendenwirbelkörper zur Gänze betroffen, mit Signalanhebung T1w und T2w im Sinne des vermehrten Fettgehalts und auch einer erkennbaren linearen vertikalen Signalminderung, den rarefizierten und verdickten sowie vertikal ausgerichteten Trabekeln entsprechend.

a MRT: sagittale T2w SE-Aufnahme.
b MRT: sagittale T1w SE-Aufnahme.
c MRT: axiale T2w SE-Aufnahme.

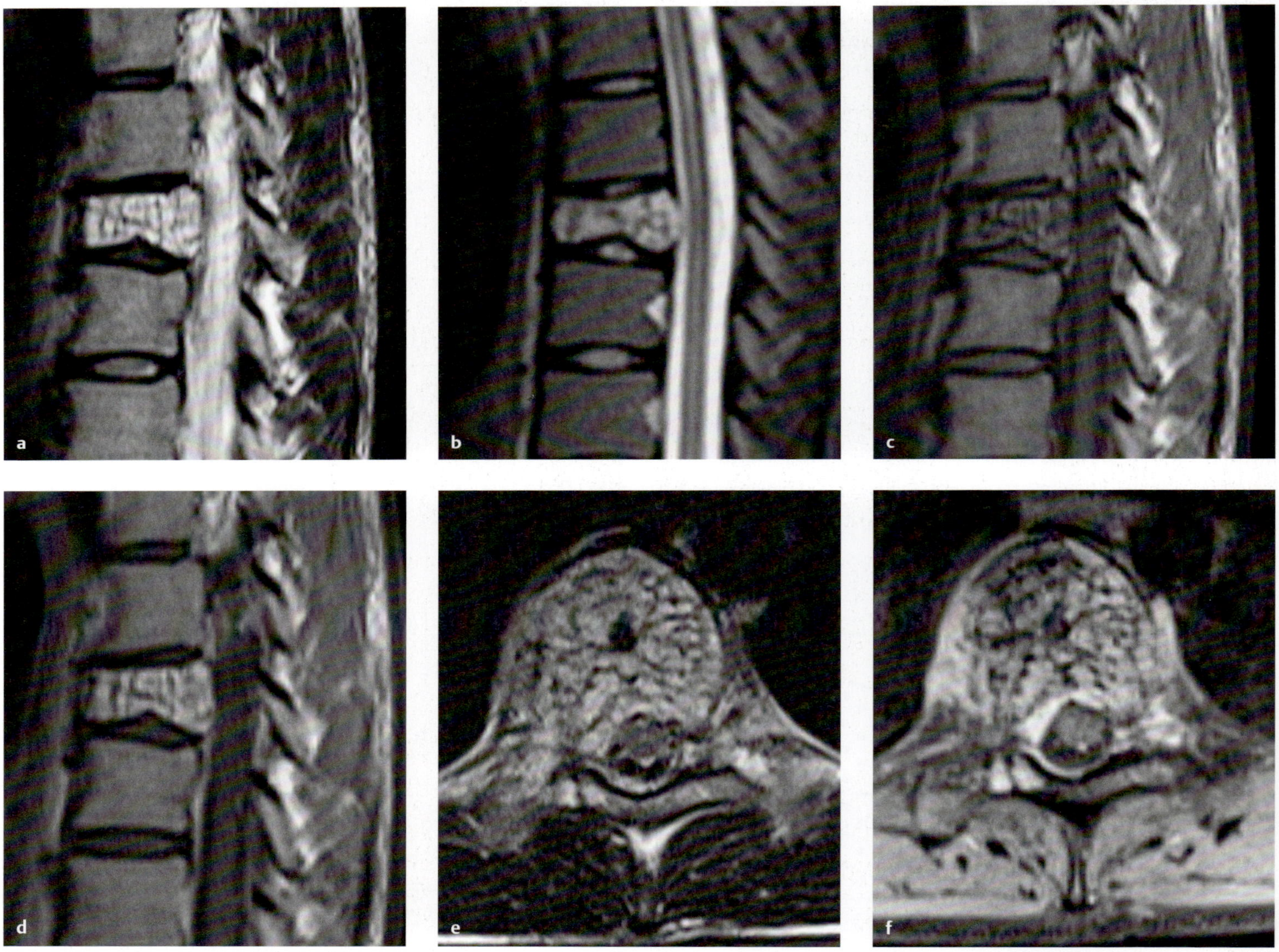

Abb. 5.10 a – f Hämangiomwirbel der BWS mit pathologischer Fraktur unbekannten und unbestimmbaren Alters (aggressives Hämangiom). Der Hämangiomwirbel imponiert T1w unterschiedlich signalgebend, jedoch überwiegend signalarm, und T2w signalreich mit Kontrastmittelanreicherung. Es finden sich vermehrt vertikal ausgerichtete und verdickte Trabekel. Des Weiteren sind eine Grundplattenimpression und Deformierung mit angedeuteter Keilwirbelform zu erkennen sowie eine Vorwölbung der ventralen und insbesondere der dorsalen Wirbelkörperkante.

a MRT: sagittale T2w SE-Aufnahme.
b MRT: sagittale STIR-Aufnahme.
c MRT: sagittale T1w SE-Aufnahme.
d MRT: sagittale Kontrastmittelserie.
e MRT: axiale T2w SE-Aufnahme.
f MRT: axiale T2w Aufnahme mit Fettsättigung.

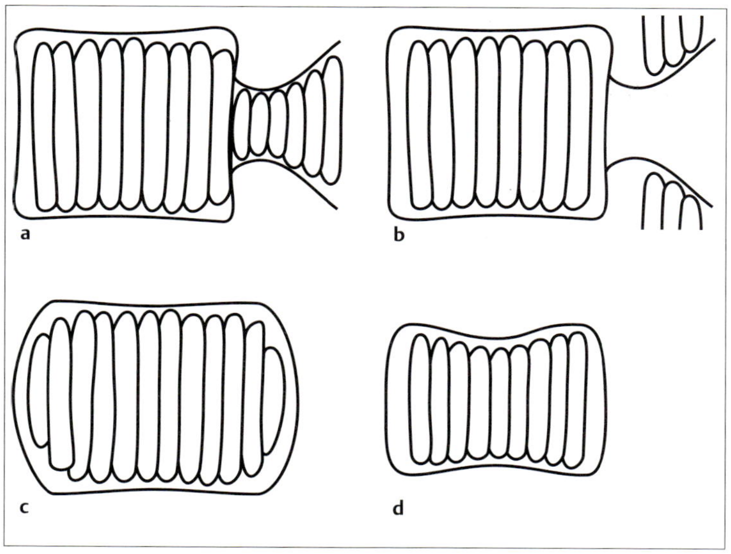

Abb. 5.11 a – d Ausdehnung des Wirbelkörperhämangioms und der Veränderung der Wirbelkörperform.

a Das Wirbelkörperhämangiom kann sich auch in die Anhangsgebilde ausdehnen.
b Es können zudem angrenzende Weichteile erfasst werden. Damit besteht ein Übergang zur Hämangiomatose.
c Der Wirbelkörper kann aufgetrieben sein. Diese Auftreibung ist insbesondere nach ventral und dorsal zu erkennen und imponiert im Sinne einer tonnenartigen Bombierung.
d Bei Wirbelkörperhämangiomen kann auch eine pathologische Fraktur auftreten, die sowohl akut als auch chronisch abläuft und an einer entsprechenden Höhenminderung bzw. Deformierung der Abschlussplatten erkennbar ist.

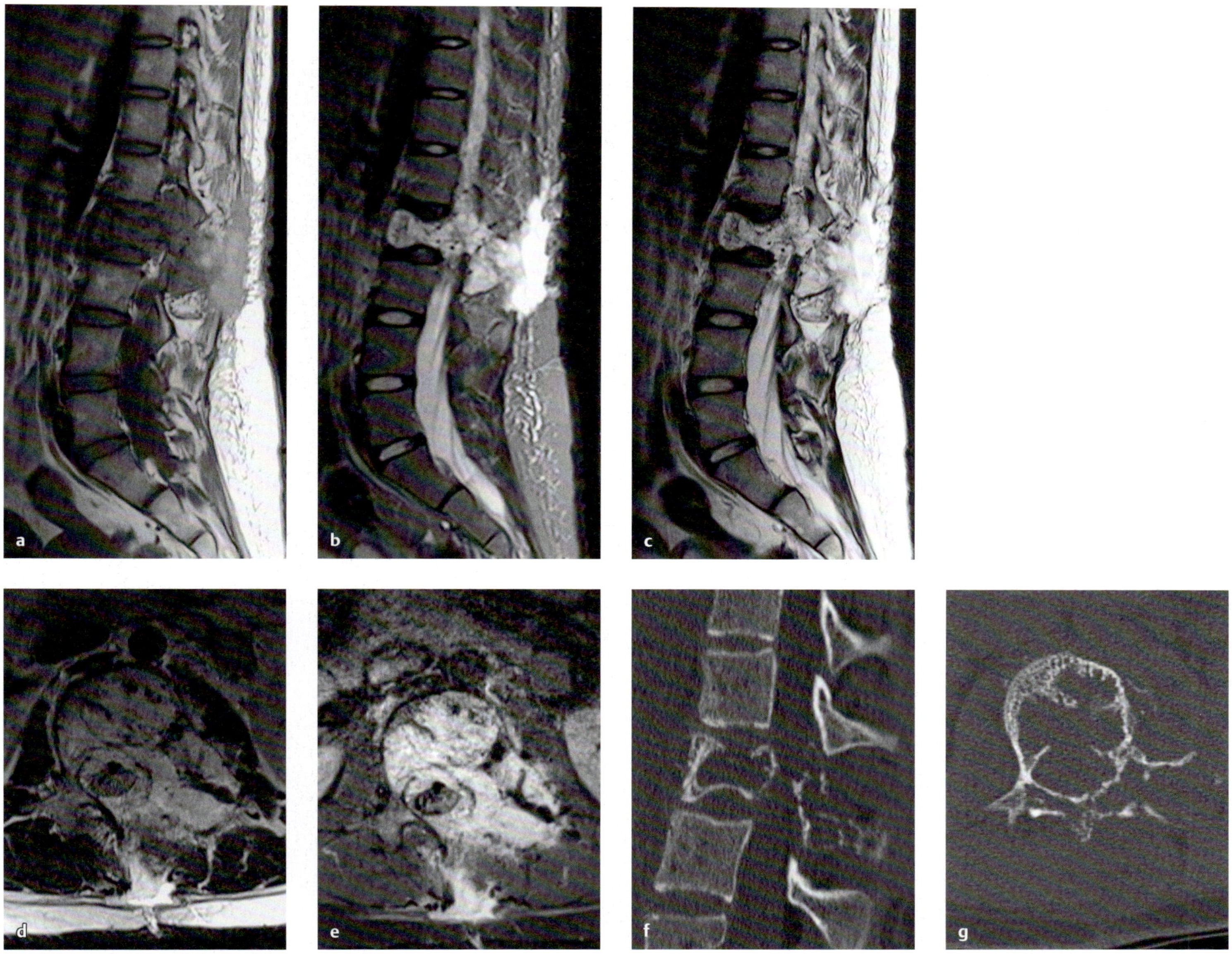

Abb. 5.12 a – g Angiomatose L2. Gefäßmalformationen intraspinal und intraossär, sowohl im Wirbelkörper als auch im Dornfortsatz und Wirbelbogen, darüber hinaus in der autochthonen Rückenmuskulatur und in den angrenzenden Weichteilen. Es finden sich verzweigende tubuläre Strukturen in den verschiedenen Sequenzen signallos als Ausdruck des schnellen Blutflusses. Der Wirbelkörper L2 ist etwas verschmälert. Die dorsale Kontur ist nicht oder nur eingeschränkt vorhanden. Die Manifestation sowohl im Knochen als auch in den Weichteilen sowie der Nachweis zahlreicher größerer Gefäße ergeben die Diagnose einer Angiomatose. Im CT finden sich erkennbare knöcherne Deformierungen kraniokaudal und Auftreibungen (ventral und dorsal) sowie eine Rarefizierung der regulären Knochenstruktur und ein Befall der Anhangsgebilde.

a MRT: sagittale T1w Aufnahme.
b MRT: sagittale STIR-Aufnahme.
c MRT: sagittale T2w Aufnahme.
d MRT: axiale T2w Aufnahme.
e MRT: axiales Kontrastmittelbild mit Fettunterdrückung.
f CT: sagittale Schicht.
g CT: axiale Schicht.

5.3.2 Osteoidosteom und Osteoblastom

Definition

Beim Osteoidosteom und beim Osteoblastom handelt es sich um relativ häufige benigne Knochenläsionen (4% aller primären Knochentumoren). Typische Lokalisationen für das Osteoidosteom sind Wirbelsäule und proximaler Femur; das Kniegelenk ist seltener betroffen. Das typische Alter der Patienten ist das Jugend- und das junge Erwachsenenalter: Das Osteoidosteom betrifft die etwas jüngere Altersgruppe, meist zwischen dem 10. und 20. Lebensjahr, während das Osteoblastom überwiegend im 2. und 3. Dezennium auftritt. Dabei sind mehr als 80% der Betroffenen unter 30 Jahre alt. Beide Entitäten haben die gleiche Geschlechterverteilung mit 2 – 3 : 1 (Verhältnis Männer zu Frauen).

Die Histologie bietet einen gut vaskularisierten Nidus aus Osteoidgewebe oder mineralisiertem unreifem Geflechtknochen. Beim Osteoidosteom ist der Nidus weniger als 1,5 cm, beim Osteoblastom mehr als 1,5 cm groß.

Klinisch typisch beim Osteoidosteom ist die meist nächtliche Schmerzsymptomatik (bei 70% der Patienten), die charakteristischerweise gut auf Azetylsalizylsäure anspricht. Zusätzlich können eine örtliche Schwellung und punktförmige Druckschmerzhaftigkeit vorhanden sein. Eine schmerzhafte Skoliose oder ein Tortikollis können vorkommen.

Diagnostik

▸ **Röntgen und CT.** Im Röntgenbild findet sich ein strahlentransparenter Nidus mit umgebender Sklerosezone bei kortikalem Nidus mit Periostreaktion. Bei einem intramedullären Nidus ist die Sklerosezone geringer ausgeprägt. Der Nidus kann ein sklerotisches Zentrum zeigen. Die CT ist die beste Methode zur Darstellung des Nidus. Bezüglich der Lokalisation zeigt das Osteoidosteom eine Häufung an der LWS, während das Osteoblastom bevorzugt an der HWS auftritt. Beim Osteoidosteom besonders gut erkennbar ist die deutliche Bevorzugung der dorsalen Wirbelelemente (in mehr als 90% der Fälle) gegenüber einer Manifestation am Wirbelkörper (in weniger als 10% der Fälle; ▸ **Abb. 5.13** u. ▸ **Abb. 5.14**).

▸ **MRT.** Der Nidus ist in T2w Sequenzen signalreich und in T1w Sequenzen signalarm und lässt eine deutliche Kontrastmittelanreicherung erkennen. Im Falle einer zentralen Nidusverkalkung ist in den T2w Sequenzen eine Signalminderung festzustellen (▸ **Abb. 5.15** u. ▸ **Abb. 5.16**). Die angrenzende Sklerose ist in T1w und T2w Sequenzen signalarm. Typisch ist ein umschriebenes, aber kräftiges Knochenmark- und Weichteilödem, das den Nidus umgibt.

> Bei dominantem Knochenmarködem und geringer perifokaler Sklerosierung kann der Nidus eines Osteoidosteoms oder Osteoblastoms im MRT übersehen werden. Daher ist bei jedem uncharakteristischen, nicht weiter erklärbaren oder therapieresistenten Knochenmarködem an ein Osteoidosteom zu denken [11].

Therapie

Die Therapie besteht aus einer operativen En-Bloc-Resektion des Nidus bzw. einer CT- oder MRT-gesteuerten Thermoablation des Nidus (Cave: histologischer Nachweis).

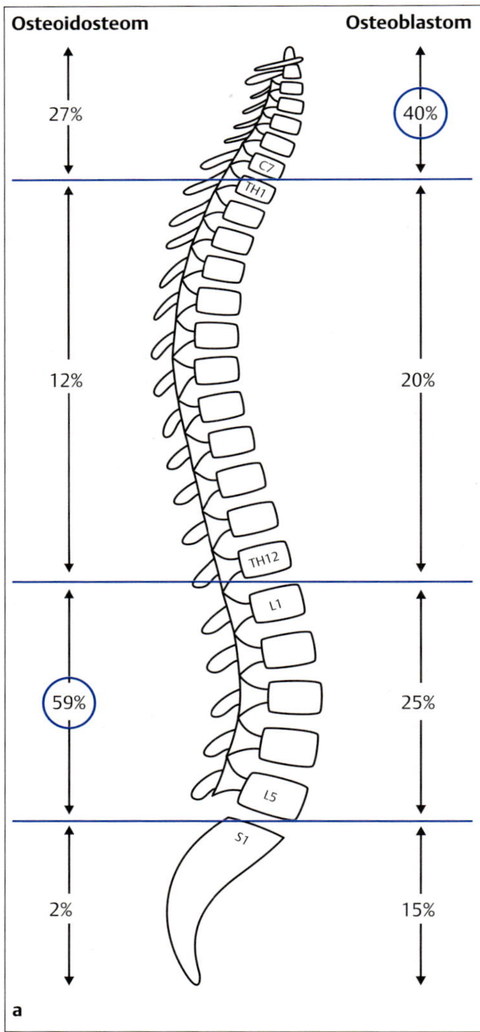

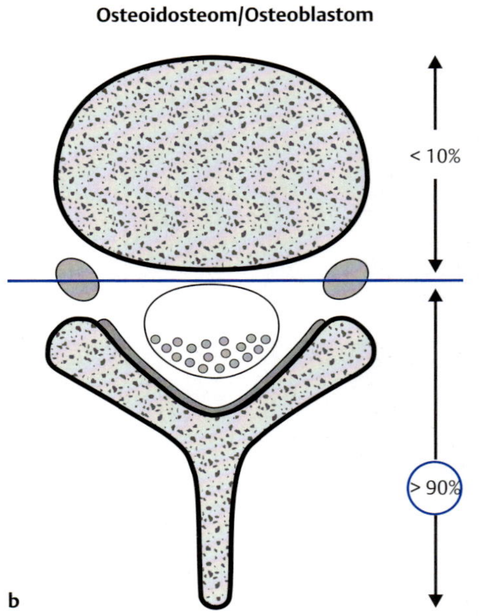

Abb. 5.13 a, b Verteilungsmuster von Osteoidosteom und Osteoblastom.
- **a** Das Osteoidosteom findet sich bevorzugt im Bereich der LWS, gefolgt von HWS, BWS und Sakrum. Beim Osteoblastom dagegen ist eine bevorzugte Manifestation im Bereich der HWS zu erkennen, gefolgt von LWS und BWS sowie Sakrum.
- **b** Beiden Entitäten gemeinsam ist eine deutliche Bevorzugung der dorsalen Wirbelelemente mit einer Häufigkeit von über 90%.

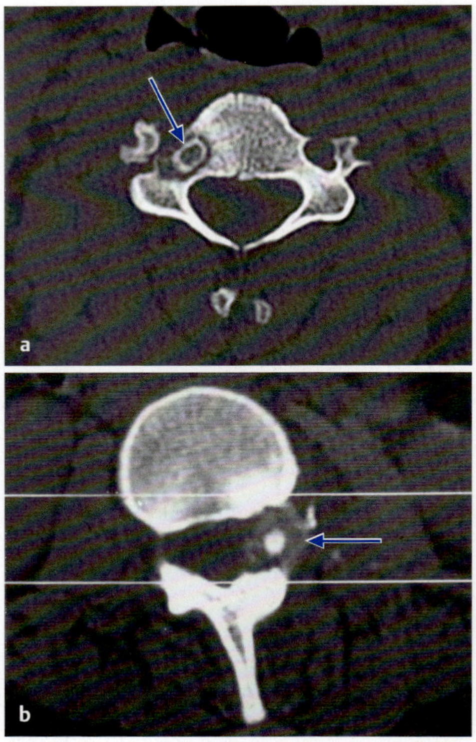

Abb. 5.14 a, b Osteoidosteom und Osteoblastom.
- **a** CT: axiale Schicht. Das Osteoidosteom zeigt eine osteolytische Auftreibung am Übergang vom Wirbelkörper zur Bogenwurzel an der HWS mit einer ringförmigen Verkalkung.
- **b** CT: axiale Schicht. Das Osteoblastom weist eine osteolytische Auftreibung des linken Wirbelbogens bis zur Bogenwurzel mit zentraler Verkalkung auf (Pfeil). Die Größe der Läsion beträgt mehr als 1,5 cm.

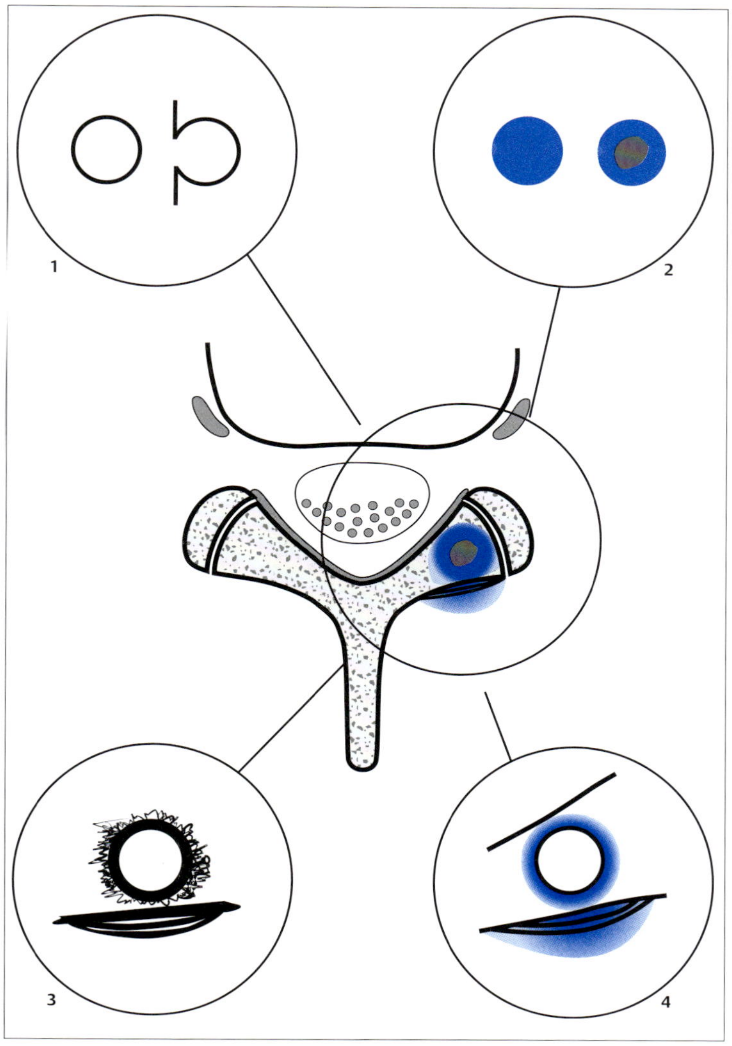

Abb. 5.15 Morphologische Zeichen des Osteoidosteoms und des Osteoblastoms.

1. *Osteolyse* (1): innerhalb des Knochens oder am Knochenrand. Die Osteolyse stellt sich besonders deutlich im CT dar. Abhängig von der Osteolysengröße wird zwischen Osteoidosteom und Osteoblastom differenziert. Dabei wird der Grenzwert meist mit 1,5 cm angegeben, von manchen Autoren auch mit 2 cm.
2. *Nidus* (2): Dieser füllt als gefäßreiches Gewebe die Osteolyse aus. Er ist in der MRT T2w signalreich und nimmt deutlich Kontrastmittel auf. Aufgrund einer zentralen Verkalkung bzw. Verknöcherung, die in etwa 50 % der Fälle vorkommt, kann der Nidus zentral T2w signalärmer sein bzw. eine geringfügigere Kontrastmittelanreicherung aufweisen. So entsteht ein schießscheibenartiger Aspekt. Osteolyse bzw. Nidus sind von reaktiven Veränderungen umgeben.
3. *Perifokale Sklerose und Periostreaktion* (3): Der den Nidus umgebende Sklerosesaum ist unterschiedlich breit und auch der angrenzende spongiöse Knochen kann eine zur Umgebung hin abnehmende Sklerosierung zeigen. Bei einer unmittelbaren Beziehung zum kortikalen Knochen kann dieser mit einer kompakten oder periostalen Periostreaktion in Beziehung stehen.
4. *Knochenmark- und Weichteilödem* (4): Dies sind reaktive Veränderungen, die mittels MRT detektiert werden können. Im Einzelfall können sie so kräftig ausgebildet sein, dass sie den eigentlichen Nidus überdecken.

Abb. 5.16 a – d Osteoidosteom am Wirbelbogen des V. Lendenwirbelkörpers linksseitig. 26-jähriger männlicher Patient. Es findet sich im linken Wirbelbogen von L5 sowohl eine ringförmige Signalanhebung und ein perifokales Weichteilödem (**a**, Pfeile) als auch eine ringförmige Kontrastmittelanreicherung (**b–d**, Pfeile). Das Zentrum dieser Läsion ist in allen Sequenzen signallos. In der sagittalen Kontrastmittelserie (**b**) ist darüber hinaus ein perifokales Weichteilödem mit entsprechender Kontrastmittelanreicherung zu erkennen.

a MRT: sagittale T2w SE-Aufnahme.
b MRT: sagittale Kontrastmittelserie.
c MRT: axiale Kontrastmittelserie.
d Vergrößerung aus **b**.

▽

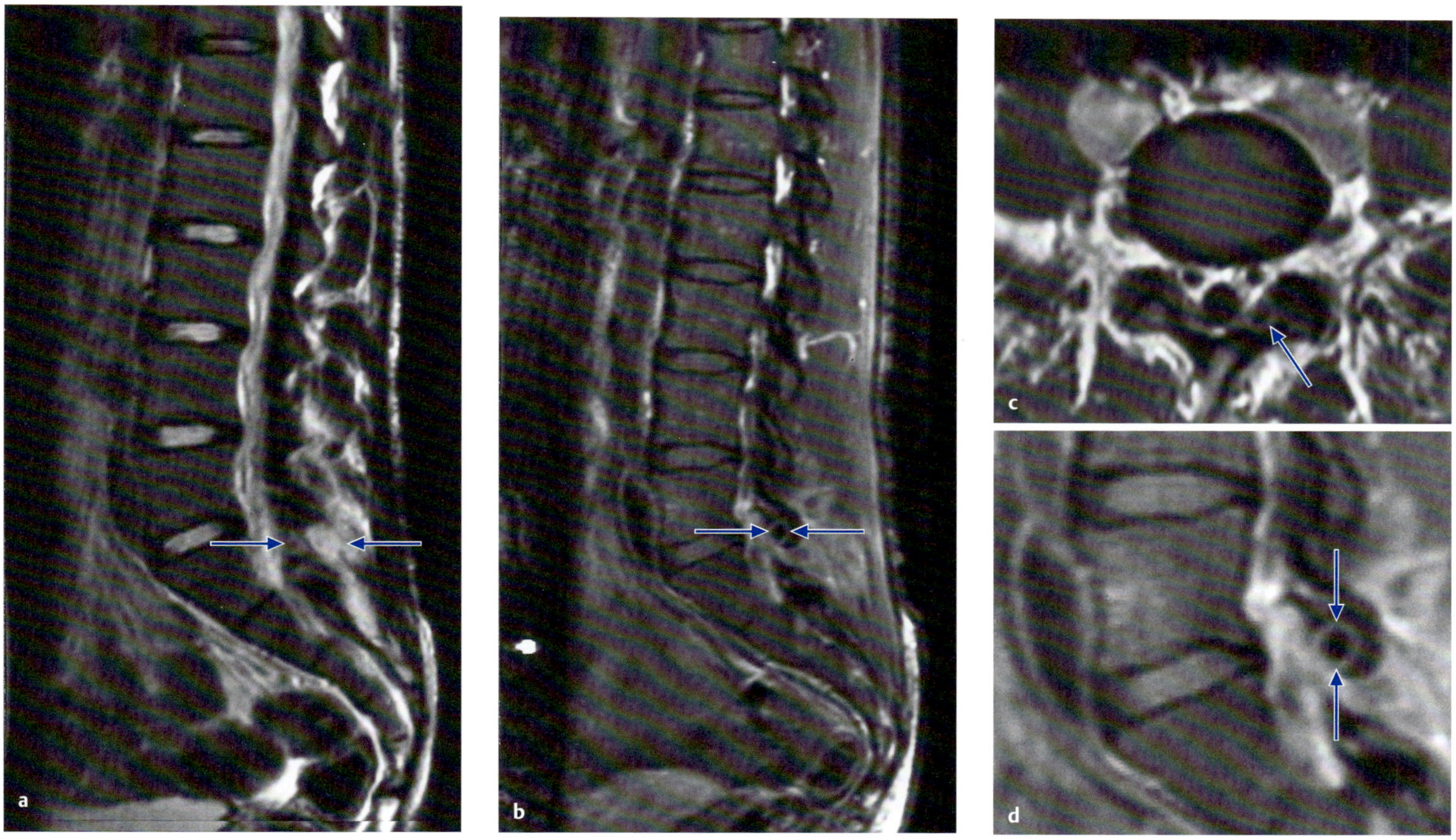

5.3.3 Aneurysmatische Knochenzyste

Definition

Die aneurysmatische Knochenzyste ist meist in der Metaphyse langer Röhrenknochen lokalisiert. In 12 – 30 % der Fälle ist die Wirbelsäule betroffen. Die häufigste Manifestation findet sich in der BWS, gefolgt von LWS, HWS und Sakrum (▸ **Abb. 5.17**). Die aneurysmatische Knochenzyste entspringt dorsalseitig, der Wirbelkörper ist bei 75 – 90 % der Patienten mitbetroffen. Aneurysmatische Knochenzysten treten typischerweise in der 2. Lebensdekade auf. Ein Teil der aneurysmatischen Knochenzysten umfasst primäre Formen. Bei einem weiteren Teil liegt eine sekundäre aneurysmatische Knochenzyste vor, hinter der sich ein Knochentumor unterschiedlicher Histologie mit dem Bild einer aneurysmatischen Knochenzyste präsentiert (Riesenzelltumor, Osteoblastom, selten Osteosarkom!).

Histologisch entsprechen die Läsionen selten solitären, meist multiplen Zysten, die Blutprodukte älteren und frischeren Datums enthalten. Die Ränder bestehen aus einer Schale periostalen Knochens oder aus nicht kalzifiziertem Periost.

Diagnostik

▸ **Röntgen.** Im Röntgenbild finden sich geografische Herde mit Randsklerose und septiertem Erscheinungsbild, typischerweise exzentrisch lokalisiert (sog. Blow-out-Läsionen). Der Rand der aneurysmatischen Knochenzyste zeigt eine hochgradige Verdünnung und Ausbeulung der Kortikalis bzw. Neokortikalis, die dadurch blasig bzw. aneurysmatisch erscheint.

▸ **MRT.** So wie das Röntgenbild zeigt auch die MRT-Aufnahme den blasig-aneurysmatischen Aspekt mit Ausbeulung und Verdünnung der Kortikalis. Diese kann sich nicht nur auf den Wirbelkörper, sondern auch auf den Diskus, die Rippe oder die paravertebralen Weichteile ausdehnen. Die MRT verdeutlicht zusätzlich, dass eine zystische Veränderung im Sinne einer Flüssigkeitsansammlung mit entsprechend hoher Signalintensität in der T2w Sequenz vorliegt. In der T1w Sequenz ist eine höhere Signalintensität aufgrund des Vorliegens von Blut bzw. Blutabbauprodukten möglich. Die aneurysmatische Knochenzyste ist selten solitär, in den meisten Fällen multizystisch septiert. Verursacht durch Sedimentationseffekte können Flüssigkeitsspiegel auftreten. Diese sind bei der aneurysmatischen Knochenzyste häufig, aber nicht pathognomonisch: Sie werden u. a. auch bei Riesenzelltumoren und teleangiektatischen Osteosarkomen beobachtet (▸ **Abb. 5.18** u. ▸ **Abb. 5.19**). Die Kontrastmitteluntersuchung zeigt nach Applikation von Gadolinium-Diethylentriaminpentaessigsäure eine deutliche Signalanhebung der Zystenwände. Bestehen zusätzlich solide Anteile innerhalb der aneurysmatischen Knochenzyste, so ist an einen Riesenzelltumor, an ein Osteoblastom oder, seltener, an ein Osteosarkom zu denken [14].

Therapie

Wegen hoher destruktiver Potenz und Neigung zu Rezidiven ist eine operative Therapie erforderlich. Diese besteht aus einer Resektion des Weichteilanteils, aggressiver Kürettage und Auffüllung mit Spongiosa-Chips (ggf. Auffüllung mit Palacos und in einem 2. Schritt Entfernung von Palacos und Auffüllung mit Spongiosa-Chips) oder ggf. marginaler En-Bloc-Resektion. Bei inoperablen Fällen (Sakrum) ist eine Radiatio und selektive Embolisation oder Sklerosierung möglich.

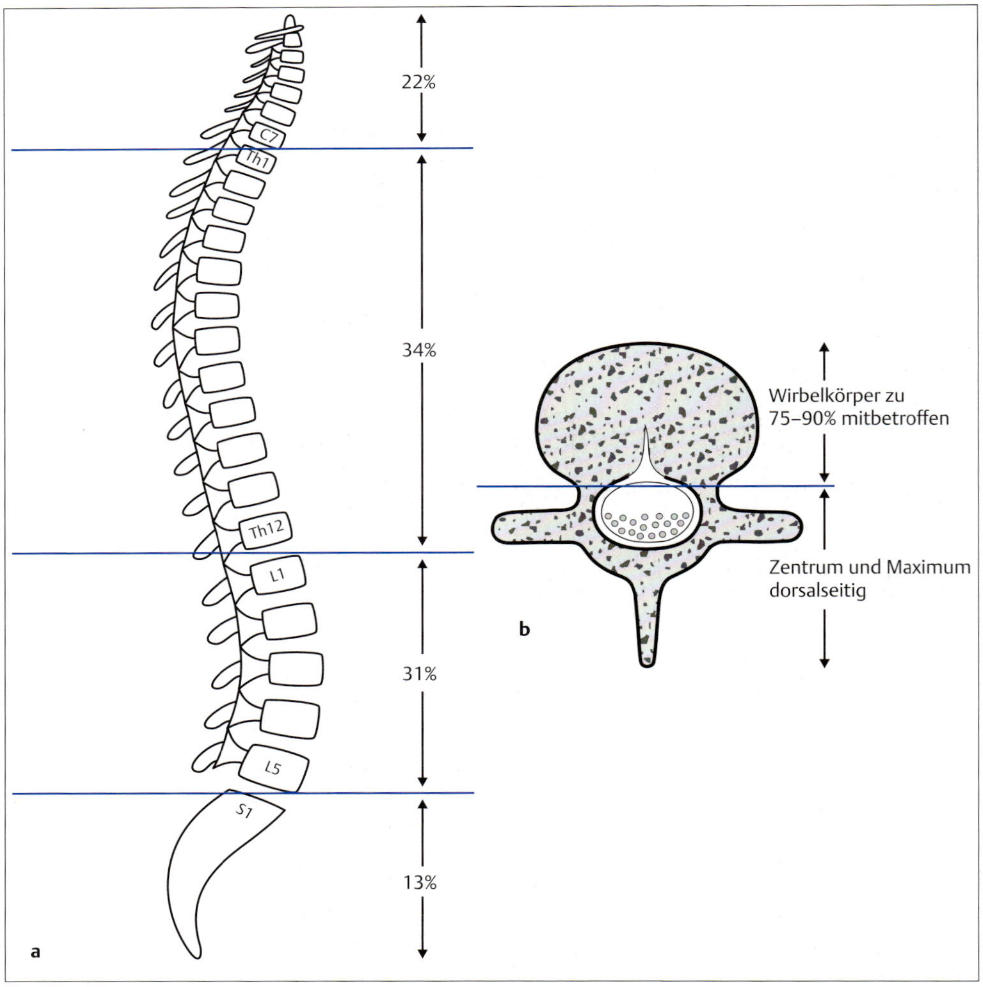

Abb. 5.17 a, b Verteilungsmuster der aneurysmatischen Knochenzyste.

a Im Verteilungsmuster zeigt die aneurysmatische Knochenzyste eine geringfügige Bevorzugung der BWS, knapp gefolgt von der LWS sowie der HWS und dem Sakrum.

b In der axialen Betrachtungsweise liegen das Zentrum und das Maximum einer aneurysmatischen Knochenzyste in den dorsalen Wirbelabschnitten wie Wirbelbogen, Gelenkfortsätzen und Processus transversus und spinosus. In 75 – 90 % der Fälle ist jedoch der Wirbelkörper mitbetroffen.

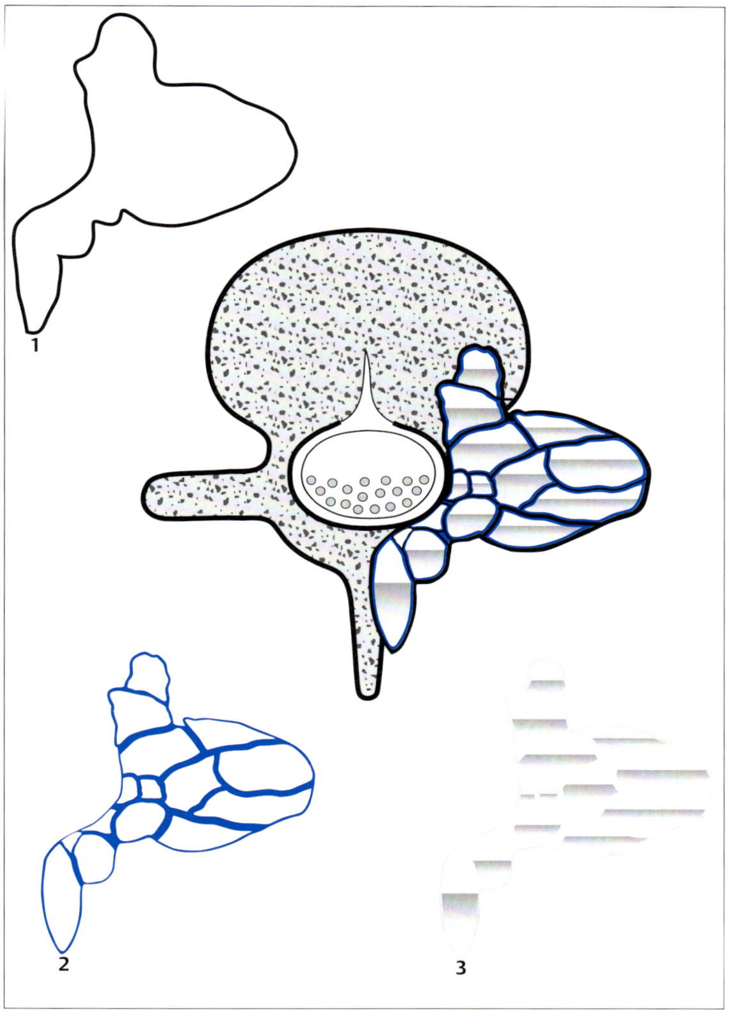

Abb. 5.18 Morphologische Zeichen der aneurysmatischen Knochenzyste.

1. *Aneurysmatischer, blasiger Aspekt* (1): mit einer teils exzessiven Ausbeulung und Ausdünnung des kortikalen Knochens.
2. *Zahlreiche Septen* (2): Diese sind mit Endothel ausgekleidet und stellen mit Blut gefüllte Hohlräume dar.
3. *Sedimentationseffekt* (3) mit charakteristischen multiplen Spiegelbildungen: Diese sind sehr häufig und typisch für die aneurysmatische Knochenzyste, aber nicht pathognomonisch, da sie auch bei einzelnen anderen Entitäten vorkommen können.

Abb. 5.19 a – f Aneurysmatische Knochenzyste Th12. Im linksseitigen Wirbelbogen des XII. Brustwirbels und über die Bogenwurzel bis geringfügig zum Wirbelkörper reichend findet sich eine T2w sehr signalreiche Läsion, die T1w signalarm ist und in der Kontrastmittelserie nur eine zarte marginale Anreicherung erkennen lässt (**b**, **e**, Pfeile). Darüber hinaus imponiert die Läsion mäßig expansiv, ohne dass eine knöcherne Destruktion vorliegt. Insgesamt typische Morphologie, typisches Signalverhalten und typische Lokalisation einer aneurysmatischen Knochenzyste bei einer 23-jährigen Patientin.

a MRT: sagittale T2w SE-Aufnahme.
b MRT: axiale T1w SE-Aufnahme kranial.
c MRT: axiale Kontrastmittelserie kranial.
d MRT: sagittale Kontrastmittelserie.
e MRT: benachbarte axiale T1w SE-Aufnahme kaudal.
f MRT: benachbarte axiale Kontrastmittelserie, kaudal.
▽

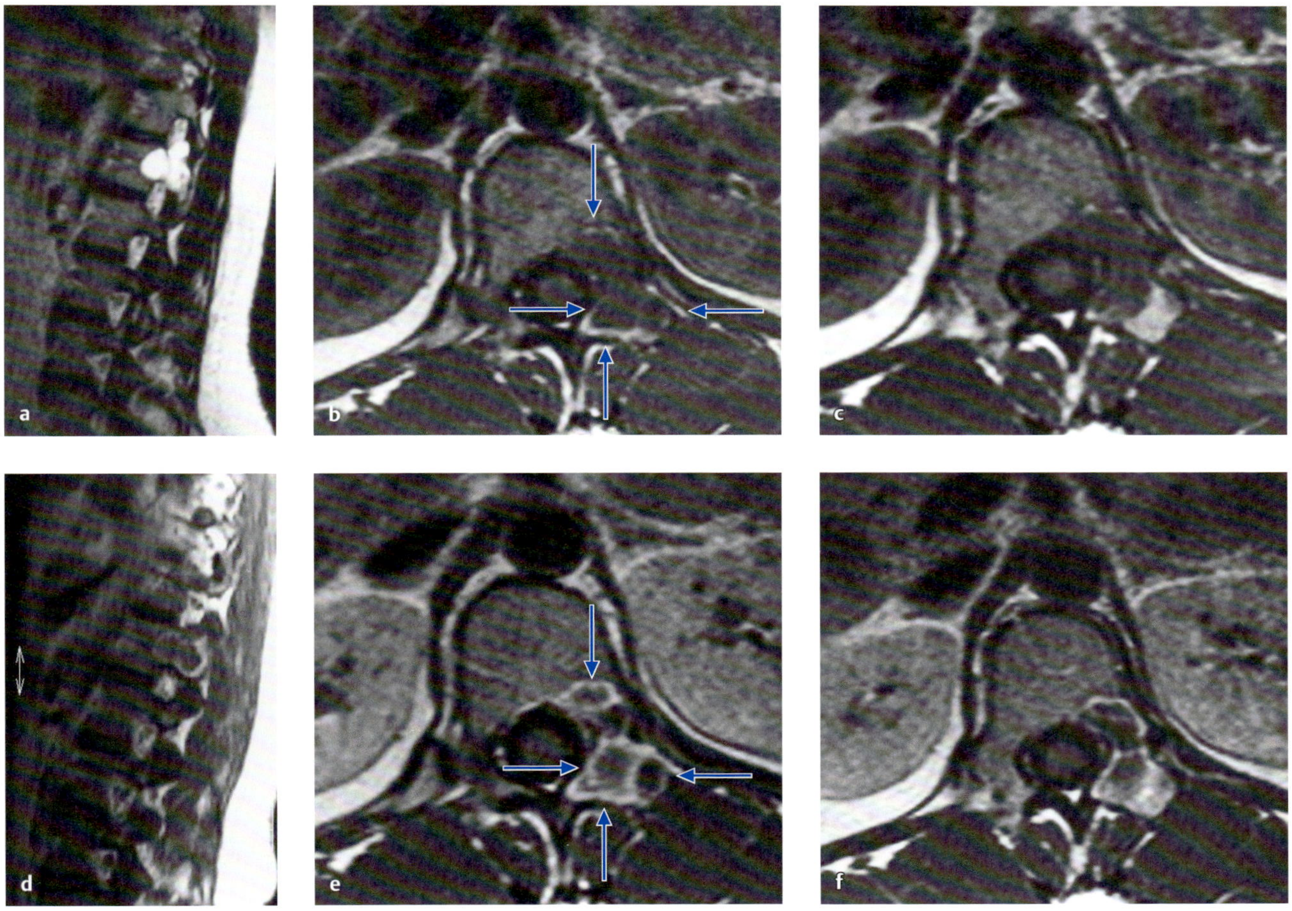

5.3.4 Riesenzelltumor

Definition

Es handelt sich in 90 % der Fälle um einen benignen, in 10 % um einen malignen Tumor unklarer histologischer Herkunft. Nach der aktuellen WHO-Klassifikation ist der Riesenzelltumor wegen seiner Dignität in der neuen intermediären Gruppe zwischen benignen und malignen Knochentumoren gelistet. Histologisch wird eine fibrohistiozytäre oder eine hämatopoetische Genese diskutiert. Es findet sich reich vaskularisiertes Gewebe, durchsetzt von vielkernigen Riesenzellen.

Das Prädilektionsalter ist in der 3. Lebensdekade, vom 2.–4. Dezennium. Das weibliche Geschlecht ist bevorzugt betroffen. Typisch ist an den Extremitäten die epiphysäre Lage; meist ist die Knieregion betroffen, außerdem auch Hand- und Sprunggelenk. Die Wirbelsäule ist die vierthäufigste Manifestation, im Bereich der Wirbelsäule erscheinen 7 % der Riesenzelltumoren. Das Sakrum ist mit 90 % der Wirbelsäulenmanifestationen am häufigsten befallen. Üblicherweise ist der obere Abschnitt des Sakrums betroffen, mit Ausdehnung bis in das Os ilium. Neben der Lokalisation am Sakrum kommen Lokalisationen an LWS, BWS und HWS vor. Der Riesenzelltumor befällt bevorzugt den Wirbelkörper, mit einer häufigen Mitbeteiligung der dorsalen Elemente. Eine extraossäre Ausdehnung findet sich in 79 % der Fälle (▸ **Abb. 5.20**).

Diagnostik

▸ **Röntgen und CT.** Im Röntgenbild und im CT sind exzentrisch gelegene Osteolysen ohne Matrixverknöcherung typisch für den Riesenzelltumor.

▸ **MRT.** In der MRT ist der Tumor T1w signalarm, T2w finden sich unterschiedliche Signalintensitäten. T2w signalarme Abschnitte können entweder einer Hämosiderindeposition oder hohem kollagenem Gehalt entsprechen. Zystische Abschnitte sowie Einblutungen mit Flüssigkeitsspiegeln können vorkommen (▸ **Abb. 5.21**) [3,4]. Die Kontrastmittelanreicherung ist von kräftiger Ausprägung.

Bis zu 10 % der benignen Riesenzelltumoren zeigen Lungenmetastasen.

Therapie

Bei benignen Riesenzelltumoren wird eine subtile Kürettage mit adjuvanter Phenolisierung der Knochenhöhle durchgeführt. Es wird mit homologer und autologer Spongiosa oder Knochenzement aufgefüllt. Bei Rezidiv erfolgt eine marginale oder weite Resektion. Bei malignen Riesenzelltumoren sind eine weite Resektion und die biologische oder endoprothetische Rekonstruktion indiziert.

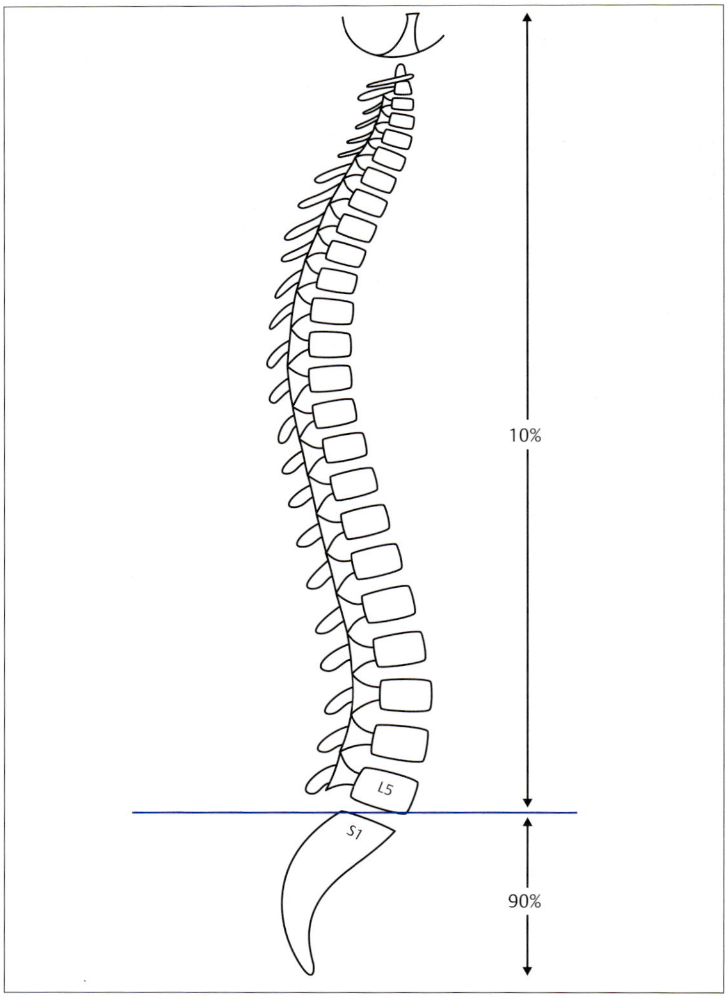

Abb. 5.20 Verteilungsmuster des Riesenzelltumors. In der axialen Ausdehnung ist das Sakrum die häufigste Lokalisation. Meist ist der obere Abschnitt des Sakrums betroffen und es erfolgt eine Ausdehnung in das Os ilium. Der Riesenzelltumor befällt bevorzugt den Wirbelkörper, jedoch mit häufiger Mitbeteiligung der dorsalen Elemente. Eine extraossäre Ausdehnung findet sich in knapp 80 % der Fälle.

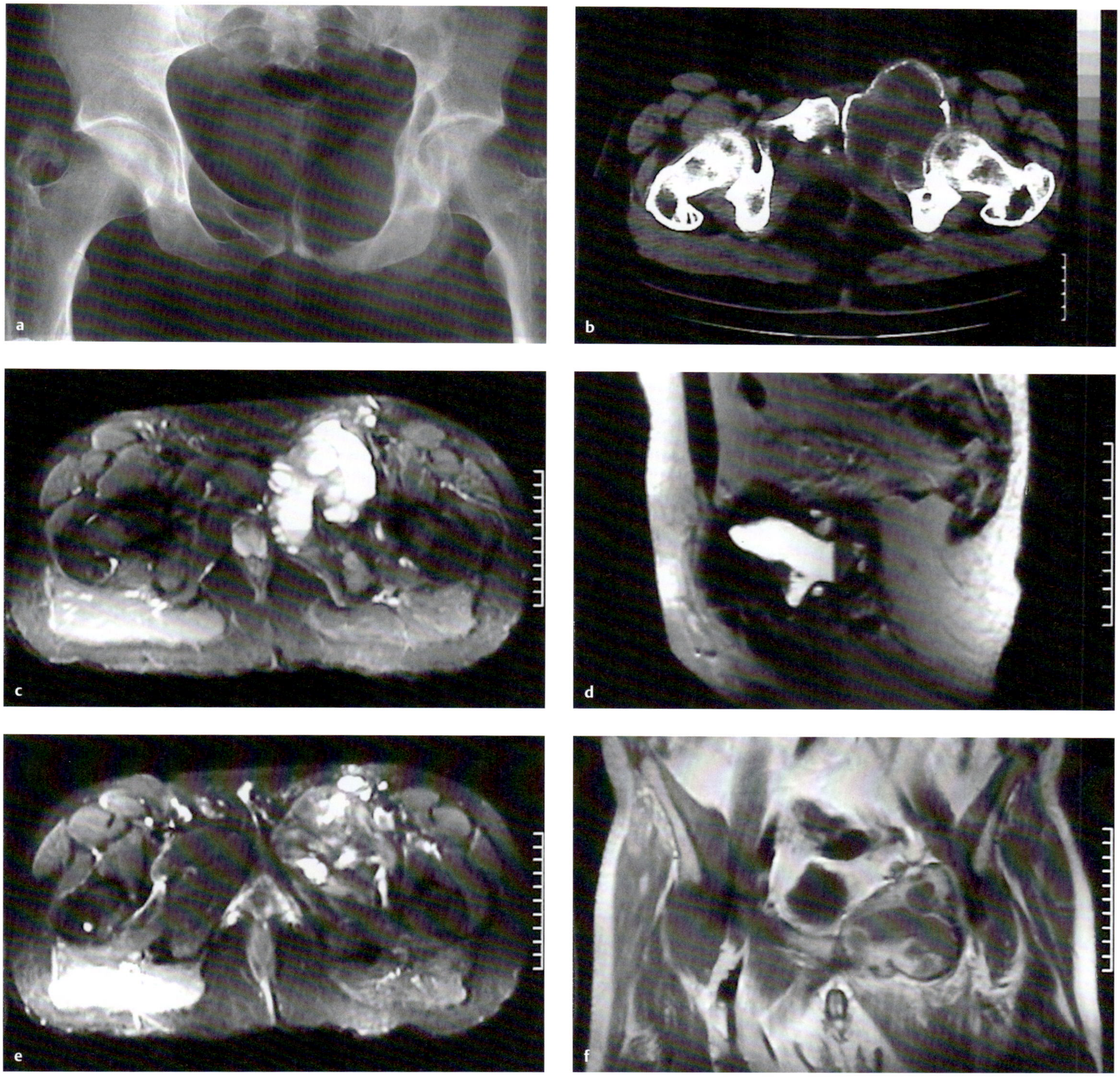

Abb. 5.21 a–f Riesenzelltumor des Beckens. 40-jähriger männlicher Patient. Es findet sich eine blasige Auftreibung des linken oberen Schambeinasts mit einer hochgradigen Verdünnung der Kortikalis. Innerhalb der raumfordernden Veränderung selbst ist im CT keine Verkalkung oder Verknöcherung zu erkennen. In den T2w Sequenzen imponiert die Läsion teilweise liquid-zystisch mit Spiegelbildungen, teilweise T2w signalarm bzw. sehr signalarm. Die Kontrastmittelanreicherung ist inhomogen. Alter, Lokalisation, blasige Auftreibung ohne Verkalkungen und inhomogene Binnenstruktur mit auch T2w sehr signalarmen Abschnitten sind in Summe typisch für einen Riesenzelltumor.

a Röntgen: Beckenübersichtsaufnahme.
b CT-Aufnahme.
c MRT: axiale STIR-Aufnahme, proximal.
d MRT: sagittale T2w SE-Aufnahme.
e MRT: axiale STIR-Aufnahme, distal.
f MRT: koronale Kontrastmittelserie.

5.3.5 Chordom

Definition

Das Chordom ist ein maligner Tumor, der aus den Notochordresten oder der Chorda dorsalis (sog. Rücken- oder Darmsaite) entsteht. Dabei handelt es sich um Zellen ventral des Neuralrohrs, die sich in der 3. Schwangerschaftswoche bilden und in der 7. wieder zurückbilden. Rudimente dieser Zellen verbleiben in der Wirbelsäule, vom Dorsum sellae bis zum Steißbein. Das Chordom macht insgesamt 2–4% der primären malignen Knochentumoren aus und ist an der Wirbelsäule der häufigste Vertreter dieser Gruppe. Der Altersgipfel liegt im 5. und 6. Lebensdezennium. Üblicherweise sind die Patienten zwischen 30 und 60 Jahre alt. Das Verhältnis von Männern zu Frauen liegt bei 2 : 1. Die klinischen Symptome sind oft diskret, da es sich um eine langsam wachsende Läsion handelt. Innerhalb des Chordoms können Flüssigkeit oder mukoide Substanz, frische oder alte Blutung, nekrotische Abschnitte, Verkalkungen und sequestrierte knöcherne Abschnitte vorkommen.

Die häufigste Lokalisation ist sakrokokzygeal in 50% der Fälle, sphenookzipital in 35% und im Bereich der Wirbelkörper in 15% der Fälle (▸ **Abb. 5.22**). Spinale Chordome sind auch am häufigsten im Bereich der HWS zu finden, gefolgt von der BWS und der LWS. Die häufigste Manifestation ist im Bereich des Wirbelkörpers. Von dort kann eine Ausbreitung in die dorsalen Elemente vorkommen.

Diagnostik

▸ **Röntgen und CT.** Mittels Röntgendiagnostik und CT findet sich eine osteolytische destruierende Läsion in der Mittellinie. Es ist meist ein Weichteiltumoranteil zu erkennen, amorphe intratumorale Verkalkungen können vorkommen. Szintigrafisch besteht ein Cold Spot.

▸ **MRT.** In der MRT imponiert eine von der Mittellinie ausgehende Raumforderung mit großem Weichteiltumoranteil, die sich in alle Richtungen ausgedehnt, besonders nach ventral. Die Kontur kann lobuliert erscheinen, sodass auch Begriffe wie „Collar-Button" (engl. für: Kragenknopfform), „Mushroom" (engl. für: Pilzform) oder „Dumbbell" (engl. für: Hantelform) der Form eines Chordoms zugeordnet werden. Ein Chordom ist T1w signalarm und T2w signalreich mit einzelnen Septenbildungen. Innerhalb des Chordoms können Flüssigkeit oder mukoide Substanz, frische oder alte Blutung, nekrotische Abschnitte, Verkalkungen und sequestrierte knöcherne Abschnitte vorkommen [6]. Bei Vorliegen dieser in den Tumor eingestreuten Veränderungen können T1w und T2w sehr unterschiedliche Signalintensitäten resultieren. In der Kontrastmittelserie zeigt sich eine weitgehende, aber unterschiedlich stark ausgeprägte Kontrastmittelanreicherung. Die oben beschriebenen Veränderungen verursachen überwiegend Kontrastmittelaussparungen (▸ **Abb. 5.23** u. ▸ **Abb. 5.24**).

Therapie

Eine gute Prognose hängt von der Möglichkeit einer En-Bloc-Resektion im gesunden Gewebe ab.

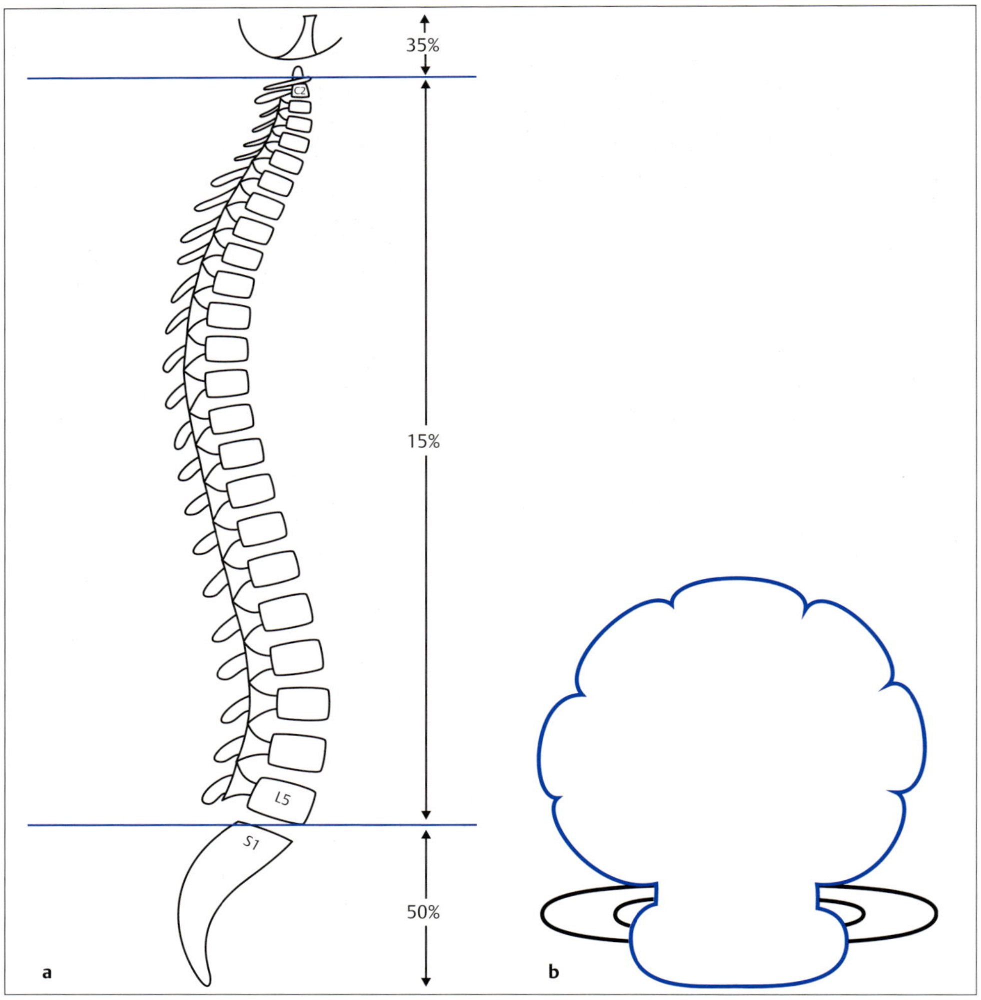

Abb. 5.22 a, b Verteilungsmuster des Chordoms.
a Die überwiegende Manifestation des Chordoms ist im Bereich des Sakrums, gefolgt vom kraniozervikalen Übergang und der Wirbelsäule.
b Typisch ist eine mediane Position mit einem überwiegend ventralseitigen Weichteiltumoranteil im axialen Schema.

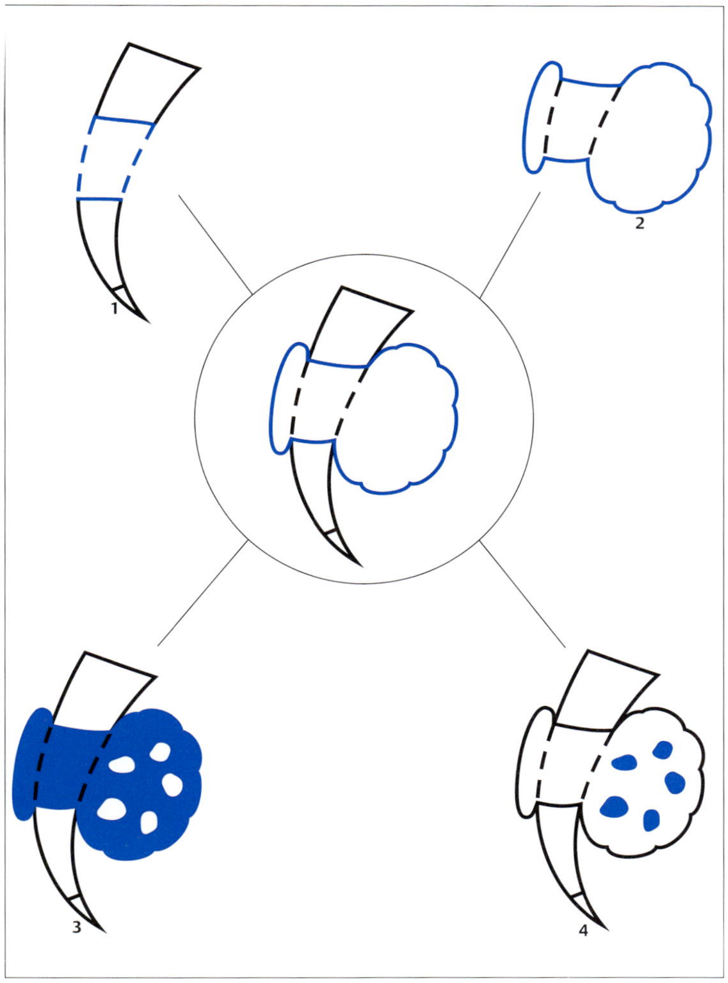

Abb. 5.23 Synopsis bildgebender Zeichen eines sakralen Chordoms.

1. *Osteolyse* (1): Diese findet sich bevorzugt im ventralen Abschnitt der Wirbelsäule oder des Sakrums.
2. *Weichteiltumor bzw. Weichteiltumoranteil* (2): Dieser ist median gelegen, mit einem ventralseitigen größeren Abschnitt, und kann eine lobulierte Kontur zeigen. Daher wird diese Konfiguration auch mit den Begriffen „Collar-Button-", „Mushroom-" oder „Dumbbell-Zeichen" gekennzeichnet (s. Text).
3. *Kontrastmittelverhalten* (3): Das Chordom zeigt eine deutliche Kontrastmittelanreicherung, evtl. auch einzelne herdförmige Aussparungen.
4. *Sonstige Gewebeabschnitte* (4): Es können unterschiedliche Gewebekomponenten in ein Chordom eingelagert sein, wie Flüssigkeit oder mukoide Substanz, frische oder alte Blutung, nekrotische Abschnitte, Verkalkungen und sequestrierte knöcherne Abschnitte.

Abb. 5.24 a–f Sakrales Chordom. Zentral im Sakrum, median gelegen, findet sich eine bis zu 8 cm große, nahezu rundliche Raumforderung, die sich hauptsächlich nach ventral ausdehnt, geringfügig auch nach dorsal.

a MRT: axiale T2w SE-Aufnahme.
b MRT: axiale STIR-Aufnahme.
c MRT: sagittale STIR-Aufnahme.
d MRT: axiale T1w SE-Aufnahme vor Kontrastmittelgabe.
e MRT: axiale T1w SE-Aufnahme nach Kontrastmittelgabe.
f MRT: sagittale Kontrastmittelserie mit Fettunterdrückung.

▽

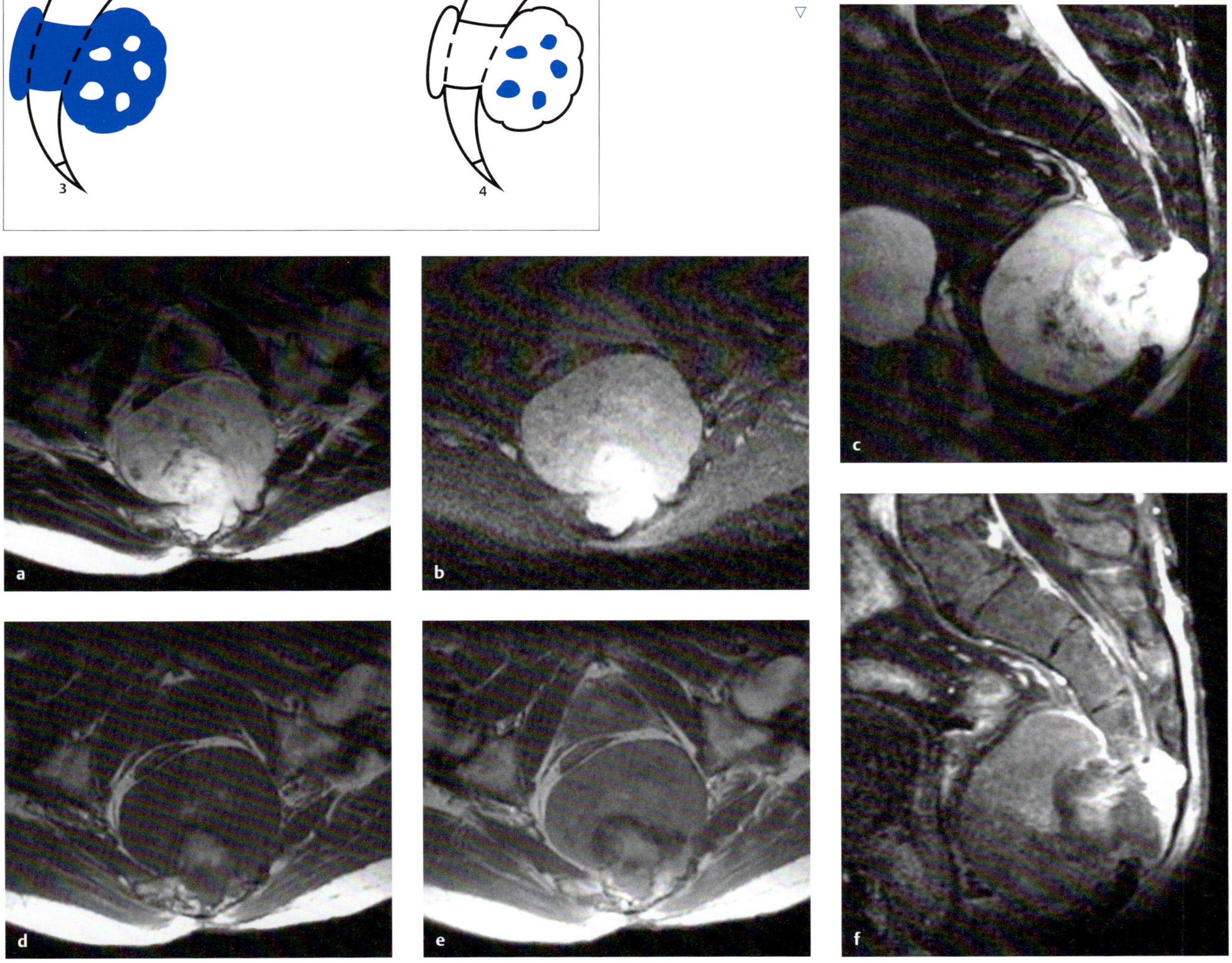

5.3.6 Chondrosarkom

Definition

Das Chondrosarkom ist der zweithäufigste primär maligne Wirbelsäulentumor des Erwachsenen auf nicht lymphoproliferativer Basis. Ein Chondrosarkom ist aus hyalinem Knorpel aufgebaut, mit einer myxoiden Matrix. Die Anzahl der Zellen sowie die Atypie der Zellkerne nehmen vom histologischen Grad I–III zu. Das histologische Grading ist beim Chondrosarkom im Gegensatz zu vielen anderen Tumoren problematisch und muss auch mit klinischen und radiologischen Kriterien korreliert werden. Die Differenzierung von Low-Grade-Chondrosarkomen (Grad I) und Enchondromen kann histologisch extrem schwierig bis unmöglich sein. Bei radiologisch nachgewiesener kortikaler Destruktion und klinischer Schmerzsymptomatik muss von einer malignen Transformation ausgegangen werden.

Der Altersgipfel liegt zwischen dem 30. und 70. Lebensjahr. Das Verhältnis vom männlichen zum weiblichen Geschlecht ist 2–4 : 1. Das Becken stellt insgesamt die häufigste Lokalisation für ein Chondrosarkom dar. Zwischen 3 und 12% der Chondrosarkome manifestieren sich im Bereich der Wirbelsäule. An der Wirbelsäule ist die thorakale und lumbale Wirbelsäule am häufigsten betroffen, das Sakrum dagegen nur selten (▸ **Abb. 5.25**). Chondrosarkome sind im Bereich des Wirbelkörpers gelegen (15% der Chondrosarkome), im Bereich der dorsalen Elemente (40%) oder in beiden Abschnitten (45%).

Diagnostik

▸ **Röntgen und CT.** Chondrosarkome an der Wirbelsäule sind oft große Raumforderungen mit Verkalkungen und knöchernen Destruktionen. Der verkalkte Tumorabschnitt zeigt ein typisches noduläres bzw. popkornartiges Muster (▸ **Abb. 5.26**).

▸ **MRT.** In der MRT sind die verkalkten Abschnitte in allen Bereichen signalarm bis signallos. Die nicht verkalkten Abschnitte sind T1w signalarm und T2w sehr signalreich, einer wasserreichen, myxoiden Knorpelmatrix entsprechend [15, 16]. Typisch für die Kontrastmittelserie ist eine weitgehende Aussparung, ebenso wie ein teils ringförmiges oder auch ein kleinnoduläres Anfärbeverhalten (▸ **Abb. 5.27** u. ▸ **Abb. 5.28**).

Therapie

Die Therapie eines Chondrosarkoms ist primär chirurgisch mit einer möglichst vollständigen Resektion. Eine intraläsionale Kürettage oder marginale Resektion im Gesunden wird beim Low-Grade-Chondrosarkom durchgeführt. Eine weite Resektion erfolgt im Gesunden bei höher malignen Tumoren. Das Chondrosarkom ist weder für Chemotherapie noch für Radiatio empfindlich.

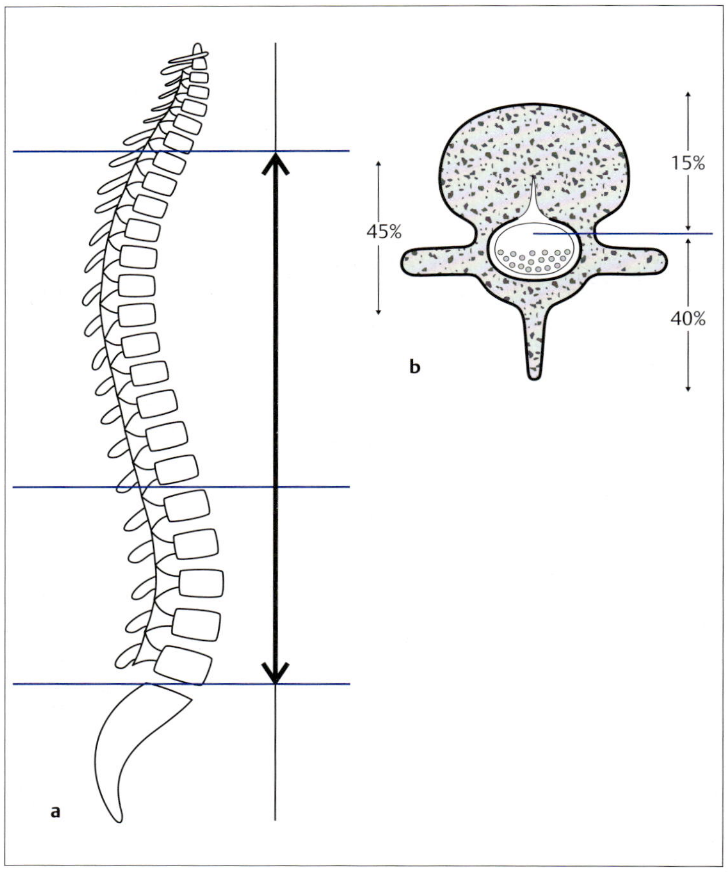

Abb. 5.25 a, b Verteilungsmuster des Chondrosarkoms. Das Chondrosarkom ist der zweithäufigste primär maligne Wirbelsäulentumor des Erwachsenen auf nicht lymphoproliferativer Basis. Das Becken stellt insgesamt die häufigste Lokalisation für ein Chondrosarkom dar. Zwischen 3 und 12% der Chondrosarkome manifestieren sich im Bereich der Wirbelsäule.
a An der Wirbelsäule sind der thorakale und der lumbale Abschnitt häufiger betroffen.
b Chondrosarkome kommen im Bereich der dorsalen Elemente, im Bereich des Wirbelkörpers oder in beiden Abschnitten vor.

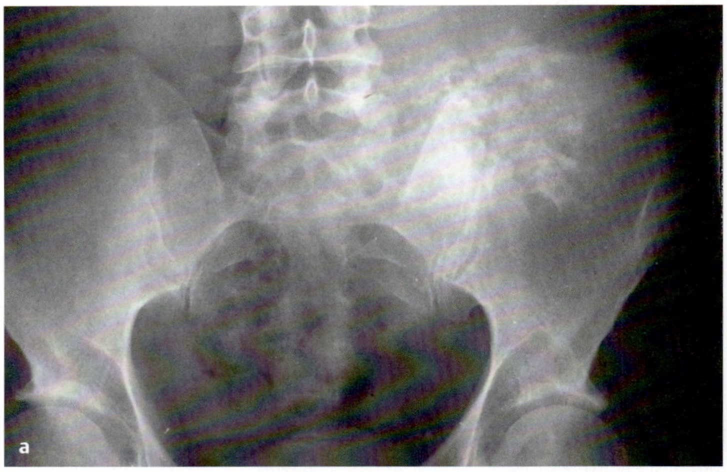

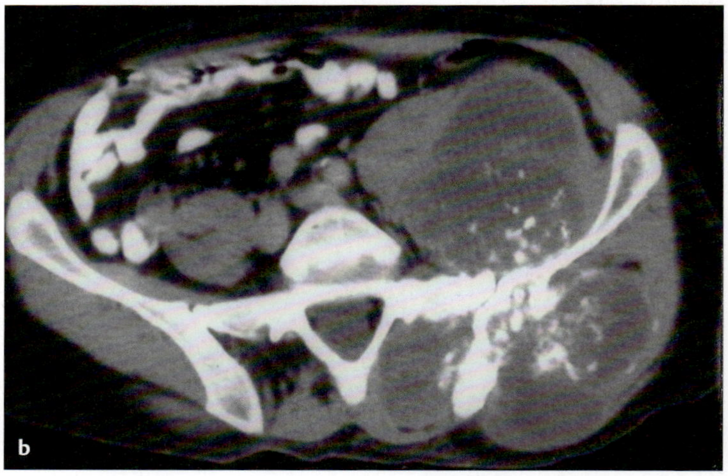

Abb. 5.26 a, b Chondrosarkom des Beckens. Es finden sich rundliche, herdförmige, popkornartige Verkalkungen im Anschluss an das linke Sakroiliakalgelenk und die Fossa iliaca mit einem ventralen und dorsalseitigen Tumoranteil.
a Röntgen: Beckenübersichtsaufnahme.
b CT: axiale Schicht.

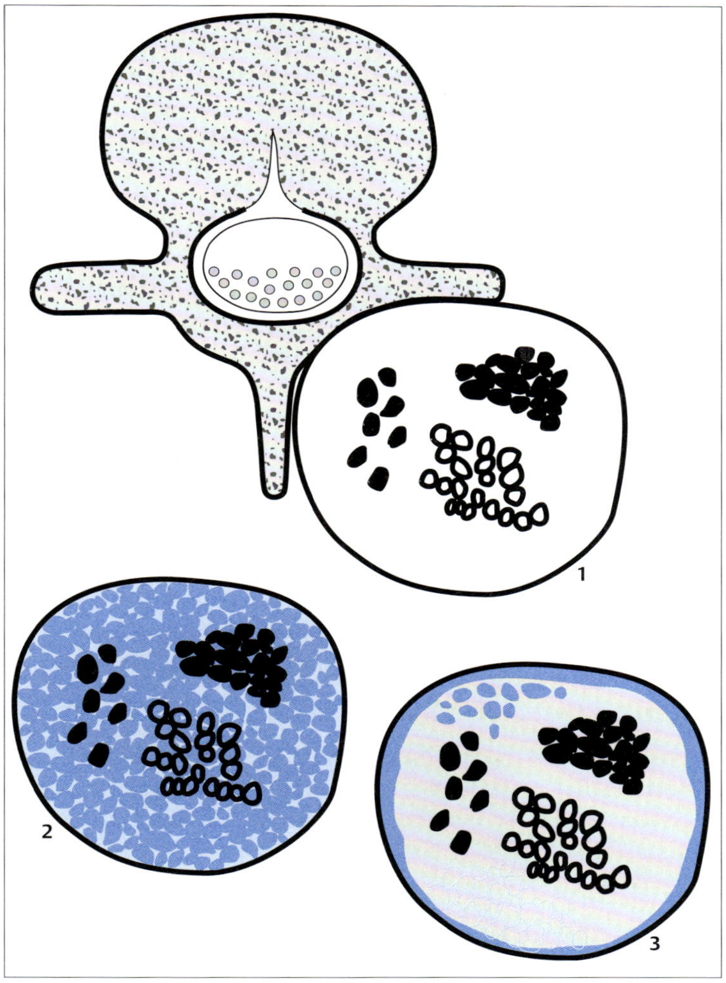

Abb. 5.27 Schnittbildzeichen des Chondrosarkoms.

1. *Umschriebene Verkalkungen der Tumormatrix* (1) in der CT: Diese sind mehrfach kugel- oder ringförmig und ergeben so aneinandergelagert das Weintrauben- oder Popcornmuster.
2. *Signalreichtum T2w* (2): Knorpeltumorgewebe ist sehr signalreich weiß in der T2w MRT (Signalreichtum rot dargestellt); Verkalkungen kommen als signallose Struktur mit maximalem Kontrast zur Darstellung.
3. *Kontrastmittelverhalten in der MRT* (3): Das Chondrosarkom zeigt typischerweise eine deutliche Kontrastmittelaussparung mit Kontrastmittelanreicherung (blau) im Tumorrandbereich sowie ein vielfaches kleinknotiges und ein vielfaches ringförmiges Anfärbeverhalten.

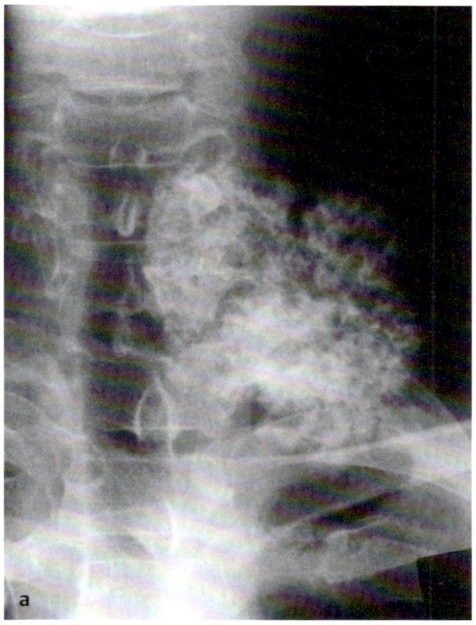

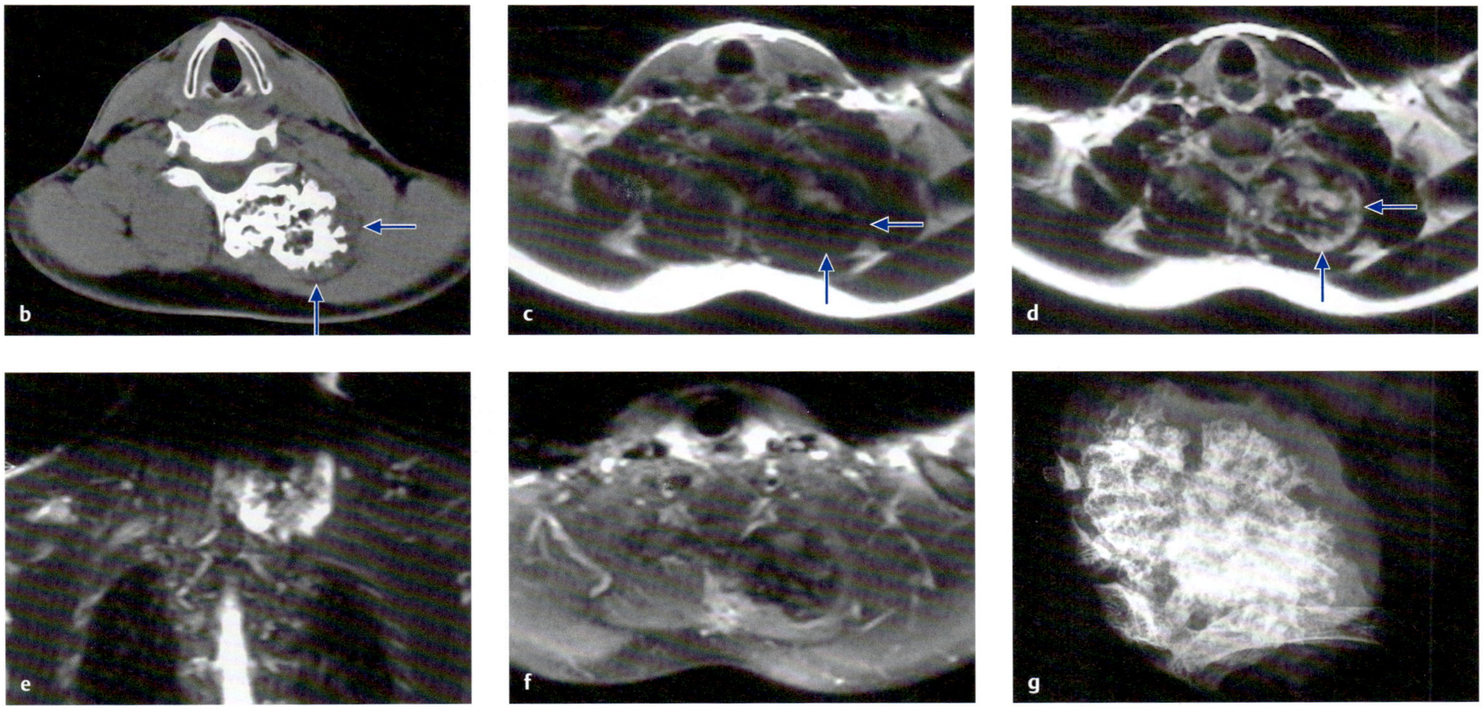

Abb. 5.28 a – g Chondrosarkom. Es findet sich im Röntgenbild und im CT (**a, b**) ein ausgedehntes konfluierendes, knotig imponierendes Verkalkungs- und Verknöcherungsmuster, das links-paravertebral-dorsal gelegen ist (**b**, Pfeile). Es besteht ein breiter Kontakt zu den Anhangsgebilden. Die Ausdehnung erfolgt hauptsächlich in die autochthone Rückenmuskulatur. Das Signalverhalten ist T1w überwiegend signalarm, in einzelnen, zentralen Abschnitten signalreich (**c**, Pfeile). In der T2w Sequenz ist das Signalverhalten deutlich signalreich. Dabei liegt ein knotiger, lobulierter Aspekt mit einzelnen signalärmeren Abschnitten vor (**d**, Pfeile). In der Kontrastmittelserie findet sich lediglich ein zartes, septenartiges und einzeln knotiges Anfärbeverhalten. Im Randbereich liegt am deutlichsten eine Kontrastmittelanreicherung vor (**f**). Verkalkungsmuster, T2w abschnittsweise sehr signalreiche Bereiche sowie weitgehende Kontrastmittelaussparungen sprechen für die Diagnose eines Chondrosarkoms.

a Röntgen: a.-p.
b CT: axiale Schicht.
c MRT: axiale T1w SE-Aufnahme.
d MRT: axiale T2w SE-Aufnahme.
e MRT: koronale STIR-Aufnahme.
f MRT: Kontrastmittelserie mit Fettunterdrückung.
g MRT: Präparatuntersuchung.

5.3.7 Osteosarkom

Definition

Das Osteosarkom ist der häufigste primäre maligne Knochentumor des Kniegelenks. Etwa 4% aller Osteosarkome sind an der Wirbelsäule lokalisiert. Die BWS ist häufiger betroffen als die LWS und diese häufiger als die HWS (▸ **Abb. 5.29**). Altersverteilung, histologische Subtypen und grundsätzliche morphologische Muster zeigen an der Wirbelsäule kein zu den sonstigen Lokalisationen unterschiedliches Verhalten. Das typische Manifestationsalter ist das 2. und 3. Dezennium (zwischen 15 und 35 Jahren), es besteht jedoch auch ein 2. und kleiner Altersgipfel im höheren Alter. In der Pathologie liegt eine charakteristische Produktion von Osteoid durch die Tumorzellen vor. Diese sind pleomorph, ähneln zum Teil Osteoblasten und zeigen häufig Mitosen. Die Klinik bietet über Wochen und Monate kontinuierlich zunehmende Schmerzen.

An der Wirbelsäule sind die diagnostischen Zeichen (▸ **Abb. 5.30**) nicht in der sonst üblichen Ausprägung vorhanden (in weniger als 50% der Fälle). Es können jedoch typische osteoblastische oder gemischte Erscheinungsmuster zur Diagnose führen. In einzelnen Fällen bestehen rein osteolytische oder ausgeprägte, osteoblastische Veränderungen (sog. Ivory Vertebra).

Die Lokalisation an den Anhangsgebilden ist häufiger als an den Wirbelkörpern (im Verhältnis 79:21) und zeigt damit eine deutliche Bevorzugung der dorsalen Wirbelabschnitte. Ein Befall von 2 Segmenten findet sich in 17% der Fälle, eine Infiltration des Spinalkanals ist bei 84% der Patienten zu erkennen. Eine pathologische Fraktur ist mit 4% der Wirbelsäulenmanifestationen selten. Ebenso selten ist eine osteoblastomartige Erscheinungsform ohne Weichteiltumoranteil, die nur in 4% der Fälle vorkommt [9].

Sekundäre Osteosarkome können bei einem Morbus Paget oder nach einer Radiatio auftreten, dann mit metaphysärer Lokalisation.

Diagnostik

▸ **Röntgen.** Allgemein erfolgt die Diagnose meist mit dem Röntgenbild, das Staging mit der MRT. Ein typisches Röntgenbild zeigt teils osteoblastische, teils osteolytische Läsionen. Die osteoblastischen Anteile sind oft so charakteristisch, dass sie zur Diagnose führen. Neben einer Destruktion des Kortex bestehen Periostreaktionen mit lamellärem oder, häufiger, radiärem Muster, auch als „spikulär" oder „Sun Burst" bezeichnet. Diese sind als Zeichen eines aggressiven und raschen Tumorwachstums zu werten.

▸ **MRT.** Da die MRT oft nach einem unspezifischen Röntgenbefund zum Einsatz kommt, fällt ihr neben dem Staging die Aufgabe der Diagnostik zu. Altersverteilung und anatomische Verteilung zusammen mit Weichteiltumoranteil und Infiltration des Spinalkanals ergeben dabei den ersten Hinweis. Ein Weichteiltumoranteil und eine Infiltration sind bei einem großen Anteil der Patienten vorhanden und zeigen die Malignität des Geschehens an. Ein spezifisches Zeichen für ein Osteosarkom ist das Nebeneinander von Knochendestruktion und osteoblastischen Veränderungen. Letztere sind in allen Sequenzen signallos schwarz. Sie können ein buntes Muster von teils sehr kompakten konfluierenden und teils bizarren, irregulären, netzartigen Verknöcherungen bieten. Typischerweise ist auch der Weichteiltumoranteil davon betroffen. Dabei können die osteoblastischen Verknöcherungen der Tumormatrix mit periostalen Verkalkungen überlagert sein (▸ **Abb. 5.31**).

Seltene Sonderformen

Das teleangiektatische Osteosarkom stellt eine besonders aggressive Variante des Osteosarkoms dar. Sie ist durch große blutgefüllte Höhlen mit Septierungen und nur minimaler Osteoidbildung charakterisiert. An ein sekundäres Osteosarkom ist auf dem Boden eines Morbus Paget und bei Zustand nach Radiatio zu denken.

> Die Kombination eines jüngeren Patientenalters, einer Manifestation an den dorsalen Wirbelabschnitten und eines Weichteiltumoranteils mit Infiltration des Spinalkanals lassen zusammen mit einem gemischten und bunten osteoblastisch-osteolytischen Muster an die seltene Diagnose eines Osteosarkoms der Wirbelsäule denken.

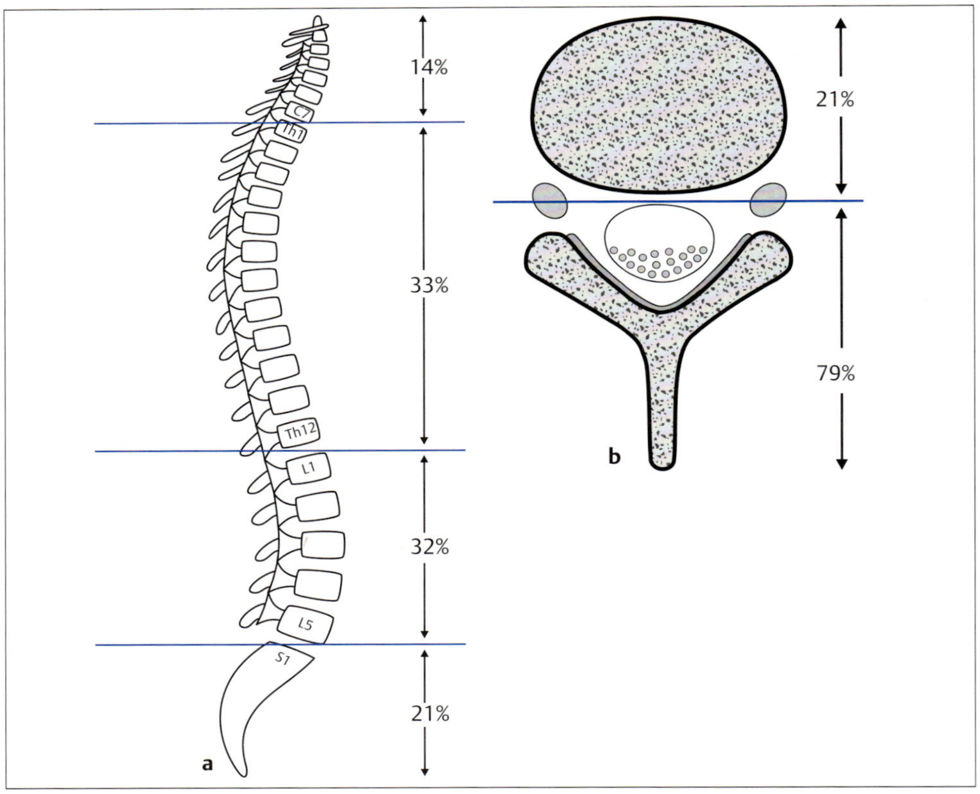

Abb. 5.29 a, b Verteilungsmuster des Osteosarkoms.
a Die Verteilung entlang der Wirbelsäulenachse ist relativ gleichmäßig ausgeprägt.
b Bei der Betrachtung der sagittalen Ausdehnung und Lokalisation zeigt sich eine deutliche Bevorzugung der dorsalen Wirbelabschnitte.

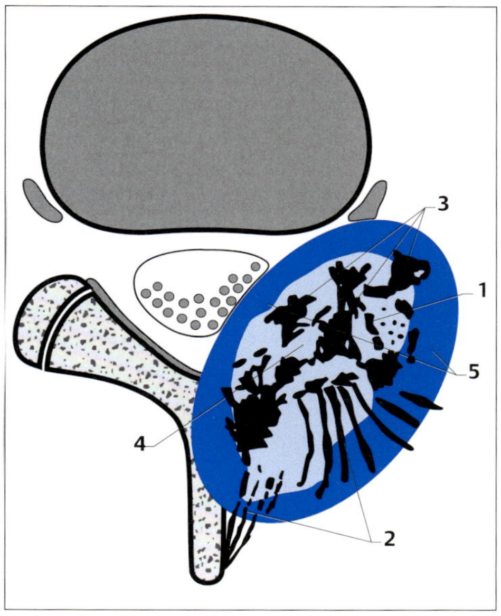

Abb. 5.30 Morphologische Zeichen des Osteosarkoms.

1. *Osteolysen, permeative Veränderungen und kortikale Destruktion am Knochen* (1) sind Zeichen eines raschen Wachstums.
2. *Periostreaktionen* (2), lamellär oder radiär (auch Sun Burst), geben ebenfalls Hinweise auf einen aggressiven Tumor.
3. *Typische Tumorverknöcherungen* (3) erinnern an ein irreguläres trabekuläres Muster bis hin zu umfangreichen sklerosierten Abschnitten.
4. *Tumorbedingter Knochenmarksersatz* (4) ist neben den Verknöcherungen T2w signalreich und kräftig kontrastmittelaufnehmend.
5. *Weichteiltumoranteil* (5) kann unterschiedlich ausgeprägt sein, sich in den paravertebralen Raum ausdehnen oder den Spinalkanal stenosieren.

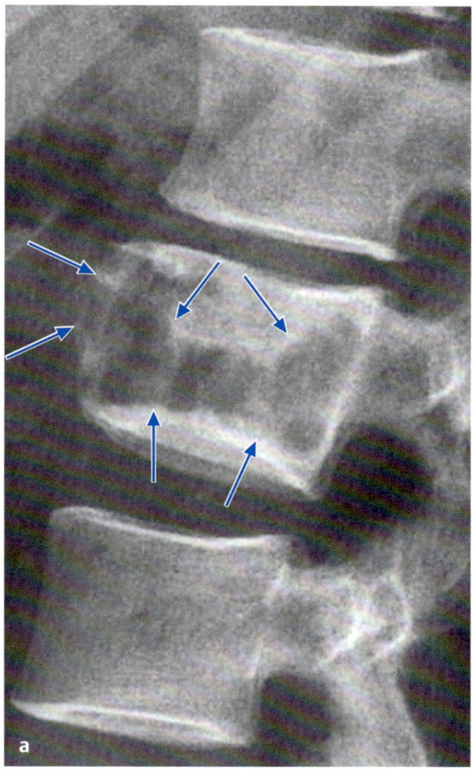

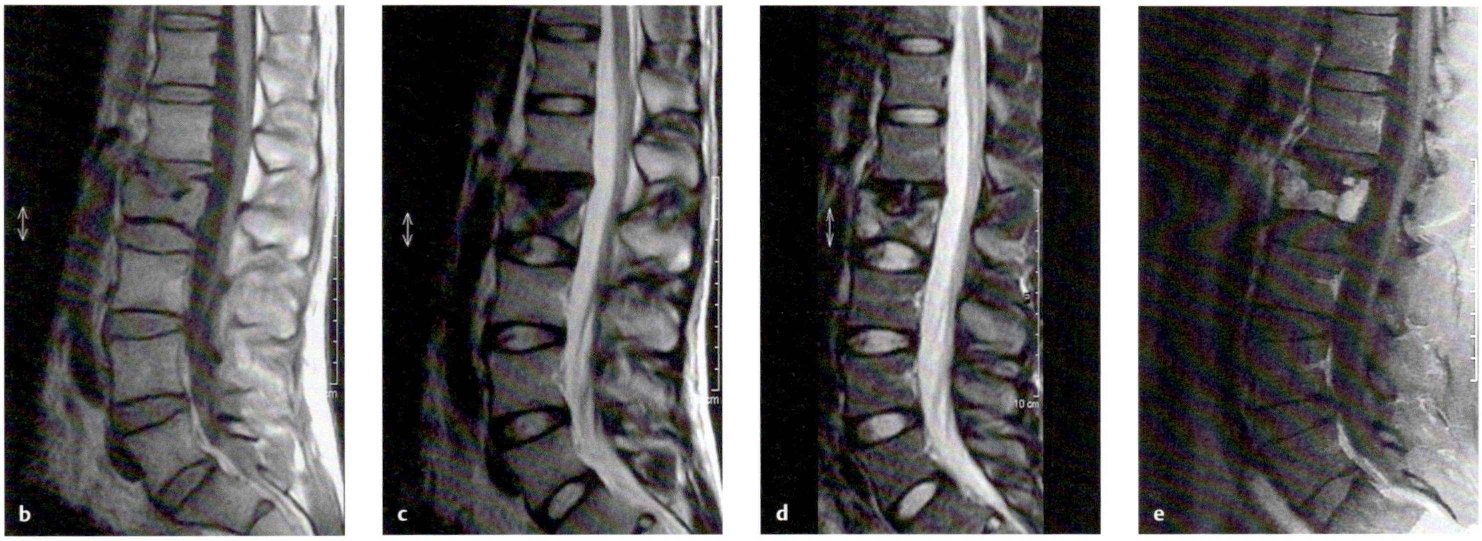

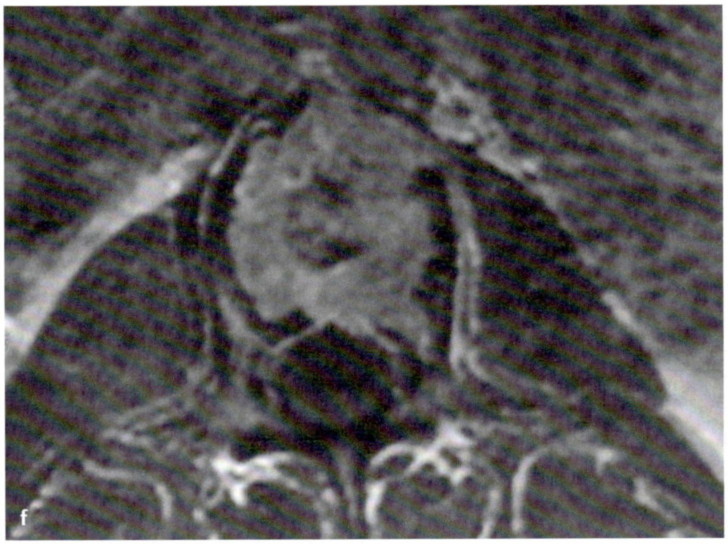

Abb. 5.31 a–f Osteosarkom (histologisch G3) am II. Lendenwirbelkörper. Es findet sich im Bereich des II. Lendenwirbelkörpers eine teils osteolytische, teilweise auch sklerosierende, bizarr konfigurierte Veränderung mit einer periostalen Reaktion an der ventralen Wirbelkörperkante und einer Impression an der Deckplatte (**a**, Pfeile). In der MRT ist T2w eine unterschiedliche Signalintensität teilweise signalreich, teilweise auch mit einzelnen bandförmigen, signalarmen Abschnitten zu erkennen (**c, d**). In der Kontrastmittelserie gelangt eine deutliche Anreicherung zur Darstellung (**e, f**).

a Röntgen: seitlich.
b MRT: sagittale T1w Aufnahme.
c MRT: sagittale T2w Aufnahme.
d MRT: sagittale STIR-Aufnahme.
e MRT: sagittale Kontrastmittelserie mit Fettunterdrückung.
f MRT: axiale Kontrastmittelserie mit Fettunterdrückung.

5.3.8 Ewing-Sarkom

Definition

Das Ewing-Sarkom besteht histologisch aus kleinen blauen Zellen, die dicht aneinander liegen und nur wenig Zytoplasma aufweisen. Die Lokalisation ist an den Extremitäten diaphysär; häufig sind auch Becken und Stammskelett betroffen. An der Wirbelsäule kommen 10% der Ewing-Sarkome vor. Das Durchschnittsalter der Patienten liegt bei 10 Jahren, bei der Manifestation an der Wirbelsäule ist das Durchschnittsalter mit 19 Jahren jedoch etwas höher. Klinisch sind häufig Symptome ähnlich wie bei einer Osteomyelitis typisch, mit Fieber, Leukozytose und erhöhter Blutkörperchensenkungsgeschwindigkeit, Abgeschlagenheit und Gewichtsverlust. Etwa 10% der Ewing-Sarkome sind primär multipel angelegt.

Das Verteilungsmuster an der Wirbelsäule zeigt eine Häufigkeit von 3% an der HWS, von 11% an der BWS, von 25% an der LWS und von 53% am Sakrum. Die dorsalen Abschnitte der Wirbelsäule sind in ⅔ der Fälle primär betroffen, gegenüber ⅓ Befall der Wirbelkörper (▸ **Abb. 5.32**).

Diagnostik

▸ **Abb. 5.33** u. ▸ **Abb. 5.34** zeigen diagnostische Zeichen des Ewing-Sarkoms.

▸ **Röntgen und CT.** Röntgenbild und CT lassen ein lytisches permeatives Destruktionsmuster erkennen.

▸ **MRT.** Die MRT zeigt einen uncharakteristischen Knochenmarkbefall und einen variablen Weichteiltumoranteil mit manchmal unscharfer Begrenzung bzw. perifokalem Ödem. Das Ewing-Sarkom kann daher wie eine Osteomyelitis imponieren. Auch mit der MRT ist daher nicht immer eine sichere Differenzierung zur Osteomyelitis möglich. Dabei geben jedoch die Zeichen der Raumforderung den diagnostischen Ausschlag [9].

Therapie

Die Therapie besteht aus einer prä- und postoperativen Chemotherapie (neoadjuvante Chemotherapie). Eine Radiotherapie (mit 40 – 50 Gy) ist bei inoperablen Tumoren möglich. Chirurgisch erfolgt eine weite oder radikale Resektion, ggf. eine biologische oder prothetische Rekonstruktion.

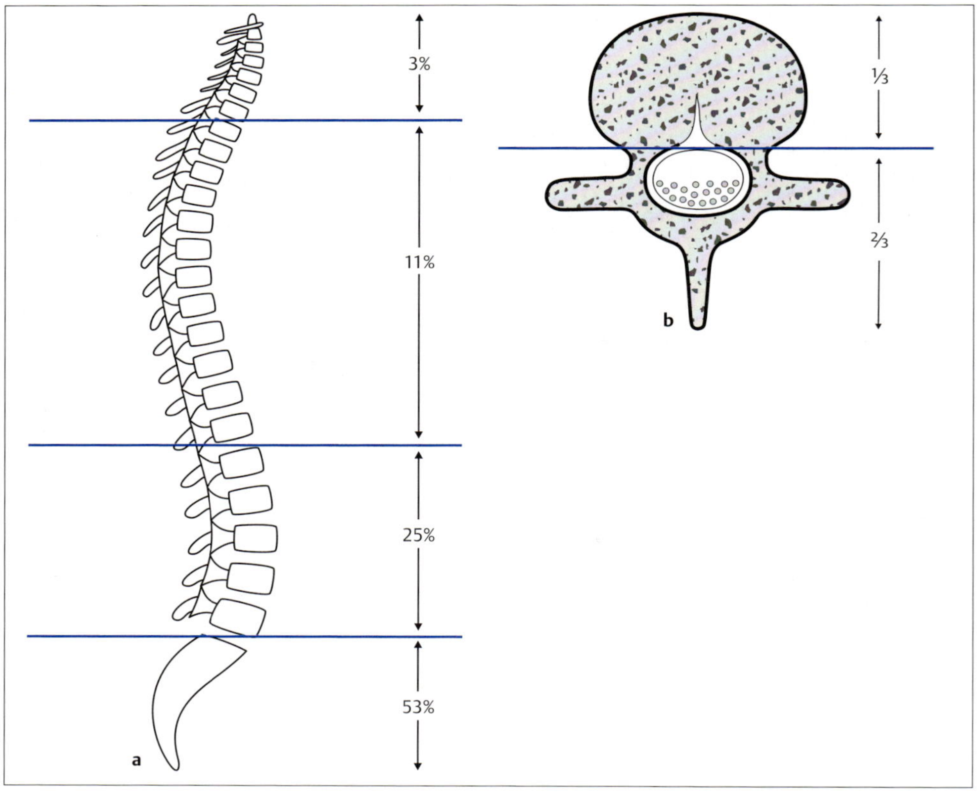

Abb. 5.32 a, b Verteilungsmuster des Ewing-Sarkoms an der Wirbelsäule.
a Entlang der Wirbelsäulenachse ist eine deutliche Bevorzugung des Sakrums zu erkennen, gefolgt von der LWS. Daran anschließend sind BWS und HWS selten betroffen.
b Bei Betrachtung der Wirbelabschnitte sind die dorsalen Elemente in ⅔ der Fälle und der Wirbelkörper in ⅓ der Fälle betroffen.

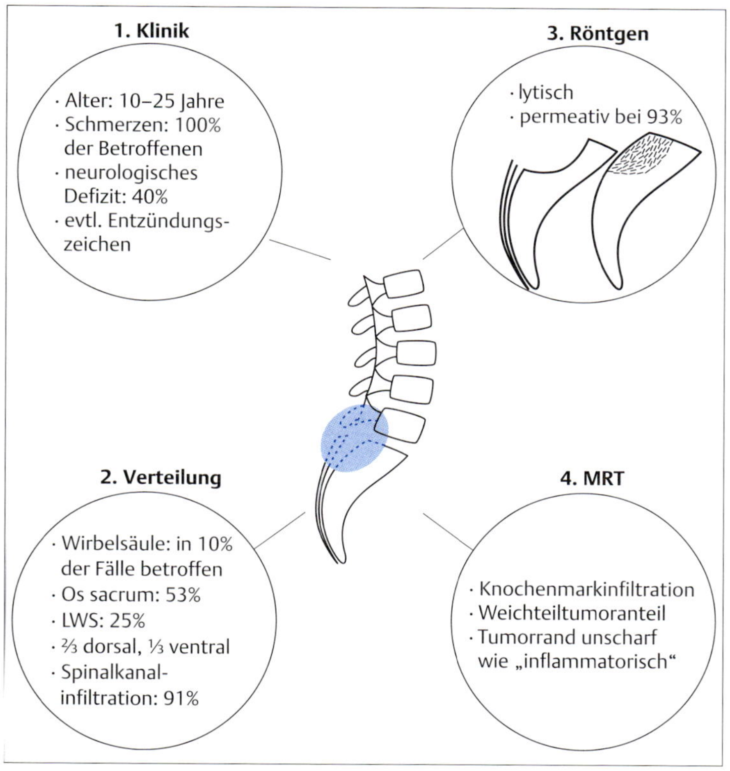

Abb. 5.33 Synopsis der diagnostischen Zeichen des Ewing-Sarkoms an der Wirbelsäule.

1. *Klinik* (1): Für ein Ewing-Sarkom spricht ein Alter zwischen 10 und 25 Jahren. Es liegen in 100 % der Fälle bei einer Manifestation an der Wirbelsäule Schmerzen vor. Neurologische Defizite bestehen bei 40 % der Betroffenen; evtl. sind auch klinisch und laborchemisch Entzündungszeichen nachweisbar.
2. *Verteilungsmuster* (2): Das Ewing-Sarkom betrifft in etwa 10 % der Fälle die Wirbelsäule. Es zeigt sich eine deutliche Bevorzugung des Sakrums und der LWS; eine Spinalkanalinfiltration liegt in den allermeisten Fällen vor (99 %).
3. *Röntgenzeichen* (3): Es findet sich ein lytisches oder permeatives Muster in 93 % der Fälle.
4. *MRT-Zeichen* (4): Es lässt sich eine diffuse Knochenmarkinfiltration feststellen, meist mit Weichteiltumoranteil, der eine beträchtliche Größe erreichen kann. Der Tumorrand kann sowohl innerhalb des Knochens bzw. des Knochenmarks als auch im Bereich des Weichteiltumoranteils unscharf sein und damit inflammatorisch imponieren.

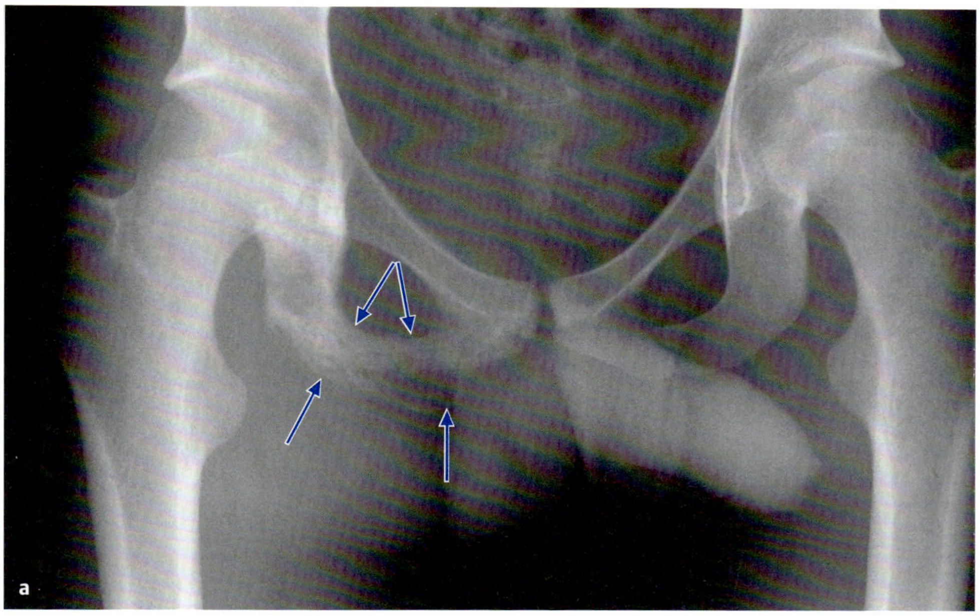

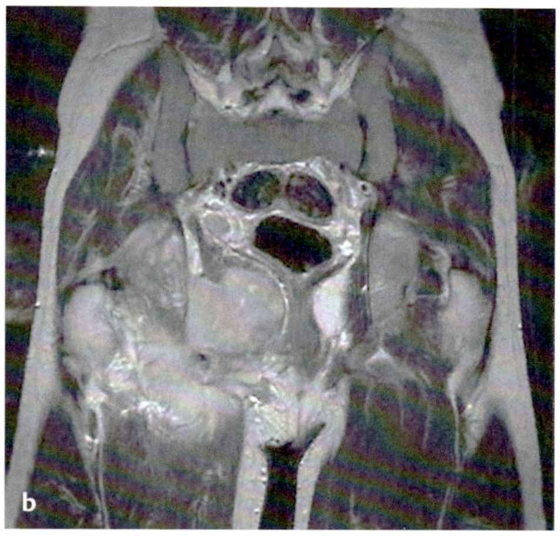

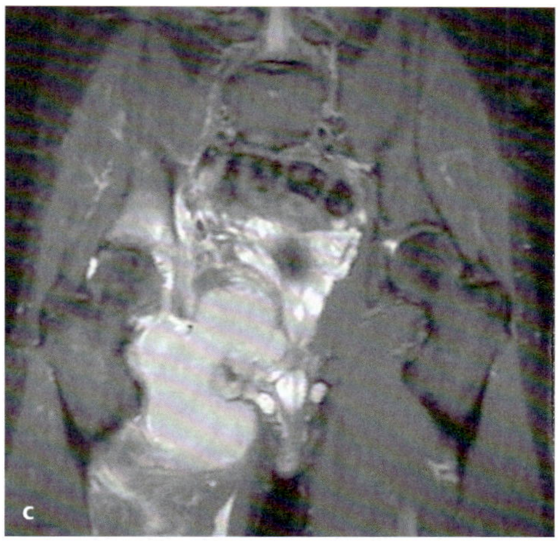

Abb. 5.34 a – c Ewing-Sarkom. Es findet sich bei einem jugendlichen Patienten eine überwiegend permeative Destruktion am rechten unteren Schambeinast (**a**, Pfeile). In der MRT ist dort die ausgedehnte knöcherne Infiltration zu erkennen, die im Bereich des Azetabulums unscharf berandet ist, sowie ein großer, polyzyklischer, signalreicher sowie kräftig kontrastmittelaufnehmender Weichteiltumoranteil. Dieser wölbt sich in das kleine Becken vor und zeigt auch eine Weichteilverlagerung im Bereich des proximalen Oberschenkels. Es besteht ein breiter Kontakt zum rechten Hüftgelenk.

a Röntgenaufnahme.
b MRT: koronale T2w Aufnahme.
c MRT: koronale Kontrastmittelserie mit Fettunterdrückung.

5.4 Sekundäre, solitäre oder multiple Knochentumoren der Wirbelsäule

Differenzialdiagnostisch ist nicht nur an primäre und sekundäre Knochentumoren der Wirbelsäule zu denken, sondern auch an blastomatöse Prozesse der Wirbelsäule mit sekundären knöchernen Veränderungen. Diese können vom Spinalkanal ausgehen, von den Neuroforamina oder außerhalb der knöchernen Wirbelsäule ihren Ursprung haben (▸ Abb. 5.35, ▸ Abb. 5.36, ▸ Abb. 5.37, ▸ Abb. 5.38 u. ▸ Abb. 5.39).

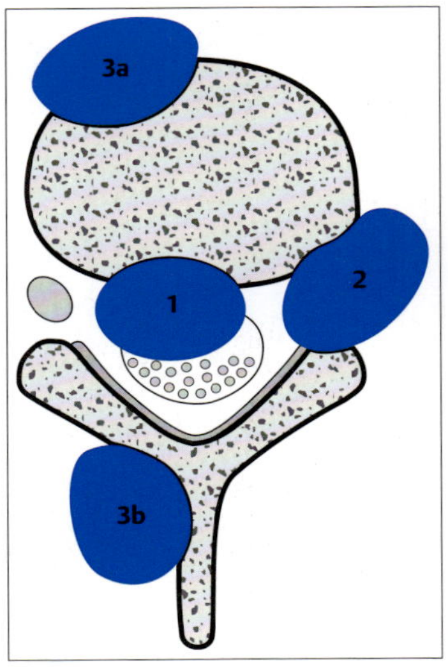

Abb. 5.35 Tumoren der Wirbelsäule mit sekundärer Knochenveränderung.

1. *Ursprung intraspinal* (1): mit umschriebener Vergrößerung der knöchernen Spinalkanalweite
2. *Ursprung Neuroforamen* (2): mit Vergrößerung des Neuroforamens
3. *Tumoren von außen:* mit Veränderung der Wirbelkörper (3a) oder der Anhangsgebilde (3b)

Abb. 5.36 a–d Neurinom der BWS. Es finden sich raumfordernde Veränderungen mit Zentrum im Bereich des rechten Neuroforamens Th9/Th10 mit expansiver Vorwölbung gegenüber dem Spinalkanal, jedoch auch gegenüber den knöchernen Strukturen. Wegen der Morphologie, Lokalisation und Ausdehnung bestehen in diesem Fall typische Zeichen für ein Neurinom.

- **a** MRT: sagittale T2w SE-Aufnahme.
- **b** MRT: sagittale STIR-Aufnahme.
- **c** MRT: sagittale T1w SE-Aufnahme.
- **d** MRT: sagittale Kontrastmittelserie.

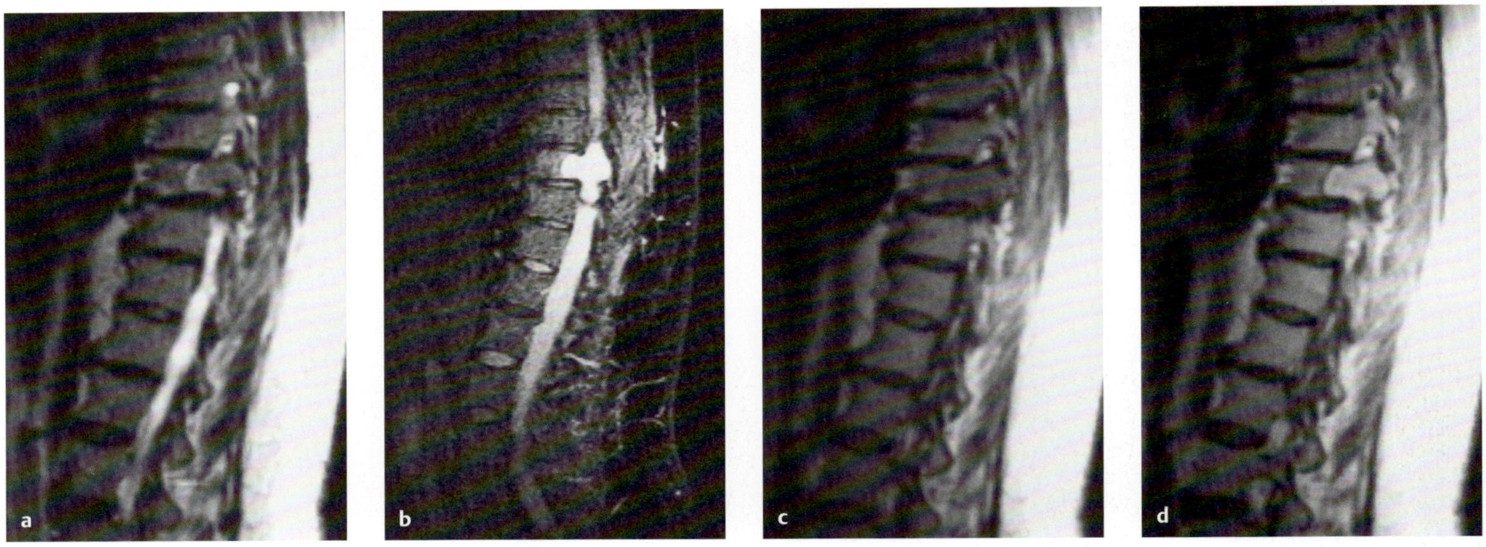

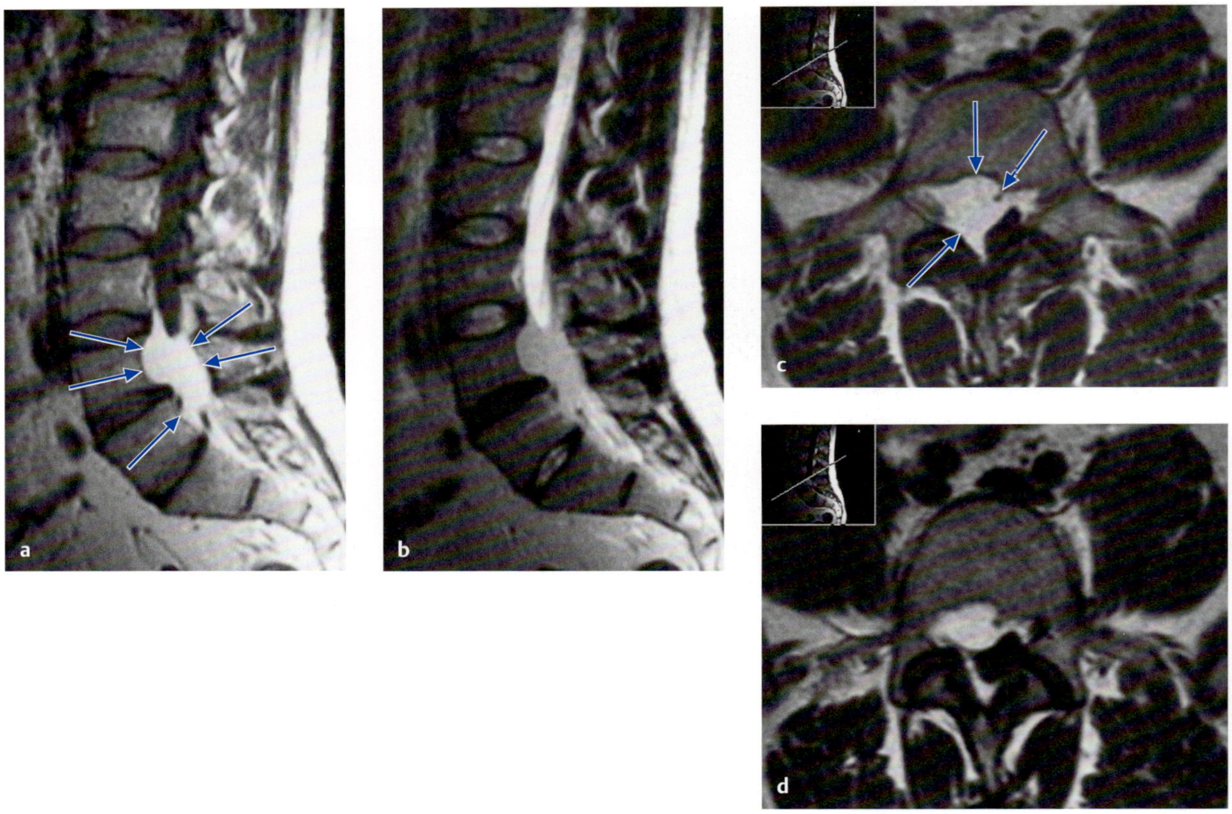

Abb. 5.37 a–d Intraspinales epidurales Lipom. Bis zu 4 cm große expansive, intraspinal und extradural auf Höhe von L4 und L5 gelegene Veränderung (**a, c**, Pfeile), vom Signalverhalten her eindeutig Fett entsprechend. Der Duralsack wird komprimiert und linksseitig verlagert. Der 41-jährige männliche Patient klagt auch über rezidivierende Lumbago und rezidivierende Schwäche in beiden unteren Extremitäten. Zusätzlich ist eine expansive Veränderung an den angrenzenden knöchernen Strukturen zu erkennen.

- **a** MRT: sagittale T1w SE-Aufnahme.
- **b** MRT: sagittale T2w SE-Aufnahme.
- **c** MRT: axiale T1w SE-Aufnahme auf Höhe des Unterrands von L4.
- **d** MRT: axiale T1w SE-Aufnahme auf Höhe des Oberrands von L4.

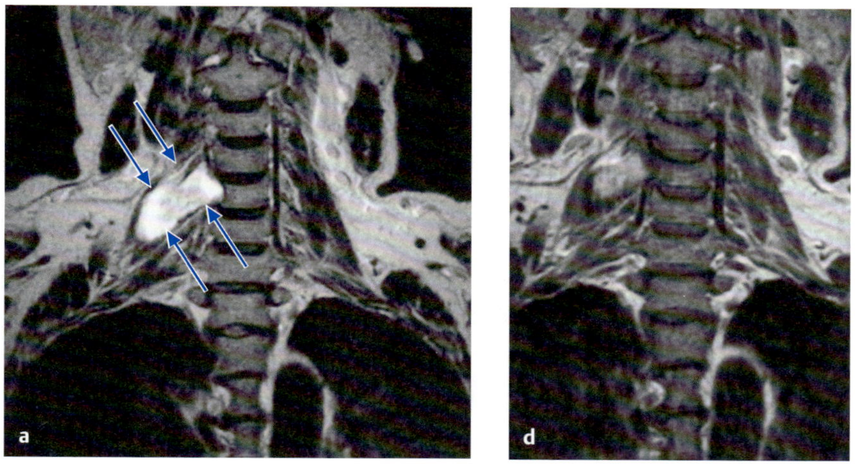

Abb. 5.38 a – e Neurofibrom C4/C5 rechts. Es besteht eine ovaläre bis hantelförmige, von intra- bis extradural reichende raumfordernde Veränderung mit größerem extraduralem, paravertebralem Anteil (**a**, **b**, Pfeile). Darüber hinaus ist ein Target-Zeichen festzustellen, nämlich ein unterschiedliches Signalverhalten T2w, zentral und peripher, sowie in der Kontrastmittelserie eine überwiegend zentrale Kontrastmittelanreicherung. Insgesamt liegen damit typische Zeichen eines Neurofibroms vor.

a MRT: koronale T2w SE-Aufnahme.
b MRT: axiale STIR-Aufnahme.
c MRT: axiale T1w SE-Aufnahme.
d MRT: koronale Kontrastmittelserie.
e MRT: axiale Kontrastmittelserie.

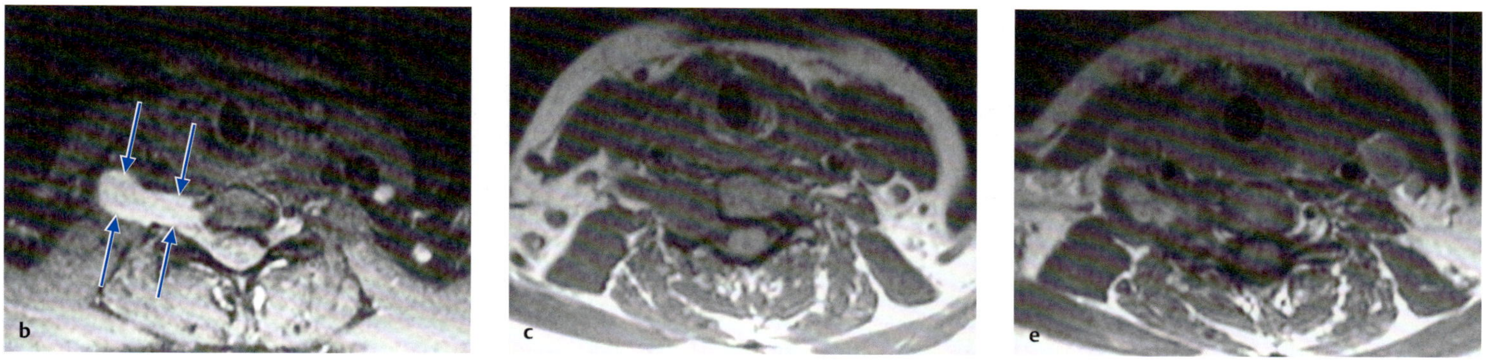

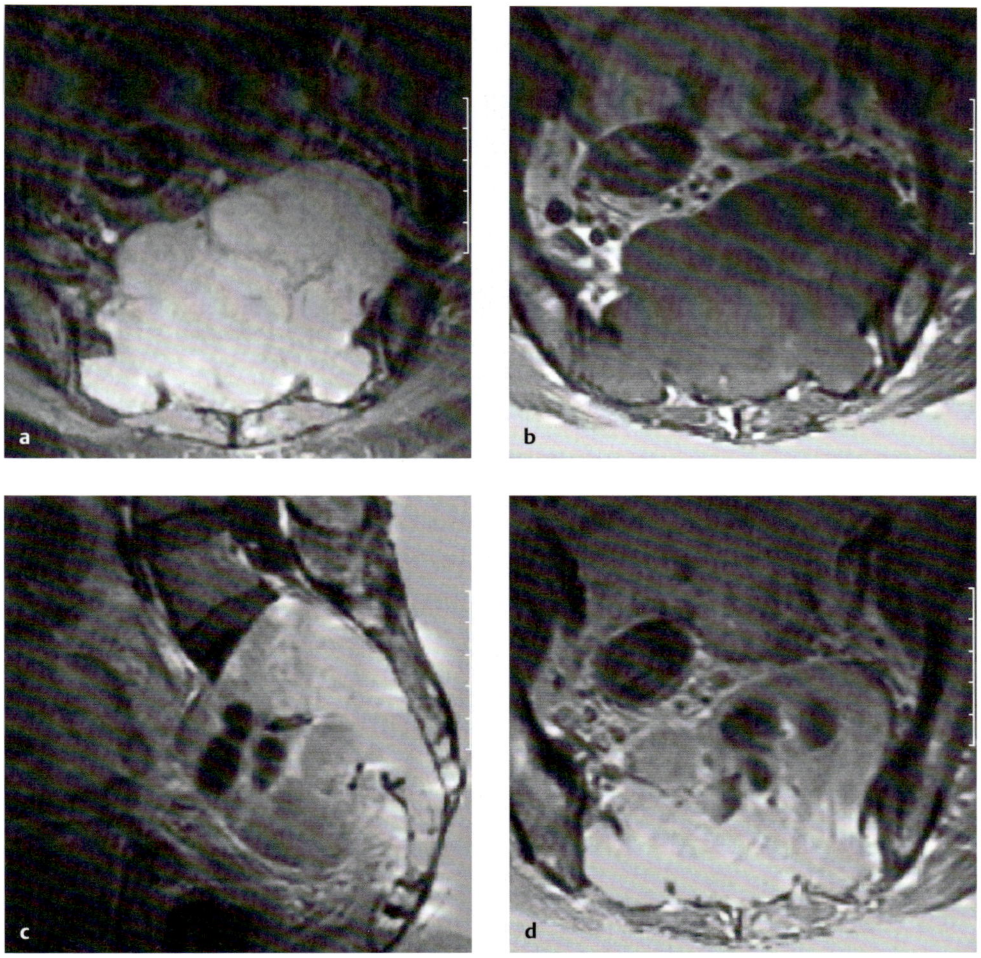

Abb. 5.39 a – d Schwannom des Sakrums. Median im Bereich des Sakrums und ventral davon findet sich eine bis zu 9 cm große Raumforderung. Diese betrifft S1 – S3 vollständig und dehnt sich intraossär bis zum Steißbein aus. Nach lateral werden die Sakroiliakalgelenke nicht überschritten. Die Raumforderung enthält T1w einzelne kleine, signalreichere Abschnitte, ist T2w inhomogen, teilweise zystisch imponierend und zeigt eine deutliche, auch etwas inhomogene Kontrastmittelanreicherung. Ein Binnenmuster im Sinne eines wurmartig geschlängelten Musters ist andeutungsweise zu erkennen.

a MRT: axiale STIR-Aufnahme.
b MRT: axiale T1w SE-Aufnahme.
c MRT: sagittale Kontrastmittelserie.
d MRT: axiale Kontrastmittelserie.

Blastomatöse Prozesse der Wirbelsäule können rein deskriptiv in solitäre und multiple Tumoren eingeteilt werden. Solitäre Tumoren der Wirbelsäule können mit der MRT sehr verlässlich nachgewiesen werden. Die MRT bietet eine bestmögliche anatomische Auflösung im Sinne eines lokalen Staging. Die Differenzialdiagnostik ist jedoch in vielen Fällen rein bildgebend nicht möglich. Dafür sind weitere klinische und sonstige Informationen notwendig (▸ **Abb. 5.40**, ▸ **Abb. 5.41**, ▸ **Abb. 5.42**, ▸ **Abb. 5.43**, ▸ **Abb. 5.44**, ▸ **Abb. 5.45** u. ▸ **Abb. 5.46**).

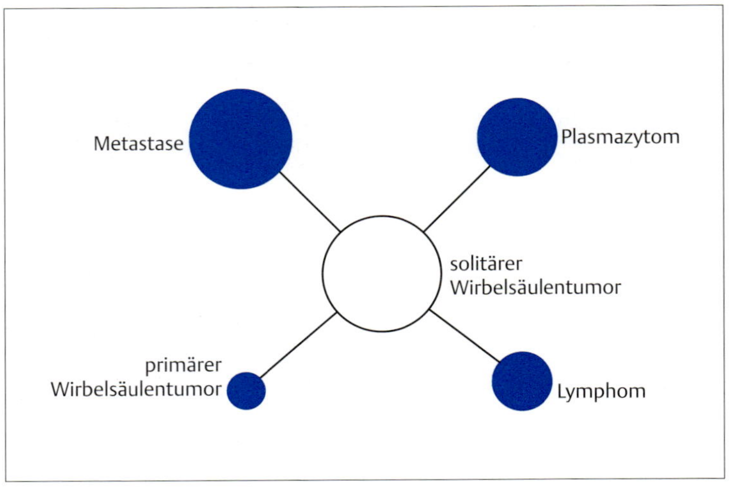

Abb. 5.40 Ursachen und semiquantitative Häufigkeiten solitärer Wirbelsäulentumoren. Die häufigsten Differenzialdiagnosen in jedem Alter bilden das Sekundärblastom bzw. die Metastase. Bei Patienten mittleren und höheren Alters sind an weiteren Differenzialdiagnosen Plasmozytom und Lymphom zu nennen. Bei einem jüngeren Patienten ist an einen primären Wirbelsäulentumor zu denken.

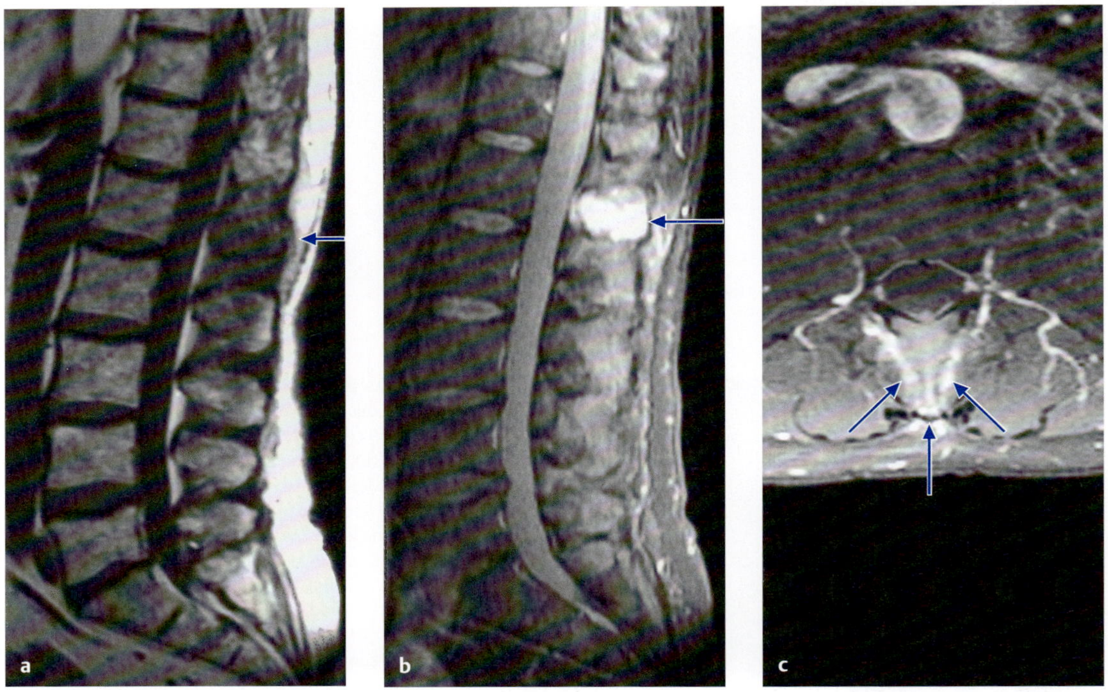

Abb. 5.41 a – c Isolierte Processus-spinosus-Metastase von L1. Typische Signalminderung T1w (**a**, Pfeil), mit deutlicher Signalanhebung T2w (**b**, Pfeil) und Kontrastmittelanreicherung (**c**, Pfeile). Dabei ist hier auch die kortikale Destruktion des Dornfortsatzes mit schmalem Weichteiltumoranteil zu erkennen (Histologie eines Prostatakarzinoms). Grundsätzlich ist bei dieser Lokalisation auch ein primärer Tumor zu erwägen.
a MRT: sagittale T1w SE-Aufnahme.
b MRT: sagittale STIR-Aufnahme.
c MRT: axiale Kontrastmittelserie mit Fettunterdrückung.

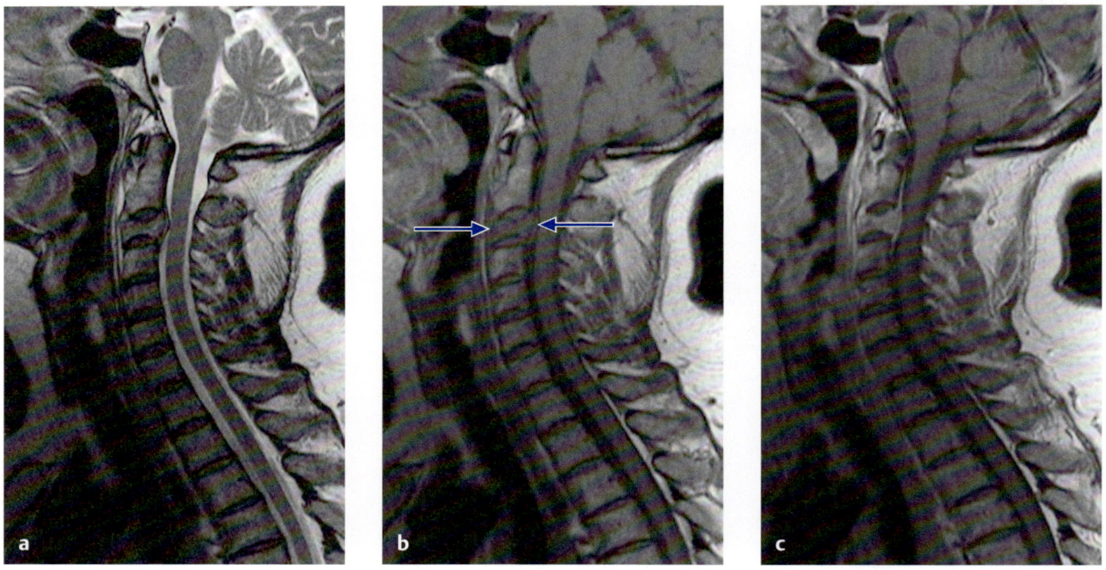

Abb. 5.42 a – c Metastase C3. Vollständige Infiltration des gesamten Wirbelkörpers (**b**, Pfeile), schmale Weichteiltumoranteile und epidurale Infiltration. Bronchuskarzinom mit zusätzlichen Metastasen in beiden Nieren.
a MRT: sagittale T2w SE-Aufnahme.
b MRT: sagittale T1w SE-Aufnahme.
c MRT: sagittale Kontrastmittelserie.

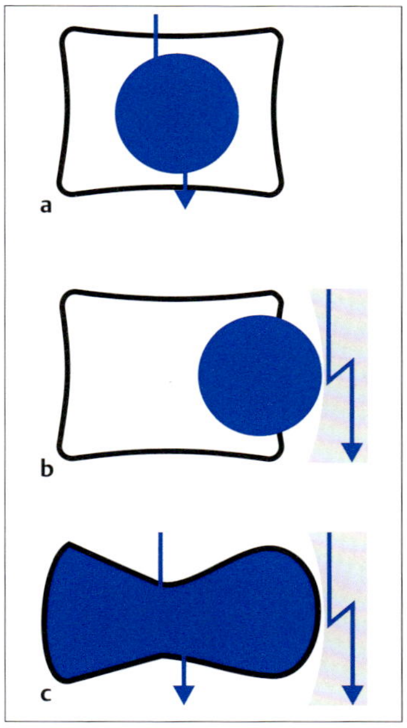

Abb. 5.43 a – c Klinische Manifestation einer blastomatösen Veränderung in der Wirbelsäule.
a Der blastomatöse Prozess präsentiert sich in Form der Läsion selbst aufgrund der expansiven und destruierenden Wirkung.
b Der blastomatöse Wirbelsäulenprozess kann aufgrund seines Weichteiltumoranteils und der sich daraus ergebenden Vertebrostenose zentral oder lateral manifest werden.
c Die 3. Art der Manifestation ist in Form einer pathologischen Fraktur. Dabei kann sowohl die Fraktur selbst als auch die konsekutive Vertebrostenose für die Beschwerden verantwortlich sein.

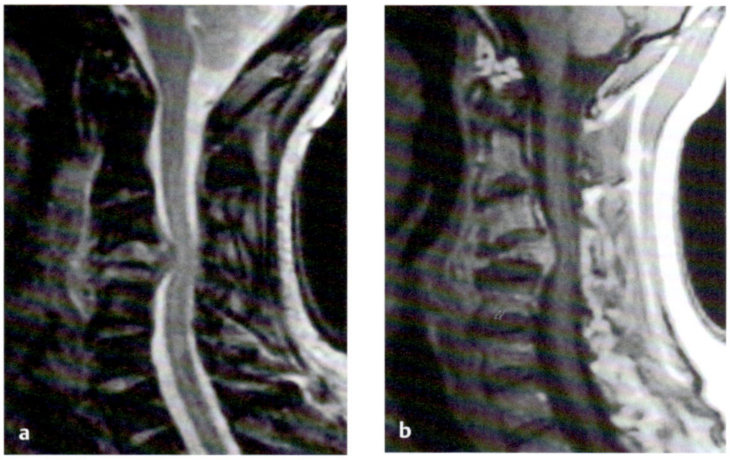

Abb. 5.44 a, b Solitäre HWS-Metastase mit pathologischer Kompressionsfraktur und absoluter sagittaler Spinalkanalstenose. 46-jähriger männlicher Patient mit bekanntem Hepatom. Es findet sich eine isolierte Veränderung des IV. Halswirbelkörpers, der nahezu plattwirbelartig komprimiert ist. Tumoranteile werden sowohl nach ventral als auch nach dorsal in den Spinalkanal verlagert. Konsekutive, absolute sagittale Spinalkanalstenose mit erkennbarer Signalanhebung im zervikalen Myelon.
a MRT: sagittale T2w GRE-Aufnahme.
b MRT: sagittale Kontrastmittelserie.

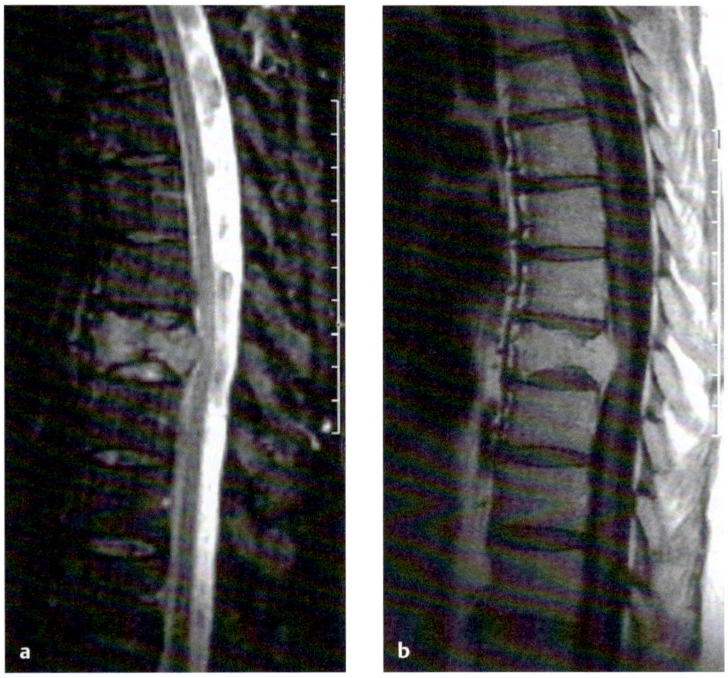

Abb. 5.45 a, b Solitäres Plasmozytom der BWS. Verlässlicher, aber unspezifischer Nachweis einer solitären Wirbelkörperveränderung in den gezeigten MRT-Aufnahmen. Es ist der gesamte Wirbelkörper betroffen. Die Abschlussplatten sind imprimiert, die dorsale Wirbelkörperkante ist etwas höhenreduziert und es wölbt sich die dorsale Kontur in den Spinalkanal vor. Dabei liegt hier lediglich eine relative sagittale Spinalkanalstenose vor.
a MRT: sagittale STIR-Aufnahme.
b MRT: sagittale Kontrastmittelserie.

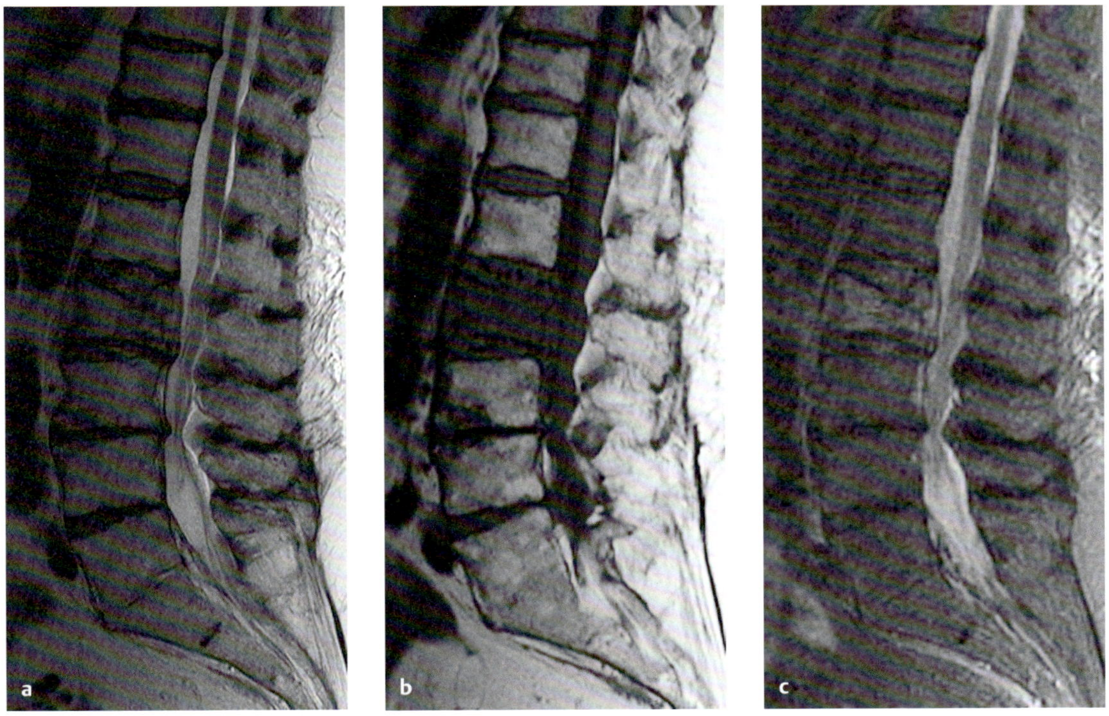

Abb. 5.46 a – c Solitäres knöchernes Lymphom L2. Verlässlicher Nachweis eines solitären blastomatösen Prozesses am II. Lendenwirbelkörper mit pathologischer Impressionsfraktur der Deckplatte und schmalem epiduralem Weichteiltumoranteil. Die Läsion ist bildgebend nicht weiter differenzierbar. Primäres knöchernes Lymphom (B-Zell-Lymphom) einer 78-jährigen Patientin.
a MRT: sagittale T2w Aufnahme.
b MRT: sagittale T1w Aufnahme.
c MRT: sagittale STIR-Aufnahme.

5.4.1 Metastase (Sekundärblastom)

Definition

Wirbelsäulenmetastasen sind bei 5 – 10% aller Karzinompatienten nachweisbar. Primäre Tumoren beim Erwachsenen sind Bronchus-, Mamma-, Prostata- und Nierenzellkarzinom. Diese Formen bilden am häufigsten Wirbelsäulenmetastasen aus. Bei etwa 15 – 25% der Wirbelsäulenmetastasen liegt ein unbekannter Primärtumor vor. Im Kindesalter sind als Primärtumoren Sarkome wie Ewing-Sarkom oder Neuroblastom sowie hämatologische Erkrankungen anzunehmen.

Wirbelsäulenmetastasen machen etwa 40% aller Knochenmetastasen aus. Komplikationen sind pathologische Frakturen, bei bis zu 5% der Patienten eine epidurale Kompression des Rückenmarks und eine Kompression der Neuroforamina.

Das Befallsmuster korreliert mit dem Ausmaß und dem Verteilungsmuster des roten Knochenmarks, sodass die LWS häufiger befallen ist als die BWS und diese häufiger als die HWS. In 99% der Fälle ist der hintere Wirbelkörperanteil befallen, in 80% der vordere, in 60% die Bogenwurzel bzw. das Pedikel und nur in 20% die dorsalen Anhangsgebilde (▶ **Abb. 5.47**). Vorsicht: Da es sich um multiple Läsionen handelt, ergeben die Prozentangaben zusammengerechnet zwangsläufig mehr als 100%.

Diagnostik

▶ **Röntgen, CT und Szintigrafie.** Im Röntgenbild ist eine Metastase erst zu erkennen, wenn ein entsprechendes Ausmaß an Knochenzerstörung vorliegt. Frühe Zeichen sind eine im a.-p. Strahlengang fehlende Bogenwurzel und in der seitlichen Aufnahme die Zerstörung der dorsalen kortikalen Wirbelkörperkante. Im Röntgenbild und CT findet sich das Bild einer Osteolyse mit Zerstörung des spongiösen sowie des kortikalen Knochens. Die Szintigrafie mit der ^{99}Tc-Knochenszintigrafie ist hochsensitiv und anreichernd. In der Myelografie kann das Bild einer extraduralen Kompression erkannt werden.

▶ **MRT.**

- **Knochenmark:** Zuerst ist das Knochenmark verändert, dann folgen die knöchernen Trabekel und zum Schluss ist der knöcherne Kortex zerstört. Die Knochenmarkinfiltration geht der Knochenzerstörung voraus. Daher ist die MRT eine besonders sensitive Methode im Vergleich zur CT- und Röntgendiagnostik [8]. In der MRT ist bei herdförmigem Befallsmuster meist eine rundliche, scharf begrenzte, raumfordernde Veränderung des Knochenmarks gegeben. Das Signalverhalten der herdförmigen Metastasen ist T1w signalarm und zeigt keinen Fettanteil innerhalb des Herds. T2w sind herdförmige Metastasen mit Fettunterdrückung signalreich und T2w ohne Fettunterdrückung hypo- bis isointens zum normalen Knochenmark. Eine osteoblastische Komponente, wie sie beim Prostata- und Mammakarzinom vorkommt, schlägt sich in einer Signalminderung T2w nieder. In den DWI-Sequenzen ist das Signalverhalten hyperintens. Die Kontrastmittelanreicherung ist meist eindeutig und kräftig. Bandscheiben sind üblicherweise nicht betroffen (▶ **Abb. 5.48**, ▶ **Abb. 5.49**, ▶ **Abb. 5.50**, ▶ **Abb. 5.51**, ▶ **Abb. 5.52**, ▶ **Abb. 5.53**, ▶ **Abb. 5.54**, ▶ **Abb. 5.55** u. ▶ **Abb. 5.56**).
- **Fraktur:** Die pathologische Fraktur stellt eine Komplikation dar, bei der meist ein ausgedehnter Befall eines Wirbels vorliegt. Wichtig ist die Differenzialdiagnose zu anderen Frakturursachen, besonders zur osteoporotisch bedingten Wirbelkörperfraktur (▶ **Abb. 5.57**, ▶ **Abb. 5.58**, ▶ **Abb. 5.59** u. ▶ **Abb. 5.60**). Die Zusammenschau verschiedener morphologischer Zeichen ermöglicht in den meisten Fällen eine Differenzierung. Ein vollständig und homogen signalveränderter Wirbelkörper mit fehlenden regulären Knochenmarkabschnitten, fehlender deutlicher Signalminderung mit Fettunterdrückung und Fehlen des Fluid Sign sprechen für eine pathologische Fraktur. Dazu kommen eine konvexe Kontur der betroffenen Wirbelkörperkante oder eine kortikale Destruktion. Eine paravertebrale oder epidurale Veränderung sowie eine Ausdehnung in die Pedikel kommen häufiger bei der pathologischen als bei der osteoporotischen Fraktur vor [10].
- **Weichteiltumoranteil:** Dieser ist auch in der MRT erkennbar. Bei einer Ausdehnung über die kortikale Begrenzung hinaus erlaubt die MRT einen besonders exakten Nachweis eines Weichteiltumoranteils. Klinisch wichtig ist die epidurale und intraspinale Ausdehnung. Bei einem epiduralen intraspinalen Weichteiltumoranteil findet sich ein typisches Curtain- oder Draped-Curtain-Sign. Das entsteht dadurch, dass die Mittellinie weitgehend ausgespart bleibt (▶ **Abb. 5.61**, ▶ **Abb. 5.62**, ▶ **Abb. 5.63**, ▶ **Abb. 5.64** u. ▶ **Abb. 5.65**). Das Ausmaß der tumorbedingten Spinalkanalstenose und Myelonkompression kann mit der MRT bestmöglich erkannt werden.
- **Therapiekontrolle:** Behandlungseffekte einer Wirbelsäulenmetastase sind zuerst an einer Reduktion der Kontrastmittelanreicherung zu erkennen. Eine T2w Signalminderung kann ein weiteres Zeichen sein. Ein sicheres Erfolgszeichen ist eine Umwandlung in Fettmark im längerfristigen Verlauf; Narbengewebe oder Sklerosierung stellen hingegen unsichere Zeichen dar.

Therapie

Die Therapie ist abhängig davon, ob solitäre oder multiple Metastasen vorliegen, sowie von der lokalen Ausdehnung. Bei einer solitären Metastase ist primär eine chirurgische Behandlung mit dem Ziel der vollständigen Tumorentfernung anzudenken. Bei einer tumorbedingten Spinalkanalstenose mit Querschnittsymptomatik kommt meist eine palliative chirurgische Behandlung in Form einer Laminektomie zum Einsatz. Eine pathologische Fraktur kann lokal mittels Strahlentherapie beherrscht werden.

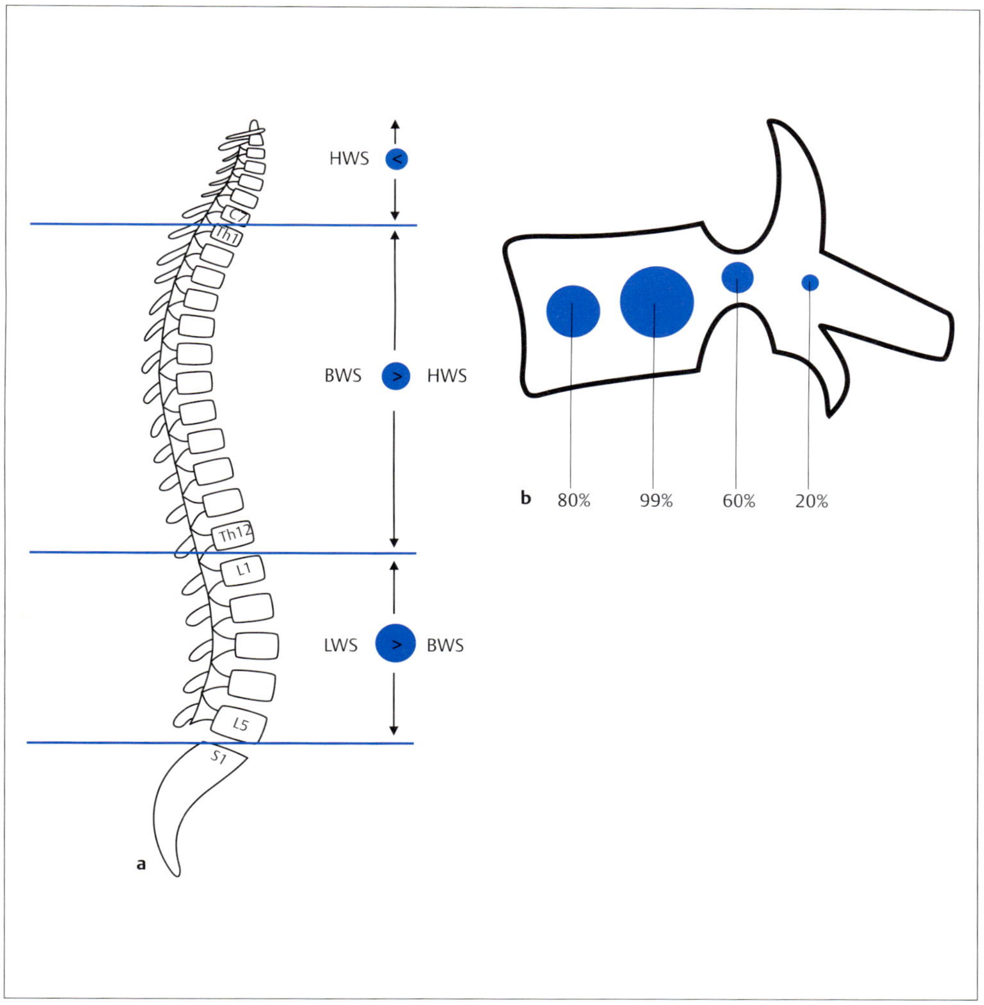

Abb. 5.47 a, b Verteilungsmuster von Metastasen an der Wirbelsäule.

a Die LWS ist am häufigsten betroffen, gefolgt von der BWS, und diese ist wieder häufiger betroffen als die HWS.

b Die meisten Metastasen finden sich im Wirbelkörper; selten sind sie in den Anhangsgebilden zu finden. Innerhalb des Wirbelkörpers ist die häufigste Manifestation im dorsalen Abschnitt des Wirbelkörpers. Vorsicht: Da es sich bei Metastasen um multiple Läsionen handelt, ergeben die Prozentangaben zusammengerechnet zwangsläufig mehr als 100%.

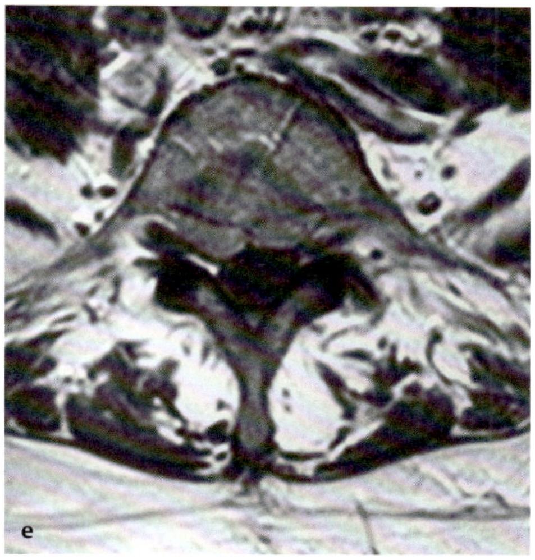

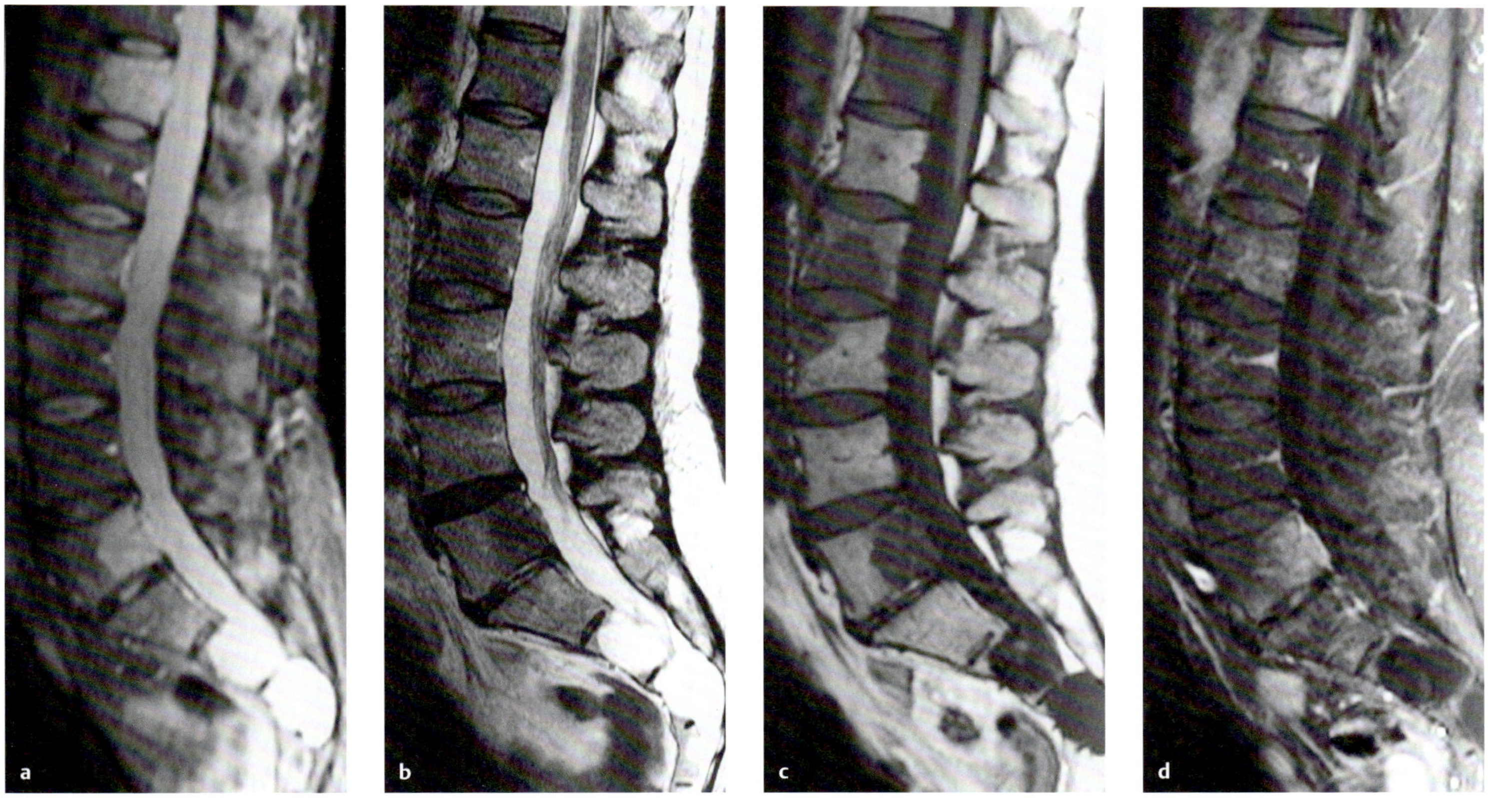

Abb. 5.48 a–e Herdförmige und multiple Metastasen eines Osteosarkoms. Es finden sich multiple herdförmige Veränderungen mit typischem Signal- und Kontrastmittelverhalten, die jedoch auch mehrfach eine Überschreitung der Kortikalis erkennen lassen, wie an Th12 und L5. In der axialen Schnittführung gelangt dadurch das Vorhangzeichen zur Darstellung. Als Nebenbefund sind sakrale Zysten zu erkennen.

a MRT: sagittale STIR-Aufnahme.

b MRT: sagittale T2w SE-Aufnahme.

c MRT: sagittale T1w SE-Aufnahme.

d MRT: sagittale Kontrastmittelserie mit Fettunterdrückung.

e MRT: axiale Kontrastmittelserie.

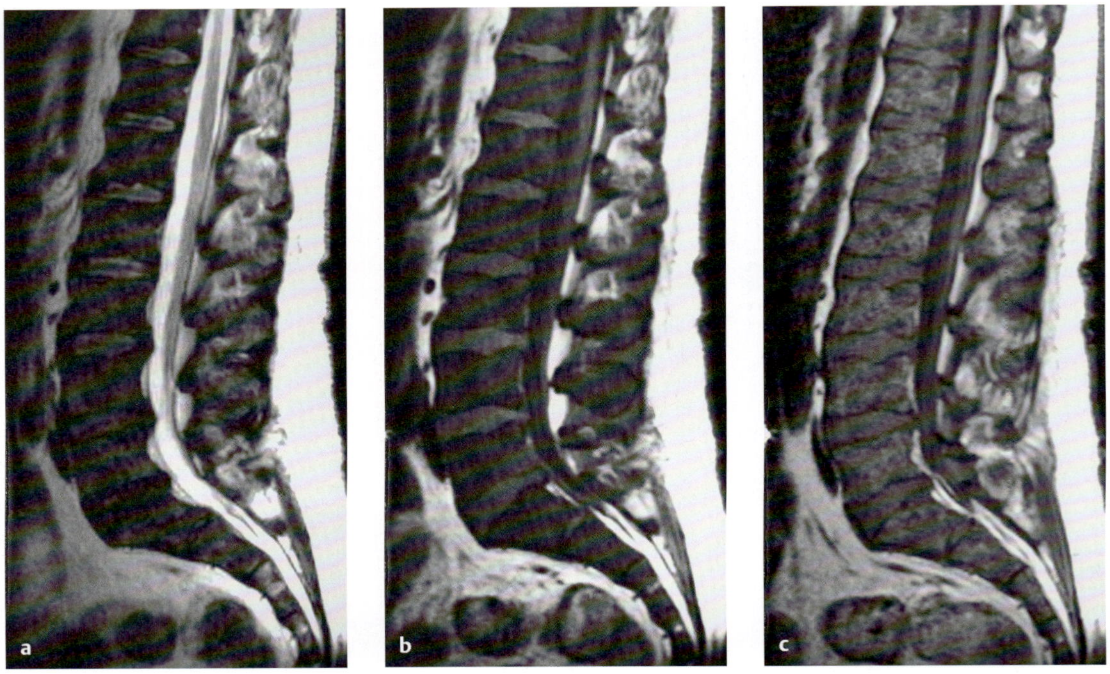

Abb. 5.49 a–c Diffuse Infiltration des Knochenmarks der Wirbelsäule als sekundärblastomatöses Geschehen eines kleinzelligen Lungenkarzinoms. Es imponiert eine diffuse Veränderung des Knochenmarks. Das Knochenmarkssignal ist in allen Sequenzen deutlich signalreduziert und erscheint insgesamt signalärmer im Vergleich zur Bandscheibe, besonders T1w. Das ist als eindeutig pathologisch zu werten. In der Kontrastmittelserie findet sich eine Anreicherung mit einem etwas inhomogenen Muster. Dabei wird hier das Signal der Bandscheibe geringfügig überschritten.

a MRT: sagittale T2w SE-Aufnahme.
b MRT: sagittale T1w SE-Aufnahme.
c MRT: sagittale Kontrastmittelserie.

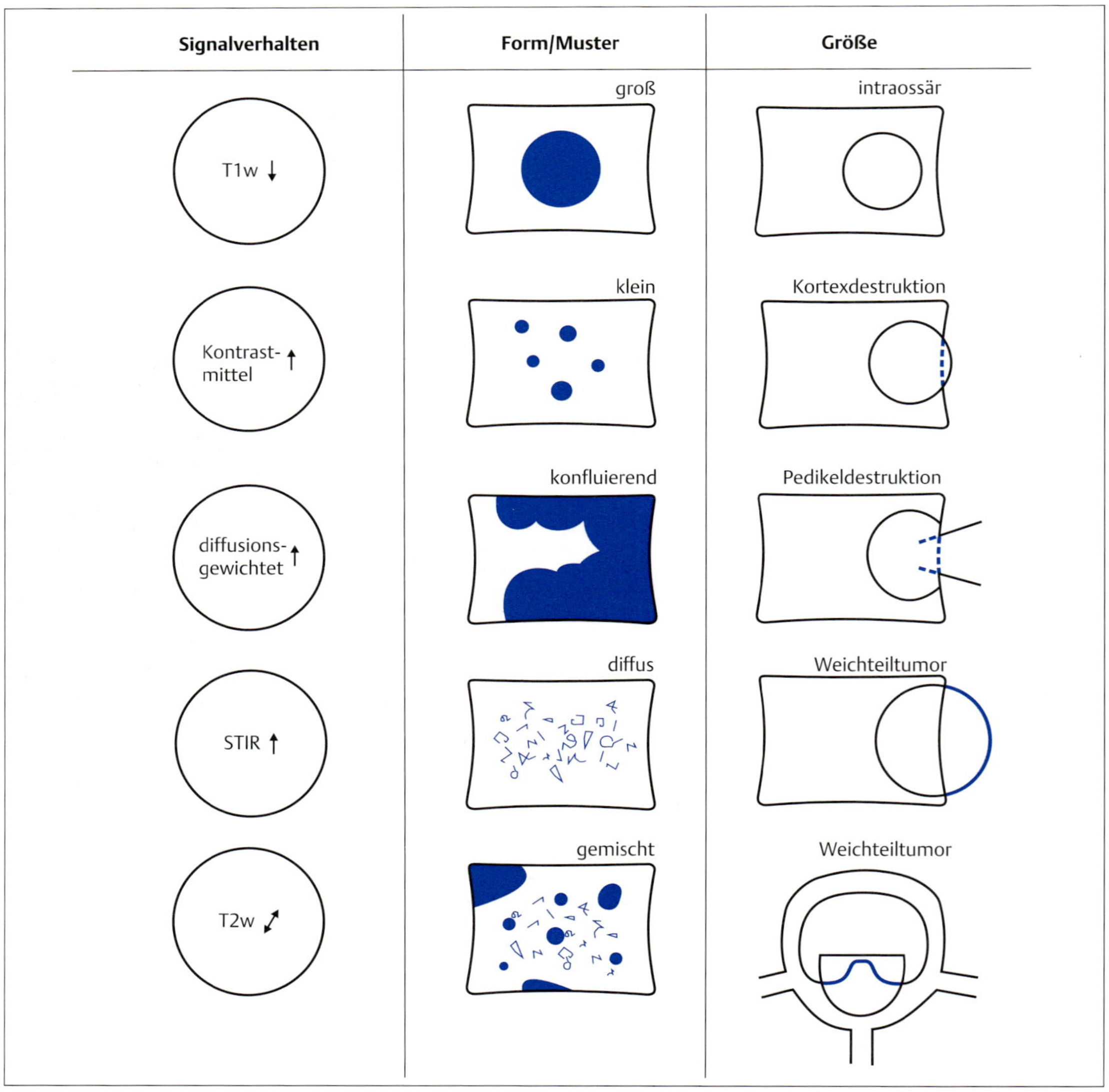

Abb. 5.50 Signalverhalten, Form und Muster sowie Größe und Ausdehnung von Wirbelsäulenmetastasen.

Signalverhalten: Das typische Signalverhalten ist eine deutliche Signalreduktion T1w mit Auslöschung des Fettsignals; des Weiteren besteht eine gut sichtbare Kontrastmittelanreicherung. In der DWI-Sequenz ist eine Signalanhebung zu erkennen. Die Signalintensität ist auch in der T2w Sequenz mit Fettunterdrückung (STIR) angehoben, soweit nicht eine deutliche osteoblastische Komponente vorliegt. Das Signalverhalten T2w ist unterschiedlich.

Form und Muster: Wirbelsäulenmetastasen können herdförmig sein, mit einem groß- oder kleinknotigen Muster. Diese Rundherde des Knochenmarks können ein konfluierendes Muster bilden. Die Manifestation kann auch ein diffuses Bild oder zusammen mit Herden ein gemischtes Bild ergeben.

Größe und Ausdehnung: Wirbelsäulenmetastasen sind primär intraossär gelegen. Bei entsprechender Größe und Lokalisation kommt es zu einer Destruktion des Wirbelkörpers. Von dort ist eine Ausdehnung in die Bogenwurzeln und Wirbelbögen möglich. Ein Weichteiltumor kann sich in alle Richtungen ausdehnen. Klinisch wichtig ist die intraspinale und intraossäre Ausdehnung. Infolge der medianen Fixierung des hinteren Längsbands kommt es zu einer ungleichmäßigen Vorwölbung in den Spinalkanal mit dem sog. Curtain Sign bzw. Vorhang- oder Rennbrillenzeichen.

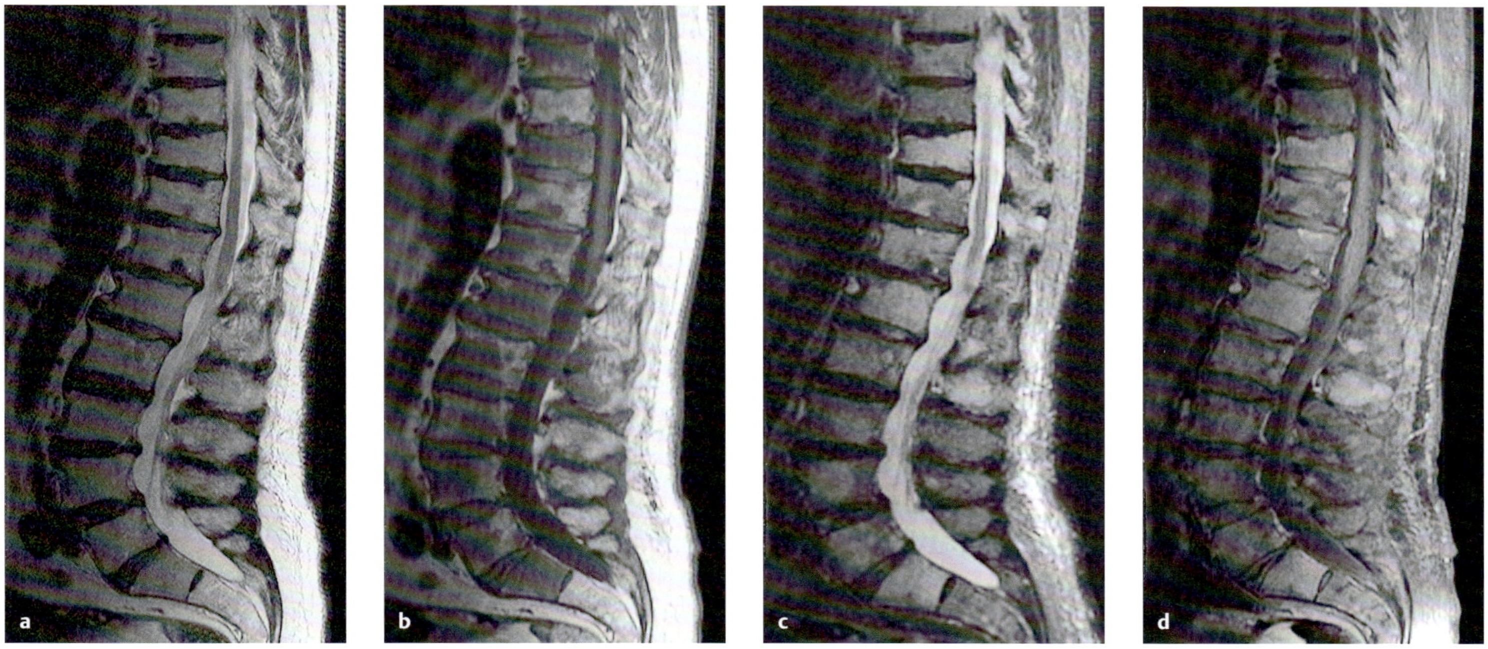

Abb. 5.51 a – d Herdförmig konfluierendes Muster bei Metastasen eines Nierenzellkarzinoms.
a MRT: sagittale T2w Aufnahme.
b MRT: sagittale T1w Aufnahme.
c MRT: sagittale STIR-Aufnahme.
d MRT: sagittale Kontrastmittelserie mit Fettsättigung.

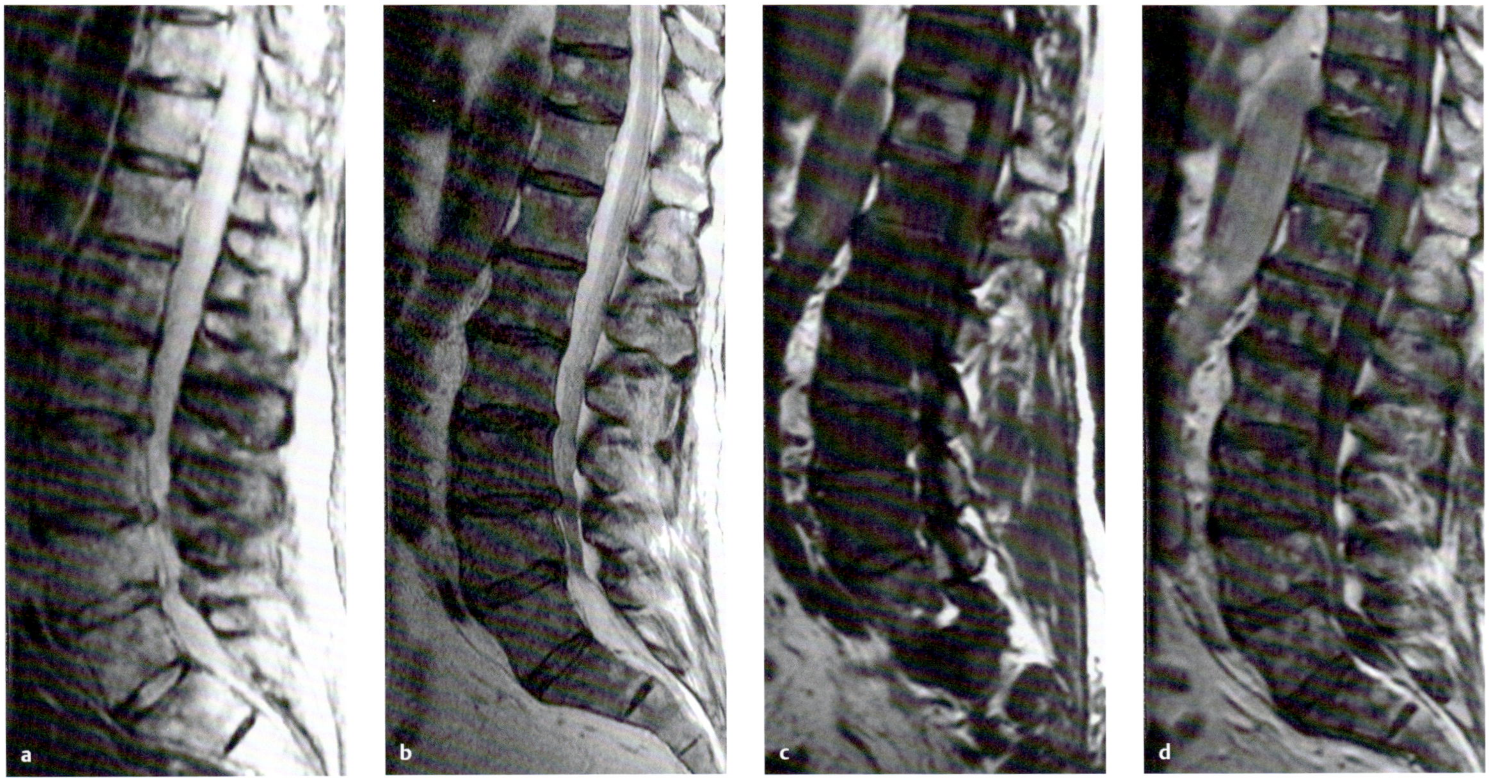

Abb. 5.52 a – d Diffuse Metastasierung der gesamten Wirbelsäule, angedeutet auch herdförmig-fleckig imponierend. Diffuse Signalreduktion der Wirbelkörper, sodass in der T1w Sequenz das Bandscheibensignal stärker erscheint. Insbesondere in der Kontrastmittelserie ist hier eine diffuse kleinfleckige Kontrastmittelanreicherung zu erkennen (Prostatakarzinom).
a MRT: sagittale STIR-Aufnahme.
b MRT: sagittale T2w SE-Aufnahme.
c MRT: sagittale T1w SE-Aufnahme.
d MRT: sagittale Kontrastmittelserie.

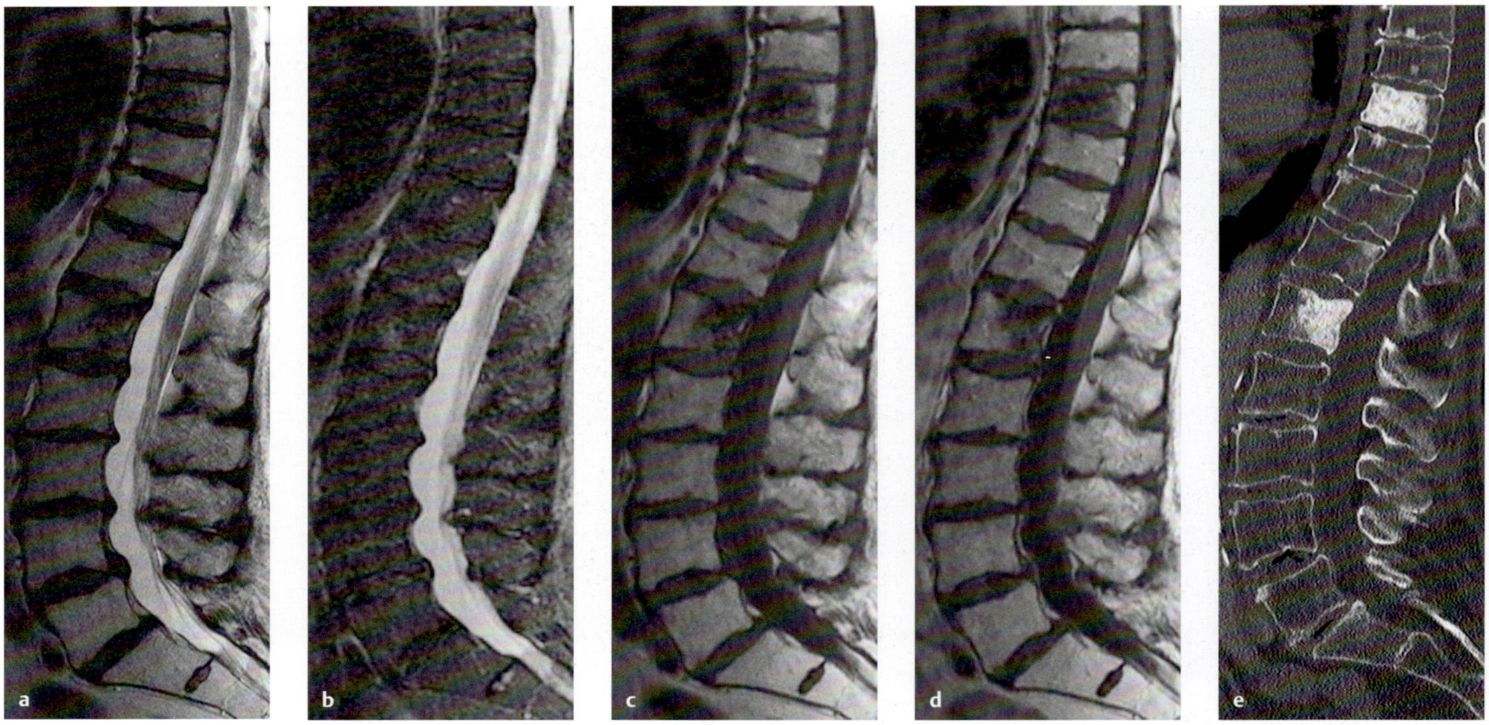

Abb. 5.53 a – e Osteoblastische herdförmige Wirbelsäulenmetastasen. Es finden sich sehr signalarme, herdförmige Knochenmarksveränderungen, die nur im Randbereich Kontrastmittel aufnehmen und aufgrund der Signalarmut einen deutlichen Hinweis auf osteoblastische Metastasen geben. Im CT lässt sich die entsprechende Dichte eindeutig zuordnen.

a MRT: sagittale T2w Aufnahme.
b MRT: sagittale STIR-Aufnahme.
c MRT: sagittale T1w Aufnahme.
d MRT: sagittale T1w Kontrastmittelserie.
e CT-Aufnahme.

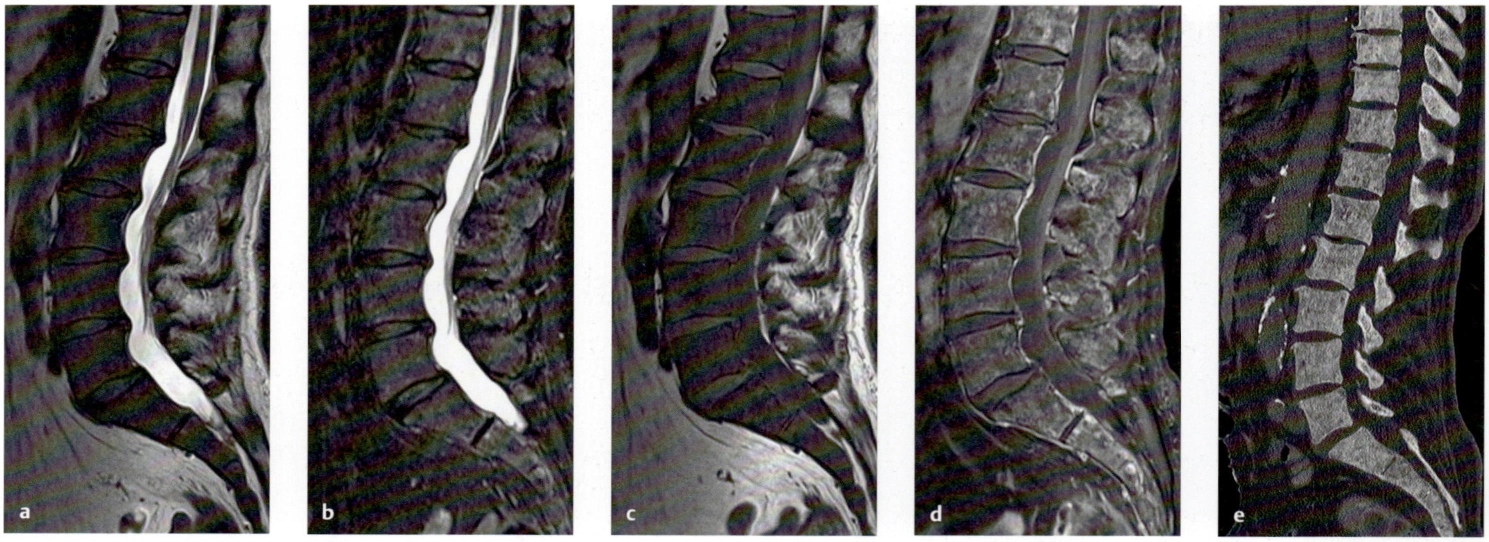

Abb. 5.54 a – e Diffuse osteoblastische Metastasierung der Wirbelsäule. Die MRT zeigt sowohl T2w als auch T1w eine extreme Signalminderung, in der STIR und in der Kontrastmittelserie besteht hingegen eine Signalanhebung. In der CT ist eine ausgeprägte und diffuse Sklerosierung der gesamten Wirbelsäule zu erkennen.

a MRT: sagittale T2w Aufnahme.
b MRT: sagittale STIR-Aufnahme.
c MRT: sagittale T1w Aufnahme.
d MRT: sagittale T1w Kontrastmittelserie mit Fettsättigung.
e CT-Aufnahme.

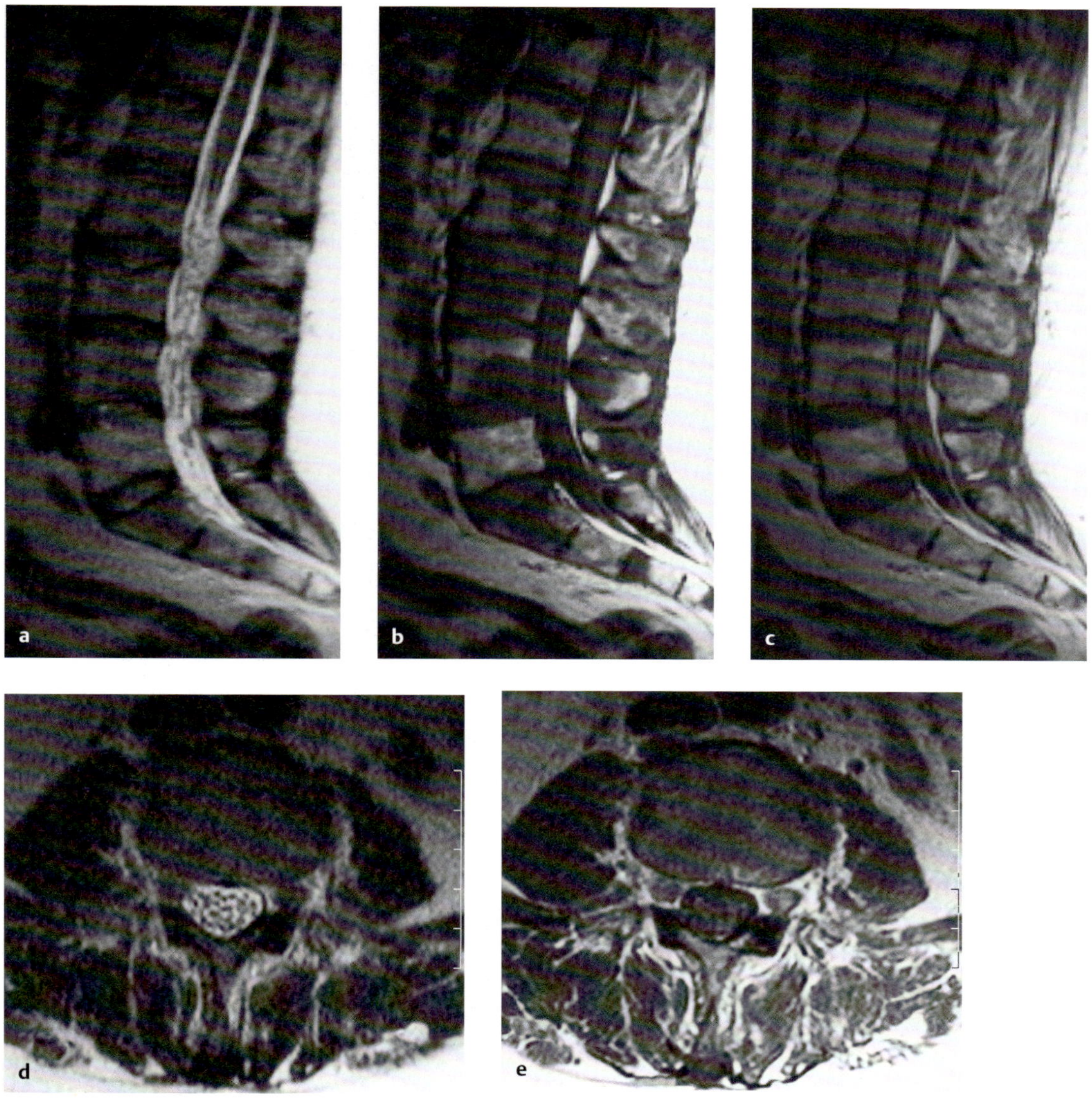

Abb. 5.55 a – e Diffuse herdförmige Wirbelsäulenmetastasierung und leptomeningeale Infiltration der Cauda equina. Bekanntes Mammakarzinom. Es finden sich unterschiedlich große und konfigurierte herdförmige Knochenmarksveränderungen, überwiegend T2w und T1w signalarm mit inhomogener Kontrastmittelanreicherung. Sie sind sowohl in den Wirbelkörpern als auch in den Anhangsgebilden der LWS und des Sakrums lokalisiert. Darüber hinaus ist eine Verplumpung der Cauda-equina-Fasern festzustellen, die teilweise knotig imponieren und besonders in der axialen T2w SE-Aufnahme zu erkennen sind. In der Kontrastmittelserie zeigt sich eine mittelgradige Anfärbung, insbesondere auch im Bereich der Cauda-equina-Fasern.

a MRT: sagittale T2w SE-Aufnahme.
b MRT: sagittale T1w SE-Aufnahme.
c MRT: sagittale Kontrastmittelserie.
d MRT: axiale T2w SE-Aufnahme.
e MRT: axiale Kontrastmittelserie.

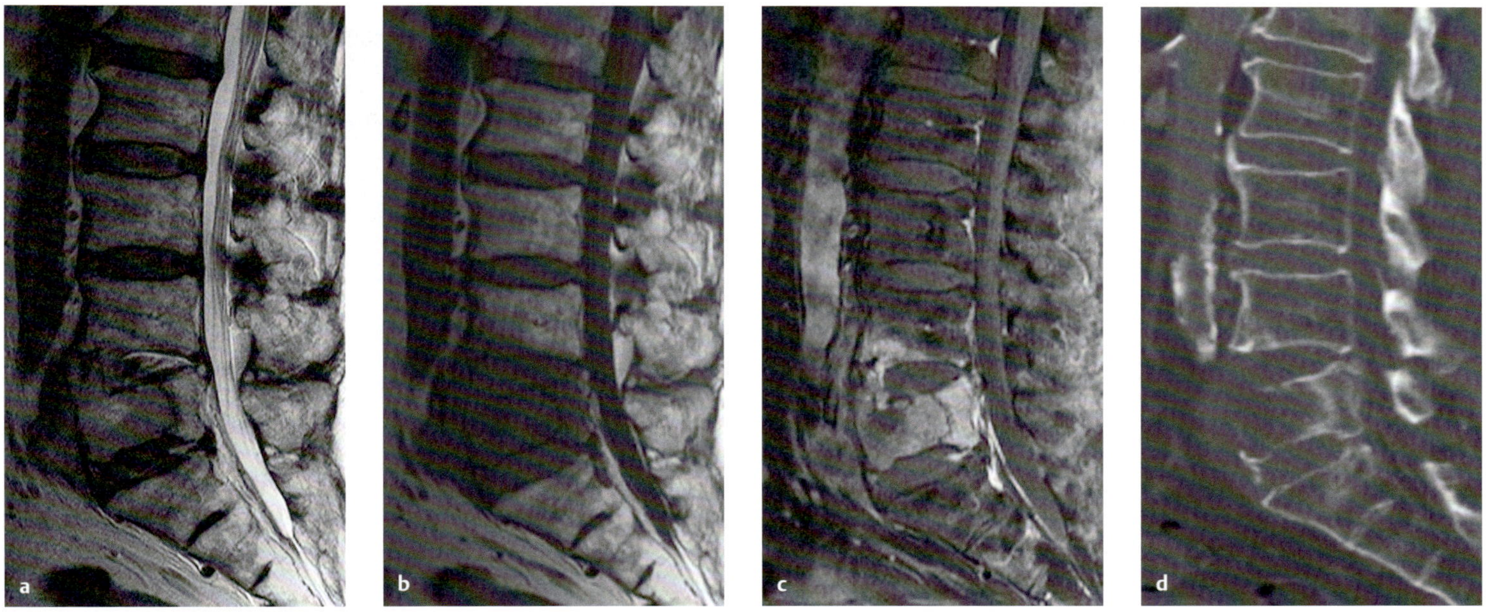

Abb. 5.56 a – d Metastase eines Wirbelkörpers mit Weichteiltumoranteil ventralseitig. Bei einem Adenokarzinom des Sigmas findet sich eine solitäre knöcherne Metastase, die ventralseitig die Kortikalis destruiert und dort mit einem Weichteiltumoranteil den Wirbelkörper deutlich überschreitet. Die dorsale Kontur ist intakt, der Spinalkanal ist damit nicht beeinträchtigt. An der Höhenminderung im ventralen Abschnitt des Wirbelkörpers ist bereits die beginnende pathologische Fraktur auch in der MRT zu erkennen.

a MRT: sagittale T2w Aufnahme.
b MRT: sagittale T1w Aufnahme.
c MRT: sagittale Kontrastmittelserie mit Fettunterdrückung.
d CT-Aufnahme.

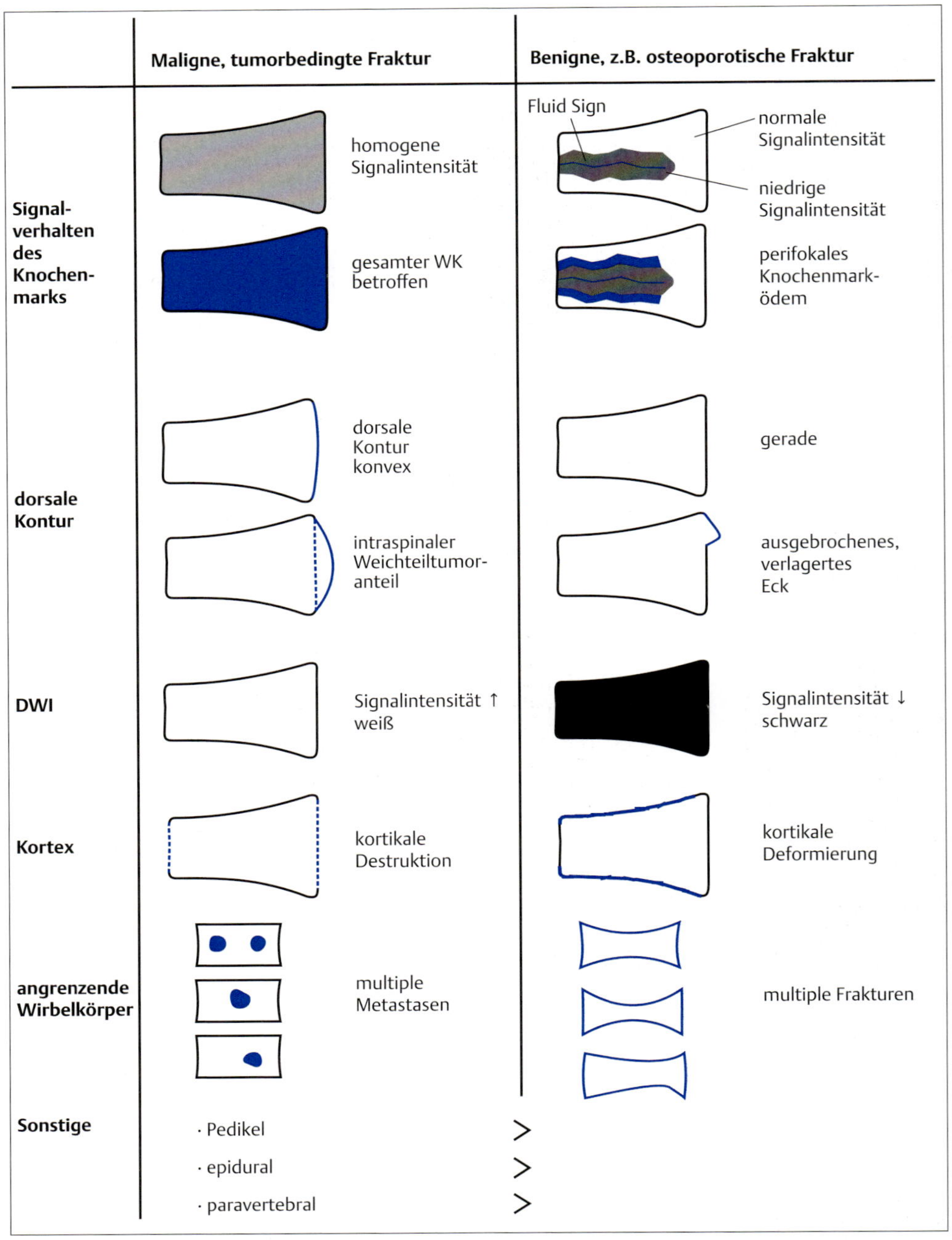

Abb. 5.57 Differenzierung zwischen einer malignen tumorbedingten und einer benignen Fraktur, z. B. einer osteoporotischen. Die Summe der Einzelzeichen ergibt die diagnostische Sicherheit:

Morphologie und Signalverhalten des Knochenmarks: Bei der tumorbedingten Fraktur ist meist der gesamte Wirbelkörper betroffen und das Knochenmarksignal ist entsprechend verändert; insbesondere ist das Fettsignal ausgelöscht (T1w). Bei der osteoporotischen Fraktur findet sich ein bandförmiges Areal mit verminderter Signalintensität T1w und T2w. T2w kann darin zentral gelegen eine klaffende Frakturlinie erkannt werden, die T2w signalreich ist (flüssigkeitsäquivalent). Typisch für die benigne bzw. osteoporotische Fraktur ist, dass neben dieser bandförmigen Signalminderung die angrenzenden Abschnitte des Wirbelkörpers ein reguläres Signalverhalten erkennen lassen und speziell T1w den regulären Fettgehalt aufweisen.

Signalverhalten in der DWI-Sequenz: Eine Signalanhebung spricht für eine maligne Fraktur, ein geringes Signal für eine benigne bzw. osteoporotische Fraktur.

Dorsale Kontur des Wirbelkörpers: Bei der malignen oder tumorbedingten Fraktur ist die dorsale Kontur des Wirbelkörpers konvex vorgewölbt oder es besteht ein intraspinaler Weichteiltumoranteil. Bei der benignen bzw. osteoporotischen Fraktur ist die dorsale Kontur des Wirbelkörpers geradlinig bzw. ein ausgebrochenes Fragment ist nach dorsal verlagert.

Angrenzende Wirbelkörper: Multiple Rundherde des Knochenmarks sprechen für eine maligne Fraktur. Multiple Frakturen der Wirbelkörper, alt oder unterschiedlich alt, weisen auf eine benigne bzw. osteoporotische Fraktur hin.

Sonstiges:
- Eine Beteiligung der Pedikel ist bei malignen Frakturen häufiger als bei benignen Frakturen.
- Epidurale Veränderungen treten bei malignen Frakturen häufiger als bei benignen Frakturen auf.
- Paravertebrale Signalveränderungen sind bei malignen Frakturen häufiger als bei benignen Frakturen zu finden.
- Eine Fraktur bzw. Kompression aller Wirbelsäulenabschnitte kann bei beiden Frakturformen vorkommen.

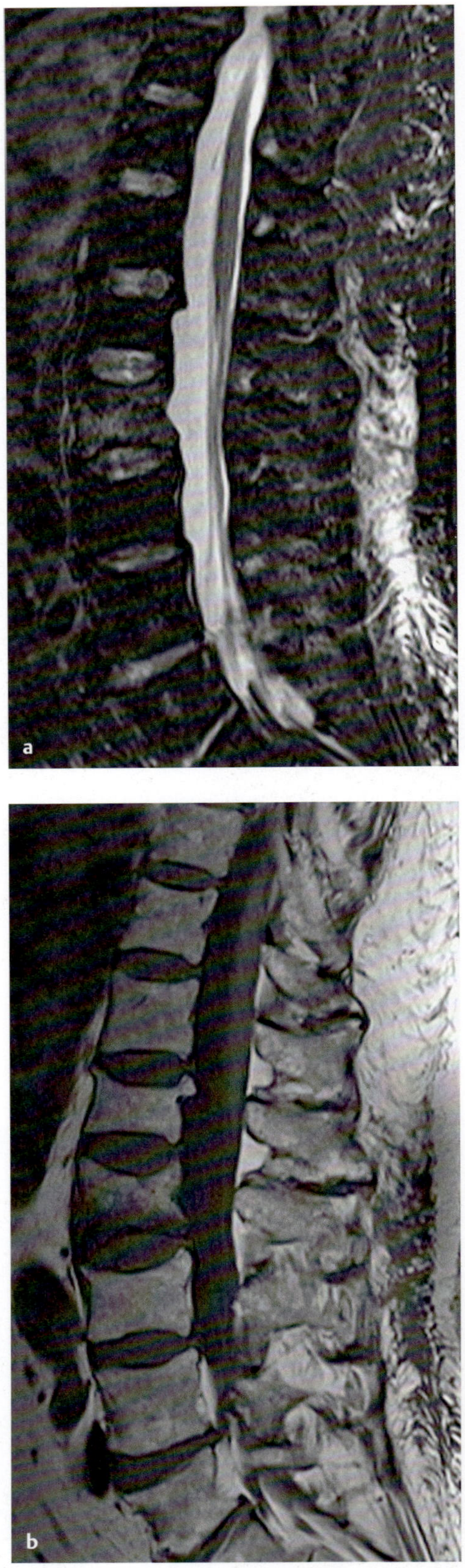

Abb. 5.58 a, b Rezente osteoporotische Wirbelkörperfrakturen von L2. Mit einem bandförmigen, horizontalen Knochenmarködem von L2, T2w signalreich und T1w signalarm, und einer Impression der Grundplatte liegt eine rezente Fraktur vor. L1 bietet hingegen eine Deckplattenimpression, ein ausgebrochenes und verlagertes dorsales Eck bei fehlendem Knochenmarködem als Ausdruck einer alten Fraktur. Auch das gleichzeitige Vorkommen von Frakturen unterschiedlichen Alters spricht für eine osteoporotische Ursache.
a MRT: sagittale STIR-Aufnahme.
b MRT: sagittale T1w Aufnahme.

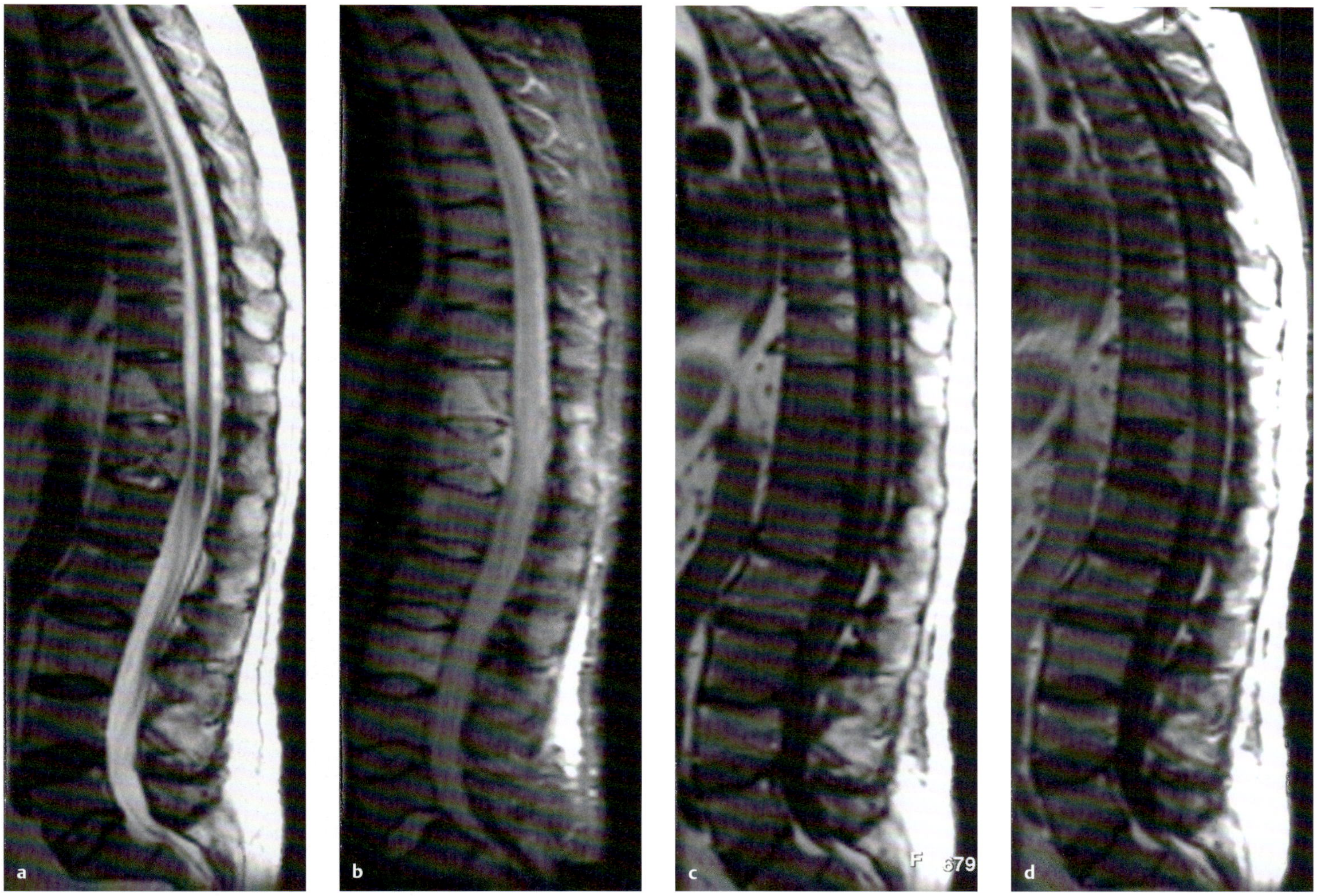

Abb. 5.59 a–d Herdförmige Wirbelsäulenmetastasen mit Wirbelkörpereinbruch, Ausdehnung in die Pedikel und Befall der benachbarten Wirbelkörper. 54-jähriger männlicher Patient mit bekanntem Nierenzellkarzinom. Es finden sich herdförmige Veränderungen an den Wirbelkörpern der unteren BWS mit teilweiser Überschreitung des kortikalen Rahmens und Impression der Abschlussplatten von Th12 sowie kommunizierendem Weichteiltumoranteil. Es zeigt sich ein typisches Signalverhalten: T1w signalarm mit Fettauslöschung, T2w etwas signalreicher und deutliche Kontrastmittelanreicherung. Die pathologische Fraktur ist T2w andeutungsweise an einer signalarmen Linie zu erkennen und zeigt in der Kontrastmittelserie eine deutliche Kontrastmittelaussparung.
a MRT: sagittale T2w SE-Aufnahme.
b MRT: sagittale STIR-Aufnahme.
c MRT: sagittale T1w SE-Aufnahme.
d MRT: sagittale Kontrastmittelserie.

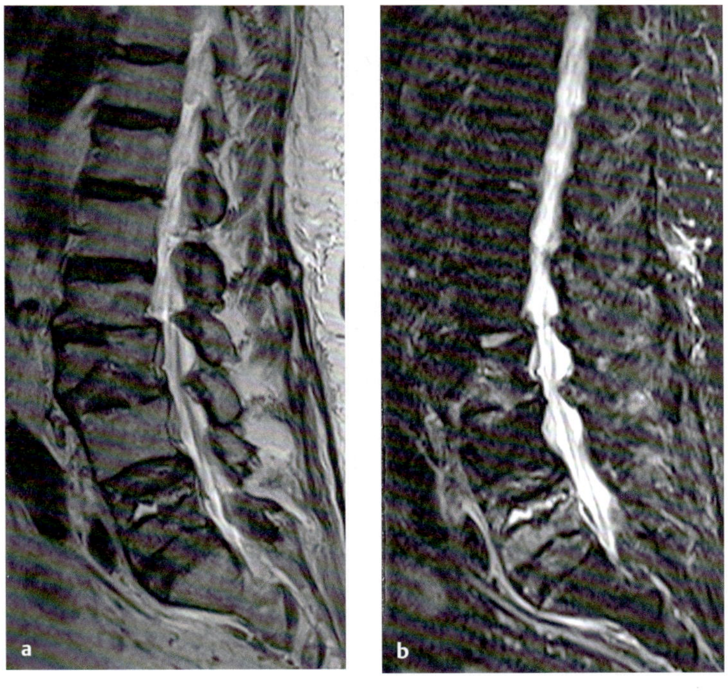

Abb. 5.60 a, b Rezente osteoporotische Wirbelkörperfrakturen von L3 und L5. Es besteht das Zeichen eines Knochenmarködems entlang der Grundplatte von L3 und im Wirbelkörper L5. In L5 verläuft eine T2w hyperintense Linie horizontal innerhalb des Ödems, die typisch für eine osteoporotische Fraktur ist.
a MRT: sagittale T2w Aufnahme.
b MRT: sagittale STIR-Aufnahme.

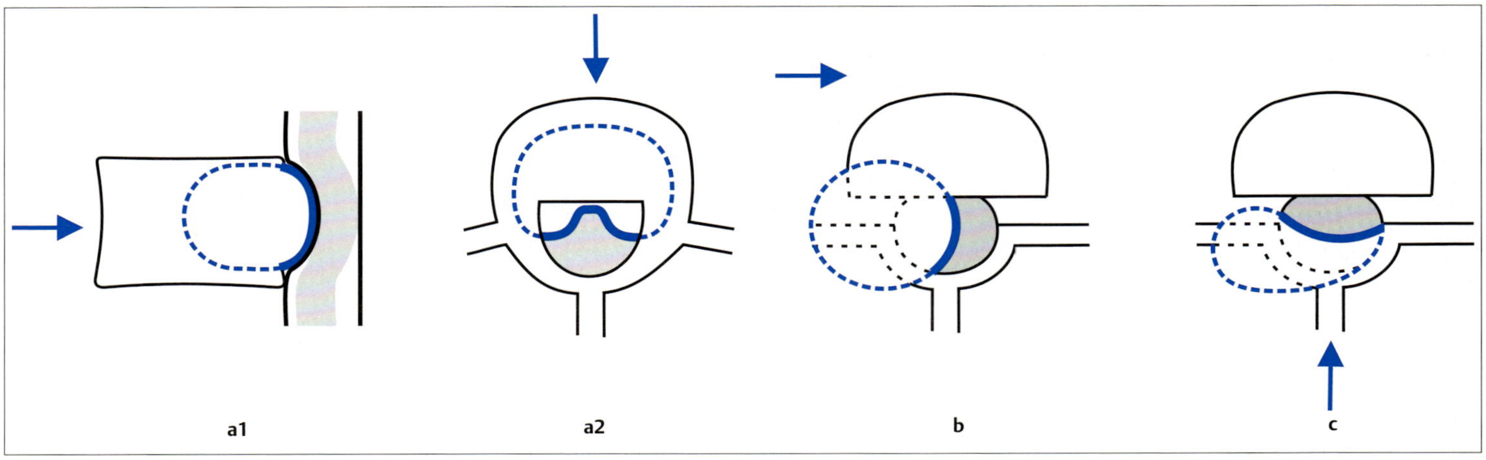

Abb. 5.61 a – c Unterschiedliche Richtungen der Spinalkanaleinengung bei Wirbelsäulenmetastasen.

a Die häufigste Richtung der Spinalkanalstenose ist die ventralseitige Einengung, bedingt durch den vom Wirbelkörper ausgehenden Weichteiltumoranteil der Metastase. Die ventralseitige Einengung ist ungleichmäßig und erfolgt vorhangartig. Dabei bleiben die unmittelbaren medianen Abschnitte teilweise ausgespart.

b Die zweithäufigste Form der Spinalkanalstenose ist die von seitlich, durch ein Maximum der Ausdehnung im Bereich der Pedikel oder durch das Einwachsen über die Neuroforamina. Bei dieser Ausdehnung dominiert die transversale Einengung des Spinalkanals.

c Am seltensten ist die von dorsal erfolgende Stenosierung. Dabei besteht ebenfalls epidural die Ausdehnung eines Weichteiltumoranteils mit einer Ventralverlagerung des Myelons oder der Cauda equina.

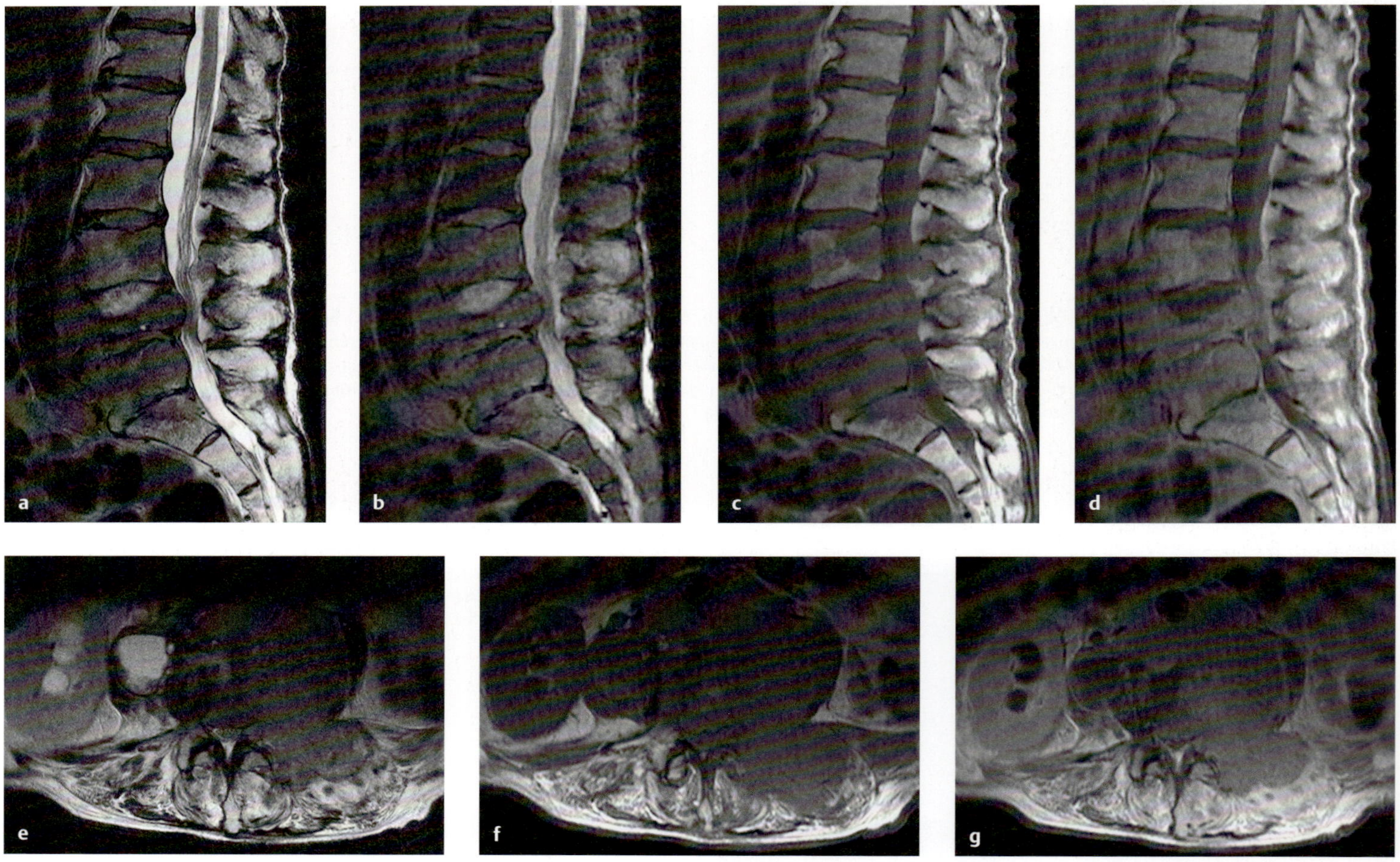

Abb. 5.62 a – g Absolute, überwiegend sagittale Vertebrostenose L4, metastatisch bedingt. Es findet sich ein sekundärblastomatöser Prozess, der die Wirbelkörper L3 – L5 infiltriert und einen ausgeprägten Weichteiltumoranteil bildet, der besonders linksseitig zu erkennen ist. Der Prozess weist zudem eine pathologische Fraktur auf und bildet eine überwiegend sagittale, absolute Spinalkanalstenose aus. Im Bereich der Cauda equina ist der Liquor vollständig aufgebraucht. Zusätzlich besteht ein deutlicher Weichteiltumoranteil mit Infiltration der Muskulatur.

a MRT: sagittale T2w Aufnahme.
b MRT: sagittale STIR-Aufnahme.
c MRT: sagittale T1w Aufnahme.
d MRT: sagittale Kontrastmittelserie.
e MRT: axiale T2w Aufnahme.
f MRT: axiale T1w Aufnahme.
g MRT: axiale Kontrastmittelserie.

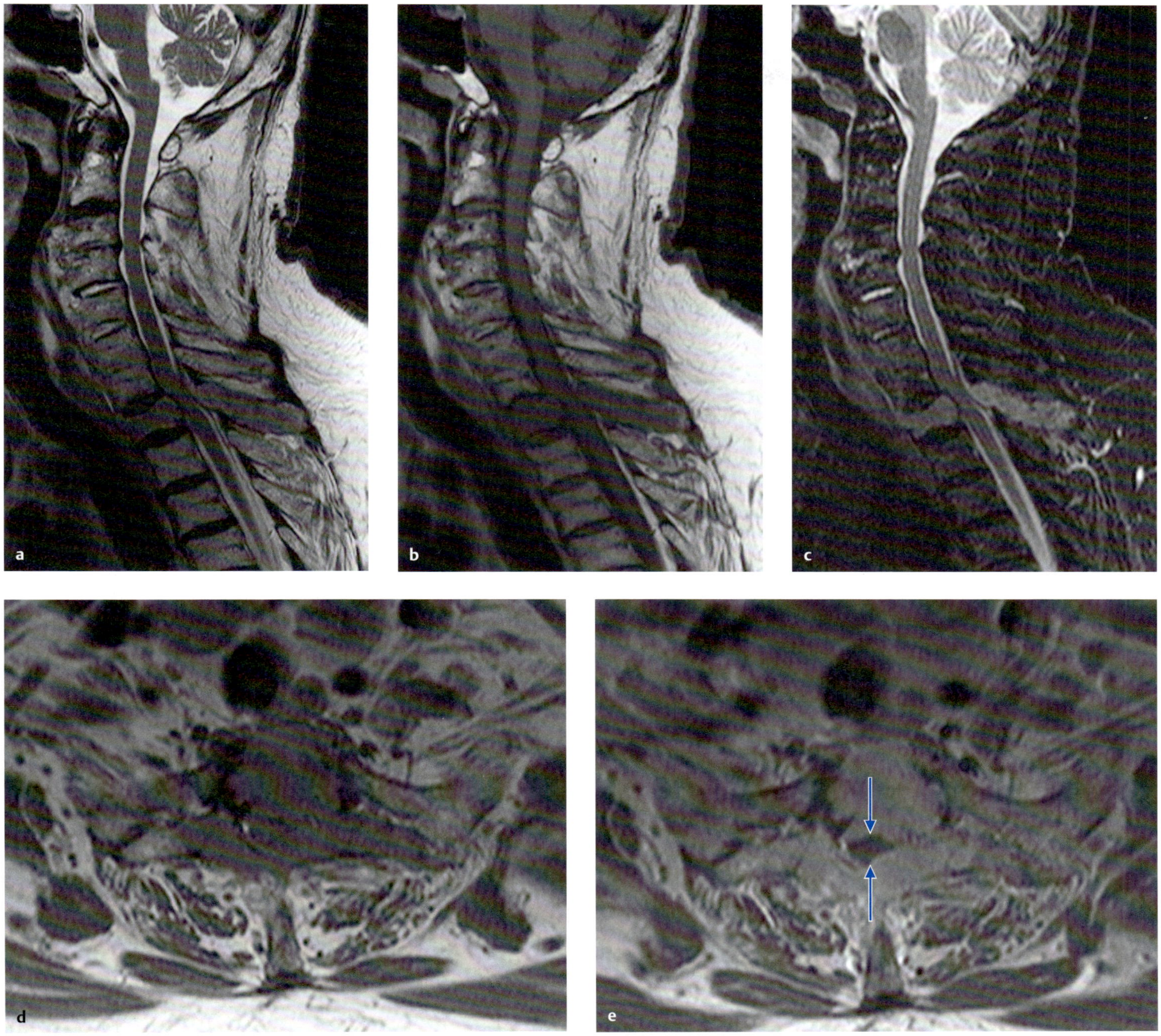

Abb. 5.63 a – e Metastase des I. Brustwirbels mit zirkulärer Spinalkanalstenose. Es findet sich eine blastomatöse Infiltration von Th1 im Bereich des Wirbelkörpers, der Bogenwurzeln und des Wirbelbogens mit epiduraler Tumorinfiltration (Weichteiltumoranteile; **e**, Pfeile). In der Folge besteht eine zirkuläre absolute Spinalkanalstenose.

a MRT: sagittale T2w Aufnahme.
b MRT: sagittale T1w Aufnahme.
c MRT: sagittale STIR-Aufnahme.
d MRT: axiale T1w Aufnahme.
e MRT: axiale Kontrastmittelserie.

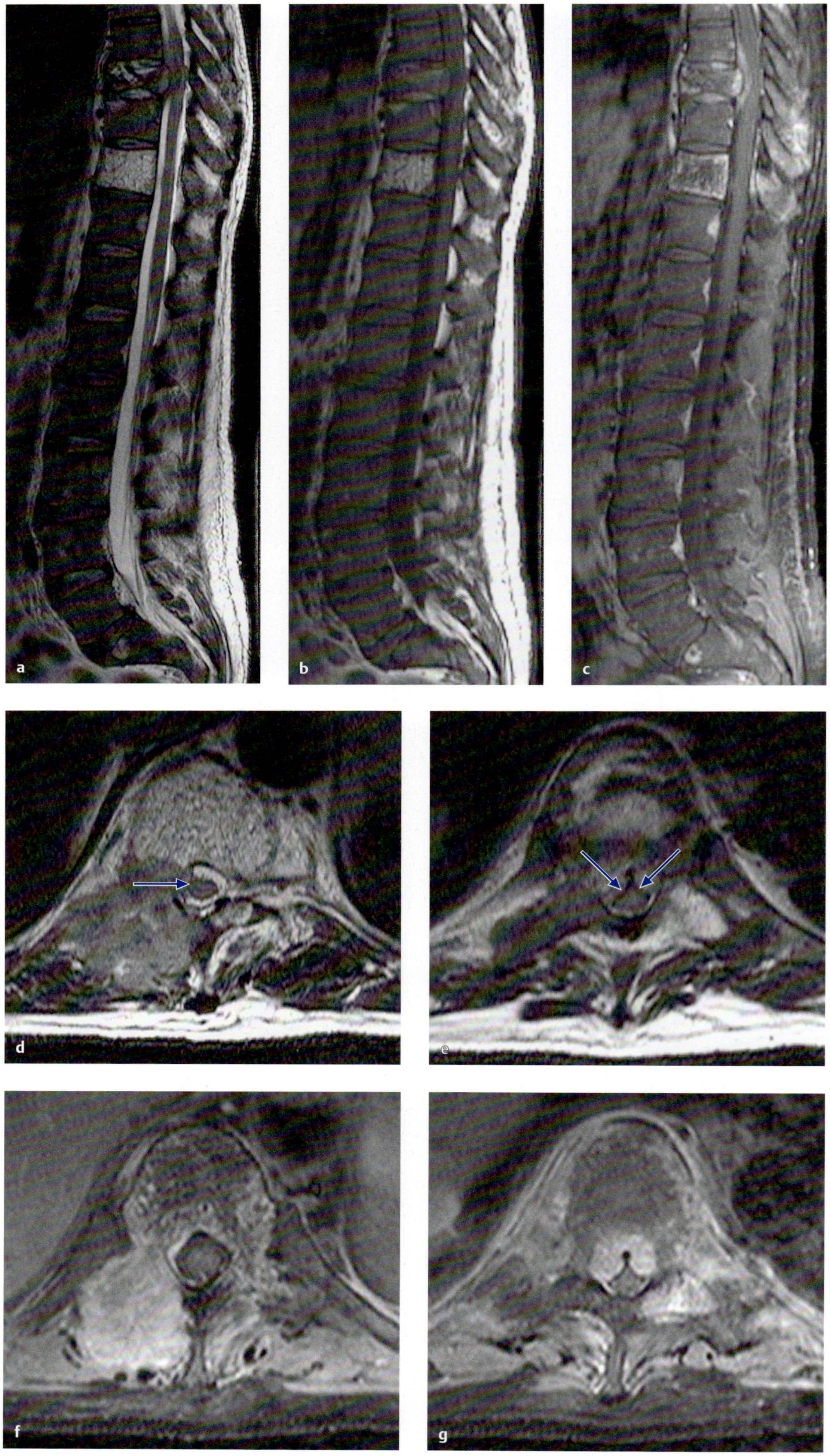

Abb. 5.64 a – g Pathologische Fraktur und epidurale Tumorinfiltration. Neben einer blastomatösen Wirbelkörperinfiltration (Th8), einer Infiltration der rechtsseitigen Anhangsgebilde mit großem Weichteiltumoranteil (Th9), findet sich ein epidurales Tumorinfiltrat (Th8) (**d, e**, Pfeile). Dieses überragt die knöcherne Kontur und bildet im axialen Schnittverfahren ein Vorhangzeichen oder Curtain Sign. Es engt dort von ventral her den Spinalkanal mit sagittaler Betonung, aber insgesamt zirkulär, ein. Es ist kein restlicher Liquor um das thorakale Myelon zu erkennen. Als Nebenbefund finden sich ein Hämangiomwirbel (Th10) und eine diffuse Knochenmarksveränderung.

a MRT: sagittale T2w Aufnahme.
b MRT: sagittale T1w Aufnahme.
c MRT: sagittale Kontrastmittelserie mit Fettunterdrückung.
d MRT: axiale T2w Aufnahme (Höhe Th9).
e MRT: axiale T2w Aufnahme einer anderen Lokalisation der Wirbelsäule (Höhe Th8).
f MRT: axiale Kontrastmittelserie mit Fettunterdrückung (Höhe Th9).
g MRT: axiale Kontrastmittelserie mit Fettunterdrückung einer anderen Lokalisation der Wirbelsäule (Höhe Th8).

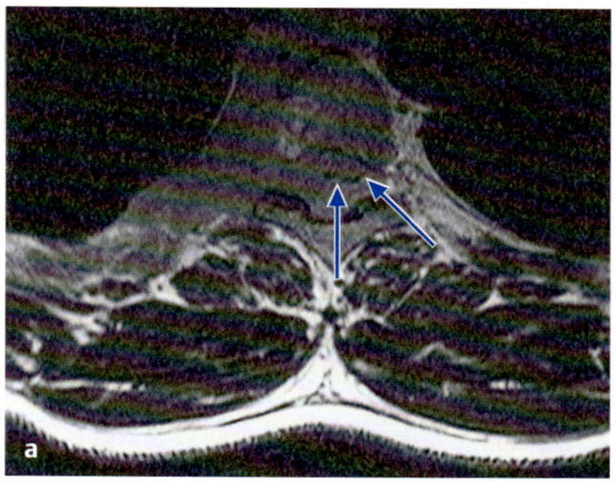

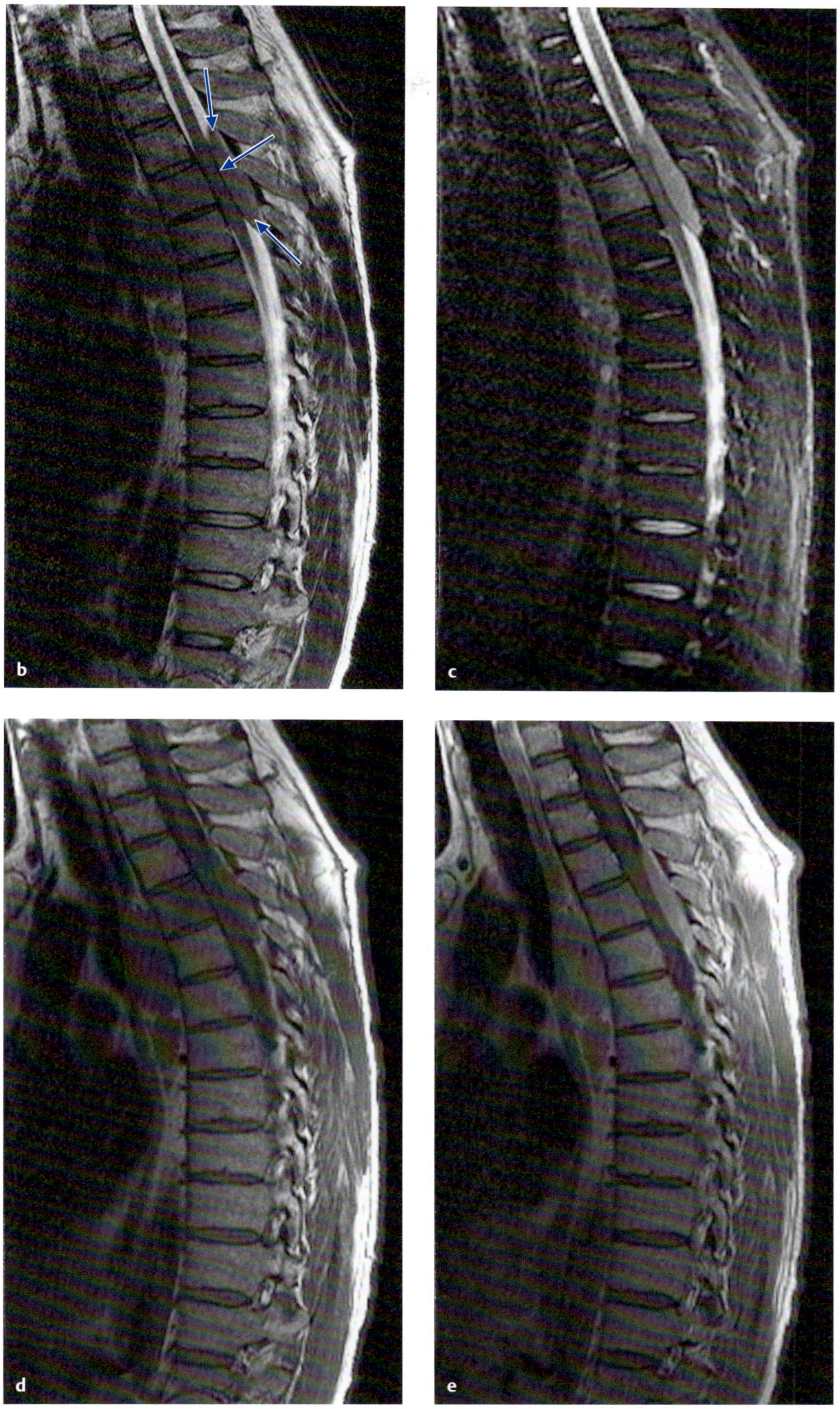

Abb. 5.65 a – e Epidurale Metastase. Die epidurale Raumforderung zeigt eine Abhebung der dorsalen Dura und verlagert das thorakale Myelon nach ventral (**a, b**, Pfeile). Zusätzlich bestehen eine rechts-paravertebrale Raumforderung und eine Infiltration des Wirbelkörpers. Es handelt sich um eine Seminommetastase eines 45-jährigen Mannes.

a MRT: axiale T2w Aufnahme.
b MRT: sagittale T2w Aufnahme.
c MRT: sagittale STIR-Aufnahme.
d MRT: sagittale T1w Aufnahme.
e MRT: sagittale Kontrastmittelserie.

5.4.2 Multiples Myelom/Plasmozytom

Definition

Das Myelom ist eine monoklonale Proliferation atypischer Plasmazellen. Dies kann diffus-infiltrativ als multiples Myelom oder als fokale Erkrankung erfolgen, die auch als „Plasmozytom" bezeichnet wird. Das Myelom kann histologisch in Stadien eingeteilt werden, entsprechend dem Ausmaß der Plasmazelleninfiltration. Im Verhältnis zu den gesamten Knochenmarkzellen erfolgt die Einteilung nach geringer (10–20% der Fälle), intermediärer (20–50%) und hochgradiger Infiltration (mehr als 50%).

Die meisten Patienten mit einem solitären Plasmozytom entwickeln nach 5–20 Jahren die systemische Form eines Myeloms.

Die Manifestation erfolgt im mittleren und höheren Lebensalter, hauptsächlich zwischen dem 45. und 65. Lebensjahr. Typisch sind langsam zunehmende Knochenschmerzen mit diffusem Charakter, die unter Gewichtsbelastung und Aktivität zunehmen. Manchmal besteht ein klinisches Bild von Ischias oder Interkostalneuralgie. Allgemeinsymptome sind Abgeschlagenheit, leichte Ermüdbarkeit, Gewichtsverlust und Fieber. Eine Anämie entsteht infolge von Infiltration des hämatopoetischen Knochenmarks, eine Hyperkalzämie aufgrund von ausgedehnten ossären Destruktionen. Dazu kommen Niereninsuffizienz, Paraproteinämie und pathologische Frakturen.

Diagnostik

▸ **Röntgen und CT.** Bei 36% der Patienten mit unauffälligem Röntgenbild können Pathologien mittels MRT aufgedeckt werden. Im Röntgenbild können fokale Osteolysen ohne Randsklerose oder Matrixverkalkungen vorliegen. Es kann aber auch eine diffuse Entkalkung vorkommen, die sich häufig nicht von einer Osteoporose unterscheiden lässt. Die Skelettszintigrafie hat nur eine geringfügige Sensitivität und ist damit zur Diagnostik ungeeignet. Eine vergleichbare Wertigkeit wie die der MRT wird neuerdings auch dem Fluorodesoxyglukose-PET-CT zugeschrieben.

▸ **MRT.** Die MRT ist zur Beurteilung der Knochenmarkinfiltration beim Plasmozytom die geeignetste Untersuchungsmodalität. Positive Befunde sind sehr verlässlich; ein negatives MRT schließt jedoch ein Plasmozytom nicht aus [1, 12, 13]. In der MRT finden sich 5 typische Infiltrationsmuster eines Myeloms (▸ **Abb. 5.66**, ▸ **Abb. 5.67**, ▸ **Abb. 5.68**, ▸ **Abb. 5.69**, ▸ **Abb. 5.70**, ▸ **Abb. 5.71**, ▸ **Abb. 5.72**, ▸ **Abb. 5.73**, ▸ **Abb. 5.74** u. ▸ **Abb. 5.75**):

- **Normal erscheinendes Knochenmark:** Das normal erscheinende Knochenmark korreliert mit einer Knochenmarkinfiltration von weniger als 20%. Es kommt insgesamt bei 28% der multiplen Myelomerkrankungen vor. Auch wenn es tendenziell häufiger bei niedriggradigen Stadien der Erkrankung sowie bei der monoklonalen Gammopathie vorhanden ist, kann es in einzelnen Fällen auch bei fortgeschritteneren Fällen bis zum Stadium III der Erkrankung zu beobachten sein.
- **Fokale Läsionen:** Diese zeigen ein multiples herdförmiges Muster. Das Signalverhalten ist T1w signalarm, kann aber auch intermediär sein und ist T2w oft kaum vom regulären Knochenmark zu differenzieren. Am deutlichsten ist es auch häufig in der T2w Sequenz mit Fettunterdrückung zu erkennen. Bis zu 30% der Erkrankungen weisen dieses Muster auf.
- **Muster der diffusen Knochenmarkinfiltration:** Es zeigt T1w eine Signalarmut. Wird T1w die Signalarmut der Bandscheibe erreicht, ist das bereits ein Hinweis auf einen höhergradigen Krankheitsverlauf. Findet sich in der Kontrastmittelserie eine Kontrastmittelanreicherung von mehr als 50% gegenüber dem Basissignal, entspricht das ebenfalls einem schwereren Verlauf. Diffuse Knochenmarkinfiltrationen werden bei dieser Krankheit in einem mittel- oder höhergradigen Krankheitsstadium gefunden.
- **Salz-und-Pfeffer-Zeichen:** Dieses Zeichen findet sich bei etwa 3% der Patienten, meist bei einem niedriggradigen Krankheitsstadium. Bei diesem Muster kommt es infolge der Freisetzung eines hämatopoesehemmenden Faktors durch die Tumorzellen zu herdförmigen Arealen mit T1w hoher Signalintensität, Fettinseln entsprechend. Sonst liegt T1w ein geringes Signal aufgrund der Plasmazellinfiltration vor.
- **Kombination aus diffusem und herdförmigem Muster:** Diese findet sich bei etwa 11% der Patienten. Das Ausmaß der Infiltration korreliert mit dem Ausmaß der Kontrastmittelanreicherung im Knochenmark. Beim Normalen bzw. in der Kontrollgruppe beträgt die Kontrastmittelanreicherung durchschnittlich 18%, beim Low-Grade-Myelom 26%, beim intermediären Myelom 49% und beim High-Grade-Myelom durchschnittlich 90%. Das Ausmaß von pathologischen MRT-Befunden hängt mit dem Stadium der Krankheit zusammen. Im Low-Grade-Stadium des Myeloms kann mittels MRT die Krankheit in 25–50% der Fälle erkannt werden. Im High-Grade-Stadium liegt das Erkennungsausmaß hingegen bei 80%. Für die Prognose ist das Ausmaß der Infiltration wichtiger als die Unterscheidung zwischen einem fokalen herdförmigen und einem diffusen Infiltrationsmuster.

Insgesamt ist die MRT ein Parameter in der Stadieneinteilung des Myeloms (▸ **Tab. 5.2**).

Therapie

Grundlage der Therapie ist die Chemotherapie. Eine symptomatische Radiotherapie erfolgt bei Schmerzen und Frakturgefährdung. Bei Frakturen, Frakturgefährdung und ausgedehnten Knochendestruktionen kommt eine Verbundosteosynthese zum Einsatz. Eine Resektion ist nur bei solitärem Befall indiziert.

Tabelle 5.2 Modifikation des Durie-und-Salmon-„Plus"-Staging-Systems von Myelomen mittels MRT.

Stadium	Merkmale
MGUS	negativ
Stadium I A	normaler Skelettstatus oder einzelne Läsion
Stadium I B	weniger als 5 fokale Läsionen oder geringfügige diffuse Knochenmarkveränderung
Stadium II A/B	5–20 fokale Läsionen oder mittelgradige diffuse Knochenmarkveränderung
Stadium III A/B	mehr als 20 fokale Läsionen oder ausgeprägte diffuse Knochenmarkveränderung

A = normale Nierenfunktion [5]
B = eingeschränkte Nierenfunktion [5]
MGUS = Monoclonal Gammopathy of underestimated Significance

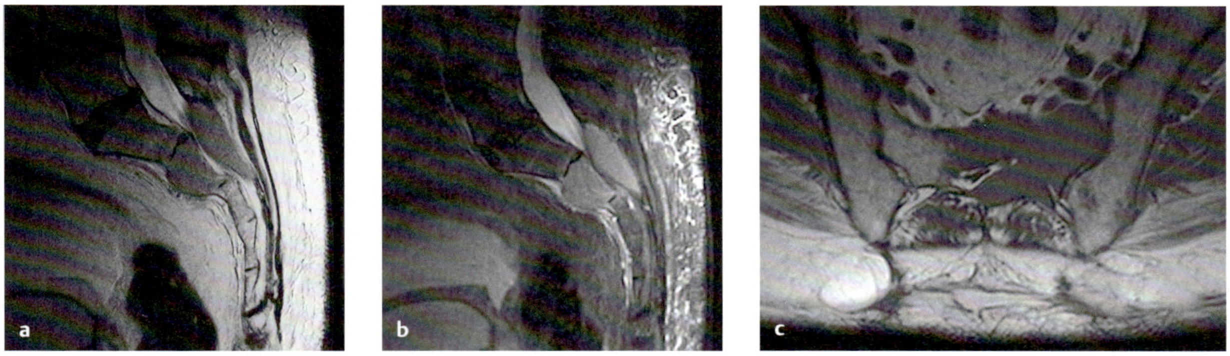

Abb. 5.66 a – c Solitäres Plasmozytom. Es findet sich eine Knochenmarkveränderung im Sakrum median und linksseitig auf Höhe S2. Dabei gelangt auch ein zusätzlicher Weichteiltumoranteil zur Darstellung. Die Signalintensität ist T1w signalarm und T2w signalreich. Prinzipiell ergibt sich ein unspezifisches Bild eines knöchernen blastomatösen Prozesses.

a MRT: sagittale T2w Aufnahme.
b MRT: sagittale STIR-Aufnahme.
c MRT: axiale T1w Aufnahme.

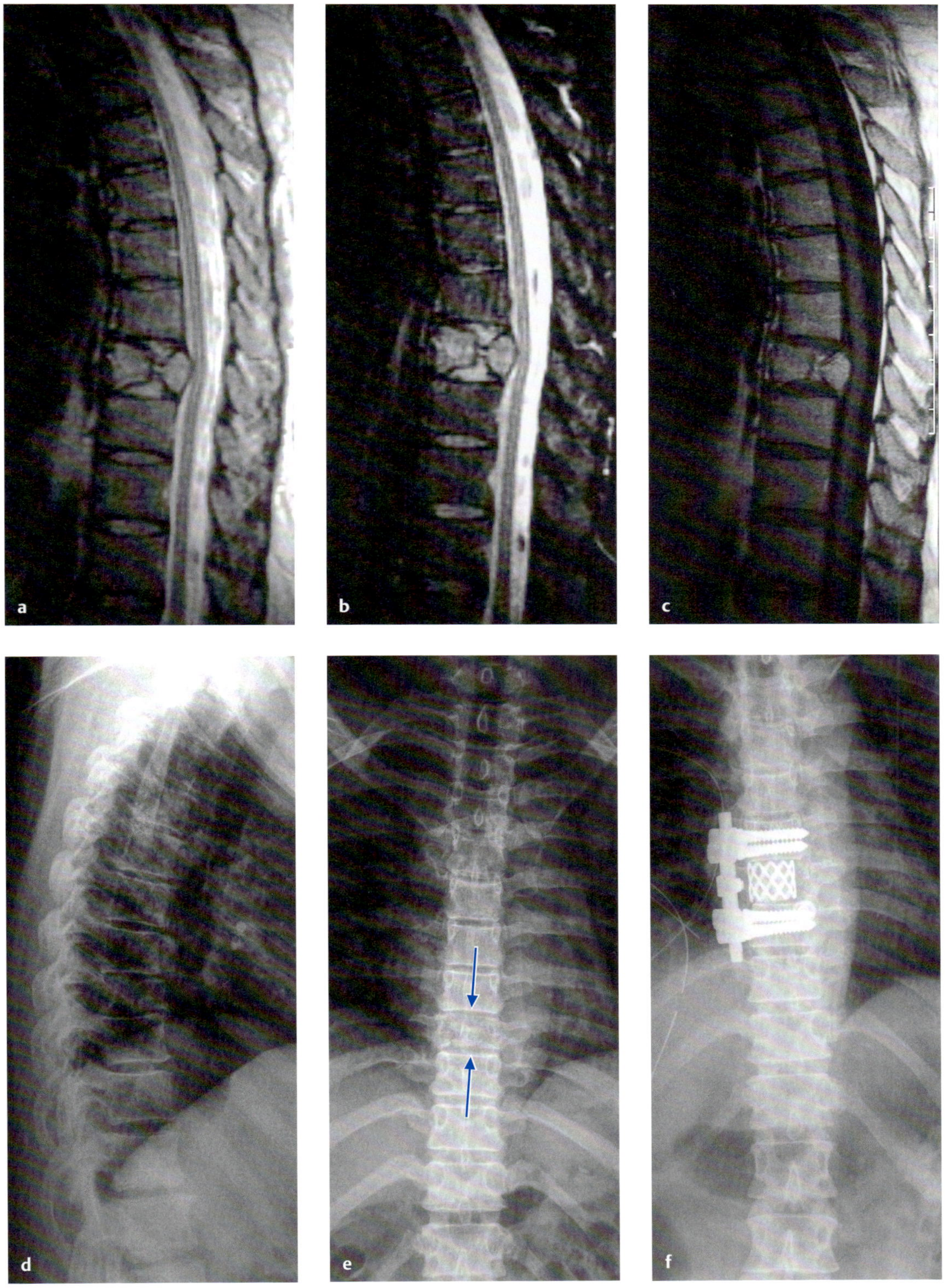

Abb. 5.67 a – f Solitäres Plasmozytom der BWS. Es liegen eine pathologische solitäre Wirbelkörperfraktur sowie eine Impression der Grund- und Deckplatte und eine konvexe Verlagerung der dorsalen Wirbelkörperkontur vor. Die Signalalteration betrifft den gesamten Wirbelkörper; er ist T2w signalreich und nimmt deutlich Kontrastmittel auf. Die destruierende Veränderung ist auch im Röntgenbild nur im seitlichen und im a.-p. Strahlengang zu erkennen (**e**, Pfeile). Aufgrund des solitären Prozesses tumorchirurgisches Vorgehen mit ventraler Spondylodese. ▷

a MRT: sagittale T2w Aufnahme.
b MRT: sagittale STIR-Aufnahme.
c MRT: sagittales Kontrastmittelbild.
d Röntgen: seitlich.
e Röntgen: a.-p.
f Röntgen: postoperativ.

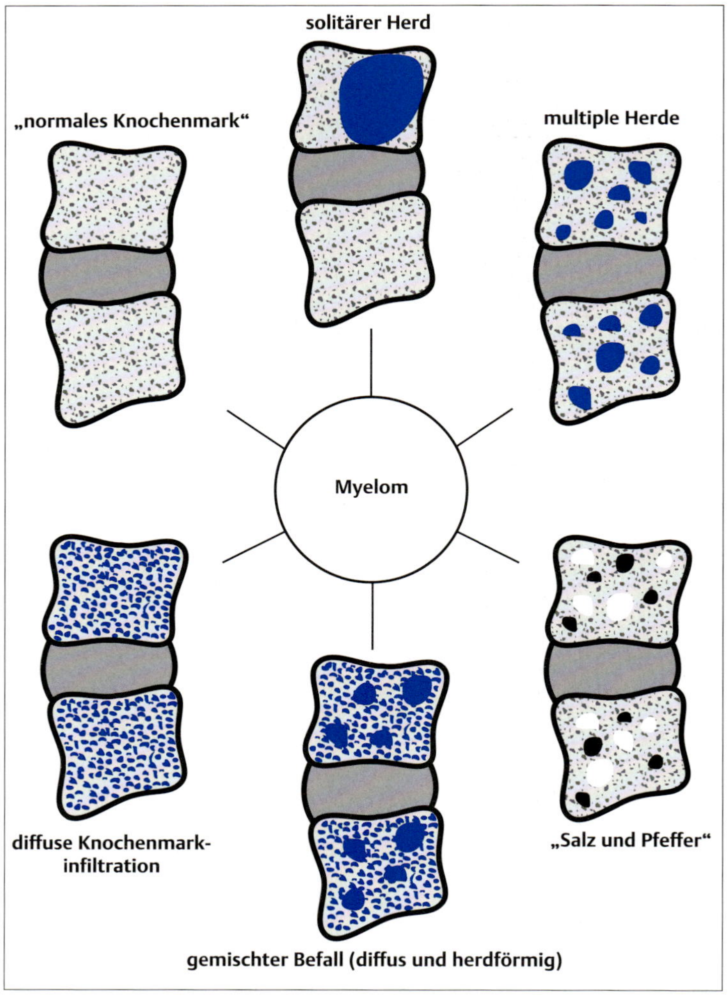

Abb. 5.68 Verschiedene Erscheinungsformen des multiplen Myeloms in der MRT. Das multiple Myelom kann als normales Knochenmark, als solitärer Herd oder als diffuse Knochenmarkinfiltration mit multiplen Herden und als gemischter Befall imponieren. Dabei sind in diesem Fall diffuse und herdförmige Veränderungen gemeint. Multiple Herde können auch als Salz-und-Pfeffer-Zeichen in Erscheinung treten. Dabei bilden sich neben den Myelomherden multiple Fettherde aus.

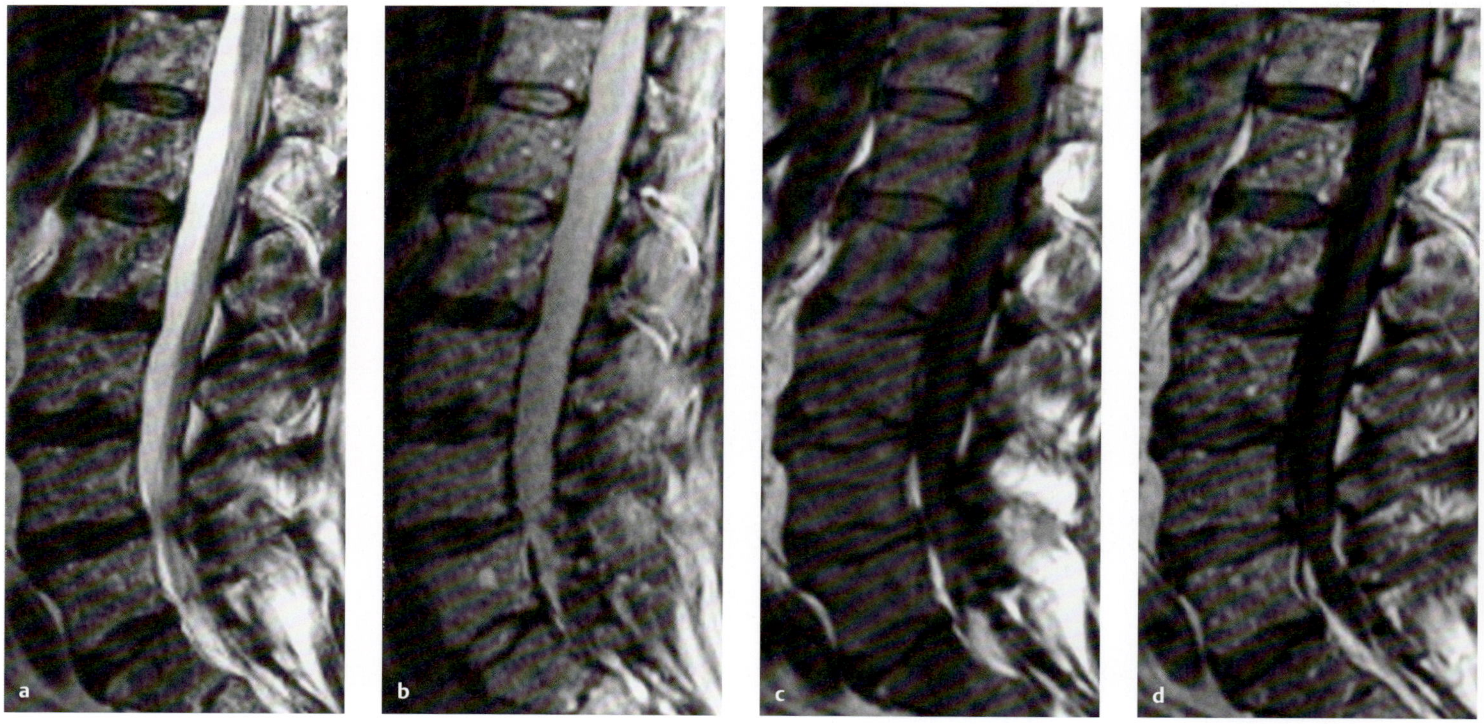

Abb. 5.69 a – d Diffuses Myelom mit kleinherdigem Muster. Es findet sich eine diffuse Signalveränderung des dargestellten Knochenmarks an der LWS mit einer auffälligen Signalminderung T1w, intermediärem Signal T2w, einem granulären Muster und einem über die Norm etwas hinausgehenden Kontrastmittelanfärbeverhalten. Mit Kontrastmittel ist neben dem diffusen Muster der kleinherdige Aspekt gut zu erkennen.

a MRT: sagittale T2w SE-Aufnahme.
b MRT: sagittale STIR-Aufnahme.
c MRT: sagittale T1w SE-Aufnahme.
d MRT: sagittale Kontrastmittelserie.

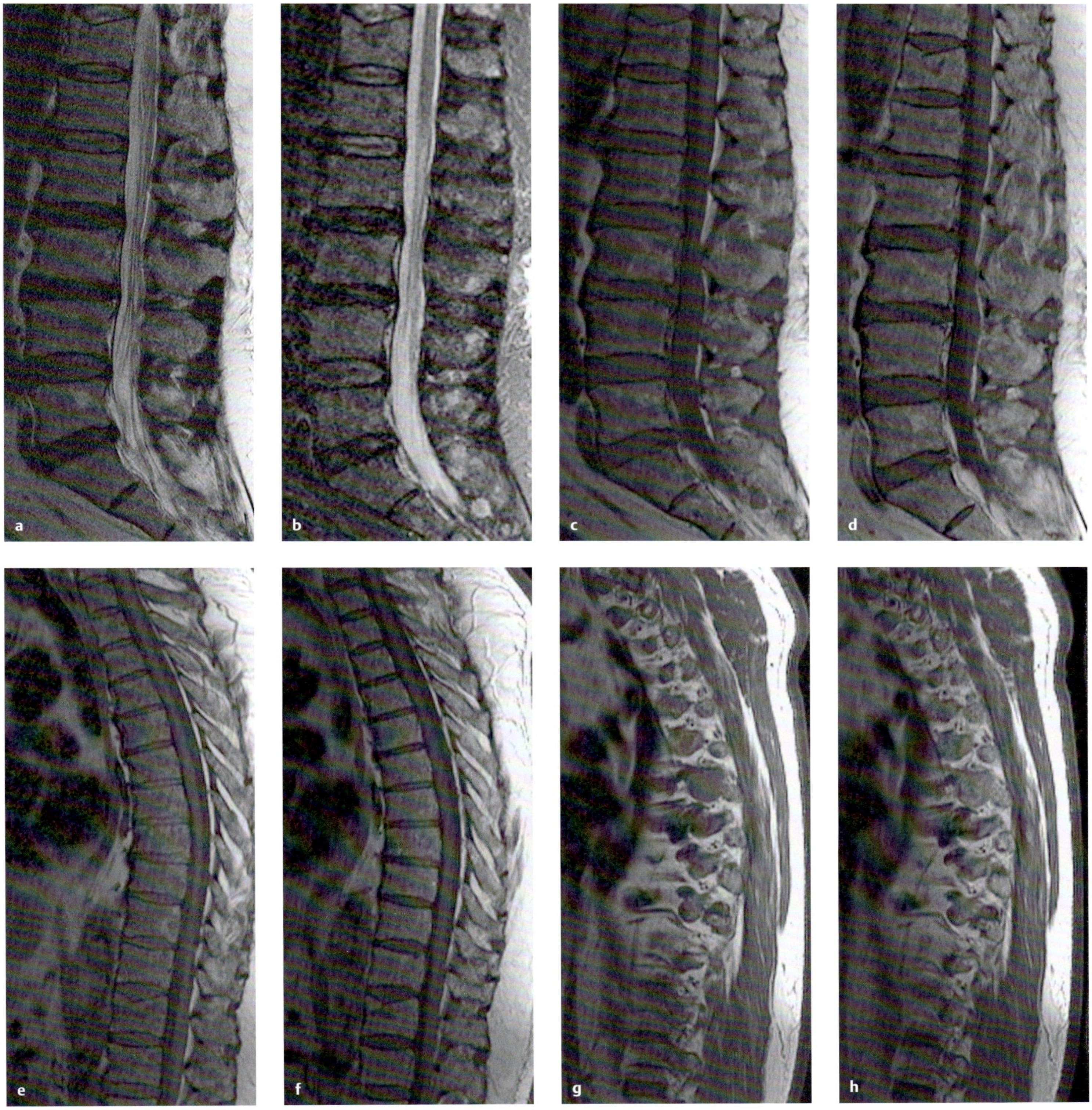

Abb. 5.70 a – h Multiples Myelom der LWS mit einem kombinierten Muster. Diffuse und herdförmige Veränderungen. Es findet sich eine diffuse Signalminderung T1w und auch T2w sowie eine diffuse Signalanhebung in der STIR-Sequenz. Diese Veränderungen sind überlagert mit kleinherdigen Veränderungen sowohl in den Wirbelkörpern als auch in den Anhangsgebilden. In der Kontrastmittelserie ist eine kräftige, aber etwas inhomogene Kontrastmittelanreicherung nachweisbar. In den Anhangsgebilden (**g, h**) liegen herdartige Auftreibungen vor.

a MRT: sagittale T2w Aufnahme der LWS.
b MRT: sagittale STIR-Aufnahme der LWS.
c MRT: sagittale T1w Aufnahme der LWS.
d MRT: sagittale Kontrastmittelserie der LWS.
e MRT: sagittale T1w Aufnahme der BWS in medianer Position.
f MRT: sagittale Kontrastmittelserie der BWS in medianer Position.
g MRT: sagittale T1w Aufnahme der BWS in paramedianer Position.
h MRT: sagittale Kontrastmittelserie der BWS in paramedianer Position.

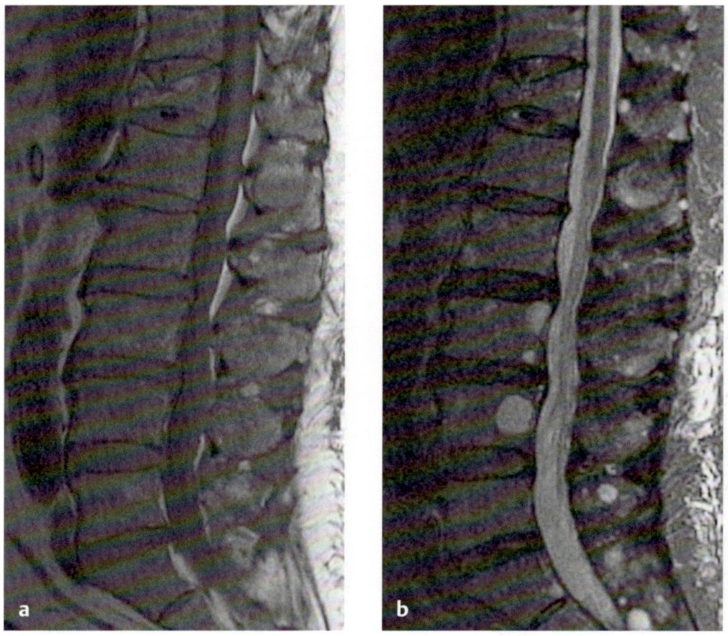

Abb. 5.71 a, b Verlauf eines multiplen Myeloms nach einem Jahr: kombiniertes Infiltrationsmuster nach systemischer Therapie. In der Verlaufskontrolle ist neben dem Persistieren der diffusen Knochenmarksveränderungen ein zunehmendes herdförmiges Befallsmuster deutlich zu erkennen.
a MRT: sagittale T1w Aufnahme.
b MRT: sagittale STIR-Aufnahme.

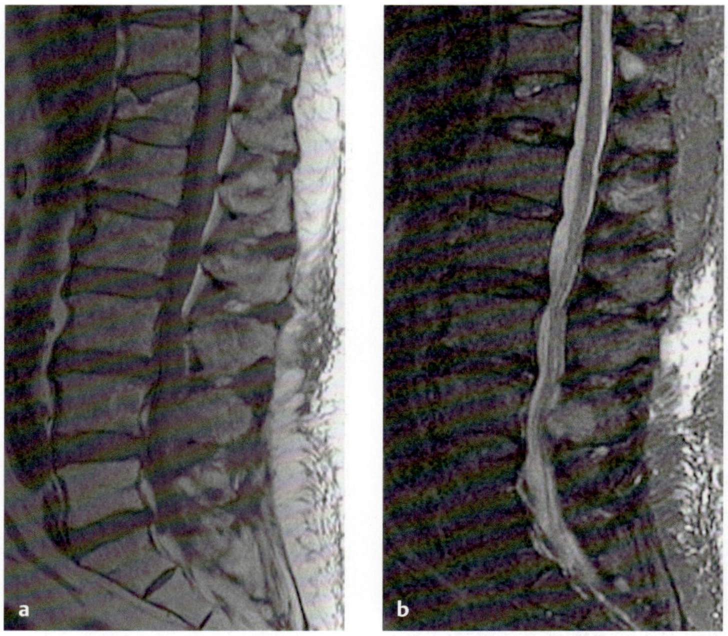

Abb. 5.72 a, b Verlauf eines multiplen Myeloms nach 3 Jahren. Nach einer zusätzlichen Strahlentherapie, die auch an der Fettmarkskonversion nur noch sakral zu erkennen ist, sind einzelne persistierende, größere, herdförmige Veränderungen an den Wirbelbögen und Dornfortsätzen L4 und Th10 zu sehen.
a MRT: sagittale T1w Aufnahme.
b MRT: sagittale STIR-Aufnahme.

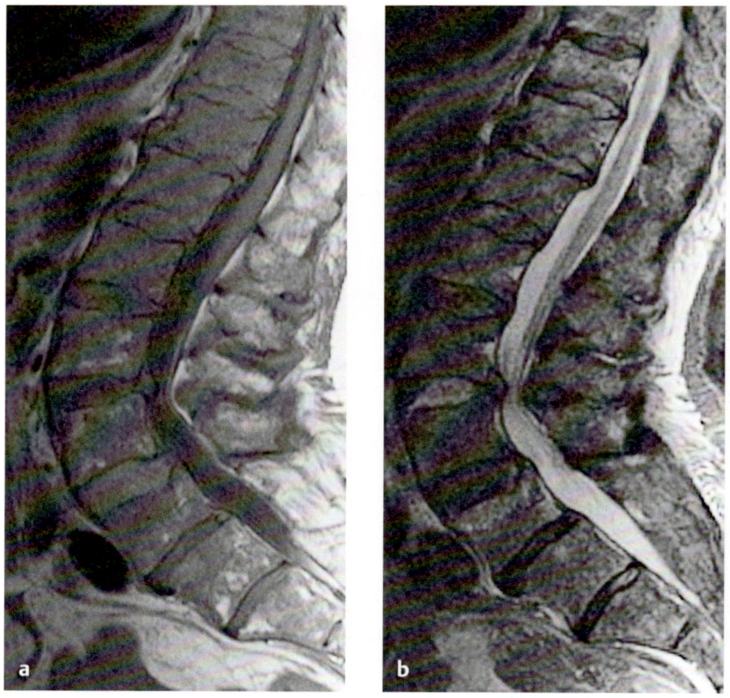

Abb. 5.73 a, b Multiples Myelom mit diffusem Infiltrationsmuster. Es zeigt sich eine diffuse Knochenmarkveränderung. Das Signalverhalten ist T2w reduziert, T1w ist eine deutliche Signalreduktion festzustellen. Dabei wird die Signalintensität der Bandscheiben erreicht. Residual sind einzelne fetthaltige Knochenmarkabschnitte zu erkennen. T2w besteht eine etwas inhomogene Signalintensität.
a MRT: sagittale T1w Aufnahme.
b MRT: sagittale STIR-Aufnahme.

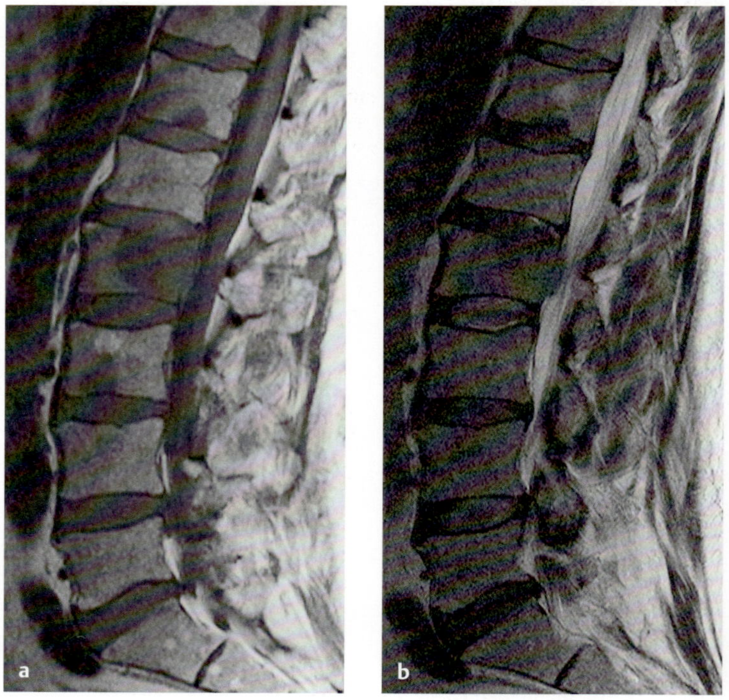

Abb. 5.74 a, b Herdförmiges Myelom mit unterschiedlich großen Knochenmarkherden an der LWS. Die Läsion ist T1w deutlich signalarm und T2w gering signalarm.
a MRT: sagittale T1w Aufnahme.
b MRT: sagittale T2w Aufnahme.

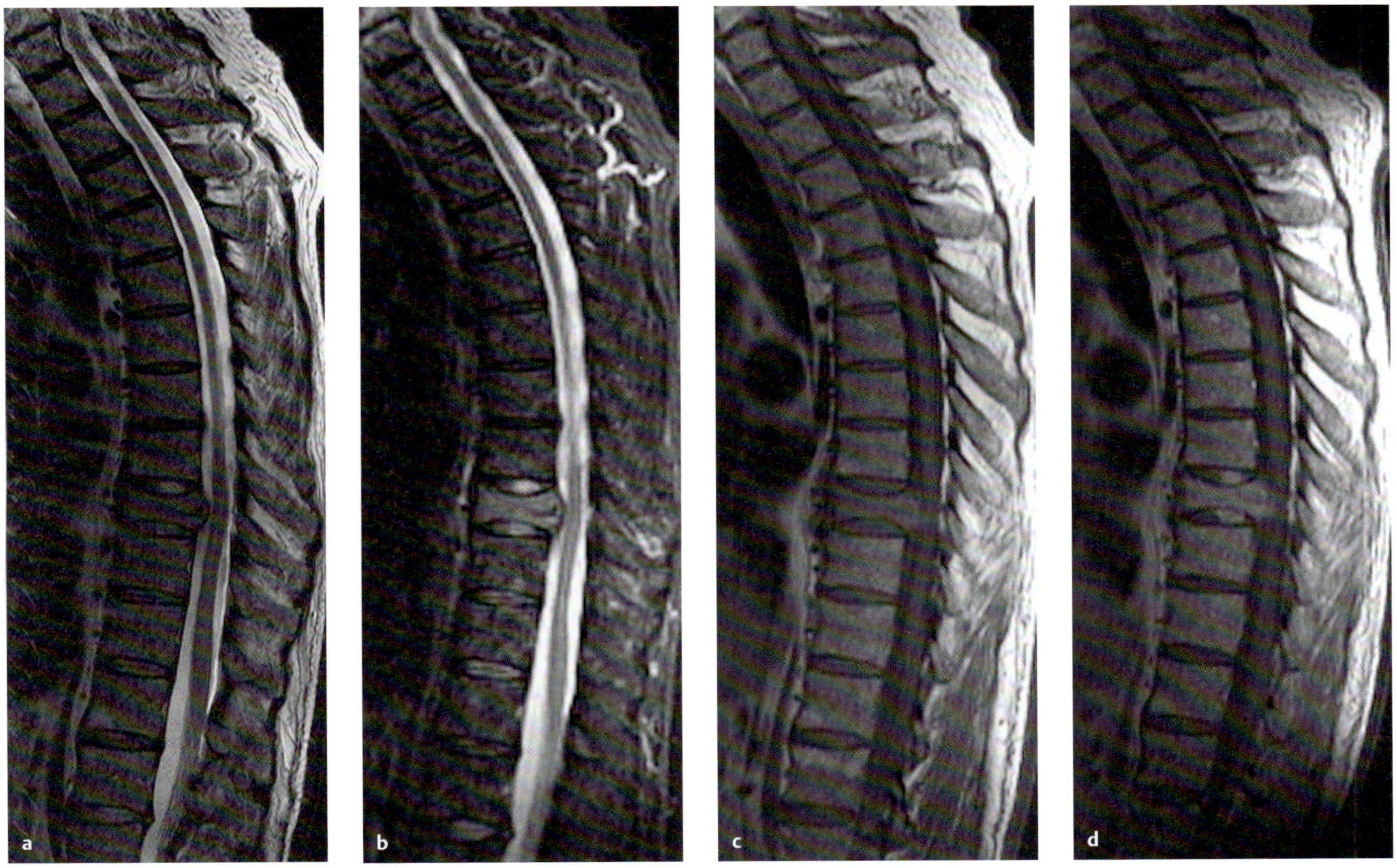

Abb. 5.75 a – d Multiples Myelom mit diffusen Infiltrationsmustern und herdförmigem Befall, mit pathologischer Fraktur und Spinalkanaleinengung. Es zeigt sich insbesondere in der STIR-Sequenz ein inhomogenes Knochenmarksignal mit einer mäßigen Reduktion T1w. Jedoch imponiert hier eine deutliche und gleichmäßige Kontrastmittelanreicherung. Darüber hinaus ist der Brustwirbelkörper T2w vermehrt signalgebend und T1w signalärmer und zeigt eine dorsale konvexe Kontur sowie eine deutliche Kontrastmittelanreicherung.
a MRT: sagittale T2w Aufnahme.
b MRT: sagittale STIR-Aufnahme.
c MRT: sagittale T1w Aufnahme.
d MRT: sagittale Kontrastmittelserie.

5.4.3 Lymphom (Knochenlymphom der Wirbelsäule)

Definition

Die primäre Lymphommanifestation an der Wirbelsäule ist seltener im Vergleich zur sekundären. Zu den primären Lymphomen zählt das primäre Lymphom des Knochens, das spinale epidurale Lymphom, die Meningeosis lymphomatosa und das intramedulläre Lymphom. Häufiger ist der sekundäre Befall. Dabei zeigen insgesamt 30% der systemischen Lymphome einen Skelettbefall [7]. Formen:

- **Primäres Lymphom des Knochens:** Dieses kommt im Bereich der langen Röhrenknochen häufiger vor als im Bereich der Wirbelsäule. Das primäre Lymphom des Knochens macht etwa 3–4% der malignen Knochentumoren aus.
- **Spinales epidurales Lymphom:** Dieses entspricht etwa 1–7% der Non-Hodgkin-Lymphome und bis zu 30% der epiduralen Malignome. Es ist auf Höhe der BWS häufiger als auf Höhe der LWS, gefolgt von der HWS. Eine sekundäre spinale epidurale Lymphommanifestation findet sich bei 5% der systemischen Lymphome.
- **Sekundäres Lymphom des Knochens:** Es tritt am häufigsten bei den Non-Hodgkin-Lymphomen auf; Hodgkin-Lymphome sind hingegen selten. Insgesamt findet ein Knochen- bzw. Knochenmarkbefall bei 25–50% der Non-Hodgkin-Lymphome und nur bei 5–15% der Hodgkin-Lymphome statt.

Differenzialdiagnosen sind Hämatom (heterogenes Signal), Abszess (Randanreicherung) und Metastase (meist mit gleichzeitigem Knochenbefall).

Das Lymphom findet sich im Erwachsenenalter mit einem Gipfel im 4.–7. Dezennium. Männer sind häufiger betroffen als Frauen.

Diagnostik

▸ **Röntgen und CT.** Im Röntgenbild oder auch im CT sind häufig keine oder nur sehr diskrete Veränderungen zu erkennen, in etwa ⅓ der Fälle finden sich osteolytische Veränderungen. Ein Elfenbeinwirbel ist selten.

▸ **MRT.** Die Herde sind T1w signalarm, T2w hypo- bis isointens zum regulären Knochenmark und T2w mit Fettunterdrückung signalreich. Die Kontrastmittelserie zeigt eine eindeutige Anreicherung. Sowohl das Signal- als auch das Kontrastmittelverhalten lassen eine homogene Struktur erkennen. Die Herdgrenzen sind meist scharf, aber unregelmäßig. Das herdförmige Muster ist häufiger beim Morbus Hodgkin als beim Nicht-Hodgkin-Lymphom. Große Weichteiltumoranteile werden wesentlich häufiger beim primären als beim sekundären Lymphom gefunden (▸ **Abb. 5.76**, ▸ **Abb. 5.77** u. ▸ **Abb. 5.78**).

Therapie

Beim Lymphom besteht ein gutes Ansprechen sowohl auf Chemo- als auch auf Strahlentherapie.

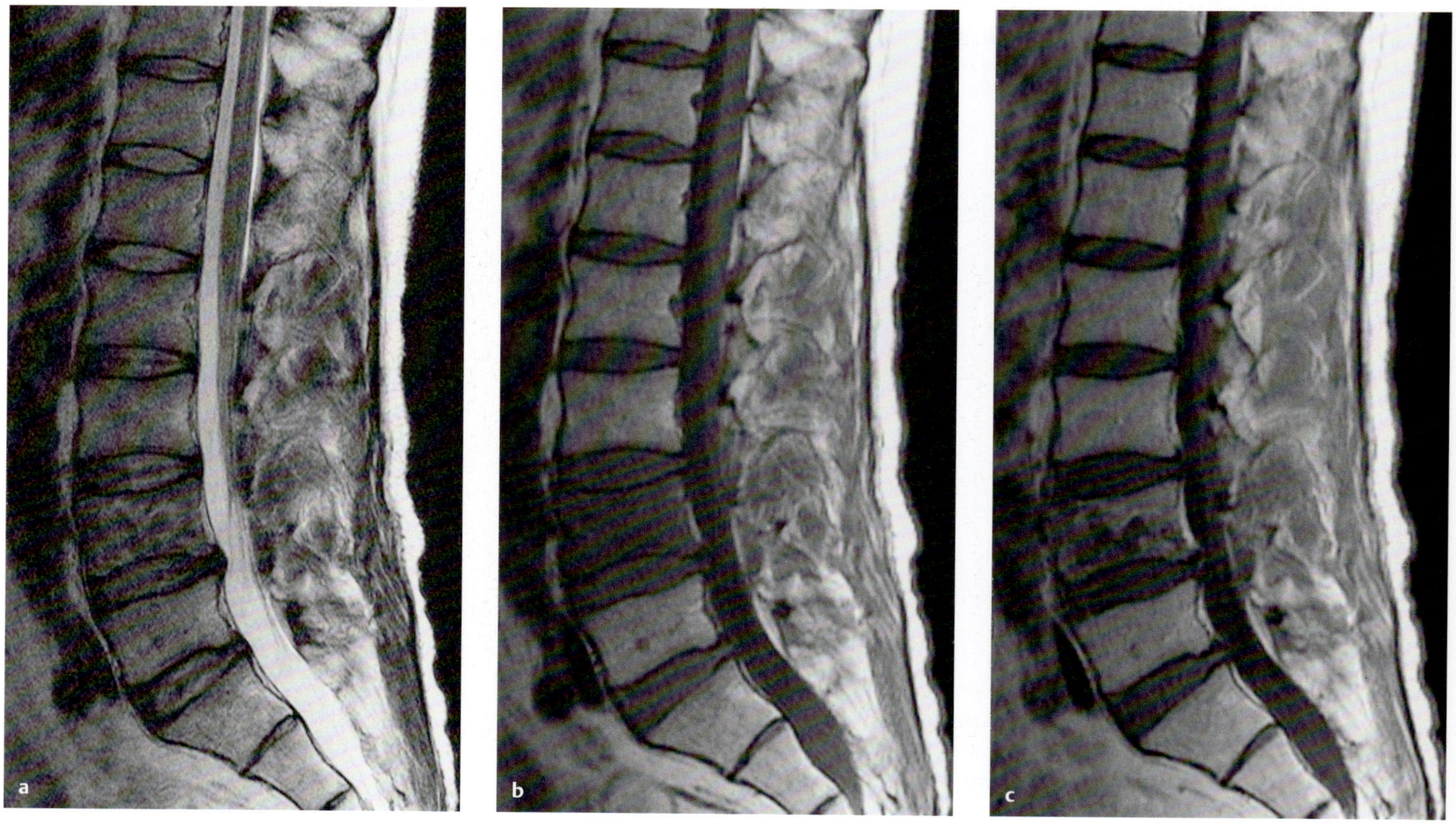

Abb. 5.76 a–c Primäres Knochenlymphom L4. Der IV. Lendenwirbelkörper zeigt eine uncharakteristische Signalveränderung, T1w signalarm, T2w unterschiedlich signalgebend, jedoch überwiegend signalärmer. Im Randbereich ist die unscharfe Abgrenzung residual fettsignalerhalten. In der T1w Sequenz in der Kontrastmittelserie zeigt sich eine horizontal-bandförmige Aussparung im Sinne einer beginnenden pathologischen Fraktur mit geringfügiger Höhenreduktion.
a MRT: sagittale T2w Aufnahme.
b MRT: sagittale T1w Aufnahme.
c MRT: sagittale Kontrastmittelserie.

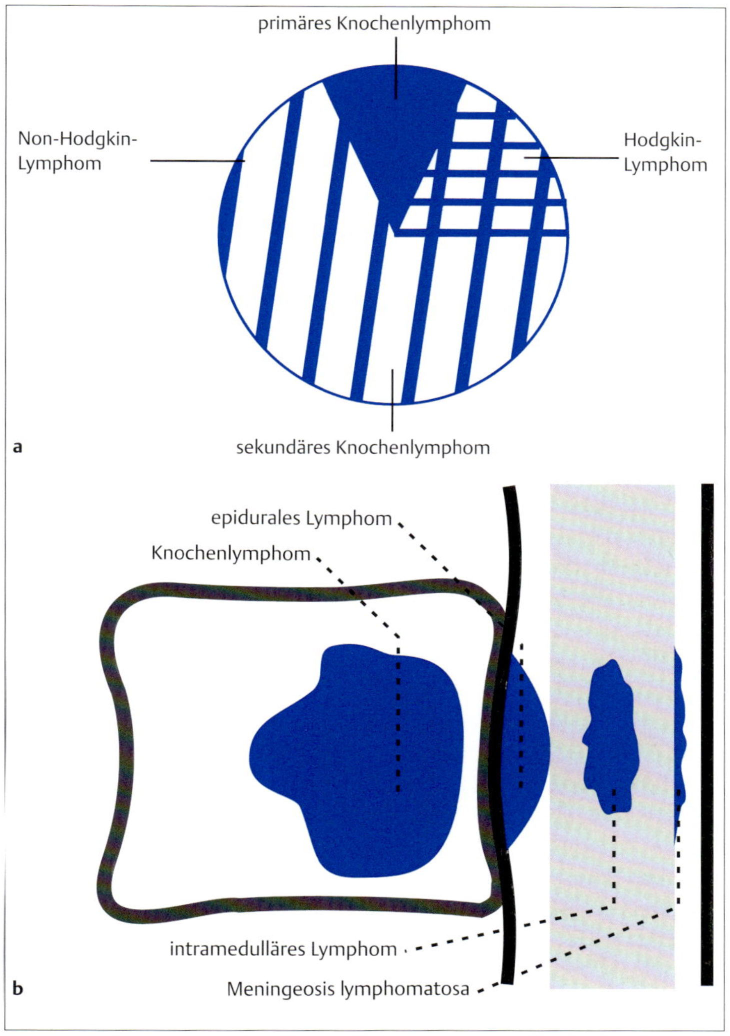

Abb. 5.77 a, b Verteilungsmuster von Lymphomen an der Wirbelsäule.
a Deutliches Überwiegen der sekundären Knochenlymphome gegenüber dem primären Knochenlymphom. Bei den sekundären Knochenlymphomen steht das Non-Hodgkin-Lymphom gegenüber dem Hodgkin-Lymphom deutlich im Vordergrund.
b Grundsätzliche Manifestationsmöglichkeiten eines Lymphoms an der Wirbelsäule. Ein Lymphom kann sich nicht nur ossär manifestieren, sondern kann auch epidural, meningeal oder intramedullär vorkommen.

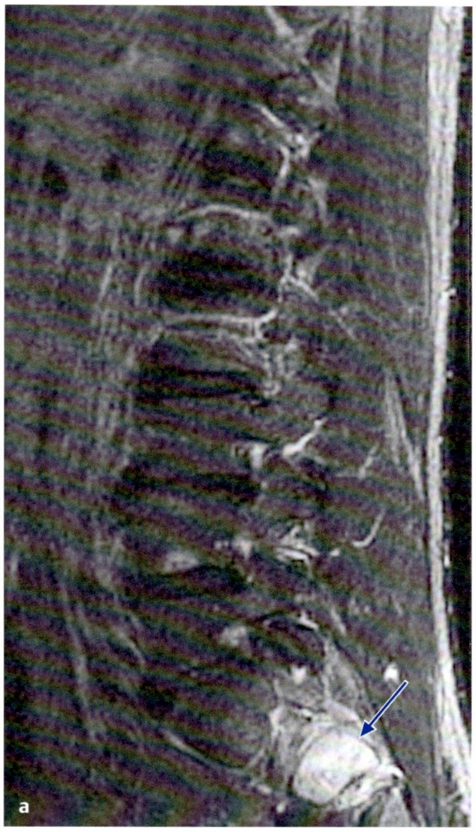

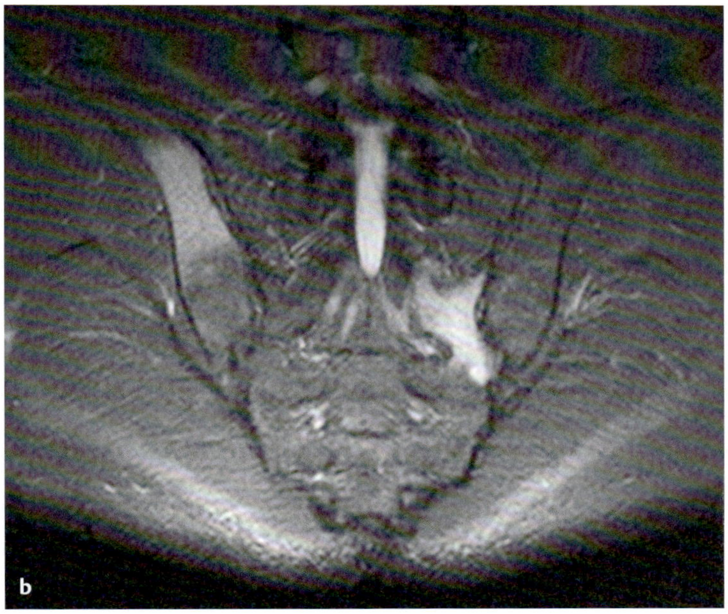

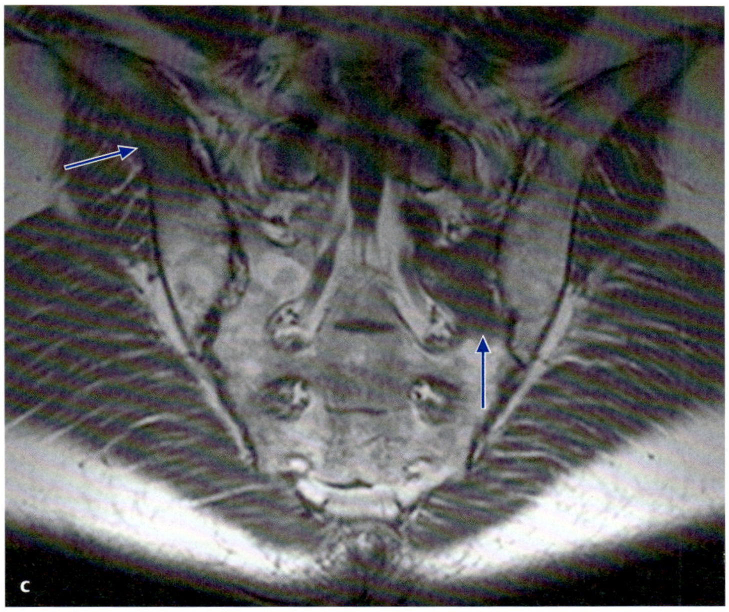

Abb. 5.78 a – c Sekundäres knöchernes Lymphom (Non-Hodgkin-Lymphom). 51-jähriger Patient. Knöcherne Lymphommanifestation mit 2 Herden im rechten Os ilium und im linken Abschnitt des Os sacrum (**a, c**, Pfeile). Die Herde sind unscharf begrenzt und unregelmäßig konfiguriert als morphologischer Hinweis auf Lymphomherde. Die Signalauslöschung des Fettsignals ist abschnittsweise unvollständig.
a MRT: sagittale STIR-Aufnahme.
b MRT: parakoronale STIR-Aufnahme.
c MRT: parakoronale T1w Aufnahme.

5.5 Knochenmarkerkrankungen

5.5.1 Allgemeine Grundlagen und Indikation

Indikation der Magnetresonanztomografie

> Die MRT ist die beste bildgebende Methode zur Beurteilung des Knochenmarks.

Sie dient zum Nachweis und insbesondere zum Staging von Knochenmarkerkrankungen sowie darüber hinaus zur Biopsieplanung.

Einteilung der Knochenmarkerkrankungen

Knochenmarkerkrankungen können danach eingeteilt werden, ob sie die hämatopoetische Komponente oder die retikuläre Komponente des Knochenmarks betreffen, sowie auch in solche Erkrankungen, die sekundär das Knochenmark befallen (▸ **Tab. 5.3**). Erkrankungen des hämatopoetischen Anteils können des Weiteren in solche Formen gegliedert werden, die zu einem Ersatz, zu einer Proliferation oder zu einer Verarmung führen. Erkrankungen, die den retikulären Knochenmarkanteil betreffen, sind Mastozytose und Myelofibrose. Sekundäre Veränderungen erfolgen z. B. ausgelöst durch Chemotherapie und Bestrahlung.

Aufbau und Funktion des Knochenmarks

Das Knochenmark ist das größte Organ des Körpers. Es beinhaltet 2 Teile, nämlich das rote und das gelbe Knochenmark. Das rote Knochenmark ist hämatopoetisch aktiv und hauptsächlich im Bereich des Körperstamms vorhanden, das gelbe Knochenmark ist hämatopoetisch inaktiv und hauptsächlich im peripheren Skelett zu finden [19].

Rotes und gelbes Knochenmark sind nicht vollständig homogen und jedes enthält auch Anteile des anderen. Die Produktion von Blutzellen ist die Hauptaufgabe des Knochenmarks. Es beinhaltet zudem Retikulumzellen, die Makrophagen, Fibroblasten und Fettzellen einschließen. Diese Zellen haben im Wesentlichen die Aufgabe der Versorgung der blutbildenden Zellen.

Signalverhalten des Knochenmarks

Dieses hängt im Wesentlichen vom Verhältnis von Fett zum zellulären Anteil ab. Das rote Knochenmark der Wirbelsäule beinhaltet etwa 60 % blutbildende Zellen und 40 % Fettzellen, das gelbe Knochenmark 95 % Fettzellen und 5 % blutbildende Zellen. Beim roten Knochenmark ist eine Mischung aus Wasser und Fett für das Signalverhalten verantwortlich, beim gelben Knochenmark nahezu ausschließlich das Fettsignal (▸ **Abb. 5.79** u. ▸ **Abb. 5.80**).

Die wichtigsten Sequenzen zur Knochenmarkbeurteilung sind T1w SE-Sequenzen und T2w Aufnahmen mit Fettunterdrückung, wie z. B. die STIR-Sequenz. Die T1w SE-Sequenz erlaubt die Beurteilung des Fettanteils. Eine STIR-Sequenz ermöglicht als Suchsequenz das Auffinden von Knochenmarkveränderungen, jedoch gibt es Einschränkungen bei osteoblastischen und fibrosierenden Prozessen. Der Stellenwert dieser beiden Sequenzen hat sich auch mit der wissenschaftlichen Evaluierung von GRE- und DWI-Sequenzen sowie von dynamischen Kontrastmittelserien nicht grundlegend geändert.

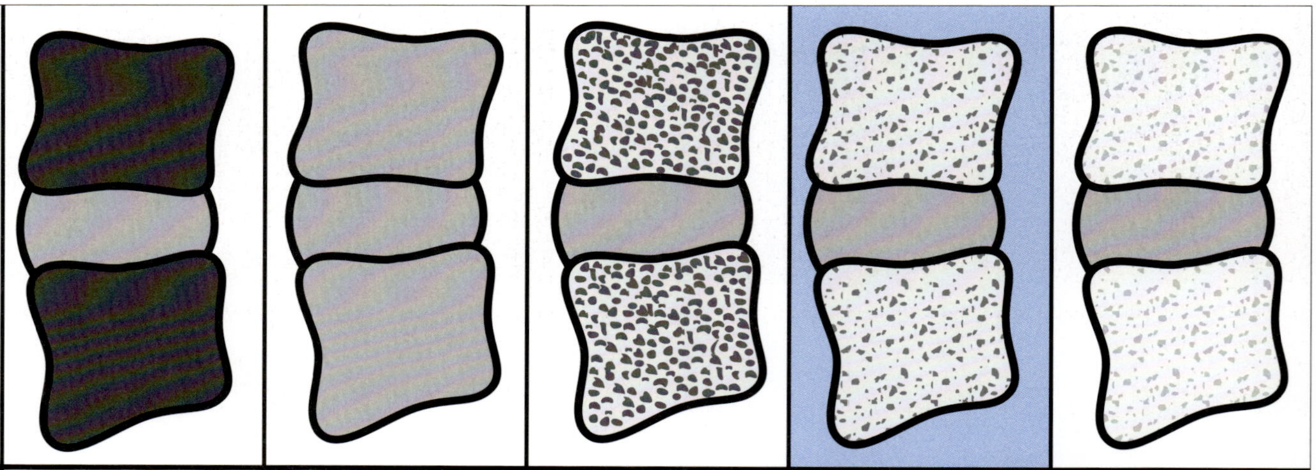

Signalintensität T1w	Knochenmark < Diskus	Knochenmark ≈ Diskus	Knochenmark > Diskus	Knochenmark >> Diskus	Knochenmark >>> Diskus
Bedeutung	Signalverlust des Knochenmarks ↓ immer pathologisch	Knochenmarkersatz ↓ häufig pathologisch	Infiltration ↓ möglicherweise pathologisch	Normalbefund ↓ schließt eine Pathologie nicht mit letzter Sicherheit aus	Schwund von rotem Knochenmark

Abb. 5.79 T1w Signalverhalten des Knochenmarks im Vergleich zur Bandscheibe. Diese deskriptive Einteilung gibt einen Hinweis auf die Zusammensetzung des Knochenmarks, besonders zum Ausmaß des fetthaltigen Knochenmarks.

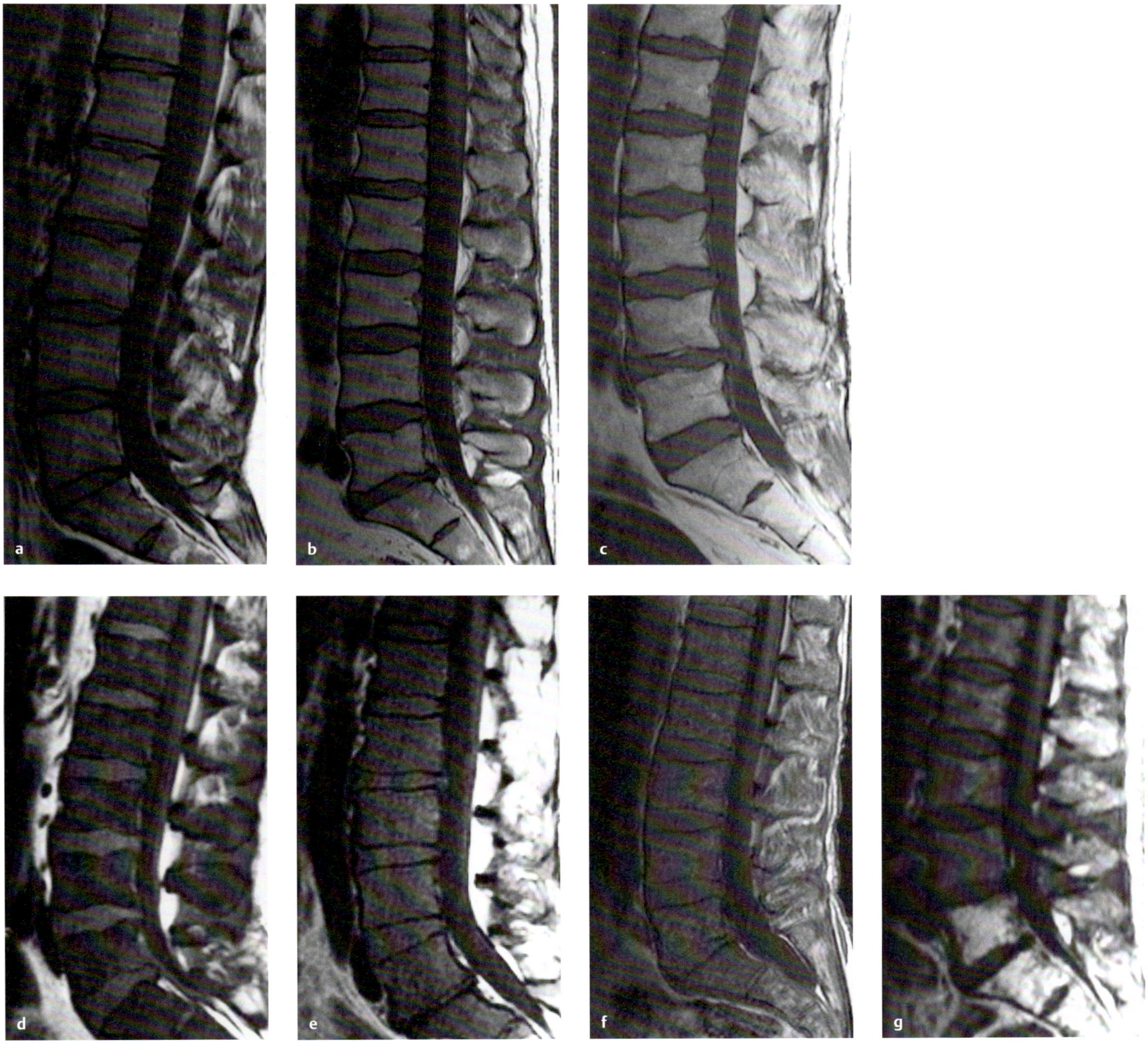

Abb. 5.80 a–g T1w Signalverhalten des Knochenmarks im Vergleich zur Bandscheibe: verschiedene Altersstufen und Knochenmarkpathologien.
a Patient 30 Jahre alt.
b Patient 50 Jahre alt.
c Patient 70 Jahre alt.
d Diffuse Metastasierung.
e Chronische Leukämie.
f Infiltration bei Non-Hodgkin-Lymphom.
g Fettmarkkonversion nach Radiatio.

Tabelle 5.3 Einteilung der Knochenmarkerkrankungen.

Hämatopoese			Retikuläres Knochenmark	Sekundäre Veränderungen
Proliferation	**Schwund**	**Ersatz**		
• multiples Myelom • Leukämie • Polycythaemia vera • Amyloidose • Knochenmarkrekonversion	• aplastische Anämie • myelodysplastisches Syndrom	• Metastase • Lymphom	• Mastozytose • Myelofibrose	• Bestrahlung • Chemotherapie

5.5.2 Proliferierende Erkrankungen des blutbildenden Knochenmarks

Dazu zählen Knochenmarkrekonversion, multiples Myelom, Morbus Waldenström, Amyloidose, Leukämie und Polycythaemia vera [18].

Knochenmarkrekonversion

Die fettigen Anteile des Knochenmarks werden vermehrt in blutbildendes Knochenmark umgewandelt. Die Folge ist eine Signalzunahme in T2w Sequenzen und eine Signalabnahme in T1w Aufnahmen. Bereits bei Rauchern, Schwangerschaften und Langstreckenläufern kann diese Knochenmarkrekonversion erkannt werden.

Leukämie

Leukämien sind verschiedene Erkrankungen, die eine maligne Proliferation der weißen Blutzellen gemeinsam haben. Die akuten Formen wie die akute myeloische Leukämie und die akute lymphatische Leukämie kommen im Kindesalter häufiger vor, die chronischen Formen wie die chronische myeloische Leukämie und die chronisch-lymphatische Leukämie dagegen im höheren Alter. Bei den akuten Formen ist das Wachstum unreifer Zellen, bei den chronischen Formen das Wachstum reifer Zellen für die Krankheit verantwortlich. Die Diagnose erfolgt aus dem peripheren Blut und aus der Knochenmarkbiopsie. In der MRT findet sich ein überwiegend diffuses Infiltrationsmuster. Bei 10% der Patienten liegt jedoch in der MRT ein normales Knochenmarkbild vor (▸ **Abb. 5.81** u. ▸ **Abb. 5.82**).

Multiples Myelom

Das Myelom ist eine monoklonale Proliferation atypischer Plasmazellen. Dies kann diffus-infiltrativ als multiples Myelom erfolgen oder als fokale Erkrankung, die auch als „Plasmozytom" bezeichnet wird. Das Myelom kann histologisch nach dem Ausmaß der Plasmazelleninfiltration graduiert werden. Im Verhältnis zu den normalen Knochenmarkzellen wird die Einteilung nach geringer (10–20% der Fälle), intermediärer (20–50%) und hochgradiger Infiltration (mehr als 50%) vorgenommen. Morphologisch können mit der MRT 5 verschiedene Infiltrationsmuster zugeordnet werden (▸ **Abb. 5.83**):

- normal erscheinendes Knochenmark
- fokale Infiltration
- diffuse Infiltration
- Salz-und-Pfeffer-Muster
- kombinierte Form mit multiplen Herden, sprich Myelomen

Polycythaemia vera

Die Polyzythämie ist eine Proliferation von pluripotenten Stammzellen. Dabei ist überwiegend eine erythropoetische Zelllinie betroffen. In der MRT findet sich ein überwiegend homogen-diffuses Manifestationsmuster, manchmal auch herdförmig. Zu den anderen hämatologischen Erkrankungen besteht keine Unterscheidungsmöglichkeit. Nach einer gewissen Krankheitsdauer kann das hyperzelluläre Knochenmark durch Fibrose ersetzt werden, erkennbar an der entsprechenden Signalarmut in allen Sequenzen.

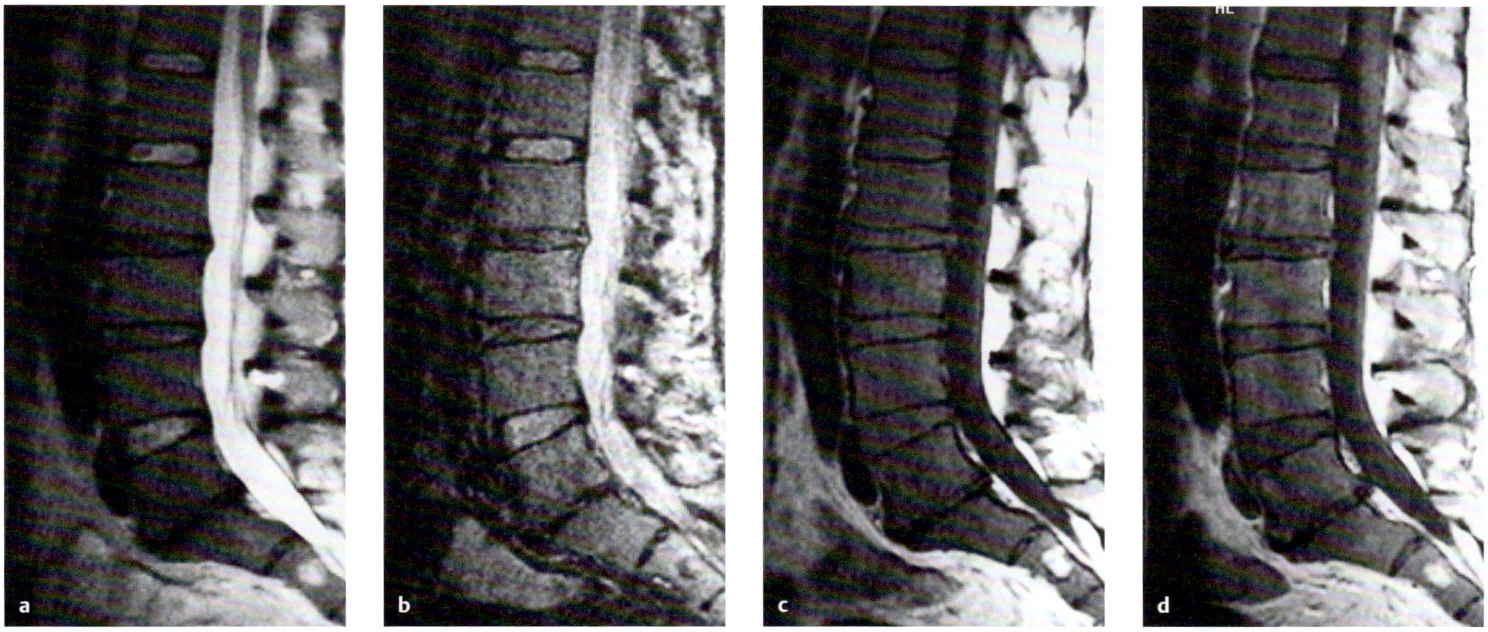

Abb. 5.81 a – d Chronische myeloische Leukämie. 46-jährige Patientin. Auffällig ist die gleichmäßige T1w Signalreduktion. Das Signal der Bandscheibe wird erreicht bzw. diskret unterschritten. In der Kontrastmittelserie zeigt sich eine mäßige Anreicherung, sodass das Knochenmark hyperintens zur Bandscheibe zur Darstellung gelangt. In der T2w und in der STIR-Sequenz ist das Signalverhalten unauffällig, möglicherweise in der STIR-Sequenz etwas prominent. Es sind Zeichen einer diffusen Knochenmarkinfiltration vorhanden.

a MRT: sagittale T2w Aufnahme.
b MRT: sagittale STIR-Aufnahme.
c MRT: sagittale T1w Aufnahme.
d MRT: sagittale Kontrastmittelserie.

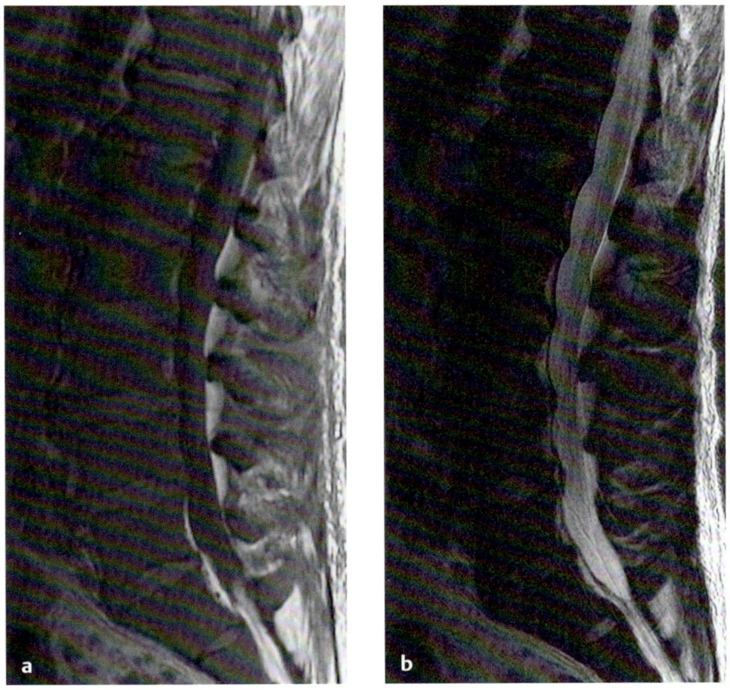

Abb. 5.82 a, b Chronische Leukämie. Es zeigt sich eine ausgedehnte und diffuse Signalminderung des Knochenmarks, sowohl T1w als auch T2w. T1w ist das Knochenmarksignal bezüglich der Intensität geringer als das Bandscheibensignal. Eindeutiger und ausgeprägter pathologischer Befund, jedoch unspezifisch.

a MRT: sagittale T1w SE-Aufnahme.
b MRT: sagittale T2w SE-Aufnahme.

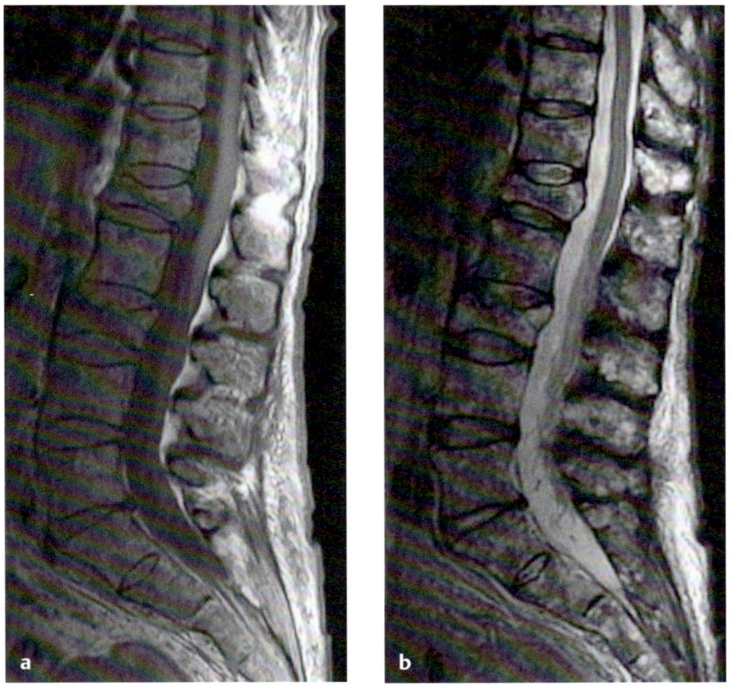

Abb. 5.83 a, b Multiples Myelom mit diffusem Befall der Wirbelsäule. Es besteht ein diffuses, wenn auch etwas inhomogenes Signalverhalten des Knochenmarks, T1w signalarm sowie auch in der STIR-Sequenz mäßig signalreich mit pathologischen Frakturen von L1 und L3.

a MRT: sagittale T1w Aufnahme.
b MRT: sagittale STIR-Aufnahme.

5.5.3 Erkrankungen mit Schwund des blutbildenden Knochenmarks

Aplastische Anämie und myelodysplastisches Syndrom

Zu den Erkrankungen mit Rückbildung und Schwund des blutbildenden Knochenmarks gehören die aplastische Anämie und das myelodysplastische Syndrom. Diese können idiopathisch auftreten (möglicherweise autoimmunologisch), können aber auch folgende Ursachen haben:

- Metastasen
- Leukämie
- Infektion
- organische Substanzen
- Medikamente nach Hepatitis
- Chemotherapie

In der MRT findet sich ein Ersatz des roten durch gelbes Knochenmark. Beim chronischen Verlauf der aplastischen Anämie kann sich ein Teil der Erkrankungen in ein myelodysplastisches Syndrom umwandeln. Bei dieser Erkrankung kommt es in etwa ⅓ der Fälle zu einer weiteren Transformation zur Leukämie. In der MRT kann sowohl ein diffuses als auch ein herdförmiges Muster diese Umwandlung anzeigen (▸ **Abb. 5.84**).

Sichelzellanämie

Bei der Sichelzellanämie handelt es sich um eine Dysplasie der roten Zellen des hämatopoetischen Knochenmarks und korrekterweise nicht um eine proliferative Erkrankung des blutbildenden Knochenmarks.

Die Sichelzellanämie ist eine autosomal-dominante Hämoglobinopathie. Das pathologische Hämoglobin verändert die Erythrozyten zu einer Sichelform mit einer verminderten Funktion des Sauerstofftransports. Dies führt im weiteren Verlauf zu einer erhöhten Blutviskosität mit Thrombose- und Infarktneigung. An der Wirbelsäule finden sich Zeichen der Knochenmarkhyperplasie sowie von Knocheninfarkten (▸ **Abb. 5.85**).

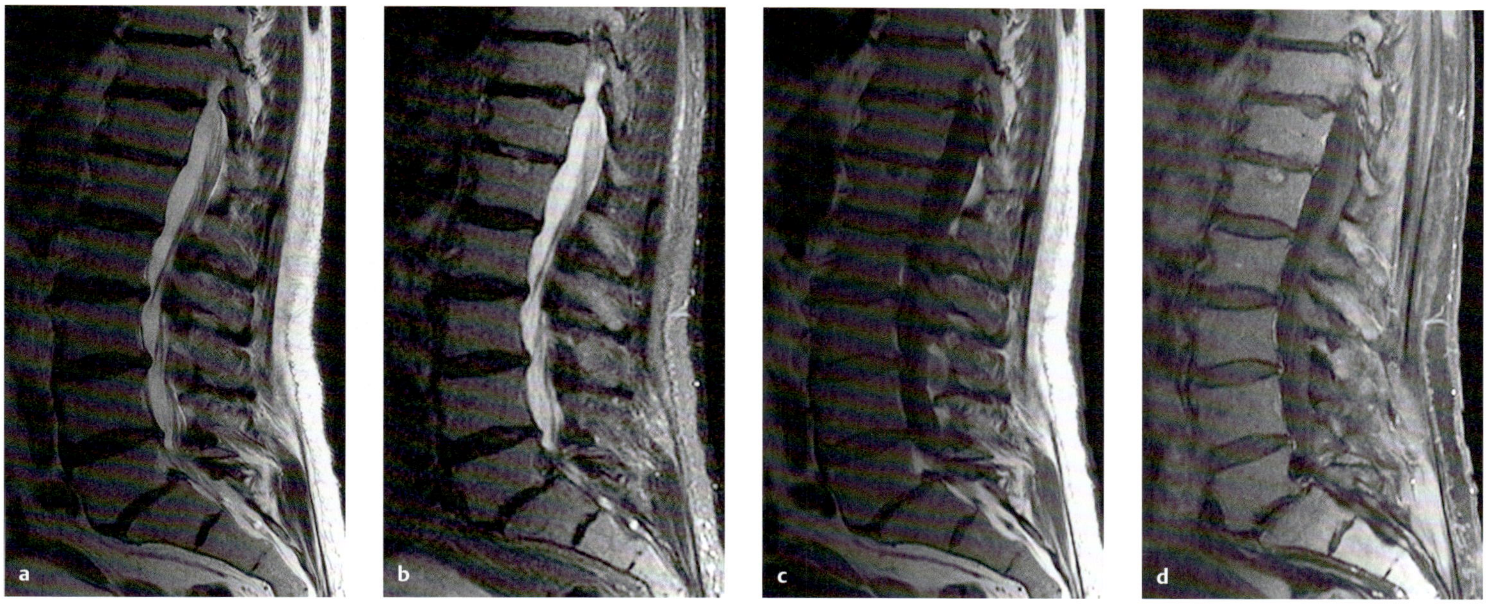

Abb. 5.84 a – d Myelodysplastisches Syndrom mit intraspongiöser Bandscheibenherniation von L1. Es zeigt sich ein reguläres T2w Signalverhalten; T1w ist bereits eine deutliche Signalreduktion erkennbar. Dabei wird nahezu das Bandscheibensignal erreicht. In der STIR-Sequenz ist eine gleichmäßige Anhebung der Signalintensität sichtbar. In der Kontrastmittelserie liegt eine gleichmäßige Anreicherung vor. Die intraspongiöse Bandscheibenherniation zeigt eine Fettmarkkonversion im angrenzenden Knochenmark sowie eine Signalintensität und Anreicherung im Bereich der Herniation selbst als Ausdruck der Vaskularisation.

a MRT: sagittale T2w Aufnahme.
b MRT: sagittale STIR-Aufnahme.
c MRT: sagittale T1w Aufnahme.
d MRT: sagittale Kontrastmittelserie.

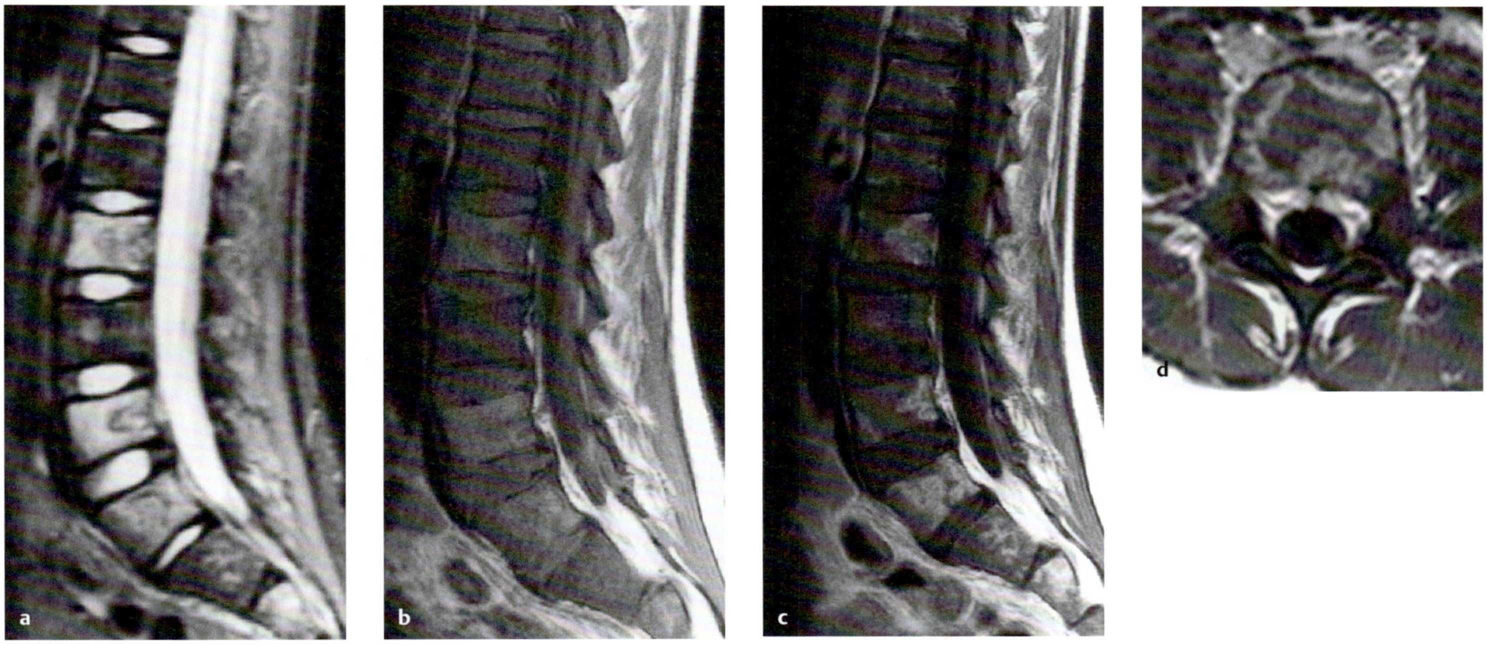

Abb. 5.85 a – d Sichelzellanämie mit Knocheninfarkten. Es findet sich eine einerseits diffuse (Sichelzellanämie), andererseits aber auch herdförmige Signalveränderung des Knochenmarks (Knocheninfarkte).

a MRT: sagittale STIR-Aufnahme.
b MRT: sagittale T1w SE-Aufnahme.
c MRT: sagittale Kontrastmittelserie.
d MRT: axiale Kontrastmittelserie.

5.5.4 Erkrankungen mit Ersatz des blutbildenden Knochenmarks

Diffuse Metastasierung und Knochenmarkinfiltration bei Lymphom

▸ **Abb. 5.86** u. ▸ **Abb. 5.87** zeigen 2 Beispiele für diese Art der Erkrankung.

5.5.5 Erkrankungen des retikulären Knochenmarks

Myelofibrose (idiopathische Osteomyelofibrose)

Die Myelofibrose entsteht aus ähnlichen Ursachen wie die Polycythaemia vera. Es kommt zu einem schleichenden Verlauf im mittleren oder höheren Alter. Klinisch imponiert die Erkrankung mit Zeichen der Anämie und der Blutungsneigung. Die zunehmende Fibrose ist an der diffusen Signalminderung in allen Sequenzen erkennbar. Es können extramedulläre Blutbildungsherde mit paravertebralen Raumforderungen vorkommen.

Mastozytose

Bei der Mastozytose findet man eine Proliferation von Mastzellen, die sich an den verschiedenen Organen manifestieren, insbesondere auch in der Haut. Die klinischen Symptome entstehen infolge der Freisetzung chemischer Mediatoren aus den Zellen. Bei einer Mastzellproliferation im Knochenmark kommt es zur Verdrängung des normalen Knochenmarks. Ein Knochenbefall liegt in etwa 70% der Fälle vor, am häufigsten im Bereich der Wirbelsäule. In der Bildgebung und in der MRT können sich neben einer diffusen Knochenmarkveränderung fokale oder diffuse Osteosklerosen finden (▸ **Abb. 5.88**).

Morbus Gaucher

Es handelt sich um eine autosomal-rezessive Stoffwechselerkrankung mit Anhäufung von Glukozerebrosiden. Der Morbus Gaucher ist die häufigste dieser seltenen Erkrankungen. Es kommt dabei zur Anhäufung dieser Stoffwechselprodukte in der Leber, in der Milz und insbesondere im Knochenmark. Neben einer diffusen unspezifischen Knochenmarkveränderung können sich auch radiologisch sichtbare Veränderungen am gesamten Skelett entwickeln.

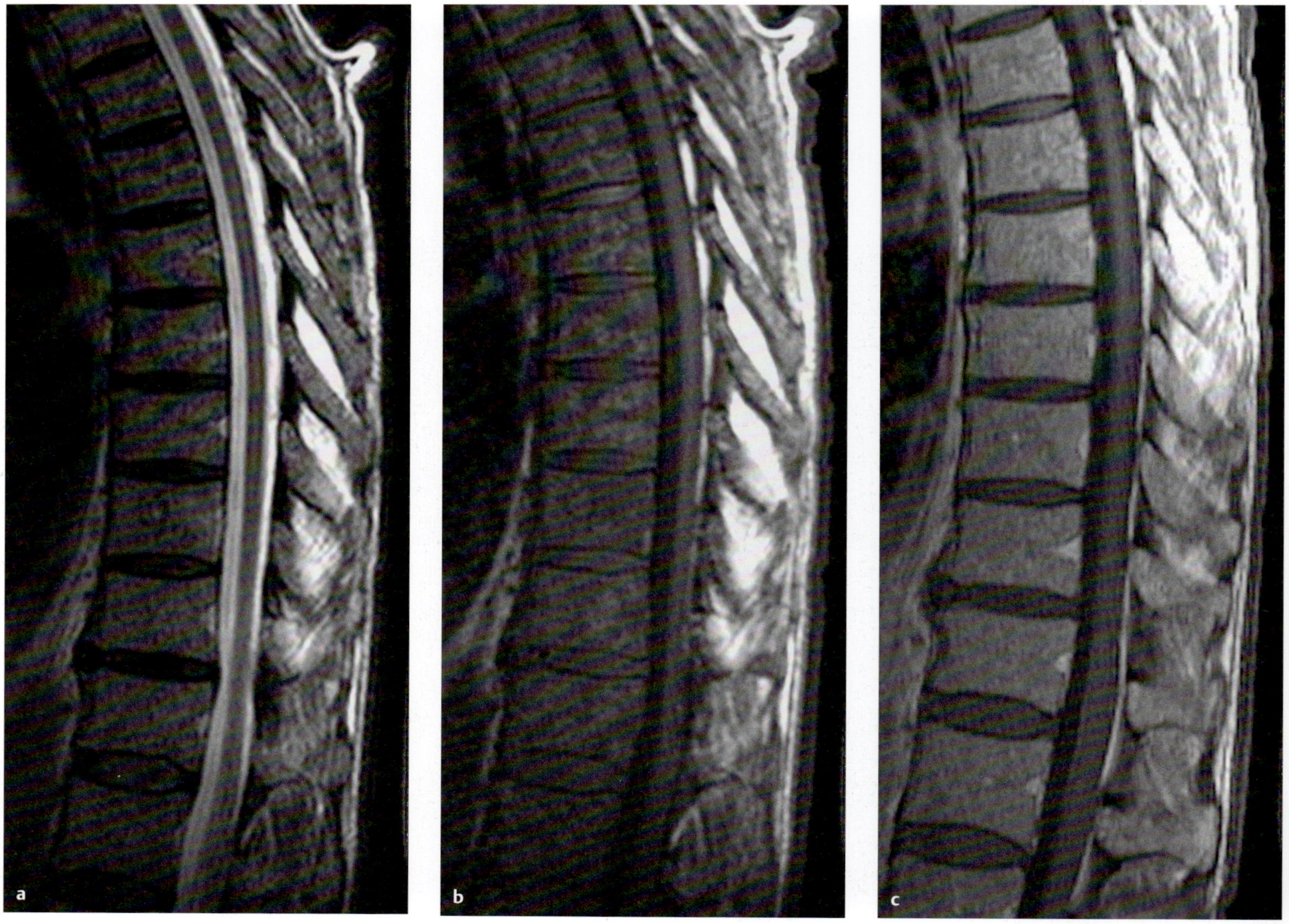

Abb. 5.86 a – c Knochenmarkinfiltration bei Non-Hodgkin-Lymphom. Diffuse und etwas inhomogene T1w Signalminderung und deutliche Kontrastmittelanreicherung. Das T2w Bild ist von der Signalintensität her unauffällig.
a MRT: sagittale T2w Aufnahme.
b MRT: sagittale T1w Aufnahme.
c MRT: sagittale Kontrastmittelserie.

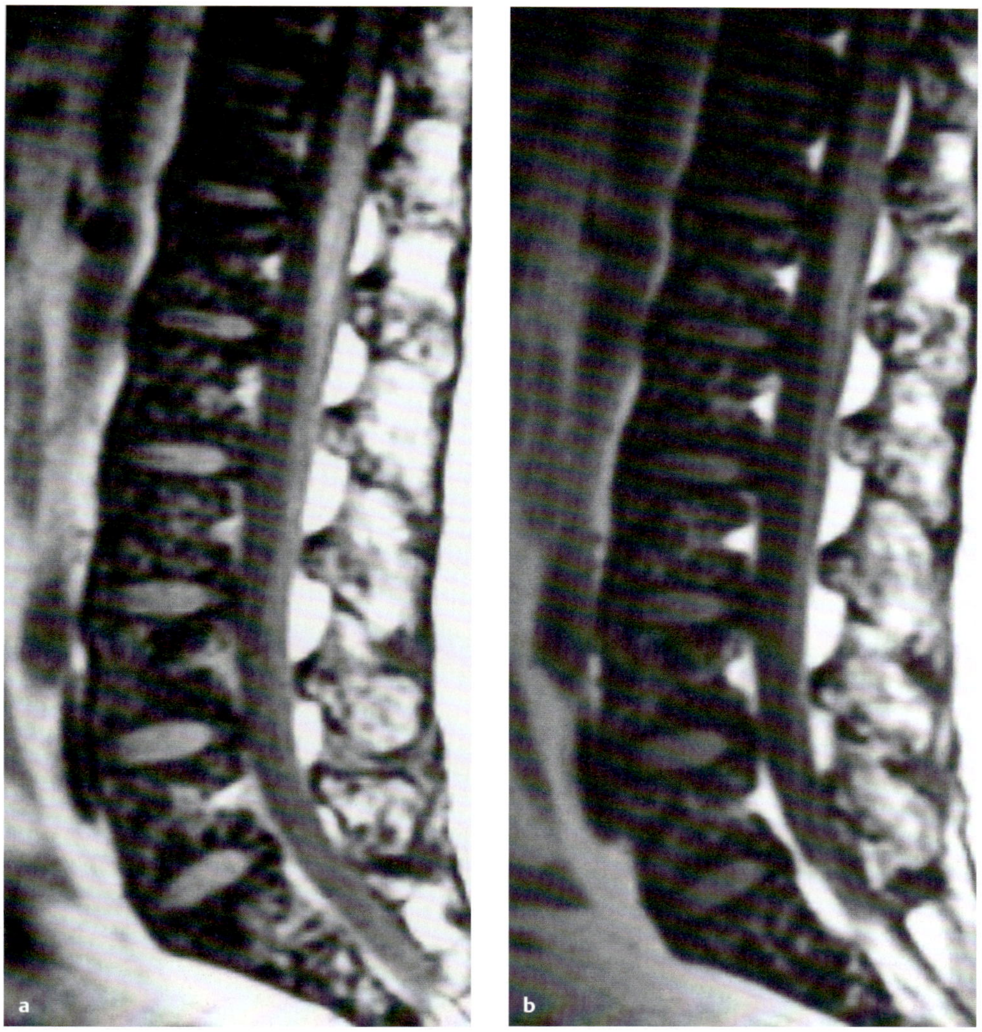

Abb. 5.87 a, b Diffuse und osteoblastische Metastasierung des Knochenmarks. Es besteht eine diffuse Signalreduktion des Knochenmarks. Das Ausmaß seiner Signalintensität ist deutlich unter dem der Bandscheibe gelegen. Auch in der Kontrastmittelserie besteht nur eine minimale Kontrastmittelanreicherung. Bei einer 47-jährigen Patientin mit fortgeschrittenem Mammakarzinom entspricht dies einer diffusen metastatischen Infiltration des Knochenmarks mit einer deutlichen osteoblastischen Komponente.

a MRT: sagittale T1w Aufnahme.
b MRT: sagittale Kontrastmittelserie.

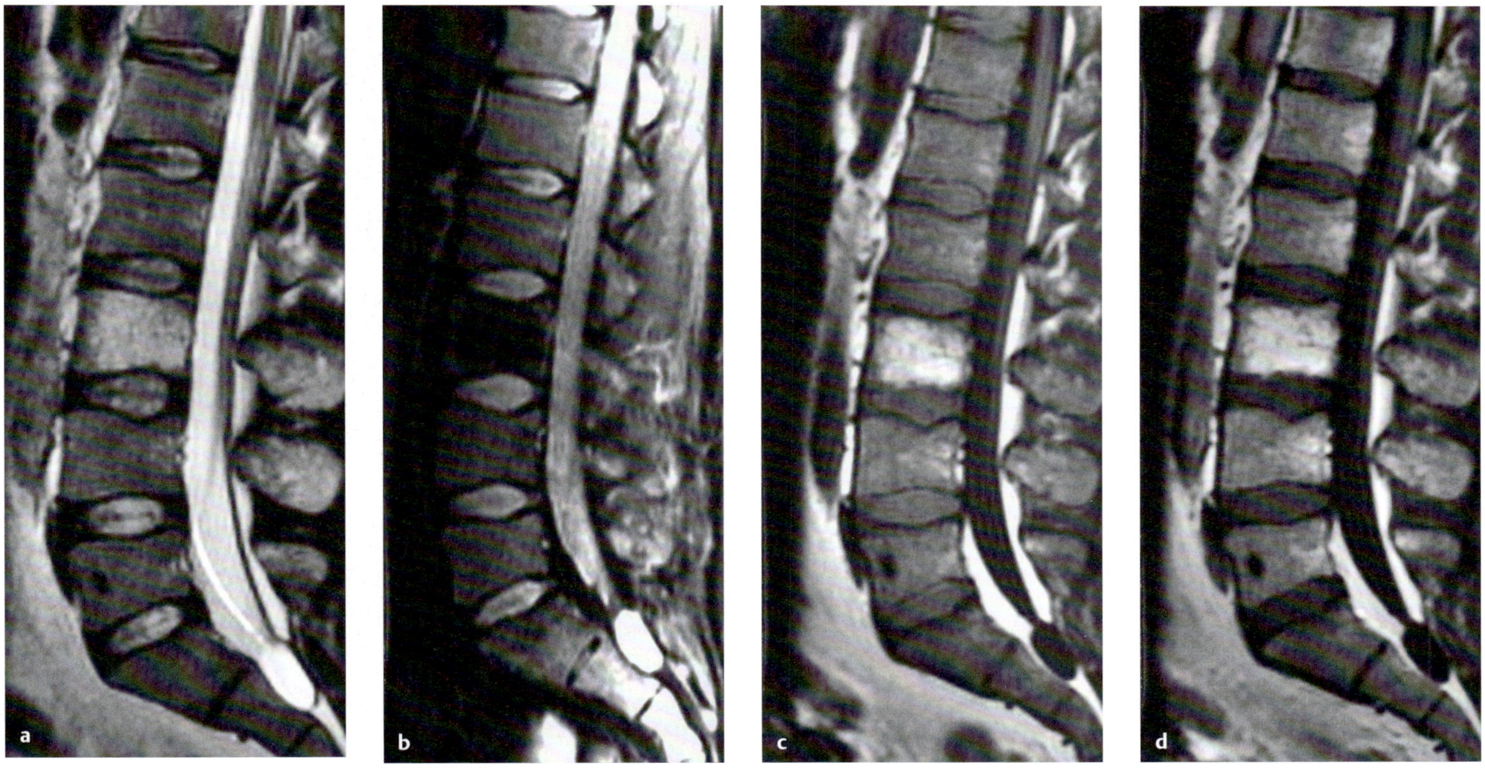

Abb. 5.88 a–d Mastozytose an der LWS. Neben einem Wirbelkörperhämangiom L3 mit fettintensem Signalverhalten findet sich eine auffällige Signalarmut T1w (**c**) und Signalreichtum in der STIR-Sequenz (**b**) sowie eine auffällig deutliche, gleichmäßige Kontrastmittelanreicherung (**d**), die die Norm überschreitet. Deshalb ist in diesem Fall an eine diffuse Knochenmarkerkrankung zu denken. Eine weitere differenzialdiagnostische Zuordnung ist jedoch nicht möglich.

a MRT: sagittale T2w SE-Aufnahme.
b MRT: sagittale STIR-Aufnahme.
c MRT: sagittale T1w SE-Aufnahme.
d MRT: sagittale Kontrastmittelserie.

5.5.6 Sekundäre und sonstige Erkrankungen des Knochenmarks

Zu den sonstigen Erkrankungen des Knochenmarks zählen Veränderungen nach Bestrahlung oder Chemotherapie (▸ **Abb. 5.89**). Des Weiteren gehören zu dieser Gruppe Veränderungen bei Hämosiderinablagerungen und nach Knochenmarktransplantation.

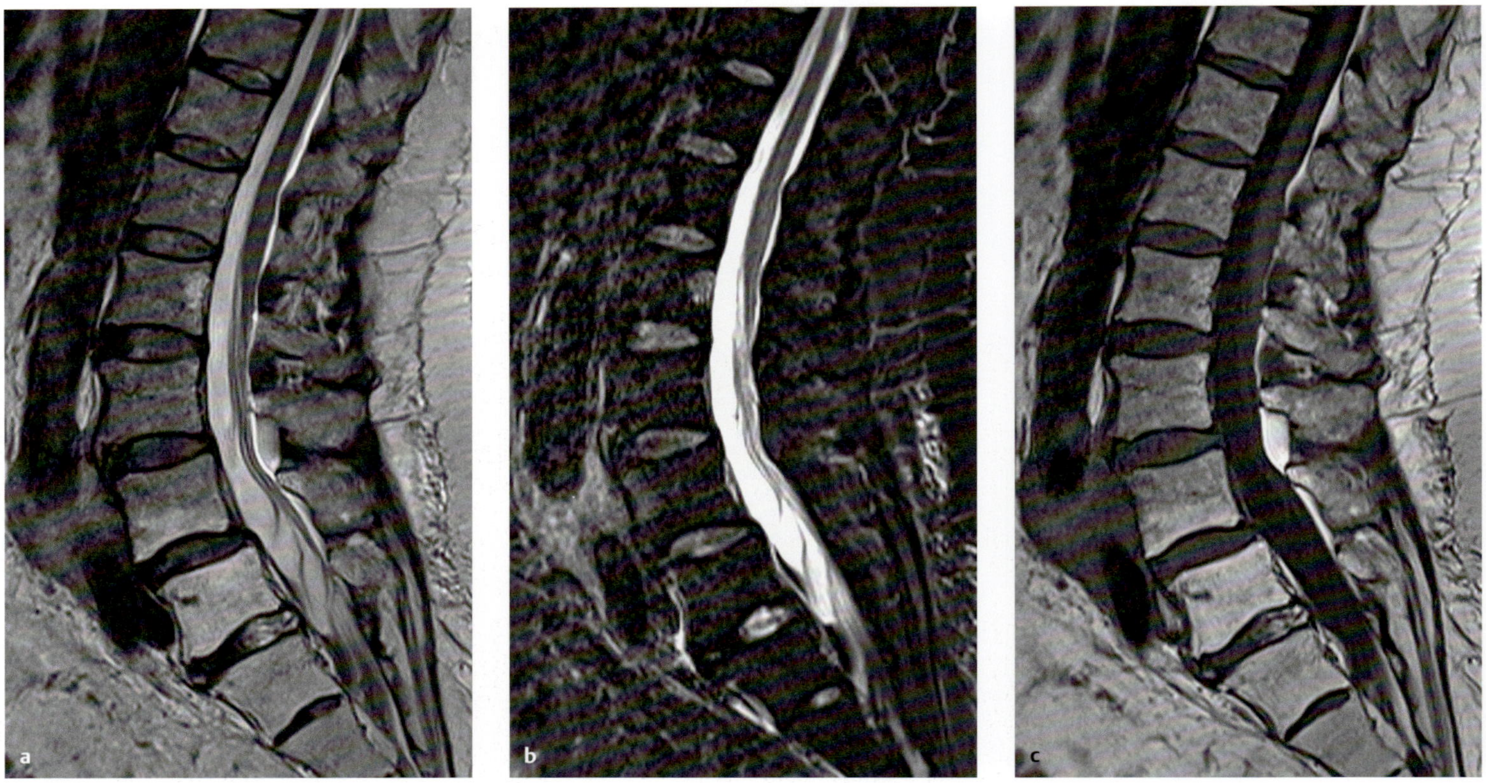

Abb. 5.89 a – c Fettmarkkonversion nach Radiatio lumbosakral. Es findet sich ein ausgeprägtes Fettsignal von L5 abwärts mit entsprechendem Signalverhalten, nämlich T1w und T2w signalreich und in der T2w Sequenz mit Fettunterdrückung signallos im Sinne einer Fettmarkkonversion nach Bestrahlung.
a MRT: sagittale T2w SE-Aufnahme.
b MRT: sagittale STIR-Aufnahme.
c MRT: sagittale T1w SE-Aufnahme.

Literatur

[1] Angtuaco EJ, Fassas AB, Walker R et al. Multiple myeloma: clinical review and diagnostic imaging. Radiology 2004; 231: 11 – 23
[2] Baudrez V, Galant C, Vande Berg BC. Benign vertebral hemangioma: MR-histological correlation. Skeletal Radiol 2001; 30: 442 – 446
[3] Breitenseher M, Dominkus M, Scharitzer M et al. Diagnostic imaging of giant cell tumors. Radiologe 2001; 41: 568 – 576
[4] Diel J, Ortiz O, Losada RA et al. The sacrum: pathologic spectrum, multimodality imaging, and subspecialty approach. Radiographics 2001; 21: 83 – 104
[5] Durie BG, Kyle RA, Belch A et al. Myeloma management guidelines: a consensus report from the Scientific Advisors of the International Myeloma Foundation. Hematol J 2003; 4: 379 – 398
[6] Farsad K, Kattapuram SV, Sacknoff R et al. Sacral chordoma. Radiographics 2009; 29: 1525 – 1530
[7] Guermazi A, Brice P, de Kerviler EE et al. Extranodal Hodgkin disease: spectrum of disease. Radiographics 2001; 21: 161 – 179
[8] Herneth AM, Philipp MO, Naude J et al. Vertebral metastases: assessment with apparent diffusion coefficient. Radiology 2002; 225: 889 – 894
[9] Ilaslan H, Sundaram M, Unni KK et al. Primary vertebral osteosarcoma: imaging findings. Radiology 2004; 230: 697 – 702
[10] Jung HS, Jee WH, McCauley TR et al. Discrimination of metastatic from acute osteoporotic compression spinal fractures with MR imaging. Radiographics 2003; 23: 179 – 187
[11] Kransdorf MJ, Stull MA, Gilkey FW et al. Osteoid osteoma. Radiographics 1991; 11: 671 – 696
[12] Lecouvet FE, Vande Berg BC, Michaux L et al. Stage III multiple myeloma: clinical and prognostic value of spinal bone marrow MR imaging. Radiology 1998; 209: 653 – 660
[13] Libshitz HI, Malthouse SR, Cunningham D et al. Multiple myeloma: appearance at MR imaging. Radiology 1992; 182: 833 – 837
[14] Murphey MD, Andrews CL, Flemming DJ et al. From the archives of the AFIP. Primary tumors of the spine: radiologic pathologic correlation. Radiographics 1996; 16: 1131 – 1158
[15] Murphey MD, Flemming DJ, Boyea SR et al. Enchondroma versus chondrosarcoma in the appendicular skeleton: differentiating features. Radiographics 1998; 18: 1213 – 1237
[16] Murphey MD, Walker EA, Wilson AJ et al. From the archives of the AFIP: imaging of primary chondrosarcoma: radiologic-pathologic correlation. Radiographics 2003; 23: 1245 – 1278
[17] Rodallec MH, Feydy A, Larousserie F et al. Diagnostic imaging of solitary tumors of the spine: what to do and say. Radiographics 2008; 28: 1019 – 1041
[18] Vande Berg BC, Lecouvet FE, Michaux L et al. Magnetic resonance imaging of the bone marrow in hematological malignancies. Eur Radiol 1998; 8: 1335 – 1344
[19] Vande Berg BC, Lecouvet FE, Galant C et al. Normal variants and frequent marrow alterations that simulate bone marrow lesions at MR imaging. Radiol Clin North Am 2005; 43: 761 – 770

6 Trauma der Wirbelsäule

C. Schueller-Weidekamm

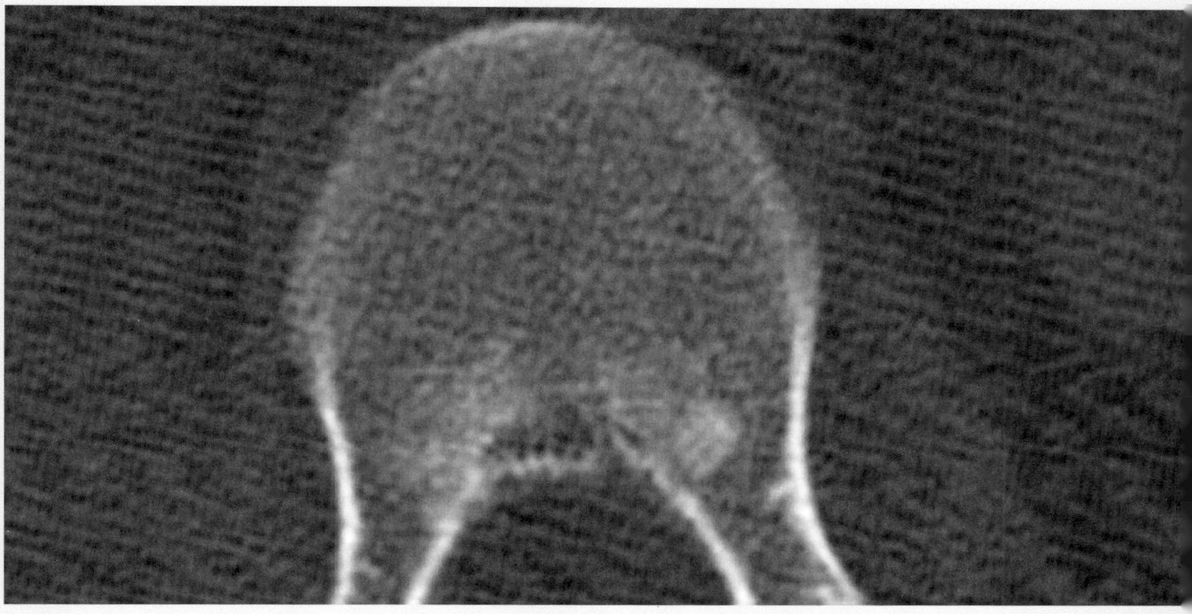

6.1 Ätiologie und Epidemiologie

Das Trauma ist die häufigste Ursache für eine instabile Wirbelsäule. Die Inzidenz einer Rückenmarkverletzung beträgt pro Jahr 1 : 1000; dabei sind Männer ungefähr 3 Mal so häufig betroffen wie Frauen. Beim Polytrauma steigt der Anteil der Wirbelsäulenläsionen auf 10 – 20%, mit einer besonders hohen Beteiligung der HWS (ca. 55 – 57%; ▸ **Abb. 6.1**). Abhängig von Knochendichte und Beweglichkeit der Wirbelsäule ändert sich die Verteilung der Frakturen: C2-Frakturen treten beispielsweise häufiger bei älteren Personen auf. Die häufigste Ursache der spinalen Verletzungen sind mit fast 50% der Fälle Verkehrsunfälle, gefolgt von Sportunfällen, die ca. ¼ der Verletzungsursachen ausmachen. Die Verletzten können in 3 verschiedene Gruppen eingeteilt werden:

- junge Erwachsene zwischen 16 und 25 Jahren, die insbesondere in hochenergetische Unfälle involviert sind
- ältere Menschen mit einer zervikalen Spinalkanalstenose aufgrund von degenerativen Veränderungen wie Spondylose, die zu den Hochrisikopatienten zählen und häufiger eine neurologische Symptomatik aufweisen
- Menschen mit direktem Trauma infolge von Schussverletzungen

Leitsymptome einer Wirbelsäulenverletzung sind Schmerzen und Fehlstellung. Neurologische Ausfälle kaudal der Verletzungsstelle sprechen für eine Beteiligung des Rückenmarks oder der Spinalnerven. Eine sofortige Immobilisation der Wirbelsäule noch am Unfallort verbessert signifikant das Outcome des Patienten.

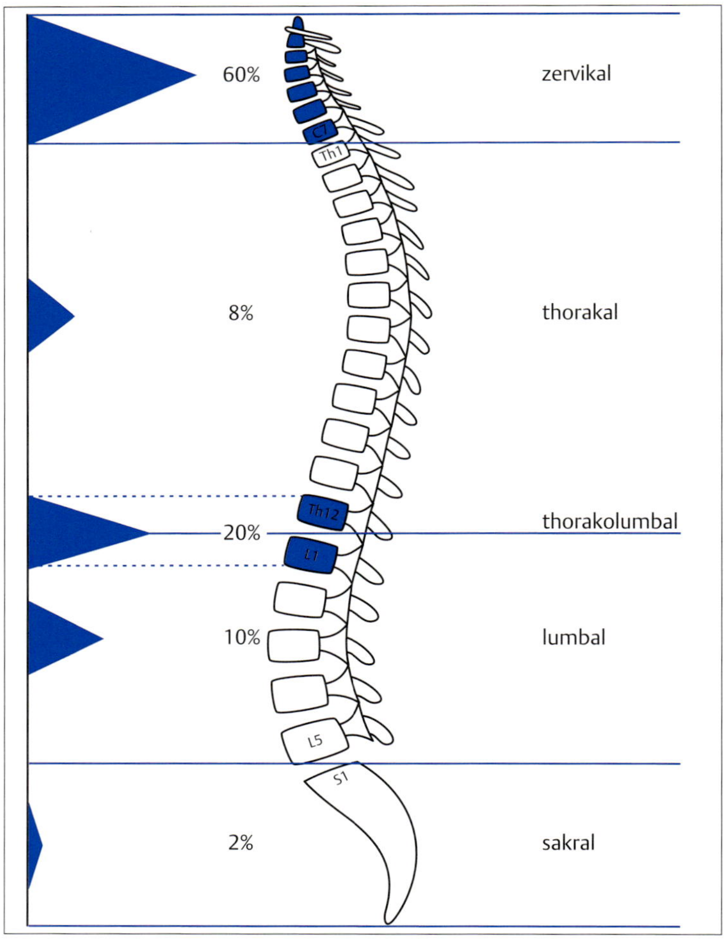

Abb. 6.1 Verteilung der Verletzungshäufigkeit in der Wirbelsäule. Zervikale Betonung im Ausmaß von 60% und Beteiligung des thorakolumbalen Übergangs mit 20%. Die übrigen Wirbelsäulensegmente sind nur mit niedriger Frequenz betroffen.

6.2 Bedeutung der Krafteinwirkung

Einen signifikanten Einfluss auf die spinale Instabilität haben die Stärke und die Richtung der Krafteinwirkung des Traumamechanismus. Prinzipiell können 5 unterschiedliche Kraftrichtungen auf die Wirbelsäule einwirken:

- axiale Krafteinwirkung (▸ **Abb. 6.2**)
- Flexion (▸ **Abb. 6.3**)
- Extension (▸ **Abb. 6.4**)
- Rotation (▸ **Abb. 6.5**)
- Translation (▸ **Abb. 6.7**)

Flexions-, Berstungs- oder Kompressionsfrakturen machen mit 65% den größten Teil der ossären Wirbelsäulenverletzungen aus, während Extensionsverletzungen mit 20% und Rotationsverletzungen mit 10% seltener sind. Die axiale Krafteinwirkung führt häufig zu Berstungsfrakturen, die, abhängig von einer Mitbeteiligung der posterioren Elemente, als instabil eingestuft werden können. Flexionskräfte treten häufiger als Extensionskräfte auf und führen meistens zu den klassischen stabilen Kompressionsfrakturen. Eine Kombination aus axialer Krafteinwirkung und Flexion verursacht die instabile Flexions-Tear-Drop-Fraktur mit Zerreißung der posterioren Bandstrukturen und häufig assoziierten Rückenmarkverletzungen.

Distraktionsfrakturen mit Translations- oder Rotationskomponente (▸ **Abb. 6.5**, ▸ **Abb. 6.6** u. ▸ **Abb. 6.7**) werden immer als instabil klassifiziert und führen zu einer uni- oder bilateralen Facettengelenkluxation oder zu einer Verschiebung der Wirbelkörper. Je nach Krafteinwirkung ist die Verschiebung partiell bzw. schräg seitlich (Rotation; s. ▸ **Abb. 6.5 b**) oder rein seitlich (Translation; s. ▸ **Abb. 6.7 b**).

Auf das Ausmaß des Schweregrads des spinalen Traumas haben neben dem Unfallmechanismus viele unterschiedliche Faktoren einen Einfluss:

- Alter des Patienten
- Kräftigung der autochthonen Rückenmuskulatur zur Stärkung der Wirbelsäule
- Stellung des Kopfes zur Wirbelsäule
- Form der Wirbelsäule
- frühere spinale Pathologien
- Knochenstruktur und -dichte
- Versteifung der Wirbelsäule durch rheumatische oder degenerative Prozesse (▸ **Abb. 6.8**)

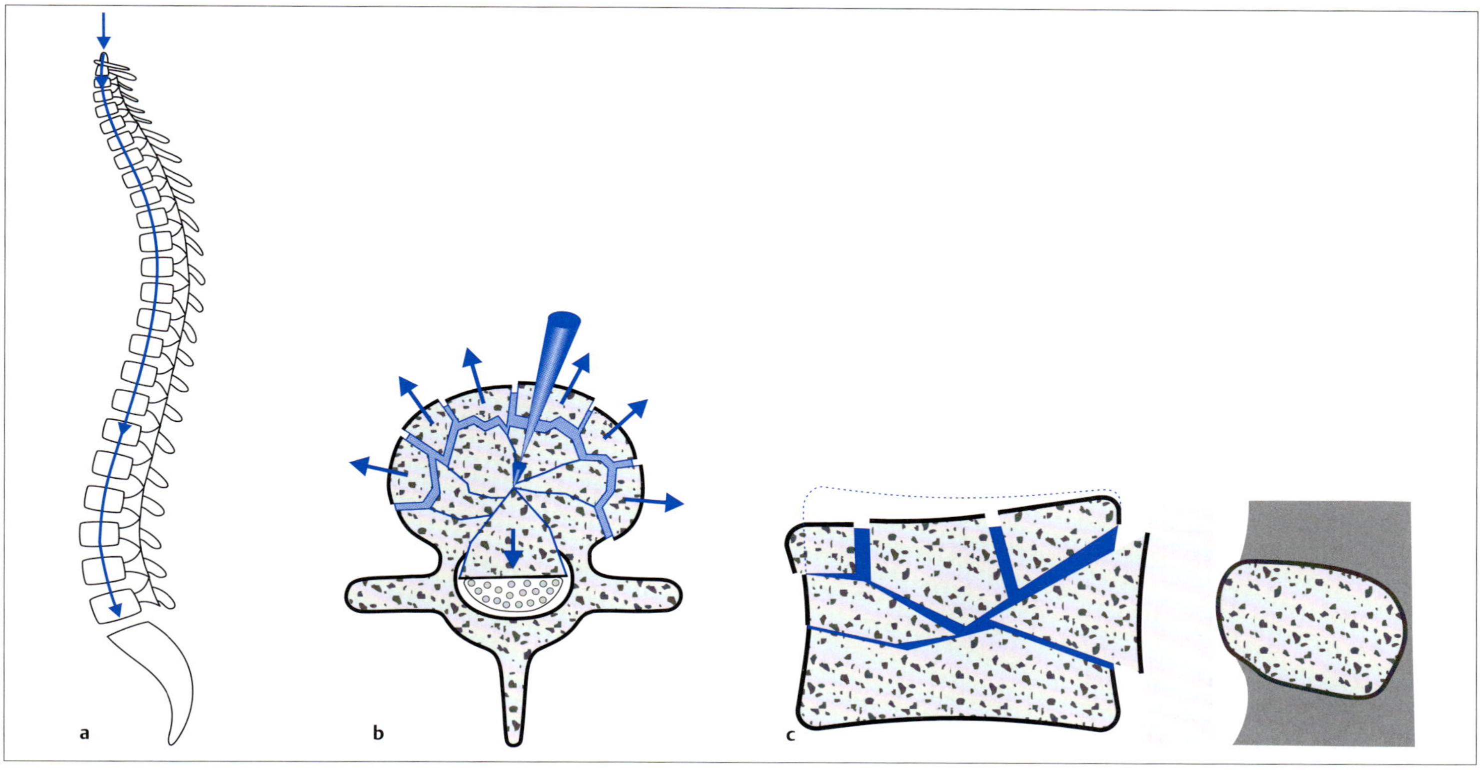

Abb. 6.2 a – c Axiale Krafteinwirkung. Bei rein axialer Krafteinwirkung kommt es zu Berstungsfrakturen mit Beteiligung der vorderen und mittleren Säule (gesamter Wirbelkörper und hinteres Längsband; **b**). Typisch sind die Höhenreduktion und die Dorsalverlagerung der Wirbelkörperhinterkante in den Spinalkanal, die eine Spinalkanalstenose mit eventueller Myelonkompression verursachen können (**c**).
a Krafteinwirkung auf die Wirbelsäule.
b Axiale Krafteinwirkung am axialen Schnittschema.
c Axiale Krafteinwirkung am sagittalen Schnittschema.

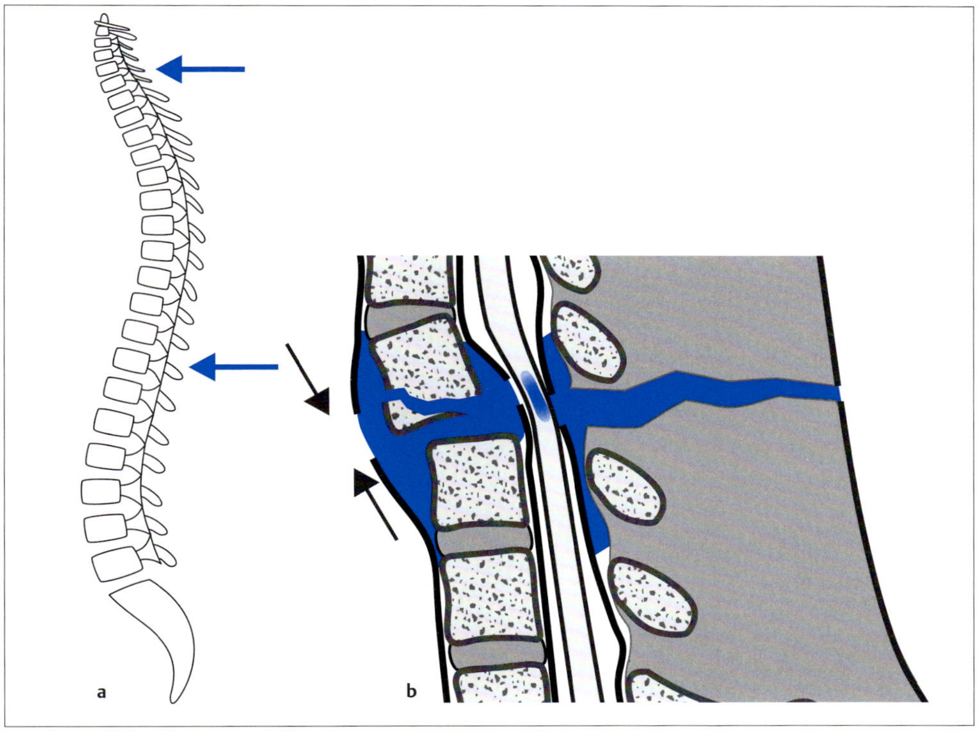

Abb. 6.3 a, b Flexion. Flexionsverletzungen führen zu den stabilen anterioren Kompressionsfrakturen oder zu instabilen Tear-Drop-Verletzungen, wenn zusätzlich eine Ruptur des hinteren Bandapparats vorliegt (**b**). Typisch ist eine Erweiterung der Processus spinosi, wenn eine Ruptur der dorsalen Bänder vorhanden ist (Fanning).
a Krafteinwirkung auf die Wirbelsäule.
b Flexionseffekt am seitlichen Schnittschema.

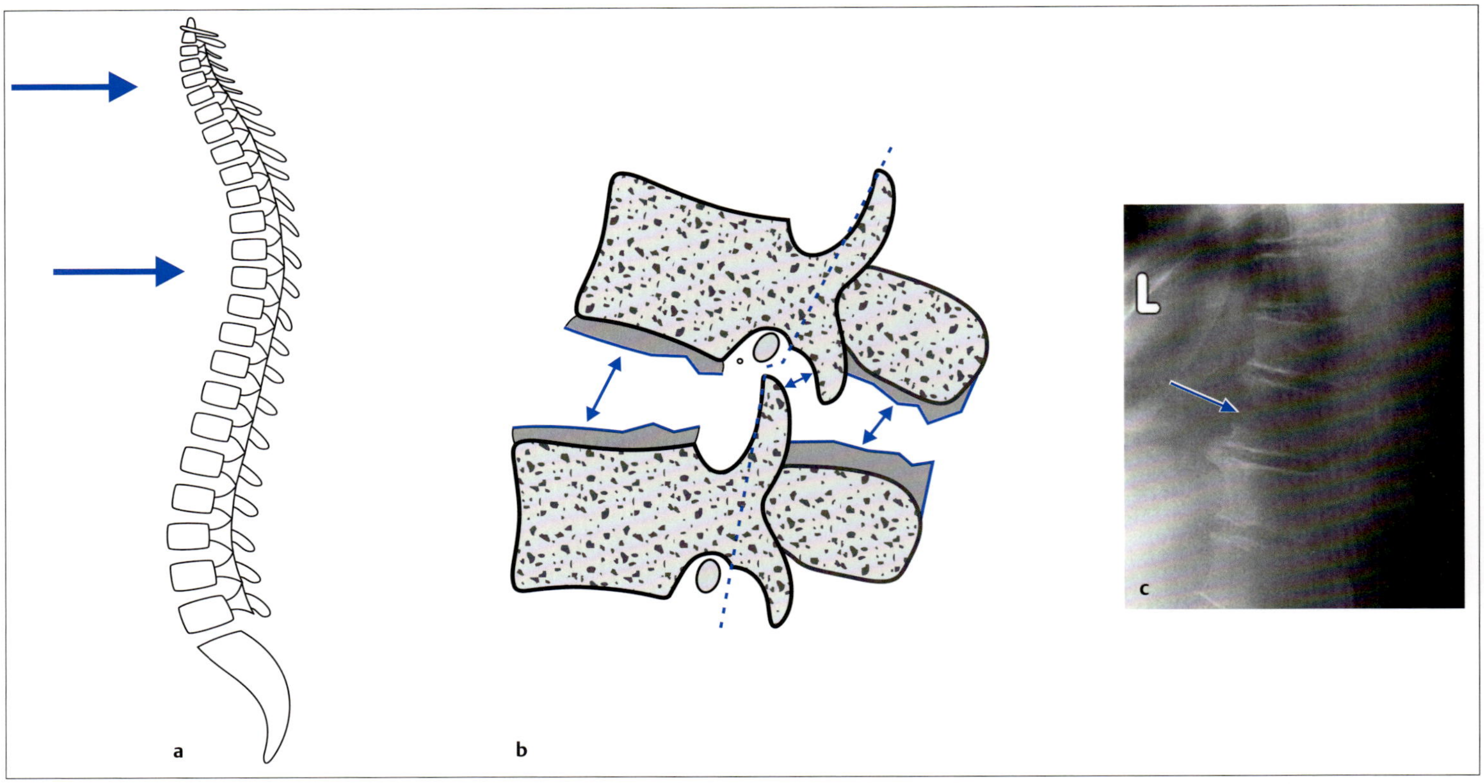

Abb. 6.4 a–c Extension. Hyperextensionsverletzungen sind eher selten und führen zu einer ossären oder rein ligamentären Zerreißung aller 3 Säulen. Der Zwischenwirbelraum oder der interspinale Abstand wird größer und es kommt zu einer Retrolisthese. Die ossäre Zerreißung der vorderen Säule (vordere ⅔ des Wirbelkörpers) ist am seitlichen Röntgenbild erkennbar (**c**, Pfeil).

a Krafteinwirkung auf die Wirbelsäule.
b Extensionseffekt am sagittalen Schnittschema.
c Röntgen: seitlich.

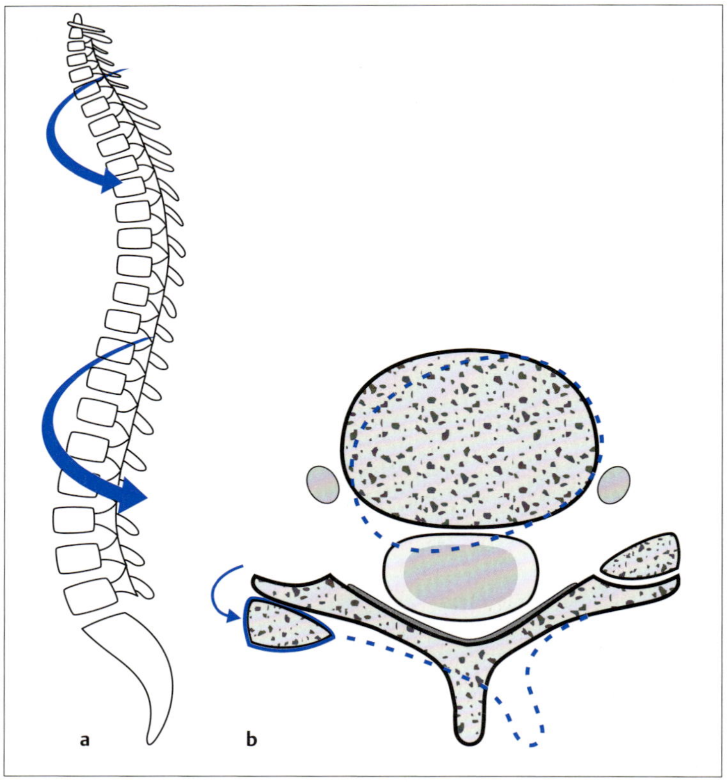

Abb. 6.5 a, b Rotation. Rotationsverletzungen können zu uni- oder bilateralen Facettengelenkluxationen führen. Je nach Ausmaß der Verschiebung sind die diskoligamentären Strukturen mitverletzt. Die Processus spinosi zeigen eine Verschiebung in horizontaler Richtung.

a Krafteinwirkung auf die Wirbelsäule.
b Rotationseffekt am axialen Schnittschema.

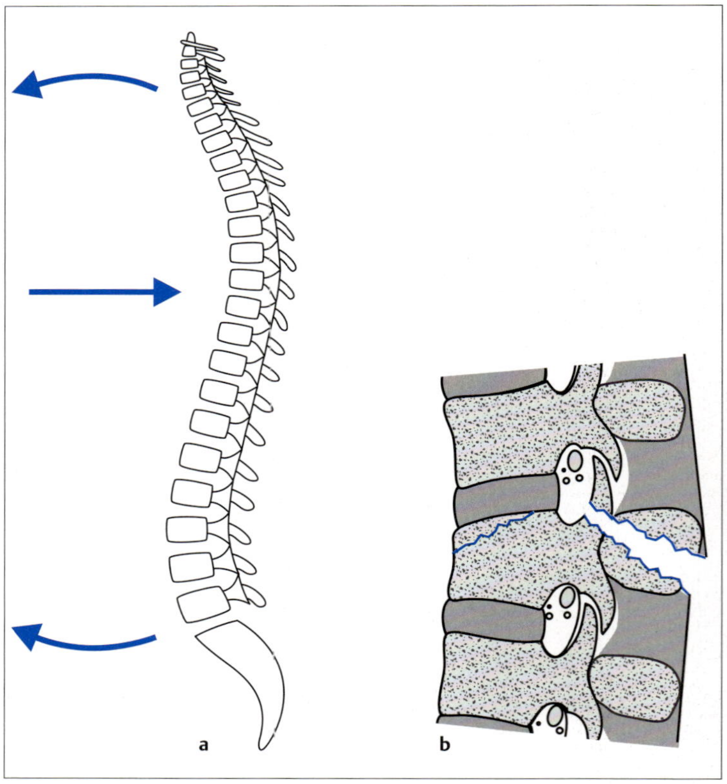

Abb. 6.6 a, b Distraktion. Die klassische Chance-Fraktur, im Englischen „Seatbelt Fracture" genannt, wird durch eine Fixierung der Wirbelsäule zumeist auf Höhe Th10–L2 mit gleichzeitig einwirkender Flexionskraft auf die darüber und darunter liegenden Wirbelsäulensegmente verursacht. Dieser Mechanismus bewirkt eine ossäre oder ligamentäre Zerreißung der hinteren Wirbelkörpergebilde (hintere Säule).

a Krafteinwirkung auf die Wirbelsäule.
b Distraktionseffekt am sagittalen Schnittschema.

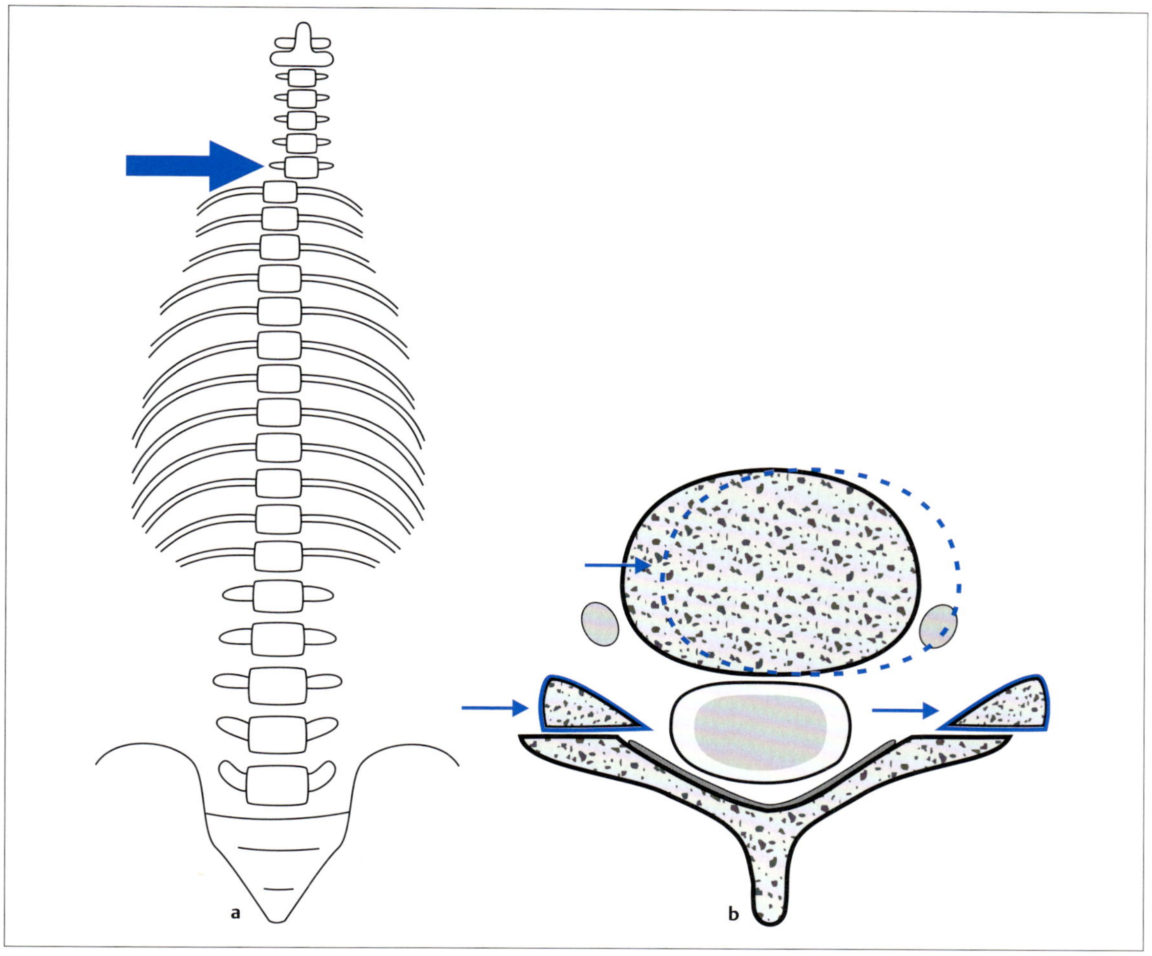

Abb. 6.7 a, b Translation.
a Das koronale Schnittschema verdeutlicht, wie es durch seitliche Krafteinwirkung zu einer Translation kommt.
b Das axiale Schnittschema zeigt eine Verschiebung des Wirbelkörpers mit den Wirbelkörperanhangsgebilden gemäß dem Kraftvektor gegenüber dem angrenzenden Wirbelsegment.

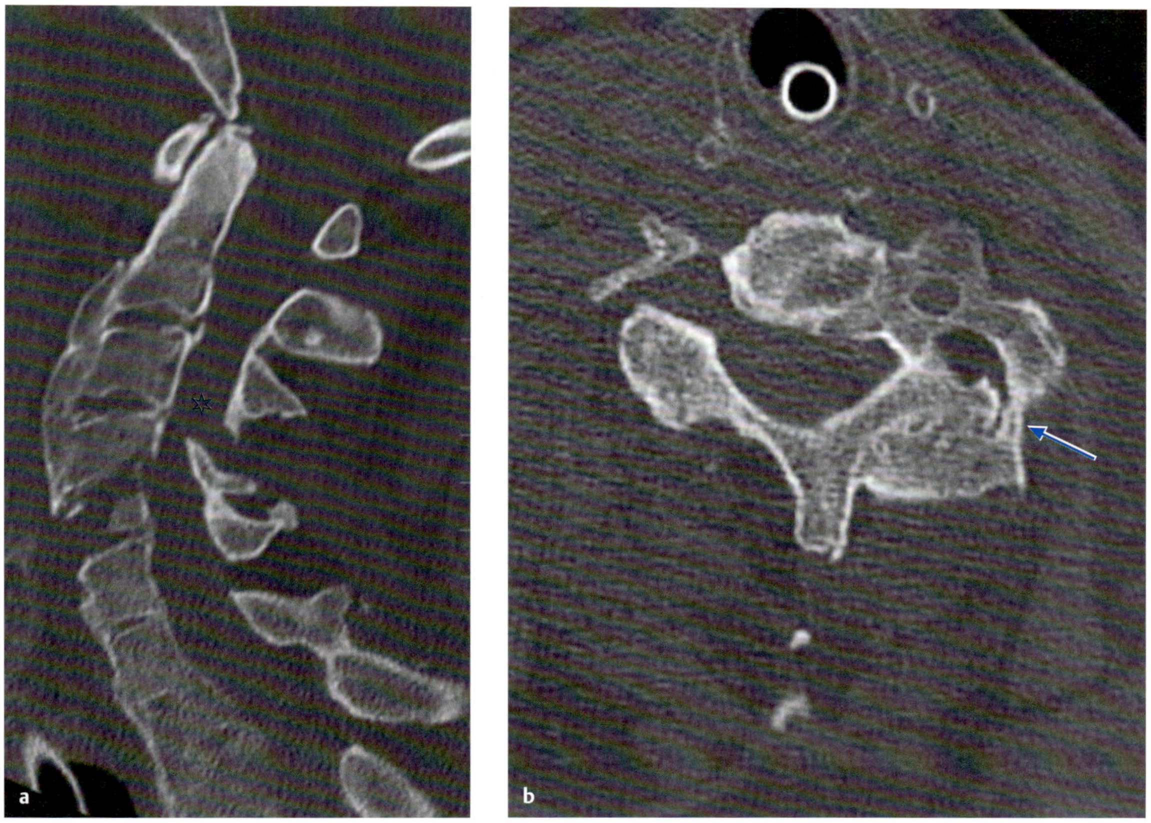

Abb. 6.8 a, b Fusionierte HWS bei bekanntem Morbus Bechterew. Hochrisikopatientin. Infolge der Versteifung der Wirbelsäule geht die Elastizität verloren und das Risiko einer Fraktur steigt. In diesem Fall liegt eine signifikante Spinalkanalstenose aufgrund der traumatisch bedingten Retrolisthese vor (**a**, Stern). Komplette knöcherne Fusion der kleinen Zwischenwirbelgelenke links (**b**, Pfeil).
a CT: sagittale Reformation.
b CT: axiale Schicht.

6.3 Beurteilung der Wirbelsäule

Das primäre Ziel der Wirbelsäulenbildgebung ist die Abklärung einer instabilen Verletzung, um eine rasche Immobilisation oder Stabilisierung zu ermöglichen und somit eine Entwicklung oder Verschlechterung eines neurologischen Defizits zu verhindern. Nach Richard H. Daffner wird die Wirbelsäule nach dem ABCS-Schema analysiert [2]:

- **A:** Alignment = Achsenstellung
- **B:** Bone = Knochenstrukturen
- **C:** Cartilage = Knorpel und Bandscheiben
- **S:** Soft Tissue = Weichteile

Dabei wird die Wirbelsäule nach den 4 genannten Kriterien Achsenstellung, Knochen, Knorpel (Intervertebralraum mit den angrenzenden Wirbelkörperabschlussplatten) und Weichteile schematisch beurteilt (▸ **Abb. 6.9** u. ▸ **Abb. 6.10**). Ursprünglich wurde dieses Befundungsschema für das Röntgen entwickelt, kann aber problemlos auch auf die MRT angewendet werden.

White u. Mitarb. haben für die Projektionsradiografie und die Schnittbilddiagnostik eine Verschiebung von mehr als 3,5 mm in der sagittalen Ebene und eine Angulierung um mehr als 11° als Kriterien für eine instabile subaxiale Wirbelsäule definiert [17].

Eine Erweiterung des Intervertebralraums ist suspekt auf eine traumatische Bandscheibenruptur und erfordert in jedem Fall eine weiterführende Abklärung mittels MRT.

Der prävertebrale Raum sollte auf Höhe C2/C3 weniger als 7 mm breit sein; auf Höhe C6/C7 sollte er weniger als 21 mm messen. Eine Verbreiterung des prävertebralen Raumes ist prinzipiell suspekt auf eine Wirbelsäulenverletzung und wird als indirektes Zeichen für ein Trauma gewertet. Bei Kindern können jedoch eine Tonsillenhyperplasie oder heftiges Schreien während der Aufnahme ein prävertebrales Hämatom auf der Projektionsradiografie vortäuschen.

> Bei Hyperflexions- und Extensionstrauma sollte die gesamte Wirbelsäule abgeklärt werden, da häufig weitere Frakturen oder Verletzungen in anderen Segmenten der Wirbelsäule vorkommen. Es sollte bei jeder posttraumatischen Untersuchung immer die Frage nach der biomechanischen Integrität des gesamten ligamentär-ossären Achsenskeletts gestellt werden.

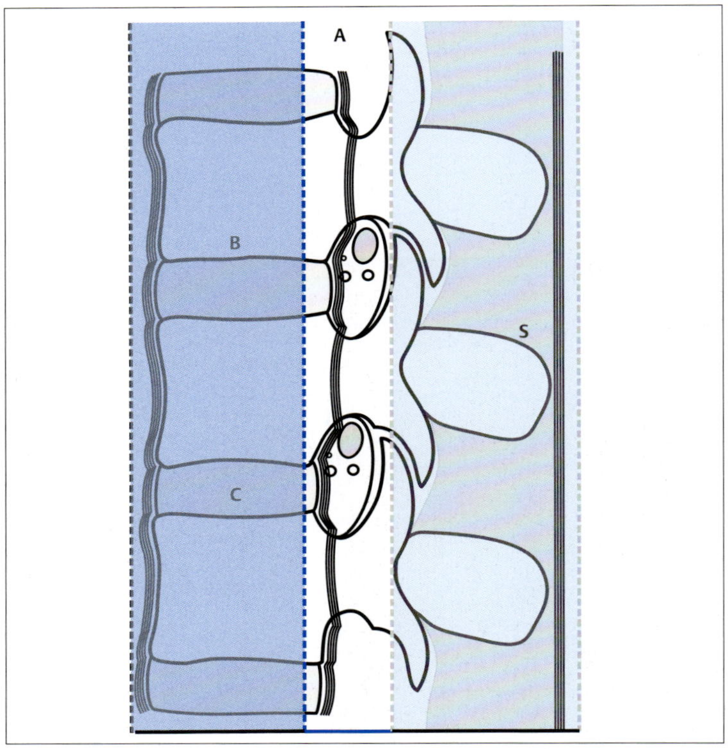

Abb. 6.9 Beurteilung der Wirbelsäule. Sagittales Schnittschema. Anhand des ABCS-Schemas nach Daffner sollten Achsenstellung, Knochen, Zwischenwirbelräume und Weichteile beurteilt werden.
A: Alignment = Achsenstellung
B: Bone = Knochenstrukturen
C: Cartilage = Knorpel und Bandscheiben
S: Soft Tissue = Weichteile

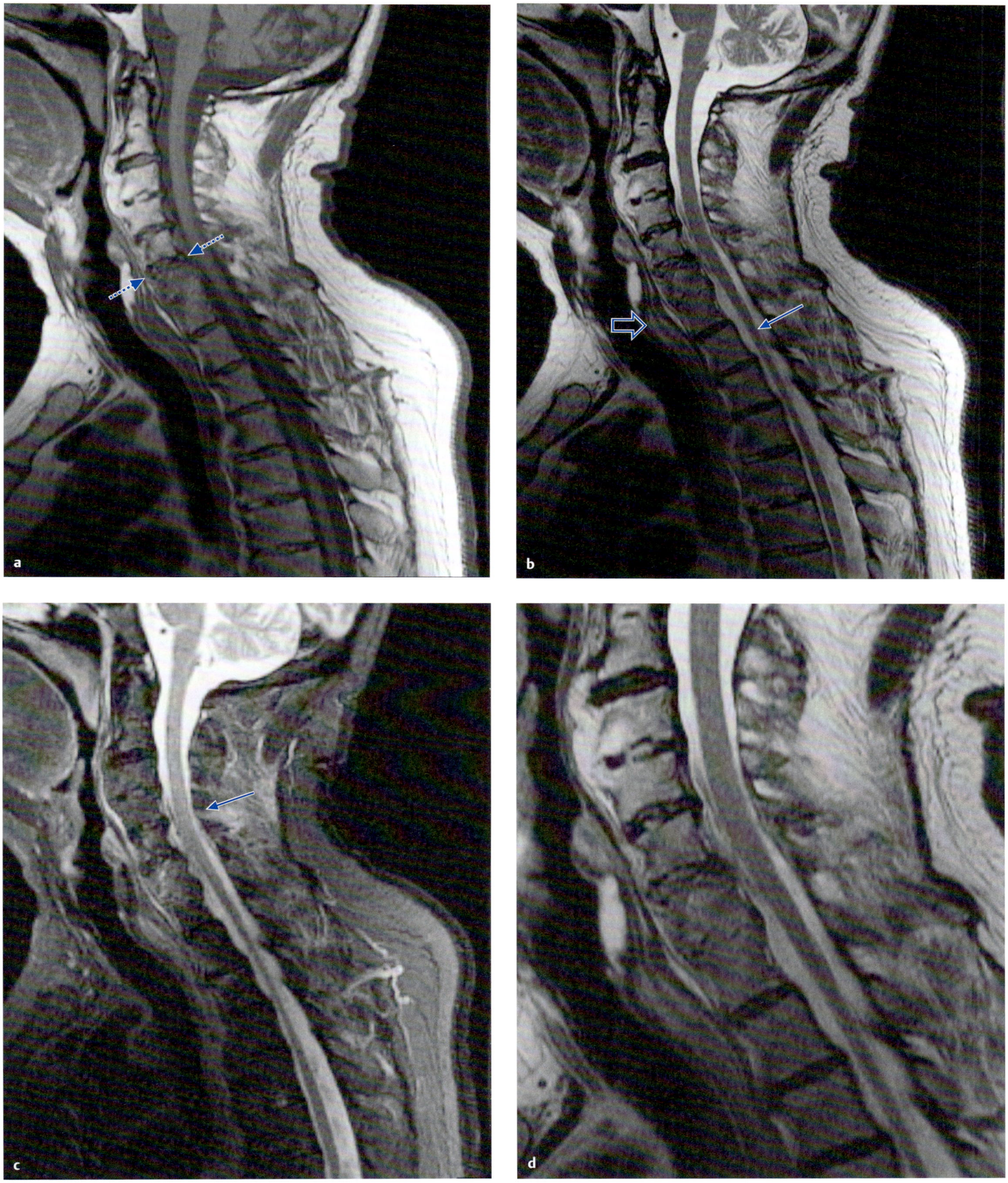

Abb. 6.10 a – d Beurteilung der HWS nach dem ABCS-Schema nach Daffner.
A: Alignment: Anterolisthese C5/C6 (gepunkteter Pfeil)
B: Bone: anteriore Kompressionsfraktur C6 und C7
C: Cartilage: Bandscheibenverletzung C6/C7
S: Soft Tissue: prävertebrales Hämatom C6 – Th3 (**b**, offener Pfeil), Ruptur der interspinalen Bänder (gestrichelter Pfeil) und Myelonatrophie auf Höhe C7/Th1 – Th4 (**b**, Pfeil).

a MRT: sagittale T1w Aufnahme.
b MRT: sagittale T2w Aufnahme.
c MRT: sagittale STIR-Aufnahme.
d MRT: sagittale T2w Aufnahme (Vergrößerung aus **b**).

6.4 Bildgebende Modalitäten bei Wirbelsäulentrauma

Sind die NEXUS-Kriterien [6] bei HWS-Traumata nicht erfüllt, wird die Indikation zur Bildgebung gestellt:

- kein zervikaler Druckschmerz in der Mittellinie
- kein fokales neurologisches Defizit
- normale Wachsamkeit
- keine Intoxikation
- keine schmerzhafte Distraktionsverletzung

▸ **Abb. 6.11** zeigt einen Algorithmus für den Einsatz der unterschiedlichen bildgebenden Verfahren bei Wirbelsäulenverletzungen; ▸ **Tab. 6.1** gibt die Indikationen für die verschiedenen bildgebenden Methoden wieder. Die Canadian Cervical Spine Group hat ähnliche Kriterien entwickelt, um das Risiko für eine HWS-Verletzung nach stumpfem Trauma abzuschätzen [14].

▸ **Röntgen.** Bei Low-Risk-Patienten (▸ **Tab. 6.2**) ist das Röntgen die bildgebende Methode der Wahl (▸ **Abb. 6.12**). Allerdings werden bei allen Patienten ca. 30 % der potenziell instabilen Verletzungen übersehen – an der HWS sind es sogar bis zu 50 %! Im kraniozervikalen Übergang von C0 – C2 sind es sogar bis zu 90 % der Verletzungen, die aufgrund der Überlagerung von anatomischen Strukturen nicht im Röntgenbild diagnostiziert werden. Die zweithäufigste Lokalisation ist der zervikothorakale Übergang. Dabei kann die Beurteilung durch eine ergänzende seitliche Aufnahme in Schwimmerstellung verbessert werden. Die Funktionsaufnahmen der HWS sind im Akutstadium insbesondere bei Schmerzsymptomatik kontraindiziert. Zum einen können sie aufgrund muskulärer Anspannungen falsch-negativ sein; zum anderen kann das Risiko einer Verschlechterung der neurologischen Symptomatik bei Instabilität durch eine potenzielle Einklemmung des Myelons steigen. Empfohlen werden Funktionsaufnahmen, abhängig von der neurologischen Symptomatik, frühestens 2 Wochen nach dem Trauma und unter ständiger Kontrolle in der Durchleuchtung (▸ **Abb. 6.13**). Bei Kindern sind HWS-Frakturen untypisch und werden primär mit dem Röntgen abgeklärt. Jedoch schließt ein „negatives“ Röntgen die Verletzung nicht aus.

Tabelle 6.1 Indikation bildgebender Methoden bei Wirbelsäulentrauma.

Trauma	Bildgebung
akutes Trauma	
frische Fraktur (bei Low-Risk-Patienten)	Projektionsradiografie
Frakturausdehnung	CT
Beurteilung des knöchernen Spinalkanals	CT
Myelonverletzung	MRT
Verletzung der diskoligamentären Strukturen	MRT
okkulte Fraktur	MRT
chronisches Trauma	
chronische Myelonverletzung	MRT
verzögerte Frakturheilung	Projektionsradiografie/CT
Pseudarthrose	Projektionsradiografie/CT/MRT
Osteonekrose	MRT (verzögerte und/oder fehlende Kontrastmittelanreicherung)

▸ **CT.** Die CT ist bei High-Risk-Patienten (s. ▸ **Tab. 6.2**) die bildgebende Methode der Wahl. Die gesamte Wirbelsäule wird bei Polytraumapatienten im Rahmen des One Stopp Shopping in der CT abgeklärt. Wesentliche Vorteile der CT sind die multiplanaren Reformationen aus dem 3-D-Datensatz, die eine Sensitivität für die Abklärung von Wirbelkörperfrakturen von bis zu 99 % ermöglichen (▸ **Abb. 6.14**). Die 3-D-Reformationen werden bei kombinierten Frakturen mit Rotationskomponente (C-Frakturen nach Magerl) und bei komplizierten Berstungsfrakturen mit verlagerten intrakanalikulären Frakturfragmenten empfohlen. Die 2-D-Reformationen in sagittaler Ebene stehen bei Translationstraumen zur Beurteilung des Spinalkanals im Vordergrund. Auch bei unklarem Röntgenbild oder bei Frakturen der Wirbelkörperhinterkante sowie bei Verletzungen der posterioren Elemente wird zur Abklärung die CT als ergänzende Bildgebung eingesetzt.

Die CT ist in der Detektion von verlagerten Wirbelkörperfragmenten der MRT überlegen.

▸ **MRT.** Besteht ein neurologisches Defizit bei High-Risk-Patienten oder eine Diskrepanz zwischen der Klinik und der bisher durchgeführten Bildgebung oder liegen ausgedehnte Verletzungen vor, sollte eine großzügige Indikation zur Durchführung der MRT gestellt werden. Von allen schweren Wirbelsäulenverletzungen treten lediglich bei 10 – 20 % neurologische Defizite auf. Trotzdem sollte die MRT bei jedem Patienten mit einer akuten neurologischen Symptomatik oder bei sich nicht nach 3 Monaten besserndem neurologischem Status durchgeführt werden. Die wesentlichen Vorteile der MRT sind die direkte Visualisierung der neuralen Strukturen sowie eine bessere Beurteilung der Weichteile und der vaskulären Strukturen. Traumatische Diskusverletzungen treten bei bis zu knapp ⅓ der Patienten gemeinsam mit thorakolumbalen Frakturen auf und können das therapeutische Management beeinflussen. Im Vergleich zur CT werden mit der MRT bis zu 25 % mehr Weichteilverletzungen diagnostiziert. Die MRT ist im Vergleich zur CT allerdings weniger sensitiv in der Beurteilung von knöchernen Strukturen (55 versus 90 – 100 %) und sollte daher idealerweise immer in Zusammenschau mit der CT befundet werden.

Eine spezielle Form der Wirbelsäulenverletzung stellt die Rückenmarkverletzung ohne radiografische Pathologie dar (SCIWORA). Diese betrifft vorwiegend Kinder unter 8 Jahren, deren Kopf überproportional groß und schwer in Relation zur Halsmuskulatur ist. Die Rückenmarkverletzung wird durch Kontusion oder Ischämie aufgrund eines Vertebralarterienverschlusses ausgelöst. Die MRT stellt das Ausmaß der Verletzung dar, das DTI oder die Traktografie können Informationen über den Funktionsverlust geben.

Tabelle 6.2 Definition von Low-Risk- und High-Risk-Patienten.

Low-Risk-Patienten	High-Risk-Patienten
• keine Klopfempfindlichkeit der HWS-Mitte • kein fokales neurologisches Defizit • normales Bewusstsein • keine Intoxikation • keine schmerzhafte, klaffende Verletzung • keine intrakranielle Blutung • keine Mehrfachfrakturen	• Alter über 50 Jahren • Bewusstlosigkeit • hochenergetisches Trauma (mehr als 50 km/h) • Sturz aus mehr als 3 m Höhe • klinische Parameter

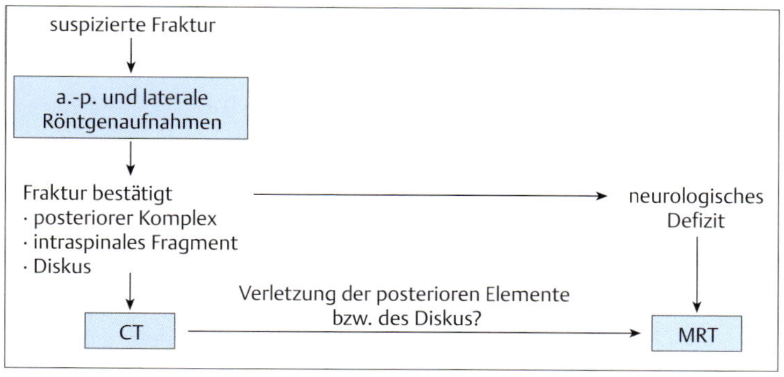

Abb. 6.11 Algorithmus für den Einsatz der Bildgebung bei Wirbelsäulenverletzungen. a.-p. = anteroposterior; CT = Computertomografie

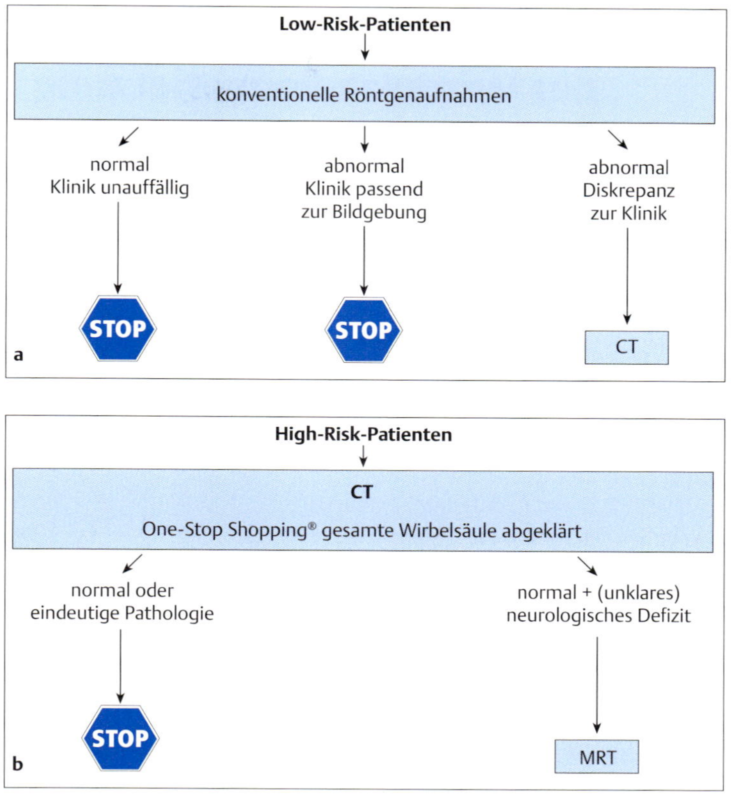

Abb. 6.12 a, b Algorithmus für den Einsatz der Bildgebung bei Low-Risk- und High-Risk-Patienten.
a Low-Risk-Patienten.
b High-Risk-Patienten.

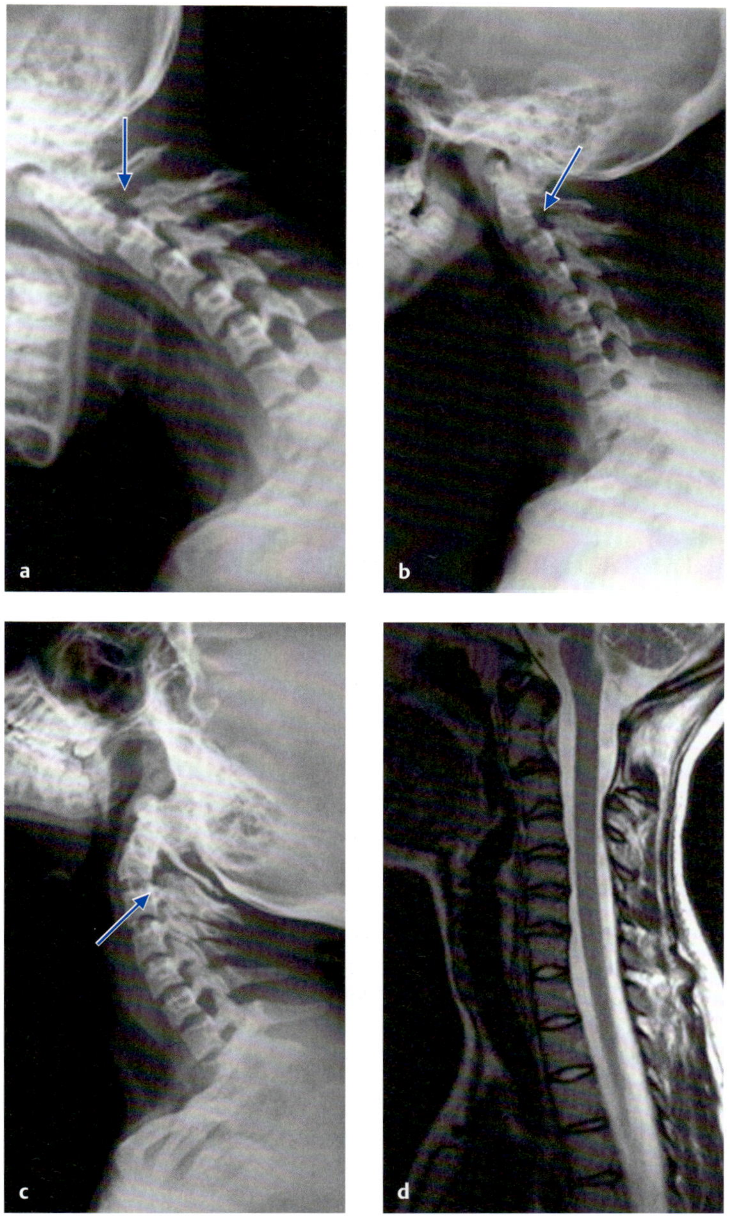

Abb. 6.13 a–d Balletttänzerin mit Nackenschmerzen nach Sturz. 23-jährige Patientin. Die Normalstellung der HWS zeigt in der seitlichen Aufnahme eine Anterolisthese von C2/C3 bei bilateraler Spondylolysis vera mit Defekt der Pars interarticularis (**b**, Pfeil). Die Funktionsaufnahmen stellen eine Gefügelockerung von C2/C3 dar. Dabei verstärkt sich die Anterolisthese in der Inklination (**a**, Pfeil) und hebt sich in der Reklination auf (**c**, Pfeil). Die korrespondierende MRT (**d**) stellt lediglich multisegmentale Diskusherniationen dar; eine Myelopathie oder Bandläsionen sind nicht nachweisbar.
a Röntgen: Funktionsaufnahme, HWS in Inklination.
b Röntgen: Funktionsaufnahme, HWS in Normalstellung.
c Röntgen: Funktionsaufnahme, HWS in Reklination.
d Korrespondierende MRT.

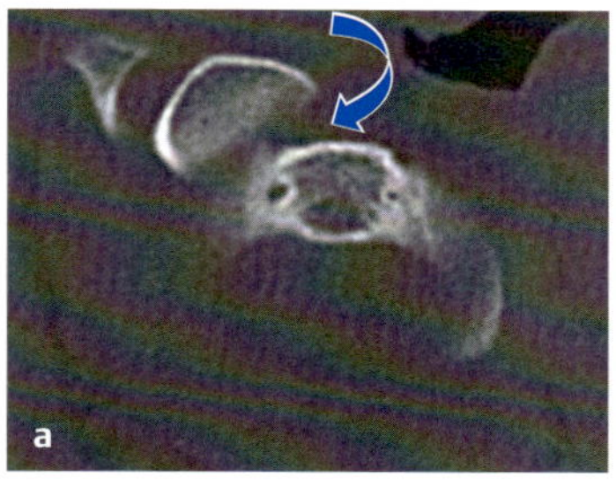

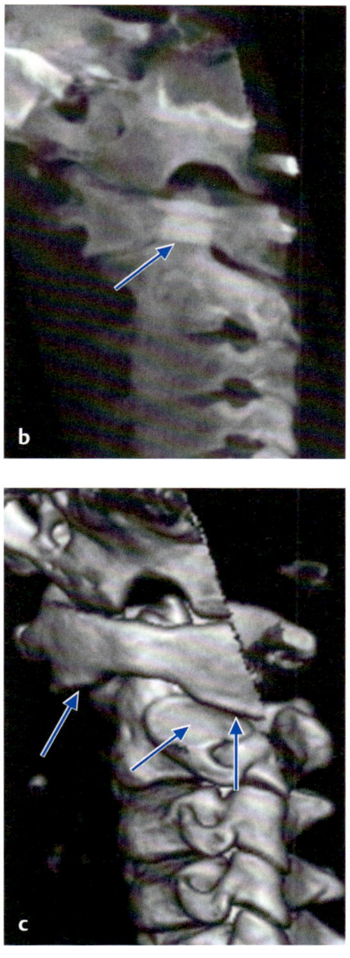

Abb. 6.14 a–c Atlantodentale Luxation nach Rotationstrauma mit Schiefhals. 15 Jahre alter Patient. Vorteile der CT aufgrund der 3-D-Reformation: Die Verschiebung des Atlas gegen den Dens axis ist auf der Maximumintensitätsprojektion (**b**, Pfeil) und der 3-D-Reformation (**c**) gut erkennbar. Der Gelenkspalt der kleinen Zwischenwirbelgelenke ist asymmetrisch und auf Höhe C1/C2 deutlich erweitert (**c**, Pfeile). Es handelt sich dabei um eine rein ligamentäre Verletzung.
a Axiale CT-Aufnahme. Atlantodentale Luxation (Pfeil).
b CT: Maximumintensitätsprojektion.
c CT: 3-D-Reformation.

6.5 Morphologische Zeichen der Wirbelsäulenverletzung

6.5.1 Diskoligamentäre Verletzungen

Falls die direkten Verletzungszeichen des Bandapparats keinen sicheren Aufschluss über die Verletzung geben, sind die indirekten Zeichen hinweisend auf eine Bandverletzung (s. ▸ **Abb. 6.15**, ▸ **Abb. 6.16** u. ▸ **Abb. 6.17**):

- erhöhte T2w Signalgebung der Längsbänder und Verbreiterung des Bandes als Zeichen einer Grad-1-Verletzung
- erhöhte Signalgebung auf den T2w Sequenzen der Bandscheibe als Begleitverletzung
- prävertebrales Hämatom
- intraspinale und paravertebrale Blutungen
- Knochenmarködem an der Wirbelkörperkante
- erweiterter Zwischenwirbelraum
- Translation auf mehr als 3,5 mm
- Angulation auf mehr als 11°
- Facettengelenksubluxation
- erweiterter Abstand zwischen den Processus spinosi (Fanning)

Bandscheibenschäden treten nach Trauma eher selten auf. Fehlstellungen und Versteifungen der Wirbelsäule erhöhen jedoch die Wahrscheinlichkeit einer Bandscheibenläsion (▸ **Abb. 6.18**). Drückt die traumatisch hernierte Bandscheibe auf die Spinalnervenwurzel, kommt es zum Kompressionssyndrom mit Parästhesien, zu Schmerzen und Sensibilitätsstörungen im betroffenen Dermatom sowie zur Abschwächung der Reflexe der Kennmuskeln bis hin zur Lähmung oder Muskelatrophie.

Die T1w Sequenz stellt die diskoligamentäre Anatomie dar, die T2w Sequenz zeigt ligamentäre Verletzungen.

Posttraumatische Bandscheibenverletzung

Die traumatischen intervertebralen Diskusläsionen, die besonders nach Flexionstrauma auftreten, können in intrinsische Diskusverletzungen (besonders posterior betont) und traumatische Diskushernationen eingeteilt werden. Traumatische Diskusverletzungen kommen bei 33–48% der instabilen HWS-Frakturen vor. Bei der intrinsischen Diskusherniation kommt es zu einer Ruptur des Anulus fibrosus und in der Folge zu einer Extrusion des Nucleus pulposus durch die Schwachstelle (▸ **Abb. 6.19**). Die klinischen Zeichen sind ein plötzlicher Schmerz und Spasmus im Nacken; bei vorliegender Radikulopathie sind Parästhesien und ein motorisches Defizit des Segments typisch. Eine Radikulopathie hat eine bessere Prognose als eine Myelopathie. Ein Diskusriss kann mit einem Bone Bruise an der Wirbelkörperkante bis hin zur kompletten Absprengung der Wirbelkörperkante assoziiert sein. Eine Absprengung der Wirbelkörpervorderkante wird als „Tear-Drop-Fraktur" bezeichnet (s. ▸ **Abb. 6.16**).

Die Beurteilung einer potenziellen traumatischen Diskusverletzung ist zu einem essenziellen Bestandteil der Befundung der traumatischen Wirbelsäule geworden. Neue etablierte Klassifikationssysteme der Diskusverletzung unterscheiden zwischen Ödem, Blutung bzw. Ruptur und Verlagerung.

▸ **MRT-Zeichen.**

- Signalanhebung der Bandscheibe und des prolabierten Materials bei einem frischen Trauma auf den T2w Sequenzen
- Vorwölbung von Bandscheibenmaterial zwischen der dorsalen Wirbelkörperkante und dem hinteren Längsband
- bei Riss des hinteren Längsbands Prolapsausdehnung bis in den vorderen Epiduralraum
- bei Hyperextensionstrauma Signalanhebung der Bandscheibe mit Herniation des Nucleus pulposus durch den rupturierten vorderen Anulus fibrosus und Ruptur des vorderen Längsbands mit Diskontinuität und evtl. assoziiertem Hämatom im Prävertebralraum

Zur Unterscheidung zwischen einer degenerativen und einer traumatischen Diskusläsion sind ligamentäre Begleitverletzungen oder eine traumatische Verletzung der Wirbelkörper ein zusätzlicher Hinweis auf eine traumatische Diskusverletzung.

Bandverletzung

Ligamentäre Verletzungen werden häufig übersehen, da nur bei ca. 50% der Patienten ein neurologisches Defizit besteht. Die MRT ist die Methode der Wahl für die Analyse der Bandstrukturen und somit auch für die Beurteilung der spinalen Stabilität.

Das vordere und das hintere Längsband sind als dünne, kontinuierliche und hypointense Linien entlang der vorderen oder hinteren Wirbelkörperkante auf den sagittalen Sequenzen erkennbar. Das vordere Längsband und die Ligg. flava sowie die supra- und interspinalen Bänder bieten auf den T1w Sequenzen einen starken Kontrast zum paraspinalen Fett. Das hintere Längsband ist auf den T2w Sequenzen wegen des starken Kontrasts zum Liquor gut beurteilbar.

▸ **MRT-Zeichen.**

- **Grad-1-Verletzung** (▸ **6.20**): Diese geht mit fokalen Arealen von erhöhter Signalintensität auf den fettsupprimierten T2w Sequenzen einher.
- **Grad-2-Verletzung (partieller Riss):** Zeichen sind eine Bandverdünnung bzw. Unterbrechung einzelner Bandfasern.
- **Grad-3-Verletzung:** Diskontinuität mit welligen Bandstümpfen. Die Bandstümpfe sind hypointens, dazwischen ist die Diskontinuität hyperintens (liquoräquivalent).
- **Fanning** (▸ **6.21**): Eine Erweiterung (Klaffen) des vorderen Bandscheibenraums oder der Processus spinosi ist beweisend für eine Diskusruptur oder für eine Ruptur der supra- und intraspinalen Bänder.

Die MRT stellt die Methode der Wahl bei den diskoligamentären Verletzungen dar und kann im Gegensatz zur CT genauer differenzieren, ob es sich um eine stabile oder eine instabile Verletzung handelt.

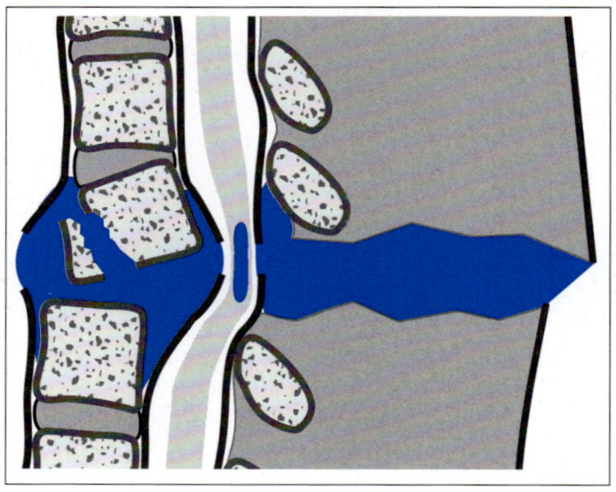

Abb. 6.16 Tear-Drop-Fraktur nach Hyperextensionsverletzung.

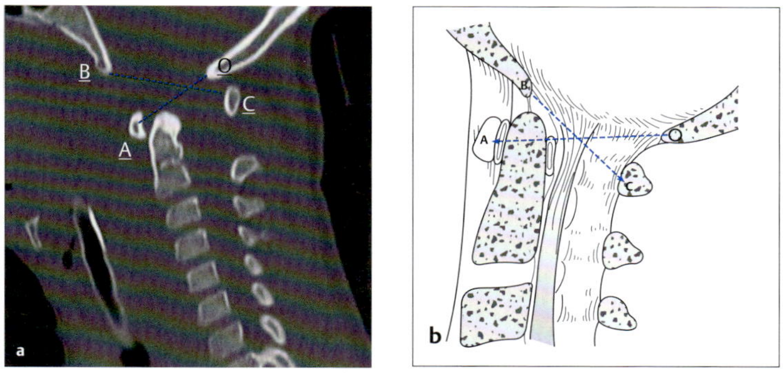

Abb. 6.15 a, b Typ I der atlantookzipitalen Dislokation mit ventraler Verlagerung des Basions gegenüber dem Atlas. Sie wird durch eine Verletzung des komplexen Bandapparats (Lig. alare, Lig. transversum, Membrana tectoria usw.) zwischen der Densspitze, dem Atlas und dem Basion verursacht. Diese Verletzungen sind bei Kindern häufiger und können tödlich ausgehen. Typ II ist durch eine longitudinale Distraktion mit Distanzierung der Schädelbasis vom Atlas in kraniokaudaler Ausrichtung charakterisiert. Typ III entsteht durch eine Dorsalverlagerung des Okziputs gegenüber dem Atlas. Die atlantookzipitale Dislokation wird mittels Power's Ratio berechnet: Der Normalwert der Power's Ratio BC/AO beträgt maximal 1. Die normale Distanz Basion–Odontoid bei Kindern misst weniger als 10 mm (Erwachsene: weniger als 4 – 5 mm).
A = vorderer Atlasbogen; B = Basion; C = hinterer Atlasbogen; O = Opisthion
a CT-Aufnahme.
b Schema.

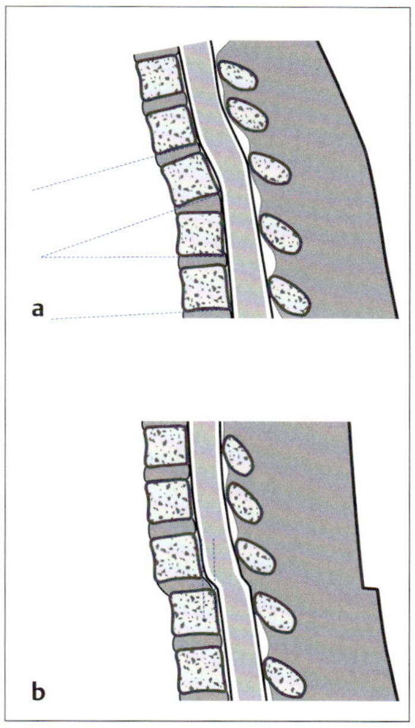

Abb. 6.17 a, b Beurteilung der Instabilität in der zervikalen und oberen thorakalen Wirbelsäule. Eine Angulation um mehr als 11° (**a**) oder eine Translation des Wirbelkörpers in sagittaler oder koronaler Ausrichtung um mehr als 3,5 mm (**b**) weist auf eine Instabilität hin.
a Angulation.
b Translation.

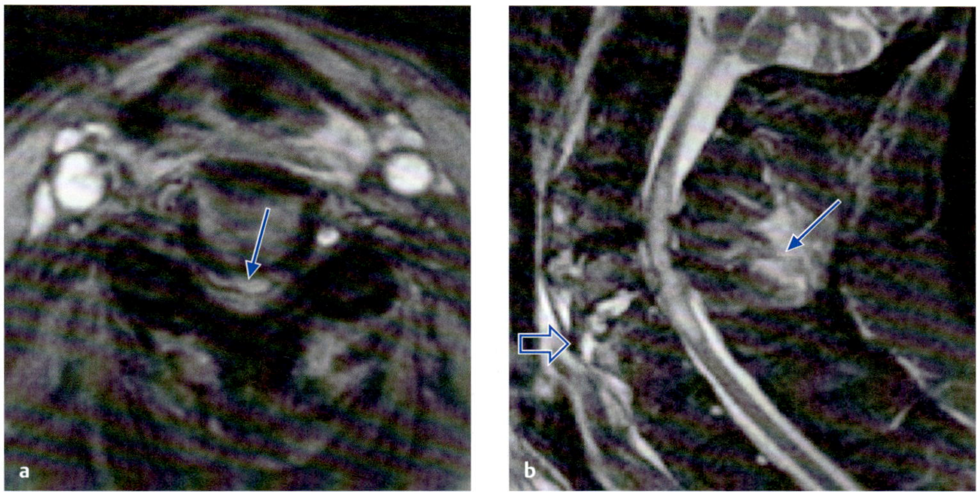

Abb. 6.18 a, b Traumatische Diskusherniation in der degenerativen HWS. Deutlich erhöhtes Signal auf der axialen T2w sowie auf der sagittalen STIR-Sequenz des Diskus C4/C5 mit deutlicher dorsaler, transligamentärer Herniation des Diskus (**a**, Pfeil). Die sagittale Sequenz zeigt die Flüssigkeitsansammlungen der traumatischen Diskusruptur (**b**, dicker Pfeil). Beachte die assoziierte Syringomyelie, von C2 – C6 reichend, mit Auftreibung und diffuser Signalanhebung im Myelon sowie die Ruptur des supraspinalen Bandes (**b**, dünner Pfeil), hinweisend auf eine Instabilität.
a MRT: axiale T2w Aufnahme.
b MRT: sagittale STIR-Aufnahme.

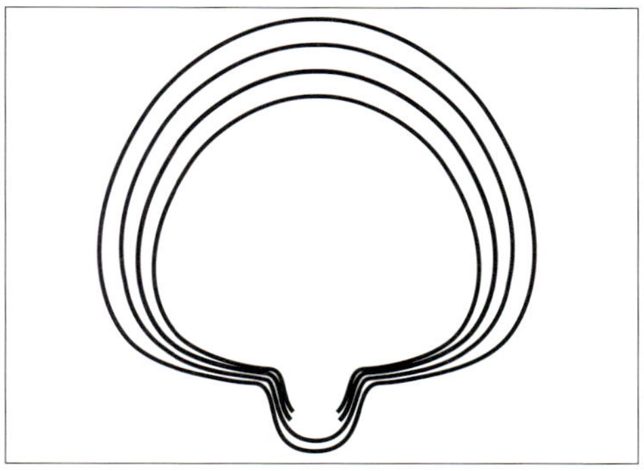

Abb. 6.19 Einriss des Anulus fibrosus bei der intrinsischen Diskusherniation mit Extrusion des Nucleus pulposus durch die Schwachstelle. In der T2w Sequenz erkennt man den Einriss des Nucleus pulposus anhand eines deutlich signalreichen Areals.

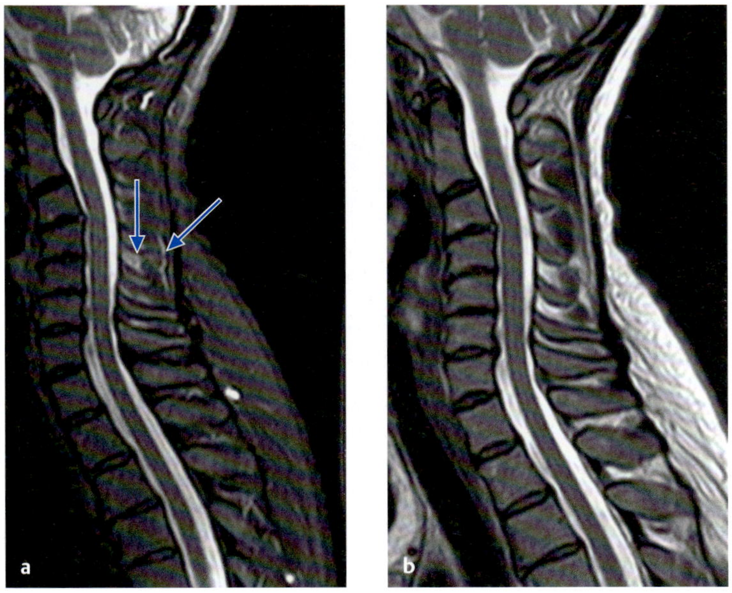

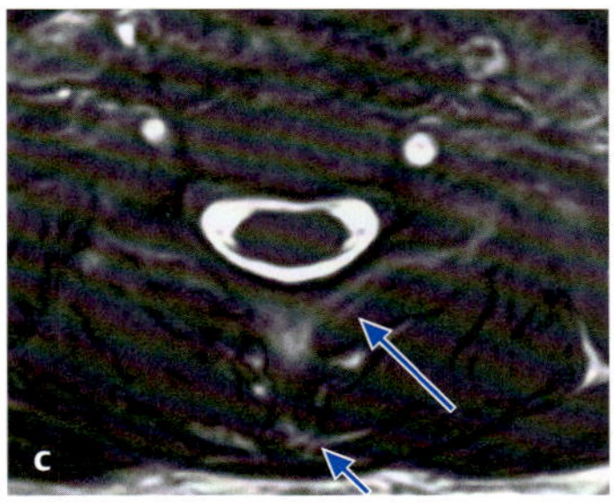

Abb. 6.20 a – c Flexionsverletzung mit rein ligamentärer Läsion. Die Ruptur des inter- und supraspinalen Bands ist am deutlichsten auf der sagittalen STIR-Sequenz zu erkennen (**a**, Pfeile). Die sagittale T2w Sequenz zeigt, dass die vorderen und hinteren Längsbänder intakt sind (**b**). Auf der axialen T2w Sequenz sind signalreiche ödematöse Veränderungen entlang der Lamina in den interspinalen Bändern nachweisbar (**c**, Pfeile).
a MRT: sagittale STIR-Aufnahme.
b MRT: sagittale T2w Aufnahme.
c MRT: axiale T2w Aufnahme.

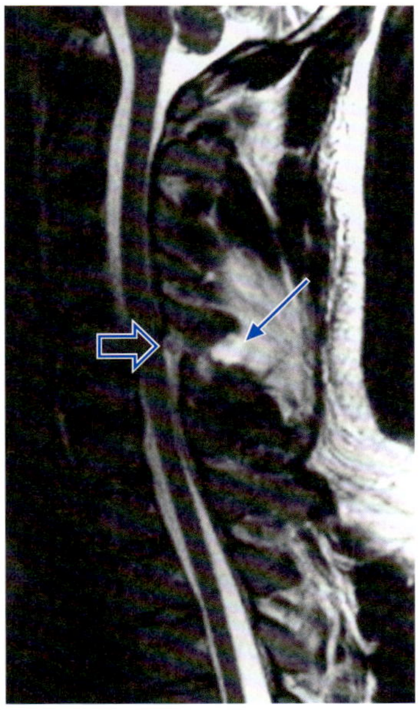

Abb. 6.21 Flexionsverletzung. Auf der sagittalen T2w Sequenz ist eine Zerreißung der spinolaminären und interspinalen Bänder (dicker Pfeil) sowie des supraspinalen Bandes (dünner Pfeil) erkennbar. Beachte die dorsale Erweiterung der Processus spinosi als dorsales Fanning (Aufklaffen) bei Ruptur der supra- und intraspinalen Bänder.

6.5.2 Gefäßverletzungen

Bei nicht penetrierendem Trauma liegt die Inzidenz der Gefäßverletzungen unter 1%. Bei High-Risk-Patienten mit Beteiligung der HWS kann in 24–46% der Fälle die A. vertebralis verletzt sein, gefolgt von der A. carotis. Die A. carotis interna kann in 13% der Fälle bilateral dissoziieren und ist meistens im Bereich der Bifurkation betroffen. Verletzungen der A. vertebralis liegen meistens auf Höhe C1 und C2 und sind in 50% der Fälle mit Foramen-transversum-Frakturen und in 75% der Fälle mit Dislokationen der Facettengelenke assoziiert. Posttraumatische Gefäßverletzungen sind vorwiegend Dissektionen, aber auch Pseudoaneurysmen, posttraumatische arteriovenöse Fisteln oder Gefäßverschlüsse. Infolge der Gefäßverschlüsse können teilweise distale Emboli losgeschossen werden, aus denen Hirninfarkte in den gefäßversorgenden Stromgebieten resultieren. Die arteriovenösen Fisteln kommen vor allem in den Segmenten Th7–L1 vor. Pathogenetisch kommt es zu einer Druckerhöhung im venösen spinalen System. Das führt zu einer spinalen Hypoxie bzw. Ischämie und im Weiteren zu einer Myelomalazie (nekrotische Myelopathie). Man unterscheidet zwischen perimedullären und epiduralen arteriovenösen Fisteln (▸ **Abb. 6.22**). In der kontrastmittelunterstützten MRT ist meist ein Nidus mit drainierenden, kaliberstarken Venen erkennbar. Typisch sind Signalaussparungen aufgrund von Flussströmen (Flow Voids) auf den T1w Sequenzen (▸ **Abb. 6.23**).

▸ **MRA-Zeichen bei Dissektion.**

- Ein Fluss fehlt (Verschluss).
- Die Lumeneinengung kann durch einen Spasmus verstärkt werden (▸ **Abb. 6.24**).
- Das Gefäßwandhämatom ist auf den T1w Sequenzen gut beurteilbar (▸ **Abb. 6.25**).
- Es kann ein Pseudoaneurysma vorliegen, das in Kombination mit einer multisegmentalen Lumeneinengung als „Pearl-and-String-Sign" bezeichnet wird.

▸ **MRT-Zeichen bei Dissektion.**

- Doppellumen (▸ **Abb. 6.26**)
- Einriss der Intima (Intimal Flap)
- auf den T1w Sequenzen hyperintenses intramurales Hämatom
- auf den T2w Sequenzen hyperintens aufgrund von fehlenden Flow Voids

> Das intramurale Hämatom bei Dissektionen ist am deutlichsten auf T1w Sequenzen mit Fettunterdrückung zu beurteilen.

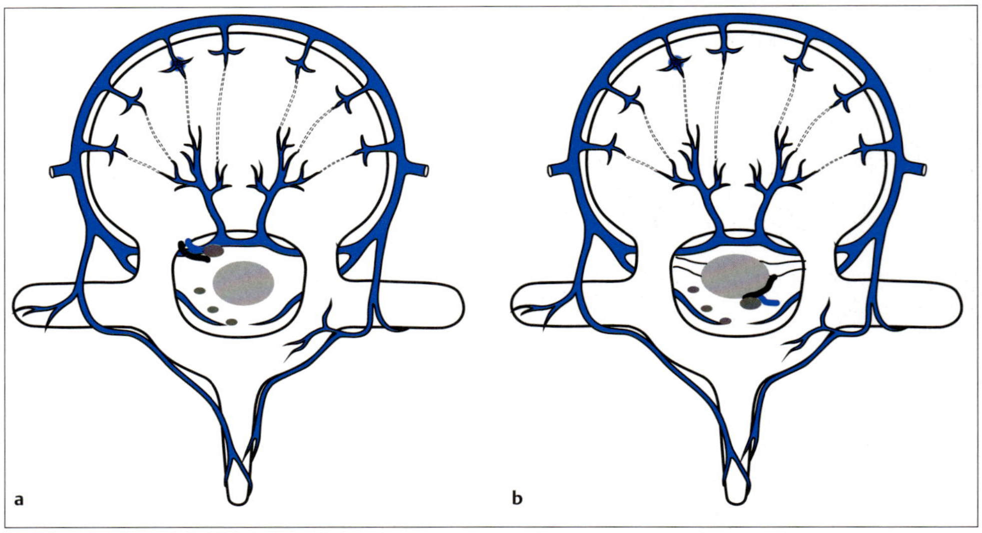

Abb. 6.22 a, b Posttraumatische arteriovenöse Fistel. Typisch sind bei den arteriovenösen Fisteln die kaliberstarke drainierende Vene, eine zuführende Arterie sowie der Nidus mit Flow Voids. Pulsationsartefakte des Liquorflusses auf den T2w Sequenzen können arteriovenöse Malformationen vortäuschen.
a Epidurale arteriovenöse Fistel, in der Nervenwurzeltasche lokalisiert.
b Perimedulläre arteriovenöse Fistel intradural, extramedullär lokalisiert.

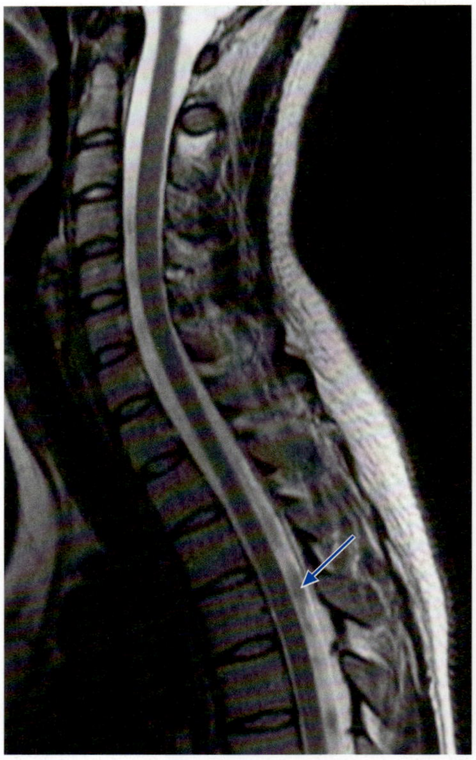

Abb. 6.23 Unauffällige MRT der HWS bzw. der oberen BWS aufgrund von Flow Voids. Flow-Void-Zeichen in der sagittalen T2w Sequenz entstehen meistens thorakal als Folge von Pulsationsartefakten des Liquors (Pfeil).

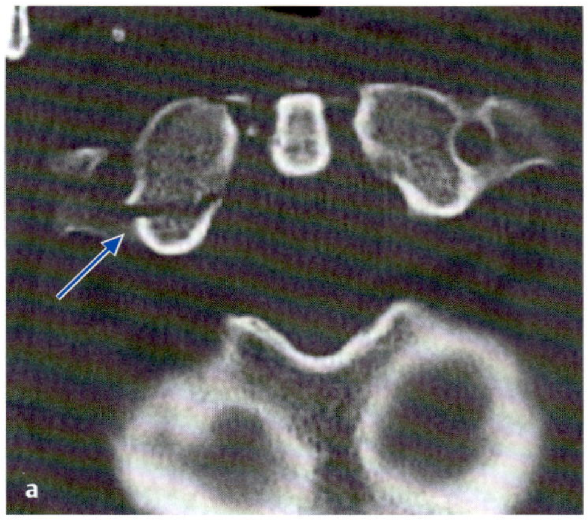

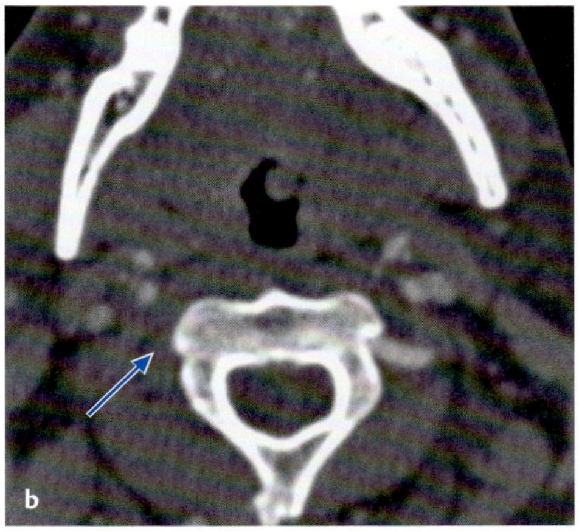

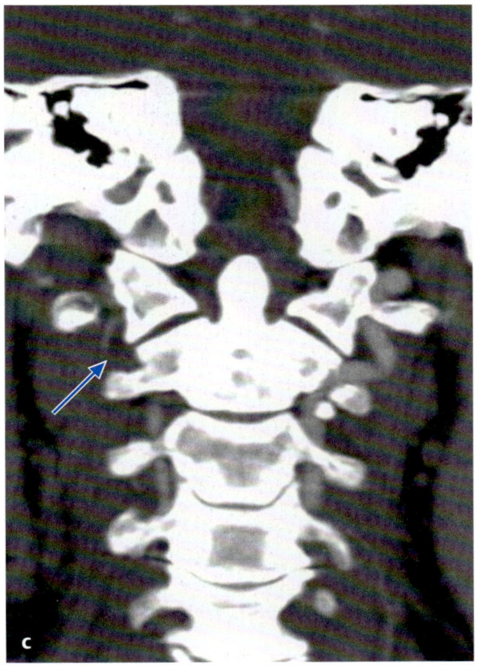

Abb. 6.24 a – c Fraktur des Processus transversus rechts.
- **a** Transforaminelle Frakturlinie (Pfeil) im CT.
- **b** Dissektion (Pfeil) in der CTA der rechten A. vertebralis mit fehlendem Fluss auf der axialen Sequenz.
- **c** Die Dissektion (Pfeil) weist ein deutlich schmales Kaliber im distalen Abschnitt auf der koronalen Reformation auf.

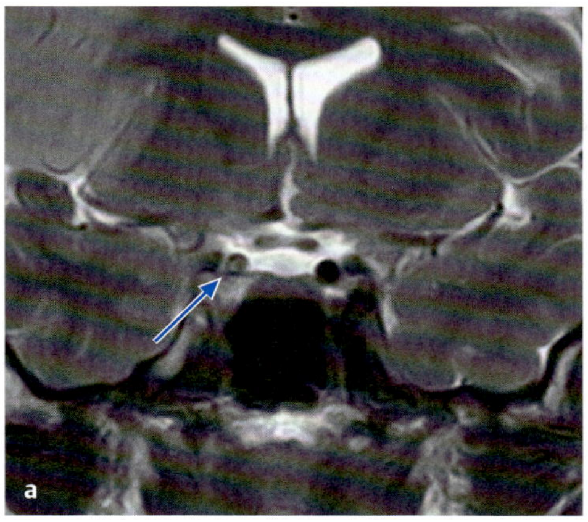

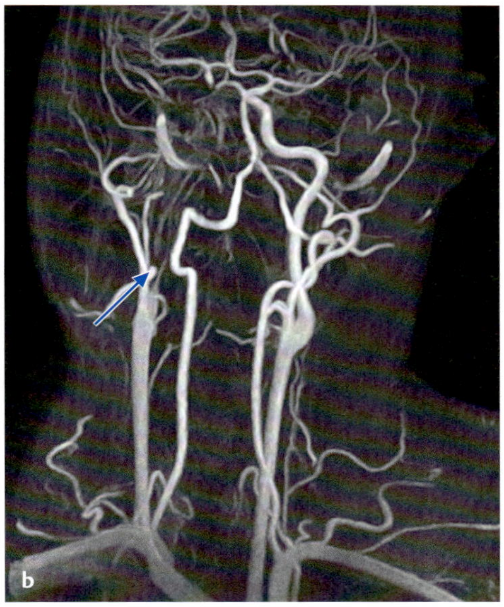

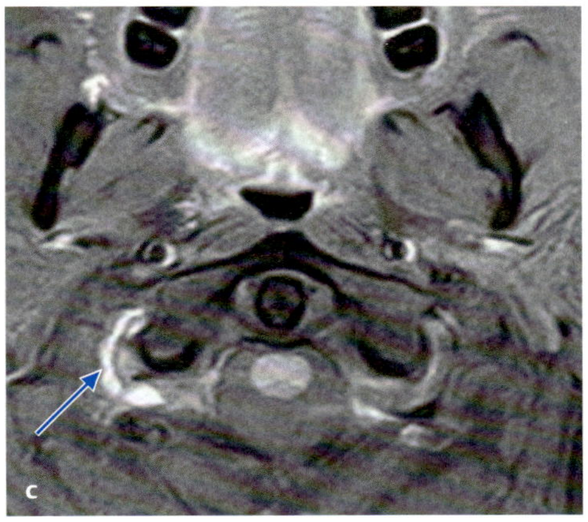

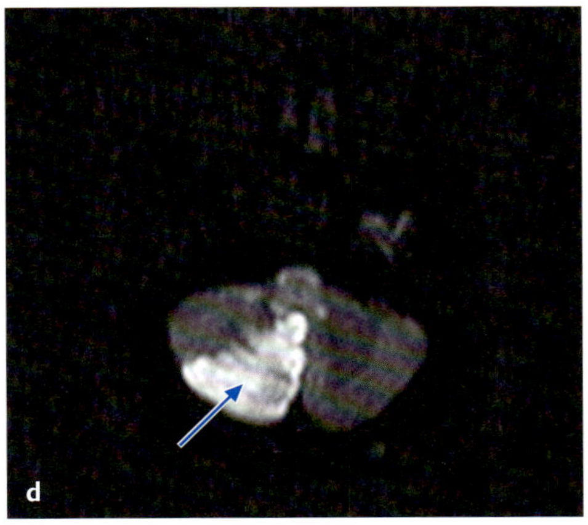

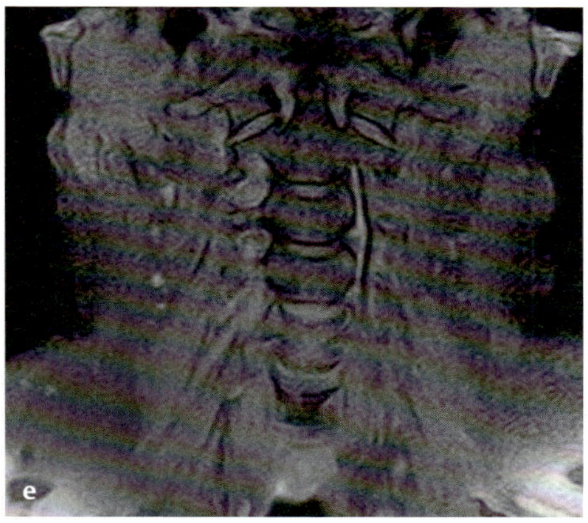

Abb. 6.25 a – e Posttraumatische Gefäßdissektion. Langstreckige A.-carotis-interna-Dissektion rechts nach Trauma (**b**, Pfeil). Fehlendes Flow-Void-Zeichen auf den koronalen T2w Sequenzen in der A. carotis interna rechts (**a**, Pfeil). In der Maximumintensitätsprojektion (**b**) lässt sich übersichtlich das fehlende Kontrastmittel in der rechten A. carotis interna erkennen. Bei einem anderen Patienten liegt eine posttraumatische Vertebralisdissektion rechts nach Verkehrsunfall vor (**c**, Pfeil): Das signalreiche Signal des Wandhämatoms ist auf den axialen T1w Sequenzen mit Fettunterdrückung gut erkennbar. Auf den DWI-Sequenzen ist im Vertebralisstromgebiet ein rezentes Infarktareal rechts-zerebellär mit eingeschränkter Diffusionskapazität nachweisbar (**d**, Pfeil). Die koronale Sequenz stellt den langstreckigen Verschluss der rechten A. vertebralis dar (**e**).
- **a** MRT: koronale T2w Aufnahme.
- **b** Kontrastmittelverstärkte MR-Angiografie.
- **c** MRT: axiale T1w Aufnahme mit Fettunterdrückung.
- **d** DWI-Aufnahme.
- **e** MRT: fettunterdrückte koronale Aufnahme.

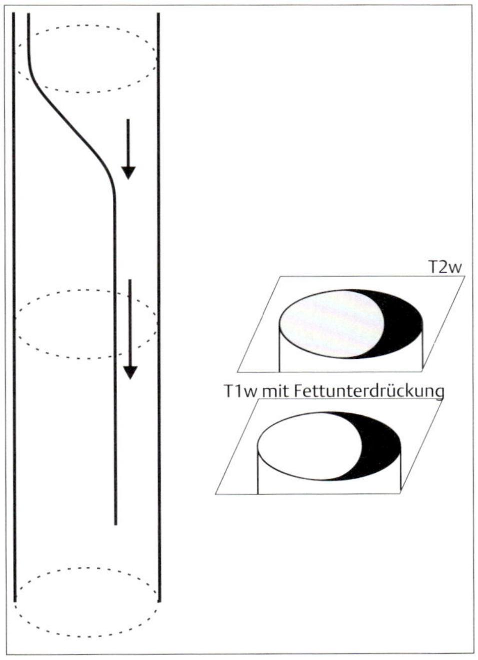

Abb. 6.26 Dissektion mit Einriss der Intima (Intimal Flap) und intramuralem Hämatom. Das wahre Lumen mit der echten Perfusion ist kleiner als das falsche Lumen. Die Flussrichtung im wahren Lumen wird durch die Pfeile angegeben. Auf den T2w Sequenzen ist das Hämatom signalreich und das wahre Lumen ist aufgrund der Flow Voids signalarm. Auf den fettsupprimierten T1w Sequenzen imponiert das intramurale Hämatom signalreich.

6.5.3 Knochenverletzungen

Knochenkontusion/okkulte Fraktur

Die Knochenkontusion ist durch Bone-Bruise-Areale charakterisiert und wird nur in sehr seltenen Fällen anhand einer erhöhten Strahlentransparenz auf den Röntgenbildern erkannt. Die MRT ist das diagnostische Verfahren der Wahl für den Nachweis des Bone Bruise. Histologisch handelt es sich beim Bone Bruise um rezente Frakturen der subchondralen Mikrotrabekel mit vermehrter Flüssigkeitseinlagerung und Einblutungen zwischen den Trabekeln. Der Knorpel oder die Kortikalis sind nicht verletzt, da es sich um eine reine Verletzung des Knochenmarks handelt.

▸ **MRT-Zeichen.**

- Das Bone Bruise ist am besten auf den STIR-Sequenzen nachweisbar. Das Signal des Knochenmarks ist stark hyperintens und kann je nach Traumamechanismus nur in der subchondralen Zone des Wirbelkörpers, in den Wirbelkörperpedikeln oder in den Processus transversi oder spinosi lokalisiert sein. Auf den T1w Sequenzen ist das Bone-Bruise-Areal wegen der erhöhten Wassereinlagerung im Knochenmark signalarm.
- Wochen bis Monate nach dem Trauma ist das Knochenmarködem rückläufig (▸ **Abb. 6.27**). Aufgrund der eintretenden Fettmarkkonversion verändert sich auf den T1w Sequenzen das Signal von signalarm zu signalreich. Auf den STIR-Sequenzen entwickelt sich das Signal von signalreich zu signalarm und auf den T2w Sequenzen bleibt das Signal hyperintens (▸ **Abb. 6.28**).
- Die DWI-Sequenzen mit den ADC-Werten sind bei akuten Frakturen hilfreich zur Unterscheidung zwischen benignen und malignen Frakturen: Aufgrund des sog. T2 shine through Effect reicht die DWI allein jedoch nicht aus. Der ADC-Wert ist dabei zielführend zur Differenzierung, da er bei benignen Frakturen um 68 % höher als bei malignen ist (▸ **Abb. 6.29**).

Stressfrakturspondylolyse

Meist wird zuerst der Verdacht auf eine Spondylolysis vera aufgrund einer Unterbrechung der Pars interarticularis im Röntgenbild erhoben. Dies kann mit speziellen Schrägaufnahmen verifiziert werden. Hilfreich ist auch eine CT zur Darstellung des Knochendefekts. In der MRT ist im Frühstadium ein Knochenmarködem in den Wirbelkörperpedikeln und in der Pars interarticularis nachweisbar (▸ **Abb. 6.30** u. ▸ **Abb. 6.31**).

▸ **MRT-Zeichen.**

- **Direktes Zeichen:** Dies ist eine signalarme Linie oder eine Diskontinuität auf den T1w und T2w Bildern in der Interartikularportion des Wirbelbogens (s. ▸ **Abb. 6.30**).
- **Indirekte Zeichen:**
  - Zunahme des sagittalen Durchmesser des Spinalkanals,
  - keilförmiger dorsaler Wirbelkörperabschnitt und
  - reaktive Knochenmarkveränderungen der Pedikel oder der Pars interarticularis (s. ▸ **Abb. 6.31**). Im Frühstadium ist ein Knochenmarködem, im weiteren Verlauf eine Fettmarkkonversion entsprechend der Modic-Klassifikation Typ II (S. 72) nachweisbar.

Kompressionsfraktur

Die anterioren Kompressionsfrakturen (A1-Fraktur) gehören zur Gruppe der stabilen Flexionsfrakturen. Die Wirbelkörpervorderkante ist typischerweise wegen der Kompression höhenreduziert. Im Unterschied zur Berstungsfraktur ist die Wirbelkörperhinterkante von regelrechter Höhe und Knochenfragmente sind nicht in den Spinalkanal verlagert (▸ **Abb. 6.32** u. ▸ **Abb. 6.33**). Neurologische Ausfälle gibt es bei diesen Frakturen nicht. Eine instabile Kompressionsfraktur liegt vor, wenn ein Höhenverlust des Wirbelkörpers von mehr als 50 %, ein Gibbus von mehr als 15 – 20° oder multisegmentale Verletzungen nachweisbar sind. Therapeutisch sollte dann primär eine dorsale Stabilisierung angestrebt werden.

Differenzialdiagnostisch zur anterioren Kompressionsfraktur muss man die persistierende Apophyse bei Jugendlichen abgrenzen (▸ **Abb. 6.34**).

▸ **MRT-Zeichen.**

- Auf den STIR- und T2w Sequenzen imponieren ein hohes Signal im Wirbelkörper sowie ein intakter Bandapparat (▸ **Abb. 6.35 a**).
- Auf den T1w Sequenzen zeigt sich eine signalarme Frakturlinie, die sich bandartig oder triangulär durch den Wirbelkörper zieht (▸ **Abb. 6.35 b**).

> Eine Kompressionsfraktur mit Beteiligung lediglich der unteren Wirbelkörperendplatte ohne Beteiligung der oberen ist prinzipiell suspekt auf einen Tumor. Da 20 % der Kompressionsfrakturen multipel auftreten, sollte die gesamte Wirbelsäule nach weiteren Frakturen abgesucht werden.

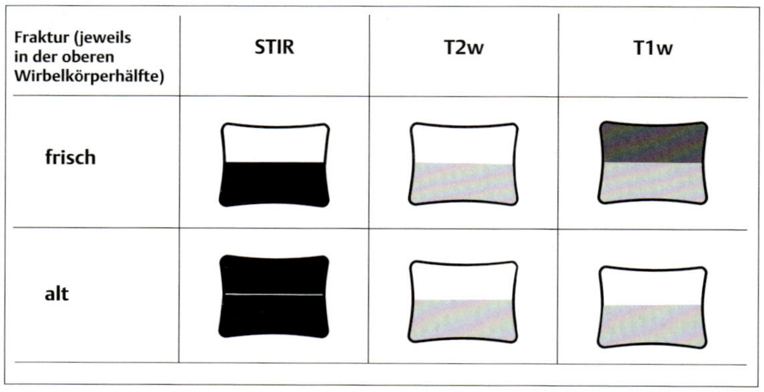

Abb. 6.28 Unterschiedliche Signalveränderungen einer Wirbelkörperfraktur (s. obere Wirbelkörperhälfte) in den STIR-, T2w und T1w Sequenzen. Charakteristisch für eine frische Fraktur ist das signalreiche Knochenmarködem in der STIR- und T2w Sequenz. Dieses Ödem konvertiert bei älteren Frakturen zu verstärktem Fettmark und kommt auf der STIR-Sequenz entsprechend signalarm und auf der T2w und T1w Sequenz signalreich zur Darstellung.
STIR = Short Tau Inversion Recovery

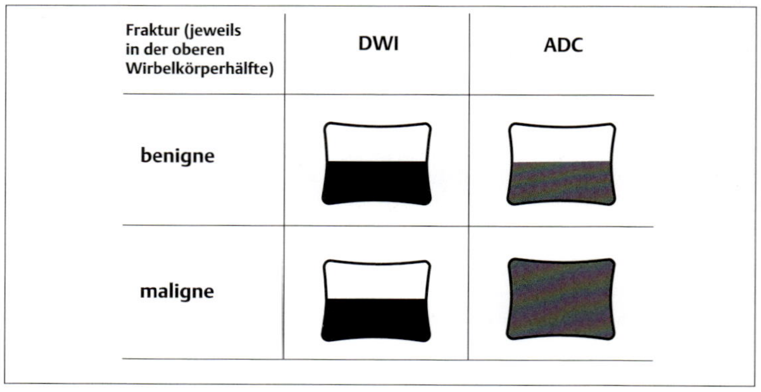

Abb. 6.29 Unterscheidung zwischen benigner und maligner Fraktur anhand der DWI-Sequenzen und des ADC-Werts. Schema. Eine frische benigne und maligne Fraktur erscheint auf den DWI-Sequenzen aufgrund des erhöhten Wassergehalts signalreich. Die maligne Fraktur weist jedoch wegen des erhöhten Zellanteils des Tumors eine eingeschränkte Diffusionskapazität mit niedrigem ADC-Wert auf. Die obere Hälfte des Wirbelkörperschemas entspricht der Frakturpathologie, die untere Hälfte der Normalsituation.
ADC = Apparent Diffusion Coefficient
DWI = Diffusion-weighted Imaging

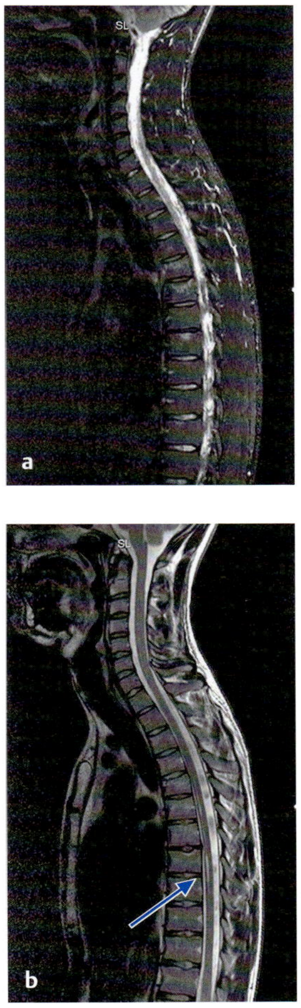

Abb. 6.27 a, b Multiple Kompressionen der Wirbelkörperdeckplatten an der BWS. Rennfahrer nach Verkehrsunfall vor 18 Monaten. Das subchondrale Knochenmarködem ist auf der STIR-Aufnahme deutlicher in den Brustwirbelkörpern V und VI zu erkennen als in der T2w Sequenz. Die Wirbelkörperhinterkante ist nicht betroffen und die Flexions- und Kompressionsfrakturen sind stabil. Überraschend ist das persistierende Knochenmarködem nach 18 Monaten. Im thorakalen Myelon ist eine asymptomatische posttraumatische Syrinx nachweisbar (**b**, Pfeil).

a MRT: STIR-Aufnahme.
b MRT: T2w Aufnahme.

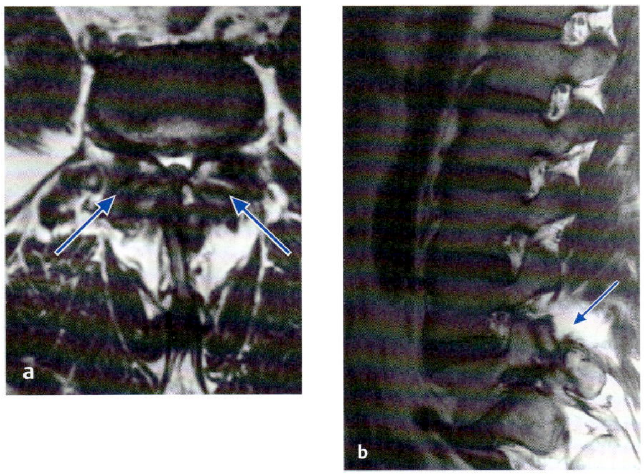

Abb. 6.30 a, b Stressfrakturspondylolyse. Bilateraler Defekt der Pars interarticularis im axialen Bild (**a**, Pfeile). Defekt der Pars interarticularis (**b**, Pfeil) sowie Anterolisthese Grad II von L5 gegenüber S1 mit Neuroforaminastenose im sagittalen Bild.

a MRT: axiale T2w Aufnahme.
b MRT: sagittale T1w Aufnahme.

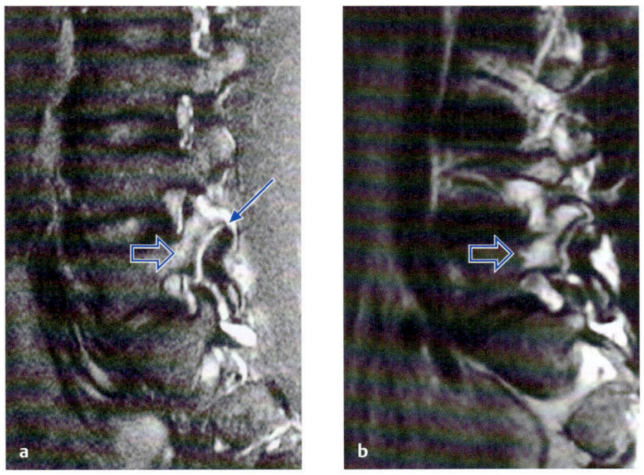

Abb. 6.31 a, b Tennisspieler mit Rückenschmerzen. 23-jähriger Patient. Frühstadium der Stressfrakturspondylolyse mit Stressödem im Wirbelkörperpedikel (**a, b**, dicke Pfeile) sowie Flüssigkeit im Facettengelenk (**a**, dünner Pfeil).

a MRT: STIR-Aufnahme.
b MRT: T2w Aufnahme.

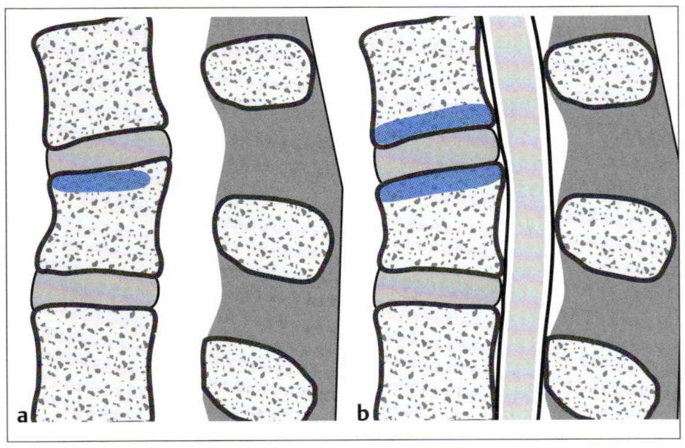

Abb. 6.32 a, b Anteriore Wirbelkörperkompression. Sagittales Schnittschema.

a Meistens ist die obere Wirbelkörperendplatte betroffen.
b Gelegentlich ist zusätzlich auch die angrenzende Wirbelkörpergrundplatte des darüber liegenden Wirbelkörpers betroffen. Die Wirbelkörperhinterkante ist immer intakt und von regulärer Höhe.

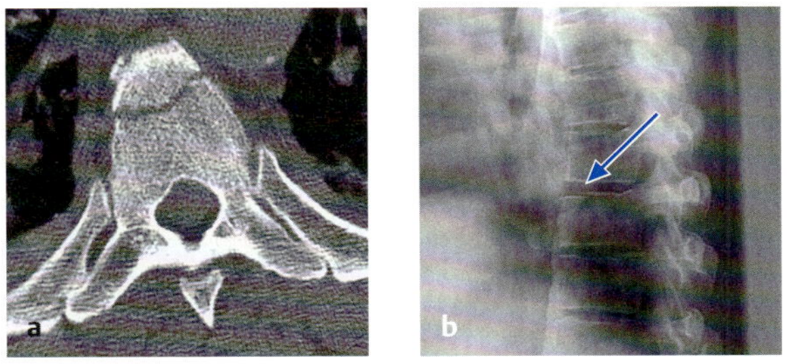

Abb. 6.33 a, b Anteriore Wirbelkörperkompression. Im CT ist die Wirbelkörperhinterkante intakt und der Spinalkanal entsprechend von regelrechtem Durchmesser. Im seitlichen Röntgenbild der anterioren Wirbelkörperkompressionsfraktur zeigt sich eine Stufenbildung in der Wirbelkörperdeckplatte (**b**, Pfeil).

a CT: axiale Schicht.
b Röntgen: seitlich.

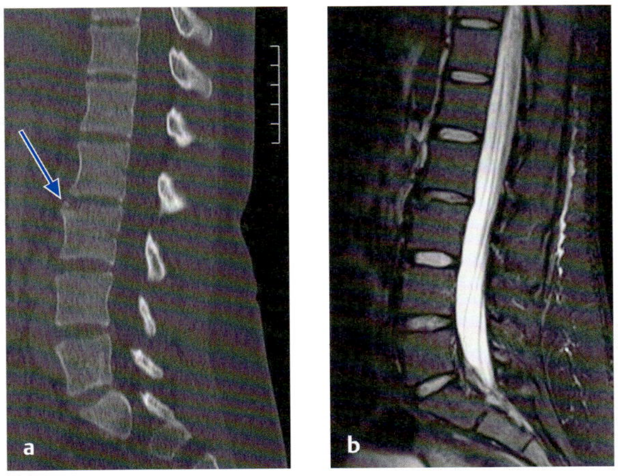

Abb. 6.34 a, b Differenzialdiagnose zur anterioren Kompressionsfraktur: persistierende Apophyse bei Jugendlichen.

a Bei diesem 15-jährigen Mädchen wurde nach einem Sturz vom Pferd aufgrund der deutlichen Rückenschmerzen eine CT durchgeführt. Der Pfeil weist auf die persistierende Apophyse.
b Zum sicheren Ausschluss einer anterioren Wirbelkörperkompression von L3 wurde eine MRT-Untersuchung angeschlossen. Aufgrund des fehlenden Knochenmarködems in der STIR-Sequenz liegen keine rezenten Knochenverletzungen vor und die Veränderung an der vorderen Wirbelkörperdeckplatte von L3 ist eine nicht fusionierte Apophyse (Lymbus vertebra) als anatomische Normvariante.

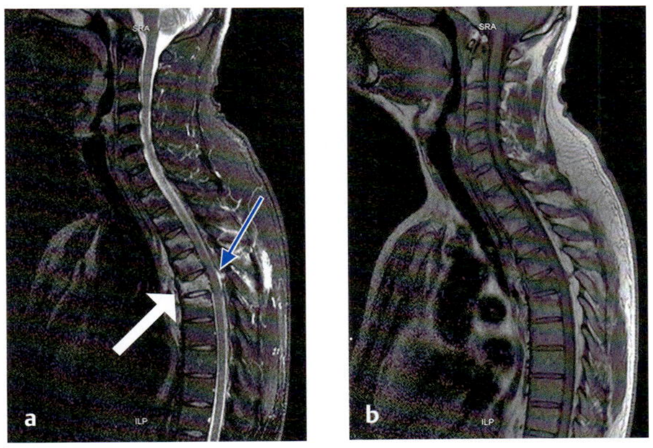

Abb. 6.35 a, b Multiple Wirbelkörperkompressionen in der BWS. Der 49-jährige Patient hatte einen Verkehrsunfall.

a Die sagittale STIR-Aufnahme zeigt am deutlichsten das Knochenmarksödem im V. Brustwirbelkörper mit einer zentralen Höhenminderung des Wirbelkörpers um ca. 30 – 40 % (dicker Pfeil). Häufig sind mehrere Wirbelkörper betroffen. Die multiplen Knochenkontusionen an den Wirbelkörperdeckplatten mit assoziierten Impressionen sind signalreich. Durch die Flexionskomponente des Traumas wurde die hintere Säule verletzt: Das spinolaminäre Band (dünner Pfeil) und die interspinalen Bänder sind verletzt. Ödem in der Rückenmuskulatur.
b Auf der sagittalen T1w Aufnahme sind die Kontusionen signalarm.

Spaltfraktur

Die Spaltfraktur (A2-Fraktur) ist prinzipiell eine stabile Fraktur, die infolge einer axialen Krafteinwirkung entsteht. Die Fraktur verläuft vertikal durch die obere und untere Wirbelkörperendplatte. Im Gegensatz zur Kompressionsfraktur weisen Spaltfrakturen einen progredienten Höhenverlust des Wirbelkörpers aufgrund von Zusammensinterung auf. Eine Vertebro- oder Kyphoplastie empfiehlt sich daher frühzeitig, bevor es zur Ausbildung eines Plattwirbels kommt (▸ **Abb. 6.36**).

Berstungsfraktur

Die Berstungsfrakturen (A3-Fraktur) werden durch rein axiale Krafteinwirkungen verursacht. Die Bandscheibe wird dabei in den kaudalen Wirbelkörper gedrückt und es resultiert ein Versagen der vorderen und mittleren Säule. Im Unterschied zur Kompressionsfraktur ist die hintere Wirbelkörperkante bei der Berstungsfraktur höhenreduziert (▸ **Abb. 6.37**). Bei 28 – 47 % der Berstungsfrakturen ist die hintere Säule mitbetroffen; es handelt sich dann in jedem Fall um eine instabile Fraktur. Bei einer Verletzung der vorderen und mittleren Säule kann die Fraktur stabil oder instabil sein.

Intrakanalikuläre Knochenfragmente der hinteren Wirbelkörperkante führen in 75 % der Fälle zu neurologischen Ausfällen. Um allerdings bessere Langzeitergebnisse zu erzielen, wird auch bei primär fehlender Neurologie operativ behandelt, wenn der Gibbuswinkel größer als 15 – 20° ist sowie ein Höhenverlust von mehr als 50 % und eine Spinalkanaleinengung von mehr als 30 % vorliegen. Häufiger treten Berstungsfrakturen in der thorakolumbalen Wirbelsäule auf.

▸ **MRT-Zeichen.**

- Auf den T2w Sequenzen ist eine Verlagerung von Knochenfragmenten der hinteren Wirbelkörperkante in den Spinalkanal zu erkennen (▸ **Abb. 6.38 a**).
- Auf den T1w Sequenzen zeigt sich der Verlauf der Frakturlinie durch die obere und untere Wirbelkörperendplatte (▸ **Abb. 6.38 b**).
- Auf den STIR-Sequenzen imponiert eine Zerrung oder Zerreißung der posterioren Bänder (▸ **Abb. 6.38 c**).
- Auf den axialen Sequenzen ist ein erweiterter Abstand der Wirbelkörperpedikel infolge der Berstung nachweisbar.

Flexionsverletzung

Die Flexionsverletzungen sind die häufigsten Verletzungstypen der Wirbelsäule. Meistens handelt es sich dabei um hochgradig instabile Verletzungen aufgrund der Beteiligung der hinteren Säule. Häufig findet man eine Zerreißung der posterioren Bänder oder Avulsionsfrakturen des Processus spinosus (Clay Shoveler Fracture). Die ventrale Säule ist meistens im Rahmen von Kompressions- oder Tear-Drop-Frakturen verletzt (▸ **Abb. 6.39**). Diese werden in 2 Typen eingeteilt:

- **Typ I:** Zerreißung des vorderen Längsbands und Einbruch der anteroinferioren Kante
- **Typ II:** Tear-Drop-Fragment mit dorsaler Wirbelkörperkantenaussprengung, aufgeweiteten Facettengelenken und weitem interlaminärem Raum

Die anteriore Subluxation der HWS ohne knöcherne Beteiligung ist das Resultat einer posterioren Bandverletzung mit potenzieller Facettenluxation, aber intaktem vorderem Längsband. Die Diagnose dieses rein ligamentären Verletzungstyps ist von großer Bedeutung, da 20 – 50 % dieser Verletzungen infolge fehlender Bandheilung zur Instabilität führen.

▸ **MRT-Zeichen.**

- Auf den T1w Sequenzen zeigen sich eine fokale Kyphose sowie eine erweiterte Distanz der Processus spinosi oder der Facettengelenke.
- Auf den T2w Sequenzen ist ein hohes Signal in den interspinalen Bändern zu sehen. Liegt eine Myelonkompression vor, ist das Myelonödem auf der STIR- oder der T2w Sequenz gut erkennbar.

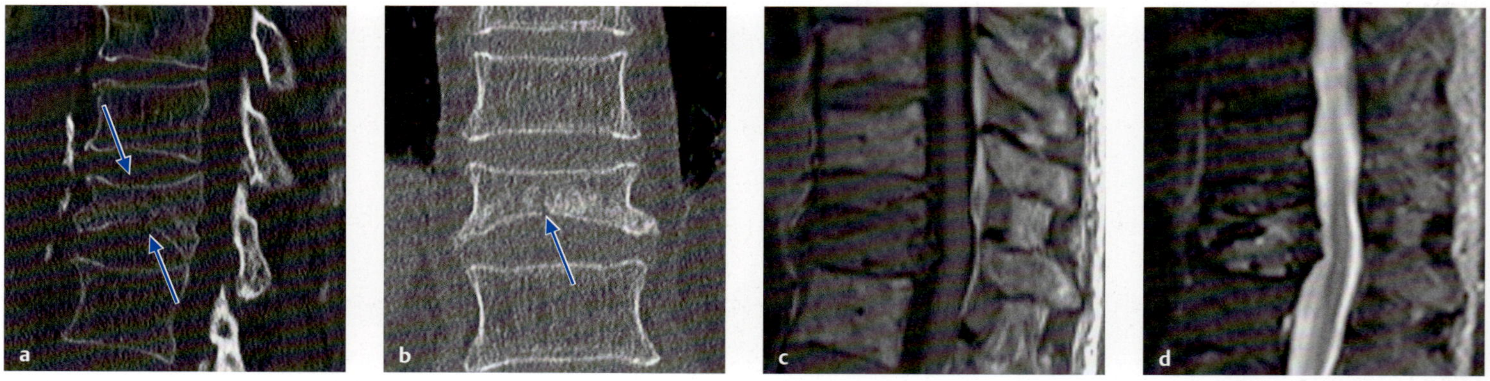

Abb. 6.36 a – d Spaltfraktur oder Split Fracture. Der 77-jährige Patient zeigt in der initialen CT einen Spaltbruch (**a**, **b**, Pfeile), der bei der Erstbefundung übersehen wurde und als Kompressionsfraktur fehlinterpretiert wurde. Die CT in sagittaler Reformation (**a**) lässt die Beteiligung der oberen und unteren Wirbelkörperabschlussplatte erkennen. Die koronale Reformation (**b**) demonstriert die axiale Zunahme des Wirbelkörpers im Bereich der Grundplatte. Sechs Monate nach dem Unfall wurde eine MRT der BWS für die Planung der Vertebroplastie durchgeführt, die den deutlichen progredienten Wirbelkörpereinbruch mit Plattwirbelbildung und dorsaler Verlagerung der Wirbelkörperhinterkante auf der T1w Sequenz darstellt (**c**). In der STIR-Sequenz (**d**) ist die daraus resultierende Reduzierung des prämedullären Liquorraums erkennbar.

a CT: sagittale Reformation.
b CT: koronale Reformation.
c MRT: sagittale T1w Aufnahme.
d MRT: sagittale STIR-Aufnahme.

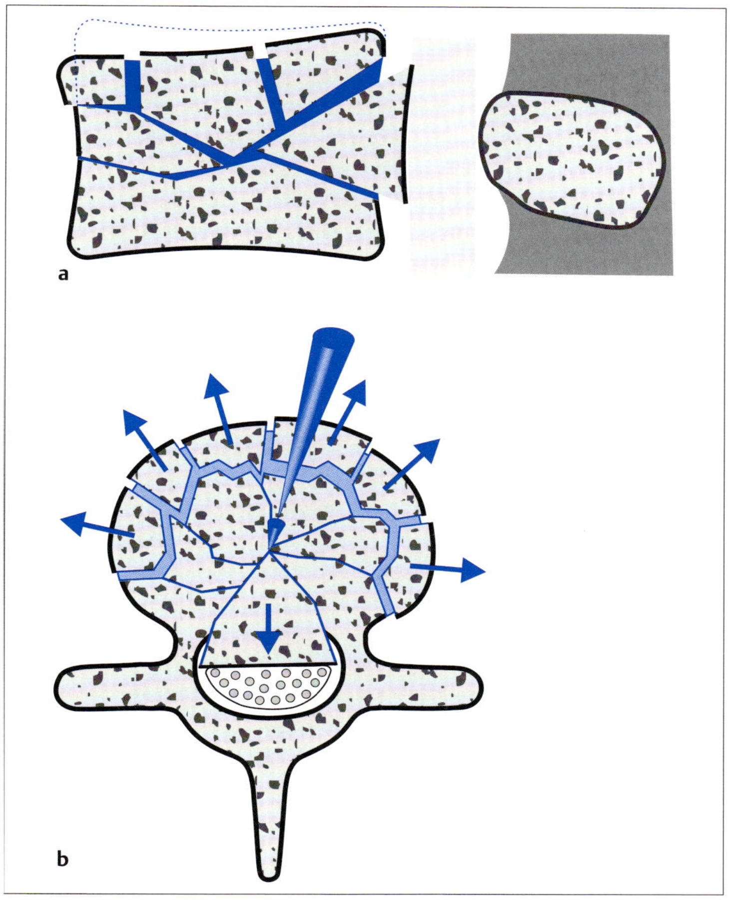

Abb. 6.37 a, b Berstungsfraktur. Typisch ist die Dorsalverlagerung und Höhenminderung der Wirbelkörperhinterkante. Das Ausmaß der knöchernen Vertebrostenose ist entscheidend für die Myelonkompression.
a Sagittales Schnittschema.
b Axiales Schnittschema.

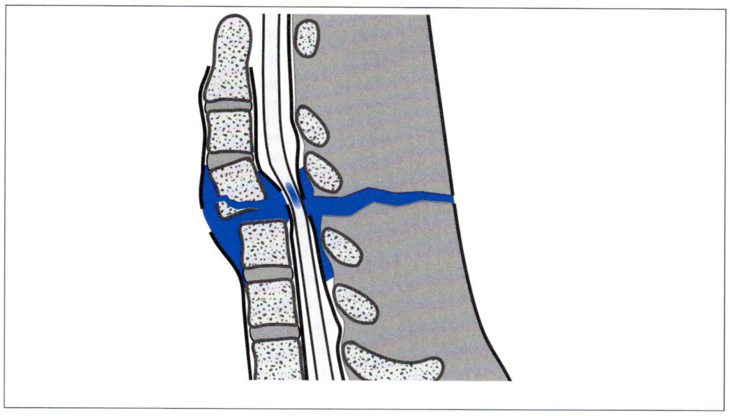

Abb. 6.39 Flexionsverletzung. Sagittales Schnittschema. Die Flexionskrafteinwirkung bewirkt eine Zerreißung des vorderen Längsbands mit prävertebralem Hämatom und eine Zerreißung des hinteren Längsbands und der interspinalen Bänder mit epiduralem Hämatom. Häufig ist der Diskus mitverletzt. Es findet sich eine Kompression des Myelons durch intraspinale Knochen- oder Diskusanteile, durch epidurale Hämatome oder durch eine Anterolisthese. Knöchern liegen zumeist Kompressions- oder Tear-Drop-Frakturen vor. Die Fragmente der Flexions-Tear-Drop-Fraktur sind im Gegensatz zu denen der Extensions-Tear-Drop-Fraktur weniger hoch als breit.

Abb. 6.38 a – c Wirbelsäulentrauma nach Sturz aus 7 m Höhe. 35-jähriger Patient. Berstungsfraktur von Th9 (**a**, oberer Pfeil) mit älterer anteriorer Kompressionsfraktur von Th12 (**a**, unterer Pfeil). Eine Höhenminderung sowie eine Dorsalverlagerung der Wirbelkörperhinterkante sind auf den T2w Aufnahmen und auf der STIR-Sequenz gut erkennbar. Die Frakturlinie verläuft durch die obere und untere Wirbelkörperabschlussplatte (**b**). Ödematöse Veränderungen in den interspinalen Bändern in der STIR-Sequenz weisen auf eine zusätzliche Flexionskrafteinwirkung mit Beteiligung der hinteren Säule hin (prinzipiell instabile Fraktur; **c**, Pfeil). Die Differenzierung von einer Distraktionsfraktur gelingt allerdings aufgrund der signifikanten Höhenreduktion der Wirbelkörperhinterkante von Th9.
a MRT: T2w Aufnahme.
b MRT: T1w Aufnahme.
c MRT: STIR-Aufnahme.
▽

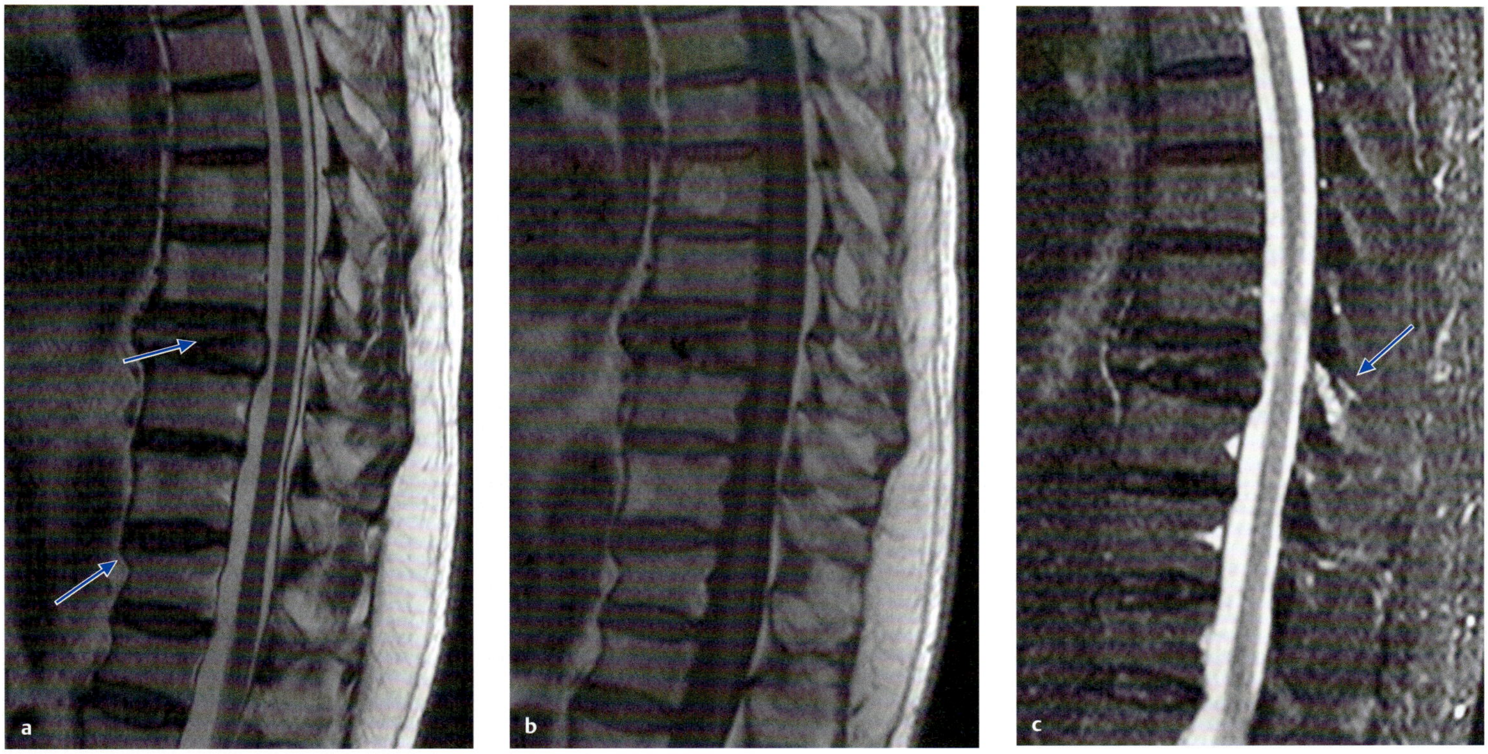

Flexions-/Distraktionsverletzung (Chance-Frakturen)

Dies sind Sonderformen der Flexionsverletzung mit zusätzlich einwirkenden Distraktionskräften, die immer zu einer instabilen Fraktur führen (▸ **Abb. 6.40**). Der thorakolumbale Übergang von Th11 – L3 ist am häufigsten betroffen. Eine Retropulsion der Wirbelkörperhinterkante liegt niemals vor. Das vordere Längsband ist meistens intakt und kann vom darunter gelegenen Wirbelkörper abgehoben sein. Ist jedoch das vordere Längsband rupturiert, handelt es sich in jedem Fall um eine extrem instabile Fraktur, da auch die dorsale Stabilisierung wegen der Zerreißung und/oder Fraktur des posterioren Komplexes nicht gewährleistet ist. Die Zerreißung des vorderen und hinteren Längsbands führt zu einer Anterolisthese. Bei Hochgeschwindigkeitstrauma kann zusätzlich zur flexionsbedingten horizontalen Wirbelkörperfraktur noch eine Berstungsfraktur des Wirbelkörpers infolge von Kompressionskräften vorliegen. Über 50% der Flexions-/Distraktionsverletzungen sind mit abdominalen Verletzungen assoziiert, insbesondere solchen des Darmes.

▸ **MRT-Zeichen.**

- Auf den T1w und T2w Sequenzen zeigt sich eine anteriore Kompression der Wirbelkörperdeckplatte beim klassischen Typ I (▸ **Abb. 6.41**).
- Auf den T1w und T2w Sequenzen findet sich beim Typ II der Chance-Frakturen der Frakturspalt horizontal durch den Wirbelkörper verlaufend.
- Auf den STIR- und T2w Sequenzen verläuft die schräg-horizontale Frakturlinie durch den bzw. die Wirbelkörperpedikel (Typ I und II) oder durch den Wirbelkörper (Typ II) als typisches Sandwich Sign (▸ **Abb. 6.42**). Zentral zeigt sich die Blutung signalarm und ist umgeben von signalreichem Knochenmarködem.
- Auf den STIR- und T2w Sequenzen imponiert eine Ruptur des Diskus beim klassischen Typ I und beim Typ III der Chance-Frakturen (▸ **Abb. 6.43**).
- Auf den STIR- und T2w Sequenzen sind ödematöse Veränderungen der inter- und supraspinalen Bänder mit einer Erweiterung des interspinalen Abstands (Fanning der Processus spinosi) beim Typ III nachweisbar.
- Auf den T1w und T2w Sequenzen zeigen sich bei zusätzlicher axialer Rotation unilaterale Facettengelenkluxationen, die in ca. 25% der Fälle mit einer Myelonverletzung einhergehen.
- Bilaterale Luxationen der Facettengelenke mit einer Myelonkompression infolge der Vertebrostenose sind häufiger als unilaterale.

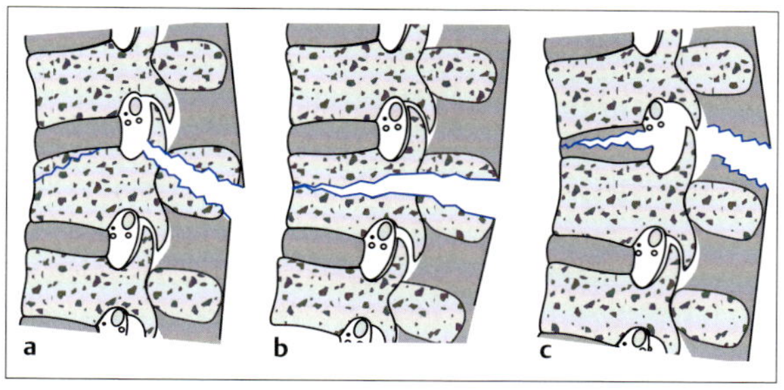

Abb. 6.40 a – c Flexions-/Distraktionsverletzung. Sagittales Schnittschema.

a *Typ I:* Dieser Typ ist die klassische Chance-Fraktur mit schräg-horizontal verlaufender Fraktur durch den bzw. die Pedikel und mit ventraler Wirbelkörperkompression.

b *Typ II:* Die Frakturlinie dehnt sich von den posterioren ossären Elementen bis in den Wirbelkörper aus.

c *Typ III:* Dieser Typ entspricht der reinen diskoligamentären Verletzung ohne ossäre Beteiligung.

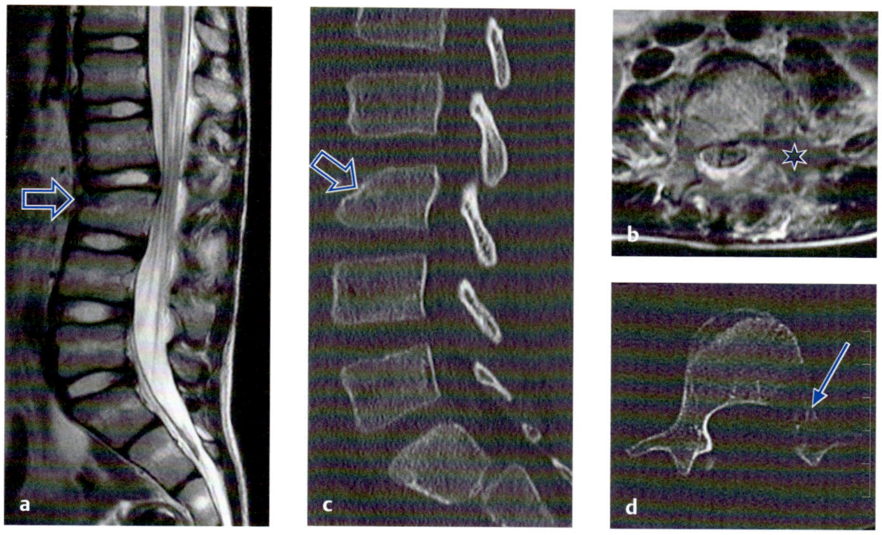

Abb. 6.41 a – d Flexions-/Distraktionsverletzung Typ I. Die sagittale STIR-Aufnahme und die sagittale CT-Reformation zeigen die anteriore Kompression der Wirbelkörperdeckplatten um ca. 50 % (**a, c**, Pfeile). Auf der axialen T2w Sequenz ist das Hämatom im Bereich des linken Pedikels gut ersichtlich (**b**, Stern). Die CT lässt das Ausmaß der ossären Verletzung genauer erkennen; in diesem Fall verläuft die Fraktur durch den linken Pedikel (**d**, Pfeil).

a MRT: sagittale T2w Aufnahme.

b MRT: axiale T2w Aufnahme.

c CT: sagittale Reformation.

d Axiale CT-Aufnahme.

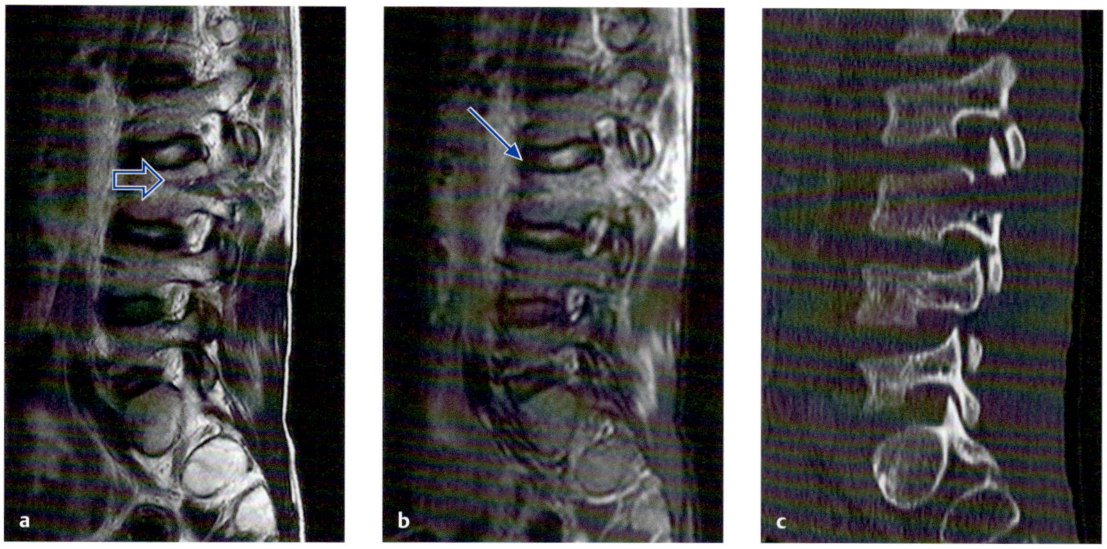

Abb. 6.42 a – c Flexions-/Distraktionsverletzung. Klassische Chance-Fraktur nach einem Autounfall eines 9-jährigen Jungen auf der Rückbank. Distraktionsfraktur von Lendenwirbelkörper III durch den Wirbelkörperpedikel mit typischem Sandwich Sign, das das Hämatom signalarm und das umgebende Knochenmarködem signalreich zeigt (**a**, Pfeil). Die sagittale STIR-Sequenz lässt die anteriore Kompression der Wirbelkörperdeckplatte erkennen (**b**, Pfeil). Die Ausdehnung der knöchernen Verletzung ist auf der sagittalen Reformation der CT nachweisbar (**c**).

a MRT: sagittale T2w Aufnahme.

b MRT: sagittale STIR-Aufnahme.

c CT: sagittale Reformation.

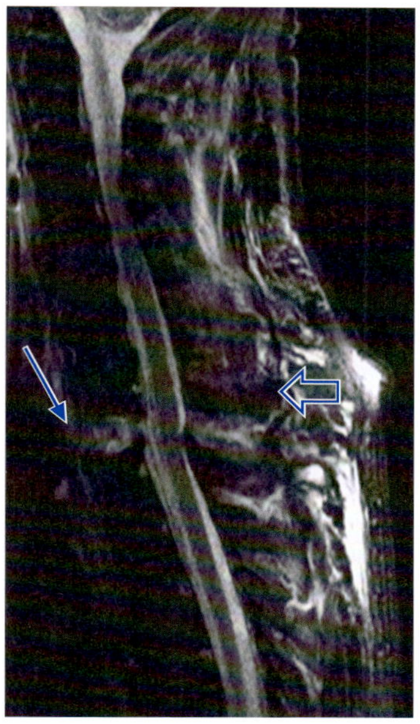

Abb. 6.43 Typ III der Chance-Frakturen. Die sagittale STIR-Sequenz zeigt die reine Weichteilverletzung mit kompletter Ruptur des Diskus C7/Th1 (dünner Pfeil) sowie die Ruptur des vorderen und hinteren Längsbands, des spinolaminären Bandes und der inter- und supraspinalen Bänder (dicker Pfeil). Eine Myelonverletzung liegt nicht vor.

Extensionsverletzung

Extensionsverletzungen (▸ Abb. 6.44) sind im Vergleich zu den Flexionsverletzungen selten. Die klassische Extensionsverletzung an C2, eine traumatische Spondylolisthese, wird als „Hangman's-Fraktur" bezeichnet. Wie bei den Flexionsverletzungen kommen Tear-Drop-Frakturen vor, die jedoch aufgrund der isolierten Beteiligung der vorderen Säule meist instabil in der Extension und stabil in der Flexion sind (s. ▸ Abb. 6.44 b). Geht die Extensionsverletzung mit einer Dislokation einher, können uni- oder bilaterale Facettengelenkfrakturen oder Luxationen auftreten. Extensionsverletzungen sind häufiger bei Patienten mit ankylosierender Spondylitis, diffuser idiopathischer Skeletthyperostose oder Vertebrostenose.

▸ **MRT-Zeichen.**

- Auf den T1w Sequenzen ist das Tear-Drop-Fragment mit einer größeren Höhe als Breite an der anteroinferioren Wirbelkörperkante nachweisbar.
- Auf den T1w Sequenzen zeigt sich eine Abhebung oder Ruptur des vorderen Längsbands infolge der Avulsionsfraktur an der anteroinferioren Wirbelkörperkante.
- Auf den T1w und T2w Sequenzen imponiert das prävertebrale Hämatom deutlich signalreich.
- Auf den T2w Sequenzen sind die rein ligamentären Extensionsverletzungen mit Diskusverletzung und Bandzerreißung am hohen Signal gut erkennbar. Der Zwischenwirbelraum ist verbreitert (zu hohe Bandscheibe).
- Auf den T2w Sequenzen zeigt sich das Myelonödem, das bei bis zu 80 % der Extensionsverletzungen vorliegen kann.
- Auf den T1w und T2w Sequenzen sind eine Gelenkspalterweiterung oder eine geringe rotatorische Subluxation an den Facettengelenken zu erkennen.

Luxationsfraktur

Die Luxationsfrakturen werden durch Rotations-, Distraktions- oder Scherkräfte verursacht. Liegen bilaterale Facettengelenkluxationen vor, sind neurologische Ausfälle infolge der Kompression der Spinalnerven in den Neuroforamina, eine Vertebrostenose oder assoziierte spinale Hämorrhagien wahrscheinlich.

▸ **MRT-Zeichen (▸ Abb. 6.45, ▸ Abb. 6.46, ▸ Abb. 6.47 u. ▸ Abb. 6.48).**

- Auf den sagittalen Sequenzen zeigt sich das Zeichen des sog. blockierten Facettengelenks (Locked Facet Sign) als Folge des Facettengelenksprungs der unteren Facette hinter die obere Facette des darüber liegenden Wirbelkörpers (s. ▸ Abb. 6.46 a).
- Auf den axialen Sequenzen erkennt man bei kompletter Luxation der Facettengelenke das Zeichen des sog. nackten Facettengelenks (Naked Facet Sign; s. ▸ Abb. 6.45 b). Es fehlt die korrespondierende Gelenkfläche des unteren Facettengelenks (s. ▸ Abb. 6.48 b) oder je nach Schnittebene des darüber liegenden Facettengelenks (s. ▸ Abb. 6.48 a).

Allgemein gilt: Eine absolute Operationsindikation ist bei Frakturen mit primären bzw. progredienten neurologischen Ausfallerscheinungen sowie solchen mit einem Gibbuswinkel von mehr als 20°, einer Höhenreduktion um mehr als 50 % und einer Spinalkanaleinengung um mehr als 30 % gegeben.

Differenzialdiagnosen

- **Osteoporotische Frakturen:** Typische Zeichen einer osteoporotischen Fraktur sind ein Signalverlust auf den T1w Sequenzen und häufig ein Nebeneinander von multiplen Frakturen unterschiedlichen Alters. Klassischerweise ist die Wirbelkörperdeckplatte ventrozentral eingebrochen und die Wirbelkörperhinterkante so gut wie nie betroffen. Daher ist es nicht immer leicht, die osteoporotischen Frakturen von den anterioren Kompressionsfrakturen zu unterscheiden. Akute osteoporotische Frakturen zeigen auf den flüssigkeitssensitiven Sequenzen das typische, horizontal verlaufende Cleft Sign. Es handelt sich dabei um einen flüssigkeitsgefüllten und somit signalreichen Frakturspalt (▸ Abb. 6.49) oder um einen Gaseinschluss im Frakturspalt, der in der MRT aufgrund von Flow Voids signalarm erscheint.
- **Maligne Frakturen:** Typische Zeichen einer malignen Fraktur sind eine Volumenzunahme des Wirbelkörpers aufgrund von tumorösen Raumforderungen mit ggf. paravertebralen Weichteilanteilen sowie ein ausgedehntes Ödem im Wirbelkörper und in den Wirbelkörperanhangsgebilden. Auf ergänzenden DWI-Sequenzen ist infolge der eingeschränkten Diffusionskapazität aufgrund der vermehrten Tumorzellen ein niedriger ADC-Wert nachweisbar (s. ▸ Abb. 6.29). Die Kontrastmittelgabe ist hilfreich, da eine paraspinale epidurale Anreicherung auf einen malignen Prozess hinweisen kann.
- **Morbus Scheuermann:** Im Gegensatz zu den Berstungs- oder Kompressionsfrakturen sind beim Morbus Scheuermann definitionsgemäß 3 aufeinander folgende Wirbelkörper betroffen. Schmorl-Knötchen und undulierende Wirbelkörperabschlussplatten sind charakteristische Zeichen dieser Erkrankung.

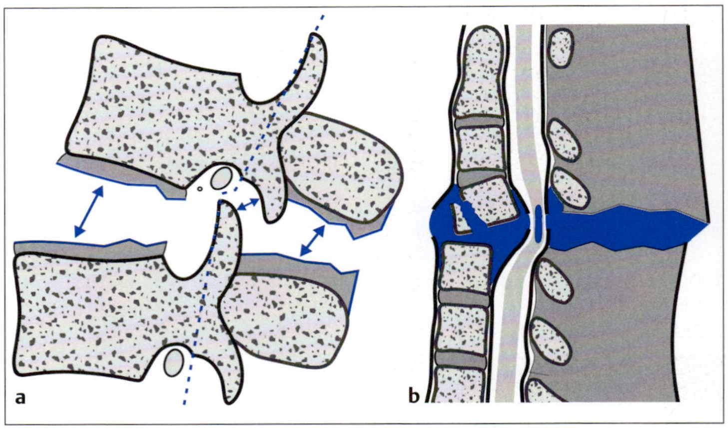

Abb. 6.44 a, b Extensionsverletzungen.

a Rein ligamentäre Ruptur bei Extensionsverletzung mit Diskusruptur, Erweiterung des Gelenkspalts der Facettengelenke, Vertebrostenose infolge der Subluxation und erweitertem interspinalem Abstand (Fanning). Eine Retrolisthese entsteht durch den Extensionsmechanismus.

b Tear-Drop-Fraktur im Rahmen der Avulsion mit Ruptur des Lig. longitudinale anterior und mit prävertebralem Hämatom. Das Fragment der Extensions-Tear-Drop-Fraktur ist höher als breit. Aufgrund des intraspinalen Hämatoms sowie der Fehlstellung mit Retrolisthese kann es oft zu einer Myelonkompression kommen. Häufig findet sich eine Verletzung des hinteren Bandapparats.

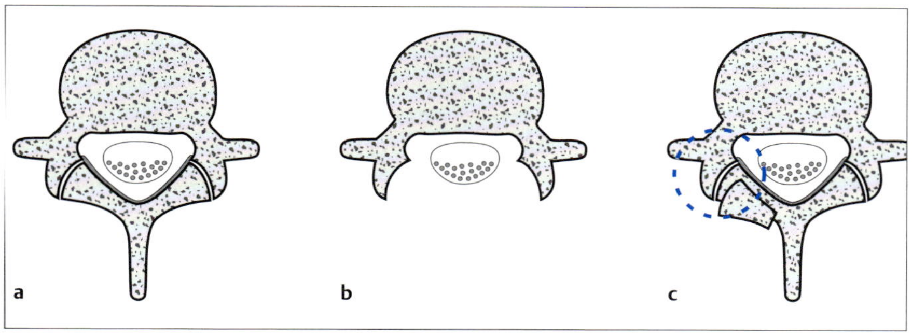

Abb. 6.45 a – c Normale und luxierte Facettengelenke. Axiales Schnittschema.

- **a** Normalbefund mit symmetrischem, regelrechtem Gelenkspalt. Die vordere Gelenkfläche wird vom unteren Wirbelsegment gebildet, die hintere Gelenkfläche vom oberen. Das regelrechte Facettengelenk imponiert als Hamburger Sign: Vordere und hintere Gelenkfläche entsprechen den Brötchenhälften, der Gelenkspalt der Hackfleischscheibe.
- **b** Bilaterale Facettengelenkluxation mit Empty Facet Sign oder Naked Facet Sign bei unbedeckter vorderer Gelenkfläche.
- **c** Sogenanntes doppeltes Facettengelenk oder Big Mac Sign des Facettengelenks rechts durch Überlagerung der luxierten hinteren Facettengelenkfläche mit dem darüber liegenden, regelrechten Facettengelenk.

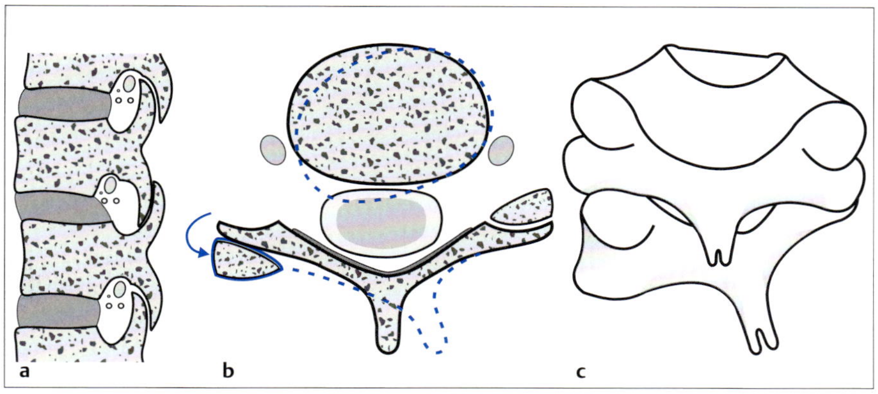

Abb. 6.46 a – c Unilaterale Luxationsverletzung nach Rotationstrauma.

- **a** Das sagittale Schnittschema zeigt den Facettengelenksprung der unteren Facette des darüber liegenden Wirbelkörpers vor die obere Facette des darunter liegenden Wirbelkörpers. Dadurch entsteht eine Facettengelenkblockade (Locked Facet Sign).
- **b** Das axiale Schnittschema lässt die unilaterale Facettengelenkblockade rechts infolge des Rotationstraumas erkennen. Die Gelenkfläche des oberen Facettengelenks ist unbedeckt (Naked Facet Sign).
- **c** In der Ansicht von dorsal ist eine Verschiebung der Processus spinosi mit Rotation der Wirbelkörper zu sehen.

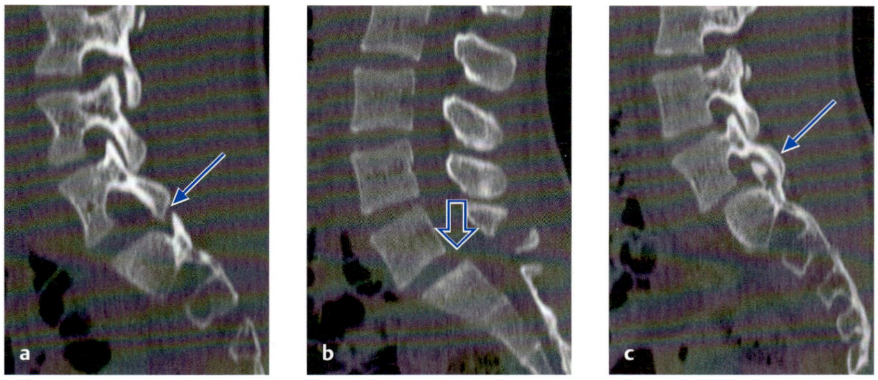

Abb. 6.47 a – c Unilaterale Facettengelenkluxation. CT: sagittale Reformation.

- **a** Der Facettengelenksprung befindet sich im Segment L5/S1 auf der rechten Seite. Die Gelenkfläche des Segments L5 liegt vor der Gelenkfläche von S1 (Pfeil).
- **b** Die mittsagittale Reformation zeigt die Anterolisthese Grad I nach Meyerding von L5 gegenüber S1 (Pfeil).
- **c** Auf der linken Seite zeigt sich eine regelrechte Position der Facettengelenke (Pfeil).

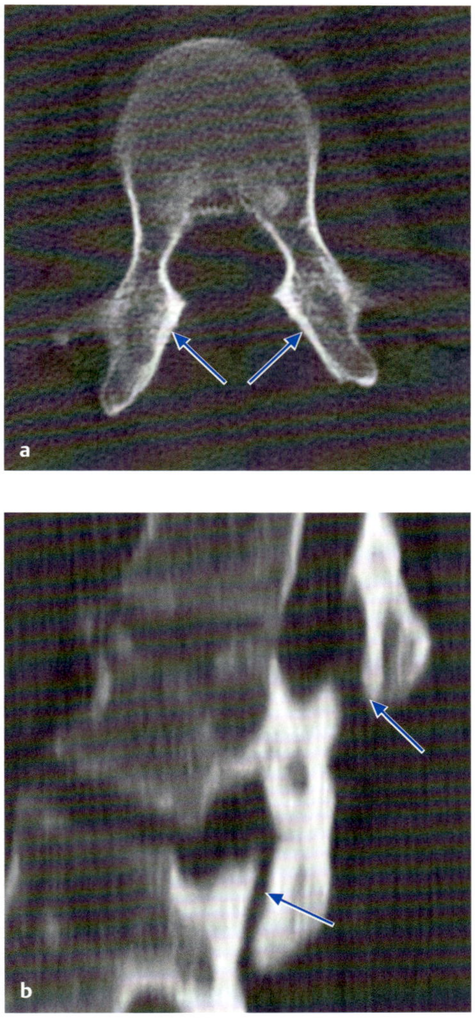

Abb. 6.48 a, b Bilaterale Facettenluxation. Auf dem axialen CT-Bild sind beidseits die „nackten“ Gelenkflächen des darunter liegenden Wirbelkörpers nachweisbar (Naked Facet Sign; **a**, Pfeile). Auf der sagittalen CT-Reformation ist die deutliche Erweiterung des Facettengelenkspalts zu erkennen (**b**, oberer Pfeil). Vergleiche dazu den Gelenkspalt des regelrechten, darunter liegenden Facettengelenks (**b**, unterer Pfeil).

- **a** CT: axiale Schicht.
- **b** CT: sagittale Reformation.

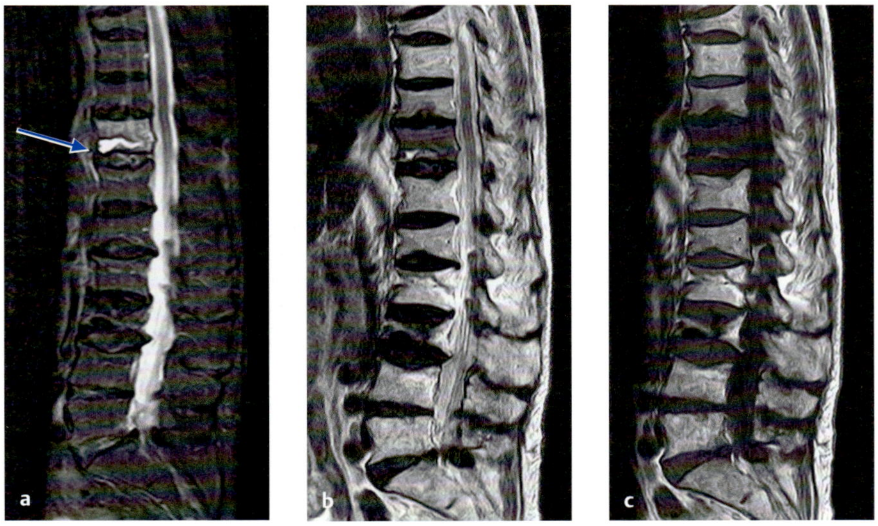

Abb. 6.49 a – c Frische Kompressionsfraktur von Th11 mit Cleft Sign. Das Cleft Sign ist pathognomonisch für osteoporotische Frakturen. Auf den STIR- und T2w Sequenzen ist der Frakturspalt flüssigkeitsgefüllt (**a**, Pfeil). Typischerweise sind diese Frakturen jedoch subchondral an der Wirbelkörperdeckplatte lokalisiert. Der Bandapparat ist intakt. Beachte die multiplen, älteren osteoporotischen Wirbelkörperkompressionsfrakturen.

- **a** MRT: STIR-Aufnahme.
- **b** MRT: T2w Aufnahme.
- **c** MRT: T1w Aufnahme.

6.5.4 Akute Verletzung der neuralen Strukturen

Das spinale Trauma kommt bei ca. 6–8% der Wirbelsäulenverletzungen vor. Das Spektrum des Verletzungsausmaßes reicht von Myelonkontusion mit Ödem über Hämorrhagien zur Transsektion. Bei Extensionsverletzungen mit Rotations- oder Scherkräften kann es zu Nervenwurzelausrissen mit segmental-neurologischem Defizit kommen. Nach der primär mechanischen Verletzung des Rückenmarks entwickeln sich sekundäre pathophysiologische Mechanismen der vaskulären Insuffizienz mit Insulten, Ödem und in weiterer Folge Zelltoxizität und Apoptose. Die Prognose ist abhängig vom Ausmaß des Ödems und wird bei zusätzlichen Hämorrhagien des Rückenmarks erheblich verschlechtert. Nach Bondurant werden Verletzungen des Rückenmarks entsprechend der Morphologie und Prognose in 3 unterschiedliche Typen eingeteilt (▸ **Tab. 6.3**, ▸ **Abb. 6.50** u. ▸ **Abb. 6.51**) [1]. Abhängig von den intramedullären hämorrhagischen Nekrosen liegt eine schlechtere Prognose im Vergleich zum interstitiellen und intrazellulären Ödem vor. Eine Transsektion hat die schlechteste Prognose und geht häufig mit einem kompletten oder inkompletten Querschnitt einher (▸ **Abb. 6.52**). Klinisch werden die Rückenmarkverletzungen gemäß dem ASIA Score in folgende Grade eingeteilt [10]:

- **Grad A:** kompletter Verlust der motorischen und sensorischen Funktionen mit Einschluss der Analregion
- **Grad B–D:** inkompletter Verlust der neurologischen Funktionen
- **Grad E:** Rückkehr aller neurologischen Funktionen

> Mindestanforderung an das MRT-Protokoll für die Untersuchung akuter Verletzungen der neuralen Strukturen sind eine T1w Sequenz für die Darstellung der Anatomie und eine T2w Sequenz für eine Myelonverletzung, ligamentäre Verletzungen und traumatische Diskusherniationen.

Verletzungstypen

Myelonödem

▸ **MRT-Zeichen.**

- Auf den T1w Sequenzen zeigt sich eine signalarme Auftreibung des Myelons.
- Auf den sagittalen T2w Sequenzen ist im Myelon eine zentral gelegene, spindelförmige Auftreibung zu erkennen, die unscharf begrenzt und signalreich ist.
- Auf den transversalen T2w Sequenzen ist im Myelon zentral eine ovale signalreiche Veränderung nachweisbar. Im Vergleich zum Liquor ist die Signalintensität jedoch geringer. Vergleiche dazu die Syrinx (S. 192).
- Auf den T2w Sequenzen kann aufgrund einer Schwellung des Myelons eine relative Abnahme des perimedullären Liquors festgestellt werden.

Myeloneinblutung

▸ **MRT-Zeichen** (▸ **Abb. 6.53**).

- Auf den T1w Sequenzen zeigt sich im hyperakuten Stadium die Einblutung punktuell gemischt isointens und wird im subakuten Stadium durch das Methämoglobin hyperintens.
- Auf den T2w Sequenzen imponiert die hyperakute Blutung hyperintens und wird durch die Desoxygenierung aufgrund der Suszeptibilitätsartefakte zunehmend hypointens. Meistens sind die Blutungsareale von einem signalreichen perifokalen Ödem umgeben. Erst nach 1–4 Wochen, im späten subakuten Stadium, erscheint die Blutung signalreich.
- GRE-Sequenzen sind aufgrund von starken Suszeptibilitätsartefakten sehr sensitiv für den Nachweis von Blutungen.
- Auf den kontrastmittelunterstützten T1w Sequenzen zeigt sich eine randständige Anreicherung des Blutungsareals.

Epidurales und subdurales Hämatom

▸ **MRT-Zeichen.** Auf den sagittalen Sequenzen ist eine längliche, extraaxiale Raumforderung zu erkennen. Die Signalgebung ist abhängig vom Blutungsstadium – das Hämoglobin ist verantwortlich für die Signalgebung (vgl. Myeloneinblutung, s. o.; ▸ **Abb. 6.54** u. ▸ **Abb. 6.55**). Die Inzidenz einer posttraumatischen epiduralen Blutung ist bei Patienten mit ankylosierender Spondylitis höher.

Myelontranssektion

Die Transsektionen sind am häufigsten in der BWS und gehen mit einem inkompletten oder kompletten Querschnitt einher. Meistens sind Luxationsfrakturen die Ursache für eine Transsektion.

▸ **MRT-Zeichen.** Auf den T2w Sequenzen zeigt sich ein signalreiches Ödem mit einer horizontalen, signalarmen Linie, die den gesamten Durchmesser durchzieht oder partiell vorliegen kann (▸ **Abb. 6.56** u. ▸ **Abb. 6.57**).

Nervenwurzelausriss

Nervenwurzelavulsionen werden bei Flexions- oder Extensionstraumata mit Rotationskomponente verursacht. Ein kompletter Nervenwurzelausriss kann eine Pseudomeningozele zur Folge haben (▸ **Abb. 6.58**). In seltenen Fällen kann eine Pseudomeningozele mit einem Neurinom verwechselt werden. Dies kann jedoch bei Kontrastmittelgabe anhand der kräftigen Anreicherung eindeutig abgegrenzt werden.

▸ **MRT-Zeichen.** Auf den T2w Sequenzen ist bei partiellem Nervenwurzelausriss eine Ruptur der vorderen oder hinteren Nervenwurzelfasern zu erkennen. Bei komplettem Nervenwurzelausriss zeigt sich eine leere Wurzeltasche mit einer Pseudomeningozele, die sich nach intraforaminell erstrecken kann.

Prognose

Qualitative und quantitative Parameter für die Prognose von Rückenmarkverletzungen in der MRT sind in ▸ **Tab. 6.4** dargestellt. Intramedulläre Blutungen weisen die schlechteste Prognose auf (s. ▸ **Tab. 6.4**). Das neurologische Outcome korreliert stärker mit der Myelonkompression als mit der maximalen Spinalkanalstenose.

Befundung

Der Befund sollte bei einer vorliegenden Pathologie von neuralen Strukturen nach folgender Checkliste verfasst werden:

- Welche neurale Struktur ist betroffen (Nervenwurzel bzw. peripherer Spinalnerv oder Rückenmark mit Unterteilung in zervikales oder thorakales Myelon, Konus und Kauda)?
- Ist die Verletzung komplett und betrifft den gesamten Querschnitt des Rückenmarks oder ist sie inkomplett?
- Wie groß ist die Ausdehnung der Rückenmarkverletzung im kraniokaudalen Durchmesser?
- Liegt eine Einblutung in das Myelon oder intraspinal vor?
- Kommt es durch eine Raumforderung zu einer relevanten Vertebro- oder Neuroforaminastenose mit Myelopathie oder Schwellung der Nervenwurzel?
- Bei Verlaufskontrollen: Ist die verstärkte Signalgebung auf den T2w Sequenzen im Verlauf regredient?

Der kraniokaudale Durchmesser der spinalen Verletzung sowie die Abnahme der Hyperintensität der Läsion auf den T2w Sequenzen im Verlauf korrelieren mit dem neurologischen Status und sind prognostische Faktoren.

Prinzipiell ist das therapeutische Ziel immer, die beste neurologische Funktion mit der geringsten biomechanischen Instabilität zu erreichen.

Tabelle 6.3 Die unterschiedlichen Verletzungstypen des Myelons werden nach Bondurant entsprechend der Morphologie und Prognose in 3 Typen eingeteilt [78]. Typ 1 hat aufgrund der akuten Myeloneinblutung die schlechteste Prognose, während das reine Myelonödem eine gute Prognose hat.

Typ	Zeichen	Prognose	T1w	T2w
Typ 1	akute Myeloneinblutung	schlecht	inhomogen	signalreich mit signalarmen Zonen
Typ 2	Ödem	gut	isointens	homogen signalreich
Typ 3	gemischt	mittel	normal	zentral signalarm mit breiter umgebender, signalreicher Zone

T1w/T2w = T1-/T2-gewichtet

Tabelle 6.4 MRT-Parameter für die Prognose von Rückenmarkverletzungen.

Qualitativ	Quantitativ
• intramedulläre Blutung • Rückenmarködem • Schwellung des Myelons mit fokaler Volumenzunahme • Weichteilverletzung • prätraumatische Stenose des Spinalkanals • Diskushernation	• maximale Rückenmarkkompression • maximale Spinalkanaleinengung • kraniokaudale Ausdehnung der Verletzung

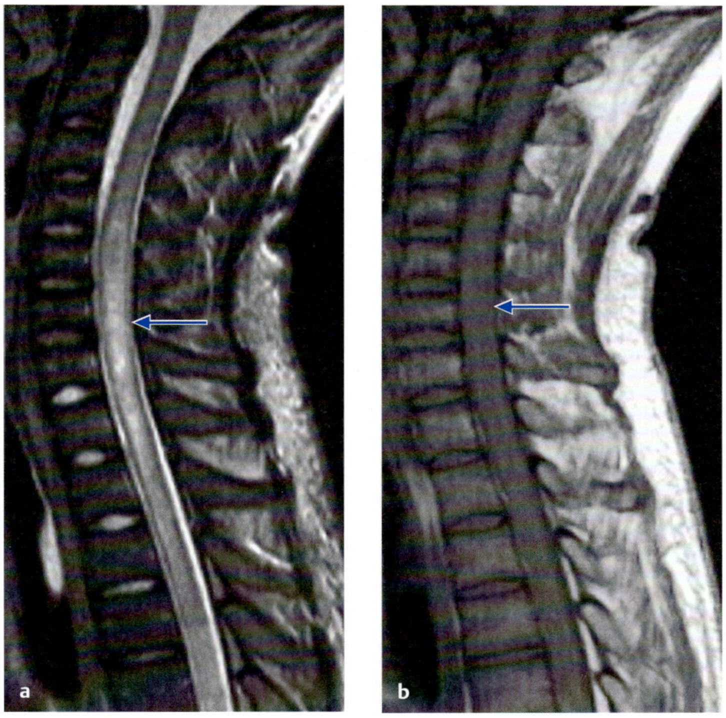

Abb. 6.50 a, b Bondurant-Typ 2: Myelonödem – interstitielle und intrazelluläre Flüssigkeit. Das Myelon ist in der T2w Aufnahme spindelförmig und unscharf begrenzt sowie zentral signalreich und aufgetrieben (**a**, Pfeil). Das Myelonödem ist auf der T1w Sequenz nicht abgrenzbar (**b**, Pfeil).
a MRT: T2w Aufnahme.
b MRT: T1w Aufnahme.

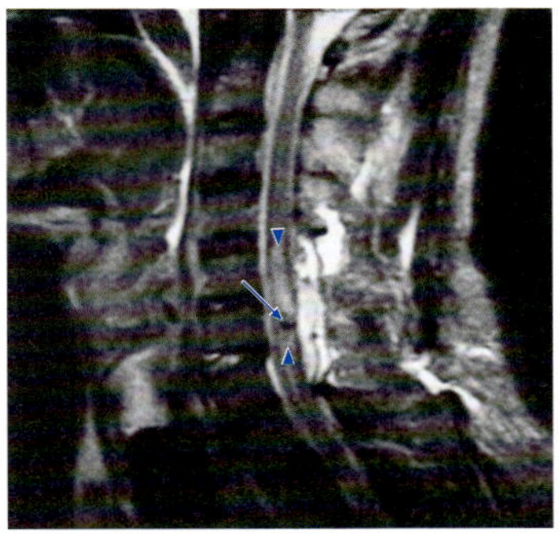

Abb. 6.51 Bondurant-Typ 3: Myelonblutung und Hämorrhagie. Auf der T2w Sequenz ist im Myelon eine unscharf begrenzte, spindelförmige, signalreiche Veränderung nachweisbar (Pfeilspitzen), die zentral signalarme Anteile aufweist (Pfeil) und intramedullären Einblutungen, umgeben von Myelonödem, entspricht.

Abb. 6.53 Unterschiedliche Blutungsstadien. Schema.
▽ T1w/T2w = T1-/T2-gewichtet

Stadium	Biochemie	Lokalisation	T1w	T2w
hyperakut	Oxyhämoglobin	intrazellulär	◍	○
akut (1–2 Tage)	Desoxyhämoglobin	intrazellulär	◍	●
früh subakut (2–7 Tage)	Methämoglobin	intrazellulär	○	●
spät subakut (1–4 Wochen)	Methämoglobin	extrazellulär	○	○
chronisch	Hämosiderin	extrazellulär		◯

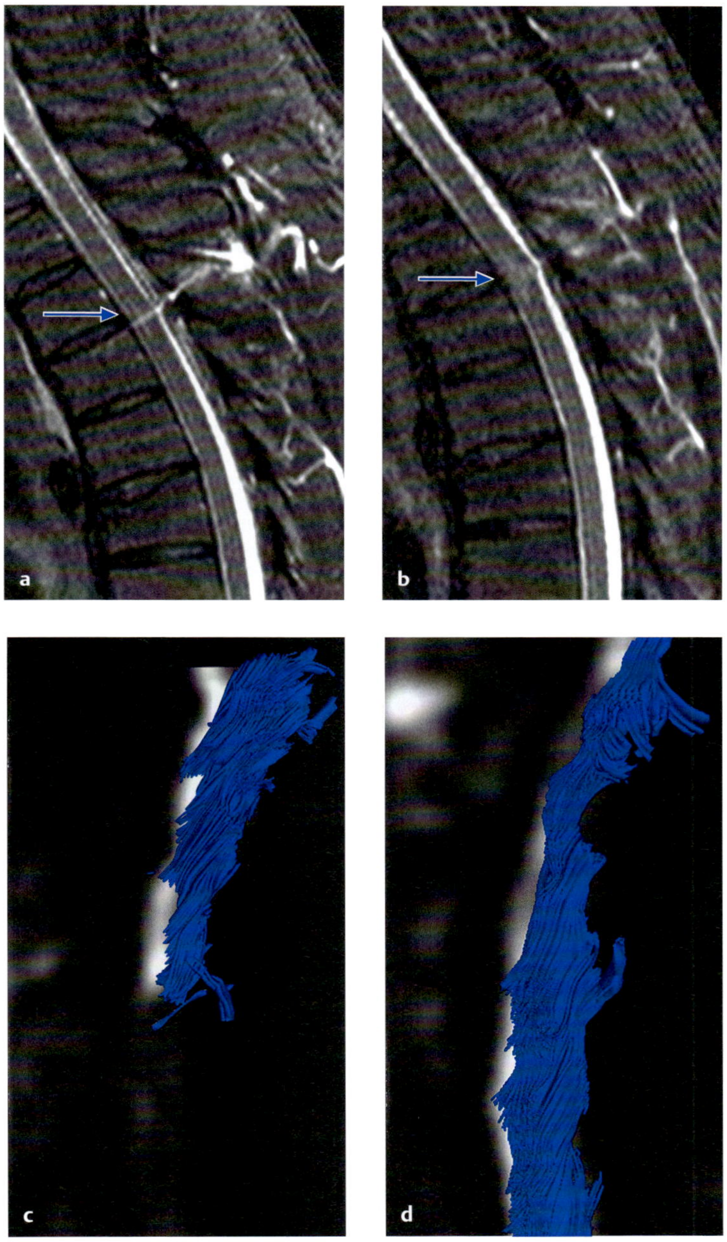

Abb. 6.52 a–d Querschnitt nach Transsektion. Nach heftigem Streit mit abschließendem Messerstich in den Rücken des Schwiegervaters.
a MRT: sagittale STIR-Aufnahme 2 h nach dem Vorfall. Feine Transsektion durch das Myelon (Pfeil), zu diesem Zeitpunkt noch asymptomatisch. Der akute Querschnitt setzte erst nach 2 Tagen ein.
b MRT: Verlaufskontrolle. Geringe fokale Schwellung des Myelons (Pfeil).
c Traktografie. Komplette Diskontinuität der Nervenbündel nach 4 Tagen.
d Eine Brown-Sequard-Symptomatik entstand nach 1 Monat mit dem dazu korrelierenden Defekt in der Traktografie.

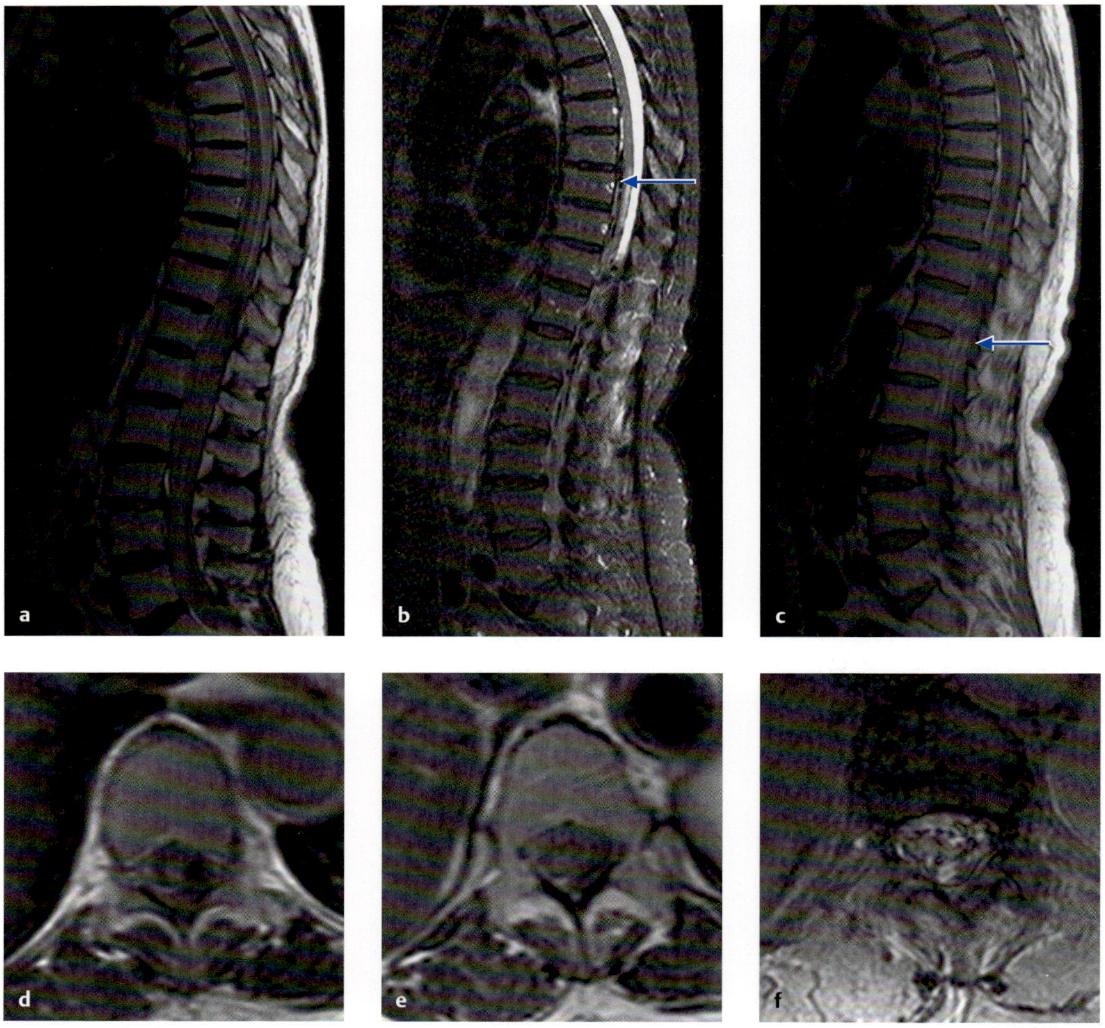

Abb. 6.54 a – f Posttraumatische Blutung. Die subakute epidurale Blutung (**b**, Pfeil) und die subarachnoidale Blutung (**c**, Pfeil) sind auf den T2w Sequenzen und auf der STIR-Aufnahme signalarm (**a, b**) und auf der T1w Sequenz signalreich (**c**). Die posttraumatische Myelopathie von Th9 – Th11 ist signalreich auf den T2w Sequenzen zentral im Myelon nachweisbar (**a, d**). Die GRE-Sequenz zeigt anhand der Suszeptibilitätsartefakte am deutlichsten die Blutungsareale im Epiduralraum (**f**). Die subarachnoidale Blutungskomponente ist allerdings als posttraumatische Folge untypisch und kommt meistens als Komplikation von Gefäßmissbildungen oder Tumoren vor.

a MRT: sagittale T2w Aufnahme.
b MRT: sagittale STIR-Aufnahme.
c MRT: sagittale T1w Aufnahme.
d MRT: axiale T2w Aufnahme, kranialseitig.
e MRT: axiale T2w Aufnahme, kaudalseitig.
f MRT: axiale GRE-Aufnahme.

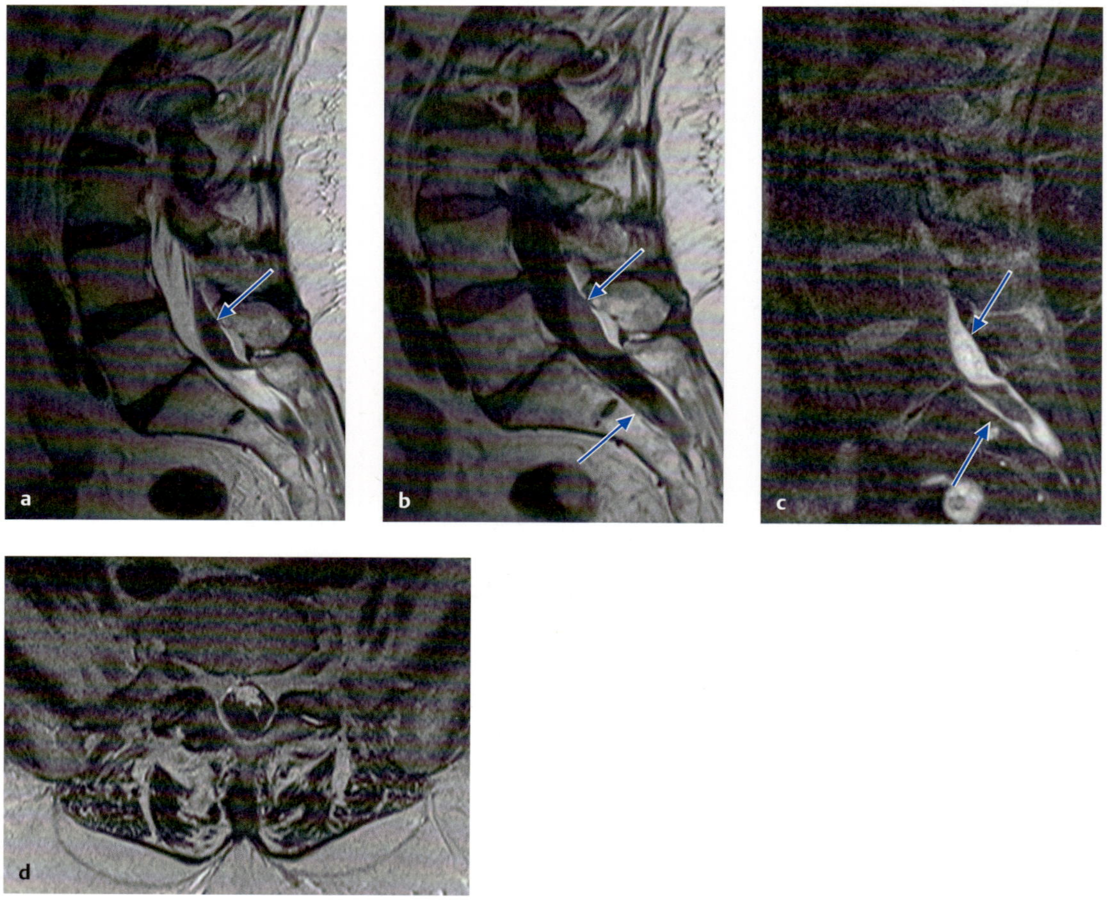

Abb. 6.55 a – d Posttraumatisch bedingte spinale Blutung. 81-jährige Patientin, die unter Marcumartherapie steht. Die epidurale Blutung ist vorwiegend dorsal, jedoch zu geringen Anteilen auch ventral lokalisiert (**a–c**, Pfeile). Auf den T2w Sequenzen (**a, d**) ist die Blutung signalarm, auf der STIR-Aufnahme (**c**) deutlich signalreich und auf den T1w Sequenzen (**b**) gering signalreich. Es handelt sich somit um ein akutes Stadium (1 – 2 Tage posttraumatisch) mit intrazellulärem desoxygeniertem Hämoglobin.

a MRT: sagittale T2w Aufnahme.
b MRT: sagittale T1w Aufnahme.
c MRT: sagittale STIR-Aufnahme.
d MRT: axiale T2w Aufnahme.

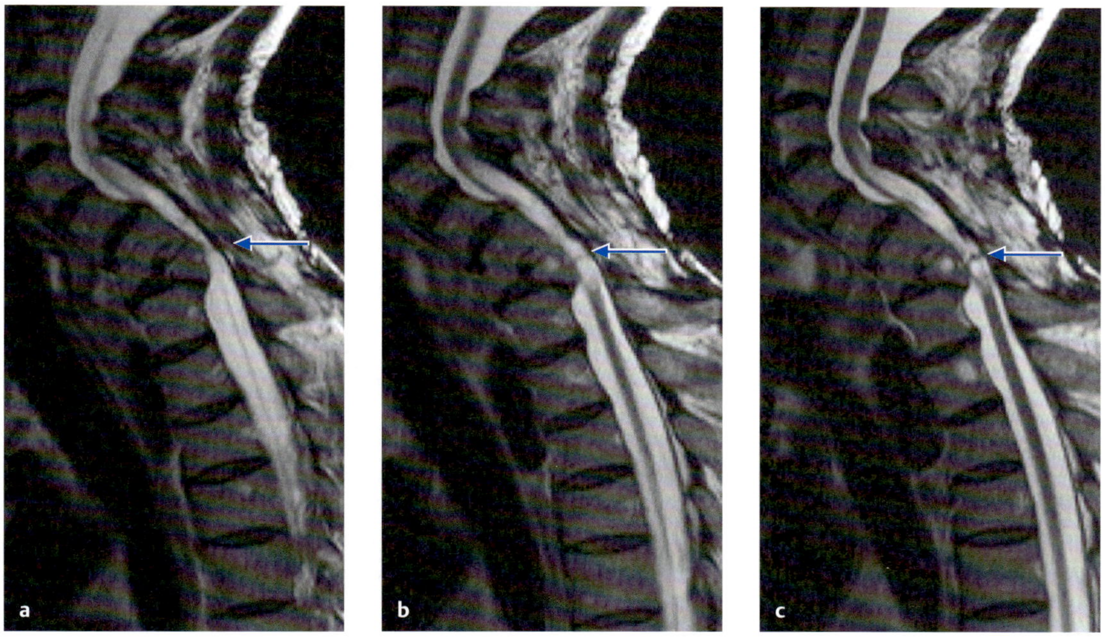

Abb. 6.56 a – c Transsektion mit komplettem Querschnitt. Auf den T2w Sequenzen ist eine signalarme, horizontal verlaufende Linie (Pfeile) erkennbar, die sich komplett durch das Myelon zieht. Das fehlende Knochenmarködem der anterioren Kompressionsfraktur mit Keilwirbelbildung von C7 sowie die Atrophie des Myelons kaudal der Transsektion deuten auf ein älteres Trauma hin.

a MRT: sagittale T2w Aufnahme.
b MRT: sagittale T2w Aufnahme (auf **a** folgende Schicht).
c MRT: sagittale T2w Aufnahme (auf **b** folgende Schicht).

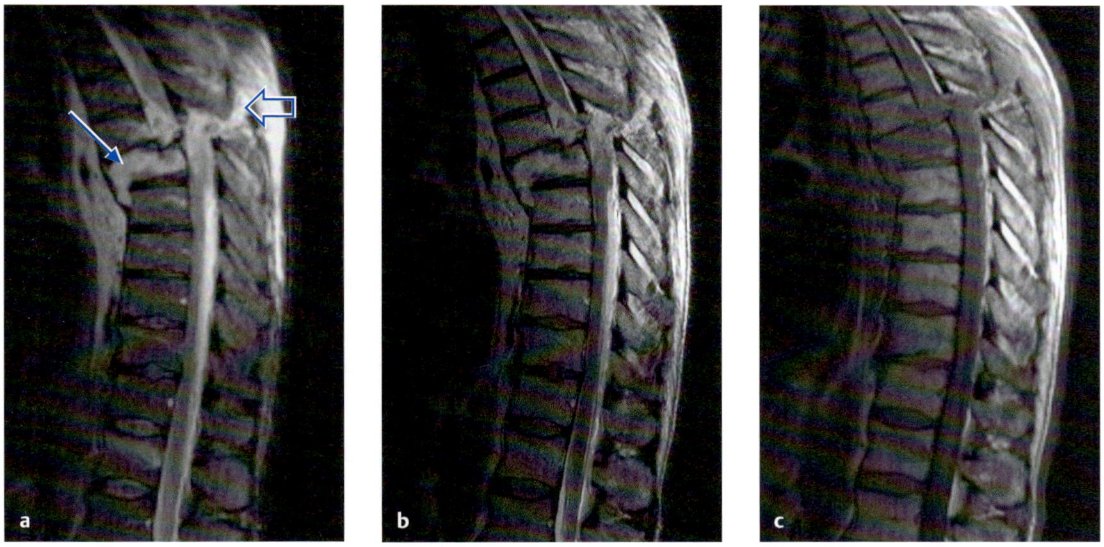

Abb. 6.57 a – d Komplette Transsektion des Myelons. Höchstgradige Vertebrostenose und Wirbelkörperfraktur (**a**, dünner Pfeil) sowie Ruptur des hinteren Längsbands und der gesamten dorsalen ligamentären Strukturen (**a**, dicker Pfeil). Komplette Ruptur des Diskus und prävertebrales Hämatom, das auf der STIR- (**a**) und der T2w Sequenz (**b**) signalreich und auf der T1w Sequenz (**c**) signalarm zur Darstellung kommt. Das vordere Längsband ist intakt. Die axiale T2w Sequenz (**d**) zeigt das Ausmaß der Destruktion der Lamina und der Wirbelkörperpedikel. Die Dislokation des Kostovertebralgelenks links deutet auf die Rotationskomponente hin (**d**, Pfeil).

a MRT: sagittale STIR-Aufnahme.
b MRT: sagittale T2w Aufnahme.
c MRT: sagittale T1w Aufnahme.
d MRT: axiale T2w Aufnahme.

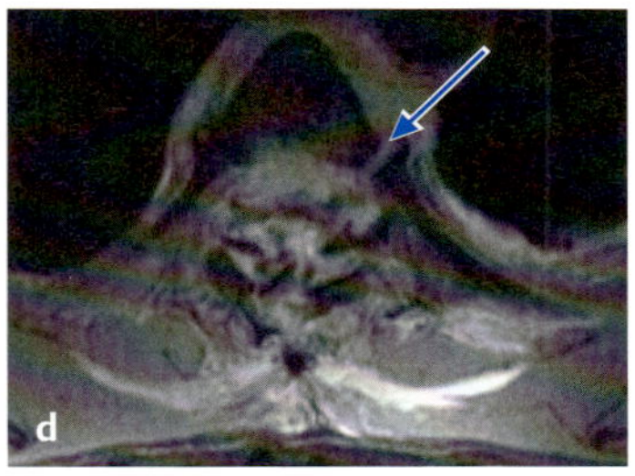

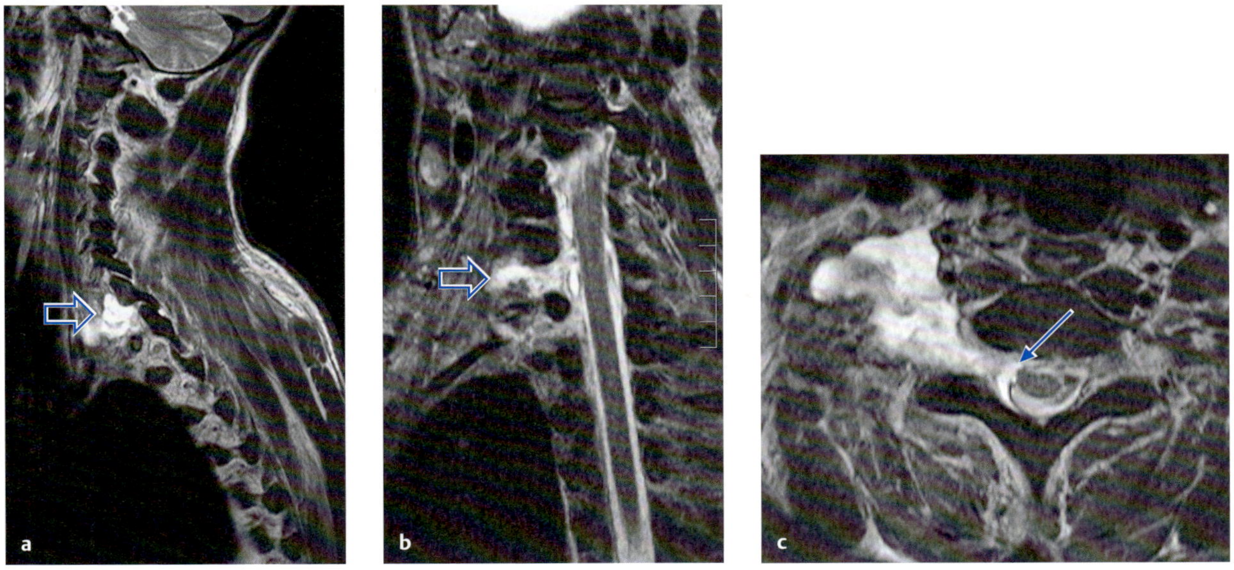

Abb. 6.58 a – c Posttraumatisch bedingter Nervenwurzelausriss. 31-jähriger Patient. Die T2w Sequenzen mit Fettunterdrückung zeigen den kompletten Nervenwurzelausriss auf Höhe C7/Th1 rechts (**c**, Pfeil) mit ausgedehnter Pseudomeningozelenbildung (**a, b**, Pfeile) und Dura-Leak.

a MRT: T2w Aufnahme mit Fettunterdrückung, parasagittal.
b MRT: T2w Aufnahme mit Fettunterdrückung, median rechtsseitig.
c MRT: T2w Aufnahme mit Fettunterdrückung, median linksseitig.

6.5.5 Chronische Verletzung der neuralen Strukturen

Die verbesserten Behandlungsstrategien der Akutversorgung bei spinalem Trauma haben in den letzten Jahren die frühzeitige posttraumatische Mortalität erheblich reduziert. Jedoch führte dies zu einer zunehmenden Rate an Spätkomplikationen mit neurologischer Verschlechterung Monate bis Jahre nach dem initialen Trauma.

Chronische posttraumatische Myelonveränderungen entstehen Wochen bis ca. 4 – 7 Jahre nach dem initialen Trauma. Die Veränderungen reichen von Zysten über eine Syrinx bis hin zur Atrophie oder Adhäsion (Cord-Tethering). Es besteht häufig eine Diskrepanz zwischen der Schwere der Myelonverletzung und der klinischen Symptomatik. Unter anderem ist für die Klinik die genaue Lokalisation der Verletzung entscheidend. Eine aufsteigende Sensibilitätsstörung und eine zunehmende Spastik sind Alarmzeichen für eine neuerliche MRT-Untersuchung. Spezielle MR-Techniken wie DTI (Fiber Tracking) stellen direkt das Ausmaß und die Höhe der klinisch relevanten Verletzung dar (s. ▸ **Abb. 6.52**).

Syrinx

Eine Syrinx tritt in 22 % der Fälle posttraumatisch auf. Ursächlich ist eine Mazeration oder eine Verklebung der Rückenmarkhäute. Das hat eine Liquorzirkulationsstörung zur Folge. Eine Kontrastmittelgabe ist obligat, da auch Tumoren zu einer Syrinx führen können.

▸ **MRT-Zeichen** (▸ **Abb. 6.59**).

- Auf den T2w Sequenzen zeigt sich eine zentrale, scharf begrenzte, längliche Struktur mit liquorisointensem Signalverhalten. Gelegentlich kann das Myelon aufgetrieben sein. Dies spricht aber eher für ein akutes Stadium.
- Auf den T1w Sequenzen erscheint diese Struktur deutlich signalarm.
- Eine Syrinx ist zum Teil mit kleinen intramedullären Zysten assoziiert, die über den Canalis centralis mit dem Liquor kommunizieren, expandieren und konfluieren.

Zyste

Die intramedulläre Zyste (bei 9 % der Patienten nach Trauma) ist wie die Syrinx scharf begrenzt, unterscheidet sich von dieser jedoch in ihrer Form.

▸ **MRT-Zeichen** (▸ **Abb. 6.60**).

- Auf den T2w Sequenzen sind zentrale, scharf begrenzte, rundliche oder elliptische Strukturen mit liquorisointensem Signalverhalten zu erkennen.
- Auf den T2w Sequenzen sind die Veränderungen entweder kleinzystisch oder als konfluierende größere Zysten nachweisbar.

Myelomalazie

Die Myelomalazie kann als Präsyrinxstadium angesehen werden, weist aber keine zerebrospinale Flüssigkeit im intramedullären Raum auf. Eine Myelomalazie tritt bei etwa 55 % der Patienten nach Trauma auf. Charakteristisch sind für sie ihre unscharfe Begrenzung und Inhomogenität sowie ein Signalverhalten, das im Vergleich zum Liquor auf den T2w Sequenzen weniger signalreich ist. Pathophysiologisch handelt es sich um ein Ödem mit Schwellung des Myelons, das aufgrund der Ischämie zu einer Demyelinisierung und Gliosebildung führt.

▸ **MRT-Zeichen** (▸ **Abb. 6.61 u.** ▸ **Abb. 6.62**).

- Auf den T2w Sequenzen zeigt sich eine unscharfe und mäßig signalreiche Struktur.
- Auf den T1w Sequenzen ist eine unscharfe Struktur zu erkennen, die wegen der gliösen Umwandlung isointens zur grauen Substanz ist.
- Auf den T1w und T2w Sequenzen kann die Myelomalazie mit oder ohne Schwellung des Myelons einhergehen.

Atrophie

Die Atrophie des Rückenmarks (▸ **Abb. 6.63**) tritt in 62 % der Fälle auf und kann umschrieben oder diffus-langstreckig sein. Der untere Wert des sagittalen Myelondurchmessers beträgt im zervikalen Bereich 7 mm und im thorakalen Bereich 6 mm. Die Atrophie ist das Korrelat der Waller-Degeneration, die bereits 7 – 8 Wochen nach dem Trauma beobachtet wird.

Adhäsionen/Cord-Tethering

Das Tethering ist durch eine Verklebung des Myelons oder der Cauda-equina-Fasern mit dem Duraschlauch charakterisiert. Typisch für die Atrophie ist eine filiforme Verjüngung des Myelons. Beide treten bei insgesamt 25 % der Patienten nach Trauma in Erscheinung (▸ **Abb. 6.64**).

Arachnoiditis

In seltenen Fällen kann es posttraumatisch zu einer chronischen Entzündung der Arachnoidea mit Verklebung der Spinalnerven kommen. Diese können zentral oder peripher an der Zirkumferenz des Duralsacks verkleben.

▸ **MRT-Zeichen** (▸ **Abb. 6.65**). Auf den axialen T2w Sequenzen zeigt sich bei peripherer Verklebung ein leerer Duralsack, der jedoch von Normvarianten abgegrenzt werden muss.

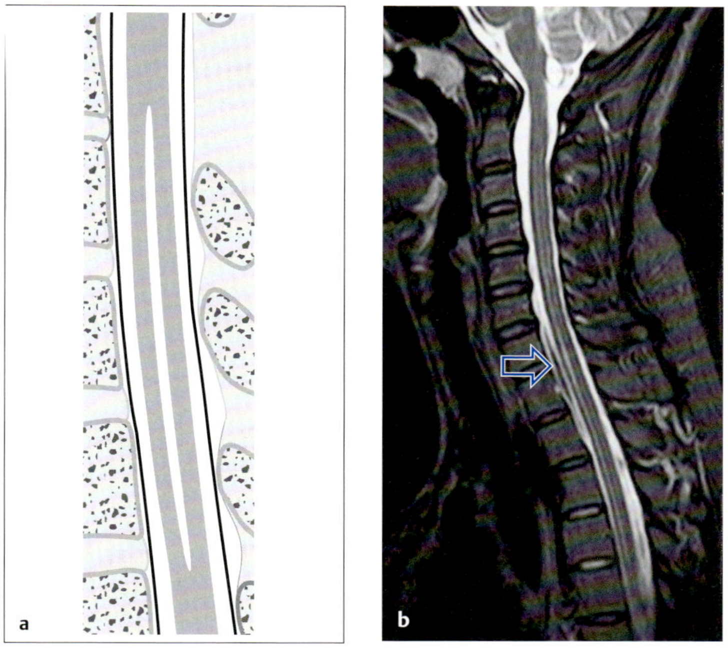

Abb. 6.59 a – e Posttraumatische Syrinx. Die Syrinx ist länglich, scharf begrenzt und weist auf den T1w und T2w Sequenzen ein liquoräquivalentes Signalverhalten auf. Die axiale T2w Sequenz zeigt die zentrale Lage der Syrinx (**e**, Pfeil). Flussartefakte sind prämedullär auf der STIR- und auf den T2w Sequenzen nachweisbar (**b**, Pfeil).

a Sagittales Schnittschema.
b MRT: sagittale STIR-Aufnahme.
c MRT: sagittale T1w Aufnahme.
d MRT: sagittale T2w Aufnahme.
e MRT: axiale T2w Aufnahme.

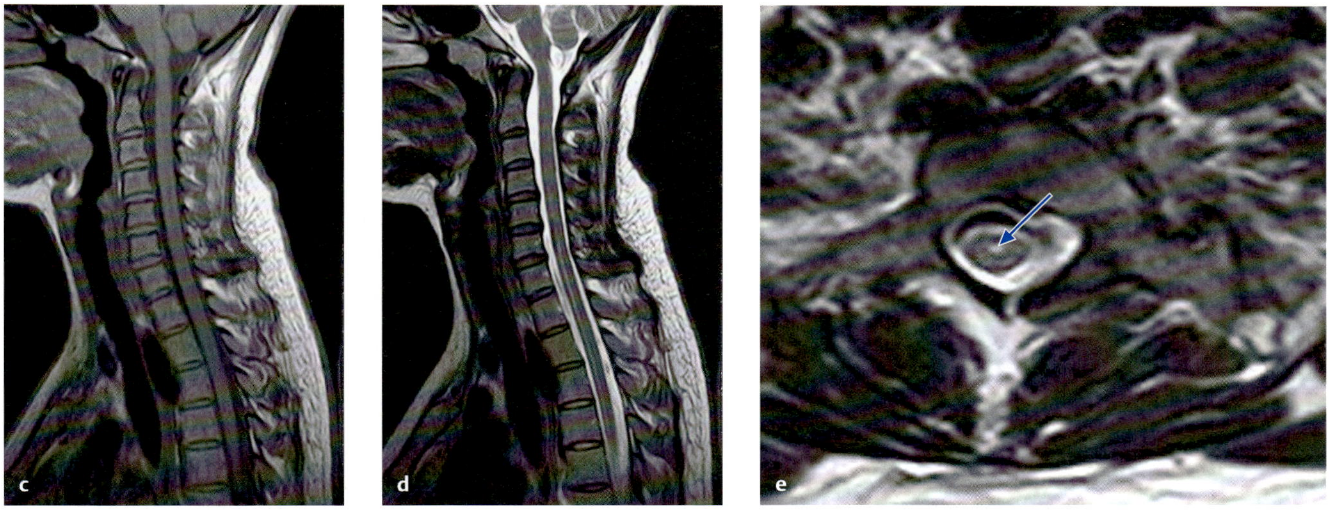

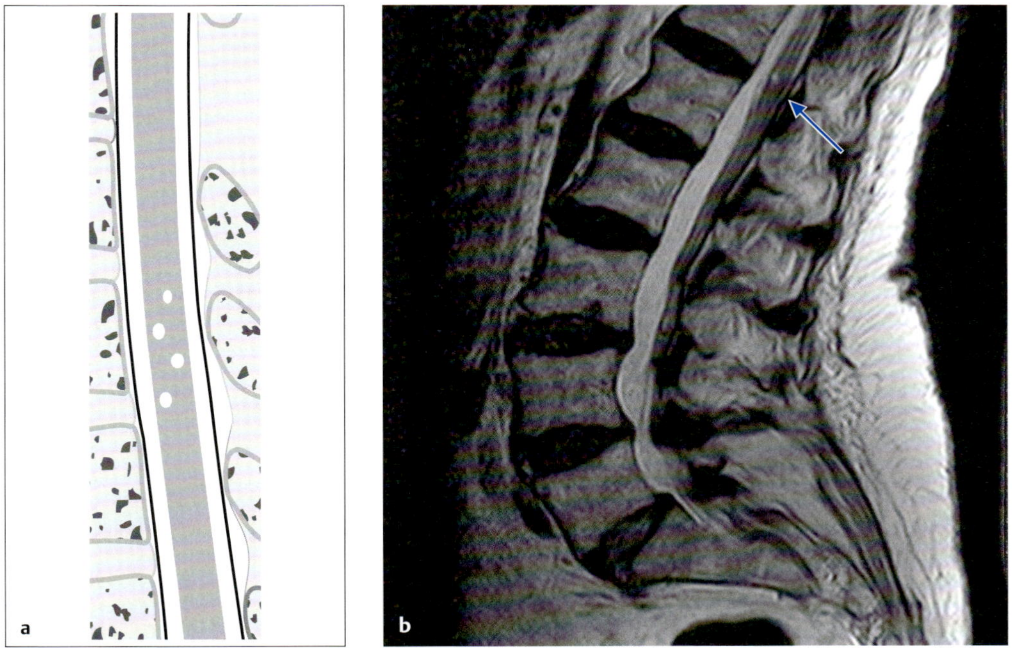

Abb. 6.60 a, b Posttraumatische intramedulläre Zysten. Die Zysten (**b**, Pfeil) weisen ein liquorisointenses Signalverhalten auf und können im Verlauf konfluieren.

a Sagittales Schnittschema.
b MRT: sagittale STIR-Aufnahme.

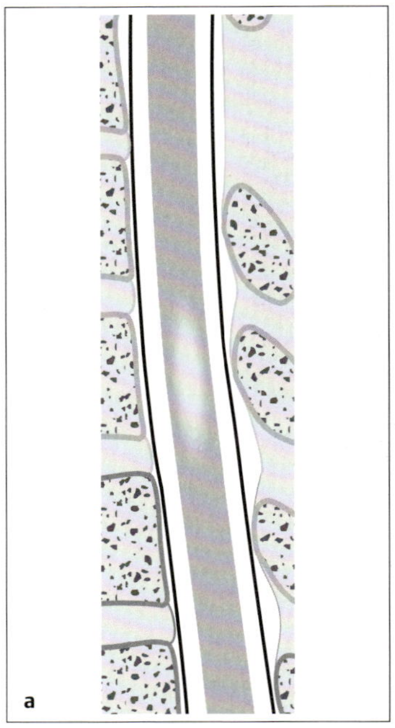

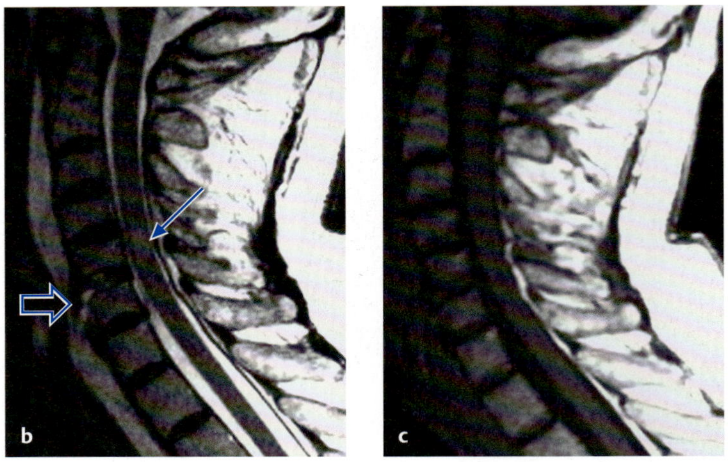

Abb. 6.61 a – c Myelomalazie. Die Myelomalazie (**b**, dünner Pfeil) ist unscharf begrenzt und mäßig signalreich auf den T2w Sequenzen und isointens auf den T1w Aufnahmen. Eine Schwellung des Myelons liegt nicht vor. Zusätzlich finden sich ein prävertebrales Hämatom und eine ventrale Diskusruptur von C5/C6 (**b**, dicker Pfeil).
a Sagittales Schnittschema.
b MRT: sagittale T2w Aufnahme.
c MRT: sagittale T1w Aufnahme.

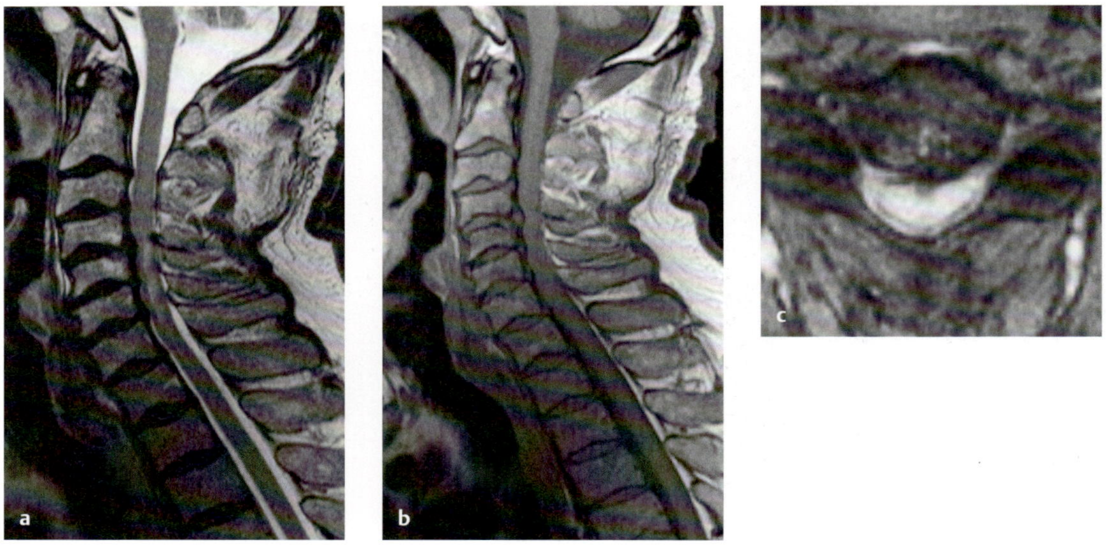

Abb. 6.62 a – c Myelomalazie. 68-jähriger Patient nach Verkehrsunfall. Beachte die signalreichen Veränderungen auf den T2w Sequenzen in **a**. In diesem Fall ist infolge der degenerativen Diskusherniationen und des kongenital eng angelegten Spinalkanals eine Vertebrostenose vorliegend, die eine Verschlechterung der Myelomalazie verursacht.
a MRT: sagittale T2w Aufnahme.
b MRT: sagittale T1w Aufnahme.
c MRT: axiale T2w Aufnahme.

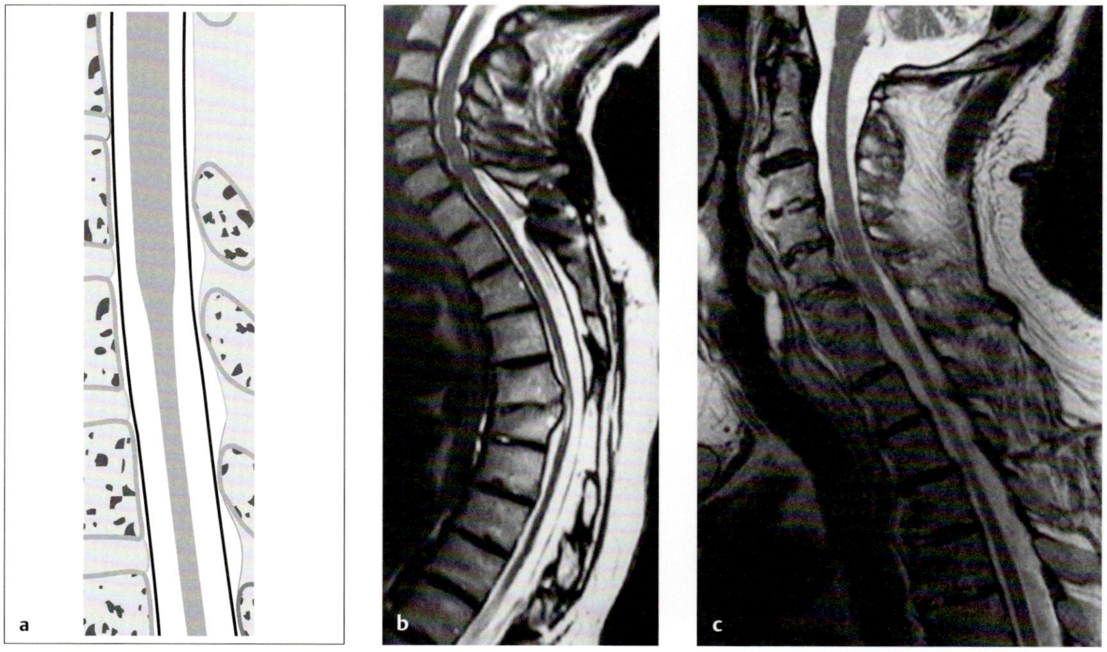

Abb. 6.63 a – c Atrophie des Myelons. Eine absolute Vertebrostenose aufgrund der multisegmentalen Diskusherniationen liegt bei diesen beiden unterschiedlichen Patienten in den Segmenten C3 – C7 (**b**) bzw. in den Segmenten C5/C6 (**c**) vor.
a Sagittales Schnittschema.
b MRT: sagittale T2w Aufnahme (Patient 1).
c MRT: sagittale T2w Aufnahme (Patient 2).

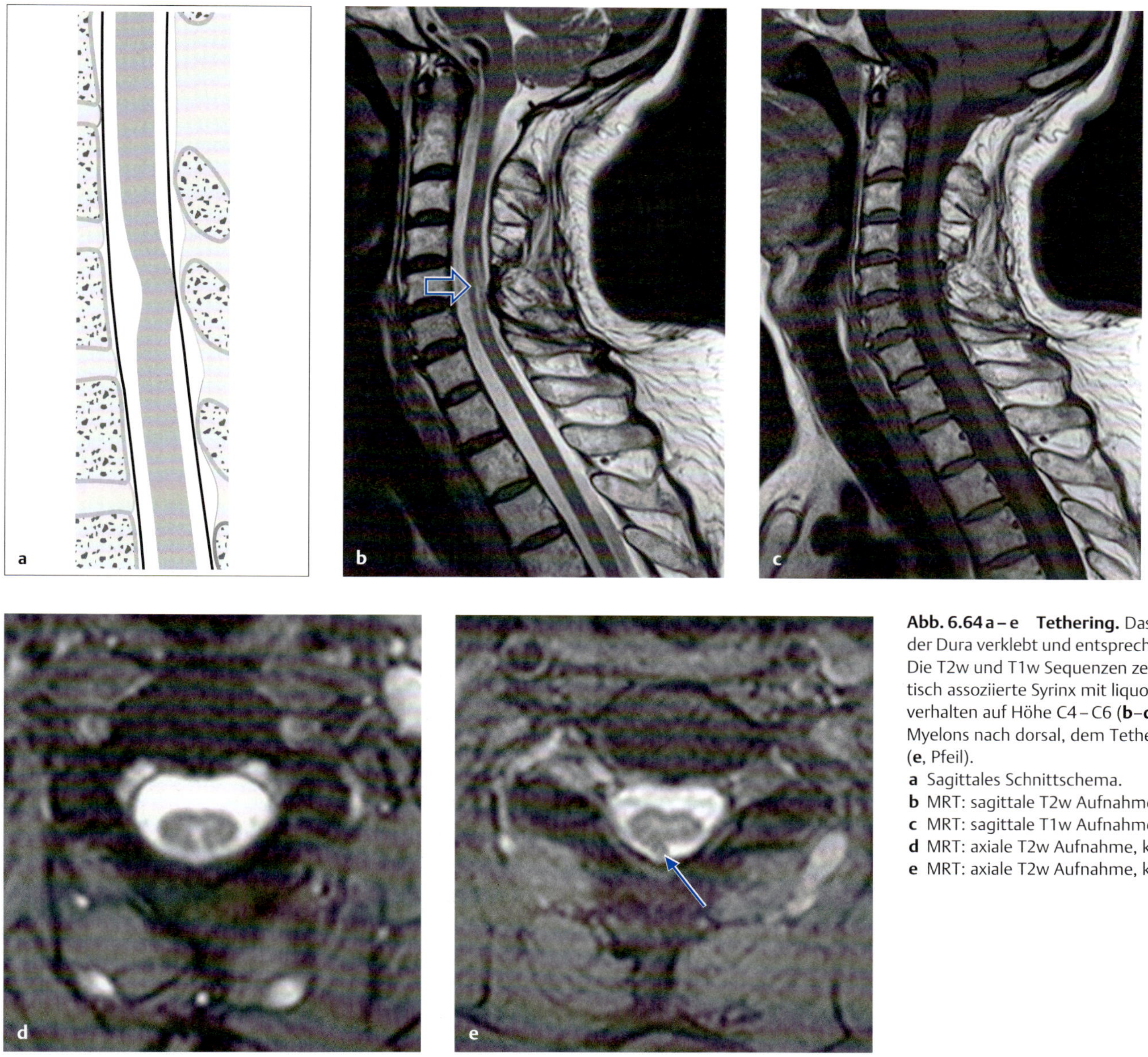

Abb. 6.64 a – e Tethering. Das Myelon ist dorsal mit der Dura verklebt und entsprechend verzogen (**b**, Pfeil). Die T2w und T1w Sequenzen zeigen eine posttraumatisch assoziierte Syrinx mit liquoräquivalentem Signalverhalten auf Höhe C4 – C6 (**b**–**d**). Verziehung des Myelons nach dorsal, dem Tethering entsprechend (**e**, Pfeil).

a Sagittales Schnittschema.
b MRT: sagittale T2w Aufnahme.
c MRT: sagittale T1w Aufnahme.
d MRT: axiale T2w Aufnahme, kranialseitig.
e MRT: axiale T2w Aufnahme, kaudalseitig.

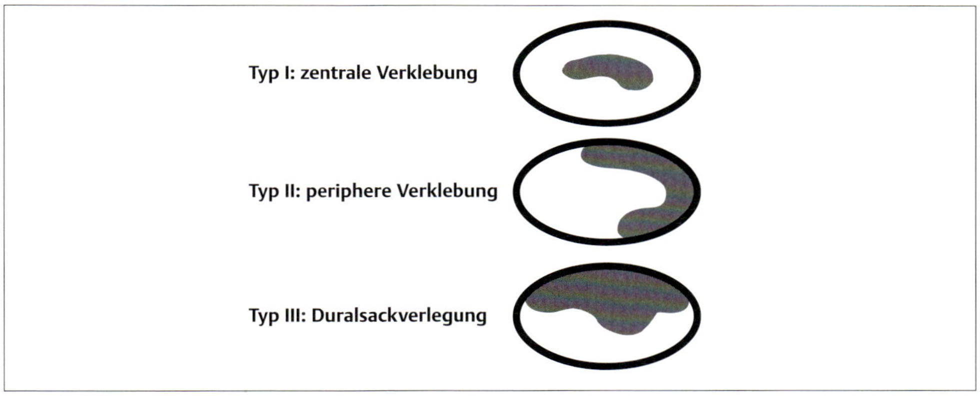

Abb. 6.65 Arachnoiditis. Schema. Die posttraumatische Arachnoiditis kann in 3 unterschiedliche Typen eingeteilt werden:
Typ I zeigt die zentrale Verklebung der Cauda-equina-Fasern.
Typ II zeigt die periphere Verklebung.
Typ III zeigt die komplette Verlegung des Duralsacks. Abzugrenzen ist der periphere Typ von Normvarianten (sog. leerer Duralsack).

6.6 Klassifikationen der Wirbelsäulenverletzungen

Die Verletzungen der oberen (C0–C2) und der subaxialen Wirbelsäule von C2/C3 bis zum lumbosakralen Übergang werden unterschiedlich eingeteilt. Eine international allgemein akzeptierte, übergeordnete Klassifikation konnte bislang noch nicht gefunden werden. Die meisten Klassifikationen beruhen auf dem Unfallmechanismus entsprechend der biomechanischen Belastung, auf den morphologischen Kriterien der Verletzung oder auf dem Ausmaß der Instabilität. Die neuere SLIC berücksichtigt zusätzlich den neurologischen Status [16]. Das ist von prognostischer Wertigkeit. Das biomechanische Verletzungsmuster wird vereinfacht anhand von 5 unterschiedlich einwirkenden Kraftvektoren eingeteilt:

- **Typ A:** Axiale Kräfte verursachen typischerweise die Kompressions-, Spalt- oder Berstungsfrakturen.
- **Typ B/C:** Flexions- oder Extensionsverletzungen können mit oder ohne Translations- bzw. Distraktions- (**Typ B**) oder Rotationskräfte (**Typ C**) kombiniert sein und sind meistens instabil.

Morphologisch werden die Kompressionsfrakturen durch Beteiligung der vorderen ⅔ des Wirbelkörpers sowie eine intakte hintere Wirbelkörperkante und intakte Bogenwurzeln charakterisiert. Die Flexionsfrakturen gehen meistens mit einer Ruptur oder Zerrung der posterioren ligamentären Strukturen einher. Liegt eine bilaterale Beteiligung der Facettengelenke vor, ist die Verletzung immer als instabil einzustufen, da diese eine wesentliche Stütze für die posteriore Stabilität bilden. Die Translation weist uni- oder bilaterale Facettengelenkfrakturen mit Bandrupturen, bilateralen Bogenwurzelfrakturen oder Verlagerung eines Frakturfragments der lateralen Wirbelkörperanhangsgebilde auf. Sowohl Translations- als auch Rotationsmechanismen führen zu Verletzungen des diskoligamentären Komplexes. Da die spinale Stabilität durch intakte ossäre und ligamentäre Strukturen gewährleistet wird, werden Translations- und Rotationsverletzungen als instabil eingestuft.

Das 3-Säulen-Modell nach F. Denis ist eine vereinfachte Klassifikation zur Unterscheidung zwischen einer stabilen und einer instabilen thorakolumbalen Wirbelsäulenverletzung (► **Abb. 6.66**) [3]. Die Kernfrage „Handelt es sich um eine stabile oder um eine instabile Fraktur?" kann nach dem 3-Säulen-Modell mit der Anzahl der beteiligten Säulen beantwortet werden. Hilfreich ist dabei eine genaue Analyse folgender Läsionen:

- Knochenmarködem
- Bandscheibenverletzung
- Bandverletzungen, die auf Rotations- und Scherkräfte rückschließen lassen

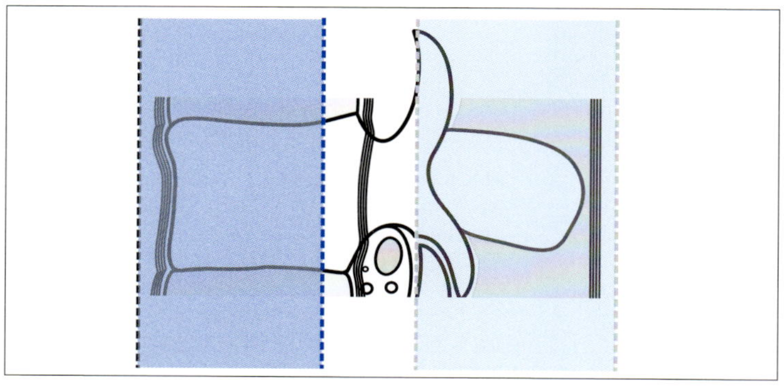

Abb. 6.66 Drei-Säulen-Modell nach Denis. Die vordere Säule wird von den vorderen ⅔ der Wirbelkörper und der Bandscheibe gebildet, die mittlere Säule vom hinteren Drittel der Wirbelkörper und der Bandscheibe (einschließlich hinterem Längsband). Die hintere Säule besteht aus dem vorderen Wirbelbogen (Pedikel, Facettengelenke), den hinteren Wirbelbogen (Lamina) und den dorsalen Bandstrukturen. Eine Instabilität liegt bei einer Verletzung von mindestens 2 Säulen vor.

Die Magerl-AO-Klassifikation ist eine differenzierte Weiterentwicklung des 3-Säulen-Modells. Es werden darin 3 Haupttypen und weitere 3 Subtypen mit charakteristischem Verletzungsmuster unterschieden (► **Abb. 6.67**) [9]:

- **Typ A:** Wirbelkörperkompression:
  - *A1:* anteriore Kompression
  - *A2:* Spaltbruch
  - *A3:* Berstungsfraktur
- **Typ B:** Verletzung des vorderen und hinteren Wirbelelements mit Distraktion:
  - *B1:* posterior-ligamentär
  - *B2:* posterior-ossär
  - *B3:* anterior
- **Typ C:** Verletzung des vorderen und hinteren Wirbelelements mit Rotation:
  - *C1:* Typ A mit Rotation
  - *C2:* Typ B mit Rotation
  - *C3:* Rotationsscherverletzung

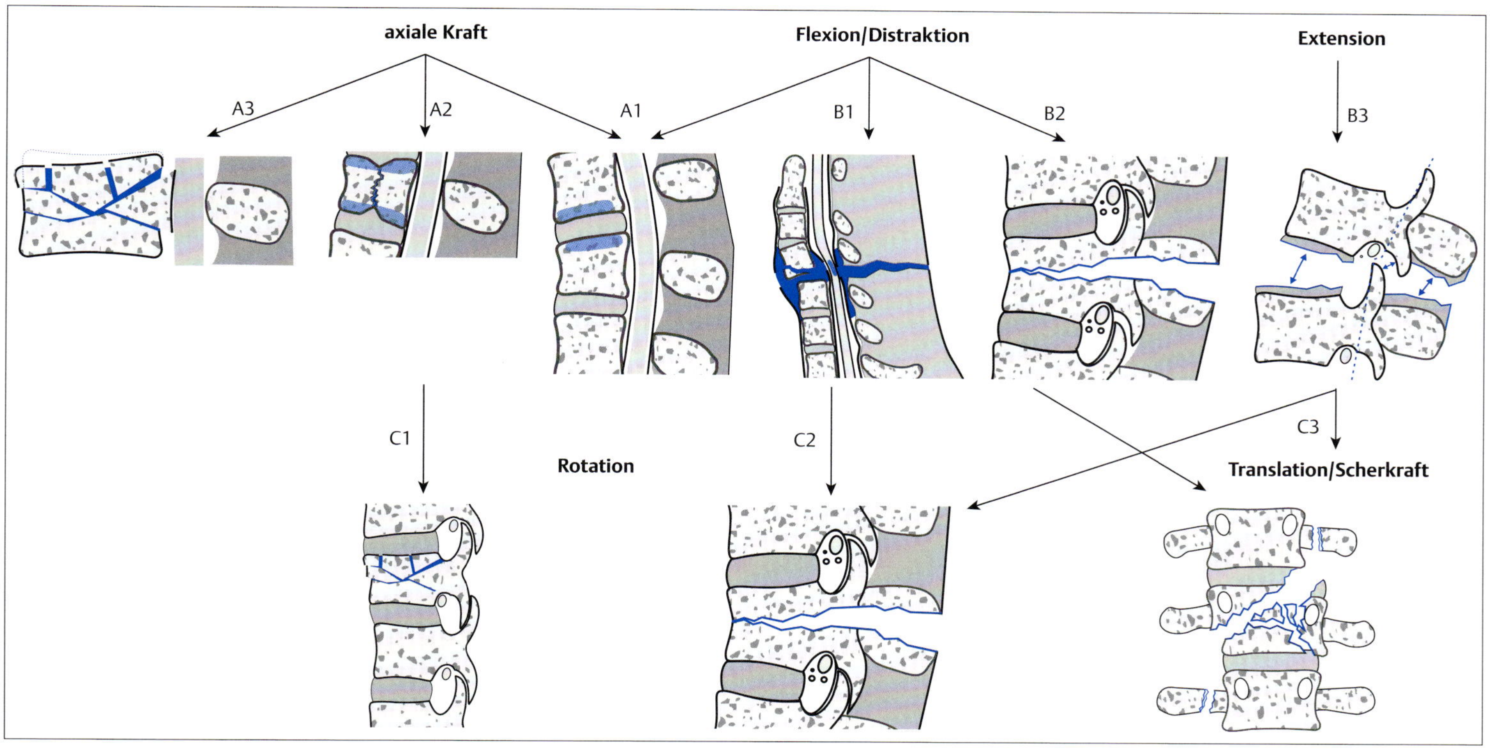

Abb. 6.67 Modifizierte AO-Klassifikation nach Magerl unter Berücksichtigung der Biomechanik. Die unterschiedlichen Verletzungen werden in Typ A, B und C und jeweils 3 Subtypen eingeteilt, die wiederum in 3 Untergruppen differenziert werden können:

- *Typ-A-Frakturen:* Dies sind in der Regel stabile Frakturen. Typ A1 (anteriore Kompression) wird durch eine Kombination von axialer Kraft und Flexion verursacht und die Typen A2 (Spaltbruch) und A3 (Berstungsbruch) entstehen infolge rein axialer Kraftvektoren.
- *Typ-B-Verletzungen:* Diese entstehen durch Flexion und Distraktion (Typ B1), Chance-Fraktur (Typ B2) oder Extension (Typ B3).
- *Typ-C-Frakturen:* Liegen zusätzliche Rotationskräfte vor, kann aus einer Typ-A-Verletzung eine Typ-C1-Verletzung und aus einer Typ-B-Verletzung eine Typ-C2- oder -C3-Verletzung entstehen. Bei sehr starken Translations- oder Scherkräften entstehen extrem instabile Typ-C3-Verletzungen mit schlechter Prognose.

Literatur

[1] Bondurant FJ, Cotler HB, Kulkarni MV et al. Acute spinal cord injury a study using physical examination and magnetic resonance imaging. Spine 1990; 15 (3): 161 – 168

[2] Daffner RH. Imaging of vertebral trauma. Philadelphia, PA: Lippincott-Raven; 1996

[3] Denis F. The three column spine and its significance in the classification of acute thoracolumbar spinal injuries. Spine (Phila Pa 1976) 1983; 8: 817 – 831

[4] Groves CJ, Cassar-Pullicino VN, Tins BJ et al. Chance-type flexion-distraction injuries in the thoracolumbar spine: MR imaging characteristics. Radiology 2005; 236: 601 – 608

[5] Hawighorst H, Huisman T, Berger MF et al. MRI in spinal injuries. Radiologe 2001; 41: 1033 – 1037

[6] Hoffman JR, Mower WR, Wolfson AB et al. Validity of a set of clinical criteria to rule out injury to the cervical spine in patients with blunt trauma. National Emergency X-Radiography Utilization Study Group. N Engl J Med 2000; 343: 94 – 99

[7] Hogan GJ, Mirvis SE, Shanmuganathan K et al. Exclusion of unstable cervical spine injury in obtunded patients with blunt trauma: Is MR imaging needed when multi-detector row CT findings are normal? Radiology 2005; 237: 106 – 113

[8] Kaye JJ, Nance EP Jr. Thoracic and lumbar spine trauma. Radiol Clin North Am 1990; 28: 361 – 377

[9] Magerl F, Aebi M, Gertzbein SD et al. A comprehensive classification of thoracic and lumbar injuries. Eur Spine J 1994; 3: 184 – 201

[10] Maynard FM Jr., Bracken MB, Creasey G et al. International standards for neurological and functional classification of spinal cord injury. American Spinal Injury Association. Spinal Cord 1997; 35: 266 – 274

[11] Quencer RM, Hawighorst H. Progress in understanding spinal cord injuries. Clinical aspects, imaging, pathological correlations. Radiologe 2001; 41: 1029 – 1032

[12] Sander AL, Laurer H, Lehnert T et al. A clinically useful classification of traumatic intervertebral disk lesions. Am J Roentgenol 2013; 200: 618 – 623

[13] Schueller-Weidekamm C. Cervical spine injury. Diagnosis, prognosis and management. Radiologe 2008; 48: 480 – 487

[14] Stiell IG, Wells GA, Vandemheen KL et al. The Canadian C-spine rule for radiography in alert and stable trauma patients. JAMA 2001; 17: 1841 – 1848

[15] Vaccaro AR, Madigan L, Schweitzer ME et al. Magnetic resonance imaging analysis of soft tissue disruption after flexion-distraction injuries of the subaxial cervical spine. Spine 2001; 26: 1866 – 1872

[16] Vaccaro AR, Hulbert RJ, Patel AA et al. The subaxial cervical spine injury classification system: a novel approach to recognize the importance of morphology, neurology, and integrity of the disco-ligamentous complex. Spine 2007; 32: 2365 – 2374

[17] White AA, Johnson RM, Panjabi MM et al. Biomechanical analysis of clinical stability in the cervical spine. Clin Orthop Realt Res 1975; 109: 85 – 96

7 Veränderungen und Erkrankungen des Sakroiliakalgelenks

J. Kramer und G. Scheurecker

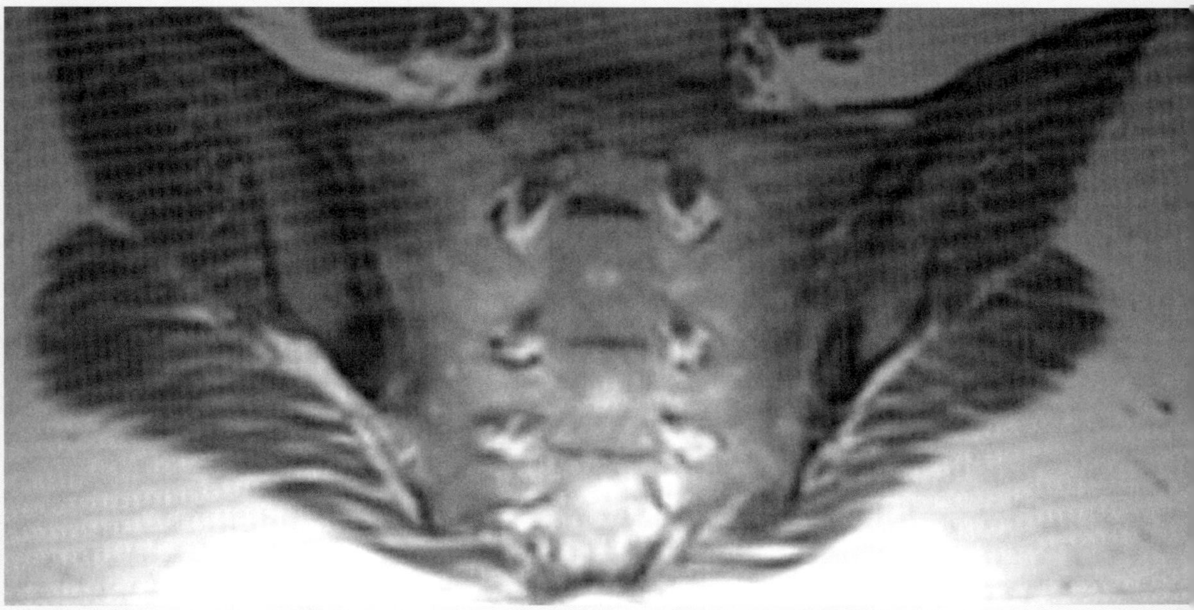

Das Sakroiliakalgelenk ist das größte Gelenk im axialen Skelettbereich. Es weist eine leicht gewellte Gelenkfläche auf und ist von starken Bändern umgeben, um den vertikalen Scherkräften entsprechend entgegenwirken zu können. Das Gelenk lässt nur eine geringe Beweglichkeit zu, die insbesondere im Rahmen der Geburt und des Geburtsakts bzw. der Schwangerschaft eine nicht unwesentliche Rolle spielt. Besondere Bedeutung kommt dem Gelenk beim Morbus Bechterew bzw. bei dessen Diagnose zu, wenngleich sich auch zahlreiche andere Erkrankungen im Gelenk und in der Umgebung des Gelenks manifestieren können.

7.1 Anatomie

Die Hauptachse des Sakroiliakalgelenks verläuft kraniokaudal und ist somit vertikal ausgerichtet. In der axialen Ebene ist der Gelenkspalt von dorsomedial geringgradig nach ventrolateral gerichtet. Das Gelenk zeigt keinen einheitlichen Aufbau.

Generell ist der Knorpelanteil eines normalen Sakroiliakalgelenks als Symphyse zu betrachten. Nur die kaudalen ⅔ des Gelenks sind von Knorpel überzogen. Allerdings weist nur ein Teil davon eine echte synoviale Kapsel auf. Das Vorhandensein eines kleinen synovialen Rezessus im distalen Drittel des Gelenks dürfte auf die mögliche Beweglichkeit zwischen den entsprechenden gelenknahen Knochenstrukturen in diesem Bereich hinweisen [44]. Lediglich im unteren Part des knorpelüberzogenen Gelenkanteils sind die Gelenkflächen von vorn bis hinten mit Knorpel bedeckt. Im oberen knorpelüberzogenen Abschnitt findet sich Knorpel vorwiegend im vorderen Gelenkbereich [58].

Das obere Drittel des Gelenks ist als Syndesmose angelegt, also als ein fibröses Gelenk, bei dem die knöchernen Oberflächen von intraossären Bändern zusammengehalten werden [46]. Darüber hinaus finden sich oberflächlich sowohl ventral als auch dorsal starke Bänder, die die Stabilität des Gelenks entsprechend verstärken. Während die Bandstrukturen als statische Stabilisationsfaktoren anzusehen sind, kommt verschiedenen Muskeln (Mm. glutaeus maximus, piriformis et biceps femoris) eine zur Stabilität beitragende Komponente zu, die allerdings als dynamischer Beitrag anzusehen ist [16].

Anatomisch-histologische Untersuchungen haben gezeigt, dass der hyaline Knorpelüberzug im unteren Gelenkbereich sakrumseitig dicker ist. Dies dürfte auch ein Grund dafür sein, dass frühe entzündliche Veränderungen im Rahmen einer Sakroiliitis im Anfangsstadium eher iliumseitig nachzuweisen sind [50]. Das Sakroiliakalgelenk spielt eine ganz wesentliche Rolle in der Belastungsverteilung des Gewichts des Oberkörpers auf die unteren Extremitäten. Die wellige Form des Gelenks ist dabei für die nur „minimale" Beweglichkeit verantwortlich. Diese wird hervorgerufen durch die enormen vertikalen Schwer- und Scherkräfte. Bei einem normalen Gelenk lässt sich, wenn überhaupt, nur eine Verschieblichkeit von wenigen Millimetern beobachten [16]. Neben der normalen Gelenkkonfiguration finden sich nicht selten Varianten mit kleinem zusätzlichem Gelenk posterosuperior bzw. kleinen akzessorischen Knöchelchen [42]. Die Alterungsprozesse im Gelenk beginnen relativ früh und ab der 6. Lebensdekade ist eine signifikante Bewegung im Gelenk nahezu nicht mehr gegeben.

7.2 Bildgebung

7.2.1 Natives Röntgen

Das konventionelle Röntgenbild steht an erster Stelle bei der bilddiagnostischen Abklärung pathologischer Veränderungen der Sakroiliakalgelenkregion. Dabei werden üblicherweise Beckenübersichts- bzw. Schrägaufnahmen der einzelnen Sakroiliakalgelenke angefertigt (▸ **Abb. 7.1**). Da mittels Röntgenbild im Wesentlichen nur knöcherne Veränderungen erfasst werden können, sind sie insbesondere für die Früherfassung von Veränderungen im Sinne einer Sakroiliitis nicht geeignet. Bei derartigen Fragestellungen ist der CT und ganz besonders der MRT der Vorzug zu geben [14,28,48]. Mittels Nativbild lassen sich allerdings degenerative oder blastomatöse Veränderungen sowie Normvarianten relativ sicher erfassen bzw. ausschließen.

7.2.2 Computertomografie

Die CT erlaubt eine exakte Darstellung subtiler knöcherner Veränderungen und ist darin dem Nativröntgen und auch der MRT überlegen. Sie ist heute bei der Abklärung von Knochentumoren, entzündlichen Veränderungen, fraglichen degenerativen Prozessen und Beckentraumen unerlässlich.

> Es hat sich gezeigt, dass die CT im Vergleich mit anderen Methoden erosive bzw. sklerosierende Veränderungen im Rahmen einer Sakroiliitis wesentlich sensitiver und spezifischer aufdeckt und bei Verdacht auf Sakroiliitis bei Patienten mit negativem Nativröntgenbild unbedingt in Erwägung zu ziehen ist [63].

Knöcherne Veränderungen wie beginnende Osteophytenbildung und verstärkte subchondrale Sklerosierung, wie sie im Rahmen der Degeneration relativ früh auftreten, lassen sich mittels CT genauer erfassen als mittels MRT (▸ **Abb. 7.2**). Fissuren oder Frakturen lassen sich mithilfe der CT mit höchster Sicherheit diagnostizieren, sodass sie bei fraglichen Stress-, Überlastungs- und Insuffizienzfrakturen und insbesondere bei traumatischen Fragestellungen einzusetzen ist. Ein Nachteil der CT, verglichen mit der MRT, ist natürlich die mit ihr einhergehende Strahlenbelastung. Deshalb ist insbesondere bei jungen Individuen der MRT der Vorzug zu geben. Darüber hinaus erlaubt die CT keine Darstellung ödematöser Knochenmarkveränderungen, wie sie bei einer frühen Sakroiliitis gegeben sind. Deshalb sollte bei derartigen Fragestellungen eine MRT erfolgen [8,39]. Exakt gezielte Infiltrationen der Sakroiliakalgelenke können unter Zuhilfenahme der CT relativ einfach und insbesondere sehr sicher durchgeführt werden [22].

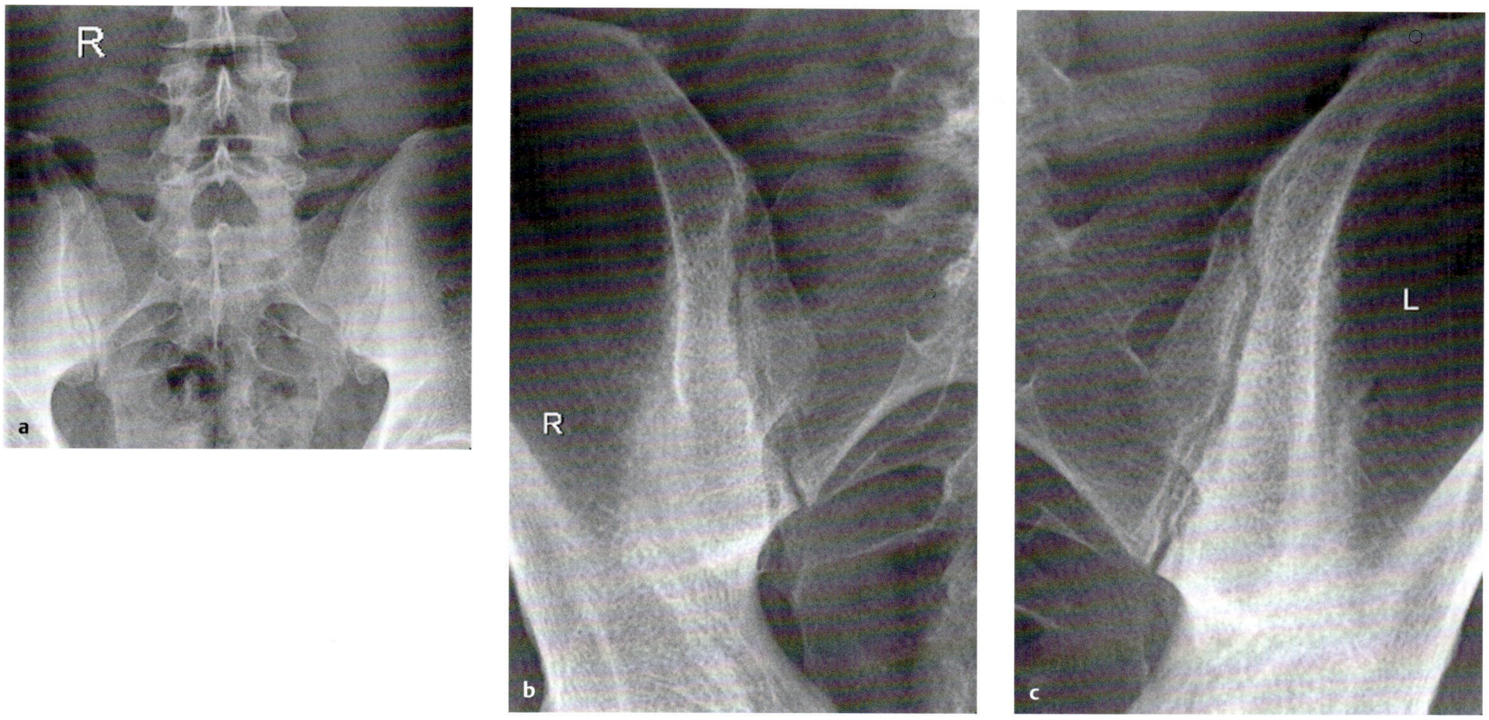

Abb. 7.1 a–c Konventionelle Röntgenaufnahmen der Sakroiliakalgelenke. Beidseits gelangen die Sakroiliakalgelenke unauffällig zur Darstellung.
a Beckenübersicht (Ausschnitt Sakroiliakalgelenke).
b Schrägaufnahme des rechten Sakroiliakalgelenks.
c Schrägaufnahme des linken Sakroiliakalgelenks.

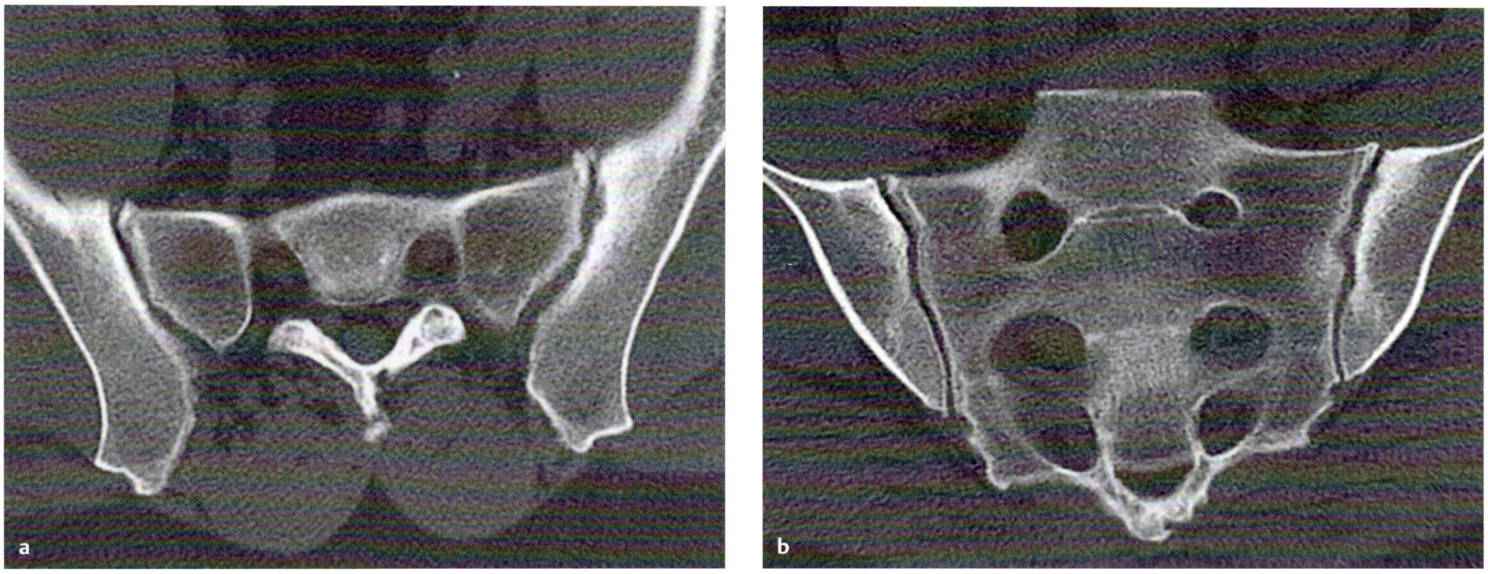

Abb. 7.2 a, b CT der Sakroiliakalgelenke. Im Bereich beider Sakroiliakalgelenke finden sich geringfügige degenerative Veränderungen (verstärkte subchondrale Sklerosierung, ventrokranial geringfügige osteophytäre Randanbauten). Geringgradige Sakroiliakalgelenkarthrose beidseits.
a CT: axiale Schicht, Knochenfenster.
b CT: parakoronale Schicht, Knochenfenster.

7.2.3 Szintigrafie

Sie wird zur diagnostischen Abklärung entzündlicher Veränderungen häufig genutzt und besticht durch eine hohe Sensitivität, wenngleich die Spezifität aufgrund einer geringen örtlichen Auflösung zu wünschen übrig lässt [26]. Vor der MRT-Ära war die Szintigrafie die sensitivste Methode, frühe Veränderungen an den Sakroiliakalgelenken im Rahmen einer Sakroiliitis zu erkennen. Mittlerweile haben Studien gezeigt, dass die MRT aufgrund ihrer hohen räumlichen Auflösung eine höhere Sensitivität und insbesondere eine wesentlich höhere Spezifität aufweist [4, 34].

Die Diagnose einer Sakroiliitis sollte somit nie allein aufgrund eines positiven Szintigramms gestellt werden.

Darüber hinaus gibt es Berichte, dass Patienten, bei denen mittels einer Infiltrationstherapie die Schmerzen im Sakroiliakalgelenk nahezu zum Verschwinden gebracht werden konnten, einen negativen Scan aufwiesen [58, 59]. Dies zeigt, dass die Szintigrafie bei Funktionsstörungen im Sakroiliakalgelenkbereich keine zusätzliche diagnostische Hilfe zu bieten scheint. Bei der Abklärung maligner tumoröser und insbesondere sekundär blastomatöser Veränderungen sollte schon allein aus Übersichtsgründen auf diese Methode jedoch nicht verzichtet werden.

7.2.4 Magnetresonanztomografie

Die MRT ist derzeit sicherlich die Methode der Wahl in der bilddiagnostischen Abklärung bei Patienten mit Verdacht auf Sakroiliitis [4, 8, 40, 43, 58, 59]. Sie erlaubt die Erfassung reaktiver Knochenmarkveränderungen (Knochenmarködem bzw. Kontrastmittelaufnahme) zu einem Zeitpunkt, an dem Nativröntgen und CT noch negativ sind (▸ **Abb. 7.3**). Auch ist die MRT eine exzellente Methode für das Therapie-Monitoring [29].

Bei der MRT-Untersuchung der Sakroiliakalgelenke sollte eine parakoronale und paraaxiale Schichtführung (im Wesentlichen normal auf die parakoronalen Schichten; ▸ **Abb. 7.4**) gewählt werden. Dabei kommen sinnvollerweise als Sequenzen neben T1w SE-Sequenzen auch fettunterdrückte T2w oder STIR-Sequenzen zum Einsatz, die eine wesentlich höhere Sensitivität hinsichtlich der Detektion ödematöser Veränderungen mit sich bringen.

Die i.v. Kontrastmittelapplikation kann insbesondere bei infektiösen oder tumorösen Veränderungen durchaus zusätzliche Informationen liefern. Mit dieser Technik können neben den ossären Veränderungen auch die paraossalen Weichteilstrukturen besser von der Umgebung abgegrenzt werden [12, 54]. Mittels fettunterdrückter Kontrastmittel- bzw. STIR-Sequenzen lassen sich bei der frühen Sakroiliitis reaktive Veränderungen sehr sensitiv erfassen. Zu diesem Zeitpunkt sind diese Veränderungen im Röntgenbild und/oder in der CT noch negativ. Das ist auf den erhöhten Wassergehalt bei allerdings noch normalen kortikalen und trabekulären Strukturen zurückzuführen [58, 59]. Auch fettunterdrückte T1w Sequenzen ohne und mit Kontrastmittel mit anschließender Subtraktion können die Abschätzung florider entzündlicher Prozesse erleichtern. Der Einsatz von DWI-Sequenzen mag hilfreich bei der Unterscheidung zwischen normalem und in das entzündliche Geschehen miteinbezogenem Knochen sein [10].

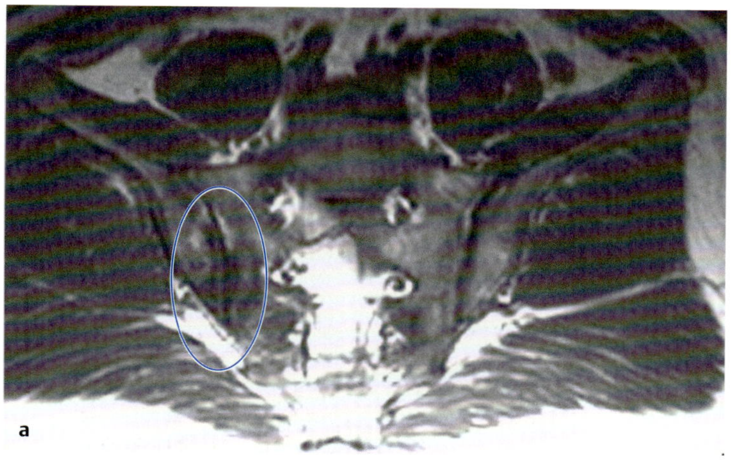

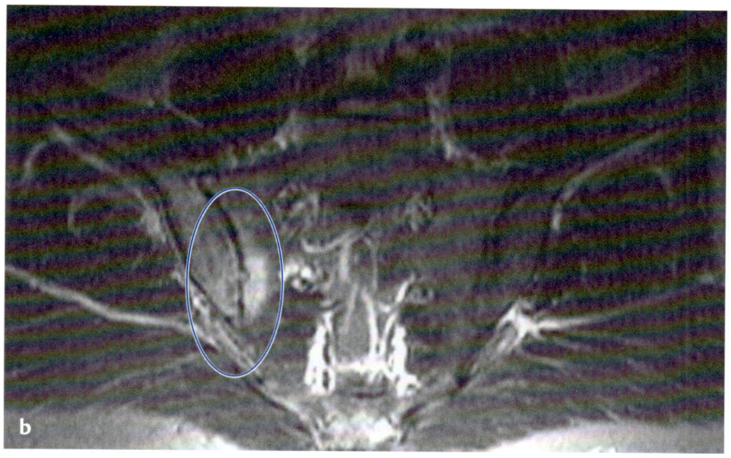

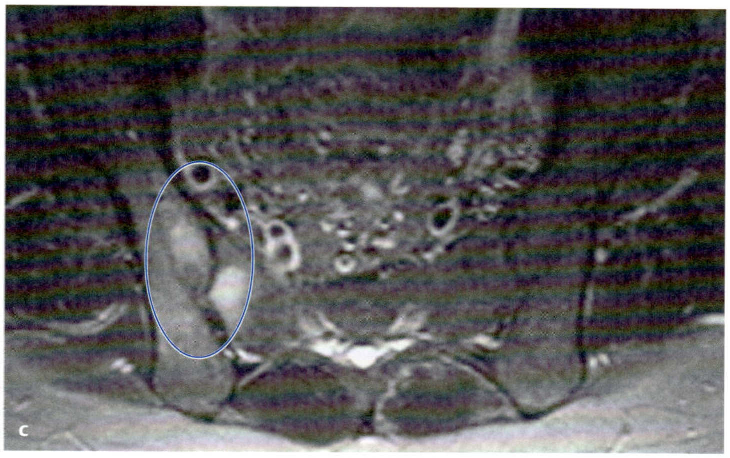

Abb. 7.3 a – c MRT-Aufnahmen der Sakroiliakalgelenke. Unmittelbar im Anschluss an das rechte Sakroiliakalgelenk (**a–c**, ovaläre Markierung) finden sich Areale mit hypo- (**a**) und hyperintensem Signalverhalten (**b**, **c**). Sakroiliitis rechts.
a MRT: koronale T1w Aufnahme.
b MRT: koronale TIRM- (STIR-)Aufnahme.
c MRT: axiale STIR-Aufnahme.

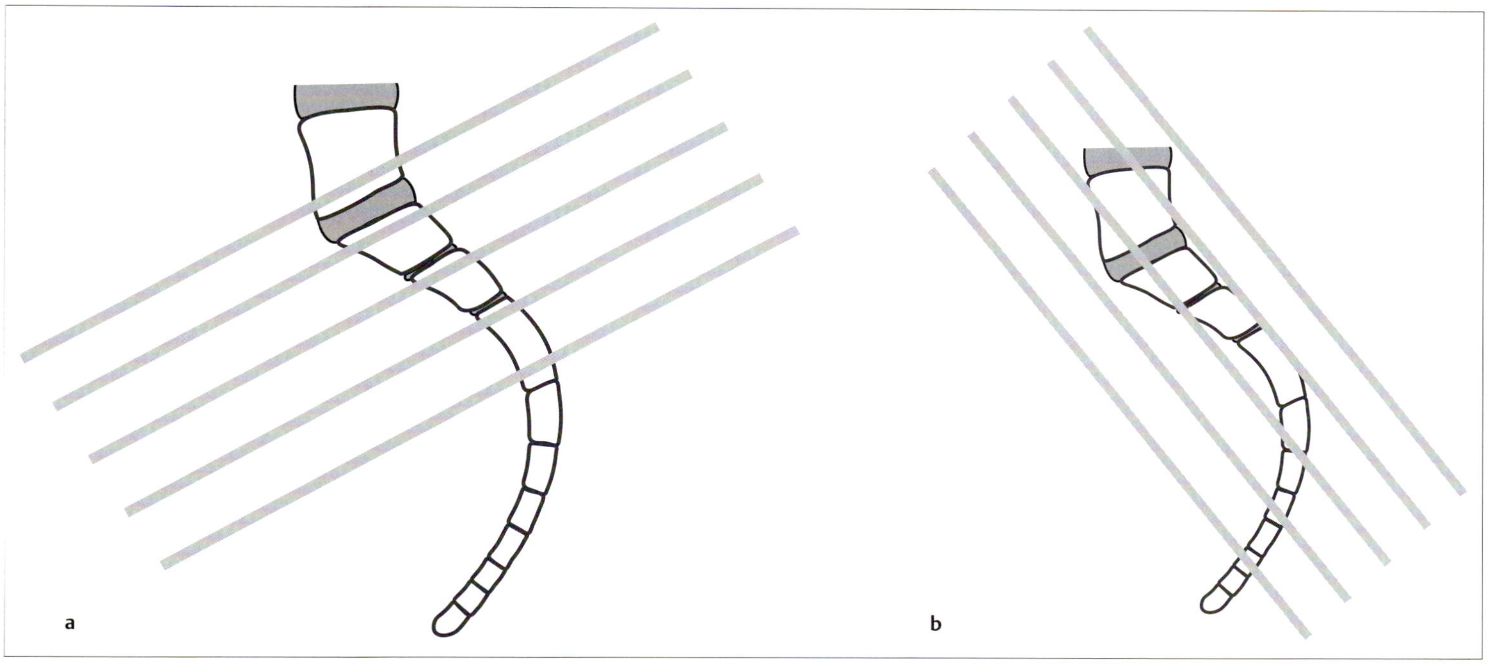

Abb. 7.4 a, b Empfohlene Schichtorientierung in der MRT. Schema. Die parakoronalen Schichten verlaufen parallel zur vertikalen Orientierung der Sakroiliakalgelenke. Die paraaxialen Schichten sind im Wesentlichen senkrecht auf die parakoronalen zu wählen.
a Paraaxiale Schichtung.
b Koronale Schichtung.

7.3 Trauma

Die Sakroiliakalgelenke sind nicht selten im Rahmen eines Beckentraumas betroffen. Insbesondere die ventralen ligamentären Strukturen sind primär in das Läsionsgeschehen miteinbezogen. Bei schweren Beckenverletzungen ist eine exakte Abklärung der Sakroiliakalgelenke unerlässlich, um eine entsprechende Klassifizierung vornehmen und darauf aufbauend eine adäquate Behandlung einleiten zu können [13]. Der Beckenring ist so angelegt, dass Stress infolge abnormer Bewegung und Belastung in einem der 3 Gelenke (2 Sakroiliakalgelenke und Symphysis pubis) eine Instabilität nach sich ziehen kann [35]. Die 3 Gelenke sind verantwortlich für die knöcherne Kontinuität des Beckenrings und falls ein Gelenk instabil ist, hat dies infolge der Instabilität erhöhte Scherkräfte auf die anderen Gelenke zur Folge. Überlastungsläsionen im Bereich der Symphysis pubis gehen nicht selten mit entsprechenden Veränderungen im Bereich des Sakroiliakalgelenks einher. Dabei werden im Gelenkbereich neben degenerativen Veränderungen auch Stressfrakturen beobachtet. Jedoch werden derartige Veränderungen im Sakroiliakalgelenk und Sakrum häufig im Nativröntgen übersehen. Aus diesem Grund sind bei entsprechender Beschwerdesymptomatik geeignete Schnittbildverfahren zur diagnostischen Abklärung anzuwenden. Stress- bzw. Überlastungsfrakturen bei Athleten sind häufig zu beobachten [36,37]. Stressfrakturen im Sakrum sind allerdings eine relativ seltene Entität. Klinisch zeigen betroffene Patienten ausgeprägte Rückenschmerzen, die durchaus fälschlicherweise eine Diskopathie vortäuschen und somit eine verzögerte Diagnosestellung und Therapie nach sich ziehen können [9].

Insbesondere bei Langstreckenläufern mit Rückenschmerzen sollten Überlastungsphänomene in die klinischen diagnostischen Überlegungen unbedingt miteinbezogen werden.

> Bildmäßig ist eine Unterscheidung zwischen Stress- und Insuffizienzfrakturen im Bereich des Sakrums nur selten möglich (▸ **Abb. 7.5**, ▸ **Abb. 7.6** u. ▸ **Abb. 7.7**). Dazu sind eine subtile klinische Abklärung und eine exakte Anamneseerhebung unerlässlich.

7.4 Degenerative Veränderungen

Arthrotische Veränderungen werden bei Patienten ab dem 40. Lebensjahr sehr häufig angetroffen und können durchaus Beschwerden verursachen, wenn auch nicht allzu häufig. Neben der typischen Gelenkspaltverschmälerung finden sich dabei subchondral verstärkte Sklerosierungszonen und Osteophytenbildungen (▸ **Abb. 7.8**). Diese knöchernen Appositionen können darüber hinaus zu knöchernen Brückenbildungen führen, wenn sie entsprechend groß geworden sind. Derartige degenerative Veränderungen sind in den allermeisten Fällen bilateral [16]. Allerdings sind auch einseitige Arthrosen insbesondere nach vorangegangenem Trauma oder einseitigem Hüftleiden zu beobachten. Ähnlich wie in anderen Gelenken lassen sich auch Vakuumphänomene innerhalb des Gelenks beobachten.

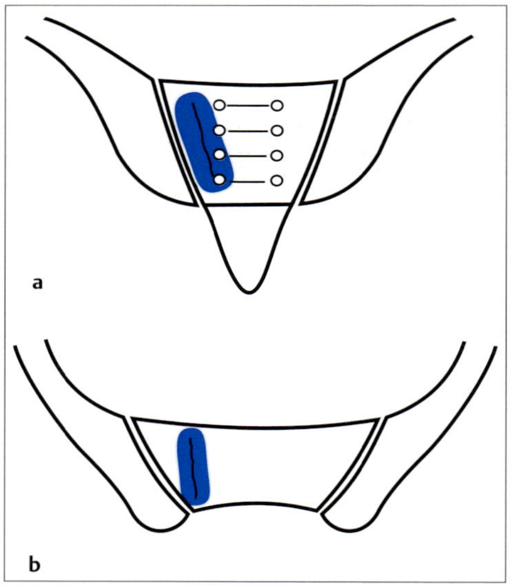

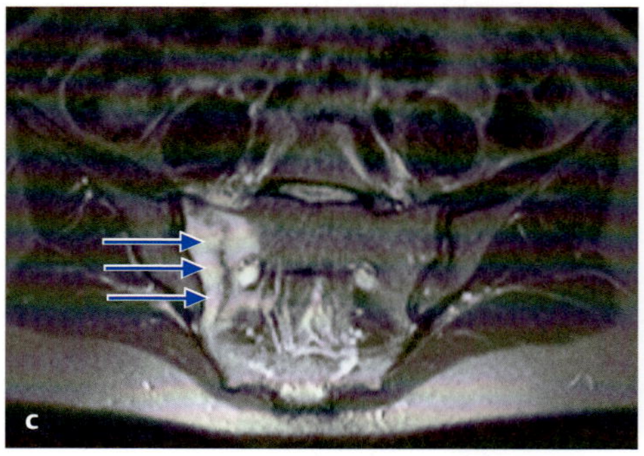

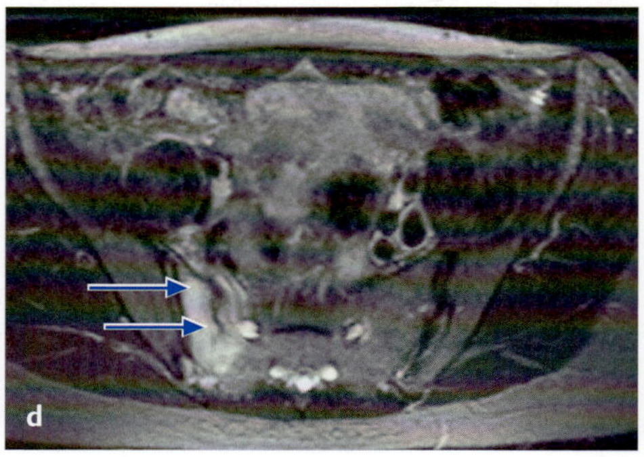

Abb. 7.5 a–d Stress(-insuffizienz-)fraktur im Bereich der rechten Massa lateralis. Fraktur im Bereich der Massa lateralis rechts (**a, b**, Markierung). Die Frakturlinie ist durch Pfeile markiert (**c, d**). Im Bereich der rechten Massa lateralis zeigt sich eine leicht geschlängelte, signallose lineare Struktur, umgeben von ausgeprägt ödematös imponierenden Knochenmarkveränderungen.

a Parakoronales Schema.
b Paraaxiales Schema.
c MRT: koronale STIR-Aufnahme.
d MRT: axiale STIR-Aufnahme.

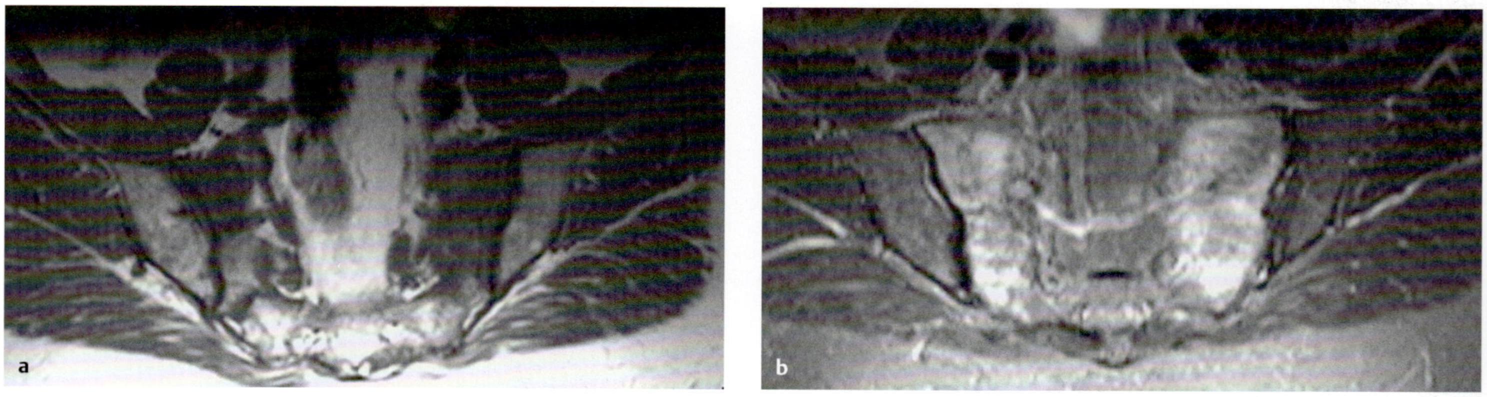

Abb. 7.6 a, b Frakturen beidseits im Sakrum (Massa lateralis). Beidseits finden sich im Bereich der Massa lateralis ausgeprägte Signalalterationen hypo- (**a**) und hyperintens (**b**). Die Veränderungen sind typisch für das Vorliegen von Fissuren bzw. Frakturen im Bereich der Massa lateralis beidseits. Eine exakte Unterscheidung hinsichtlich Stress- oder Insuffizienzfraktur ist nur unter Heranziehen anamnestischer bzw. klinischer Daten möglich.

a MRT: koronale T1w Aufnahme.
b MRT: koronale STIR-Aufnahme.

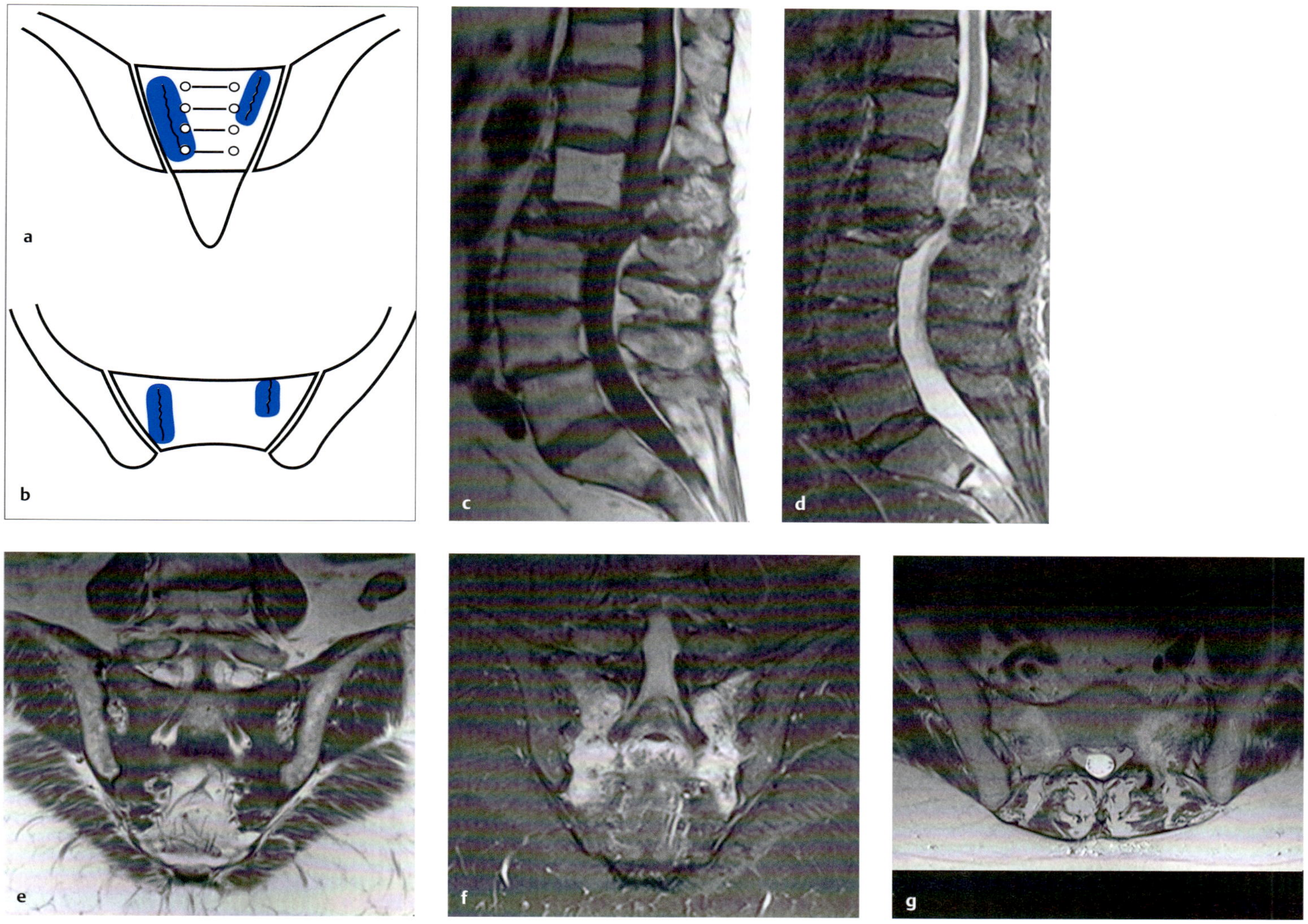

Abb. 7.7 a–g Insuffizienzfraktur beidseits im Bereich der Massa lateralis und Fraktur des II. Lendenwirbelkörpers. Die Schemazeichnungen zeigen beidseits Frakturlinien (**a, b**, Markierung) im Bereich der Massa lateralis. In den MRT-Aufnahmen sind im Bereich der Massa lateralis beidseits ausgeprägte Signalalterationen hypo- (**e**) und hyperintens (**f, g**) zu erkennen. Diese Veränderungen sind typisch für Frakturen. In Anbetracht der Wirbelkörperfraktur des Lendenwirbelkörpers II und anamnestisch bekannter beträchtlicher Osteoporose wurde die Diagnose „Insuffizienzfraktur" gestellt. Auf Höhe S1/S2 fallen ebenfalls Veränderungen im Sinne eines Überlastungs- bzw. Insuffizienzphänomens auf.

- **a** Parakoronales Schema.
- **b** Paraaxiales Schema.
- **c** MRT: sagittale T1w Aufnahme.
- **d** MRT: sagittale STIR-Aufnahme.
- **e** MRT: koronale T1w-Aufnahme.
- **f** MRT: koronale STIR-Aufnahme (in derselben Ebene wie **e**).
- **g** MRT: axiale T2w Aufnahme.

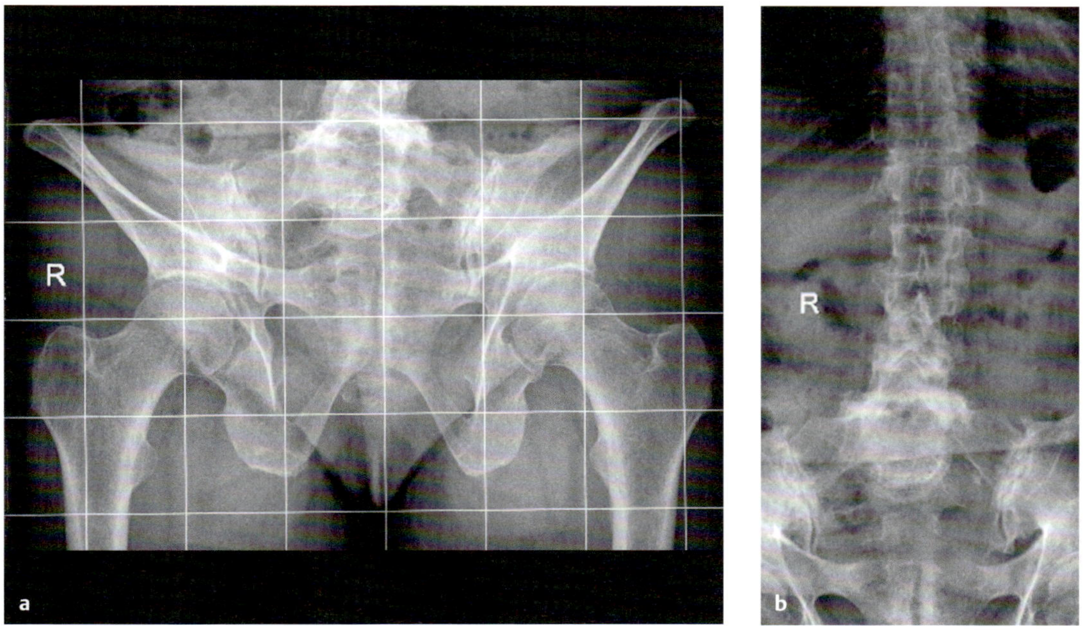

Abb. 7.8 a, b Mäßige Arthrose der Sakroiliakalgelenke. Im Bereich der Sakroiliakalgelenke finden sich arthrotische Veränderungen (deutliche, verstärkte subchondrale Sklerosierungszeichen und Osteophytenbildungen).

- **a** Röntgen: Beckenübersicht, Rasteraufnahme.
- **b** Röntgen LWS: a.-p. (inklusive Sakroiliakalgelenk).

7.5 Entzündliche Veränderungen (Sakroiliitis)

7.5.1 Spondylitis ankylosans

Die ankylosierende Spondylitis, die auch unter dem Namen „Morbus Bechterew" bekannt ist, zählt zu den häufigsten entzündlichen Gelenkerkrankungen. Es dauert allerdings normalerweise mehrere Jahre, bis die Erkrankung diagnostiziert wird. Dies ist sicherlich auf die Vielfalt der Symptome zurückzuführen, mit denen rheumatische Erkrankungen im Allgemeinen und gerade die Spondylitis ankylosans einhergehen [11].

> Klinisch besteht der hochgradige Verdacht auf eine Spondylitis ankylosans bei Patienten, die jünger als 45 Jahre sind und Schmerzen tagsüber und auch des Nachts im unteren LWS- bzw. im Gesäßbereich angeben. Die Symptome haben üblicherweise einen sich über einen relativ langen Zeitraum erstreckenden schleichenden Beginn und zeigen bei Bewegung eine Besserungstendenz [47].

Ein positiver HLA-B27-Wert verstärkt die diagnostische Sicherheit. Es darf allerdings nicht außer Acht gelassen werden, dass bis zu 10% der an Spondylitis ankylosans erkrankten Patienten HLA-B27-negativ sind. Da die klinische Abklärung bzw. die Laborparameter mit einer nicht unerheblichen diagnostischen Unsicherheit behaftet sind, kommt der Bildgebung eine besondere Bedeutung zu [25, 30, 56].

▸ **Röntgen.** Das Nativbild ist aufgrund der geringen Sensitivität insbesondere in der Frühphase von geringer Wertigkeit [15]. Nach wie vor ist die Anfertigung eines Nativbilds zur Abgrenzung gegenüber anderen Entitäten jedoch unerlässlich. Frühveränderungen können aus dem Röntgenbild nicht herausgelesen werden. Erst ab dem Sichtbarwerden von Erosionen bzw. Pseudodilatationen eines Gelenkspalts und verstärkt sklerosierenden Veränderungen wird das Nativbild diagnostisch [18].

▸ **CT.** Die CT hat die konventionelle Tomografie nahezu gänzlich abgelöst, sodass die Durchführung herkömmlicher Tomogramme bei Verdacht auf Sakroiliitis als obsolet anzusehen ist. Die CT erlaubt aufgrund der Schichtdarstellung und hohen Auflösung, diskrete knöcherne Veränderungen wie Erosionen und Ankylosierungen äußerst genau darzustellen [21]. Bei der Darstellung von subtilen Konturunregelmäßigkeiten (Erosionen) ist sie aufgrund der besseren knöchernen Detailerfassung der MRT überlegen.

▸ **MRT.** Die MRT ist die Methode der Wahl in der Frühabklärung sakroiliitischer Veränderungen [5, 32].

> In der Frühphase der Spondylitis ankylosans können zu einem Zeitpunkt, zu dem Röntgenbild und CT noch negativ sind, ödematös-reaktive Knochenmarkveränderungen im Gelenk vorliegen. Diese können mittels MRT sehr sicher erfasst werden. Deshalb ist bei Verdacht auf eine Sakroiliitis der Einsatz bzw. die Durchführung einer MRT unerlässlich (▸ **Abb. 7.9**, ▸ **Abb. 7.10**, ▸ **Abb. 7.11** u. ▸ **Abb. 7.12**).

Auf T1w Aufnahmen weisen die entzündlichen Knochenmarkareale im Vergleich mit dem umgebenden Knochenmark einen deutlichen Signalabfall auf. Auf den T2w Bildern kommt es zu einem Signalanstieg, verglichen mit der Umgebung. Insbesondere fettunterdrückte T2w Sequenzen bestechen durch eine äußerst hohe Sensitivität hinsichtlich der Darstellung ödematöser Knochenmarkveränderungen. In mehreren Studien hat sich gezeigt, dass die MRT der Szintigrafie, dem Nativröntgen und der CT bei der Entdeckung von Frühformen eindeutig überlegen ist [2, 4]. Der Einsatz der MRT zur Frühdiagnostik einer Sakroiliitis, die eine rasch einsetzende adäquate Therapie ermöglicht, ist heutzutage unerlässlich. Die i. v. Applikation von Kontrastmittel im Rahmen einer MRT-Untersuchung wird teilweise kontrovers diskutiert und scheint nicht in allen Institutionen üblich. Sie kann allerdings zur semiquantitativen Aktivitätsbeurteilung durchaus hilfreich sein.

Nach Behandlung und Abklingen der aktiven Prozesse lässt sich in der MRT im Anschluss an den Gelenkspalt eine verstärkte Fettmarkkonversion erkennen (▸ **Abb. 7.13** u. ▸ **Abb. 7.14**). Dies scheint ein Effekt der inflammatorischen Substanz auf den lokalen Fettmetabolismus zu sein [12]. In chronischen Spätstadien findet man im Nativröntgen und in der CT häufig verstärkt sklerotische Veränderungen bzw. eine mehr oder minder ausgeprägte Ankylosierung im Gelenkbereich. In der MRT verschwindet je nach dem Ankylosierungsgrad der Gelenkspalt mehr und mehr. Das gesamte Areal weist eine mehr oder minder ausgeprägte Fettmarkkonversion und somit ein dementsprechendes Signal auf.

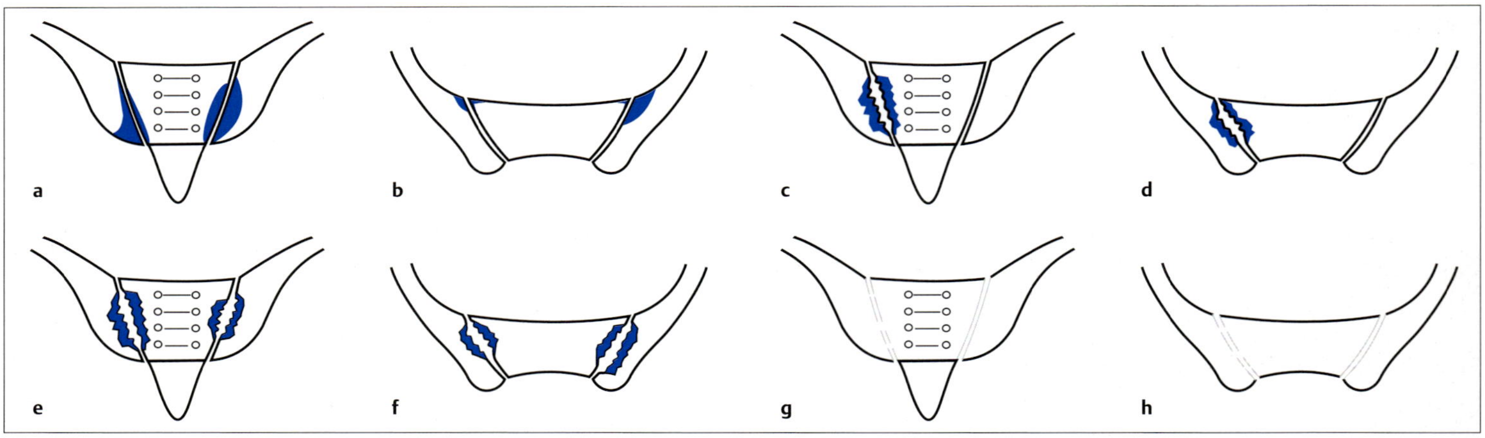

Abb. 7.9 a – h Verschiedene Stadien einer Sakroiliitis.

a Parakoronales Schema. Die blauen Areale entsprechen ödematös-reaktiven Veränderungen im Anschluss an die Sakroiliakalgelenke, wie sie bei Frühstadien einer Sakroiliitis angetroffen werden. Derartige Veränderungen sind nur mittels MRT oder auch mithilfe der Szintigrafie bildmäßig zu erfassen.
b Paraaxiales Schema (korrespondierend zu **a**).
c Parakoronales Schema. Im Bereich des rechten Sakroiliakalgelenks gelangen Unregelmäßigkeiten (Erosionen) zur Darstellung, wie sie bei manifester einseitiger Sakroiliitis auch schon im Nativröntgenbild bzw. in der CT erfasst werden können.
d Paraaxiales Schema (korrespondierend zu **c**).
e Parakoronales Schema. Veränderungen wie in **c** und **d**, jedoch beidseits. Sie sind relativ typisch bei Vorliegen eines Morbus Bechterew.
f Paraaxiales Schema (korrespondierend zu **e**).
g Parakoronales Schema. Spätstadium bei Morbus Bechterew. Das Sakroiliakalgelenk ist nahezu vollständig ankylosiert und der Gelenkspalt ist nicht mehr oder nur mehr teilweise schemenhaft erkennbar.
h Paraaxiales Schema (korrespondierend zu **g**).

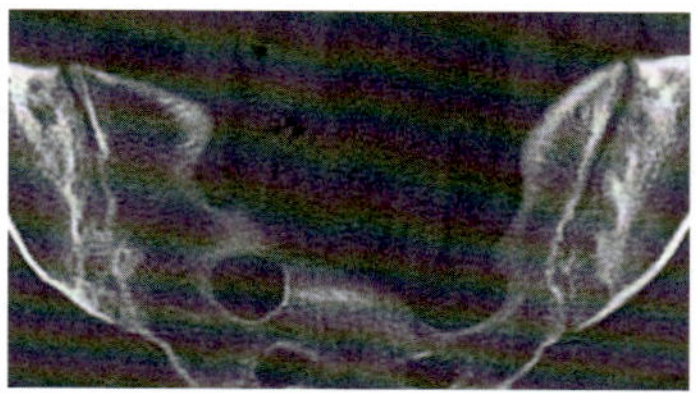

Abb. 7.10 Länger bestehende Sakroiliitis. CT: Knochenfenster. Es finden sich in beiden Sakroiliakalgelenken unregelmäßige Konturen zusammen mit daran angrenzenden verstärkten Sklerosierungen.

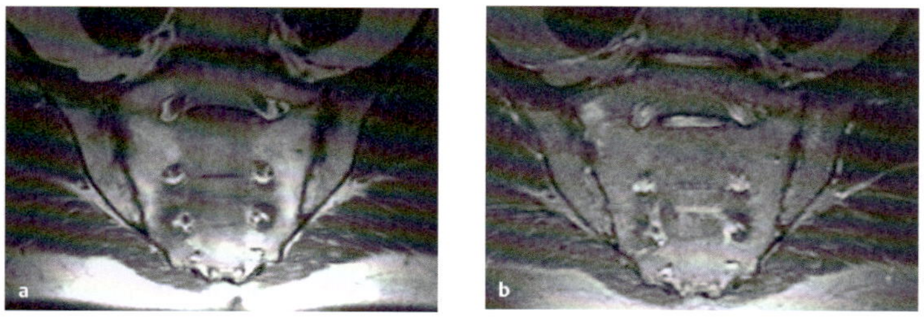

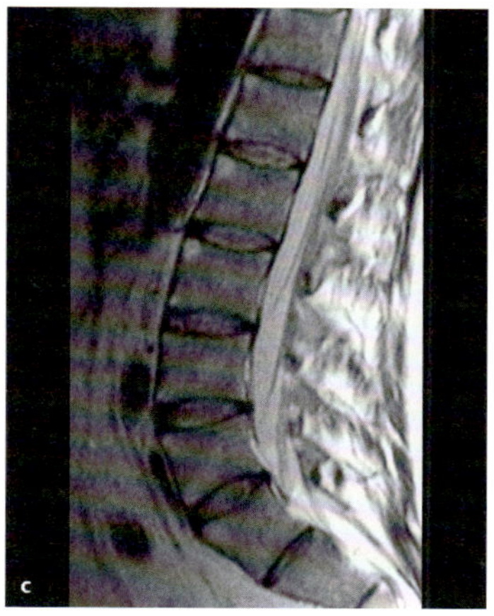

Abb. 7.12 a – c Sakroiliitis beidseits. Im Bereich der Sakroiliakalgelenke finden sich im Anschluss an den Gelenkspalt diskrete, ödematös-reaktive, hypo- (**a**) und hyperintense Knochenmarkveränderungen (**b**). An den Wirbelkörpervorderkanten (**c**) gelangen ebenfalls geringfügig reaktive Knochenmarkveränderungen (ödematös-entzündlich) zur Darstellung. Es liegt ein Morbus Bechterew mit Affektion der Sakroiliakalgelenke und der Wirbelsäule vor.
a MRT: parakoronale T1w Aufnahme.
b MRT: parakoronale STIR-Aufnahme.
c MRT: sagittale T2w Aufnahme der LWS.

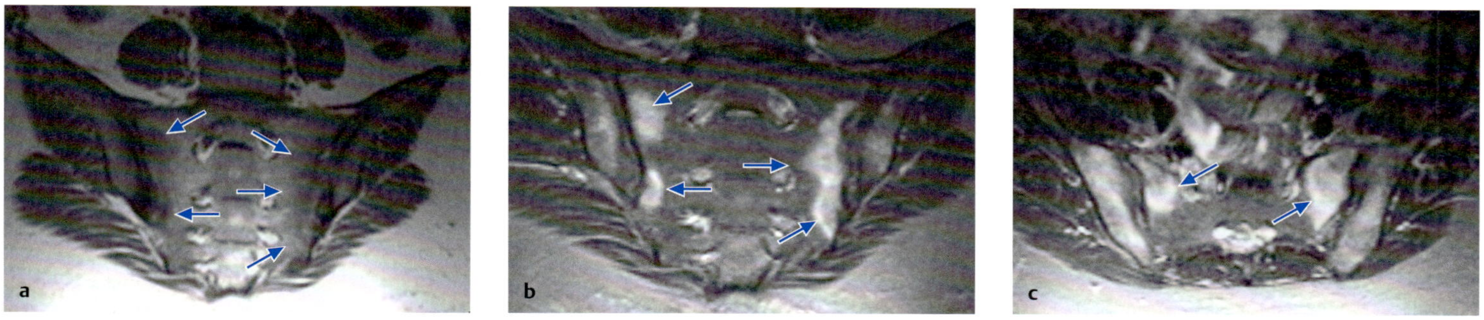

Abb. 7.11 a – c Sakroiliitis beidseits. Ähnlich ▶ **Abb. 7.9** finden sich im Anschluss an die Sakroiliakalgelenke deutliche hypo- (**a**) und hyperintense Signalalterationen (**b, c**). Sie sprechen für das Vorliegen einer beidseitigen Sakroiliitis in einem relativ frühen Stadium (Röntgen und CT: negativ). Die im Anschluss an die Sakroiliakalgelenke dargestellten Signalalterationen sind durch Pfeile markiert.
a MRT: parakoronale T1w Aufnahme.
b MRT: parakoronale STIR-Aufnahme (Ebene wie in **a**).
c MRT: axiale STIR-Aufnahme.

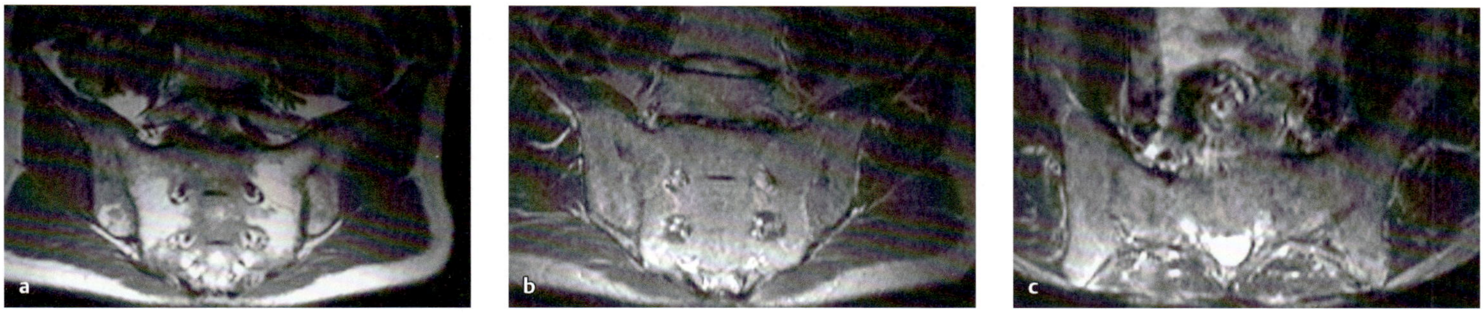

Abb. 7.13 a – c Chronische Sakroiliitis. Im Anschluss an die Sakroiliakalgelenke sind vorwiegend sakrumseitig Zeichen einer ausgeprägt verstärkten Fettmarkkonversion erkennbar (T1w hyperintens, T2w keine signifikante Differenz zum übrigen Knochenmark). Der Patient ist seit Langem wegen Spondylitis ankylosans in Behandlung. Derzeit kein Hinweis auf einen floriden Schub.
a MRT: parakoronale T1w Aufnahme.
b MRT: parakoronale T2w Aufnahme (Ebene wie in **a**).
c MRT: axiale T2w Aufnahme.

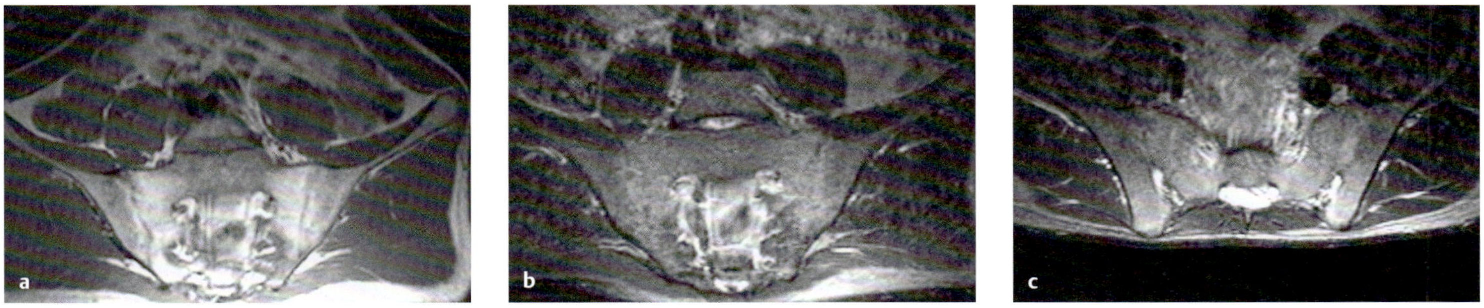

Abb. 7.14 a – c Ausgebrannte Sakroiliitis. Der Sakroiliakalgelenkspalt ist beidseits vollständig ankylosiert und von verstärkten Fettmarkkonversionsarealen umgeben. Ein Hinweis auf floride, reaktiv-entzündliche Veränderungen (Ödem) ist nicht sichtbar. Es handelt sich um ein chronisches Stadium eines Morbus Bechterew mit vollständiger Ankylosierung der Sakroiliakalgelenke ohne Hinweis auf ein derzeit florides Geschehen.
a MRT: parakoronale T1w Aufnahme.
b MRT: parakoronale STIR-Aufnahme (Ebene wie in **a**).
c MRT: axiale T2w Aufnahme.

7.5.2 Infektiöse Sakroiliitis

Die septische Arthritis des Sakroiliakalgelenks ist eine relativ seltene Entität und macht nur ca. 1 – 2% aller septischen Arthritiden aus [27]. Zur Infektion kommt es zumeist auf hämatogenem Weg und selten durch direkte Inokulation. Betroffen sind meist immunsupprimierte Individuen oder Drogenabhängige. Eine septische Sakroiliitis lässt sich häufig auf eine primäre Infektion von Haut, Schleimhaut, Skelett oder Urogenitaltrakt oder auf ein Trauma zurückführen [1]. Es existiert allerdings auch noch eine Reihe anderer prädisponierender Faktoren wie Schwangerschaft, Endokarditis, Drogenabusus und Alkoholismus [49, 52]. Bei Kindern kann es aufgrund der vorhandenen, etwas stärker ausgeprägten subchondralen Blutversorgung eher zu infektiösen Veränderungen im Bereich des Sakroiliakalgelenks kommen.

Die Frühsymptome sind gewöhnlich unspezifisch und äußerst schwer von Ischiasbeschwerden oder septischen Arthritiden der Hüfte abzugrenzen. In allen Altersgruppen ist der Staphylococcus aureus das am häufigsten dafür verantwortliche infektiöse Agens. Die septische Sakroiliitis geht mit erhöhter Blutkörperchensenkungsgeschwindigkeit, beträchtlicher Leukozytose und Fieber einher, sonst aber nur mit unspezifischen klinischen Symptomen. Deshalb wird sie klinisch leicht als Erkrankung im Abdominalbereich bzw. im Bereich der Hüfte oder der Bandscheiben oder auch als Appendizitis fehlgedeutet [17].

> Die unspezifischen klinischen Symptome einer infektiösen Sakroiliitis verzögern in vielen Fällen eine exakte Diagnose und damit eine suffiziente Therapie, sodass bei Verdacht auf eine derartige Erkrankung den bildgebenden Methoden eine besondere Bedeutung zukommt [24].

In manchen Fällen sind die Beschwerden ähnlich denen eines akuten Abdomens mit septischem Syndrom [51, 60]. An eine septische Sakroiliitis sollte in allen Altersgruppen bei Vorhandensein entsprechender Kreuzschmerzen gedacht werden, die mit Fieber einhergehen. Im Gegensatz zum pädiatrischen Krankengut haben Erwachsene mit septischer Sakroiliitis ein noch atypischeres Erscheinungsbild, sodass dabei lokale Komplikationen keine Seltenheit sind.

▸ **MRT.** Bei der septischen Sakroiliitis finden sich in der MRT entsprechende Signalintensitätsalterationen und ggf. bei fortgeschrittenen Stadien auch morphologische Veränderungen (knöcherne Destruktionen; ▸ **Abb. 7.15** u. ▸ **Abb. 7.16**). Auf den T1w Bildern imponieren die von der Entzündung betroffenen Areale signalarm. Nicht selten sind dabei die den Knochen umgebenden Weichteile in das Entzündungsgeschehen miteinbezogen. Auf T2w Bildern (mit oder ohne Fettunterdrückung) kommt es infolge der entzündlichen Veränderungen, die naturgemäß mit einem erhöhten Wassergehalt einhergehen, zu einem deutlichen Signalanstieg des T1w hypointensen Bereichs. Darüber hinaus lassen sich ggf. vorhandene osteodestruktive Veränderungen gut abgrenzen. Nach Kontrastmittelapplikation zeigen die krankhaften Areale großteils einen kräftigen, wenn auch teilweise inhomogenen Anreicherungseffekt. Dabei bleiben allerdings vorhandene nekrotische (eingeschmolzene, liquide) Anteile von einer Kontrastmittelaufnahme ausgespart.

> Die Unterscheidung der infektiösen Sakroiliitis von der wesentlich häufigeren nicht infektiösen Form ist von außerordentlicher Bedeutung, da die Behandlung grundlegend unterschiedlich ist.

Im fortgeschrittenen Stadium lassen sich auch erosiv-destruktive Veränderungen, Sequestrationen und Abszessformationen beobachten. Sequester und Abszesse kommen bei der Spondylitis ankylosans nicht vor [7]. Wird eine septische Sakroiliitis mittels MRT diagnostiziert, ist die Gewinnung einer Keimprobe nahezu unerlässlich, um ein sicheres Ansprechen der Therapie zu gewährleisten und um Resistenzen zu verhindern. Die MRT ist die Methode der Wahl, wenn es den Krankheitsverlauf und das Ansprechen der Therapie zu kontrollieren gilt, um ggf. Therapieänderungen vornehmen zu können. Infektionen im Bereich des Sakroiliakalgelenks können auch während der Schwangerschaft auftreten. In diesem Fall hat eine rasche Therapie einzusetzen, um die Schwangerschaft nicht zu gefährden. Dafür bietet sich die MRT als nicht mit ionisierender Strahlung einhergehende Methode an [57]. Früher war man auf die Evaluierung klinischer Symptome und die Beachtung der Laborparameter beschränkt. Hingegen hat man heute mit den Schnittbildverfahren Methoden an der Hand, um Veränderungen im Bereich der Sakroiliakalgelenke frühzeitig zu erfassen und den Therapieverlauf zu kontrollieren. Die MRT ist sicherlich die sensitivste Methode. Zudem erlaubt sie, bedingt durch ihren hohen Weichteilkontrast, eine exzellente anatomische Detaildarstellung, schon lange, bevor osteodestruktive Veränderungen manifest werden [19].

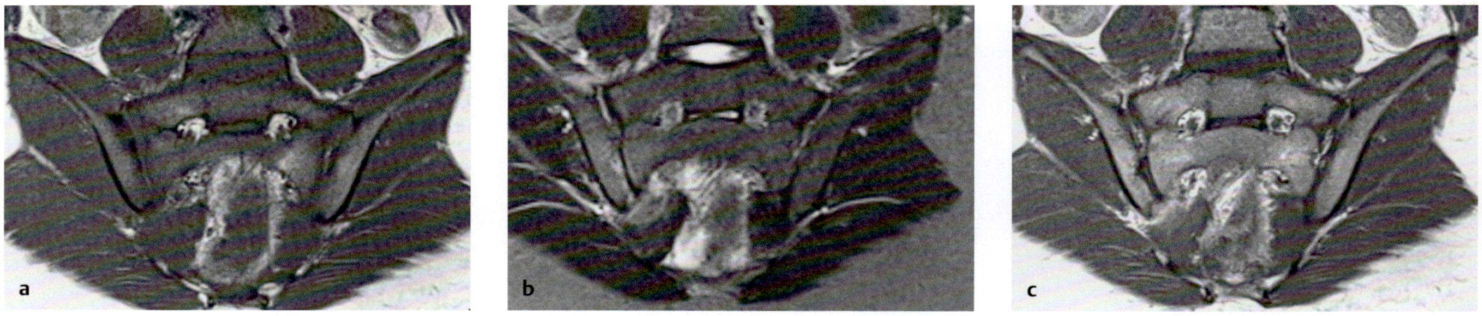

Abb. 7.15 a – m Infektiöse Sakroiliitis im Verlauf. Der Patient kam wegen Hüftbeschwerden in das Krankenhaus.
a – c *Erstvorstellung:* Die Bilder zum Zeitpunkt der Aufnahme (**a – c**) zeigen nur minimale Veränderungen im kaudalen Abschnitt der Sakroiliakalgelenke, die als reaktiv im Rahmen einer Appendizitis diagnostiziert wurden. Die Signalalterationen sind lediglich auf den fettunterdrückten T2w Bildern erkennbar. Die T1w Bilder ohne und mit Kontrastmittel imponieren unauffällig. Eine Appendektomie wurde durchgeführt.

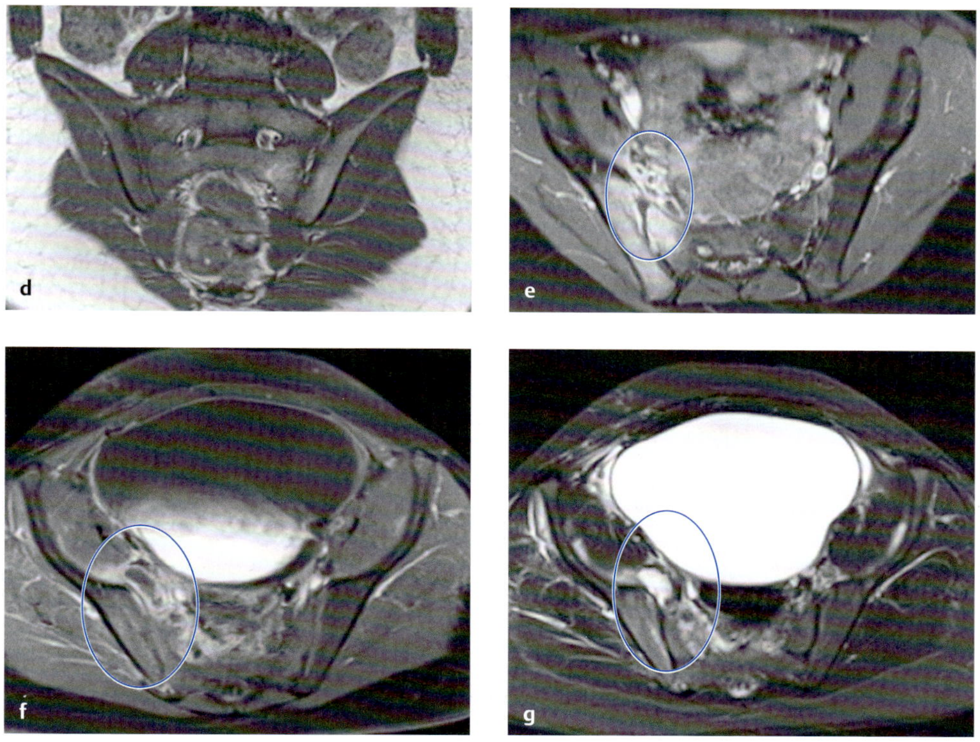

d – g *Folgeuntersuchung 4 Wochen nach Erstvorstellung:* Die Bilder zeigen eine ausgeprägte rechtsseitige Sakroiliitis mit extraossärem Weichteilanteil (**d – g**): pyogene Infektion. Der Patient wurde daraufhin mit Antibiotika behandelt. Im Bereich des rechten Sakroiliakalgelenks finden sich ausgeprägte Signalalterationen. Dabei kommt ventral am Sakroiliakalgelenk eine zystisch imponierende Weichteilformation zur Darstellung. Nach Kontrastmittelapplikation weisen diese Veränderungen einen deutlichen Anreicherungseffekt auf. Lediglich der zystische Anteil bleibt davon ausgespart. Die Signalalterationen im Bereich des Gelenks bzw. der extraossäre Weichteilanteil sind ovalär umrandet (**e–g**).

h – m *Folgeuntersuchung 3 Monate nach Erstvorstellung:* Die Bilder (**h – m**) zeigen einen deutlichen Rückgang der entzündlichen Veränderungen seit der Folgeuntersuchung 4 Wochen nach Erstvorstellung (**d – g**). Dabei sind lediglich noch im Knochen geringe reaktive Veränderungen feststellbar. Der extraossäre Anteil stellt sich nicht mehr dar. Der Patient ist zu diesem Zeitpunkt schon völlig beschwerdefrei, obwohl noch Veränderungen im MRT vorhanden sind.

Quelle: mit freundl. Genehmigung von Fr. Dr. Ruth Steinwender, Radiologisches Institut des Krankenhauses Amstetten, N. Ö.

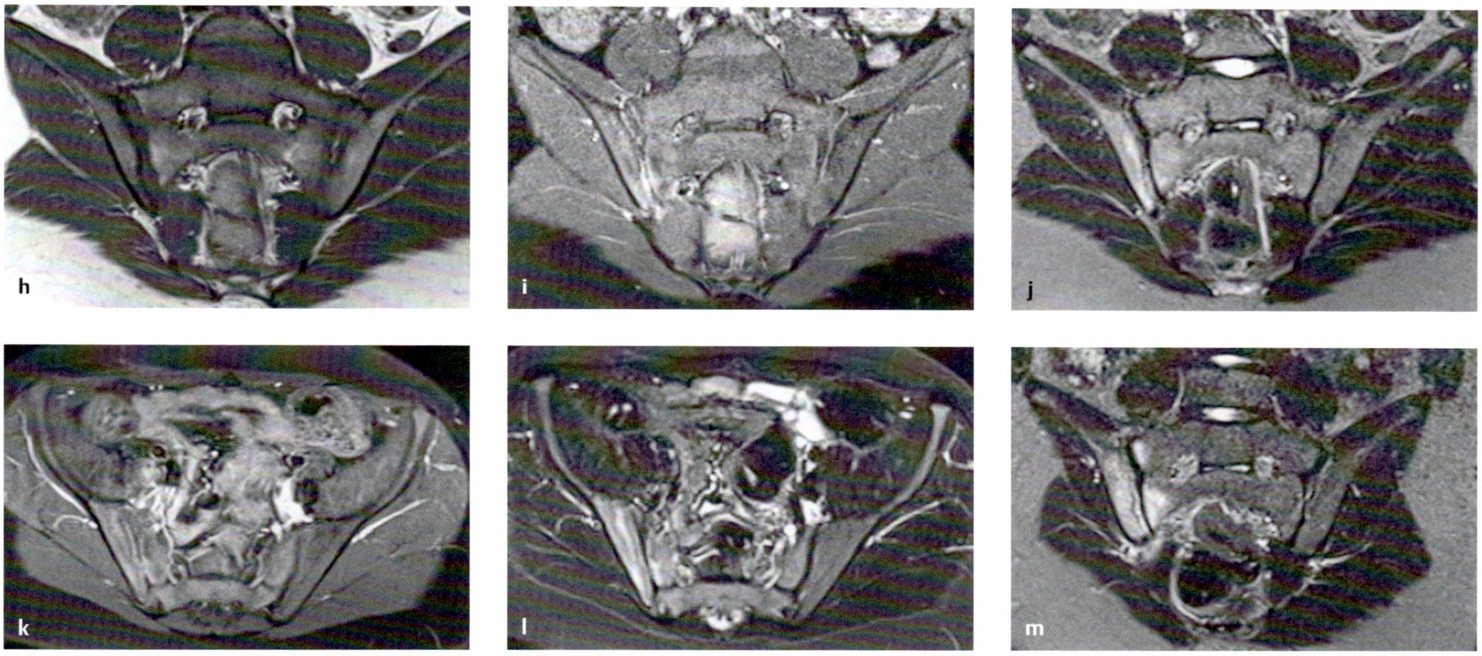

a Erstvorstellung. MRT: parakoronale T1w Aufnahme.
b Erstvorstellung. MRT: fettunterdrückte parakoronale T2w Aufnahme.
c Erstvorstellung. MRT: parakoronale T1w Aufnahme nach i. v. Kontrastmittelapplikation.
d Folgeuntersuchung 4 Wochen nach Erstvorstellung. MRT: parakoronale T1w Aufnahme.
e Folgeuntersuchung 4 Wochen nach Erstvorstellung. MRT: fettunterdrückte axiale T1w Aufnahme nach Kontrastmittelgabe.
f Folgeuntersuchung 4 Wochen nach Erstvorstellung. MRT: fettunterdrückte axiale T1w Aufnahme nach Kontrastmittelgabe, entsprechendes Bild ca. 6 cm kaudal von **e**.
g Folgeuntersuchung 4 Wochen nach Erstvorstellung. MRT: axiale STIR-Aufnahme, Ebene wie in **f**.
h Folgeuntersuchung 3 Monate nach Erstvorstellung. MRT: parakoronale T1w Aufnahme.
i Folgeuntersuchung 3 Monate nach Erstvorstellung. MRT: parakoronale T1w Aufnahme mit Fettunterdrückung nach Kontrastmittelapplikation.
j Folgeuntersuchung 3 Monate nach Erstvorstellung. MRT: parakoronale STIR-Aufnahme.
k Folgeuntersuchung 3 Monate nach Erstvorstellung. MRT: axiale T1w Aufnahme mit Kontrastmittel.
l Folgeuntersuchung 3 Monate nach Erstvorstellung. MRT: fettunterdrückte axiale T2w Aufnahme.
m Folgeuntersuchung 3 Monate nach Erstvorstellung. MRT: parakoronale STIR-Aufnahme.

7.5.3 Sakroiliitis anderer Genese

Entzündliche Veränderungen im Bereich der Sakroiliakalgelenke lassen sich auch bei verschiedenen anderen inflammatorischen Erkrankungen beobachten, wie entzündlichen Darmerkrankungen (Morbus Crohn, Colitis ulcerosa). Bei diesen Erkrankungen sind meist beide Sakroiliakalgelenke symmetrisch befallen. Auch im Rahmen der Psoriasis und des Reiter-Syndroms kann es zu entzündlichen Veränderungen im Sakroiliakalgelenkbereich kommen. Dabei sind die entzündlichen Veränderungen gewöhnlich zwar bilateral, aber asymmetrisch zu beobachten [3,33]. Bei der rheumatoiden Arthritis ist die Mitbeteiligung der Sakroiliakalgelenke äußerst selten und, wenn vorhanden, dann eher einseitig und asymmetrisch. Ein grundlegender Unterschied im MRT-Erscheinungsbild ist nicht gegeben, insbesondere in der Frühphase dieser Sakroiliitiden.

7.6 Veränderungen in der Schwangerschaft

Während der Schwangerschaft durchläuft das Sakroiliakalgelenk diverse physiologische Veränderungen, die zum Teil auch Schmerzen verursachen können. Bedingt durch den hormonellen Einfluss kommt es zu erhöhter Dehnbarkeit der ligamentären Strukturen und am Ende der Schwangerschaft bzw. präpartal als Vorbereitung auf den Geburtsakt zu einer Erweiterung des Gelenkspalts. Diese bildet sich allerdings normalerweise innerhalb weniger Monate nach der Geburt wieder zurück [53,61]. Schmerzen nach der Geburt sind zum Teil durch die normalen hormonellen Veränderungen bedingt. Sie können aber auch Folge eines mechanischen Stresses im Rahmen des Geburtsvorgangs oder auf gröbere Verletzungen im Rahmen der Geburt zurückzuführen sein.

In seltenen Fällen (ca. 1% der Geburten) lassen sich nach der Geburt verstärkte Sklerosierungen im unteren Abschnitt des Sakroiliakalgelenks beobachten, die den Namen „Osteitis condensans ilii“ tragen, wenn sie entsprechend ausgeprägt sind (▸ **Abb. 7.17**). Erosive Veränderungen, Gelenkspaltverschmälerungen oder knöcherne Brückenbildungen, wie sie typisch für ein entzündliches Geschehen sind, gehen damit allerdings nicht einher. Da die Veränderungen durchgehend nur iliumseitig lokalisiert sind, wird diese Entität oft fälschlicherweise als Sakroiliakalgelenkerkrankung interpretiert [38]. Eine exakte Erklärung für diese Veränderungen gibt es nicht. Man nimmt allerdings an, dass sie auf den mechanischen Stress im Rahmen der Schwangerschaft zurückzuführen sind [46,54]. Die Veränderungen bilden sich normalerweise innerhalb von 1 – 3 Monaten nach der Geburt zurück, können allerdings auch über Jahre hin bestehen bleiben. Aufgrund der Anamnese, der radiologischen Veränderungen und der Laborparameter lässt sich diese Entität von anderen Erkrankungen wie der ankylosierenden Spondylitis oder tumorösen Veränderungen abgrenzen.

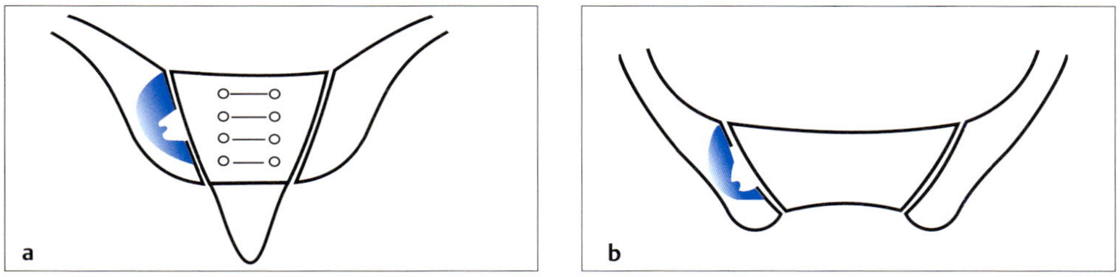

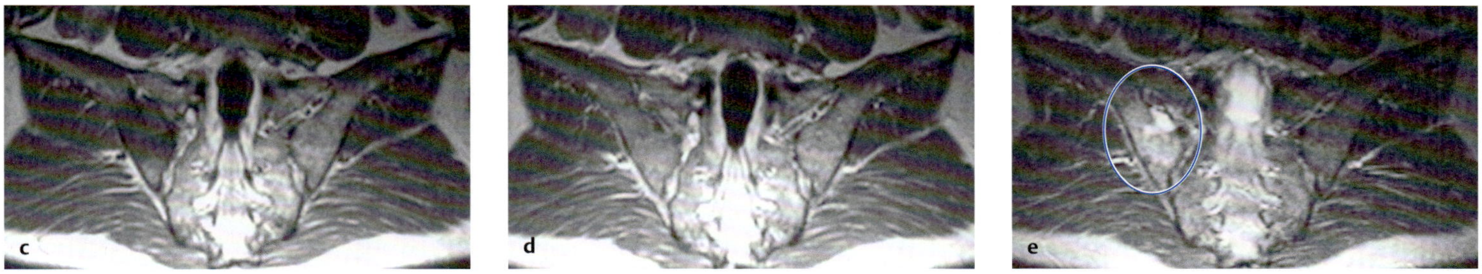

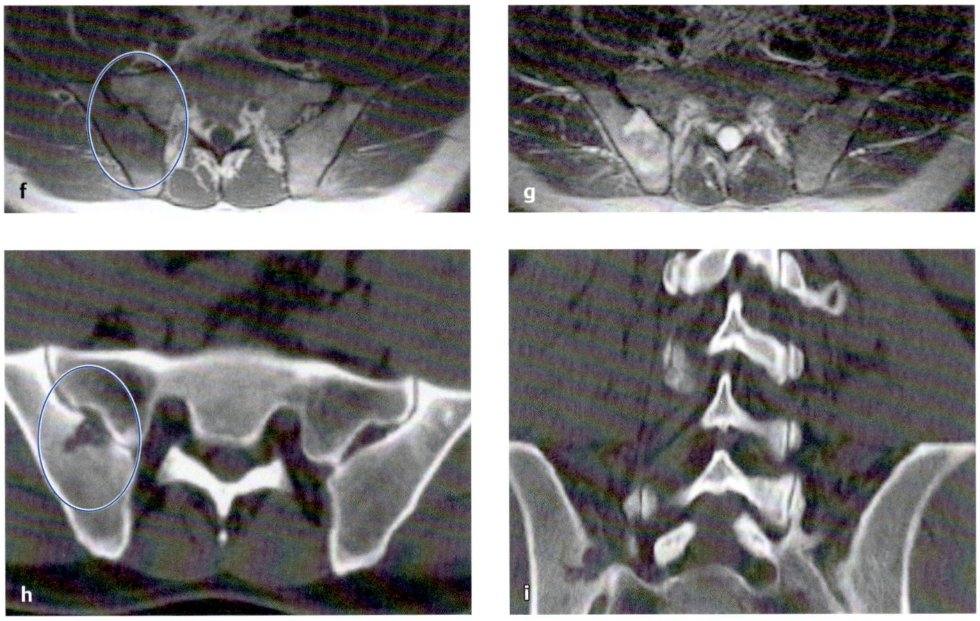

Abb. 7.16 a – i Septische Sakroiliitis rechts (Abszess). Im Bereich des rechten Sakroiliakalgelenks gelangt sakrumseitig ein osteodestruktiver Prozess mit liquidem Zentrum und ausgeprägt reaktivem Umgebungsödem bzw. deutlicher Kontrastmittelanreicherung nach Kontrastmittelgabe zur Darstellung (**c – g**; ovaläre Markierung in **e, f**). Auch in der CT ist der destruktive Knochenprozess sichtbar (**h, i**; ovaläre Markierung in **h**). Aufgrund von Anamnese, Klinik und Laborparametern konnte die Diagnose eines septischen Abszesses gestellt werden. In den schematischen Darstellungen (**a, b**) zeigt sich im Anschluss an das rechte Sakroiliakalgelenk iliumseitig ein knöcherner Defekt mit reaktivem Umgebungsödem (rot markiert).

a Parakoronales Schema.
b Paraaxiales Schema.
c MRT: parakoronale T1w Aufnahme.
d MRT: parakoronale T1w Aufnahme mit Kontrastmittel (gleiche Ebene wie in **c**).
e MRT: parakoronale STIR-Aufnahme (gleiche Ebene wie in **c**).
f MRT: axiale T1w Aufnahme.
g MRT: axiale STIR-Aufnahme (gleiche Ebene wie in **f**).
h CT: axiale Schicht, Knochenfenster.
i CT: koronale Rekonstruktion, Knochenfenster.

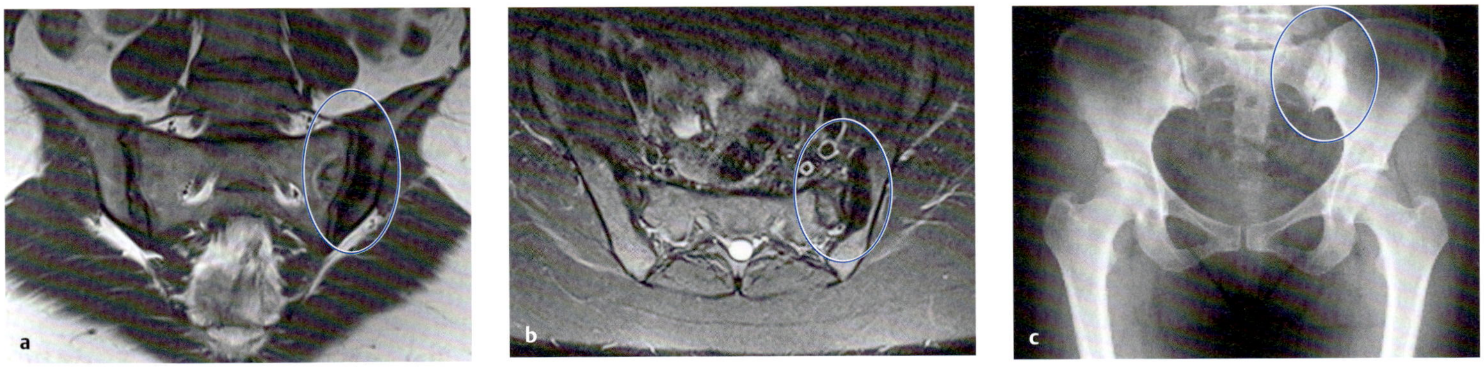

Abb. 7.17 a – c Veränderungen post partum. Im Bereich der Sakroiliakalgelenke finden sich breite signallose Areale (vorwiegend links; ovaläre Markierung). Darüber hinaus ist links sakrumseitig oberflächlich ein minimaler Ödemsaum erkennbar. Auf dem Beckenübersichtsröntgenbild imponieren diese Areale mit deutlich erhöhter Knochendichte. Es handelt sich in diesem Fall um eine Patientin wenige Monate post partum. Sie zeigte klinisch bzw. hinsichtlich der Laborparameter keinerlei Hinweis auf eine Sakroiliitis.

a MRT: parakoronale T1w Aufnahme.
b MRT: axiale STIR-Aufnahme.
c Röntgen: Beckenübersichtsaufnahme.

7.7 Tumoren

Im Gegensatz zu metastatischen Absiedelungen (▸ **Abb. 7.18**) sind Primärtumoren (▸ **Abb. 7.19**) im Sakroiliakalgelenkbereich relativ selten.

▸ **MRT.** Das MRT-Erscheinungsbild von Metastasen in diesem Gelenkbereich unterscheidet sich nicht von dem in den übrigen Körperregionen. Auf T1w Bildern zeigt sich meist eine Raumforderung, die neben mehr oder minder ausgeprägten Knochendestruktionen in späteren Stadien nahezu immer einen extraossären Anteil aufweist und im Wesentlichen signalarm imponiert. Die Tumorformation zeigt gewöhnlich auf T2w Bildern einen deutlichen Signalanstieg und imponiert somit mehr oder minder stark hyperintens. Dabei kann das an die Tumorformation angrenzende reaktive Gewebe durchaus einen gewissen Maskierungseffekt verursachen (s. ▸ **Abb. 7.18**) [31]. Mittels Kontrastmittelapplikation ist allerdings meist eine relativ sichere Abgrenzung zwischen Tumor und Umgebungsreaktion möglich. Zur Unterscheidung zwischen aktivem Tumorgewebe und nekrotischen Anteilen ist eine i. v. Kontrastmittelgabe nahezu unerlässlich. Vor Gewinnung histologischen Materials oder vor Follow-up-Untersuchungen nach Chemo- bzw. Strahlentherapie oder Operation sollte somit eine Kontrastmittelserie angefertigt werden [62]. Im Gegensatz zu fokalen Läsionen kann sich die Diagnose bei generalisierten Knochenmarkerkrankungen relativ schwierig gestalten, da aufgrund eines uniformen Signalverhaltens der krankhafte Prozess in solchen Fällen leicht übersehen werden kann und somit eine falsche Diagnose gestellt wird (▸ **Abb. 7.20**).

> Es ist immer darauf zu achten, dass auf den T1w Bildern das Sakrum aufgrund des hohen Fettmarkanteils signalreich und somit hyperintens sein muss. Ein Signalzuwachs von T1w auf T2w ist äußerst suspekt auf das Vorliegen eines krankhaften Prozesses und bedarf einer genauen Abklärung.

7.8 Sakroiliakalgelenkinfiltrationen

Infiltrationen mit Kortikosteroidpräparaten haben sich beim Sakroiliakalgelenk unter Zuhilfenahme der Durchleuchtung bzw. unter CT-Führung als sehr effizient herausgestellt [41]. Die Entwicklung MRT-kompatibler Therapienadeln ermöglicht diese Art der Infiltrationen auch mittels MRT [23]. Derartige Infiltrationstechniken werden allerdings vorwiegend bei Patienten mit sakroiliakalen Gelenkdysfunktionen durchgeführt. Die Patienten reagieren unmittelbar nach Infiltration bei Zugabe von kleinen Mengen von Lokalanästhetika mit rascher Schmerzbesserung, sodass dies durchaus auch einen diagnostischen Nutzen hat. Zudem können so Schmerzursachen anderer Genese ausgeschlossen werden [55]. Ohne Zuhilfenahme bildgebender Methoden ist eine sichere Injektion in das Sakroiliakalgelenk äußerst schwierig bzw. unsicher, sodass in nahezu allen Fällen die Durchleuchtung bzw. eine CT-Führung zuhilfe genommen werden [6, 20].

7.9 Zusammenfassung

Zusammenfassend lässt sich sagen, dass die diagnostische Bildgebung im Bereich des Sakrums bzw. der Sakroiliakalgelenke eine besondere Herausforderung darstellt. Insbesondere bei negativem Röntgenbild scheint die MRT zur Früherkennung entzündlicher Veränderungen heutzutage unerlässlich. Auch zum Ausschluss anderer Krankheitsbilder kann auf Schnittbildtechniken wie CT und insbesondere MRT nicht verzichtet werden. Nicht zu vergessen sind auch die radiologisch-therapeutischen Möglichkeiten (Gelenkinfiltration), derer sich die Radiologen bewusst sein sollten.

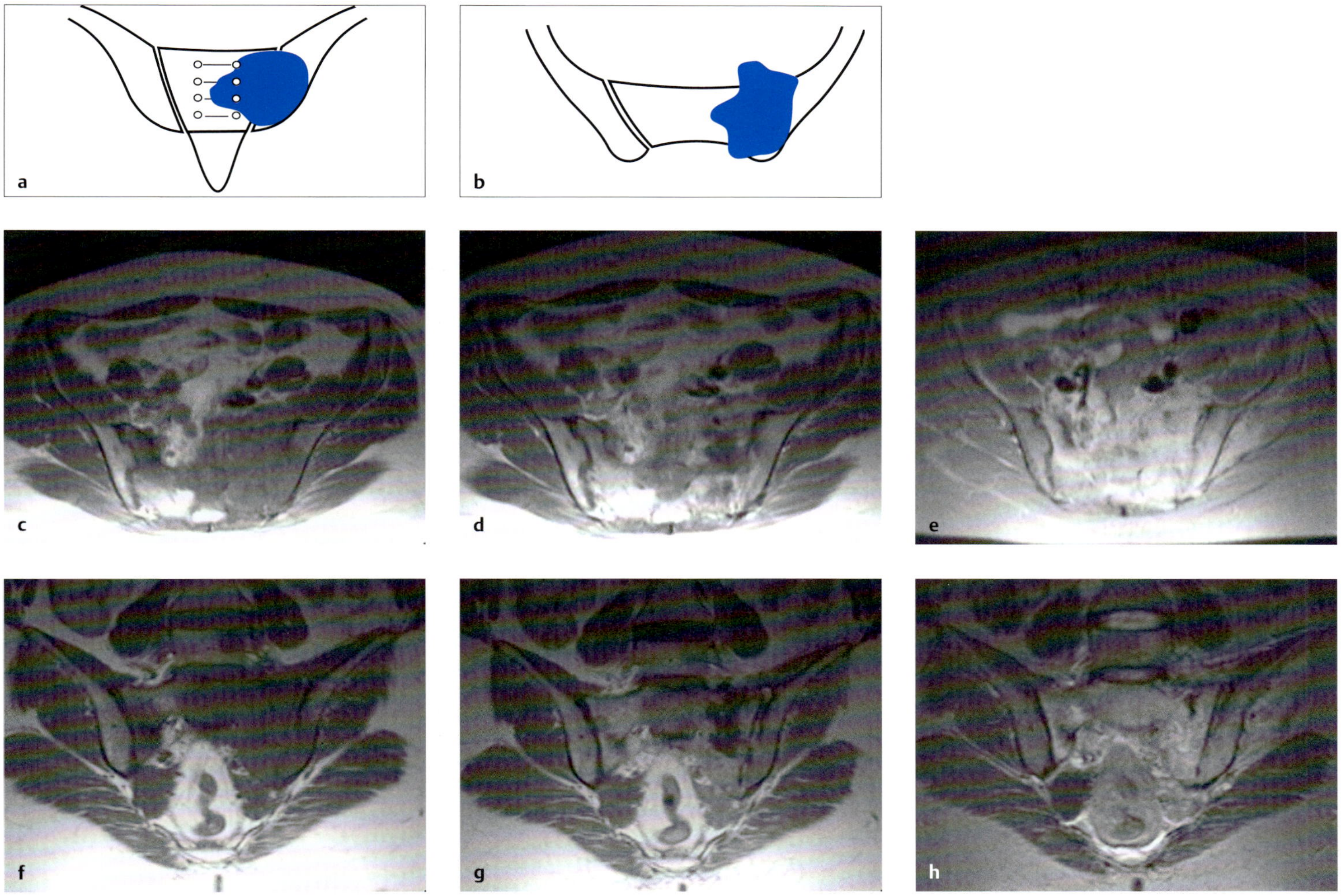

Abb. 7.18 a–h Metastase eines Mammakarzinoms. Im Bereich des linken Sakroiliakalgelenks findet sich eine relativ große Raumforderung, T1w hypointens (**c, f**) bzw. T2w hyperintens imponierend (**e, h**). Nach Kontrastmittelapplikation (**d, g**) zeigt die Raumforderung einen inhomogenen, zum Teil beträchtlichen Anreicherungseffekt. Dabei bleiben allerdings zentral Anteile davon ausgespart (Nekroseareale). Metastase (Primum: Mammakarzinom).

a Parakoronales Schema einer Raumforderung im Bereich des linken Sakroiliakalgelenks (rot markiert).
b Paraaxiales Schema einer Raumforderung im Bereich des linken Sakroiliakalgelenks (rot markiert).
c MRT: axiale T1w Aufnahme vor Kontrastmittelapplikation.
d MRT: axiale T1w Aufnahme nach Kontrastmittelapplikation.
e MRT: axiale fettunterdrückte T2w Aufnahme.
f MRT: parakoronale T1w Aufnahme vor Kontrastmittelgabe.
g MRT: parakoronale T1w Aufnahme nach Kontrastmittelgabe.
h MRT: parakoronale STIR-Aufnahme.

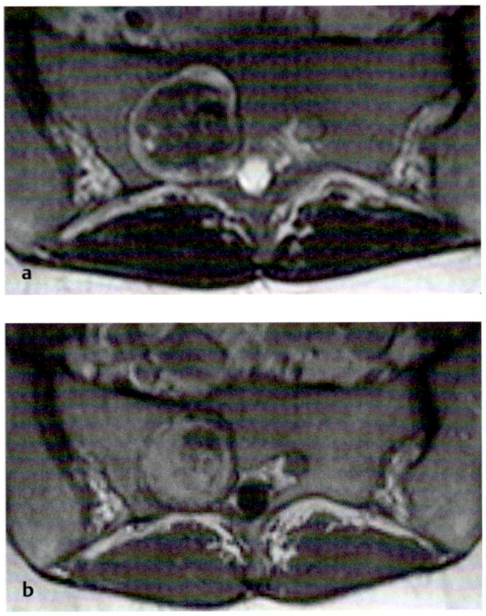

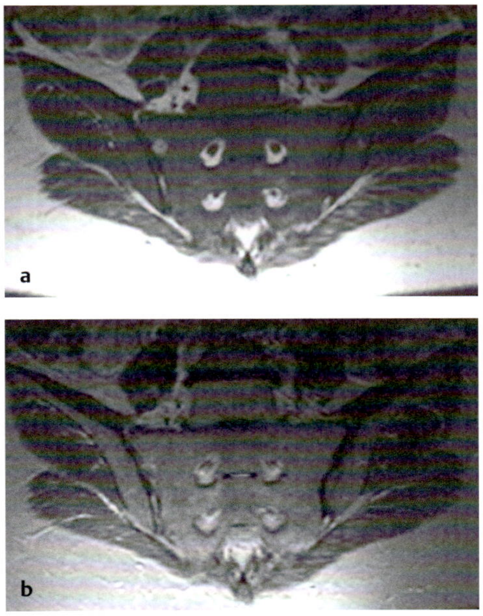

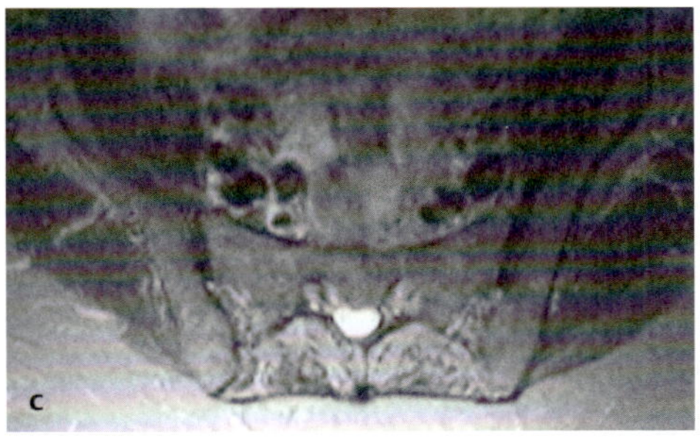

Abb. 7.20 a–c Leukämie. Auf dem T1w Bild (**a**) ist das normal hyperintense Knochenmark durch Fremdgewebe diffus ersetzt. Auf den T2w Aufnahmen zeigen diese Areale im Gegensatz zum normalen Signalverhalten eine leichte Signalzunahme (**b, c**). Das Erscheinungsbild in der MRT spricht für das Vorliegen einer diffusen Knochenmarkerkrankung. Beim Patienten wurde aufgrund einer Knochenmarkbiopsie eine Leukämie diagnostiziert.

a MRT: parakoronale T1w Aufnahme.
b MRT: parakoronale T2w Aufnahme.
c MRT: axiale T2w Aufnahme.

Abb. 7.19 a, b Seltenes Neurolipofibrom (laut Histologie). Rechts-paramedian zeigt sich eine ca. 2,5 cm große Läsion mit teilweise fettisointensen Spots und großteils kräftigem Anreicherungseffekt nach Kontrastmittelgabe.

a MRT: axiale T2w Aufnahme.
b MRT: axiale T1w Aufnahme nach i. v. Kontrastmittelapplikation.

Literatur

[1] Abbott JT, Carty H. Pyogenic sacroiliitis, the missed diagnosis? Br J Radiol 1993; 66: 120–122

[2] Battaforano DF, West SG, Rak KM et al. Comparison of bone scan, computed tomography, and magnetic resonance imaging in the diagnosis of active sacroiliitis. Semin Arthritis Rheum 1993; 23: 161–176

[3] Bennett DL, Ohashi K, El-Khoury GY. Spondyloarthropathies: ankylosing spondylitis and psoriatic arthritis. Radiol Clin 2004; 42: 121–134

[4] Blum U, Buitrago-Tellez C, Mundinger A et al. Magnetic resonance imaging (MRI) for detection of active sacroiliitis – a prospective study comparing conventional radiography, scintigraphy, and contrast enhanced MRI. J Rheumatol 1996; 23 (12): 2107–2115

[5] Bollow M, Braun J, Hamm B et al. Early sacroiliitis in patients with spondyloarthropathy; evaluation with dynamic gadolinium-enhanced MR imaging. Radiology 1995; 194: 529–536

[6] Bollow M, Braun J, Taupitz M et al. CT-guided intraarticular corticosteroid injection into the sacroiliac joints in patients with spondyloarthropathy: indication and follow-up with contrast-enhanced MRI. J Comput Assist Tomogr 1996; 20: 512–521

[7] Bollow M, Braun J, Biedermann T et al. Use of contrast-enhanced MR imaging to detect sacroiliitis in children. Skeletal Radiol 1998; 27: 606–616

[8] Bollow M, Hermann KG, Biedermann T et al. Very early spondyloarthritis: where the inflammation in the sacroiliac joints starts. Ann Rheum Dis 2005; 64 (11): 1644–1646

[9] Bottomley MB. Sacral stress fracture in a runner. Br J Sports Med 1990; 24: 243–244

[10] Bozgeyik Z, Ozgocmen S, Kocakoc E. Role of diffusion-weighted MRI in the detection of early active sacroiliitis. AJR Am J Roentgenol 2008; 191: 980–986

[11] Braun J. Epidemiologische und prognostische Aspekte bei der Spondylitis ankylosans. Radiologe 2004; 44: 209–216

[12] Bredella MA, Steinbach LS, Morgan S et al. MRI of the sacroiliac joints in patients with moderate to severe ankylosing spondylitis. AJR Am J Roentgenol 2006; 187: 1420–1426

[13] Burgess AR, Eastridge BJ, Young JE et al. Pelvic ring disruptions: effective classification system and treatment protocols. J Trauma 1990; 30: 848–856

[14] Carrera GF, Foley WD, Kozin F et al. CT of sacroiliitis. AJR Am J Roentgenol 1981; 136: 41–46

[15] Cohen AS, McNeill JM, Calkins E et al. The „normal" sacroiliac joint. Analysis of 88 sacroiliac roentgenograms. AJR Am J Roentgenol 1968; 100: 559–563

[16] Cohen SP. Sacroiliac joint pain: a comprehensive review of anatomy, diagnosis, and treatment. Anesth Analg 2005; 101: 1440–1453

[17] Cohn SM, Schoetz DJ. Pyogenic sacroiliitis: another imitator of the acute abdomen. Surgery 1986; 100: 95–98

[18] Dihlmann W. Seronegative Spondarthritiden. In: Dihlmann W, Hrsg. Roentgenatlas der rheumatischen Erkrankungen. Stuttgart: Thieme; 1985: 133–228

[19] Dunn EJ, Bryan DM, Nugent JT et al. Pyogenic infections of the sacro-Iliac joint. Clin Orthop Relat Res 1996; 118: 113–117

[20] Dussault RG, Kaplan PA, Anderson MW. Fluoroscopy-guided sacroiliac joint injections. Radiology 2000; 214: 273–277

[21] Fam AG, Rubenstein JD, Chin Sangh H et al. Computed tomography in the diagnosis of early ankylosing spondylitis. Arthritis Rheum 1985; 28: 930–937

[22] Fortin JD, Washington WJ, Falco FJE. Three pathways between the sacroiliac joint and neural structures. AJNR Am J Neuroradiol 1999; 20: 1429–1434

[23] Fritz J, Pereira PL. MR-gesteuerte Schmerztherapie: Prinzipien und klinische Applikationen. Fortschr Röntgenstr 2007; 179: 914–924

[24] Haliloglu M, Kleinmann MB, Siddiqui AR et al. Osteomyelitis and pyogenic infection of the sacroiliac joint. Pediatr Radiol 1994; 24: 333–335

[25] Hermann KGA, Bollow M. Diagnostik der Spondyloarthritiden am Achsenskelett. Radiologie up2date 2009; 3: 207–228

[26] Ho G Jr., Sadonikoff N, Malhotra CM et al. Quantitative sacroiliac joint scintigraphy. A critical assessment. Arthritis Rheum 1979; 22: 837–844

[27] Hodgson BF. Pyogenic sacroiliac joint infection. Clin Orthop 1989; 246: 146–149

[28] Inanc N, Atagunduz P, Sen F et al. The investigation of sacroiliitis with different imaging techniques in spondyloarthropathies. Rheumatol Int 2005; 25: 591–594

[29] Jee WH, McCauley TR, Lee SH et al. Sacroiliitis in patients with ankylosing spondylitis: association of MR findings with disease activity. Magn Reson Imaging 2004; 22: 245–250

[30] Jurik AG, Egund N. Grading der Sakroiliitis mit Betonung der MRT-Bildgebung. Radiologe 2004; 44: 234–241

[31] Kanberoglu K, Mihmanli I, Kurugoglu S et al. Bone marrow changes adjacent to the sacroiliac joints after pelvic radiotherapy mimicking metastases on MRI. Eur Radiol 2001; 11: 1748–1752

[32] Lacout A, Rousselin B, Pelage JP. CT and MRI of spine and sacroiliac involvement in spondyloarthropathy. AJR Am J Roentgenol 2008; 191: 1016–1023

[33] Lee EY, Sundel RP, Kim S et al. MRI findings of juvenile psoriatic arthritis. Skeletal Radiol 2008; 37: 987–996

[34] Maigne JY, Boulahdour H, Chatellier G. Value of quantitative radionuclide bone scanning in the diagnosis of sacroiliac joint syndrome in 32 patients with low back pain. Eur Spine J 1998; 7: 328–331

[35] Major NM, Helms CA. Plevic stress injuries: the relationship between osteitis pubis (symphysis pubis stress injury) and sacroiliac abnormalities in athletes. Skeletal Radiol 1997; 26: 711–717

[36] Major NM, Helms CA. Sacral stress fractures in long-distance runners. AJR Am J Roentgenol 2000; 174: 727–729

[37] Matheson GO, Clement DB, McKenzie DC et al. Stress fractures in athletes: a study of 320 cases. Am J Sport Med 1987; 15: 46–58

[38] Mitra R. Osteitis condensans ilii. Rheumatol Int 2010; 30 (3): 293–296

[39] Muche B, Bollow M, Francois RJ et al. Anatomic structures involved in early- and late-stage sacroiliitis in spondylarthritis: a detailed analysis by contrast-enhanced magnetic resonance imaging. Arthritis Rheum 2003; 48 (5): 1374–1384

[40] Oostveen J, Prevo R, den Boer J et al. Early detection of sacroiliitis on magnetic resonance imaging and subsequent development of sacroiliitis on plain radiography. J Rheumatol 1999; 26: 1953–1958

[41] Pereira PL, Günaydin I, Trübenbach J et al. Technical innovation. Interventional MR imaging for injection of sacroiliac joints in patients with sacroiliitis. AJR Am J Roentgenol 2000; 175: 265–266

[42] Prassopoulos PK, Faflia CP, Voloudaki AE et al. Sacroiliac joints: anatomic variants on CT. J Comput Assit Tomogr 1999; 23: 323–327

[43] Puhakka KB, Jurik AG, Egund N et al. Imaging of sacroiliitis in early seronegative spondyloarthropathy. Assessment of abnormalities by MR in comparision with radiography and CT. Acta Radiol 2003; 44 (2): 218–229

[44] Puhakka KB, Melsen F, Jurik AG et al. MR imaging of the normal sacroiliac joint with correlation to histology. Skeletal Radiol 2004; 33: 15–28

[45] Remplik P, Schukai O, Roemer FW et al. Einfluss klinischer Informationen auf die diagnostische Wertigkeit der MRT bei der Frage nach einer abakteriellen Sakroiliits. Fortschr Röntgenstr 2005; 177: 842–848

[46] Resnick D. Diagnosis of bone and joint disorders. 4th ed. Philadelphia: WB Saunders; 2002

[47] Rudwaleit M, van der Heijde D, Landewé R et al. Ankylosierende Spondylitis (AS). Schmerzen, wo der Rücken aufhört. Ann Rheum Dis 2009; 68: 777–783

[48] Ryan LM, Carrera GF, Lightfoot RW et al. The radiographic diagnosis of sacroiliitis. Arthritis Rheum 1983; 26: 760–763

[49] Sandrasegaran K, Saifuddin A, Coral A et al. Magnetic resonance imaging of septic sacroiliitis. Skeletal Radiol 1994; 23: 289–292

[50] Slipman CW, Lipetz JS, Plastaras CT et al. Fluoroscopically guided therapeutic sacroiliac joint injections for sacroiliac syndrome. Am J Phys Med Rehabil 2001; 80: 425–432

[51] Stephen MC, David JS. Pyogenic sacroiliitis. Another imitator of the acute abdomen. Surgery 1986; 100: 95–98

[52] Stürzenbecher A, Braun J, Paris S et al. MR imaging of septic sacroiliitis. Skeletal Radiol 2000; 29: 439–446

[53] Taylor RN, Sonson RD. Separation of the pubic symphysis – an underrecognized peripartum complication. J Reprod Med 1986; 31: 203–206

[54] Tuite MJ. Facet joint injection and sacroiliac joint injection. Semin Roentgenol 2004; 39: 37–51

[55] Tuite MJ. Sacroiliac joint imaging. Semin Musculoskelet Radiol 2008; 12: 72–82

[56] Wie Y, Feng F, Dion E et al. Comparison of radiography, computed tomography and magnetic resonance imaging in the detection of sacroiliitis accompanying ankylosing spondylitis. Skeletal Radiol 1998; 27: 311–320

[57] Wilbur AC, Langes BG, Spigos DG. Diagnosis of sacroiliac joint infection in pregnancy by magnetic resonance imaging. Magn Reson Imaging 1988; 6: 341–343

[58] Wittram C, Whitehouse GH, Bucknall RC. Fat suppressed contrast enhanced MR imaging in the assessment of sacroiliitis. Clin Radiol 1996; 51: 554–558

[59] Wittram C, Whitehouse GH, Williams JW et al. A comparison of MR and CT in suspected sacroiliitis. J Comput Assist Tomogr 1996; 20: 68–72

[60] Wu MS, Chang SS, Lee SH et al. Pyogenic sacroiliitis – a comparison between paediatric and adult patients. Rheumatology 2007; 46: 1684–1687

[61] Wurdinger S, Humbsch K, Reichenbach JR et al. MRI of the pelvic ring joints postpartum: normal and pathological findings. J Magn Reson Imaging 2002; 15: 324–329

[62] Yoshioka H, Nakano T, Kandatsu S et al. MR imaging of radiation osteitis in the sacroiliac joints. Magn Reson Imaging 2000; 18: 125–128

[63] Yu W, Feng F, Dion E et al. Comparision of radiography, computed tomography and magnetic resonance imaging in the detection of sacroiliitis accompanying ankylosing spondylitis. Skeletal Radiol 1998; 27: 311–320

8 Intraspinale Läsionen

J. Trenkler

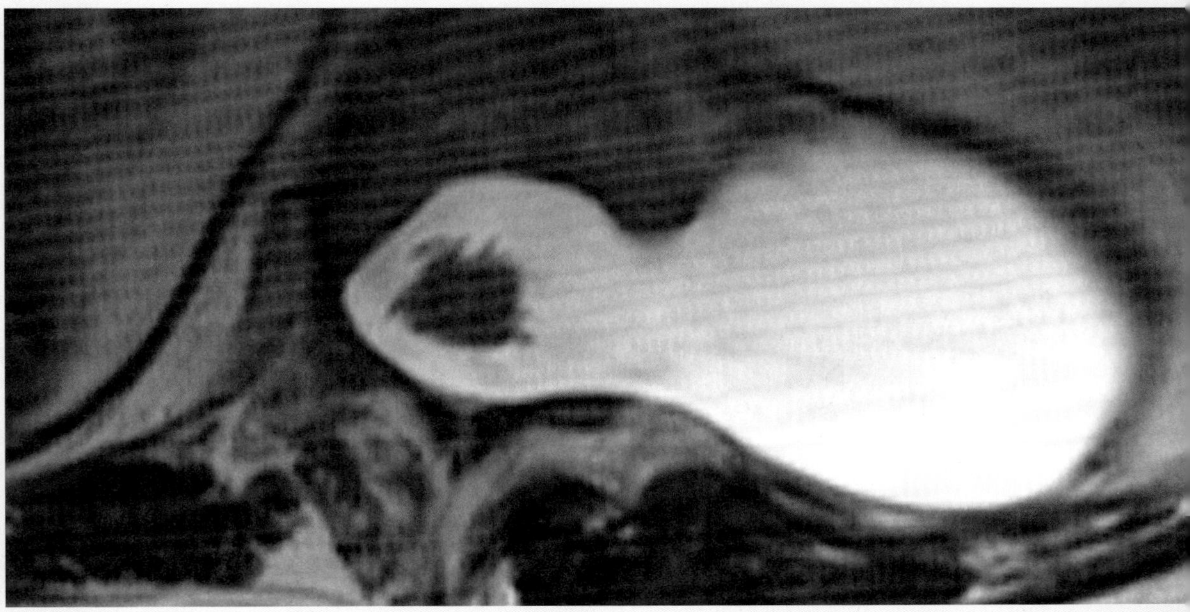

8.1 Kongenitale Störungen und Entwicklungsanomalien

8.1.1 Normale Entwicklung des Rückenmarks

Die normale Entwicklung des Rückenmarks ist ein komplexer Vorgang, der sich in 3 Stadien gliedern lässt:

- **Primäre Neurulation** (▸ **Abb. 8.1**): Zu Beginn der 3. Gestationswoche kommt es zur Ausbildung des Neuralrohrs durch Einfaltung des Ektoderms (Neuralrinne) in der Mittellinie entlang der Chorda dorsalis und schließlich zum Schluss des Neuralrohrs. Aus diesem Abschnitt werden das zervikale und thorakale Rückenmark sowie die kranialen Abschnitte des lumbalen Rückenmarks gebildet.
- **Sekundäre Neurulation** (▸ **Abb. 8.2**): In weiterer Folge kommt es zur Verschmelzung des kaudalen Neuralrohrendes mit undifferenzierten pluripotenten Zellen – der sog. kaudalen Zellmasse – unter Ausbildung des sekundären Neuralrohrs. Dieser Prozess wird als „Kanalisation" oder „sekundäre Neurulation" bezeichnet.
- **Retrogressive Differenzierung** (▸ **Abb. 8.3**): In diesem 3. Stadium kommt es zur Involution des distalen Rückenmarks zum Filum terminale sowie zum Conus medullaris.

Beim 3 Monate alten Embryo korrespondiert die Höhe des Rückenmarksegments mit dem Wirbelsäulensegment, beim 5 Monate alten Embryo liegt die Konusspitze etwa auf Höhe von S1 mit entsprechender Elongation der lumbosakralen Nervenwurzeln. Beim Neugeborenen befindet sich die Konusspitze auf Höhe von L3; ab ca. dem 2. Lebensjahr hat die Konusspitze seine endgültige Lage erreicht (L1 – L2).

Die im Zuge des Rückenmarkaszensus elongierten lumbosakralen Radices spinales bilden die Cauda equina.

8.1.2 Begriffsbestimmung der Störungen und Entwicklungsanomalien

- **Offene und geschlossene spinale Dysraphie:** „Dysraphie" bedeutet streng genommen einen Defekt des Neuralrohrschlusses. Der Begriff wurde aber ausgeweitet: Er umfasst jetzt alle kongenitalen Störungen, bei denen es zur abnormen Differenzierung und/oder zum inkompletten Verschluss der dorsalen Mittellinienstrukturen kommt, also von Haut, Muskeln, Knochen, Meningen und Nervengewebe. Die spinale Dysraphie wird klassischerweise kategorisiert in offene und geschlossene Formen: Bei der offenen spinalen Dysraphie sind das Nervengewebe bzw. die Meningen exponiert, während sie bei der geschlossenen spinalen Dysraphie von Haut bedeckt sind. Der Begriff „Spina bifida" beschreibt lediglich eine knöcherne dorsale Fusionsstörung und stellt somit einen Unterbegriff von offenen (Spina bifida aperta) sowie geschlossenen spinalen Dysraphien (Spina bifida occulta) dar.
- **Plakode:** Die Plakode entspricht einem Segment embryonalen neuralen Gewebes, das nicht an der Neurulation teilgenommen hat. Je nach Lage der Plakode zum betroffenen Rückenmarkabschnitt unterscheidet man eine terminale von einer segmentalen Plakode.
- **Tethered Cord:** Das Tethered-Cord-Syndrom bezeichnet klinische Symptome bzw. Dysfunktionen, die durch eine Fixierung des Rückenmarks oder des Filum terminale unterhalb von L3 ausgelöst werden können. Für diese Fixierung kann eine Reihe von Anomalien nach Art der geschlossenen spinalen Dysraphien Ursache sein. Beispiele sind ein verkürztes und verdicktes Filum terminale, spinale Lipome oder eine Diastematomyelie. Das Entstehen einer Hydromyelie kann die Symptome noch verstärken.

8.1.3 Klinisch-neuroradiologische Klassifikation der Dysraphien

Die an dieser Stelle verwendete Klassifikation [7] berücksichtigt sowohl klinische als auch neuroradiologische Gesichtspunkte. Der erste Schritt ist die Feststellung, ob die Malformation offen oder von Haut bedeckt ist, ob es sich also um eine offene oder eine geschlossene spinale Dysraphie handelt. Die geschlossenen Dysraphien werden weiter unterteilt in solche mit oder ohne subkutane Gewebemasse (▸ **Tab. 8.1**).

Tabelle 8.1 Klassifikation der Dysraphien nach Tortori-Donati u. Mitarb.

Dysraphieklassen	Formen	
offene spinale Dysraphie		• Myelomeningozele (98,8 %) • Myelozele
geschlossene spinale Dysraphie	mit subkutaner Raumforderung	• Lipome mit Duradefekt: – Lipomyelomeningozele – Lipomyelozele • Meningozele • terminale Myelozystozele
	ohne subkutane Raumforderung	• einfache Dysraphien: – intradurales Lipom – Filum-terminale-Lipom – kurzes Filum terminale – Ventriculus terminalis – Dermalsinus • komplexe Dysraphien: – Diastematomyelie – enterogene Zyste/Fistel – kaudale Agenesie (kaudales Regressionssyndrom) – segmentale spinale Dysgenesie

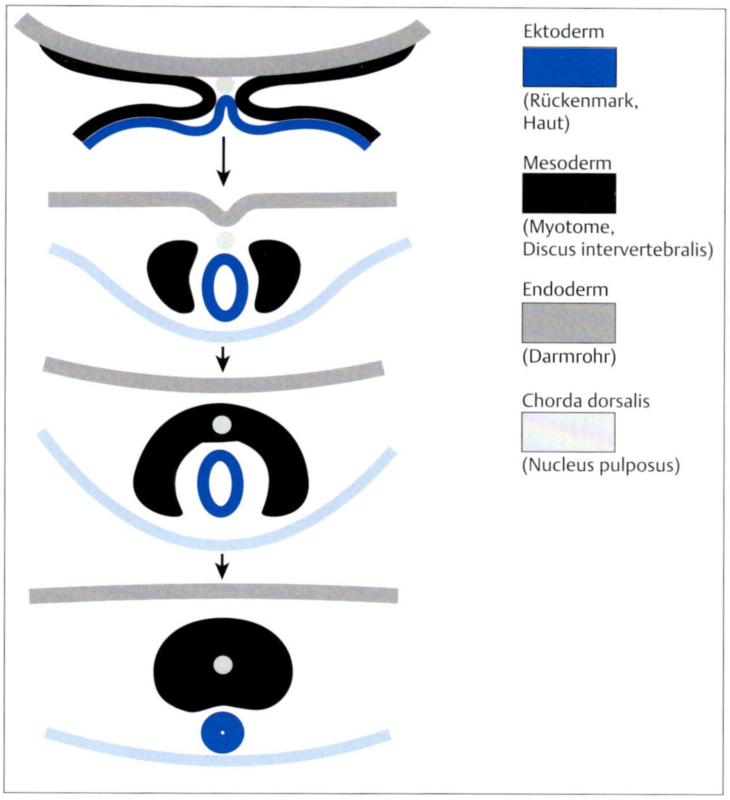

Abb. 8.1 Primäre Neurulation. Ausbildung des Neuralrohrs durch Einfaltung des Ektoderms (Neuralrinne) entlang der Chorda dorsalis und Schluss des Neuralrohrs. Haut und Rückenmark sind ektodermalen Ursprungs, das Mesoderm bildet die Myotome und Sklerotome, das Endoderm das Darmrohr. Die Reste der Chorda dorsalis bilden den Nucleus pulposus der Bandscheiben.

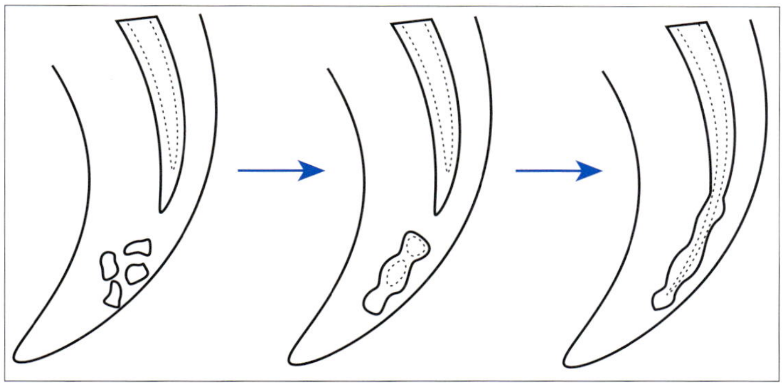

Abb. 8.2 Sekundäre Neurulation (Kanalisation). Das kaudale Ende des Neuralrohrs verschmilzt mit der sog. kaudalen Zellmasse unter Ausbildung des sekundären Neuralrohrs.

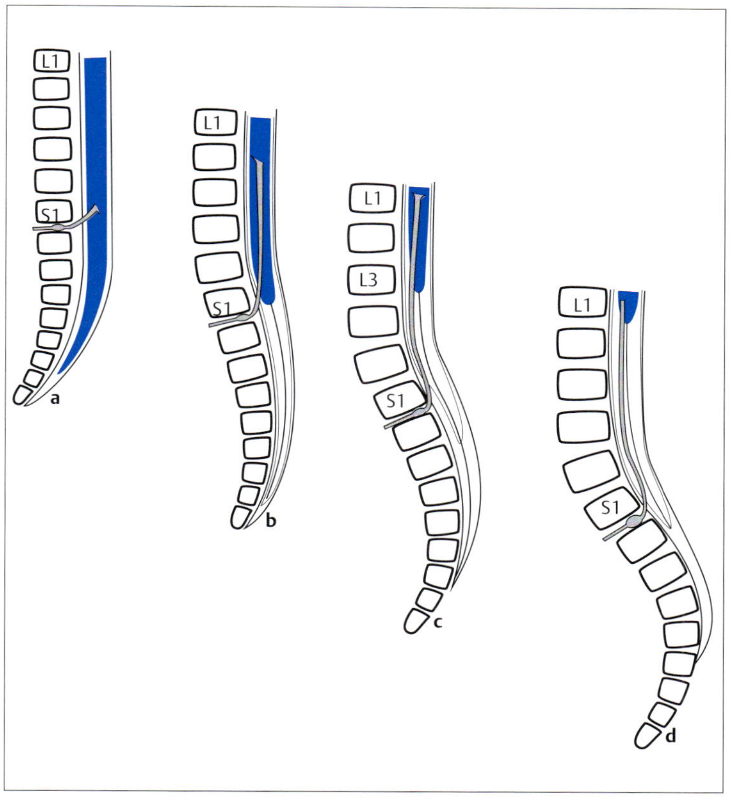

Abb. 8.3 a–d Retrogressive Differenzierung. Es kommt zur Involution des distalen Rückenmarks zum Filum terminale und Conus medullaris sowie zum Aszensus des Rückenmarks.

- **a** Beim 3 Monate alten Embryo korrespondiert das Wirbelsäulensegment noch mit dem Rückenmarksegment.
- **b** Beim 5 Monate alten Embryo liegt die Konusspitze etwa auf Höhe S1.
- **c** Beim Neugeborenen befindet sich die Konusspitze auf Höhe L3.
- **d** Ab dem 2. Lebensjahr hat die Konusspitze ihre endgültige Position erreicht (L1 – L2). Die Cauda equina wird von den elongierten Radices spinales gebildet.

Myelomeningozele und Myelozele

Die Myelomeningozele (▸ **Abb. 8.4** u. ▸ **Abb. 8.5**) stellt mit über 98 % die häufigste Dysraphie dar. Es handelt sich dabei um eine segmentale Neurulationsstörung mit Ausbildung einer Plakode, die gemeinsam mit den Meningen durch einen knöchernen Defekt herniert. Diese Plakode wird durch die Herniation des Subarachnoidalraums über das Niveau der Haut gehoben – im Unterschied zu der viel selteneren Myelozele. Die Myelomeningozele ist überwiegend sakral lokalisiert, mit terminaler Plakode, kann aber auch in den übrigen Abschnitten der Wirbelsäule gelegen sein.

Lipomyeloschisis (Lipomyelozele) und Lipomyelomeningozele

Bei beiden Anomalien besteht eine Verbindung der Plakode mit einem Lipom, das über einen knöchernen Defekt in das subkutane Fettgewebe übergeht. Bei der Lipomyelomeningozele (▸ **Abb. 8.6** u. ▸ **Abb. 8.7**) besteht zusätzlich eine Meningozele, die die Plakode außerhalb des Spinalkanals verlagert.

Meningozele

▸ **Abb. 8.8** zeigt verschiedene Formen von Meningozelen:

- **Klassische posteriore Meningozele:** Diese ist eine von Dura mater und Arachnoidea begrenzte sackförmige, liquorgefüllte Herniation durch eine dorsale Spina bifida.
- **Anteriore Meningozele (▸ Abb. 8.9):** Diese liegt fast immer präsakral und ist bei den kaudalen Regressionssyndromen regelhaft zu finden.
- **Intrasakrale Meningozele (▸ Abb. 8.10):** Diese Meningozelenform besteht aus einer im Sakralkanal gelegenen arachnoidalen Aussackung durch einen Duradefekt. Im Gegensatz zur sakralen perineuralen Zyste sind die Sakralforamina nicht involviert.
- **Laterale Meningozele (▸ Abb. 8.11):** Diese zeigt sich häufiger im Bereich der BWS. Die Abgrenzung zur Perineuralzyste kann schwierig sein. Im Gegensatz zu dieser beinhaltet die Meningozele jedoch kein neurales Gewebe.

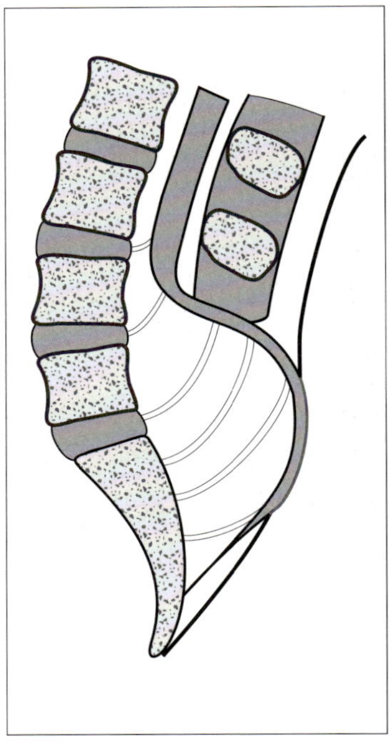

Abb. 8.4 Myelomeningozele. Segmentale Neurulationsstörung mit Ausbildung einer Plakode, die durch einen knöchernen Defekt herniert und über das Niveau der Haut gehoben wird (offene spinale Dysraphie).

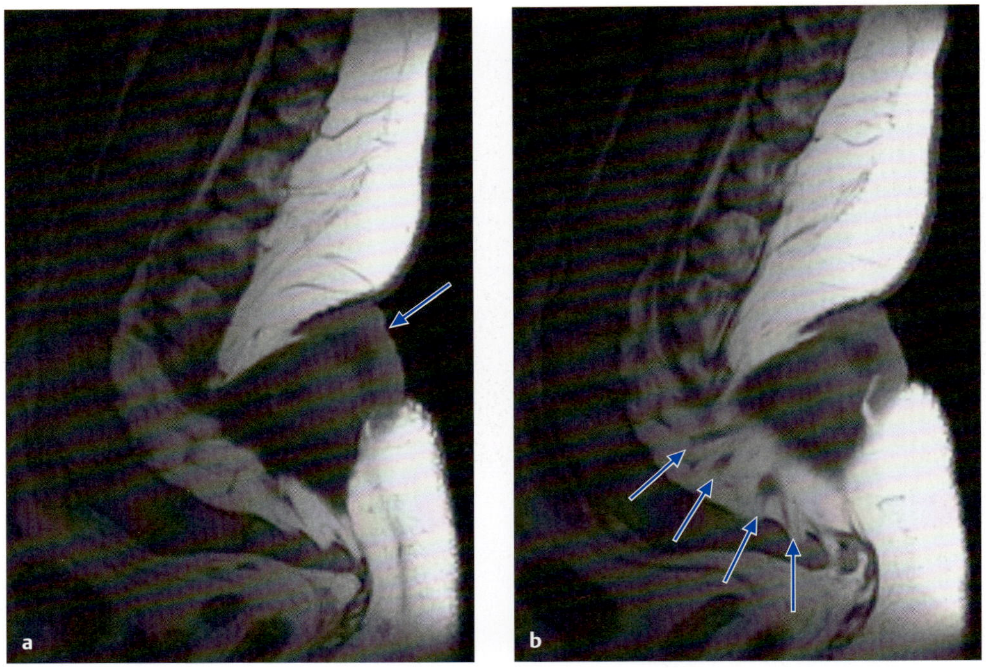

Abb. 8.5 a, b Myelomeningozele. 14-jähriges Mädchen. Nicht versorgte Myelomeningozele mit nässender, schmierig belegter Geschwulst. Breite, an der Oberfläche gelegene Plakode (**a**, Pfeil). Fächerartig verlaufende lumbosakrale Nervenwurzeln (**b**, Pfeile).
a MRT: sagittale T1w Aufnahme.
b MRT: angrenzende sagittale T1w Schicht.

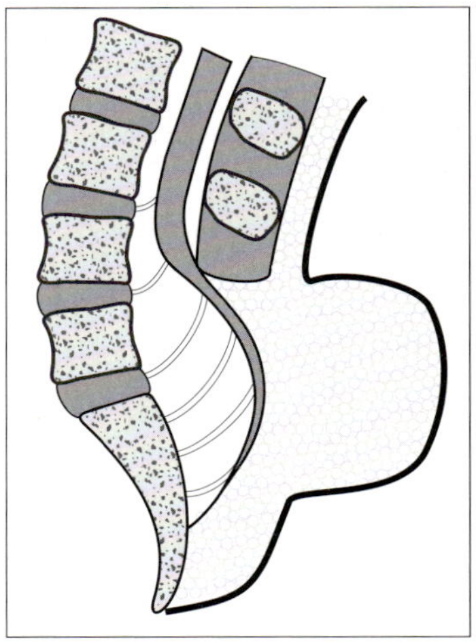

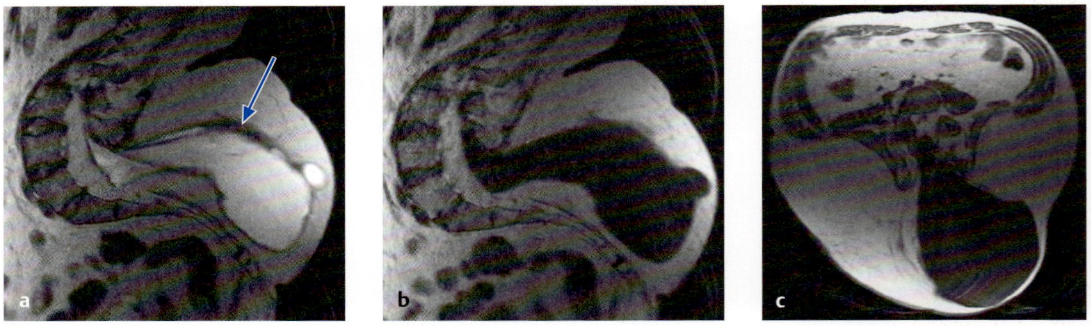

Abb. 8.7 a – c Lipomyelomeningozele. Liquorintense Myelomeningozele. Die Plakode (**a**, Pfeil) ist mit einem ausgedehnten subkutanen Lipom verbunden. Aufgrund des ausgeprägten Befunds mit kindskopfgroßer Vorwölbung (**c**) ist die Lagerung des Patienten nur in Bauchlage möglich.
a MRT: sagittale T2w Aufnahme.
b MRT: sagittale T1w Aufnahme.

◁ **Abb. 8.6 Lipomyelomeningozele.** Die Plakode ist mit einem Lipom verbunden, das kontinuierlich in das subkutane Fettgewebe übergeht. Die Haut ist intakt (geschlossene Dysraphie).

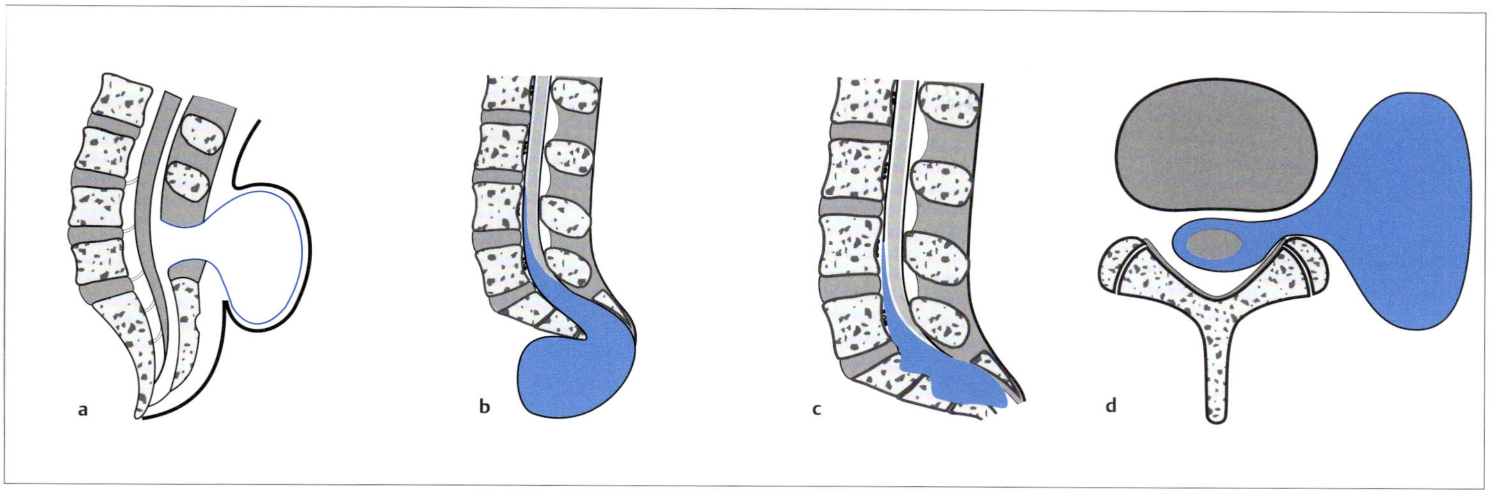

Abb. 8.8 a – d Meningozele. Sackförmige Herniation von Dura mater und Arachnoidea.
a *Posteriore Meningozele:* Herniation durch eine Spina bifida.
b *Anteriore Meningozele:* Herniation durch einen Sakrumdefekt nach ventral-präsakral.
c *Intrasakrale Meningozele:* arachnoidale Aussackung in den Sakralkanal durch einen Duradefekt.
d *Laterale Meningozele:* Herniation durch die Intervertebralforamina; enthält kein neurales Gewebe.

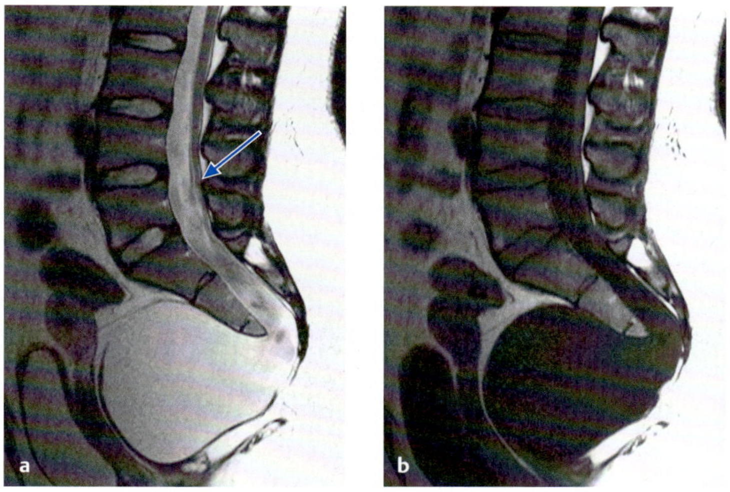

Abb. 8.9 a, b Anteriore Meningozele nach präsakral durch einen ossären Defekt bei S3. Zusätzlich Tethered Cord mit Konusspitze bei L5 (**a**, Pfeil).
a MRT: sagittale T2w Aufnahme.
b MRT: sagittale T1w Aufnahme.

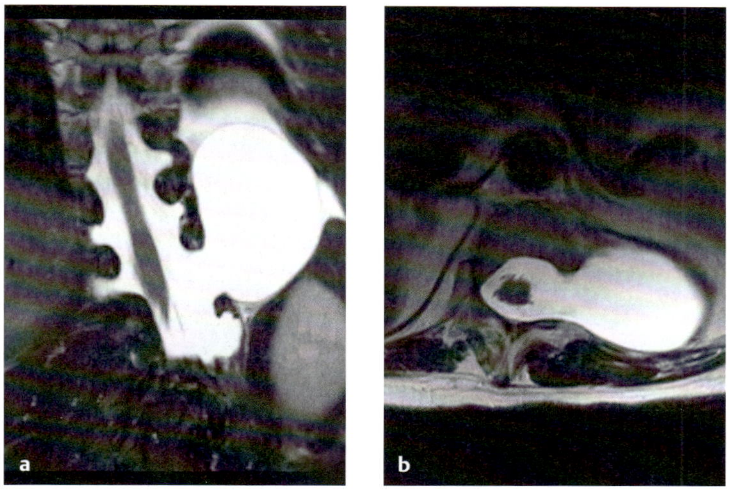

Abb. 8.11 a, b Laterale Meningozele. Meningozele im thorakalen Bereich, nach lateral-paravertebral durch das ausgeweitete Intervertebralforamen reichend. Keine neuralen Strukturen abzugrenzen.
a MRT: fettgesättigte koronale T2w Aufnahme.
b MRT: axiale T2w Aufnahme.

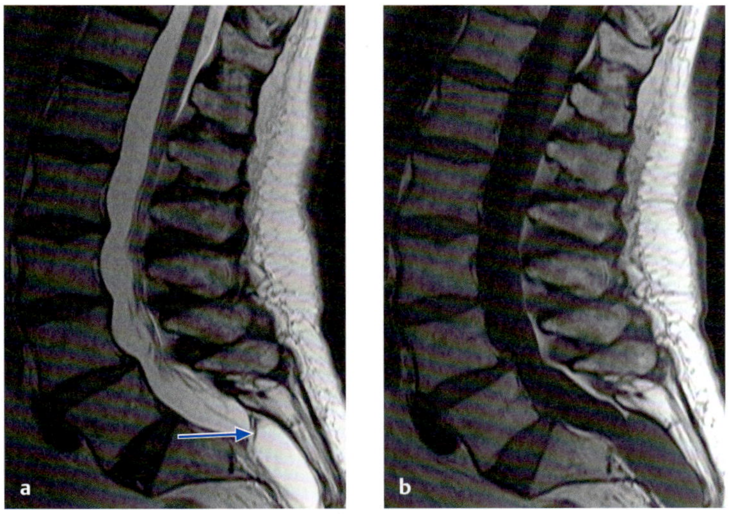

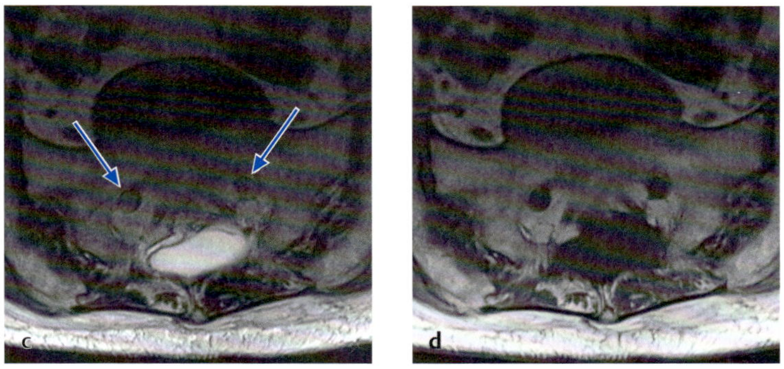

Abb. 8.10 a – d Intrasakrale Meningozele. Arachnoidale Aussackung in den Sakralkanal durch einen Duradefekt (**a**, Pfeil). Die Sakralforamina sind nicht involviert (**c**, Pfeile).
a MRT: sagittale T2w Aufnahme.
b MRT: sagittale T1w Aufnahme.
c MRT: axiale T2w Aufnahme.
d MRT: axiale T1w Aufnahme.

Spinales Lipom

Die spinalen Lipome (▸ **Abb. 8.12**) sind Raumforderungen mit enger Beziehung zu Rückenmark (intradural) oder Filum terminale (terminal) und bestehen aus normalem Fettgewebe.

Bei der Lipomyelo(-meningo-)zele ist die neurale Plakode mit einem in das subkutane Fett übergehenden Lipom verwachsen.

Bildgebende Diagnostik

▸ **MRT-Signalverhalten** (▸ **Abb. 8.13 u.** ▸ **Abb. 8.14**).

- **T1w, T2w:** hyperintens
- **STIR:** hypointens (Fettsättigung)
- **T1w nach Gadoliniumgabe:** keine Anreicherung

Ein lipomatös verändertes Filum terminale stellt häufig einen Zufallsbefund dar und ist in aller Regel asymptomatisch. Falls das Filum terminale verkürzt und verdickt ist, kann dies – mit oder ohne lipomatöse Veränderung – zu einem Tethered-Cord-Syndrom führen.

Enterogene Zyste

Bei einer enterogenen Zyste (▸ **Abb. 8.15**) besteht eine unvollständige Trennung der Chorda dorsalis vom Endoderm. Dies führt zur Separation eines endodermalen Anteils und zum Einschluss in den Spinalkanal ventral des Rückenmarks. Die mesodermale Entwicklung kann dadurch gestört werden; es kann zu Segmentations- und Fusionsanomalien oder persistierendem Kanal durch die Wirbelsäule (Kovalevsky-Kanal) kommen.

Bildgebende Diagnostik

▸ **MRT-Signalverhalten** (▸ **Abb. 8.16**).

- **T2w:** Zysteninhalt iso- bis hypointens zum Liquor, je nach Protein- oder Muzingehalt
- **T1w:** Zysteninhalt iso- bis hyperintens zum Liquor
- **T1w nach Gadoliniumgabe:** keine oder nur diskrete Wandanreicherung

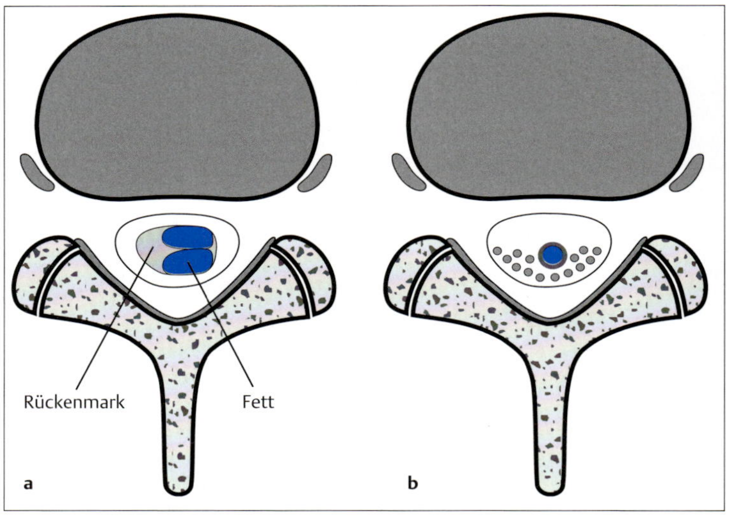

Abb. 8.12 a, b Spinales Lipom. Ein Lipom besteht aus normalem Fettgewebe.
a *Intradurales Lipom:* enge Beziehung zum Rückenmark.
Terminales Lipom: Raumforderung mit enger Beziehung zum Filum terminale.
b *Filum-terminale-Lipom:* lipomatös verändertes Filum terminale.

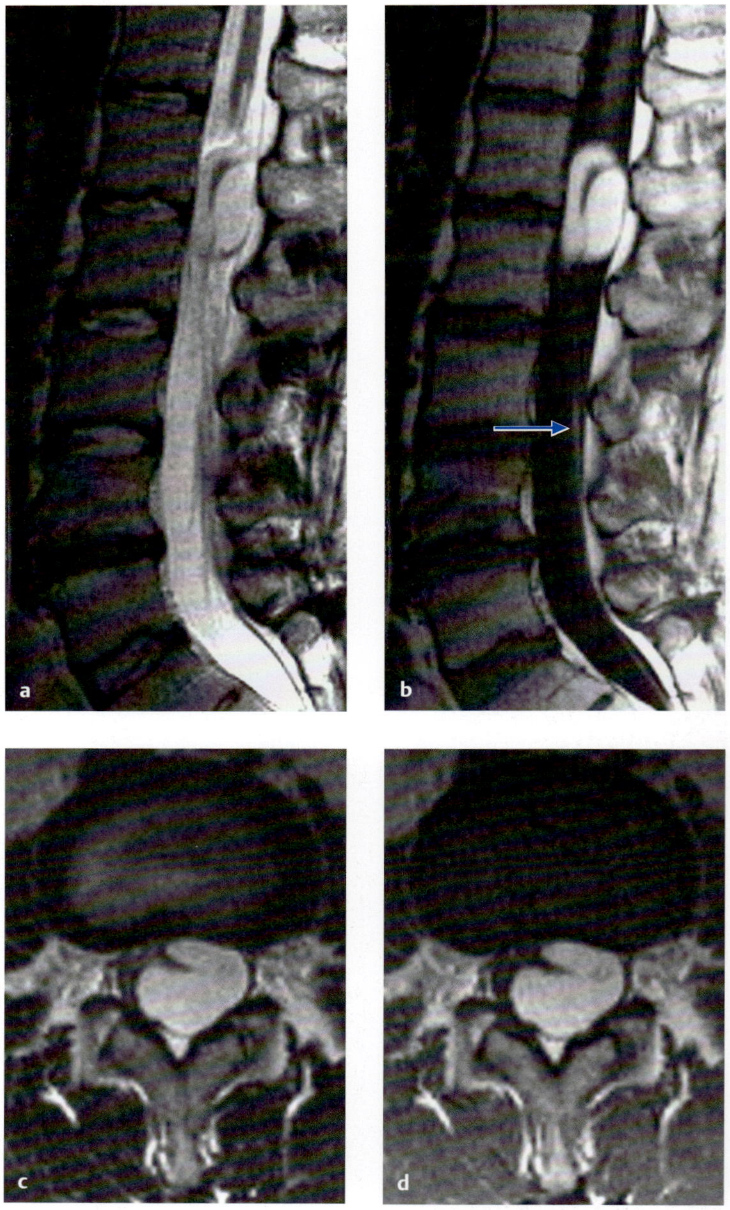

Abb. 8.13 a – d Intradurales Lipom. Intradural-extramedulläres Lipom mit enger Beziehung zum Conus medullaris (**a, b**). Kaudafasern teils verdrängt, teils ummauert (**c, d**). Zusätzlich zart lipomatös verändertes Filum terminale (**b**, Pfeil). ▷
a MRT: sagittale T2w Aufnahme.
b MRT: sagittale T1w Aufnahme.
c MRT: axiale T2w Aufnahme.
d MRT: axiale T1w Aufnahme.

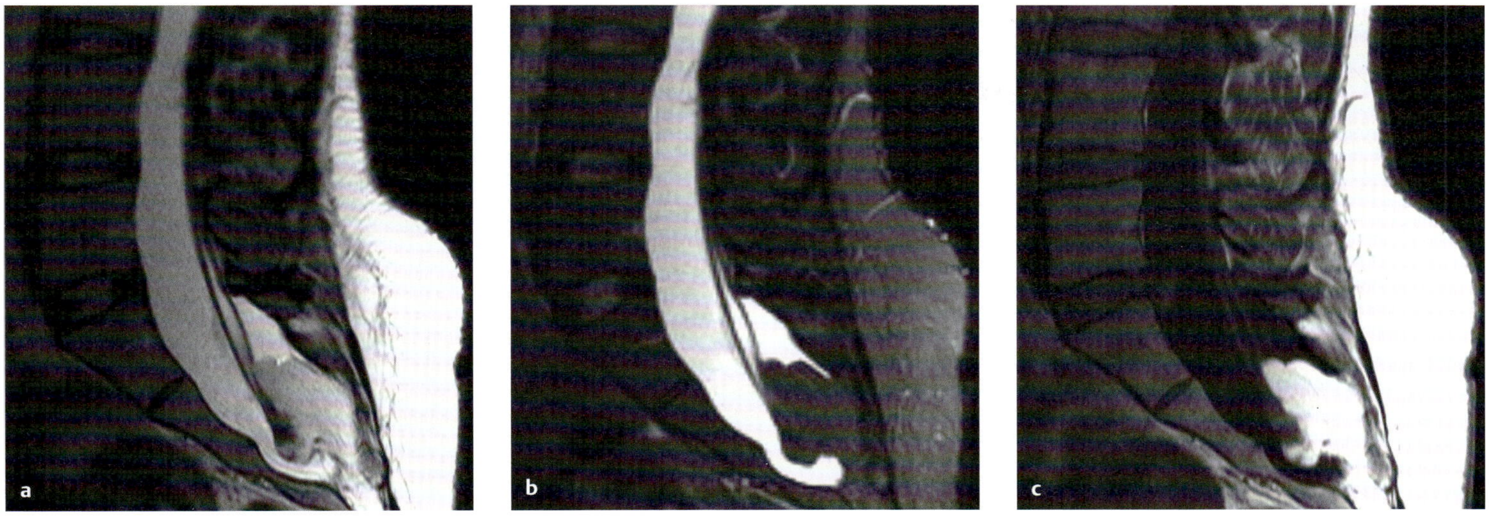

Abb. 8.14 a–c Terminales Lipom. Gelapptes Lipom im erweiterten Sakralkanal mit Tethering. In der STIR-Sequenz Signalverlust des Lipoms, entsprechend der Fettsättigung (**b**). Filum terminale im Lipom nicht mehr abgrenzbar. Hydromyelie im ausgedünnten und am Lipom fixierten Rückenmark.

a MRT: sagittale T2w Aufnahme.
b MRT: sagittale STIR-Aufnahme.
c MRT: sagittale T1w Aufnahme.

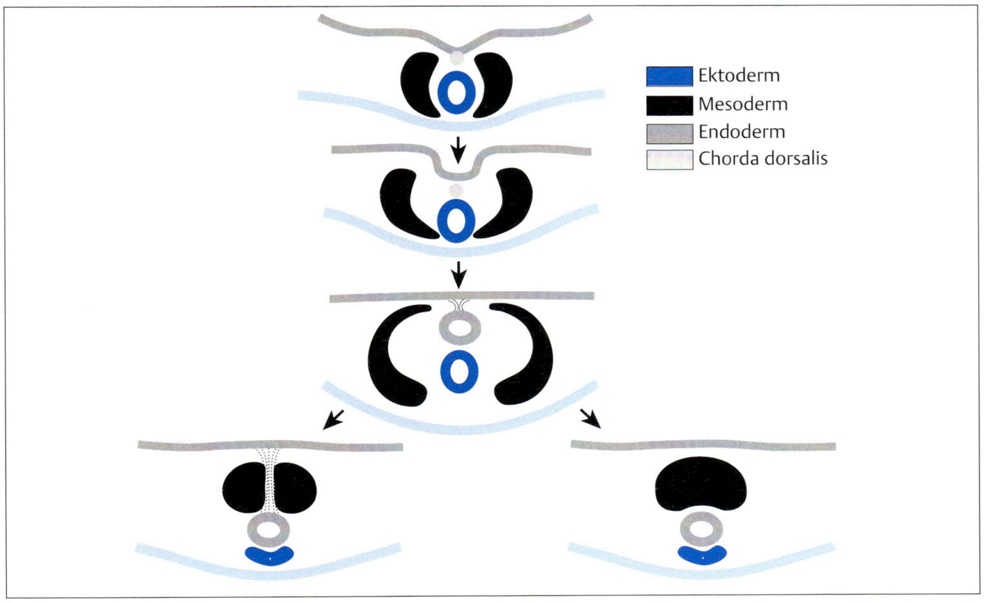

Abb. 8.15 Enterogene Zyste. Unvollständige Trennung der Chorda dorsalis vom Endoderm; Separation und Verlagerung eines endodermalen Anteils mit Einschluss in den Spinalkanal ventral des Rückenmarks. Dabei kann ein persistierender Kanal durch die Wirbelsäule erhalten bleiben (Kovalevsky-Kanal, unten links).

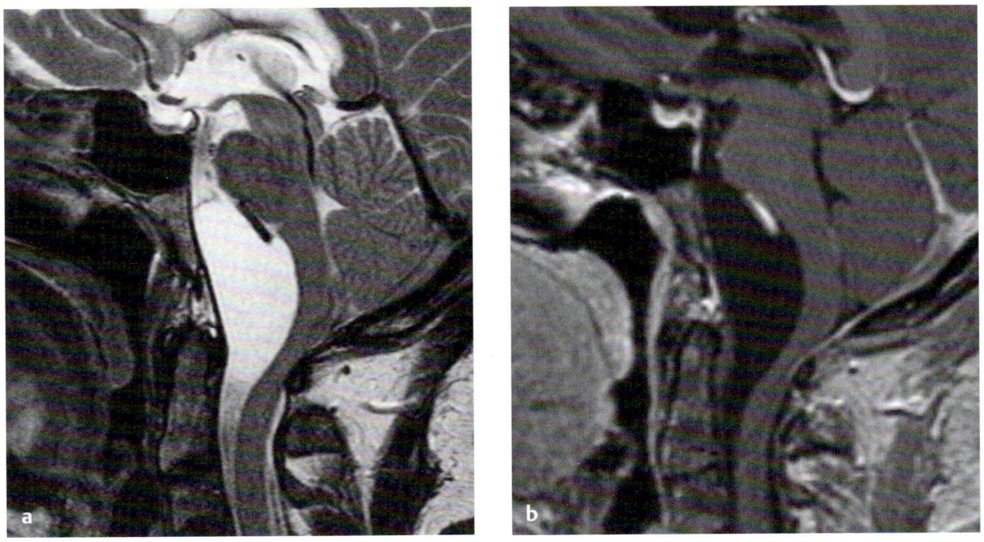

Abb. 8.16 a, b Enterogene Zyste. Operativ gesicherte enterogene Zyste am kraniozervikalen Übergang ventral des Hirnstamms bzw. Halsmarks mit deutlicher Verlagerung derselben nach dorsal. Die Zyste weist ein liquorintenses Signal auf; keine wandständige Anreicherung. Die kraniale und kaudale Begrenzung der Zyste ist auf der T2w Schicht gegenüber dem umgebenden Liquor durch ein stärkeres Signal der Zyste demarkiert. Histologisch: muzinproduzierendes einreihiges Epithel.

a MRT: sagittale T2w Aufnahme.
b MRT: sagittale T1w Aufnahme nach Gadoliniumgabe.

Diastematomyelie (Split Cord Malformation)

Es besteht eine sagittale Spaltung des Rückenmarks in 2 Hälften durch ein fibröses oder knöchernes Septum. Jede Rückenmarkhälfte hat einen Zentralkanal, ein Vorder- sowie ein Hinterhorn (▸ **Abb. 8.17**). Typen:

- **Split Cord Malformation Typ I** (25% der Fälle; ▸ **Abb. 8.18**): Jede Rückenmarkhälfte hat einen eigenen Duralsack sowie Subarachnoidalraum, separiert durch ein fibröses oder knöchernes Septum. Dieser Typ ist meist symptomatisch.
- **Split Cord Malformation Typ II** (75% der Fälle; ▸ **Abb. 8.19**): Die Rückenmarkhälften liegen in einem Duralsack mit einem Subarachnoidalraum. Meist gibt es ein feines fibröses Septum. Die Malformation ist symptomatisch, wenn „Tethering" oder Hydromyelie vorhanden sind.

Dermalsinus

Unter „Dermalsinus" versteht man eine epithelialisierte Fistel, die von der Hautoberfläche in die Tiefe zieht und eine Verbindung zum Duralsack aufweisen kann (▸ **Abb. 8.20** u. ▸ **Abb. 8.21**). Meist ist die Fistel in der Lumbosakralregion lokalisiert, kann aber auch im thorakalen und zervikalen Abschnitt gelegen sein. Äußerlich zeigt sich eine kleine Vertiefung oder ein Ostium, oft kombiniert mit einem haarigen Nävus oder fokaler Hyperpigmentierung. Der Dermalsinus ist abzugrenzen vom Pilonidalsinus, der sich immer nahe der Analfalte befindet und keine Verbindung mit dem Spinalkanal aufweist.

Der Dermalsinus kann durch Verbindung mit dem Subarachnoidalraum ein Liquorleck bilden, kann aber auch mit einem verdickten, verkürzten Filum terminale oder einem intraspinalen Lipom verbunden sein. Häufig ist der Dermalsinus auch assoziiert mit einem Dermoid. Intradurale Abszessformationen sind weitere bekannte Komplikationen.

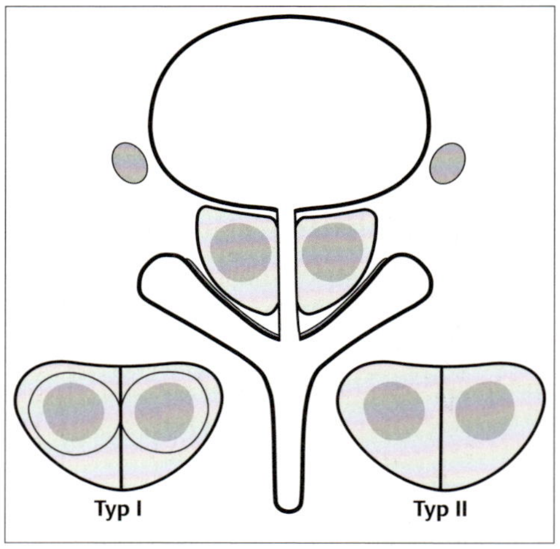

Abb. 8.17 Diastematomyelie. Sagittale Spaltung des Rückenmarks in 2 Hälften durch ein knöchernes oder fibröses Septum (Split Cord Malformation). Bei der Split Cord Malformation Typ I hat jede Rückenmarkhälfte einen eigenen Duralsack sowie Subarachnoidalraum; bei der Split Cord Malformation Typ II liegen die Rückenmarkhälften hingegen in einem gemeinsamen Duralsack in einem Subarachnoidalraum; meist ist ein feines fibröses Septum vorhanden.

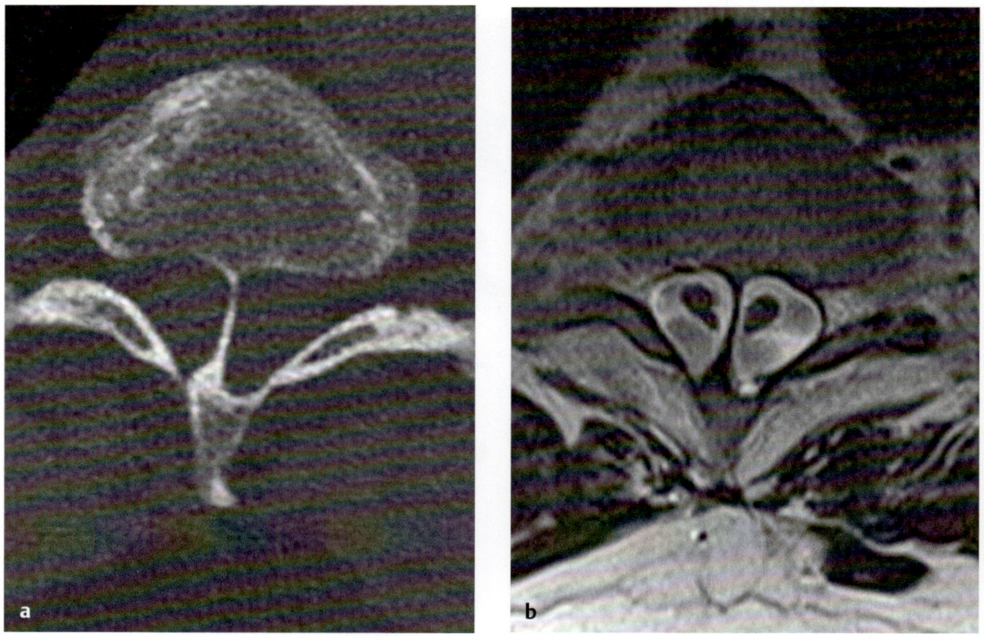

Abb. 8.18 a, b Diastematomyelie Typ I. Die beiden Rückenmarkhälften liegen jeweils in einem eigenen Duralsack und Subarachnoidalraum durch ein knöchernes Septum getrennt.
a CT: axiale Aufnahme.
b MRT: axiale T2w Aufnahme.

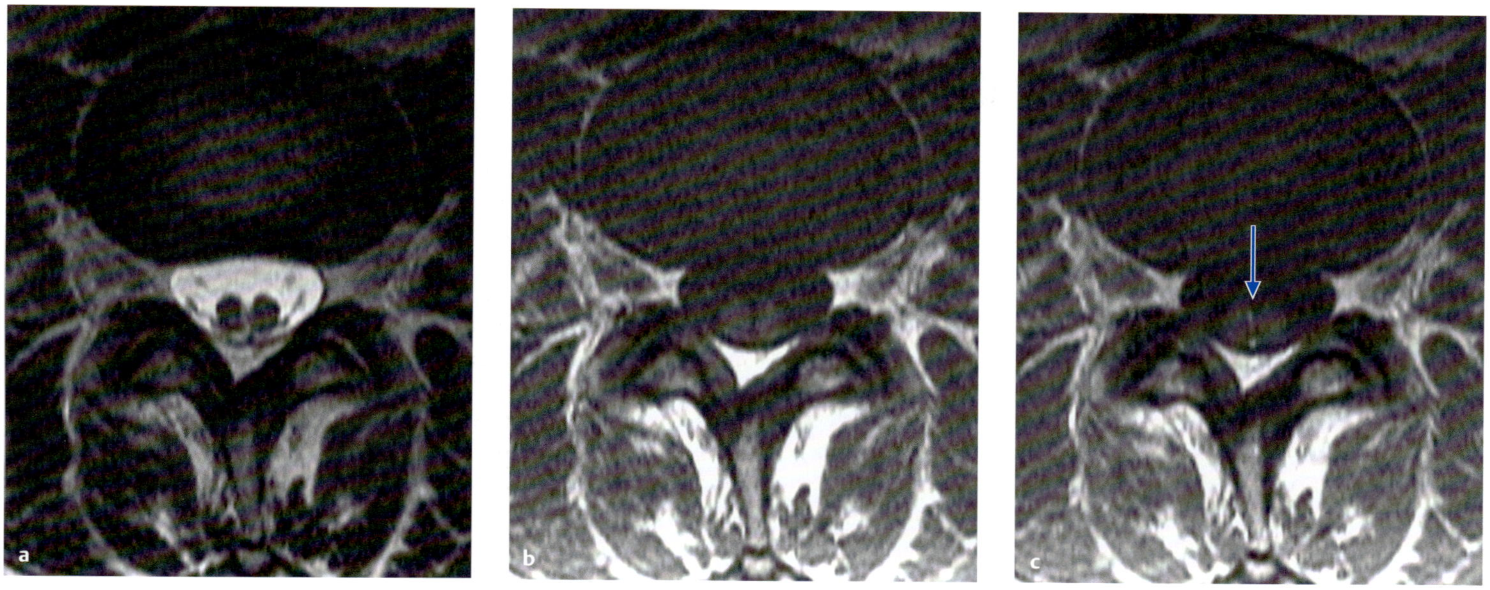

Abb. 8.19 a – c Diastematomyelie Typ II. Die beiden Rückenmarkhälften liegen in einem gemeinsamen Duralsack und Subarachnoidalraum. Nach Gadoliniumanfärbung zeigt sich eine sehr feine vaskuläre Struktur zwischen den Rückenmarkhälften (**c**, Pfeil).
a MRT: axiale T2w Aufnahme.
b MRT: axiale T1w Aufnahme.
c MRT: axiale T1w Aufnahme nach Gadoliniumgabe.

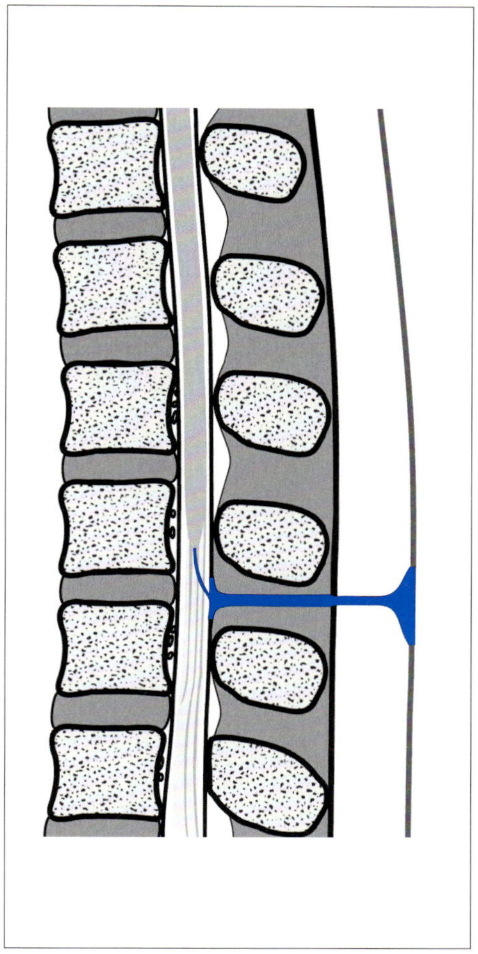

Abb. 8.20 Dermalsinus. Epithelialisierte Fistel, die von der Hautoberfläche in die Tiefe zieht und Verbindung zum Duralsack aufweisen kann. Äußerlich oft kleines Ostium oder Vertiefung.

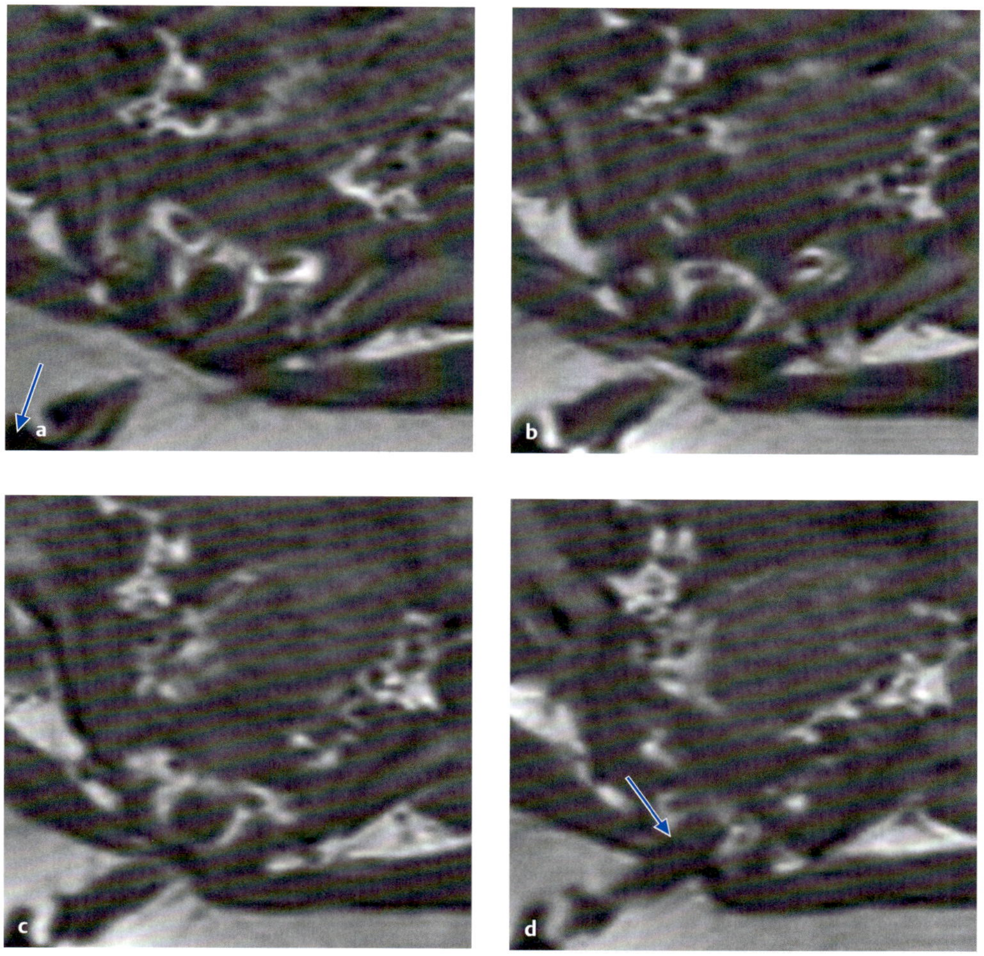

Abb. 8.21 a – d Dermalsinus. 7 Monate alter Säugling. Einziehung der Haut (**a**, Pfeil). Der Dermalsinus durchquert als bandförmige, hypointense Struktur das subkutane Fettgewebe (**a**–**d**) und gewinnt Anschluss an den Duralsack im Sakralkanal (**d**, Pfeil).
a MRT: axiale kraniokaudale T1w Aufnahme, kranial.
b MRT: axiale kraniokaudale T1w Aufnahme, kaudal zu **a**.
c MRT: axiale kraniokaudale T1w Aufnahme, kaudal zu **b**.
d MRT: axiale kraniokaudale T1w Aufnahme, kaudal zu **c**.

8.1.4 Kongenitale Malformationen des kraniozervikalen Übergangs (Chiari-Malformationen)

- **Chiari-I-Malformation (▸ Abb. 8.22 u. ▸ Abb. 8.23)**: Diese Malformation ist durch einen Tiefstand der oft zapfenartig konfigurierten Kleinhirntonsillen gekennzeichnet. Diese überragen die Basion-Opisthion-Linie um mehr als 5 mm. Die Zisternen im Bereich des Hinterhauptlochs sind eingeengt. Häufig ist die Chiari-I-Malformation mit einer Syringohydromyelie assoziiert.
- **Chiari-II-Malformation (▸ Abb. 8.24 u. ▸ Abb. 8.25)**: Die offenen spinalen Dysraphien (S. 216) sind de facto immer vergesellschaftet mit einer Chiari-II-Malformation. Der chronische intrauterine Liquorverlust über die offene spinale Dysraphie spielt dabei offensichtlich eine wesentliche Rolle. Die Malformation betrifft hauptsächlich das Rautenhirn mit kleiner hinterer Schädelgrube, elongiertem und in den Zervikalkanal verlagertem Hirnstamm, Kleinhirn und IV. Ventrikel. Das Tektum bzw. die 4-Hügel-Platte sind oft deformiert. Abgesehen von der immer vorhandenen lumbalen oder zervikalen offenen spinalen Dysraphie bestehen noch weitere assoziierte Anomalien wie Syringomyelie, Diastematomyelie und Balkendysgenesie.

Bildgebende Diagnostik

- Kleine hintere Schädelgrube
- in den Zervikalkanal verlagertes Kleinhirn, Hirnstamm
- schnabelförmige Konfiguration des Tektums
- Balkendysgenesie
- assoziierte Myelomeningozele
- Syringomyelie

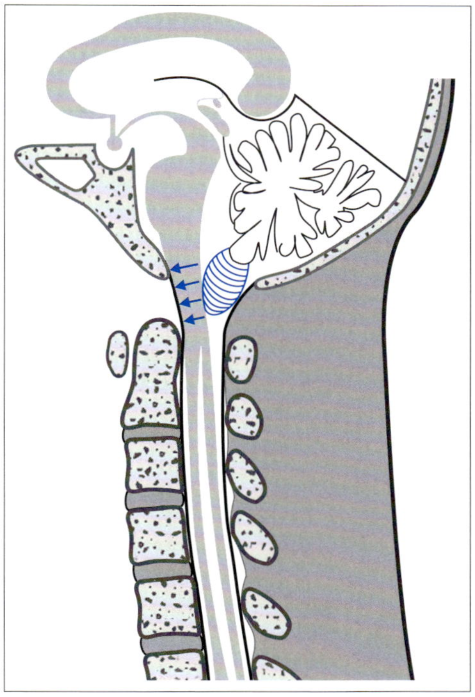

Abb. 8.22 **Chiari-I-Malformation.** Tiefstand der oft zapfenartigen Kleinhirntonsillen. Einengung der Zisternen im Bereich des Hinterhauptlochs; häufig assoziiert mit Syringohydromyelie.

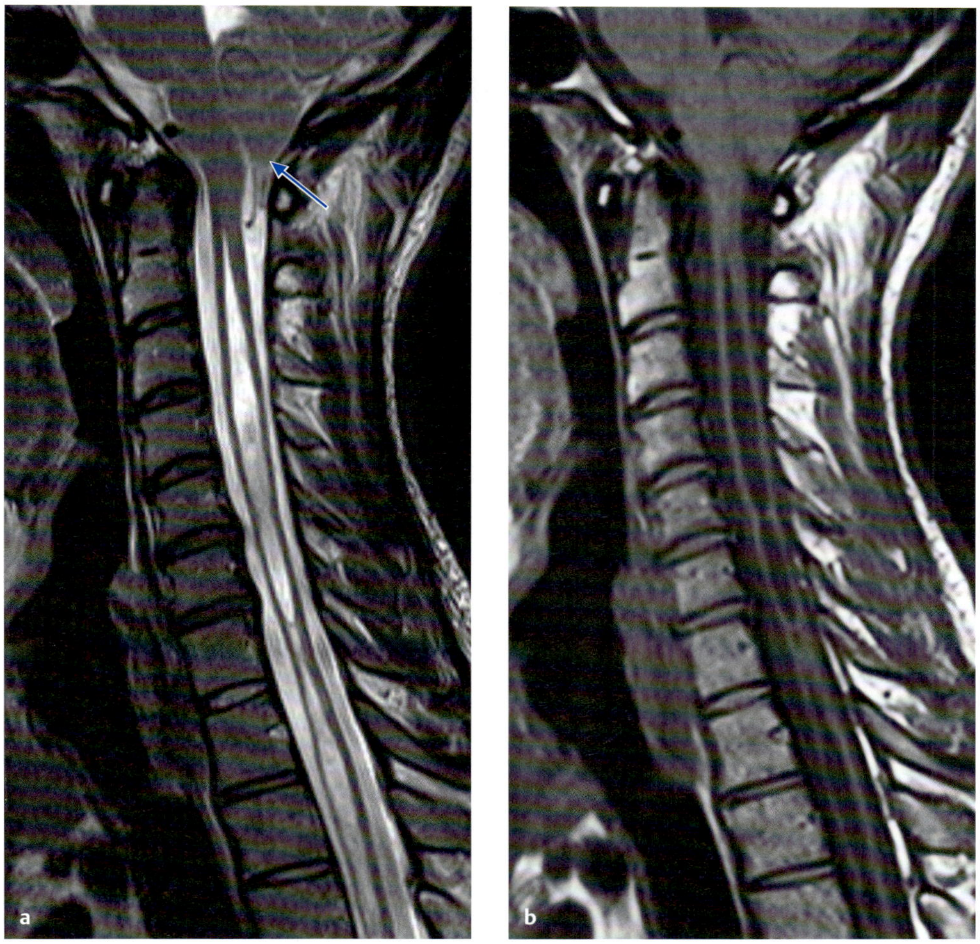

Abb. 8.23 a, b Chiari-I-Malformation. Tonsillentiefstand (**a**, Pfeil) und langstreckige, tubuläre Syrinx. Die Kleinhirntonsillen sind zapfenartig geformt und ragen in den zervikalen Spinalkanal. Die Zisternen im Bereich des Foramen magnum sind deutlich eingeengt.
a MRT: sagittale T2w Aufnahme.
b MRT: sagittale T1w Aufnahme.

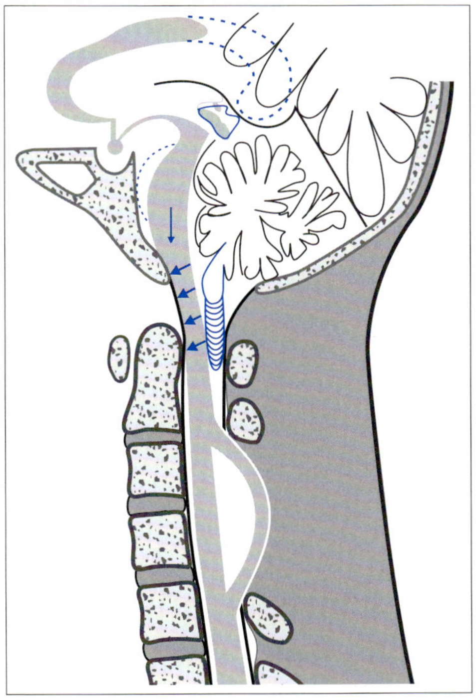

Abb. 8.24 Chiari-II-Malformation. Kleine hintere Schädelgrube. Der Hirnstamm, das Kleinhirn sowie der IV. Ventrikel sind elongiert und in den Zervikalkanal verlagert. Das Tektum ist deformiert. Häufig weitere assoziierte Anomalien, wie z. B. Balkendysgenesie. Offene spinale Dysraphien wie Myelomeningozelen sind fast immer mit Chiari-II-Malformation vergesellschaftet.

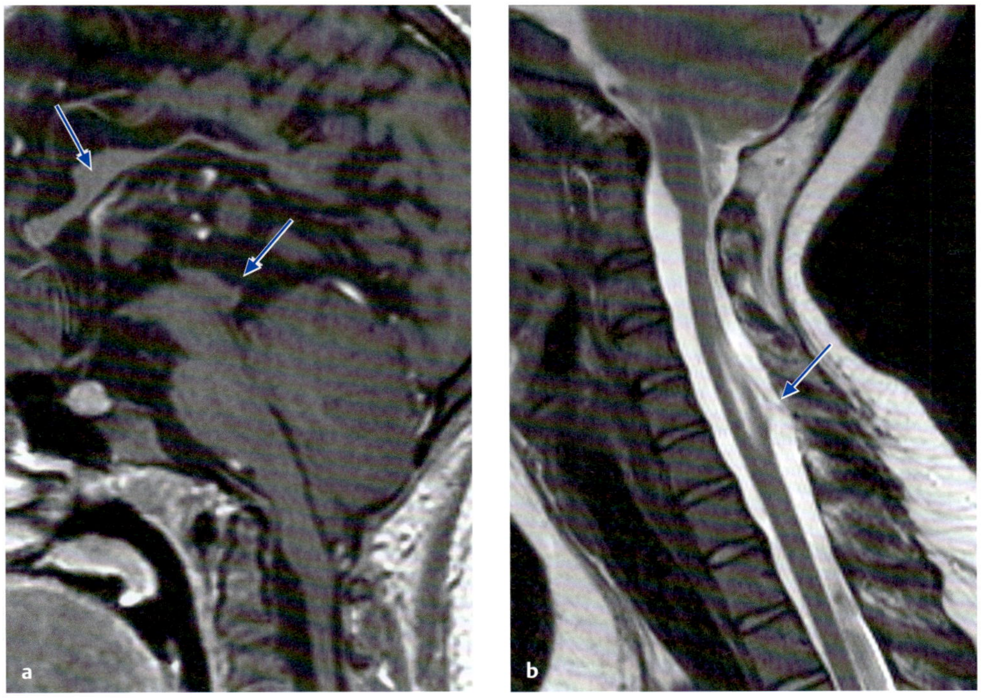

Abb. 8.25 a, b Chiari-II-Malformation. Postnatal Operation einer zervikalen Myelomeningozele (**b**, Pfeil). Kleinhirn und Hirnstamm sind unter die Basion-Opisthion-Linie (eingezeichnet in **a**) in den Spinalkanal verlagert, der IV. Ventrikel ist nach unten gezogen. Balkendysplasie, 4-Hügel-Platte schnabelförmig ausgezogen (**a**, Pfeile).
a MRT: sagittale T1w Aufnahme nach Gadoliniumgabe.
b MRT: sagittale T2w Aufnahme.

8.2 Spinale Neoplasmen

Die Einteilung der spinalen Neoplasmen erfolgt klassischerweise nach der Lokalisation, da dieser für den Neurochirurgen sowohl bezüglich der Indikationsstellung als auch hinsichtlich der Operationsplanung eine ganz entscheidende Rolle zukommt:

- **Extradurale Raumforderungen** (▸ **Abb. 8.26**): Diese stellen mit 55% die größte Gruppe der spinalen Tumoren dar. Häufig handelt es sich um Metastasen; aber auch das multiple Myelom, das Lymphom sowie primäre Tumoren des Skelettsystems sind extradural gelegen.
- **Intradurale Raumforderungen:**
  - intradural-extramedulläre Raumforderungen (40%; ▸ **Abb. 8.27**);
  - intramedulläre Raumforderungen (5%).

8.2.1 Intradural-extramedulläre Neoplasmen

Schwannom (Neurinom)Schwannom

Das Schwannom (▸ **Abb. 8.28**, ▸ **Abb. 8.29** u. ▸ **Abb. 8.30**) ist ein benigner Tumor (WHO-Grad I) der Nervenscheide des peripheren Nervensystems. Ausgangspunkt sind die Schwann-Zellen; typischerweise geht der Tumor von einem Nervenfaszikel (meist der dorsalen spinalen Nervenwurzel) aus und verdrängt die anderen Faszikel. Histologisch werden 2 Typen unterschieden: Antoni A und Antoni B. Das Schwannom tritt meist sporadisch auf; bei der Neurofibromatose Typ 2 sind Schwannome häufig zu finden.

Die Lokalisation ist zu 70–75% intradural-extramedullär, zu 15% liegt der Tumor vollständig extradural und zu 15% sowohl intra- als auch extradural (sog. Sanduhrneurinom; s. ▸ **Abb. 8.28** u. ▸ **Abb. 8.29**). Das Schwannom manifestiert sich häufig im lumbosakralen Wirbelsäulenabschnitt.

Bildgebende Diagnostik

> Große Schwannome können auch zu Druckusuren an den knöchernen Wirbeln führen, mit sog. Scalloping, verdünnten Pedikeln oder ausgeweiteten Intervertebralforamina – manchmal dann auch am Nativröntgenbild zu erkennen.

Bildgebend imponiert das Schwannom als scharf begrenzte, kontrastmittelanreichernde spinale Raumforderung.

▸ **MRT-Signalverhalten.**

- **T2w:** häufig zystische Veränderungen, gelegentlich Einblutungen; iso- bis hypointens im Vergleich zum Rückenmark
- **T1w nach Gadoliniumgabe:** intensive Kontrastmittelanreicherung, meist heterogen

Differenzialdiagnose

- **Neurofibrom:** Die Unterscheidung ist oft sehr schwierig; Neurofibrome imponieren häufig spindelförmig.
- **Meningeome:** Diese sind überwiegend intradural gelegen; ein sog. Meningeal Tail ist manchmal vorhanden.
- **Myxopapilläres Ependymom:** Diese Raumforderung zeigt häufiger Einblutungen und ist meist größer, oft gibt es aber keine Unterscheidungsmöglichkeit.
- **Bandscheibensequester:** Dieser ist eine mögliche Differenzialdiagnose, wenn regressive Veränderungen mit T2w Hyperintensität und Gadoliniumanreicherung vorhanden sind. Beim Bandscheibensequester liegt aber keine knöcherne Usur vor und die Nervenwurzel ist als eigene Struktur abgrenzbar.

Neurofibrom

Das Neurofibrom ist ein Nervenscheidentumor mit umschriebener, diffuser oder plexiformer Morphologie. Histologisch besteht keine echte Tumorkapsel; neoplastische Schwann-Zellen und Fibroblasten ummauern die Nervenfaszikel; die Tumoren enthalten häufig Kollagen. Neurofibrome stellen ca. 5% aller benignen Weichteiltumoren dar; zu 90% treten sie sporadisch auf. Bei gut der Hälfte der Patienten mit Neurofibromatose Typ 1 (Morbus Recklinghausen) sind spinale Neurofibrome nachweisbar (▸ **Tab. 8.2** u. ▸ **Abb. 8.31**).

Bildgebende Diagnostik

▸ **MRT-Signalverhalten.**

- **T1w:** isointens zum Rückenmark bzw. zu den Nervenwurzeln
- **T2w:** iso- bis leicht hyperintens; randständig oft höheres Signal, zentral etwas geringere Signalintensität; bei plexiformen Neurofibromen hypointense Septen innerhalb der Raumforderungen
- **STIR:** hyperintens (die Neurofibrome bei Neurofibromatose Typ 1 sind vor allem in koronaler Schnittführung übersichtlich darstellbar)
- **T1w nach Gadoliniumgabe:** meist geringe bis mäßige, gering inhomogene Kontrastmittelaufnahme mit band- oder septenförmigen Aussparungen

Differenzialdiagnose

- Schwannom
- Meningeom
- Nervenwurzeltaschenzysten bzw. Meningozele

Tabelle 8.2 Neurofibromatose Typ 1 und 2.

Parameter	Neurofibromatose Typ 1(Morbus Recklinghausen)	Neurofibromatose Typ 2
Genetik	autosomal-dominant	autosomal-dominant
Inzidenz	1:3000	1:35 000
Pathologien	• plexiforme und Nervenwurzelneurofibrome • tumoröse und tumorähnliche Läsionen des Gehirns	• multiple Schwannome (Akustikusneurinom = Schwannom des N. vestibularis) • Meningeome • Ependymome
Hautstigmata	• kutane Neurofibrome • Pigmentanomalien (z. B. Café-au-Lait-Flecken) bei mehr als 90% der Fälle	• kutane Schwannome (60% der Fälle) • Café-au-Lait-Flecken (weniger als 50% der Fälle)
Klinik	klassische Neurofibromatose-Typ-1-Trias: • kutane Läsionen • Skelettdeformitäten (Skoliose) • mentale Retardierung	• Hörverlust (mehr als 50% der Fälle) • Rückenmarkkompression (mehr als 45% der Fälle)

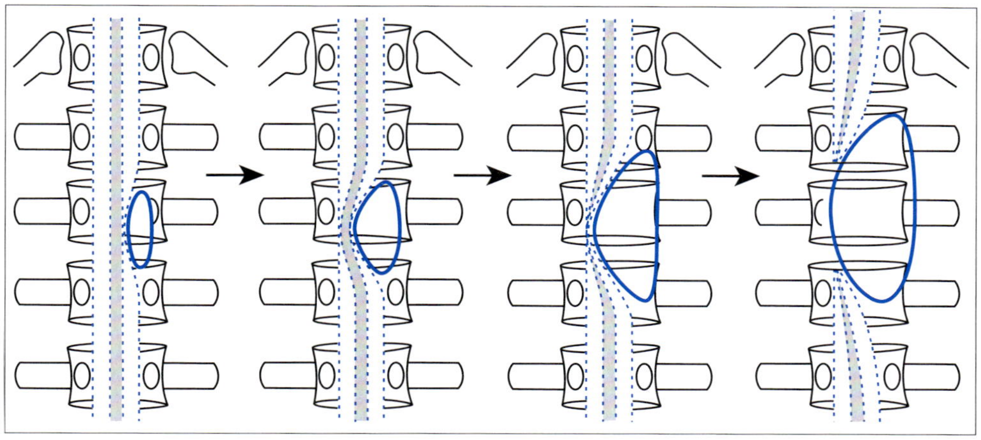

Abb. 8.26 Extradurale Raumforderung. Die Raumforderung liegt im Spinalkanal außerhalb des Duralsacks mit entsprechendem Verdrängungsmuster. Die extraduralen Neoplasmen stellen mit 55 % die größte Gruppe der spinalen Tumoren dar.

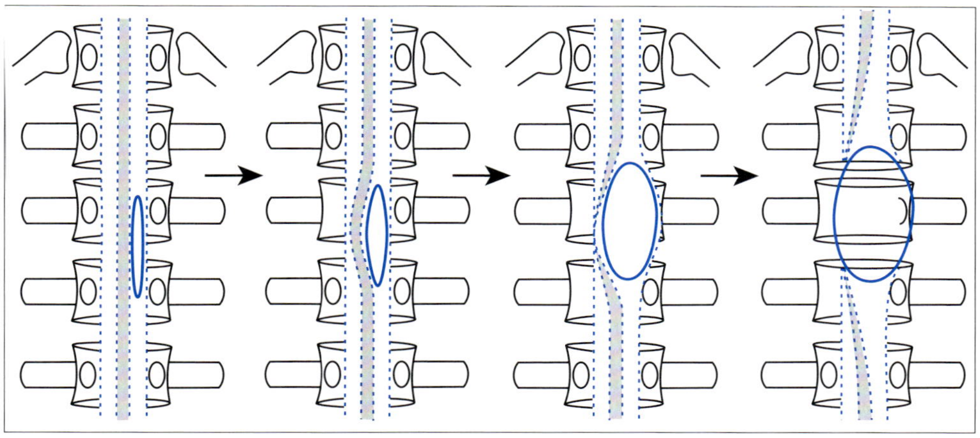

Abb. 8.27 Intradural-extramedulläre Raumforderung. Die Raumforderung liegt innerhalb des Duralsacks, jedoch außerhalb des Rückenmarks. Klassische und häufigste Vertreter dieser Gruppe sind das Schwannom und das Meningeom.

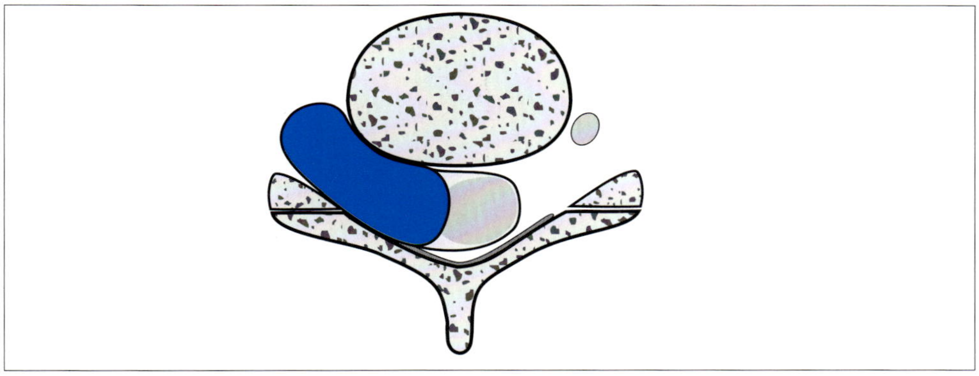

Abb. 8.28 Sanduhrneurinom. Schematisch dargestellt die sowohl intradural-extramedulläre als auch die extradurale Lage.

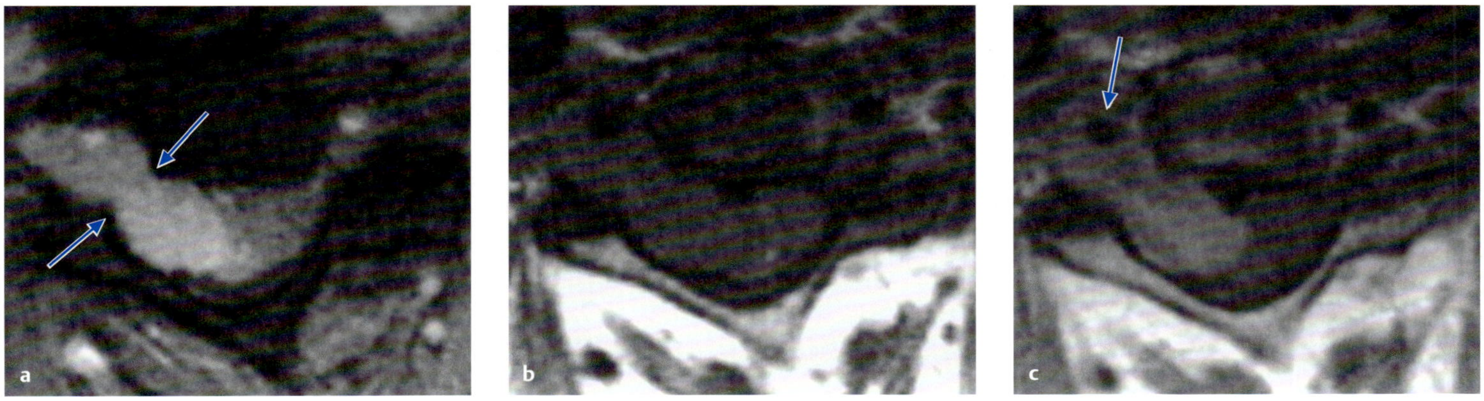

Abb. 8.29 a – c Sanduhrneurinom. Hantelförmig konfigurierter Tumor in der HWS (C3/C4), T2w hyperintens (**a**), T1w zum Rückenmark isointens (**b**) und nach Gadoliniumgabe weitgehend homogen anreichernd (**c**). Der intradurale Anteil verdrängt das Rückenmark nach links, der extraforaminelle Anteil umscheidet die A. vertebralis (**c**, Pfeil). Das rechte Intervertebralforamen ist gegenüber links deutlich aufgeweitet (**a**, Pfeile).

a MRT: T2*w Aufnahme (MEDIC).

b MRT: T1w Aufnahme vor Gadoliniumgabe.

c MRT: T1w Aufnahme nach Gadoliniumgabe.

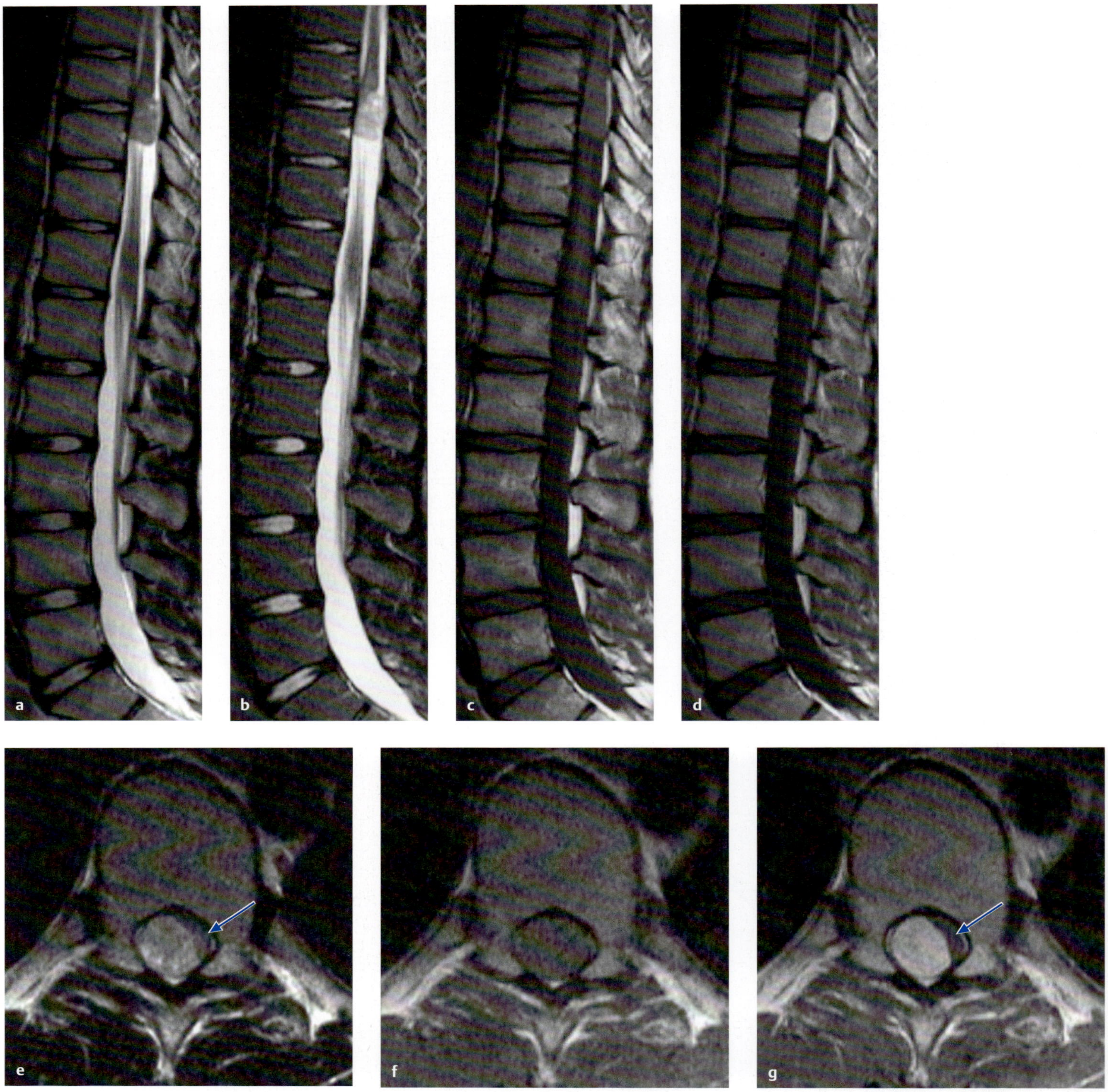

Abb. 8.30 a – g Schwannom. T2w sowie in der STIR-Sequenz zum Rückenmark hyperintenser (**a, b, e**), T1w isointenser (**c, f**) sowie nach Kontrastmittelgabe kräftig und homogen anreichernder (**d, g**), scharf begrenzter Tumor, intradural-extramedullär auf Höhe Th9/Th10 gelegen. Das sich T2w und T1w nach Gadoliniumgabe vom Tumor demarkierende Rückenmark ist hochgradig komprimiert und nach links verdrängt (**e, g**, Pfeile). Histologisch: Schwannom WHO-Grad I.

a MRT: sagittale T2w Aufnahme.
b MRT: sagittale STIR-Aufnahme.
c MRT: sagittale T1w Aufnahme vor Gadoliniumgabe.
d MRT: sagittale T1w Aufnahme nach Gadoliniumgabe.
e MRT: axiale T2w Aufnahme.
f MRT: axiale T1w Aufnahme vor Gadoliniumgabe.
g MRT: axiale T1w Aufnahme nach Gadoliniumgabe.

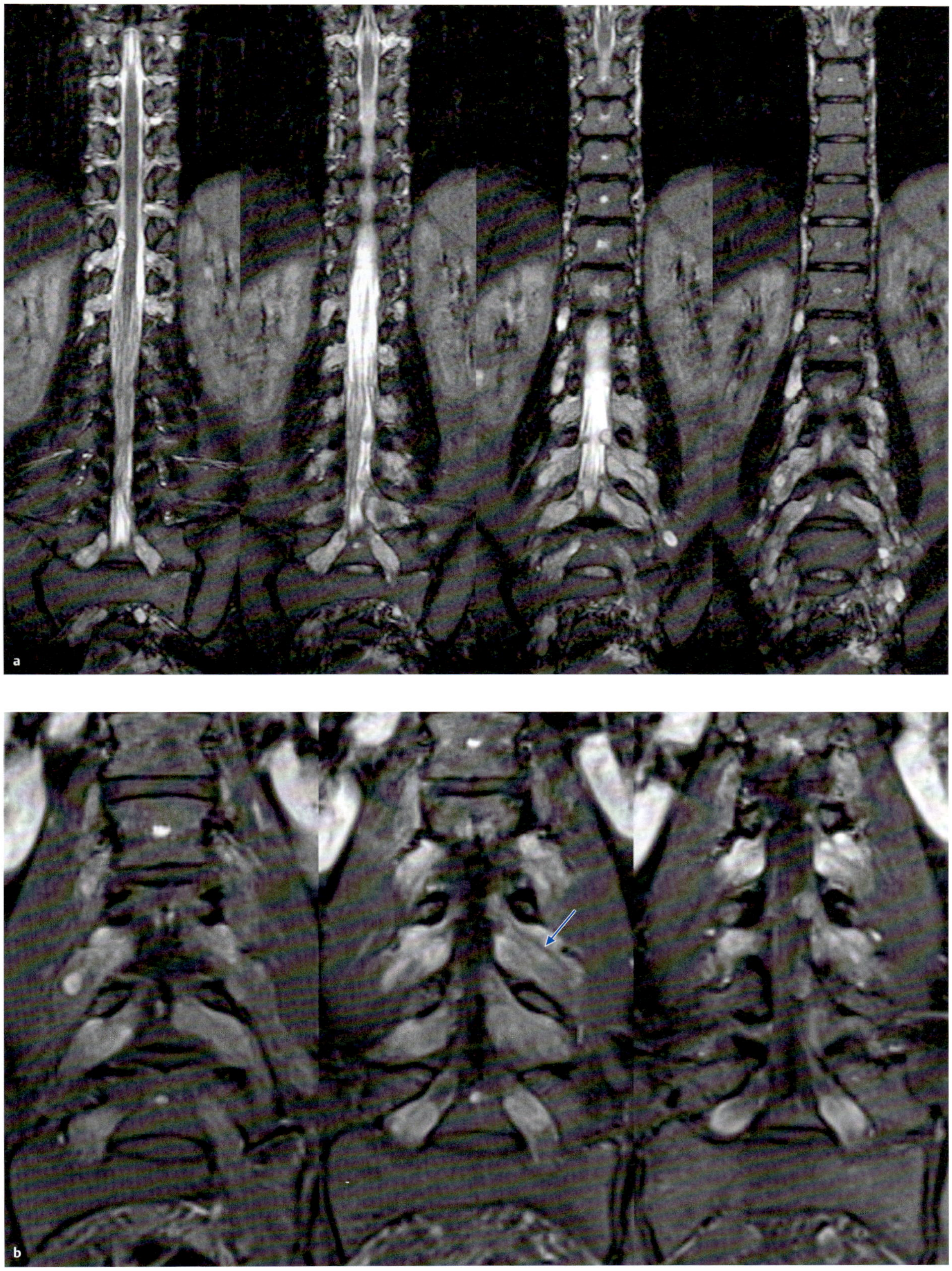

Abb. 8.31 a, b Multiple Neurofibrome bei Neurofibromatose Typ 1. Multiple plexiforme Neurofibrome mit diffuser Infiltration und kolbiger Auftreibung der Spinalnerven lumbosakral. Die in der STIR-Sequenz hyperintensen Neurofibrome sind vor allem in koronaler Schnittführung sehr übersichtlich darstellbar (**a**). Nach Gadoliniumgabe mäßige Anreicherung mit septenartigen Aussparungen (**b**, Pfeil).

a MRT: koronale Aufnahmen; STIR-Sequenz, 4 angrenzende Schichten.

b MRT: koronale Aufnahmen; fettgesättigte T1w Aufnahme nach Gadoliniumgabe, 3 angrenzende Schichten.

Meningeom

Das Meningeom ist ein langsam wachsender, benigner Tumor, ausgehend von der Dura mater. In der Regel tritt es solitär auf, sehr selten multipel. Nach dem Schwannom ist das Meningeom der zweithäufigste intradural-extramedulläre Tumor; 25% aller primären spinalen Tumoren sind Meningeome. Das weibliche Geschlecht ist im Verhältnis 4 : 1 bevorzugt betroffen. Der überwiegende Teil (80%) der Meningeome manifestiert sich im thorakalen Bereich, gefolgt vom zervikalen (16%) und vom lumbalen Bereich (4%). Morphologisch handelt es sich um einen runden Tumor mit breiter Basis zur Dura, die an der Basis häufig verdickt zentrifugal auslaufend erscheint (sog. Dural oder Meningeal Tail; ▸ **Abb. 8.32** u. ▸ **Abb. 8.33**). Unter den zahlreichen histologischen Subtypen ist der häufigste das psammomatöse Meningeom mit Kalzifikationen; die überwiegende Anzahl der Meningeome zählt zu den WHO-Grad-I-Tumoren.

Bildgebende Diagnostik

▸ **MRT-Signalverhalten.**

- **T1w:** meist zum Rückenmark isointens
- **T2w:** isointens zum Rückenmark, manchmal hyperintens
- **T1w nach Gadoliniumgabe:** in der Regel homogene Anreicherung, manchmal Dural Tail nachweisbar (bei verkalkten Meningeomen: Verkalkungszonen können hypointens imponieren)

Differenzialdiagnose

Differenzialdiagnostisch muss das Schwannom abgegrenzt werden, das folgendes MRT-Signalverhalten zeigt:

- T2w hyperintens
- zystische Veränderungen, Hämorrhagien häufiger
- kein Bezug zur Dura

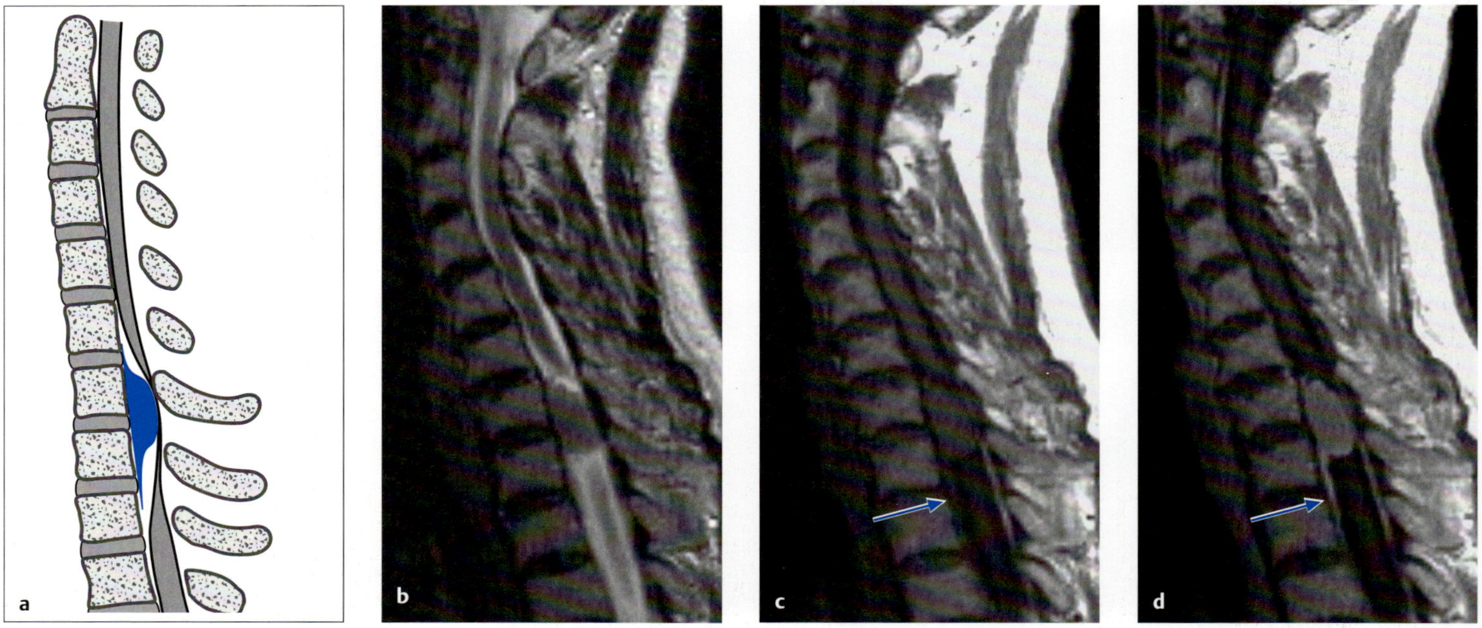

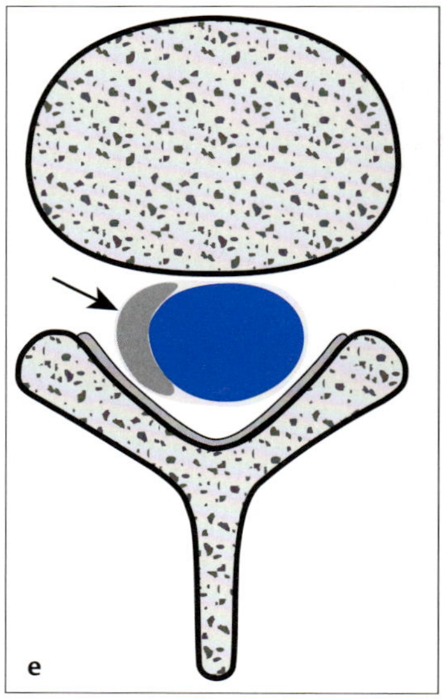

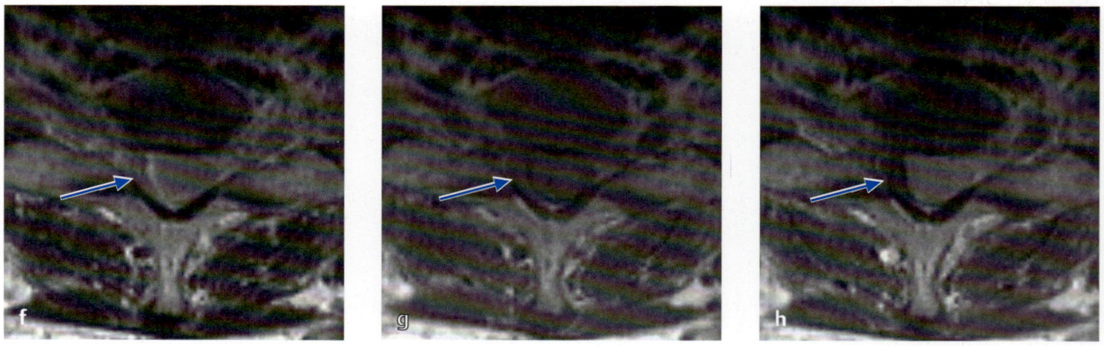

Abb. 8.32 a – h Meningeom. T2w und T1w zum Rückenmark isointense (**b, c, f, g**), homogen kontrastmittelaufnehmende, intradural-extramedulläre Raumforderung mit engem Bezug zur Dura mater und nach kranial und kaudal auslaufender Verdickung derselben an der Tumorbasis (sog. Meningeal Tail; **c, d**, Pfeile). Durch Kompression sichel- bzw. halbmondförmige Deformierung des Rückenmarks (**e–h**, Pfeile).

a Schema in sagittaler Ansicht.
b MRT: sagittale T2w Aufnahme.
c MRT: sagittale T1w Aufnahme vor Gadoliniumgabe.
d MRT: sagittale T1w Aufnahme nach Gadoliniumgabe.
e Schema in axialer Ansicht.
f MRT: axiale T2w Aufnahme.
g MRT: axiale T1w Aufnahme vor Gadoliniumgabe.
h MRT: axiale T1w Aufnahme nach Gadoliniumgabe.

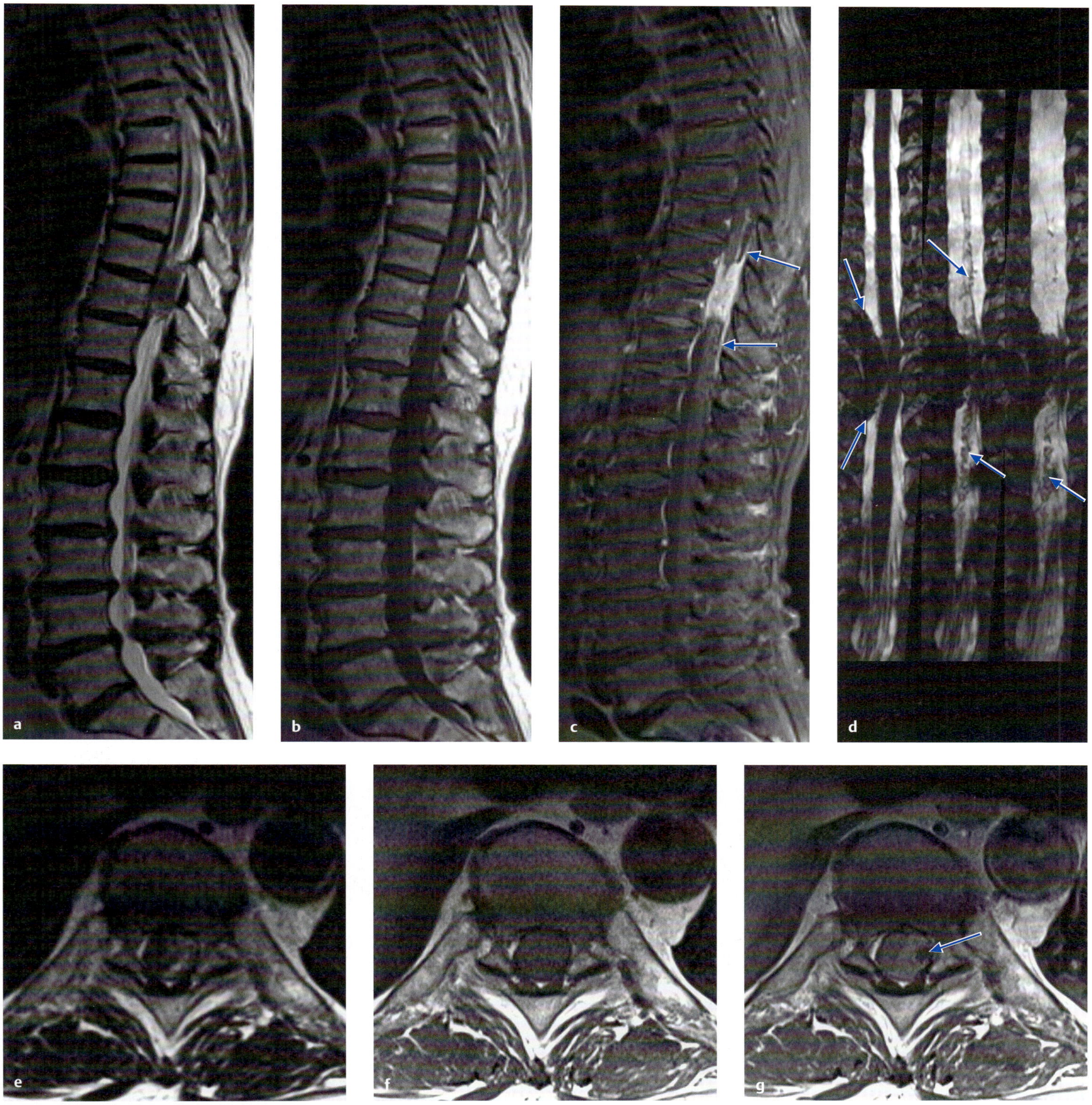

Abb. 8.33 a – g Meningeom. Breitbasig der Dura innen aufsitzende Raumforderung (**d**, Pfeile) mit Verdrängung des Rückenmarks nach rechts. Stauung der subarachnoidalen bzw. pialen Venen mit entsprechenden tubulär geschlängelten Aussparungsfiguren in der CISS-Sequenz. Deutliche Kontrastmittelanreicherung mit Meningeal Tail (**c**, Pfeile). Die Aussparungsfigur nach Gadoliniumgabe (**g**, Pfeil) entspricht einer Tumorverkalkung.

a MRT: sagittale T2w Aufnahme.
b MRT: sagittale T1w Aufnahme.
c MRT: sagittale fettgesättigte T1w Aufnahme nach Gadoliniumgabe.
d MRT: koronale 3-D-CISS-Aufnahme (Curved-thin-Maximumintensitätsprojektion), 3 angrenzende Schichten.
e MRT: axiale T2w Aufnahme.
f MRT: axiale T1w Aufnahme vor Gadoliniumgabe.
g MRT: axiale T1w Aufnahme nach Gadoliniumgabe.

Intradural-extramedulläre Metastasen (leptomeningeale Karzinomatose, Abtropfmetastasen)

Ätiologisch entstehen leptomeningeale Absiedelungen entweder infolge hämatogener Streuung eines extrakraniellen Tumors (meist Adenokarzinome in Lunge oder Mamma) oder als Abtropfmetastasen eines primären Tumors des zentralen Nervensystems. Ein solcher primärer Tumor ist am häufigsten das Medulloblastom bei Kindern, das Glioblastoma multiforme oder das anaplastische Astrozytom bei Erwachsenen bzw. Ependymome.

Bildgebende Diagnostik

Intradural-extramedulläre Metastasen zeigen 4 grundlegende Muster:

- solitärer Tumor
- diffuse Einhüllung von Rückenmark und Nervenwurzeln („Meningitis" carcinomatosa)
- extensiv verbackene Cauda-equina-Fasern
- multifokale noduläre Absiedelungen entlang des Rückenmarks und der Cauda equina (▸ **Abb. 8.34** u. ▸ **Abb. 8.35**)

▸ **MRT-Signalverhalten.**

- **T1w:** Metastasen sind üblicherweise isointens zum Rückenmark; bei ausgedehntem Befall kann das Liquorsignal angehoben sein.
- **T2w:** isointens zum Rückenmark und zu den Nervenwurzeln; verdickte Nervenwurzeln; manchmal sind noduläre Auflagerungen vorhanden.
- **T1w nach Gadoliniumgabe:** Es gibt mehrere Anreicherungsmuster:
  - einzelne oder multiple Noduli,
  - Ummauerung des Rückenmarks bzw. der Nervenwurzeln und
  - Einwachsen nach intramedullär.

Differenzialdiagnose

- **Guillain-Barré-Syndrom:** Kontrastmittelanreicherung eher linear
- **Hämangioblastom:** noduläre, oberflächliche Anreicherung ohne piale Anreicherung; manchmal zystische Komponente
- **myxopapilläres Ependymom**

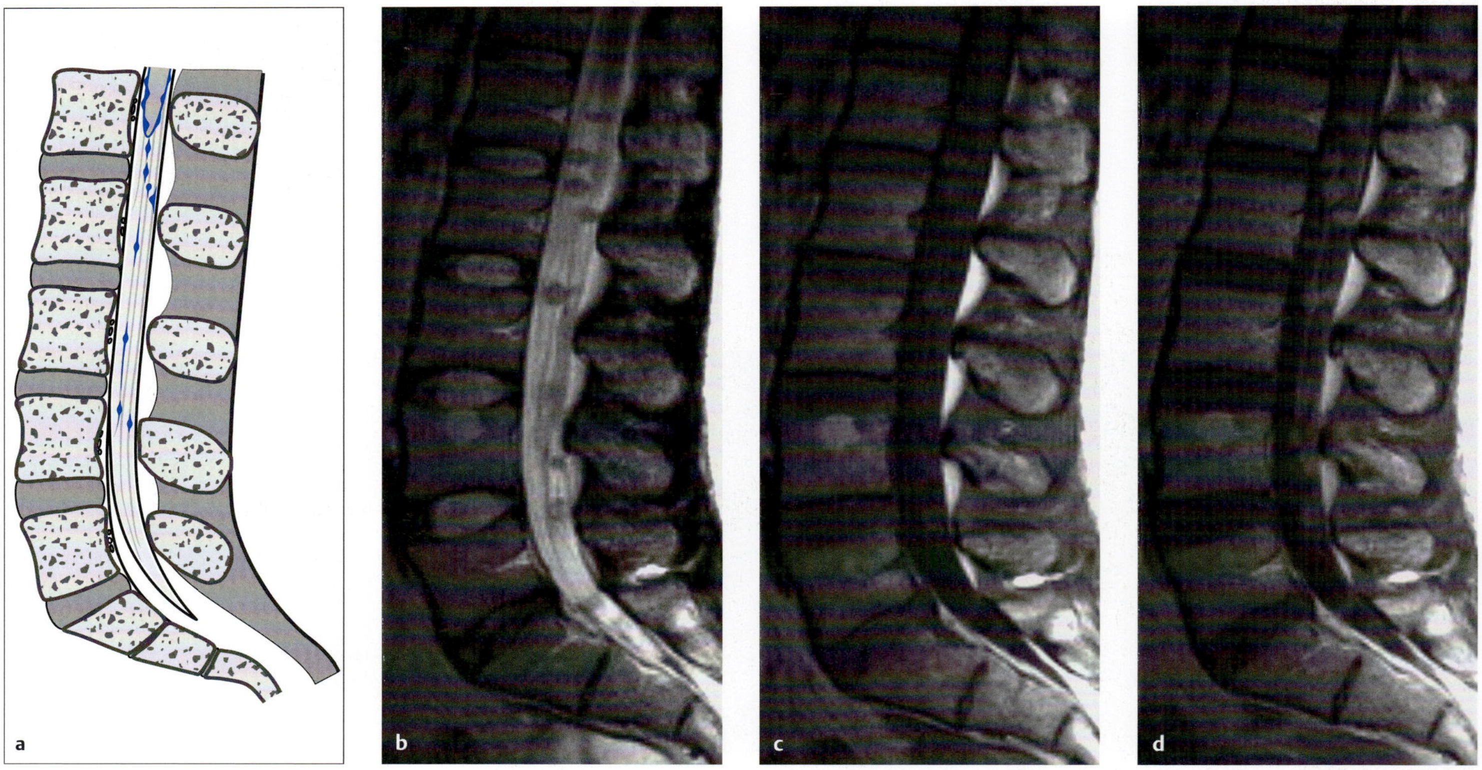

Abb. 8.34 a – d Leptomeningeale Karzinomatose. 41-jährige Frau nach Mammakarzinomen. Multiple, noduläre Gewebsformationen an der Cauda equina mit irregulärer Anordnung, T2w (**b**) und T1w (**c**) zum Rückenmark isointens, nach Gadoliniumgabe anreichernd (**d**). Daneben auch Anreicherung von Cauda-equina-Fasern (**d**).
a Schema.
b MRT: sagittale T2w Aufnahme.
c MRT: sagittale T1w Aufnahme vor Gadoliniumgabe.
d MRT: sagittale T1w Aufnahme nach Gadoliniumgabe.

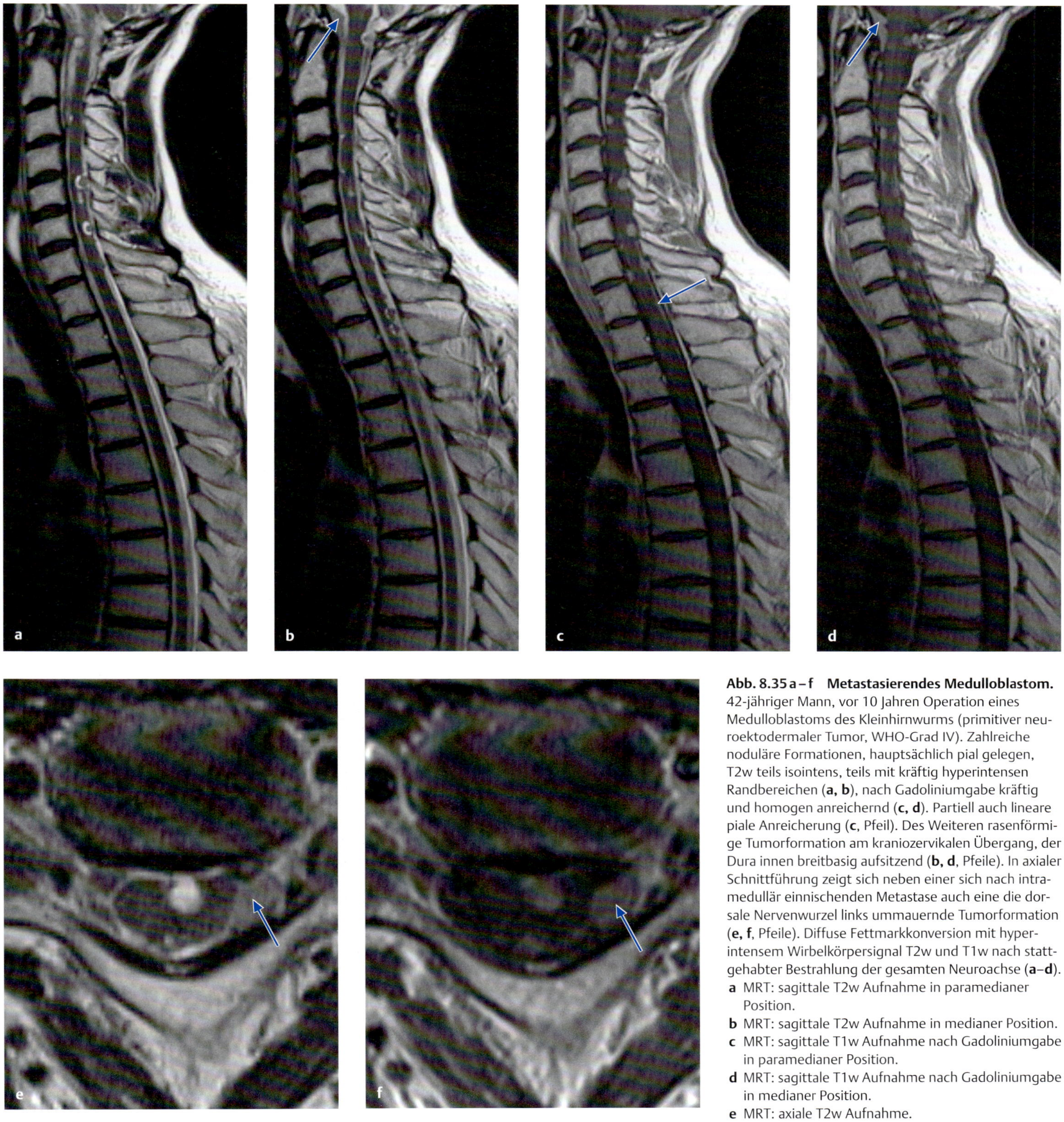

Abb. 8.35 a–f Metastasierendes Medulloblastom. 42-jähriger Mann, vor 10 Jahren Operation eines Medulloblastoms des Kleinhirnwurms (primitiver neuroektodermaler Tumor, WHO-Grad IV). Zahlreiche noduläre Formationen, hauptsächlich pial gelegen, T2w teils isointens, teils mit kräftig hyperintensen Randbereichen (**a, b**), nach Gadoliniumgabe kräftig und homogen anreichernd (**c, d**). Partiell auch lineare piale Anreicherung (**c**, Pfeil). Des Weiteren rasenförmige Tumorformation am kraniozervikalen Übergang, der Dura innen breitbasig aufsitzend (**b, d**, Pfeile). In axialer Schnittführung zeigt sich neben einer sich nach intramedullär einnischenden Metastase auch eine die dorsale Nervenwurzel links ummauernde Tumorformation (**e, f**, Pfeile). Diffuse Fettmarkkonversion mit hyperintensem Wirbelkörpersignal T2w und T1w nach stattgehabter Bestrahlung der gesamten Neuroachse (**a–d**).

- **a** MRT: sagittale T2w Aufnahme in paramedianer Position.
- **b** MRT: sagittale T2w Aufnahme in medianer Position.
- **c** MRT: sagittale T1w Aufnahme nach Gadoliniumgabe in paramedianer Position.
- **d** MRT: sagittale T1w Aufnahme nach Gadoliniumgabe in medianer Position.
- **e** MRT: axiale T2w Aufnahme.
- **f** MRT: axiale T1w Aufnahme nach Gadoliniumgabe.

8.2.2 Intramedulläre Neoplasmen

Die intramedullären Neoplasmen (▶ **Abb. 8.36**) machen 5 % aller spinalen Neoplasmen aus. Wichtige Vertreter dieser Gruppe:

- Gliome:
  - Astrozytome
  - Ependymome
- Hämangioblastome
- Lipome
- intramedulläre Metastasen

Astrozytom

Das Astrozytom ist ein primärer Tumor des zentralen Nervensystems, von Astrozyten ausgehend. Nach dem Ependymom stellt es den zweithäufigsten Rückenmarktumor dar. Meist (in 80 – 90 % der Fälle) sind es niedriggradige Tumoren, also fibrilläre (WHO-Grad II) häufiger als pilozytische Astrozytome (WHO-Grad I). Anaplastische Astrozytome (WHO-Grad III) und Glioblastome (WHO-Grad IV) sind wesentlich seltener. Bei Kindern und jungen Erwachsenen ist das Astrozytom der häufigste Rückenmarktumor.

Die Symptome sind die einer sich langsam entwickelnden Myelopathie; manchmal besteht auch eine schmerzhafte Skoliose.

Bildgebende Diagnostik

Es findet sich eine Rückenmarkauftreibung durch eine kontrastmittelaufnehmende Raumforderung mit oder ohne Zyste bzw. Syrinx. Speziell pilozytische Astrozytome können sehr ausgedehnt sein (▶ **Abb. 8.37**); meist aber erstreckt sich das Astrozytom über weniger als 4 Segmente (▶ **Abb. 8.38**). Das Zervikalmark ist etwas häufiger betroffen als das thorakale.

▶ **MRT-Signalverhalten.**

- **T1w:** Rückenmarkauftreibung, solider Tumoranteil iso- bis leicht hypointens; die zystischen Anteile sowie die Syrinx erscheinen meist gering hyperintenser als der Liquor cerebrospinalis. Blutabbauprodukte (hyperintenses Methämoglobin) sind selten.
- **T2w:** Der solide Tumoranteil sowie die allfällige Zyste bzw. Syrinx zeigen sich hyperintens.
- **T2*w:** Blutabbauprodukte (selten) erscheinen hypointens.
- **T1w nach Gadoliniumgabe:** Das Astrozytom reichert fast immer Kontrastmittel an.

Differenzialdiagnose

- **Ependymom:** meist ältere Patienten betroffen, Hämorrhagien häufiger
- **andere intramedulläre Raumforderungen:**
  - *Metastasten:* oft auch pial
  - *intramedullärer Abszess:* Abszessmembran T2w hypointens
- **Syringohydromyelie:** liquorintens, keine Kontrastmittelanreicherung
- **Myelitis:** autoimmun bzw. entzündlich

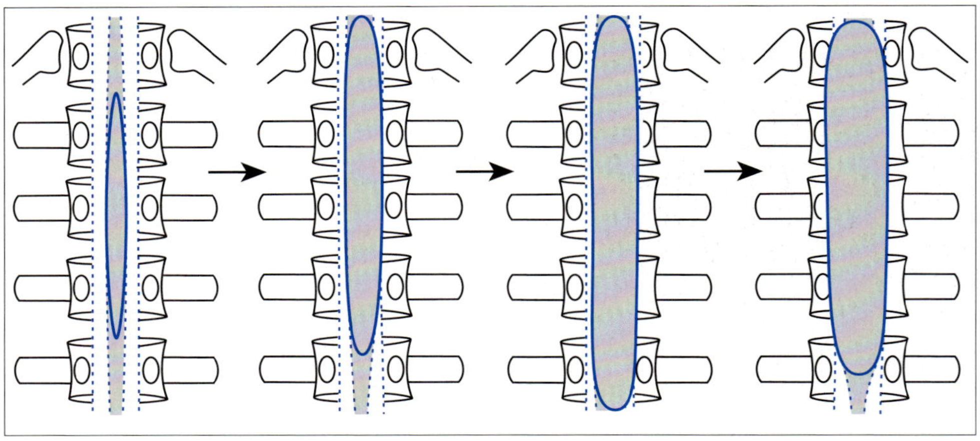

Abb. 8.36 Intramedulläre Raumforderung.

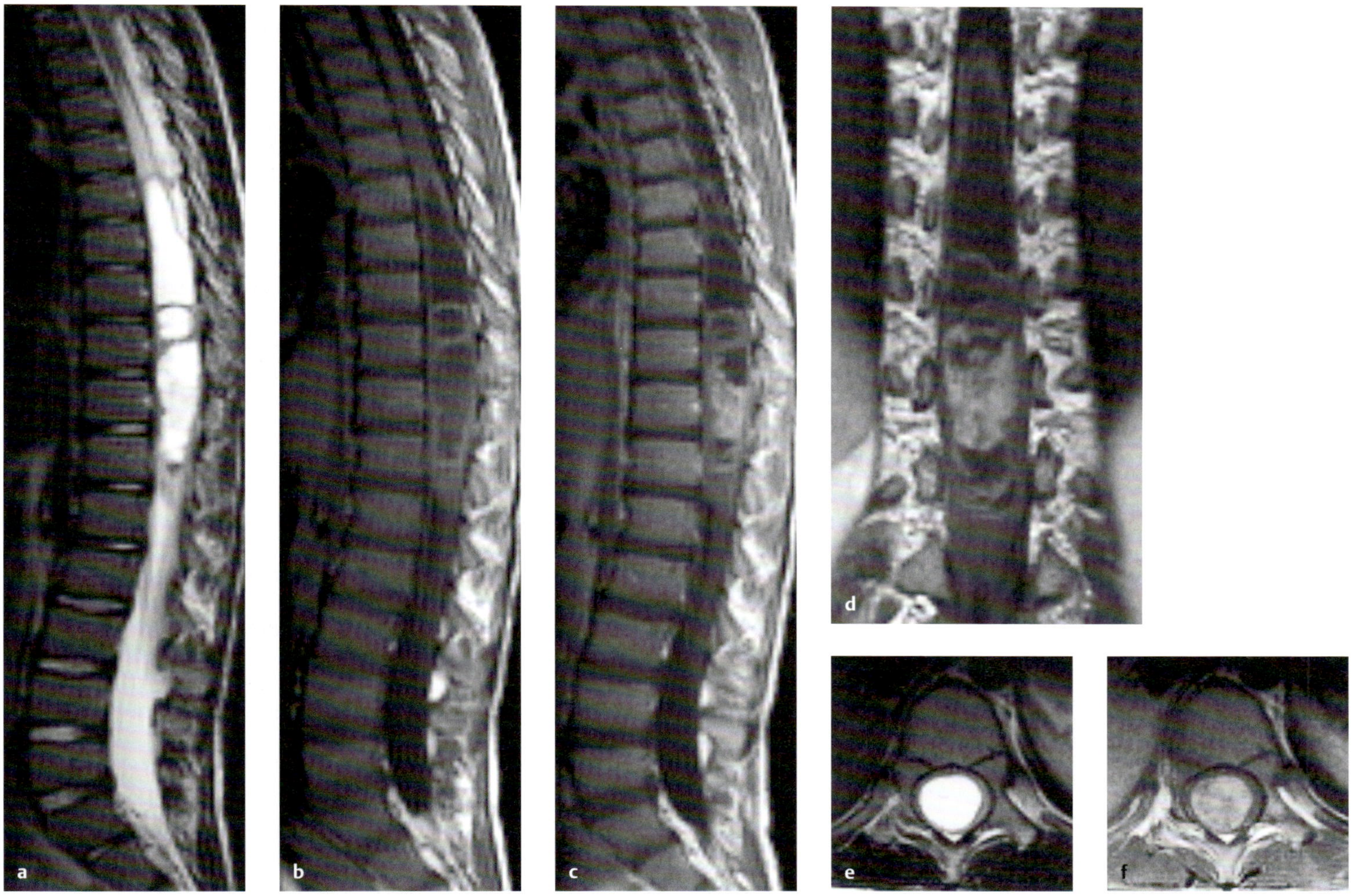

Abb. 8.37 a – f Intramedulläre Raumforderung. 9-jähriges Kind. Ausgedehnte, teils zystische, teils solide intramedulläre Tumorformation, vom mittleren Brustmark bis knapp oberhalb der Konusspitze reichend. Tumorsyrinx in den kranialen Abschnitten; das Rückenmark ist dadurch beträchtlich ausgedünnt und aufgetrieben. Der solide Tumoranteil ist T2w hyperintens (**a, e**) und T1w hypointens (**b**); nach Gadoliniumgabe kommt es zu einer inhomogenen Anreicherung (**c, d, f**). Nach kranial bis zu Th4/Th5 auslaufendes Rückenmarködem mit entsprechend hyperintensem Signal des Rückenmarks (**a**). Histologie: pilozytisches Astrozytom, WHO-Grad I.

a MRT: sagittale T2w Aufnahme.
b MRT: sagittale T1w Aufnahme vor Gadoliniumgabe.
c MRT: sagittale T1w Aufnahme nach Gadoliniumgabe.
d MRT: koronale T1w Aufnahme nach Gadoliniumgabe.
e MRT: axiale T2w Aufnahme.
f MRT: axiale T1w Aufnahme nach Gadoliniumgabe.

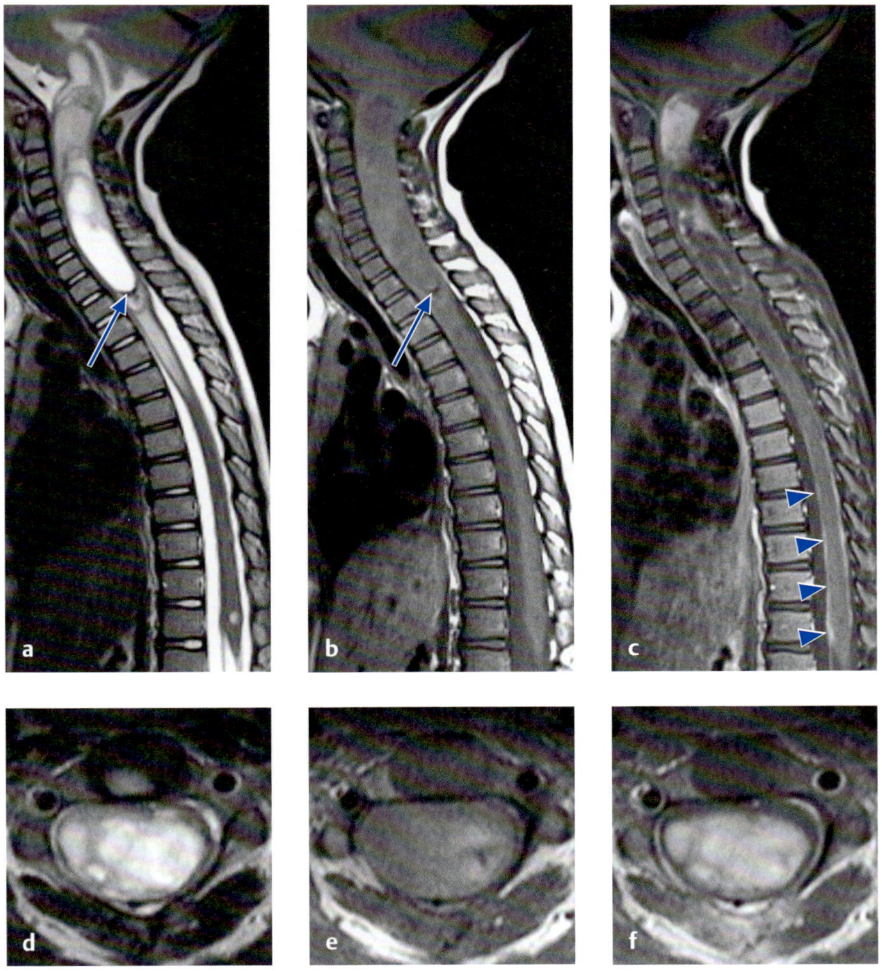

Abb. 8.38 a – f Intramedulläre Raumforderung. 4-jähriges Kind. Das gesamte Halsmark wird von einer ausgedehnten, teils zystisch-nekrotischen intramedullären Tumorbildung eingenommen. Die soliden Tumoranteile reichern inhomogen und kräftig Kontrastmittel an (**c, f**). Blutabbauprodukte finden sich besonders am unteren Tumorpol (**a, b**, Pfeile). In die Medulla oblongata bzw. das Thorakalmark auslaufendes Rückenmarködem (**a**). Erweiterung des Spinalkanals im Tumorbereich. Leptomeningeale Aussaat mit teils linearer, teils nodulärer pialer Anreicherung (**c**, Pfeilspitzen). Histologie: Astrozytom, WHO-Grad III.

a MRT: sagittale T2w Aufnahme.
b MRT: sagittale T1w Aufnahme vor Gadoliniumgabe.
c MRT: sagittale T1w Aufnahme nach Gadoliniumgabe.
d MRT: axiale T2w Aufnahme.
e MRT: axiale T1w Aufnahme vor Gadoliniumgabe.
f MRT: axiale T1w Aufnahme nach Gadoliniumgabe.

Beim Rückenmarkependymom werden 2 Formen unterschieden:

- zelluläres Ependymom
- myxopapilläres Ependymom

Ependymom: zelluläre Form

Das zelluläre Ependymom geht vom Ependym des Zentralkanals aus und ist der häufigste primäre Rückenmarktumor des Erwachsenen (60 % der Fälle). Die überwiegende Mehrzahl der zellulären Ependymome entspricht WHO-Grad-II-Tumoren; anaplastische Ependymome (WHO-Grad III) sind extrem selten. Bei Patienten mit Neurofibromatose Typ 2 sind zelluläre Ependymome häufig zu finden (s. ▸ **Tab. 8.2**).

Folgende Symptome können auftreten:

- HWS- oder Rückenschmerzen
- langsam sich entwickelnde Parästhesien
- Paraparese

Bildgebende Diagnostik

Das zelluläre Ependymom ist ein umschriebener, kontrastmittelaufnehmender Tumor mit Einblutungen und Syrinx (▸ **Abb. 8.39**). Das Rückenmark ist symmetrisch aufgetrieben. Manchmal ist auch der knöcherne Spinalkanal erweitert, mit verdünnten Pedikeln oder sog. Scalloping der dorsalen Wirbelkörperflächen. Bei niedriggradigen Ependymomen können Zysten und Syrinx fehlen.

▸ **MRT-Signalverhalten.**

- **T1w:** iso- bis leicht hypointens zum Rückenmark; Hämorrhagien hyperintens
- **T2w:**
  - hyperintens
  - polare oder intratumorale Zysten liquorintens
  - Syrinx
  - Hämosiderin (umschriebene Hypointensitäten)
- **T1w nach Gadoliniumgabe:** intensive, homogene Anreicherung in 50 % der Fälle

Ependymom: myxopapilläre Form

Das myxopapilläre Ependymom geht vom Ependym des Filum terminale aus. Es ist ein langsam wachsendes Gliom; bei Diagnosestellung sind oft weite Abschnitte des lumbalen Duralsacks mit Tumor ausgefüllt. Wirbelkörperusuren (Scalloping) sind nicht selten. Das myxopapilläre Ependymom ist typischerweise benigne (WHO-Grad I), eine subarachnoidale Dissemination ist jedoch möglich.

Bildgebende Diagnostik

Es handelt sich um einen kontrastmittelanreichernden lobulierten Cauda-equina-Tumor mit Einblutungen, der sich meist über mehrere Segmente bis hin zur Ausdehnung des gesamten lumbalen Duralsacks erstreckt und manchmal multipel auftritt. Häufig findet sich eine Usurierung der knöchernen Wirbelsäule (Scalloping, Ausweitung der Intervertebralforamina, vergrößerter Interpedikularabstand; ▸ **Abb. 8.40**).

▸ **MRT-Signalverhalten.**

- **T1w:** meist isointens zum Rückenmark, muzinhaltige Tumorabschnitte hyperintens
- **T2w:** hyperintens zum Rückenmark, randständig hypointens (Hämosiderin)
- **T1w nach Gadoliniumgabe:** intensive Anreicherung

Differenzialdiagnose

- **Schwannom:** eher Bezug zur Nervenwurzel, keine Hämorrhagien
- **Meningeom:** häufiger zervikal bzw. thorakal, Hämorrhagien ungewöhnlich, keine knöchernen Usuren
- **leptomeningeale Metastasen:** meist nodulär am Conus medullaris sowie den Kaudafasern lokalisiert, meist multipel
- **Paragangliom:** oft nicht zu differenzieren

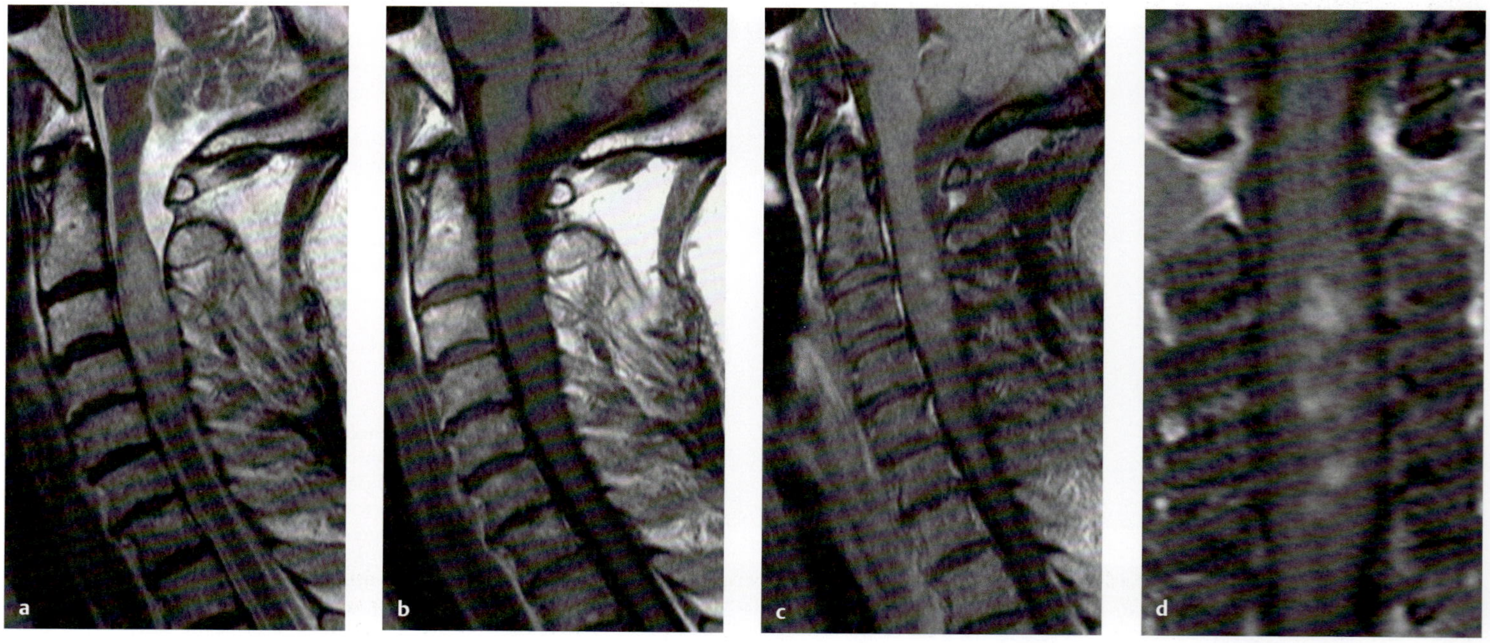

Abb. 8.39 a – f Intramedulläre Raumforderung. 75-jährige Frau. Umschriebene, eher linksbetonte Auftreibung des Rückenmarks C2 – C5, T2w hyperintens (**a, e**), T1w iso- bis leicht hypointens (**b**), nach Gadoliniumgabe fleckförmig und kräftig anreichernd (**c, d, f**). Keine Zyste, keine nachweisbaren Hämorrhagien. Histologie: Ependymom, WHO-Grad I.

a MRT: sagittale T2w Aufnahme.
b MRT: sagittale T1w Aufnahme.
c MRT: fettgesättigte sagittale T1w Aufnahme nach Gadoliniumgabe.
d MRT: koronale T1w Aufnahme nach Gadoliniumgabe.

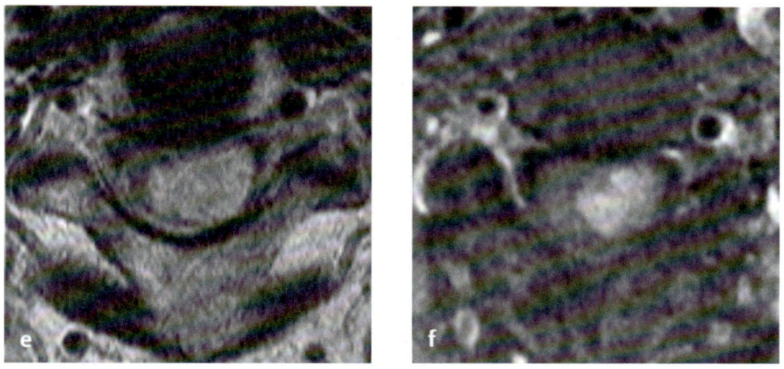

Abb. 8.39 e, f
e MRT: axiale T2w Aufnahme.
f MRT: axiale T1w Aufnahme nach Gadoliniumgabe.

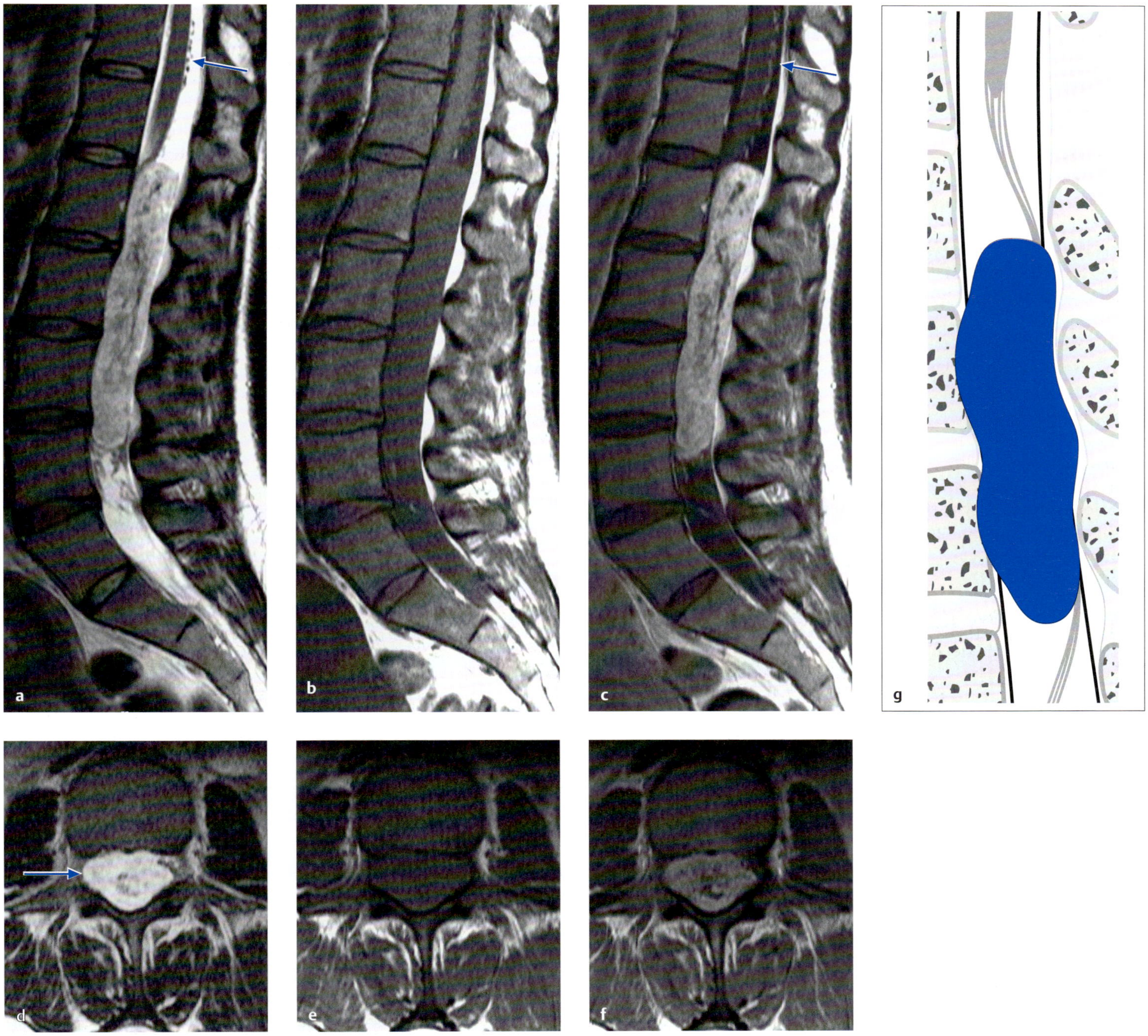

Abb. 8.40 a – g Intramedulläre Raumforderung. 45-jährige Frau. Den Spinalkanal ausfüllende, intradurale Raumforderung, von der Cauda equina nicht abzugrenzen, auch nach intraforaminell reichend (**d**, Pfeil), T2w inhomogen hyperintens (**a, d**), T1w zum Rückenmark hypointens (**b, e**), nach Gadoliniumgabe kräftig anreichernd (**c, f**). Der Tumor schmiegt sich den knöchernen Konturen des Wirbelkanals an; noch kein ausgeprägteres Scalloping. Subarachnoidale vaskuläre Strukturen (**a, c**, Pfeile) weisen auf stärkere Tumorvaskularisation hin. Histologie: myxopapilläres Ependymom, WHO-Grad I. Dieser Tumor wächst häufig expansiv und führt zu einem Scalloping der Wirbelkörper bzw. zu einer Aufweitung der Intervertebralforamina (**g**).
a MRT: sagittale T2w Aufnahme.
b MRT: sagittale T1w Aufnahme vor Gadoliniumgabe.
c MRT: sagittale T1w Aufnahme nach Gadoliniumgabe.
d MRT: axiale T2w Aufnahme.
e MRT: axiale T1w Aufnahme vor Gadoliniumgabe.
f MRT: axiale T1w Aufnahme nach Gadoliniumgabe.
g Schema.

Hämangioblastom

Das Hämangioblastom ist ein benigner, gefäßreicher Tumor des Kleinhirns und des Rückenmarks, der entweder sporadisch oder im Rahmen eines von-Hippel-Lindau-Syndroms familiär auftritt.

Bildgebende Diagnostik

Der Tumor imponiert als intramedulläre Raumforderung mit zahlreichen serpiginösen Gefäßen (▸ **Abb. 8.41**). Das Hämangioblastom ist meist subpial an der Rückenmarkhinterfläche lokalisiert und oft mit einer Zyste vergesellschaftet. Beim von-Hippel-Lindau-Syndrom bestehen multiple, meist kleinere Tumoren (▸ **Abb. 8.42**), zudem ist ein exophytisches Wachstum zu beobachten. Auch kleine Hämangioblastome können ein extensives Rückenmarködem aufweisen.

▸ **MRT-Signalverhalten.**

- **T1w:**
  - *kleine Tumoren:* isointens zum Rückenmark; 50% mit scharf abgrenzbarer, hypointenser Syrinx
  - *große Tumoren:* hypo- bis isointens zum Rückenmark, Flow Voids aufgrund von versorgenden Arterien oder drainierenden Venen
- **T2w:**
  - kleine Tumoren homogen hyperintens zum Rückenmark
  - Syrinx oft gering hyperintens zum Liquor
  - Flow Voids, hypointense Veränderungen infolge von Einblutungen (Hämosiderin)
  - manchmal ausgedehntes Rückenmarködem
- **T1w nach Gadoliniumgabe:**
  - kräftige, homogene Anreicherung bei kleineren Tumoren
  - keine Anreicherung der Syrinxwand

Differenzialdiagnose

- **Arteriovenöse Malformation**
- **Kavernom**
- **andere hypervaskuläre Rückenmarktumoren:**
  - *Ependymom:* mehr zentral gelegen
  - *Metastasen*
- **intradural-extramedulläre Tumoren:**
  - *Meningeom, Schwannom:* selten Syrinx, Flow Voids
  - *Paragangliom:* häufig in der Cauda equina

Intramedulläre Metastasen

Intramedulläre Metastasen können entweder hämatogen entstehen oder auf dem Liquorweg bei Tumoren des zentralen Nervensystems, z. B. über den Zentralkanal (▸ **Abb. 8.43**). Rückenmarkmetastasen sind selten und nur ca. 5 % werden ante mortem diagnostiziert. Der häufigste Sitz des Primärtumors ist die Lunge, gefolgt von der Brust.

Bildgebende Diagnostik

▸ **MRT-Signalverhalten.**

- **T1w:** aufgetriebenes Rückenmark; Syrinx selten
- **T2w:** Tumor hyperintens, diffuses Ödem (hyperintens), nach kranial und kaudal auslaufend
- **T1w nach Gadoliniumgabe:** kräftige, fokale Anreicherung

Differenzialdiagnose

- **Encephalomyelitis disseminata:** meist multipel, weniger Ödem, auch Läsionen ohne Kontrastmittelanreicherung, Hirnbeteiligung
- **Myelitis transversa:** keine umschriebene, anreichernde Läsion, eher fleckförmige Anreicherung, inkonstant
- **primäre Rückenmarktumoren:** Astrozytom, Ependymom, Hämangioblastom
- **arteriovenöse Malformationen:** kräftige Flow Voids, Hämosiderin, meist kein Ödem

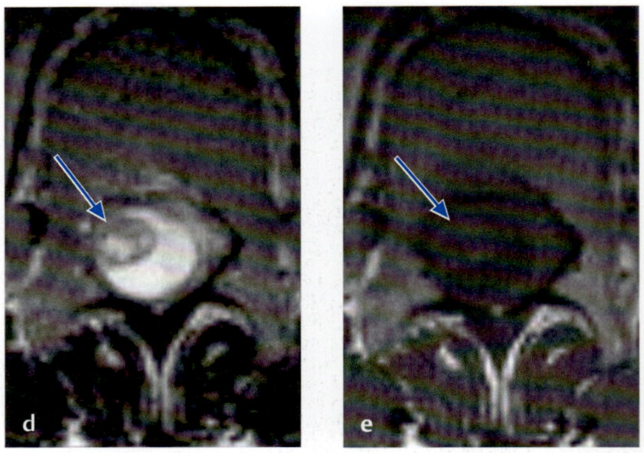

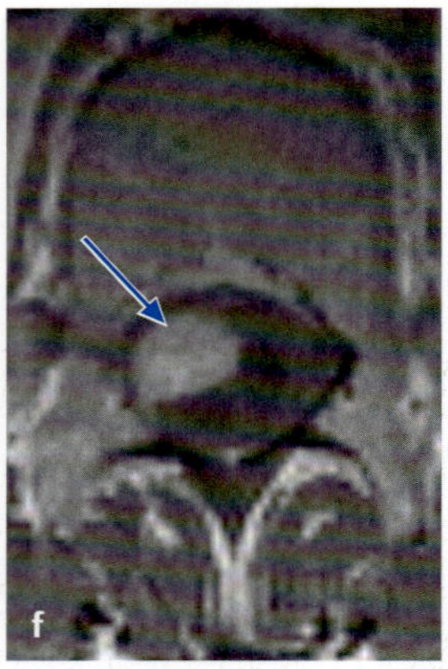

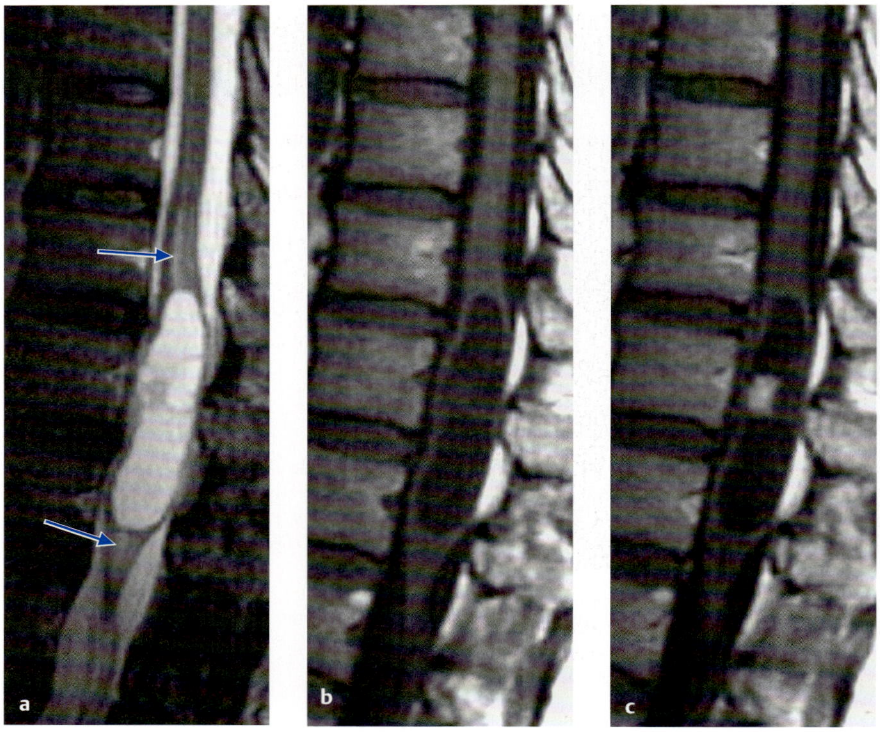

Abb. 8.41 a–f Intramedulläre Raumforderung. Intramedulläre Zyste im Bereich des Conus medullaris (**a–c**); randständiger solider Knoten, T2w überwiegend isointens (**d**, Pfeil), T1w isointens (**e**, Pfeil) und nach Gadoliniumgabe kräftig und homogen anreichernd (**f**, Pfeil). Geringes, nach kranial und kaudal auslaufendes Rückenmarködem (**a**, Pfeile). Typischer Befund eines histologisch verifizierten Hämangioblastoms.

a MRT: sagittale T2w Aufnahme.
b MRT: sagittale T1w Aufnahme vor Gadoliniumgabe.
c MRT: sagittale T1w Aufnahme nach Gadoliniumgabe.
d MRT: axiale T2w Aufnahme.
e MRT: axiale T1w Aufnahme vor Gadoliniumgabe.
f MRT: axiale T1w Aufnahme nach Gadoliniumgabe.

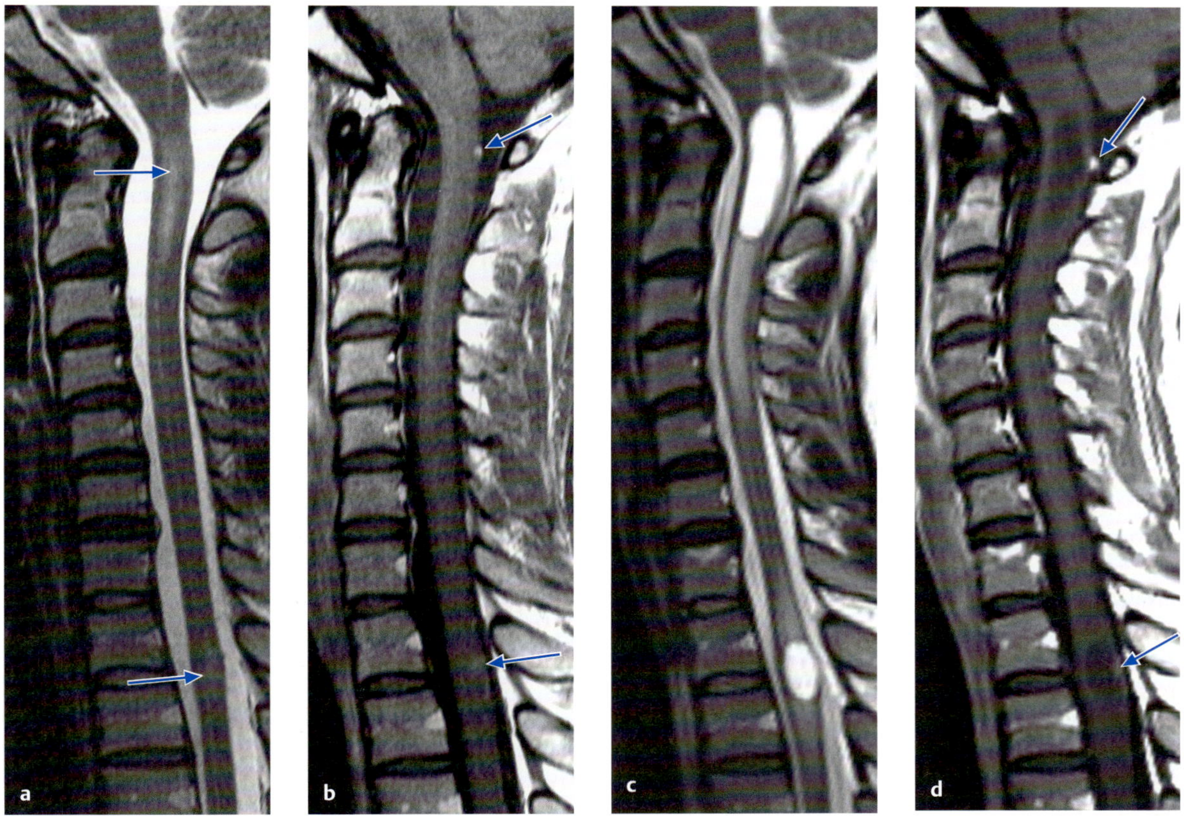

Abb. 8.42 a – d Hämangioblastom. Bei Erstdiagnose 25-jährige Frau, von-Hippel-Lindau-Gen heterozygot-positiv, deswegen Screening der gesamten Achse. Es zeigen sich initial 2 sehr kleine, dorsal dem Rückenmark pial aufsitzende, kontrastmittelanreichernde noduläre Läsionen (**b**, Pfeile).
In diesem Bereich sind diskrete Ödemzonen im Rückenmark erkennbar (**a**, Pfeile). 5 Jahre später ist die Patientin weiterhin klinisch beschwerdefrei. Auch die nodulär anreichernden Läsionen sind nur minimal größenprogredient (**d**, Pfeile). Allerdings jetzt Ausbildung von intramedullären Zysten unmittelbar angrenzend an die Knötchen (**c, d**) mit auslaufenden intramedullären Ödemzonen (**c**).

- **a** Erstuntersuchung. MRT: sagittale T2w Aufnahme.
- **b** Erstuntersuchung. MRT: sagittale T1w Aufnahme nach Gadoliniumgabe.
- **c** Folgeuntersuchung 5 Jahre später. MRT: sagittale T2w Aufnahme.
- **d** Folgeuntersuchung 5 Jahre später. MRT: sagittale T1w Aufnahme nach Gadoliniumgabe.

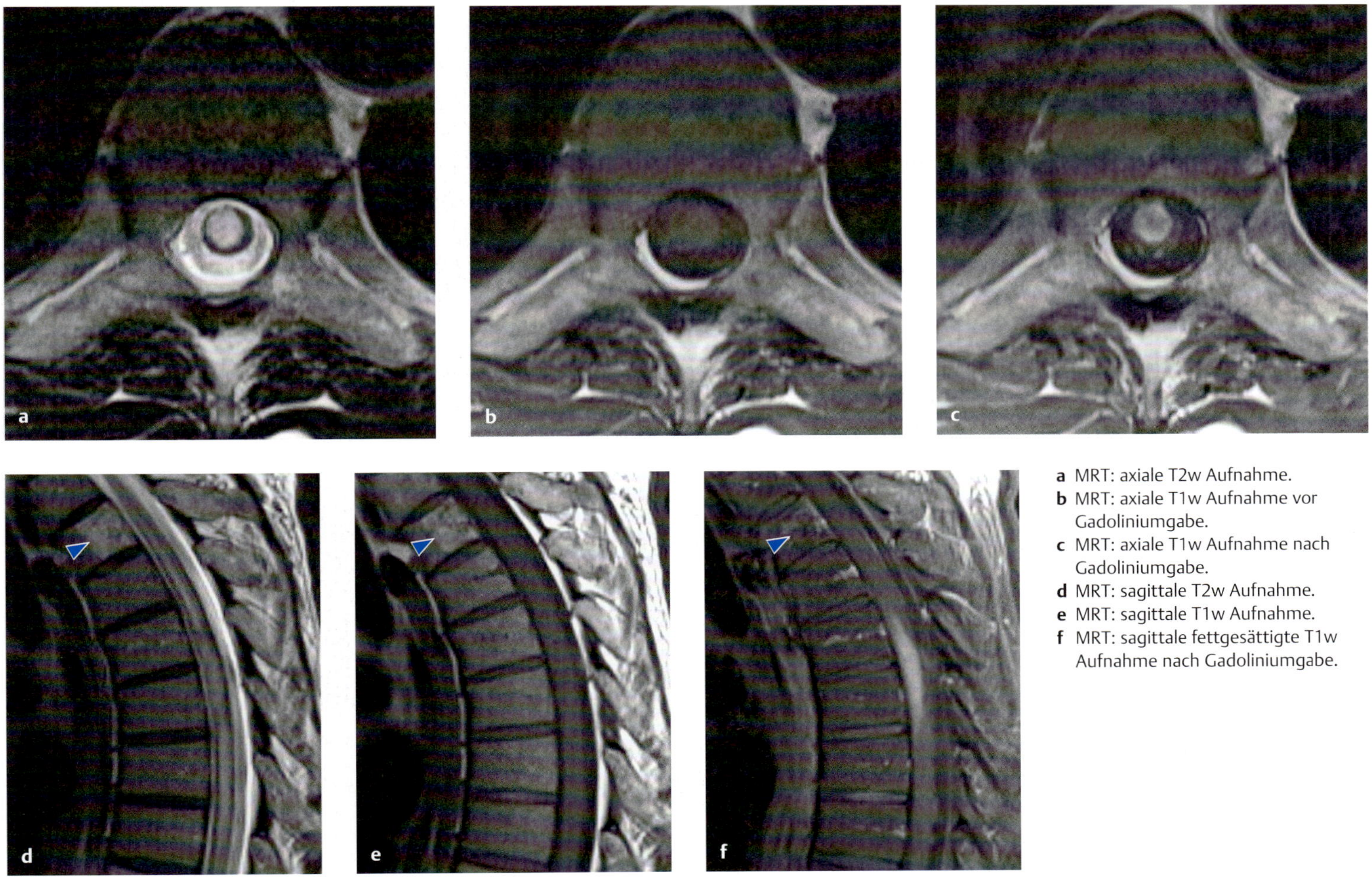

- **a** MRT: axiale T2w Aufnahme.
- **b** MRT: axiale T1w Aufnahme vor Gadoliniumgabe.
- **c** MRT: axiale T1w Aufnahme nach Gadoliniumgabe.
- **d** MRT: sagittale T2w Aufnahme.
- **e** MRT: sagittale T1w Aufnahme.
- **f** MRT: sagittale fettgesättigte T1w Aufnahme nach Gadoliniumgabe.

Abb. 8.43 a – f Intramedulläre Raumforderung. Patient mit zerebralem Glioblastoma multiforme, WHO-Grad IV. Im Querschnitt runde (**a, c**), im Längsschnitt spindelförmige (**f**) intramedulläre Raumforderung mit nur geringgradiger Auftreibung des Rückenmarks, T2w hyperintens (**a, d**), T1w isointens (**b, e**) und nach Gadoliniumgabe kräftig anreichernd (**c, f**). Nach kranial und kaudal auslaufendes Rückenmarködem (**d**). Diagnose: intramedulläre Metastase eines Glioblastoma multiforme, WHO-Grad IV. Nebenbefundlich typische Signalgebung eines Wirbelhämangioms (**d–f**, Pfeilspitzen).

8.3 Zysten und andere spinale Raumforderungen

8.3.1 Arachnoidalzysten

Unter einer „Arachnoidalzyste“ versteht man eine intraspinal-extramedulläre umschriebene Liquoransammlung. Synonym wird auch der Terminus „spinale meningeale Zyste“ verwendet. Die Lage dieser Zysten kann entweder extradural oder intradural-extramedullär sein.

Generell wird zwischen primären (kongenitalen) und sekundären (erworbenen) Arachnoidalzysten unterschieden:

- **Primäre Arachnoidalzysten** (▸ **Abb. 8.44**): Die primären Zysten sind bei extraduraler Lage dorsal oder dorsolateral im unteren BWS-Bereich lokalisiert, bei intraduraler Lage in den dorsalen mittleren Abschnitten der BWS. Eine ventrale Lokalisation ist ungewöhnlich.
- **Sekundäre Arachnoidalzysten** (▸ **Abb. 8.45**): Diese haben dagegen keine bevorzugte Lokalisation:
  - *Intradural:* Arachnoidaldivertikel; die Zystenwand besteht aus Arachnoidalmembran.
  - *Extradural:* Es handelt sich dann um ein kongenitales Duradivertikel oder einen Duradefekt mit Herniation der Arachnoidea.

Sekundäre Arachnoidalzysten treten posttraumatisch, postoperativ, postentzündlich oder nach spinalen Hämorrhagien auf.

Arachnoidalzysten sind häufig asymptomatisch. Bei größeren Zysten bzw. Ventilmechanismus kann es zu Symptomen der Rückenmark- bzw. der Wurzelkompression mit Schmerzen, Paraparese, Parästhesien sowie Blasen- und Mastdarmstörungen kommen.

Bildgebende Diagnostik

▸ **MRT-Signalverhalten.** Es zeigt sich eine liquorintense, extradural oder intradural-extramedullär gelegene Flüssigkeitsansammlung mit Verlagerung des Duralsacks, des Rückenmarks oder von Nervenwurzeln.

> Die Membran von Arachnoidalzysten ist im MRT häufig nur zu erahnen; eine bessere Darstellung gelingt gelegentlich mit der CISS-Sequenz.

Differenzialdiagnose

- Idiopathisch Rückenmarkherniation
- Synovialzyste
- durale Ektasie
- enterogene Zyste

Abb. 8.44 a – e Primäre Arachnoidalzyste. Diese Zysten sind eher dorsal und im BWS-Bereich lokalisiert (**a**). Liquorintense, intradural-extramedullär gelegene zystische Formation, von Th4 – Th8 reichend (**c**, Pfeile) mit Verdrängung und leichter Deformierung des Rückenmarks nach vorn (**a**–**d**). Obere und untere Zystenmembran sind in diesem Fall mit der CISS-Sequenz gut darstellbar (**e**, Pfeile).

a Schema.
b MRT: axiale T2w Aufnahme.
c MRT: sagittale T2w Aufnahme.
d MRT: sagittale T1w Aufnahme.
e MRT: sagittale 3-D-CISS-Aufnahme.

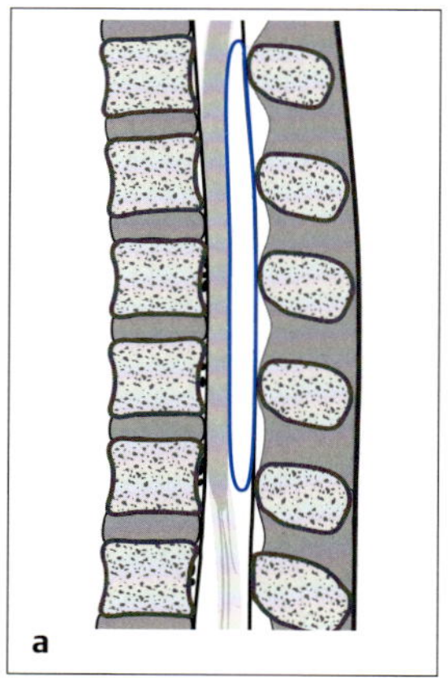

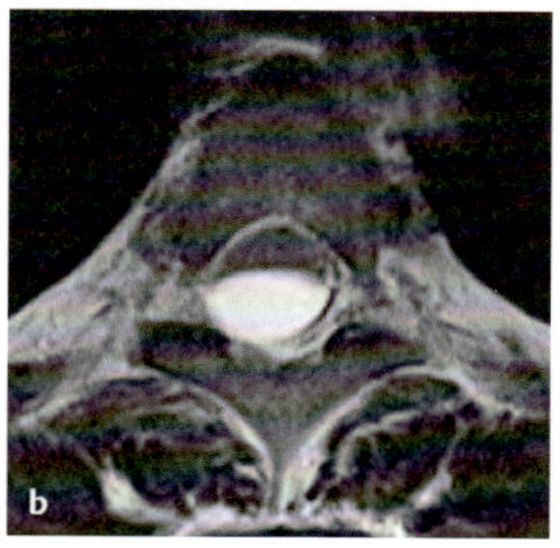

8.3.2 Rückenmarkherniation

Dabei kommt es zu einer Herniation des Rückenmarks durch einen ventralen Duradefekt mit oder ohne Arachnoidaldivertikel.

Bildgebende Diagnostik

Es besteht eine umschriebene Ventralverlagerung des Rückenmarks mit aberrantem Verlauf (Knick, Bogen); der Subarachnoidalraum dorsal des Rückenmarks ist erweitert (▸ **Abb. 8.46**). Die Lokalisation ist typischerweise der mittlere BWS-Bereich.

▸ **MRT-Signalverhalten.**

- **T1w, T2w:** fokale Rückenmarkdeformität, fokal aberranter Verlauf (knick-, bogenförmig) nach ventral; dorsaler Subarachnoidalraum umschrieben erweitert
- **MR-Myelografie:** übersichtliche Darstellung der Pathologie

Differenzialdiagnose

- **Arachnoidalzyste:** Verlagerung des Rückenmarks eher flachbogig, nicht so umschrieben
- **epidurales Hämatom**

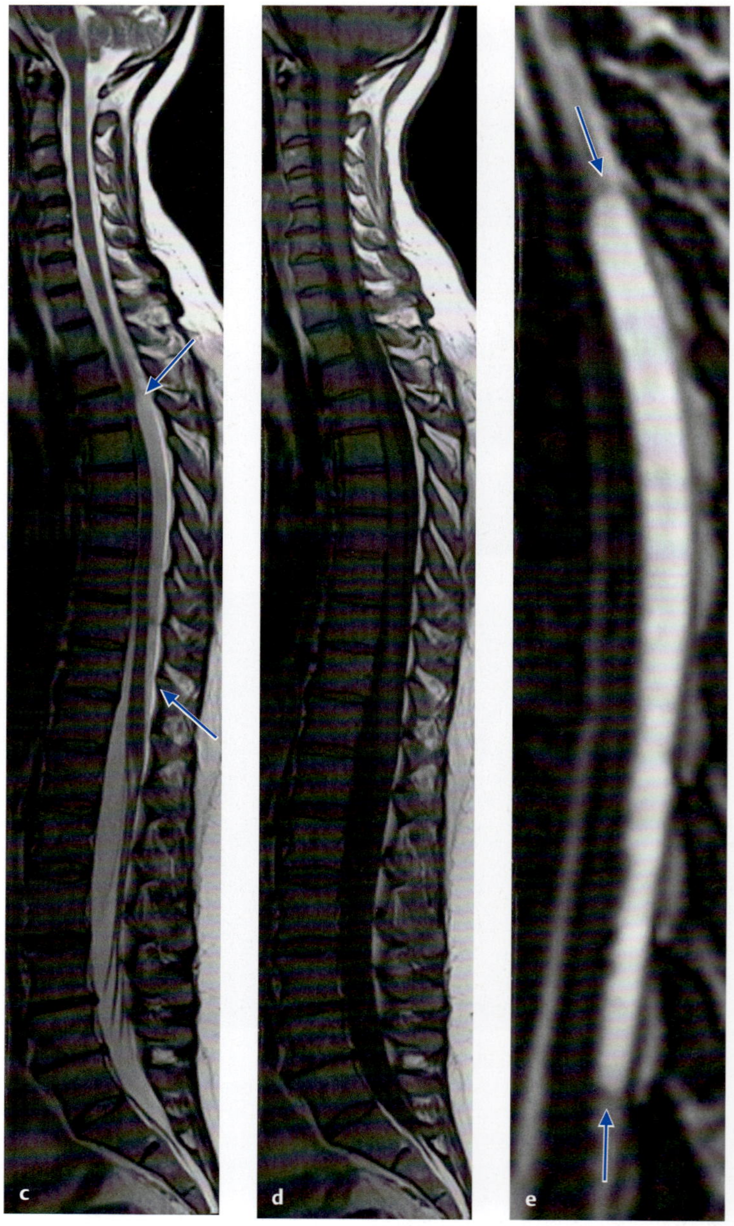

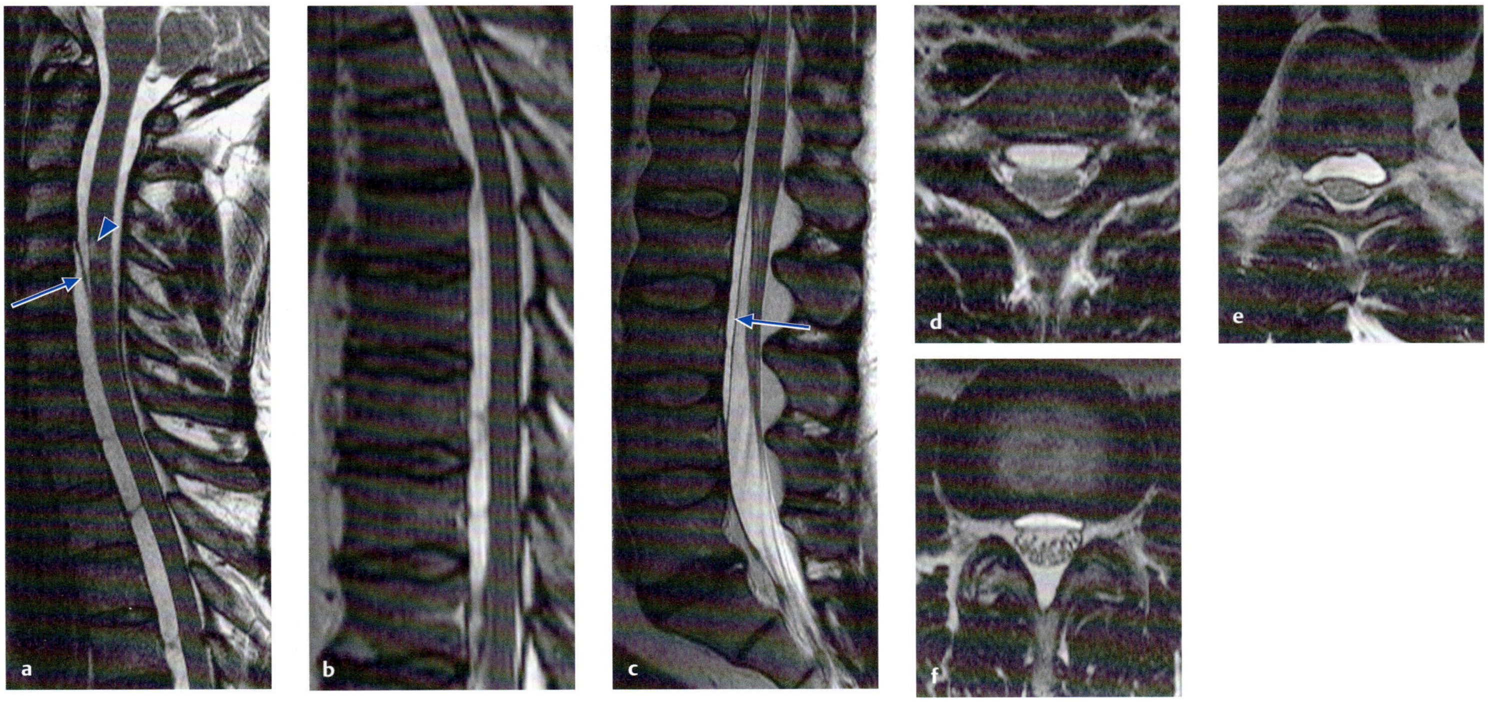

△ **Abb. 8.45 a – f Sekundäre Arachnoidalzyste.** 40-jähriger Mann, Wirbelsäulentrauma vor vielen Jahren. Epidural gelegene, langstreckige Arachnoidalzyste nach Art einer Pseudomeningozele, von C4 – L4 reichend, Duralsack nach hinten verdrängt mit Einengung des Subarachnoidalraums (**d, e**). Die Dura ist in den zervikalen und lumbalen Abschnitten als zarte lineare Struktur sichtbar (**a, c**, Pfeile). Wohl posttraumatische Myelopathie bei C4 (**a**, Pfeilspitze). Die Kommunikation der Zyste mit dem Subarachnoidalraum wurde mittels konventioneller Myelografie verifiziert (nicht dargestellt).

- **a** MRT: sagittale T2w Aufnahme der HWS.
- **b** MRT: sagittale T2w Aufnahme der BWS.
- **c** MRT: sagittale T2w Aufnahme der LWS.
- **d** MRT: axiale T2w Aufnahme der HWS.
- **e** MRT: axiale T2w Aufnahme der BWS.
- **f** MRT: axiale T2w Aufnahme der LWS.

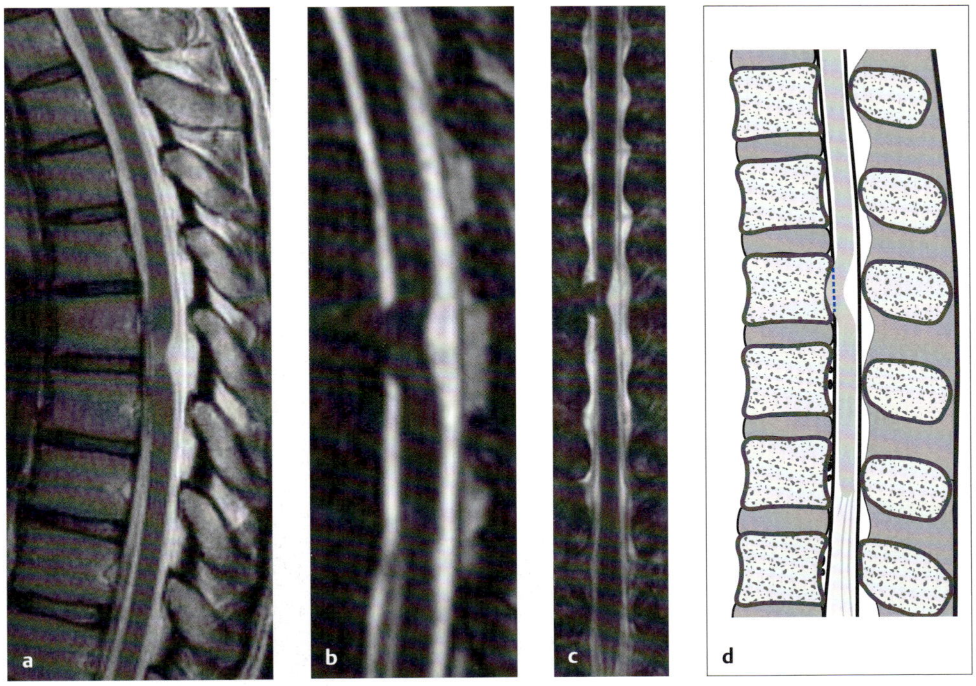

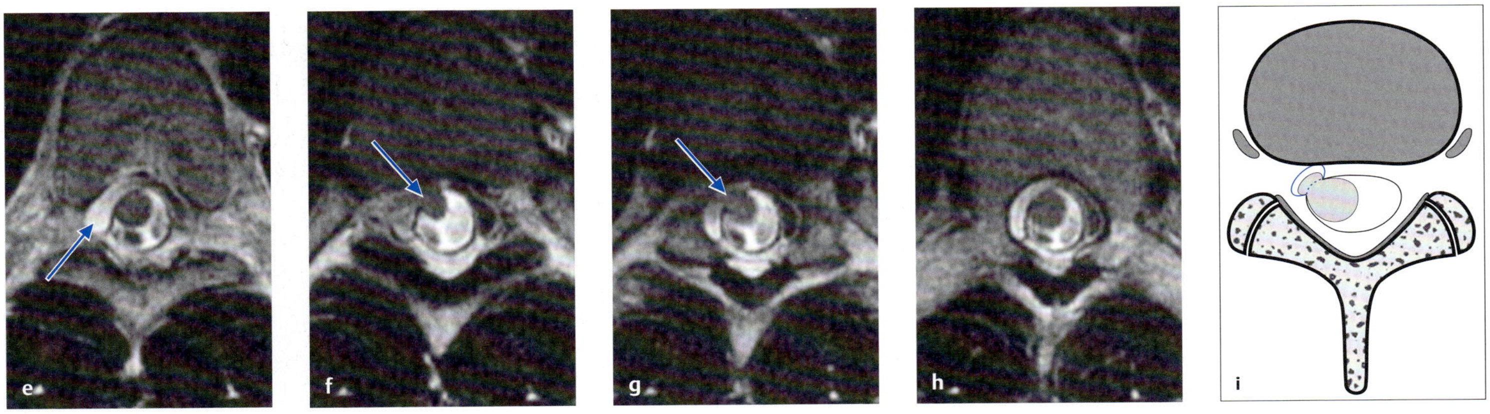

Abb. 8.46 a – i Rückenmarkherniation. 35-jährige Patientin, seit 1 Jahr zunehmende Schwäche des rechten Beins. Keinerlei Traumaanamnese. Es besteht eine umschriebene, bogen- oder bajonettförmige Verlagerung des Rückenmarks nach rechts und vorn (**a–d**), besonders auf den Maximumintensitätsprojektionen der 3-D-CISS-Sequenz zu erkennen (**b, c**). Auf den axialen Schichten ist die partielle Herniation des Rückenmarks gut zu sehen (**f, g**, Pfeile; **i**). Begleitende Ausstülpung des Subarachnoidalraums (**e**, Pfeil).

- **a** MRT: sagittale T2w Aufnahme.
- **b** MRT: sagittale dünne Maximumintensitätsprojektion einer 3-D-CISS-Sequenz.
- **c** MRT: koronale dünne Maximumintensitätsprojektion einer 3-D-CISS-Sequenz.
- **d** Schema in sagittaler Ansicht.
- **e** MRT: axiale T2w Aufnahme, kraniokaudale Serie, am weitesten kranial gelegene Schicht.
- **f** MRT: axiale T2w Aufnahme, kraniokaudale Serie, Bild kaudal zu **e**.
- **g** MRT: axiale T2w Aufnahme, kraniokaudale Serie, Bild kaudal zu **f**.
- **h** MRT: axiale T2w Aufnahme, kraniokaudale Serie, am weitesten kaudal gelegene Schicht.
- **i** Schema in axialer Ansicht.

8.3.3 Perineuralzyste (Nervenwurzeltaschenzyste, Tarlov-Zyste)

Die Perineuralzyste ist charakterisiert durch eine zystische Ausweitung von Arachnoidea und Dura der Nervenwurzelscheide. Innerhalb der Zyste befinden sich Nervenfasern. Perineuralzysten sind häufig, in der Regel asymptomatisch und werden meist zufälligerweise entdeckt.

Größere Zysten können symptomatisch werden. Sie können jedoch bildgebend von asymptomatischen Zysten nicht differenziert werden. Zystenrupturen können ein chronisches Liquorverlustsyndrom bewirken, große sakrale Zysten durch Usurierung des Knochens Insuffizienzfrakturen begünstigen.

Bildgebende Diagnostik

Perineuralzysten imponieren als liquorhaltige zystische Strukturen sehr unterschiedlicher Größe im Bereich der Neuroforamina, speziell im Sakralbereich oft mit Ausweitung derselben (▸ **Abb. 8.47**, ▸ **Abb. 8.48** u. ▸ **Abb. 8.49**). Sie kommen in sämtlichen Wirbelsäulenabschnitten vor, häufiger im Lumbosakralbereich. Die Nervenwurzeln S2 und S3 sind statistisch am häufigsten involviert.

▸ **MRT-Signalverhalten.**

- **T1w:** hypointens
- **T2w, STIR:** hyperintens
- **T1w nach Gadoliniumgabe:** keine Anreicherung
- **MR-Myelografie:** zur übersichtlichen Darstellung
- **CISS-Sequenz:** zur Detailanalyse

Differenzialdiagnose

- **Meningozele:** vordere, sakrale, dorsale und laterale Meningozele; typischerweise keine neuralen Elemente enthalten
- **Pseudomeningozele nach traumatischem Nervenwurzelausriss:** meist unterer Zervikalbereich, Traumaanamnese
- **Synovialzyste:** dem Synovialgelenk aufsitzend; dickere Wand

8.3.4 Conjoined Nerve Root

Unter „Conjoined Nerve Root" versteht man eine Anomalie mit asymmetrischem Abgang von 2 angrenzenden Nervenwurzeln aus einer erweiterten Nervenwurzelscheide. Dieses Phänomen präsentiert sich überwiegend asymptomatisch.

Bildgebende Diagnostik

Fast immer unilateral und bevorzugt in der LWS zeigt sich eine erweiterte Nervenwurzelscheide, die 2 segmentale Nervenwurzeln enthält (▸ **Abb. 8.50**). Meist ziehen die Nervenwurzeln dann getrennt durch die zugeordneten Neuroforamina extraspinal. Selten verlassen aber auch beide Wurzeln den Spinalkanal durch ein einzelnes, meist das untere Neuroforamen.

▸ **MRT-Signalverhalten.**

- **T1w:** Nervenwurzeln im Neuroforamen gut vom umgebenden Fettgewebe abzugrenzen
- **T2w:** Verlauf der Nervenwurzeln intradural sowie in der liquorhaltigen Wurzelscheide gut zu differenzieren
- **T1w nach Gadoliniumgabe:** normale Anreicherung des Spinalganglions; Recessus lateralis meist gering dilatiert
- **MR-Myelografie:** übersichtliche Darstellung der Nervenwurzelabgänge

Differenzialdiagnose

- **Diskusprolaps:** normal weiter Recessus lateralis, Kontinuität mit dem Discus intervertebralis
- **Nervenscheidentumor:** sanduhrförmige Konfiguration, Anreicherung der gesamten Raumforderung
- **Synovialzyste:** Beziehung zum Facettengelenk, normaler Verlauf der Nervenwurzeln

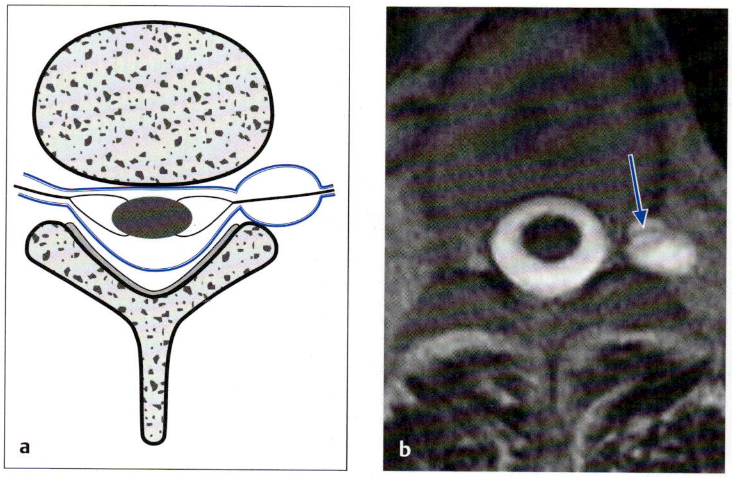

Abb. 8.47 a, b Perineuralzyste. Häufiger Zufallsbefund einer kleinen thorakalen Perineuralzyste links (**b**); die nervalen Strukturen innerhalb der Zyste (**a**) sind gut zu erkennen (**b**, Pfeil).
a Schema.
b MRT: axiale T2w Aufnahme.

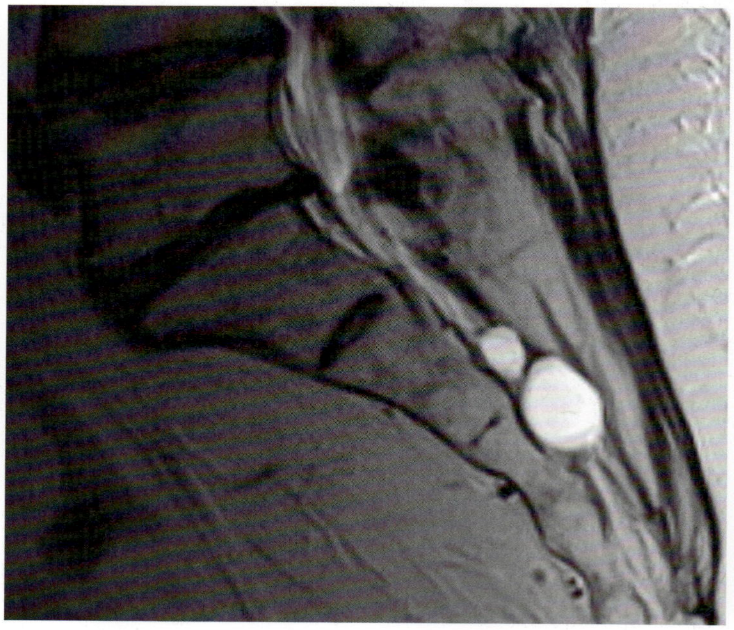

Abb. 8.48 Sakrale Perineuralzyste. MRT: sagittale T2w Aufnahme. 2 kleine zystische Strukturen im Sakralkanal.

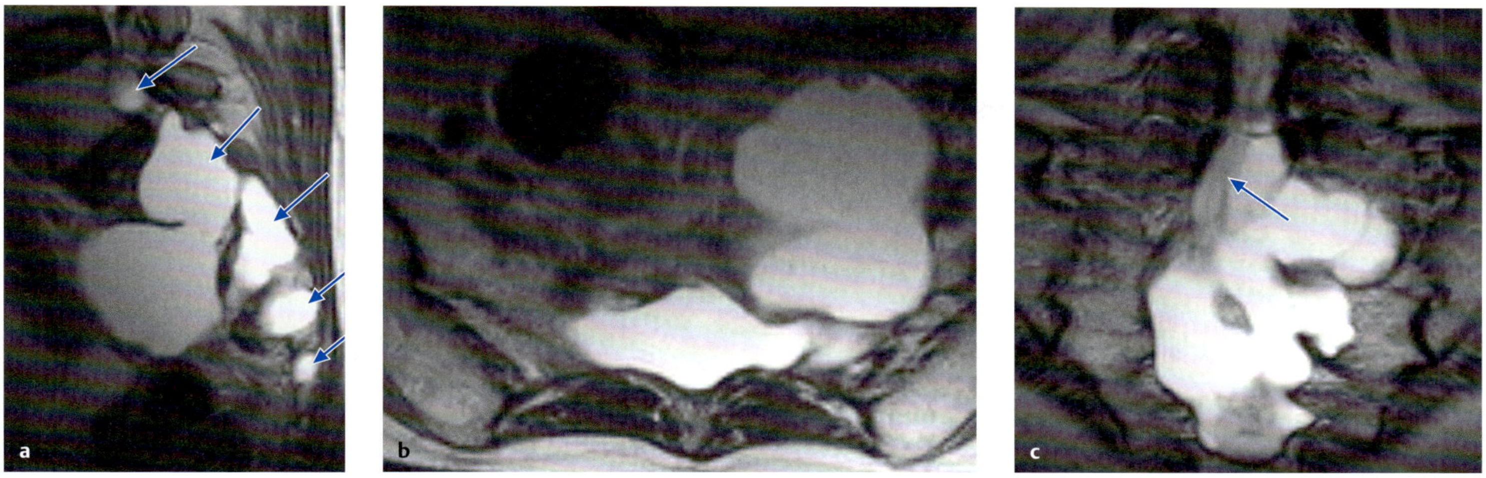

Abb. 8.49 a – c Sakrale Perineuralzyste. Ausgedehnte sakrale Perineuralzysten mit deutlicher Usurierung des linksseitigen Os sacrum und Verdrängung des sakralen Duralsacks (**c**, Pfeil). Im Unterschied zur sakralen Myelozele sind die Intervertebral- bzw. Sakralforamina involviert (**a**, Pfeile).

a MRT: sagittale T2w Aufnahme.
b MRT: axiale T2w Aufnahme.
c MRT: koronale T2w Aufnahme.

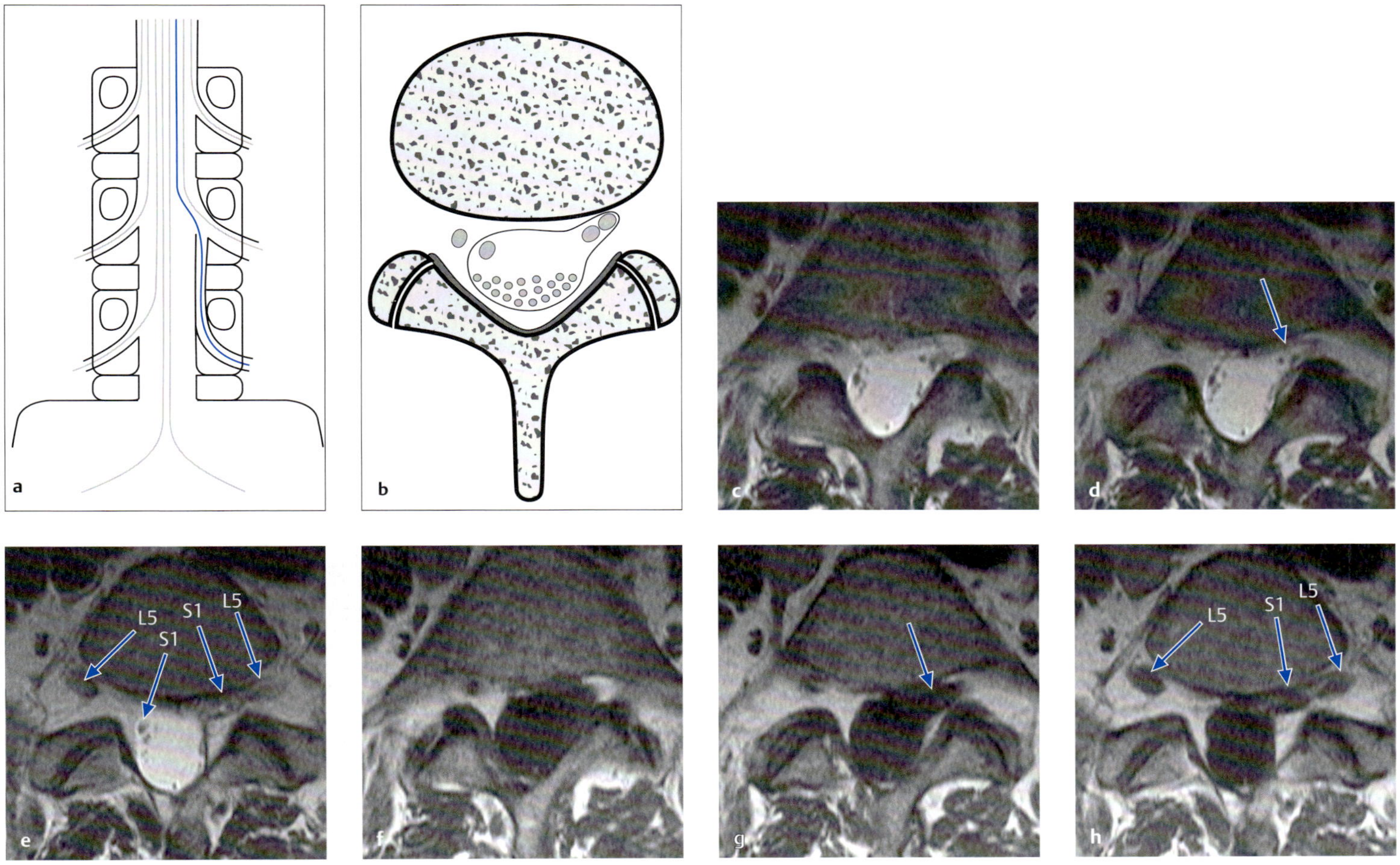

Abb. 8.50 a – h Conjoined Nerve Root. Gemeinsamer Abgang zweier angrenzender Nervenwurzeln aus einer erweiterten Nervenwurzelscheide (**a, b; d, g**, Pfeile). Im Bildbeispiel besteht eine Conjoined Nerve Root der Wurzeln L5 und S1 links; in den Teilabbildungen **e** und **h** ist rechts der Normalbefund dargestellt (Pfeile). Die Wurzel L5 liegt im Intervertebralforamen, S1 befindet sich noch intradural. Links liegt die Wurzel L5 intraforaminell; S1 hat den Duralsack schon verlassen.

a Schema, koronale Ansicht.
b Schema, axiale Ansicht.
c MRT: axiale T2w Aufnahme, kranialseitige Schicht.
d MRT: benachbarte axiale T2w Aufnahme, mittige Schicht.
e MRT: benachbarte axiale T2w Aufnahme, kaudalseitige Schicht.
f MRT: axiale T1w Aufnahme, kranial.
g MRT: axiale T1w Aufnahme, mittig.
h MRT: axiale T1w Aufnahme, kaudal.

8.3.5 Syringomyelie

Unter „Syringomyelie" versteht man eine zentrale Höhlenbildung des Rückenmarks. Es kann sich dabei um eine zystische Aufweitung des Zentralkanals handeln (Hydromyelie) oder um eine nicht mit dem Zentralkanal kommunizierende Höhle (Syringomyelie). Bei Kombination dieser Höhlenbildungen spricht man von „Syringohydromyelie". Dabei ist jedoch auch histopathologisch nicht immer eine klare Unterscheidung möglich. Erstreckt sich die Höhlenbildung bis in den Hirnstamm, spricht man von einer „Syringobulbie".

Zur Ätiologie existieren 2 gängige Theorien, die sich gegenseitig nicht ausschließen:

- Durch eine pathologische Veränderung des Subarachnoidalraums wie postarachnitische Adhäsionen, Chiari-Malformation, Raumforderungen oder Dysraphien wird die normale Liquordynamik gestört. In der Folge kommt es zum Eindringen des Liquors nach intramedullär über die perivaskulären Räume (Virchow-Robin-Räume).
- Eine Rückenmarkdestruktion durch Trauma, entzündliche, inflammatorische oder vaskuläre Noxen führt zu einem Substanzdefekt, der sich infolge der Liquorpulsationen wiederum zur Syrinx ausweitet.

Bildgebende Diagnostik

Es besteht ein aufgetriebenes, je nach Größe der Syrinx verdünntes Rückenmark mit zentraler, je nach Ausmaß tubulärer, manchmal perlschnurartiger oder „haustrierter" liquorhaltiger Höhlenbildung (▸ **Abb. 8.51**). In der Regel existiert keine Kommunikation mit dem IV. Ventrikel; oft besteht ein „syrinxfreies" Segment unterhalb der Schädelbasis.

▸ **MRT-Signalverhalten.**

- **T1w:** hypointense zentrale Höhlenbildung, gelegentlich metamere Haustrierung
- **T2w:** Syrinx hyperintens, zusätzlich Nachweis von evtl. begleitender Gliose; intrakavitäre Flow Voids auf eine Progredienz hinweisend (Faktor für die Therapieentscheidung)
- **T1w nach Gadoliniumgabe:** keine randständige Anreicherung

Differenzialdiagnose

- **Zystischer Rückenmarktumor:** randständig oft anreichernd
- **Ventriculus terminalis:** asymptomatisch, zystische Dilatation des terminalen Rückenmarks beschränkt auf den Zentralkanal

8.3.6 Arachnoiditis spinalis

Bei der Arachnoiditis spinalis handelt es sich um einen postentzündlichen, adhäsiven Prozess mit Verklebung der Nervenwurzeln.

Ätiologisch sind in erster Linie chirurgische Eingriffe an der LWS zu nennen, speziell längerstreckige Eingriffe sowie solche in Kombination mit vorangegangener Myelografie. Intradurale Blutungen, Traumen sowie infektiöse Meningitiden mit Beteiligung von Rückenmark und Nervenwurzeln kommen als weitere Ursachen infrage.

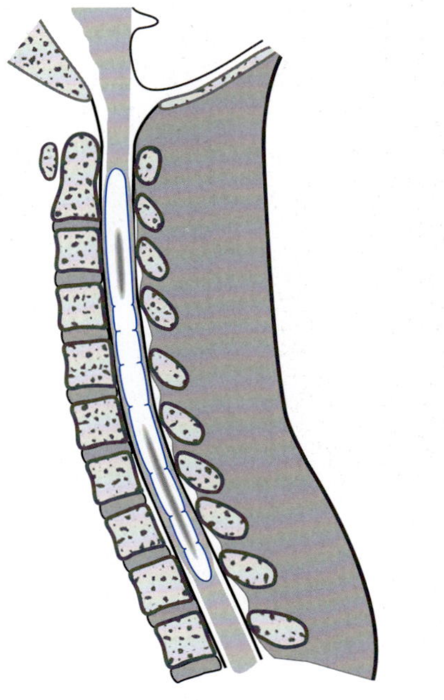

Abb. 8.51 a

Bildgebende Diagnostik

Charakteristisch für die Arachnoiditis spinalis ist das Bild des „leeren Duralsacks", das durch Adhäsion der Cauda-equina-Fasern am Duralsack zustande kommt (▸ **Abb. 8.52**).

Miteinander verbackene Nervenwurzeln können intradurale Stränge bilden oder mit den duralsackseptierenden Briden verkleben. Bei stärker ausgeprägter Erkrankung kann der Subarachnoidalraum weitgehend obliterieren und durch ein Konglomerat aus fibrotischem Gewebe und verbackenen Nervenwurzeln ersetzt sein. Betroffen ist überwiegend die LWS (Cauda equina, mindestens 2 Segmente).

▸ **MRT-Signalverhalten.**

- **T2w:** Bild des „leeren" Duralsacks aufgrund von Adhäsion der Nervenwurzeln an der verdickten Wand des Duralsacks; Septen, Stränge bis hin zur Obliteration des Duralsacks mit fehlendem Liquorsignal; intradurale (Pseudo-)Zysten infolge der adhäsiven Veränderungen und des „gefangenen" Liquors, teils auch raumfordernd
- **MR-Myelografie:** amputierte oder verplumpte Nervenwurzeltaschen
- **T1w nach Gadoliniumgabe:** diskrete Anreicherung des Rückenmarks, der Nervenwurzeln sowie des Duralsacks

Differenzialdiagnose

- **Leptomeningeale Metastasierung:** eher nodulär, Operationsanamnese
- **myxopapilläres Ependymom:** Hämorrhagien, intratumorale Zysten
- **Wirbelkanalstenose**

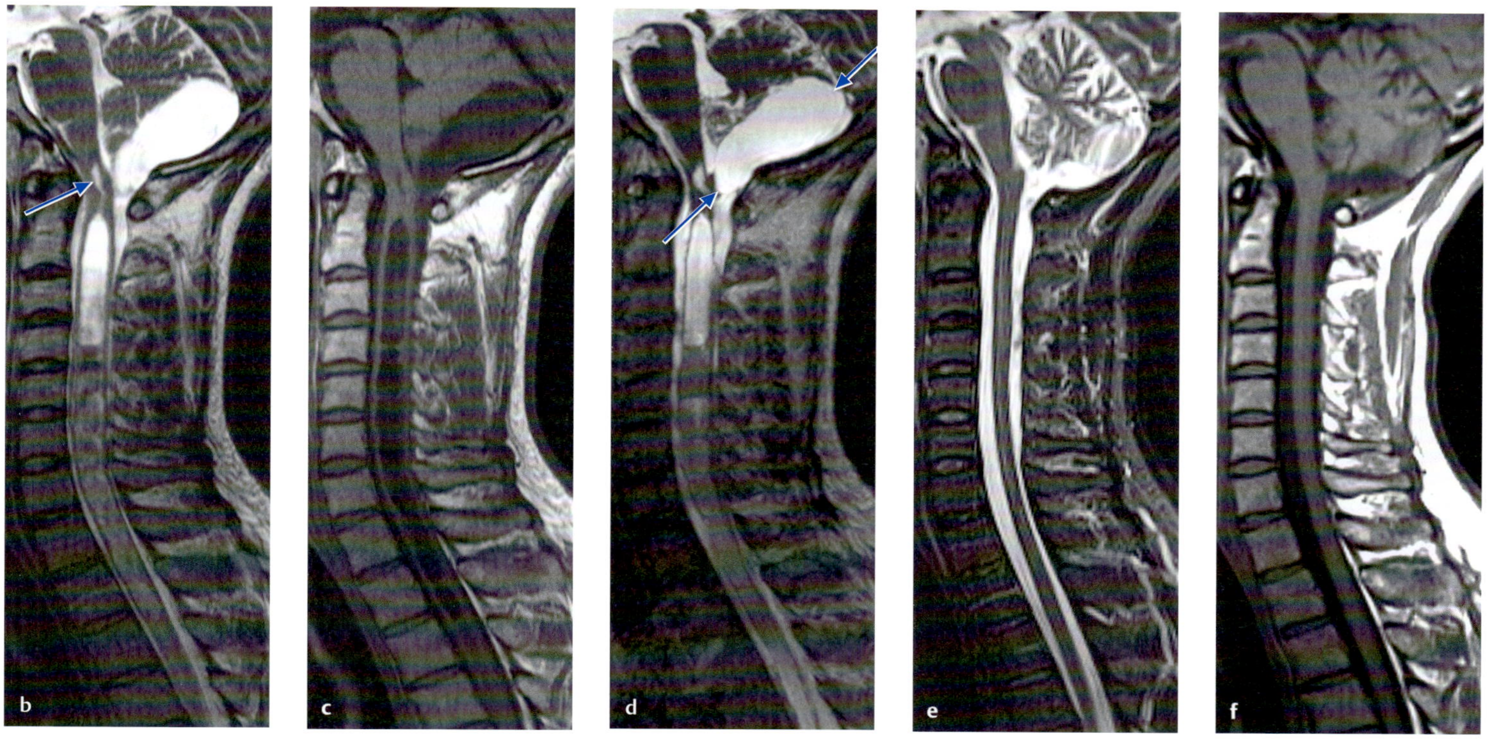

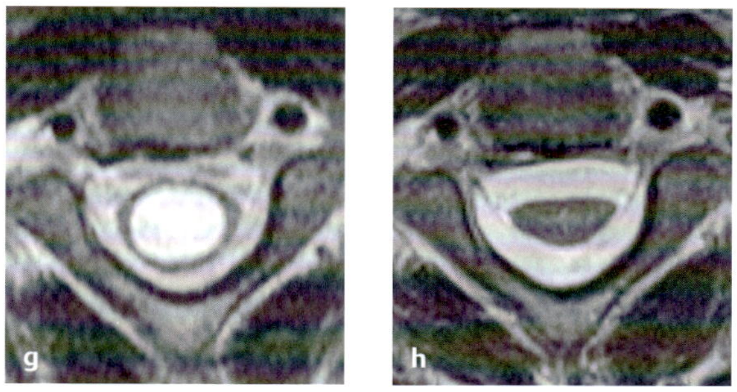

Abb. 8.51 a – h Syringohydromyelie. Zentrale Höhlenbildung des Rückenmarks entweder als Hydromyelie (Erweiterung des Zentralkanals) oder als Syringomyelie (parazentrale Höhlenbildung). Oft ist eine eindeutige Unterscheidung nicht möglich. Das Rückenmark ist aufgetrieben und je nach Ausdehnung der Syrinx verdünnt (**a–d, g**); T1w ist eine metamere Haustrierung zu erkennen (**c**). Intrakavitäre Flow Voids (**a, b, d**) als Zeichen für eine Progredienz. Kurzes syrinxfreies Segment am kraniozervikalen Übergang, daran kranial anschließend kleinere Höhlenbildung in der Medulla oblongata (Syringobulbie; **b**, Pfeil). Ursächlich für die Syrinx zeigt sich eine Zyste im Unterwurmbereich des Kleinhirns, die das Hinterhauptsloch obstruiert, mit entsprechender Liquorzirkulationsstörung (**d**, Pfeile). Nach Entlastungsoperation vollständige Rückbildung der Syringomyelie (**e, f, h**).

a Schema.
b MRT: sagittale T2w Aufnahme.
c MRT: sagittale T1w Aufnahme.
d MRT: sagittale 3-D-CISS-Aufnahme mit dünnen Maximumintensitätsprojektionen.
e MRT: sagittale postoperative T2w Aufnahme.
f MRT: sagittale postoperative T1w Aufnahme.
g MRT: axiale präoperative T2w Aufnahme.
h MRT: axiale postoperative T2w Aufnahme.

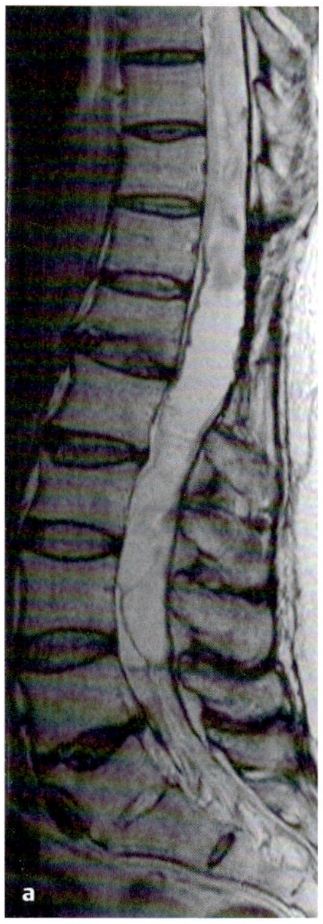

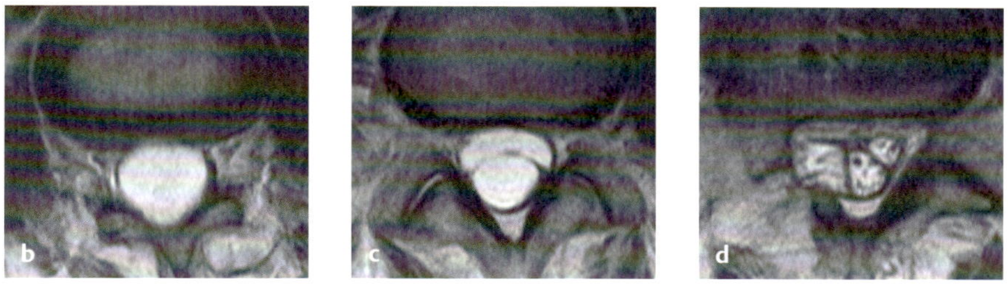

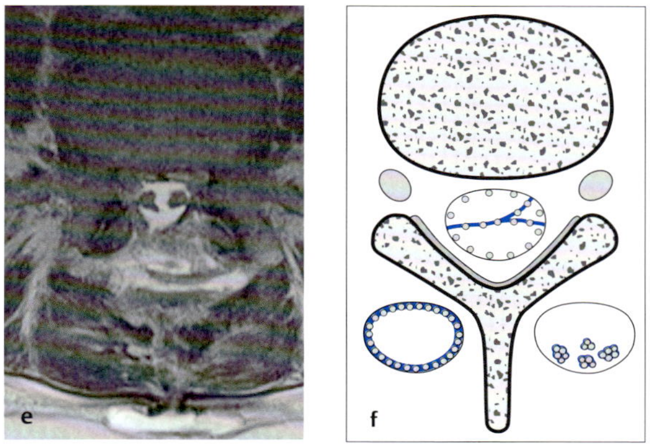

Abb. 8.52 a – f Arachnoiditis spinalis. 55-jährige Patientin, postoperative Arachnoiditis mit ausgedehnten intraspinalen Verwachsungen sowie postarachnitischer Syrinx. Rückenmarksmantel hochgradig ausgedünnt, Konusspitze nicht abgrenzbar (**a**). Verschiedene Arachnitismuster: Bild des „leeren" Duralsacks (**b, f**, links). Dabei sind die Cauda-equina-Fasern an der Duralsackwand adhärent. Quer verlaufende Briden aufgrund von adhärenten Nervenwurzeln bzw. Narbenmembranen, Ausbildung von Pseudozysten (**c, d, f**, Mitte). Strangförmig miteinander verbackene Cauda-equina-Fasern (**e, f**, rechts).

a MRT: sagittale T2w Aufnahme.
b MRT: axiale T2w Aufnahme, kranial.
c MRT: axiale T2w Aufnahme, kaudal zu **b**.
d MRT: axiale T2w Aufnahme, kaudal zu **c**.
e MRT: axiale T2w Aufnahme, kaudal zu **d**.
f Schema, axiale Ansicht.

8.3.7 Spinale epidurale Lipomatose

Bei der spinalen epiduralen Lipomatose kommt es zur deutlichen Vermehrung des epiduralen Fettgewebes mit Kompression des Duralsacks und neurologischem Defizit. Als Ursachen kommen die lang dauernde exogene Zufuhr von Glukokortikoiden (Asthma bronchiale, Lupus erythematodes), die endogene Produktion von Glukokortikoiden (Morbus Cushing) sowie die idiopathische Obesitas infrage.

Bildgebende Diagnostik

Es zeigt sich eine Verbreiterung des epiduralen Fettgewebes auf mehr als 7 mm mit Kompression und Deformierung des Duralsacks. Bei steroidbedingter spinaler epiduraler Lipomatose sind auch Zeichen der Osteopenie festzustellen (▸ **Abb. 8.53**).

▸ **MRT-Signalverhalten.**

- **T1w:** hyperintens
- **T2w:** hyperintens
- **STIR:** hypointens (Fettunterdrückung)
- **T1w nach Gadoliniumgabe:** keine Anreicherung; homogene Verteilung, Raumforderung auf dem Duralsack

Differenzialdiagnose

- **Spinales Epiduralhämatom im subakutem Stadium:** hyperintens auch nach Fettunterdrückung (STIR)
- **spinaler Epiduralabszess:** T1w hypointens, T2w hyperintens, T1w nach Gadoliniumgabe randständige Anreicherung

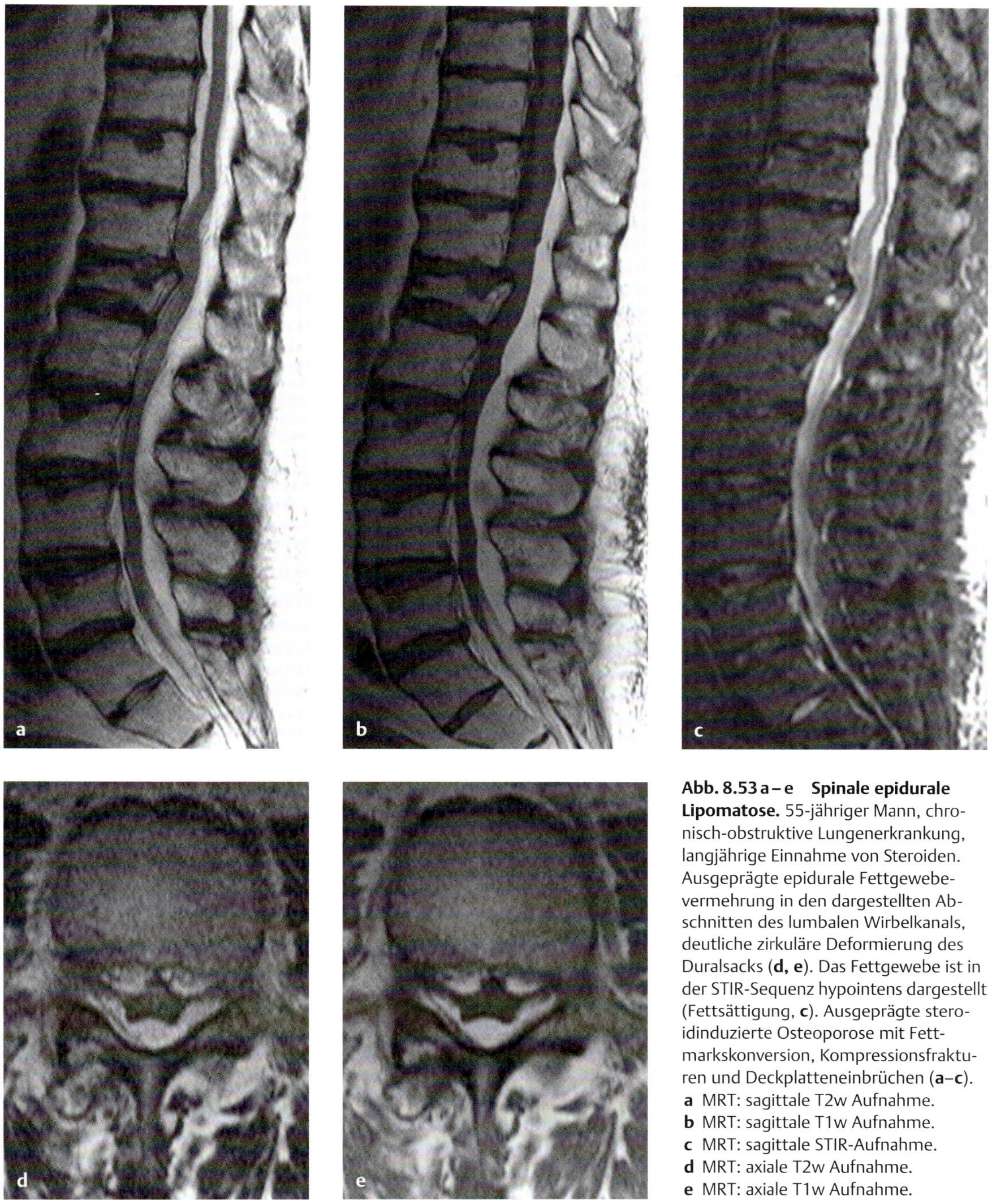

Abb. 8.53 a – e Spinale epidurale Lipomatose. 55-jähriger Mann, chronisch-obstruktive Lungenerkrankung, langjährige Einnahme von Steroiden. Ausgeprägte epidurale Fettgewebevermehrung in den dargestellten Abschnitten des lumbalen Wirbelkanals, deutliche zirkuläre Deformierung des Duralsacks (**d, e**). Das Fettgewebe ist in der STIR-Sequenz hypointens dargestellt (Fettsättigung, **c**). Ausgeprägte steroidinduzierte Osteoporose mit Fettmarkskonversion, Kompressionsfrakturen und Deckplatteneinbrüchen (**a**–**c**).

a MRT: sagittale T2w Aufnahme.
b MRT: sagittale T1w Aufnahme.
c MRT: sagittale STIR-Aufnahme.
d MRT: axiale T2w Aufnahme.
e MRT: axiale T1w Aufnahme.

8.4 Entzündliche und demyelinisierende spinale Erkrankungen

8.4.1 Multiple Sklerose des Rückenmarks

Unter „multipler Sklerose" (Synonym: Encephalomyelitis disseminata) versteht man eine chronisch-entzündliche, primär demyelinisierende Erkrankung des zentralen Nervensystems mit multiplen, zeitlich und räumlich disseminierten Läsionen. Das Rückenmark ist fast immer mitbetroffen, in 10 – 20% der Fälle sogar isoliert.

Bildgebende Diagnostik

Das Halsmark ist der am häufigsten befallene Rückenmarkabschnitt (▸ **Abb. 8.54** u. ▸ **Abb. 8.55**); die Läsionen finden sich bevorzugt in den dorsalen oder lateralen Rückenmarkbereichen. Sie nehmen üblicherweise weniger als die Hälfte des Rückenmarkquerschnitts ein, in Längsausdehnung weniger als 2 Wirbelsegmente.

Auf axialen MRT-Schichten imponieren die Läsionen manchmal keilförmig mit nach zentral gerichteter Spitze. Im Bereich dieser Läsionen kann das Rückenmark geringfügig aufgetrieben sein. Ein weiteres Befallsmuster besteht in eher diffusen Signalveränderungen, die sich über einen längeren Rückenmarkabschnitt erstrecken und zu einer Rückenmarkauftreibung führen. Als Endzustand kann es zu umschriebener oder diffuser Rückenmarkatrophie kommen, bei schubförmigen Verläufen auch kombiniert mit rezenten fokalen Läsionen.

▸ **MRT-Signalverhalten.**

- **T1w:** Rückenmarkläsionen bei multipler Sklerose sind üblicherweise auf den T1w Schichten nativ isointens bis gering hypointens. Die aus der zerebralen Bildgebung bekannten sog. Black Holes (Endstadium eines Demyelinisierungsherds mit hochgradigem Axonverlust) sind im Rückenmark nicht nachzuweisen.
- **T2w:** In dieser Sequenz imponieren die fokalen Läsionen hyperintens in variabler Ausprägung. Dabei lassen die schärfer begrenzten, signalreicheren Läsionen im Vergleich zu den schlechter abgrenzbaren, gering hyperintensen Läsionen auf einen höheren Grad der Demyelinisierung schließen.
- **T1w nach Gadoliniumgabe:** Nach Gadoliniumgabe besteht ein unterschiedliches Anreicherungsverhalten:
  - Homogene oder ringförmige Anreicherung tritt im akuten oder subakuten Stadium auf und kann über einige Monate nachweisbar sein.
  - In der chronischen Phase der Läsionen fehlt die Anreicherung.
  - Im Bereich der Läsionen kann das Rückenmark gering aufgetrieben sein, mit Rückbildung nach 6 – 8 Wochen.
  - Umschriebene oder diffuse Rückenmarkatrophie korreliert mit dem Ausmaß der Behinderung.

8.4.2 Neuromyelitis optica

Die Neuromyelitis optica (Devic-Syndrom) wurde früher einer Variante der Encephalomyelitis disseminata zugeordnet und wird heute als eigenständiges Krankheitsbild angesehen. Es handelt sich um eine entzündliche Autoimmunerkrankung, die hauptsächlich das Myelin von Neuronen des N. opticus und des Rückenmarks betrifft. Die Neuromyelitis optica ist selten. Frauen sind 4 Mal so häufig betroffen wie Männer und das Durchschnittsalter liegt bei 30 – 40 Jahren.

Die Diagnosekriterien der Neuromyelitis optica fordern neben einer klinischen Neuritis n. optici und Myelitis mindesten 2 von folgenden 3 Kriterien:

- T2w hyperintense Rückenmarkläsion über mindestens 3 Segmente (▸ **Abb. 8.56**)
- MRT des Gehirns zum Zeitpunkt der klinischen Manifestation nicht diagnostisch für Encephalomyelitis disseminata
- NMO-IgG seropositiv

Das Ziel der Autoimmunreaktion sind Proteine der sog. Wasserkanäle der Zellmembran, insbesondere Aquaporin 4. Die Antikörper (NMO-IgG) können im Serum nachgewiesen werden. Betroffen sind hauptsächlich Astrozyten des N. opticus sowie des Rückenmarks.

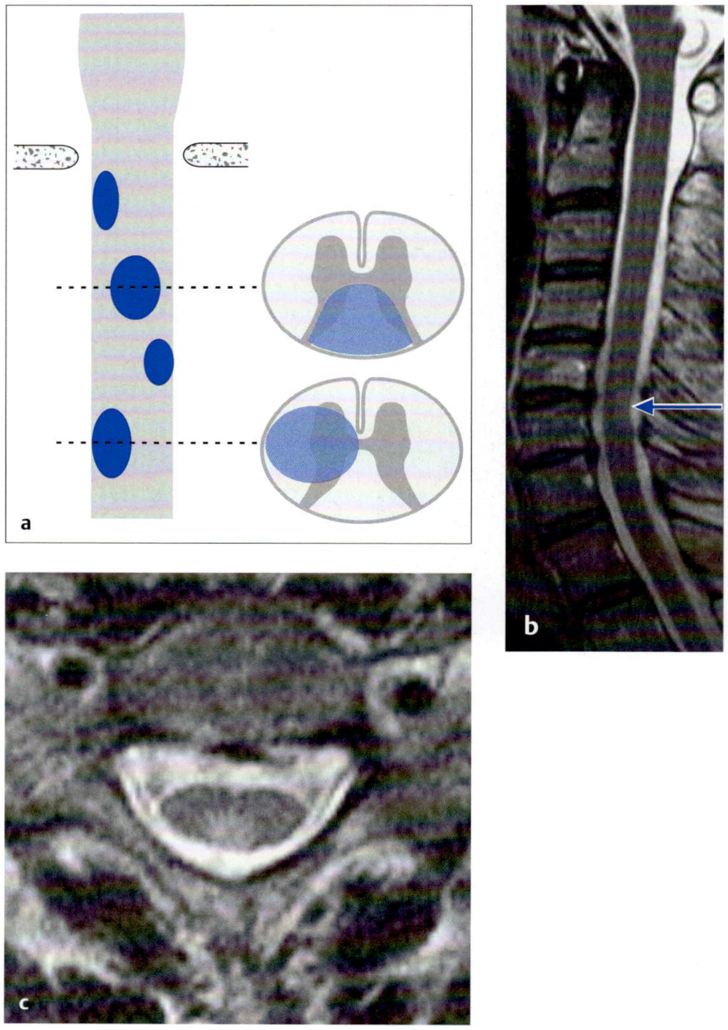

Abb. 8.54 a – c Encephalomyelitis disseminata. Das Halsmark ist der am häufigsten befallene Wirbelsäulenabschnitt. Die Lokalisation ist meist dorsal (**a; b**, Pfeil) oder lateral bis zentral reichend (**a**). T2w sind die Läsionen hyperintens in variabler Ausprägung (**b, c**; s. auch ▸ **Abb. 8.55 a** u. ▸ **Abb. 8.55 c**).
a Schema.
b MRT: sagittale T2w Aufnahme.
c MRT: axiale T2w Aufnahme.

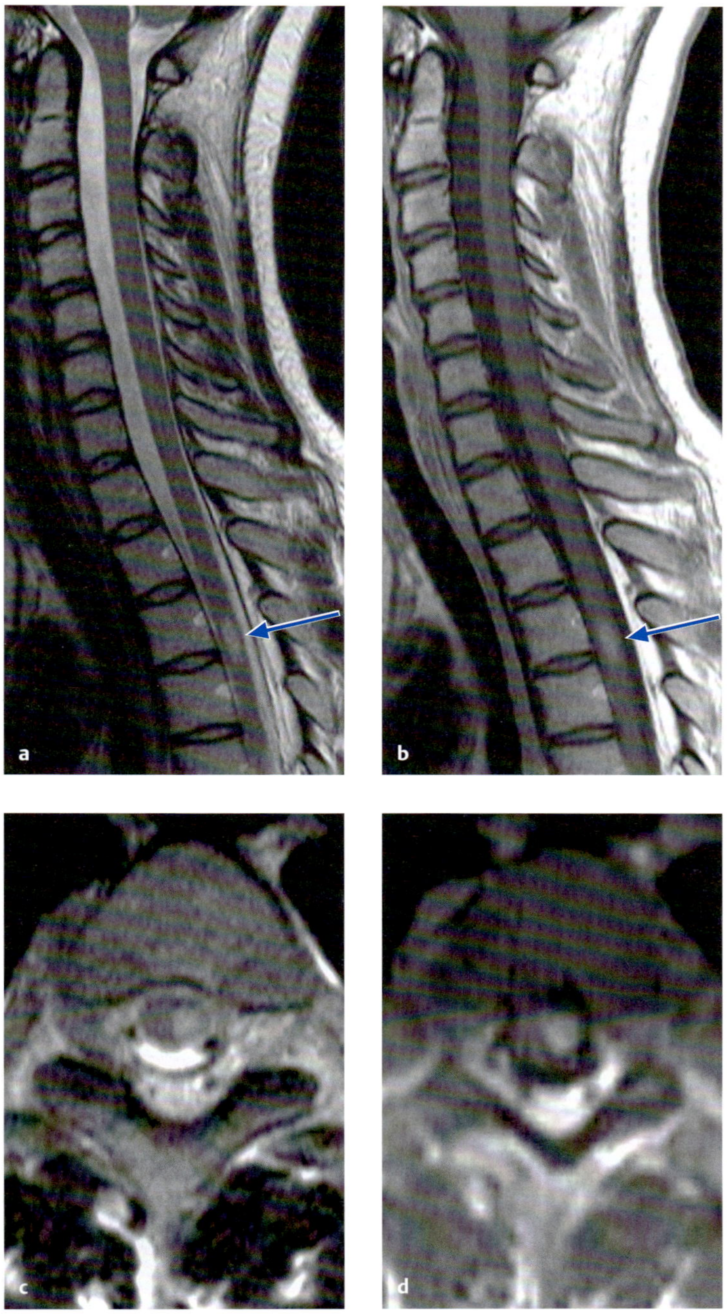

Abb. 8.55 a – d Encephalomyelitis disseminata. 16-jährige Jugendliche, bekannte Encephalomyelitis disseminata. Länglich-ovale Läsion im oberen Brustmark (Th3/Th4; **a, b**, Pfeile), lateral bis zentral reichend (**c, d**). T2w hyperintens (**a, c**), nach Gadoliniumgabe homogen anreichernd, entsprechend einem akuten bis subakuten Stadium (**b, d**).

a MRT: sagittale T2w Aufnahme.
b MRT: sagittale T1w Aufnahme nach Gadoliniumgabe.
c MRT: axiale T2w Aufnahme.
d MRT: axiale T1w Aufnahme nach Gadoliniumgabe.

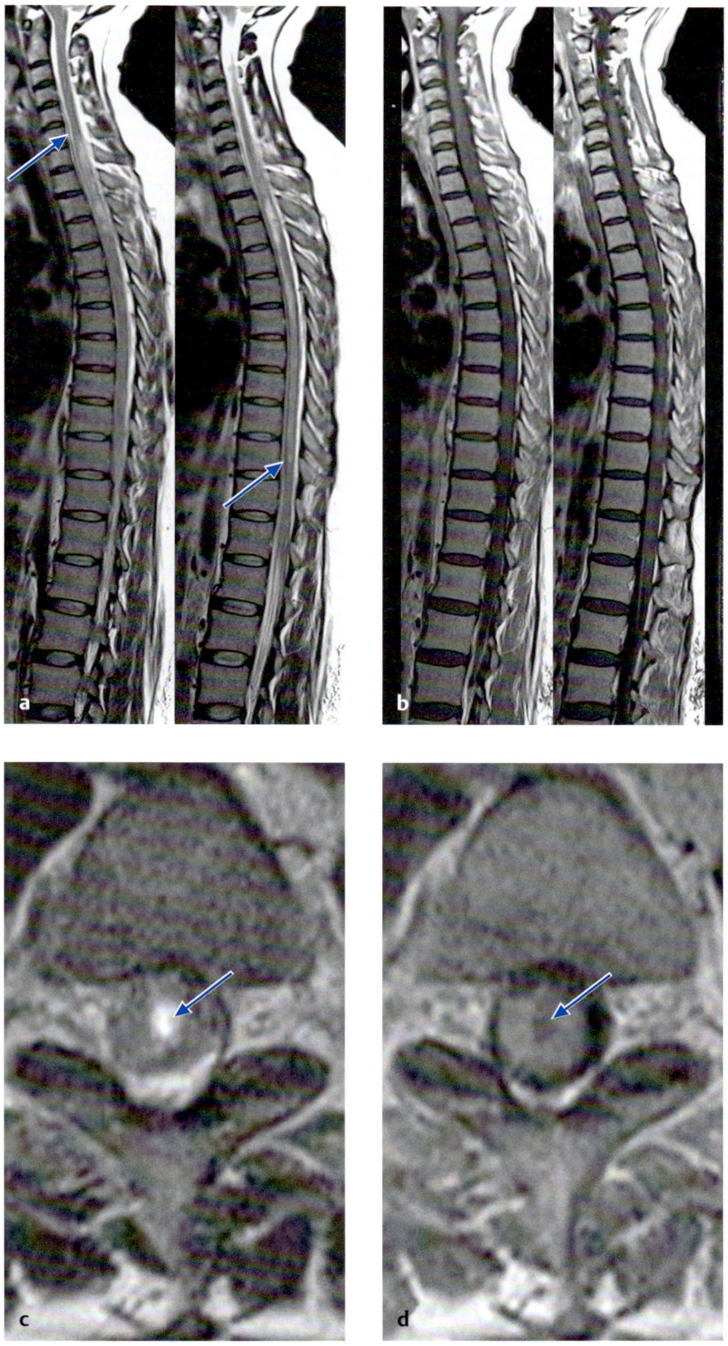

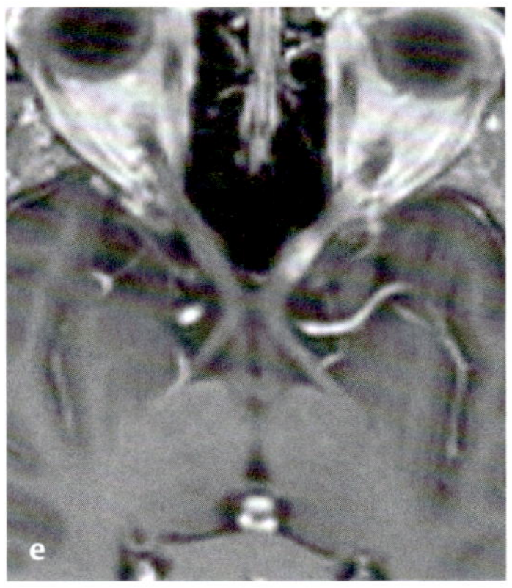

Abb. 8.56 a – e Neuromyelitis optica. Patientin mit klinisch, bildgebend und serologisch gesicherter Neuromyelitis optica. T2w langstreckige, inhomogene hyperintense Signalveränderungen (**a**, Pfeile), nach Gadoliniumgabe inhomogene Anreicherung (**b**). Auf den axialen Schichten ist eine zentrale Einschmelzung zu erkennen (**c, d**, Pfeile). Auftreibung und Gadoliniumanreicherung des linken N. opticus bei Neuritis n. optici (**e**).

a MRT: sagittale T2w Aufnahme.
b MRT: sagittale T1w Aufnahme nach Gadoliniumgabe.
c MRT: axiale T2w Aufnahme.
d MRT: axiale T1w Aufnahme nach Gadoliniumgabe.
e MRT: axiale T1w Aufnahme nach Gadoliniumgabe (Orbita-MR).

8.4.3 Myelitis transversa acuta

Unter „Myelitis transversa“ versteht man eine entzündliche Rückenmarkerkrankung, die mit bilateralen motorischen, sensorischen und autonomen Dysfunktionen einhergeht. Pathologisch-anatomisch finden sich perivaskuläre entzündliche Veränderungen, Demyelinisierung sowie Nekrosen von grauer und weißer Substanz. Die Erkrankung tritt überwiegend in ihrer sekundären Form auf, mit einem breiten Spektrum an Ätiologien:

- Kollagenosen (z. B. systemischer Lupus erythematodes, Vaskulitis, Sarkoidose)
- multiple Sklerose
- virale und nicht virale Infektionen
- post vaccinationem
- post radiationem
- paraneoplastisch

Die idiopathische Form der Myelitis transversa ist seltener (ca. 15 % der Fälle).

Bildgebende Diagnostik

Es besteht eine zentrale Rückenmarkläsion, mehr als ⅔ des Rückenmarkquerschnitts einnehmend (▸ **Abb. 8.57**). Die Ausdehnung der Läsion in Längsrichtung reicht über 3–4 und mehr Wirbelsegmente. Das Rückenmark ist leicht aufgetrieben; das Brustmark ist häufiger betroffen als das Halsmark.

▸ **MRT-Signalverhalten.**

- **T1w:**
  - leichte Auftreibung des Rückenmarks
  - iso- bis leicht hypointens zum Rückenmark
  - im Spätstadium Rückenmarkatrophie möglich
- **T2w:** zentrale gelegene, mehr als ⅔ des Rückenmarkquerschnitts einnehmende hyperintense Läsion, in Längsausdehnung mehr als 2 Wirbelsegmente
- **T1w nach Gadoliniumgabe:** sehr variabel und stadienabhängig; Anreicherung häufiger im subakuten bis chronischen Stadium, oft in der Peripherie der Läsion

Differenzialdiagnose

- **intramedullärer Tumor:**
  - meist stärker aufgetriebenes Rückenmark
  - solider Tumor oft kontrastmittelaufnehmend
  - peritumorales Ödem, Zysten, evtl. Hämorrhagien
- **spinale durale arteriovenöse Fistel:** zusätzlich multiple Flow Voids infolge dilatierter pialer und subarachnoidaler Venen
- **multiple Sklerose:** Läsionen eher peripher lokalisiert, Ausdehnung kurzstreckiger
- **Rückenmarkinfarkt:**
  - ventral lokalisiert
  - klinisch akuter Beginn, motorische Störungen im Vordergrund

▸ **Abb. 8.58** fasst verschiedene Differenzialdiagnosen intramedullärer Läsionen zusammen.

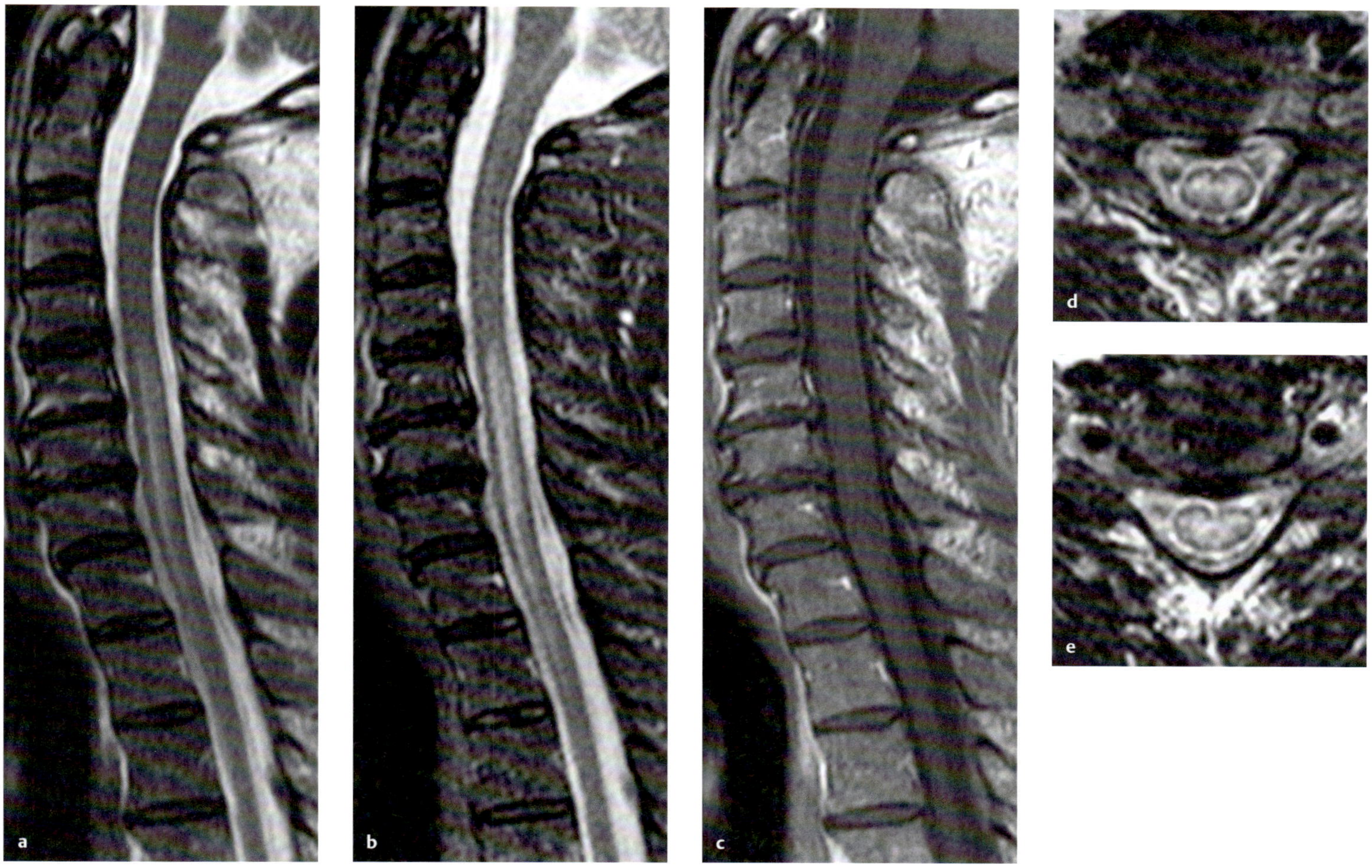

Abb. 8.57 a – e Myelitis transversa. In erster Linie parainfektiöse Myelitis transversa bei Diabetes mellitus und Osteomyelitis. T2w hyperintense Signalveränderung im Halsmark über mindestens 4 Wirbelsäulensegmente (**a, b**), zentral gelegen und mehr als ⅔ des Rückenmarkquerschnitts betreffend (**d, e**). Das Rückenmark erscheint gering aufgetrieben (**a–c**). Keine signifikante Kontrastmittelaufnahme (**c**).

a MRT: sagittale T2w Aufnahme.
b MRT: sagittale STIR-Aufnahme.
c MRT: sagittale T1w Aufnahme nach Gadoliniumgabe.
d MRT: axiale T2w Aufnahme durch das Zentrum der Myelitis, kranialseitig.
e MRT: axiale T2w Aufnahme durch das Zentrum der Myelitis, kaudalseitig.

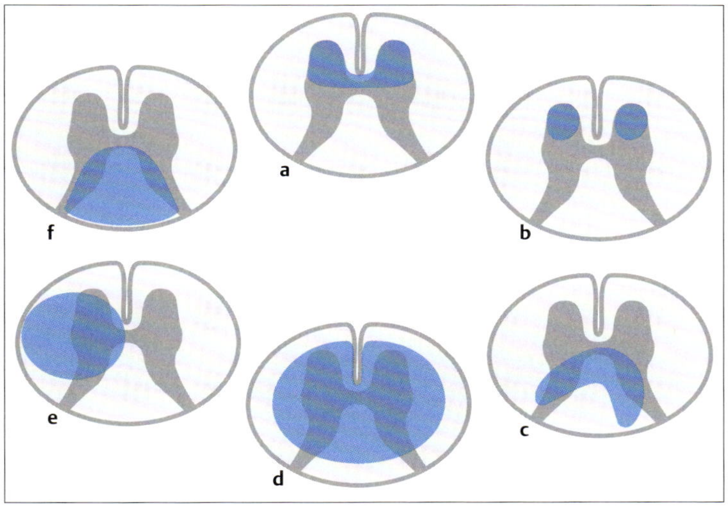

Abb. 8.58 a – f Differenzialdiagnose intramedullärer Läsionen nach Thurnher u. Mitarb. Schema.

a Rückenmarkinfarkt.
b Poliomyelitis.
c Vakuoläre Myelopathie (z. B. HIV); subakute kombinierte Degeneration (z. B. Vitamin-B_{12}-Mangel).
d Myelitis transversa.
e Herpes-simplex-Myelitis, Encephalomyelitis disseminata.
f Encephalomyelitis disseminata.

8.4.4 Guillain-Barré-Syndrom

Synonym ist die Bezeichnung „akute inflammatorische demyelinisierende Polyradikuloneuropathie“ (AIDP). Das Guillain-Barré-Syndrom ist eine akut-entzündliche Demyelinisierung peripherer Nerven, Nervenwurzeln sowie Hirnnerven im Sinne einer Autoimmunreaktion. Die Inzidenz liegt bei 2,5 Fällen pro 100 000 Einwohnern und Jahr; es gibt keine Geschlechtspräferenz. Die Erkrankung tritt etwas häufiger bei Kindern und jungen Erwachsenen auf.

Das klassische Symptom ist die „aufsteigende Lähmung“. Dabei ist das sensorische gegenüber dem motorischen Defizit schwächer ausgeprägt. In bis zu 50 % der Fälle sind auch Hirnnerven befallen.

Bildgebende Diagnostik

▸ **MRT-Signalverhalten (▸ Abb. 8.59).**

- **T2w:** Der Conus medullaris präsentiert sich üblicherweise normal; auf den axialen Schichten können die befallenen Wurzeln etwas voluminöser imponieren.
- **T1w nach Gadoliniumgabe:** Meist zeigt sich eine piale, nicht noduläre Anreicherung im Konus sowie im Bereich der Cauda equina. Dabei sind typischerweise die ventral gelegenen Wurzeln stärker betroffen.

Differenzialdiagnose

- Subakut- und chronisch-entzündliche demyelinisierende Polyradikuloneuropathien (SIDP, CIDP)
- bakterielle oder granulomatöse Meningitis
- leptomeningeale Karzinomatose oder Lymphomatose
- sog. Enhancing-Nerve-Root-Zeichen im Rahmen von Wurzelirritationen bei Bandscheibenvorfällen, auch postoperativ bis etwa 6 Wochen

8.4.5 Spinale Infektionen

Spinale Meningitis

Die spinale Meningitis entspricht in Analogie zur zerebralen Meningitis einer Infektion der Leptomeningen sowie des Subarachnoidalraums.

Bildgebende Diagnostik

Es besteht eine ausgedehnte, diffuse subarachnoidale Anreicherung in sämtlichen Abschnitten des Duralsacks, teils fokal-nodulär mit verbackenen Nervenwurzeln (▸ **Abb. 8.60**).

▸ **MRT-Signalverhalten.**

- **T1w:**
  - Liquorsignal von höherer Intensität
  - Rückenmarkbegrenzung unscharf
  - verbackene Kaudafasern
- **T2w:**
  - Subarachnoidalraum abschnittsweise obliteriert
  - Rückenmark manchmal hyperintens
- **T1w nach Gadoliniumgabe:**
  - diffuse, teils noduläre meningeale Anreicherung
  - Anreicherung der miteinander verbackenen Nervenwurzelstränge
  - homogener Signalanstieg im Liquorraum

Differenzialdiagnose

- **Leptomeningeale Metastasierung:** Liquorsignal in der Regel normal
- **Guillain-Barré-Syndrom:** Anreicherung meist im Bereich des Konus bzw. der Cauda equina lokalisiert
- **Arachnoiditis spinalis:** typischerweise nach spinalen Operationen; Zeichen des „leeren Duralsacks“

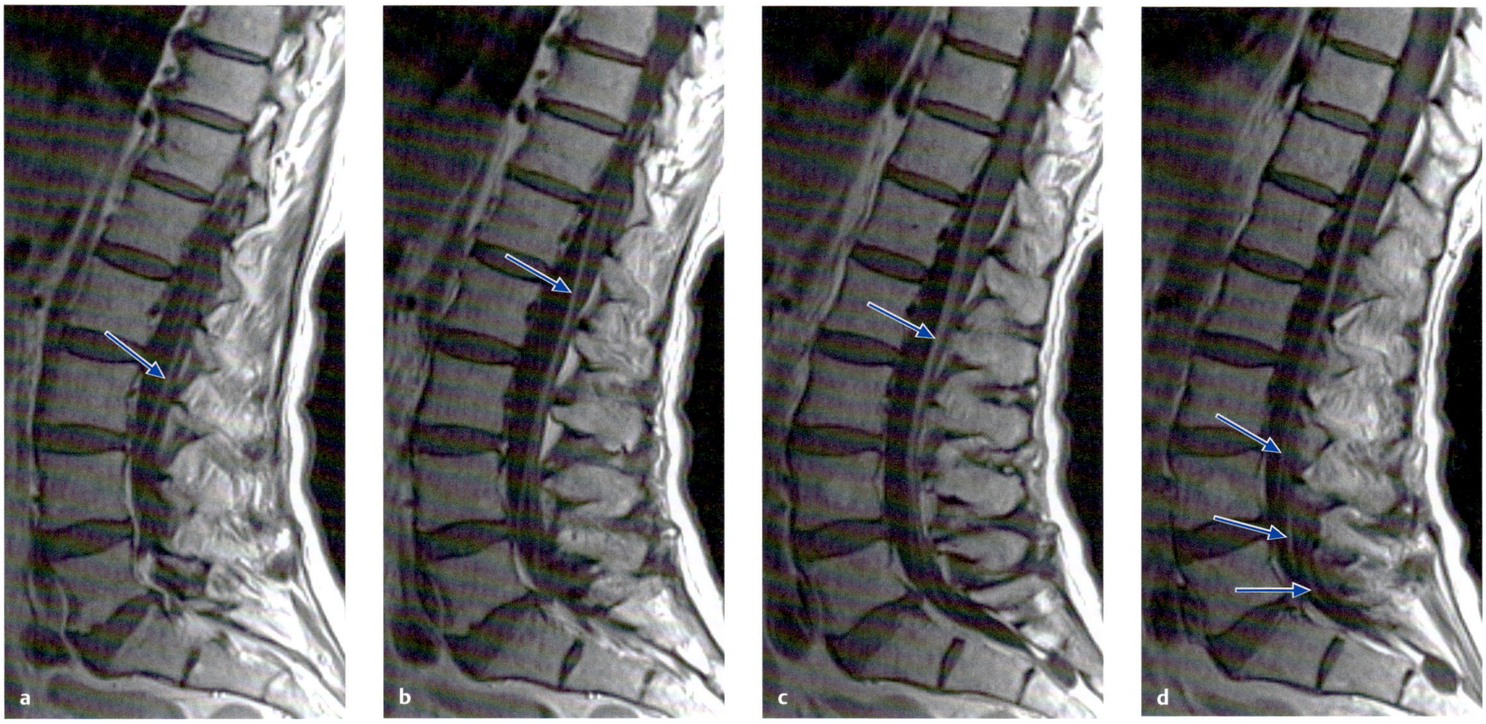

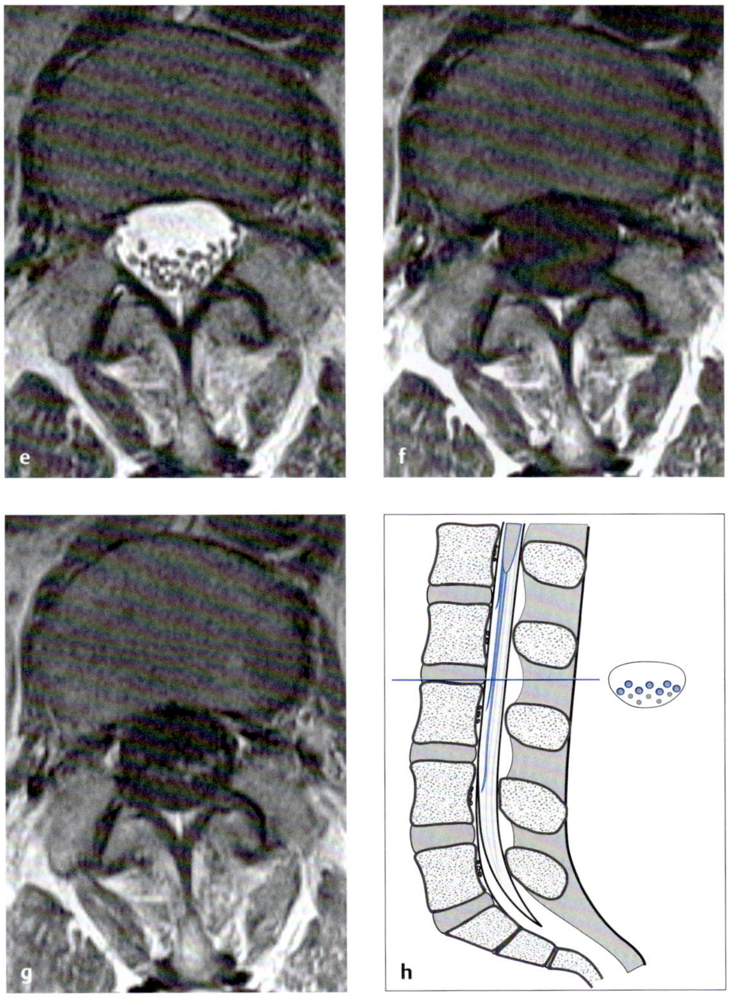

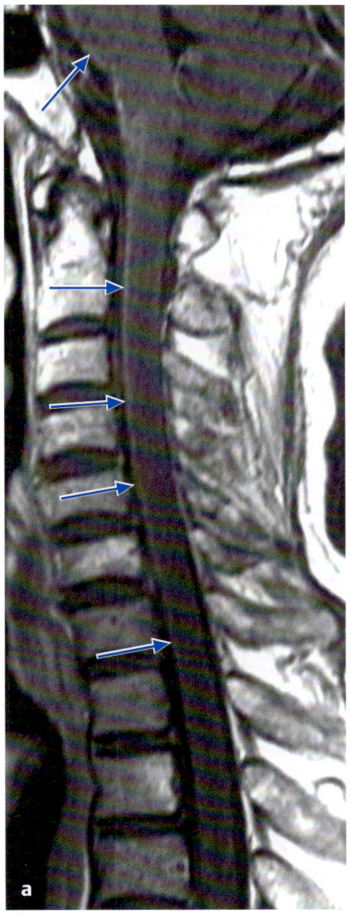

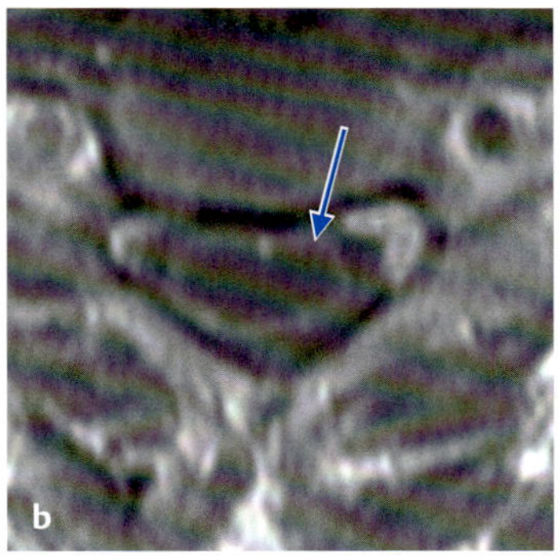

Abb. 8.60 a, b Spinale Meningitis. Leptomeningeale Anreicherung des gesamten Rückenmarks (Halsmark dargestellt, Pfeile) im Rahmen einer Neuroborreliose. Eine Mitbeteiligung des Rückenmarks war bildgebend nicht nachweisbar.

a MRT: sagittale T1w Aufnahme nach Gadoliniumgabe.

b MRT: axiale T1w Aufnahme nach Gadoliniumgabe.

Abb. 8.59 a–h Guillain-Barré-Syndrom. Patient mit typischer aufsteigender Lähmung. Piale Kontrastmittelanreicherung des Conus medullaris sowie der Cauda-equina-Fasern hauptsächlich ventral (**a–d**, Pfeile; **g**). Keine nodulären Elemente als Differenzialdiagnose zur leptomeningealen Metastasierung.

a MRT: sagittale T1w Aufnahme von paramedian nach Gadoliniumgabe.

b MRT: sagittale T1w Aufnahme nach Gadoliniumgabe, nächste Schicht nach **a**.

c MRT: sagittale T1w Aufnahme nach Gadoliniumgabe, weitere Schicht nach **b**.

d MRT: sagittale T1w Aufnahme nach Gadoliniumgabe, auf **c** folgende mediane Schicht.

e MRT: axiale T2w Aufnahme.

f MRT: axiale T1w Aufnahme vor Gadoliniumgabe.

g MRT: axiale T1w Aufnahme nach Gadoliniumgabe.

h Schematische Darstellung.

Epiduraler Abszess

Siehe Spondylodiszitis (S. 90) und ▸ **Abb. 8.61 a**.

Subduraler Abszess

Dabei handelt es sich um eine Abszessformation im normalerweise kapillären Spalt zwischen Dura und Arachnoidea spinalis, hämatogen von einem extraspinalen Fokus oder per contingentatem von einem angrenzenden Abszess ausgehend (z. B. epidural; ▸ **Abb. 8.61 c**).

Bildgebende Diagnostik

Es besteht eine randständig anreichernde, intradural-extramedulläre Flüssigkeitsansammlung, entweder als fokaler Abszess oder multifokal sich über mehrere Rückenmarksegmente erstreckend (▸ **Abb. 8.62**).

▸ **MRT-Signalverhalten.**

- **T1w:** intermediäres Signal
- **T2w:** hyperintens, Abszessmembran iso- bis hypointens
- **T1w nach Gadoliniumgabe:** Anreicherung der Abszessmembran

Intramedullärer Abszess

Der intramedulläre Abszess entsteht aus einer Rückenmarkinfektion mit nachfolgender Einschmelzung (▸ **Abb. 8.61 b**). Meist bleibt die Infektionsroute unbekannt, in ca. 10% der Fälle kann eine hämatogene Streuung nachgewiesen werden. Bei ca. 25% der Betroffenen spielt die fortgeleitete Entzündung bei an den Spinalraum angrenzenden infektiösen Herden eine Rolle.

> Insbesondere beim Dermalsinus ist die Myelitis per continuitatem eine bekannte Komplikation.

Bildgebende Diagnostik

Der intramedulläre Abszess imponiert als intramedulläre, randständig anreichernde Raumforderung mit Auftreibung des Rückenmarks (▸ **Abb. 8.63** u. ▸ **Abb. 8.64**).

▸ **MRT-Signalverhalten.**

- **T1w:** aufgetriebenes Rückenmark; Einschmelzung meist hypointens
- **T2w:** Abszesszentrum und Rückenmarködem hyperintens, Abszessmembran iso- bis hypointens
- **DWI:** analog dem Hirnabszess eingeschränkte Diffusibilität möglich (ADC erniedrigt)
- **T1w nach Gadoliniumgabe:** Abszessmembran kräftig kontrastmittelaufnehmend

Differenzialdiagnose

- **Myelitis transversa:** keine ringförmige Anreicherung
- **Rückenmarktumor:**
  - *Hämangioblastom:* meist pial gelegen, manchmal begleitende Zyste
  - *Ependymom:* kontrastmittelanreichernder Tumor im Zentrum der Läsion
- **multiple Sklerose:** Multiple-Sklerose-Plaques eher peripher gelegen, kurzstreckiger; manchmal aber auch ringförmige Anreicherung
- **spinale durale arteriovenöse Fistel:** prominente intradurale Gefäße, diffuse Anreicherung der betroffenen Rückenmarkabschnitte
- **Rückenmarkinfarkt:** in der subakuten Phase meist fleckige Anreicherung, keine Einschmelzung

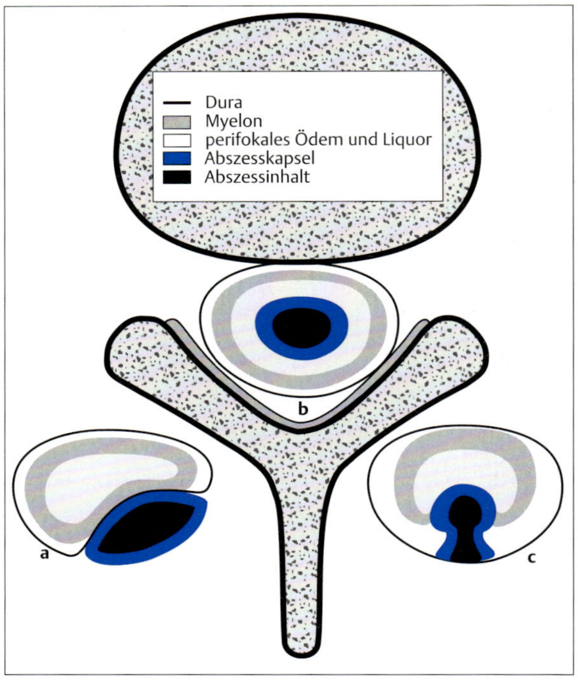

Abb. 8.61 a – c Spinale Infektionen. Verschiedene Manifestationen spinaler Abszesse.
- **a** *Epiduraler Abszess:* extradural gelegen, häufig Komplikation einer Spondylodiszitis.
- **b** *Intramedullärer Abszess:* selten; in 25% der Fälle fortgeleitete Entzündung.
- **c** *Subduraler Abszess:* Abszessformation im normalerweise kapillären Spalt zwischen Dura und Arachnoidea spinalis.

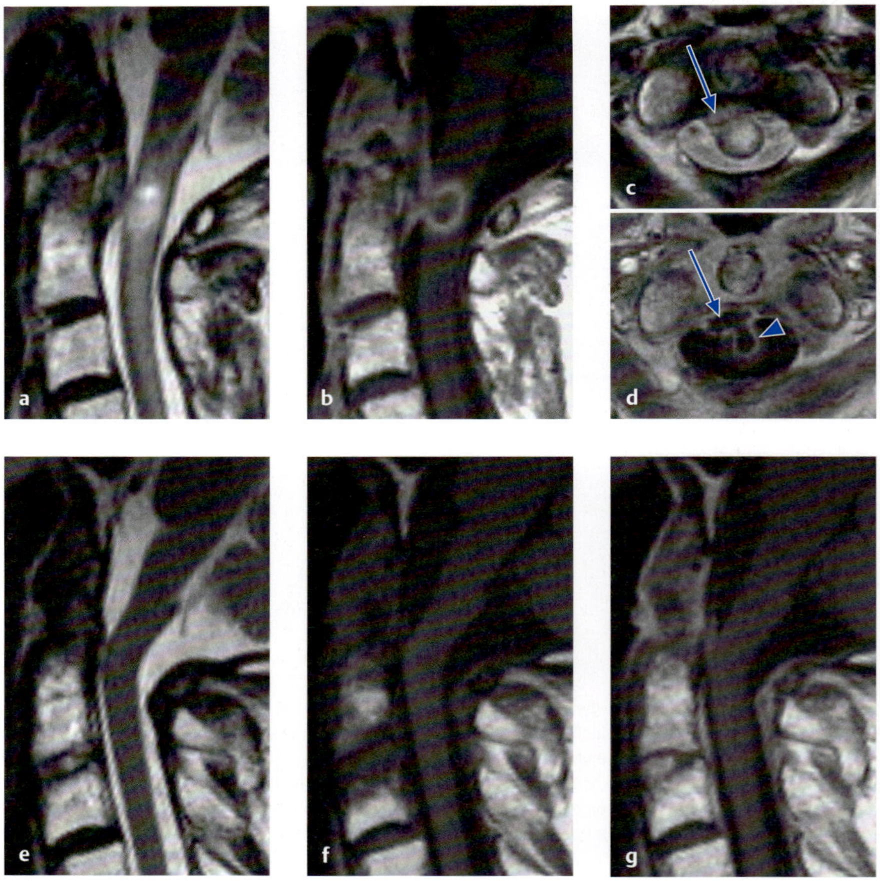

Abb. 8.62 a – g

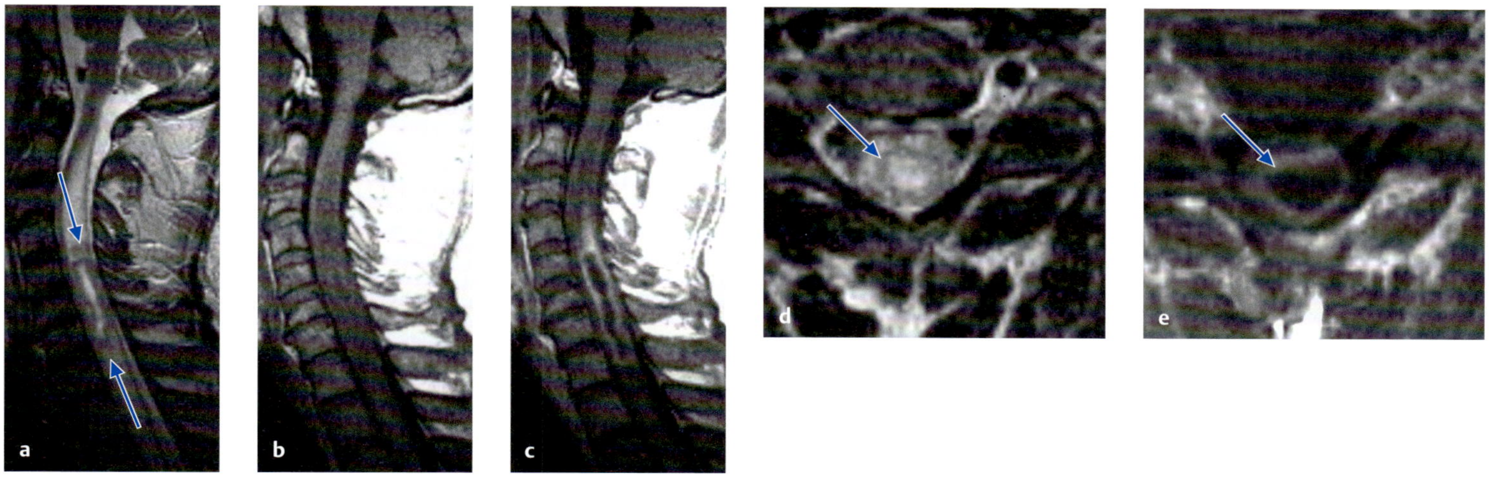

Abb. 8.63 a–e Spinale Infektionen: intramedullärer Abszess. Deutliche Auftreibung des Halsmarks (**a–f**) durch die intramedulläre Abszessformation C4–Th1; beträchtliches, nach kranial und kaudal auslaufendes Rückenmarködem (**a**). Die Abszessmembran erscheint T2w isointens (**a, d**, Pfeile), nach Gadoliniumgabe kräftig anreichernd (**e**, Pfeil). Das Zentrum der Abszessformation imponiert T2w hyperintens (**a, d**) und T1w hypointens (**c, e**). Bakteriologie: Staphylococcus aureus; eine Fokussuche blieb ergebnislos.

a MRT: sagittale T2w Aufnahme.
b MRT: sagittale T1w Aufnahme vor Gadoliniumgabe.
c MRT: sagittale T1w Aufnahme nach Gadoliniumgabe.
d MRT: axiale T2w Aufnahme.
e MRT: axiale T1w Aufnahme nach Gadoliniumgabe.

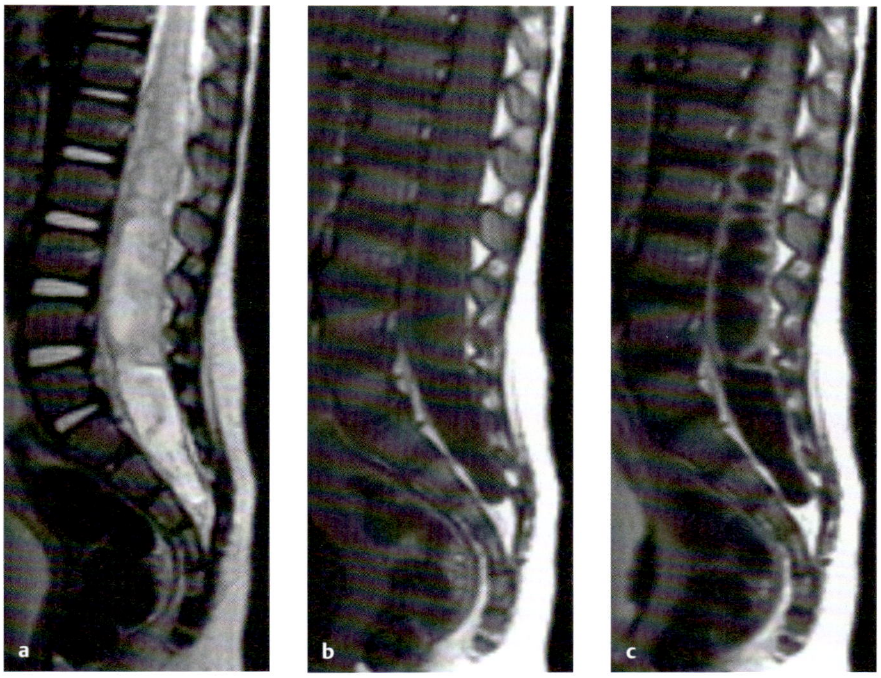

◁ **Abb. 8.62 a–g Spinale Infektionen: epi- und subduraler Abszess.** Patient mit bestrahltem Pharynxkarzinom und schlecht heilendem Ulkus an der Pharynxhinterwand auf Höhe des Dens axis. Entzündliche Veränderungen im Atlantodentalgelenk (**a, b**) mit epiduralem Empyem, den Duralsack von vorn gering imprimierend (**c, d**, Pfeile). Daran angrenzend intradural eine subdurale Abszessformation, die sich im Bereich der Fissura mediana anterior nach intramedullär einnischt (**d**, Pfeilspitze). Keine wesentliche Auftreibung des Rückenmarks als Zeichen, das gegen eine intraparenchymale Lage der Abszessformation spricht. Mäßiges, nach kranial und kaudal auslaufendes Begleitödem. Konservative Therapie. Die Jahreskontrolle (**e–g**) zeigt die intraduralen entzündlichen Veränderungen vollständig rückgebildet. Das Signalverhalten des Rückenmarks ist regelrecht, es ist nach vorn verzogen und offensichtlich an der Dura innen adhärent. Die Densspitze erscheint jetzt sklerosiert, umgeben von teils anreicherndem Narbengewebe. Eine noch nicht vollständig abgeheilte Spondylodiszitis C2/C3 ist jetzt sichtbar.

a Erstuntersuchung. MRT: sagittale T2w Aufnahme.
b Erstuntersuchung. MRT: sagittale T1w Aufnahme nach Gadoliniumgabe.
c Erstuntersuchung. MRT: axiale T2w Aufnahme.
d Erstuntersuchung. MRT: axiale T1w Aufnahme nach Gadoliniumgabe.
e Jahresuntersuchung. MRT: sagittale T2w Aufnahme.
f Jahresuntersuchung. MRT: sagittale T1w Aufnahme.
g Jahresuntersuchung. MRT: sagittale T1w Aufnahme nach Gadoliniumgabe.

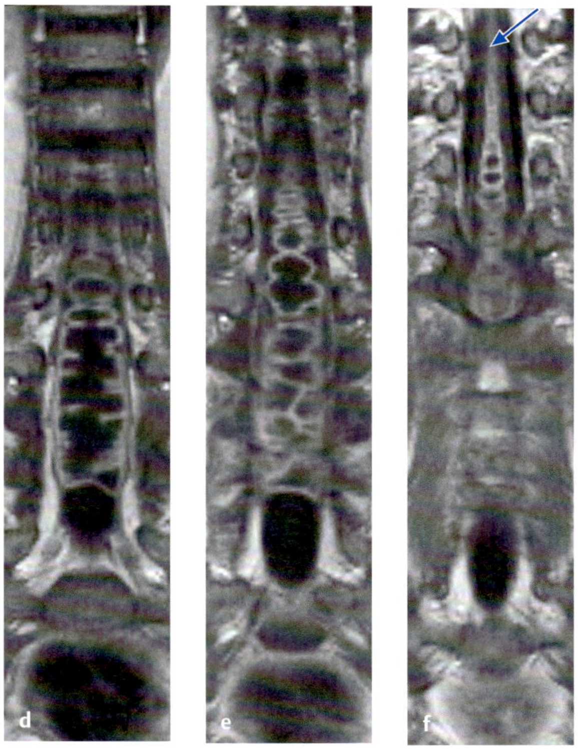

Abb. 8.64 a–f Spinale Infektionen: intramedullärer Abszess. Ausgedehnte, mehrfach subseptierte intramedulläre Abszessformation bei Dermalsinus und Tethered Cord. Beträchtliche Auftreibung des Rückenmarks (**a–d**). Abszessmembran anreichernd, nach kranial im mutmaßlichen Bereich des Zentralkanals auslaufend (**f**, Pfeil). Abszessinhalt T1w intensiv hypointens (**b–f**). Bakteriologie: Mischinfektion, hauptsächlich Bacteroides fragilis.

a MRT: sagittale T2w Aufnahme.
b MRT: sagittale T1w Aufnahme vor Gadoliniumgabe.
c MRT: sagittale T1w Aufnahme nach Gadoliniumgabe.
d MRT: koronale T1w Aufnahme von ventral nach Gadoliniumgabe.
e MRT: koronale T1w Aufnahme in mittiger Position nach Gadoliniumgabe.
f MRT: koronale T1w Aufnahme nach dorsal nach Gadoliniumgabe.

8.5 Spinale vaskuläre Erkrankungen

8.5.1 Anatomie

Die arterielle Versorgung der Wirbelsäule (Wirbelkörper, Muskulatur, Duralsack, Nervenwurzel und Rückenmark) erfolgt über Segmentarterien (▸ Abb. 8.65). Die Wirbelsäule wird versorgt über vordere und hintere Zentralarterien, die direkt aus den Segmentarterien sowie aus deren dorsalem Ast – der Radikulararterie – entspringen. Ein spinaler Ast der Radikulararterie, der als A. radiculomeningealis die Dura bzw. als A. radicularis anterior und A. radificularis posterior die Nervenwurzeln segmental versorgt, existiert in jedem Segment (s. ▸ Abb. 8.65). Von der Radikulararterie entspringen in manchen Segmenten auch radikulomedulläre sowie radikulopiale Äste, die über die vordere oder hintere Nervenwurzel zur Oberfläche des Rückenmarks gelangen. Dort versorgen sie dann die vordere oder die beiden hinteren Rückenmarkarterien (A. spinalis anterior, Aa. spinalis posteriores; ▸ Abb. 8.66; s. auch ▸ Abb. 8.65 b). Die A. spinalis anterior entspringt üblicherweise aus den beiden Vertebralarterien und zieht im Sulcus anterior des Rückenmarks bis zur Konusspitze (s. ▸ Abb. 8.66 a). Die typischerweise schwächeren, paarig angelegten Aa. spinales posteriores entspringen ebenfalls aus den Vertebralarterien bzw. den Aa. cerebelli inferiores posteriores (s. ▸ Abb. 8.66 b). Im Bereich des Conus medullaris ist das vordere und hintere System über zirkumferente Äste verbunden (sog. Basket); darüber hinaus bestehen intrinsische Anastomosen über ein piales Netzwerk. In jedem Segment können Zuflüsse zu den vorderen oder hinteren Spinalarterien vorhanden sein. Die bekannteste radikulomedulläre Arterie ist die A. radiculomedullaris magna (Adamkiewicz), die häufig im Bereich der unteren BWS entspringt (Th9 – Th12, linksseitig; s. ▸ Abb. 8.66 a).

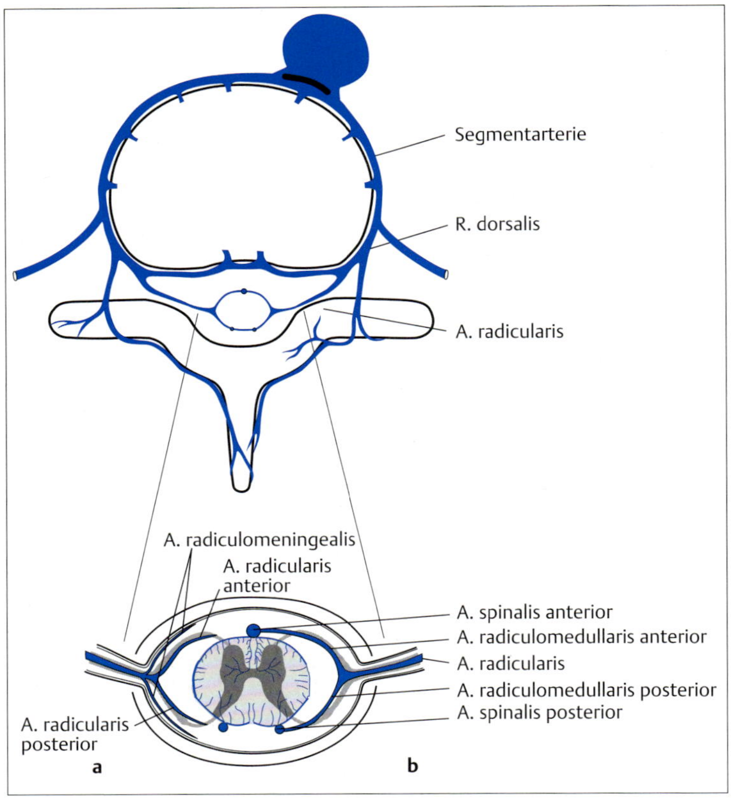

Abb. 8.65 a, b Vaskuläre Versorgung des Rückenmarks. Axiales Schema.
a In jedem Segment versorgt ein spinaler Ast der Radikulararterie die Dura bzw. die Nervenwurzeln.
b In manchen Segmenten entspringen aus der Radikulararterie auch radikulomedulläre sowie radikulopiale Äste, die an der Oberfläche des Rückenmarks die vordere oder die beiden hinteren Rückenmarkarterien versorgen.

Die Venen des Rückenmarks verlaufen üblicherweise parallel zu den Spinalarterien mit sehr viel mehr Anastomosen; diese pialen Venen erreichen über die Nervenwurzeln die epiduralen Venenplexus und die externen vertebralen Plexus.

Sowohl die radikulomedullären Arterien als auch die über die Wurzel drainierenden Venen weisen die typische Haarnadelform auf, die den jeweiligen Wurzelverlauf anzeigt (s. ▸ Abb. 8.66 a, Pfeil).

Vaskuläre Erkrankungen des Rückenmarks:

- Rückenmarkinfarkt
- spinale vaskuläre Malformationen
- spinale Blutungen:
  - *spontanes Epiduralhämatom*
  - *Subduralhämatom*
  - *Subarachnoidalblutung*
  - *intramedulläre Blutung (Hämatomyelie)*

8.5.2 Rückenmarkinfarkt

Rückenmarkinfarkte sind aufgrund der zahlreichen Anastomosen im Bereich der rückenmarkversorgenden Arterien selten. Die Ursachen für einen Rückenmarkinfarkt sind sehr unterschiedlich [4]:

- Aortenerkrankungen (Dissektion, Arteriosklerose)
- Aortenchirurgie
- Vaskulitis, Thrombose, Embolie
- systemische Hypotonie (Herzstillstand)
- Caisson-Krankheit
- fibrokartilaginäre Embolie
- Kompressionssyndrom der Lumbalarterie
- spinaler Tumor
- spinale arteriovenöse Malformation bzw. durale arteriovenöse Fistel

Klinisch kommt es typischerweise zu akut auftretenden Querschnittsymptomen, häufig auch zu radikulären Schmerzen. Häufige Lokalisationen sind die Intumescentia thoracolumbalis sowie der Conus medullaris.

Bildgebende Diagnostik

▸ **MRT-Signalverhalten** (▸ Abb. 8.67).

- **T2w:** bilateral hyperintense Läsionen im Bereich der grauen Substanz bzw. der angrenzenden weißen Substanz in den ventralen Abschnitten des Rückenmarks; bei ausgedehnteren Infarkten Hyperintensität des gesamten Rückmarkquerschnitts
- **T1w:** evtl. leichte Auftreibung des Rückenmarks; insbesondere im Frühstadium meist keine T1w Signalanomalien; in späteren Stadien Rückenmarkatrophie
- **STIR:** umschriebene Knochenmarkhyperintensität als möglicher Nachweis eines begleitenden Wirbelkörperinfarkts
- **T1w nach Gadoliniumgabe:** analog dem Hirninfarkt Kontrastmittelanreicherung in der subakuten Phase über 3 Wochen persistierend
- **DWI:** analog dem Hirninfarkt hyperintense Läsion (zytotoxisches Ödem; ▸ Abb. 8.68)

Differenzialdiagnosen

- multiple Sklerose
- Rückenmarktumoren
- Myelitis transversa
- spinale durale arteriovenöse Fistel
- spinale Blutungen

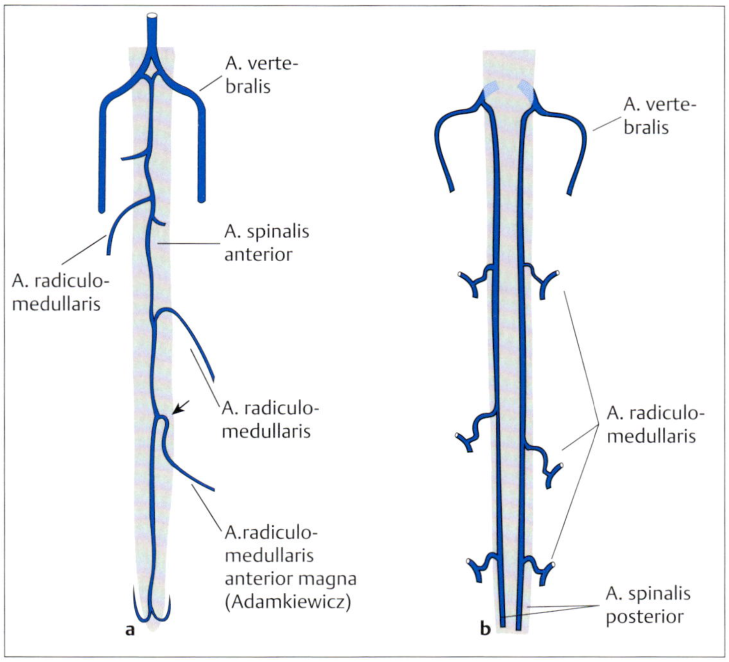

Abb. 8.66 a, b Vaskuläre Versorgung des Rückenmarks.
a Von ventral.
b Von dorsal.

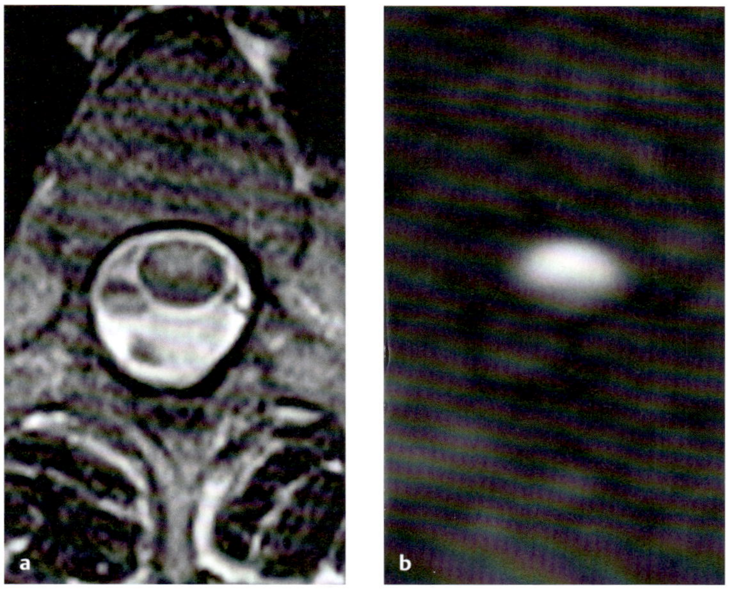

Abb. 8.68 a, b Rückenmarkinfarkt. Spinalis-anterior-Infarkt, ätiologisch fibrokartilaginäre Embolie. T2w hyperintense Läsion in typischer Lokalisation (**a**). Auf der korrespondierenden DWI-Schicht deutlich hyperintenses Signal in den rostralen Rückenmarkabschnitten entsprechend dem zytotoxischen Ödem (**b**).
a MRT: axiale T2w Aufnahme.
b MRT: axiale DWI-Aufnahme.

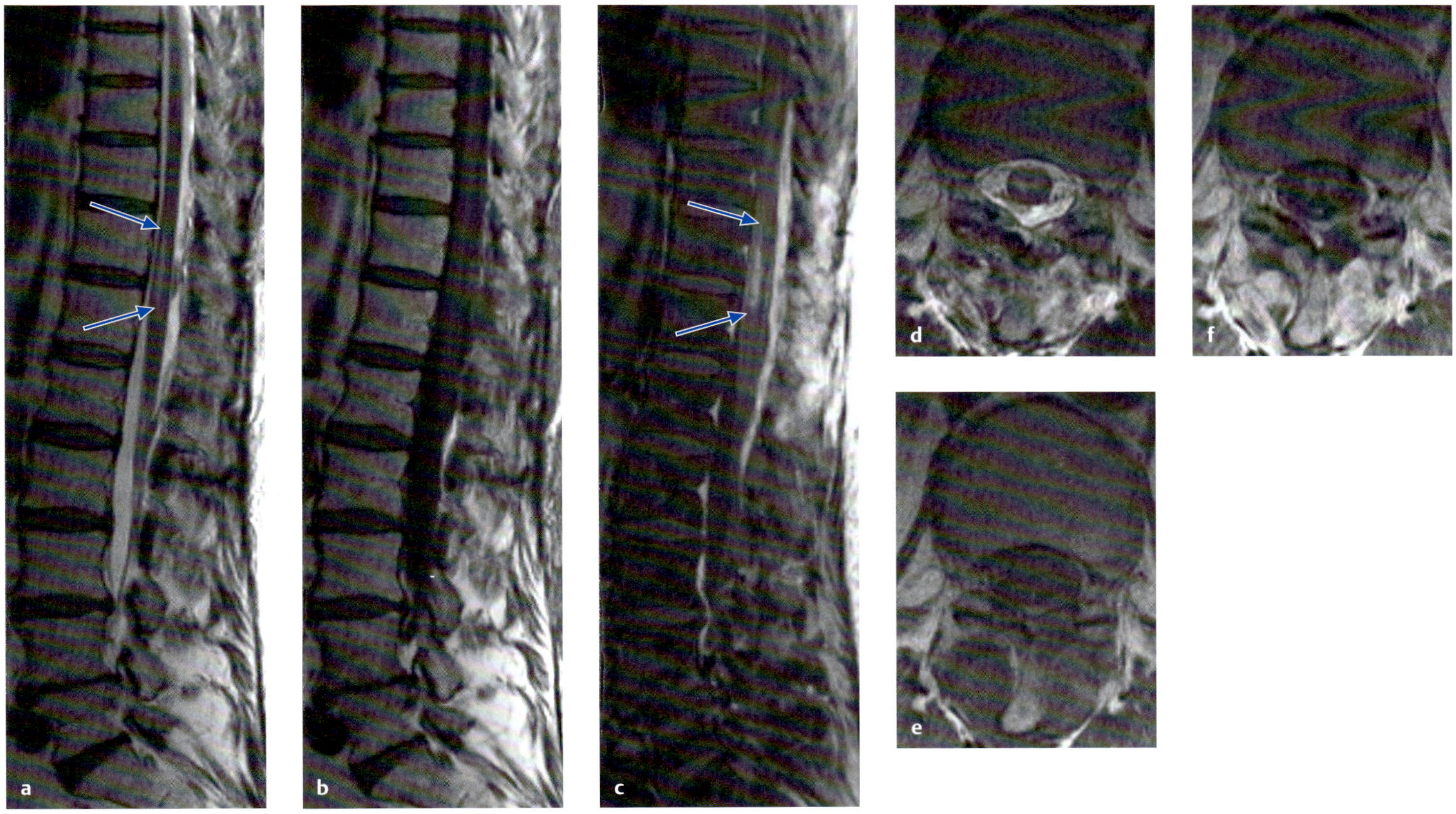

Abb. 8.67 a – f Rückenmarkinfarkt. Spinalis-anterior-Infarkt nach akutem Epiduralhämatom mit hochgradiger Kompression des Rückenmarks, deswegen Laminektomie und Entlastungsoperation. T2w hyperintense Signalalteration Th11 – Th12 (**a**, Pfeile) in typischer Anordnung in den ventralen Rückenmarkabschnitten (**d**; s. auch ▶ **Abb. 8.58 a**). T1w ist die Läsion nativ nicht abzugrenzen (**b, e**); nach Gadoliniumgabe entsprechend dem Infarktstadium kräftige Anreicherung (**c**, Pfeile; **f**). In axialer Schnittführung zeigt sich ein sog. Snake-Eye-Muster (**f**).
a MRT: sagittale T2w Aufnahme.
b MRT: sagittale T1w Aufnahme.
c MRT: sagittale fettgesättigte T1w Aufnahme nach Gadoliniumgabe.
d MRT: axiale T2w Aufnahme.
e MRT: axiale T1w Aufnahme vor Gadoliniumgabe.
f MRT: axiale T1w Aufnahme nach Gadoliniumgabe.

8.5.3 Spinale vaskuläre Malformationen

Von den verschiedenen Klassifikationen der spinalen vaskulären Malformationen wird an dieser Stelle jene der Bicêtre-Gruppe verwendet, die auf der Gefäßanatomie des Rückenmarks beruht und der Natur der Läsion (angeboren oder erworben) Rechnung trägt (▸ **Tab. 8.3**) [3].

Analog den zerebralen arteriovenösen Malformationen besitzen die spinalen arteriovenösen Malformationen zuführende Arterien, die normalerweise das Rückenmark versorgen. Spinale durale arteriovenöse Fisteln sind in Analogie zu den kranialen duralen arteriovenösen Fisteln zu sehen, gespeist von radikulomeningealen Gefäßen.

Spinale durale arteriovenöse Fistel

Die spinale durale arteriovenöse Fistel ist die bei Weitem häufigste spinale vaskuläre Malformation (70% der Fälle). Ätiologisch handelt es sich um in erster Linie erworbene Läsionen, möglicherweise als Folge einer Venenthrombose im extraduralen System und daraus resultierender venöser Hypertension. Sehr häufig sind Männer im Alter zwischen 40 und 60 Jahren betroffen.

Klinisch kommt es zu einer progressiven Schwäche der unteren Extremitäten, Sensibilitätsstörungen, Blasen- und Mastdarmstörungen, Impotenz und Rückenschmerzen.

> Die Prognose einer spinalen duralen arteriovenösen Fistel ist umso besser, je früher die Fistel diagnostiziert, nachgewiesen und interventionell oder chirurgisch ausgeschaltet werden kann.

Bildgebende Diagnostik

Entsprechend der venösen Kongestion ist das distale Rückenmark geschwollen, mit erweiterten, serpiginös geschlängelten perimedullären Venen (▸ **Abb. 8.69** u. ▸ **Abb. 8.70**).

▸ **MRT-Signalverhalten.**

- **T1w:** In dieser Sequenz zeigt sich ein geschwollenes, mäßig hypointenses Rückenmark in den distalen Abschnitten.
- **T2w:**
  - Es findet sich ein aufgetriebenes hyperintenses Signal des Rückenmarks, bis in die Konusspitze reichend, entsprechend der venösen Kongestion bzw. der venös-hypertensiven Myelopathie. In der Rückenmarkperipherie ist ein hypointenses Signal zu sehen.
  - Zahlreiche Flow Voids sind vorhanden, entsprechend den dilatierten drainierenden Venen, dem Rückenmark anliegend bzw. im Subarachnoidalraum.
- **T1w nach Gadoliniumgabe:** Es sind serpiginös anreichernde vaskuläre Strukturen an der Rückenmarkoberfläche auszumachen, zudem eine unscharf begrenzte mäßige Anreicherung innerhalb des Rückenmarks, entsprechend der Kongestion. Dies stellt ein eher ungünstiges prognostisches Zeichen dar.
- **Kontrastmittelgestützte MRA:** Bei geeigneter Untersuchungstechnik (dynamische kontrastverstärkte MRA mit großem Field of View und zentrischer k-Raum-Auffüllung) kann eine Darstellung der Fistel gelingen. Es ist sinnvoll, den Datensatz interaktiv mittels 3-D-Processing zu beurteilen (vor allem Maximumintensitätsprojektion in Form der dünnen Maximumintensitätsprojektion). Eine Verifizierung mithilfe der superselektiven intraarteriellen DSA ist in jedem Fall erforderlich. Dabei kann die Information aus dem Ergebnis der kontrastmittelgestützten MRA oft erheblich zu einer Verkürzung des Untersuchungsablaufs beitragen.

Differenzialdiagnose

- **Myelitis transversa:** keine dilatierten und erweiterten vaskulären Strukturen
- **Rückenmarktumor:** gut zu unterscheiden, falls der Tumor eine fokale Anreicherung aufweist
- **arteriovenöse Malformation des Rückenmarks:** häufig akuter klinischer Beginn
- **Subarachnoidalblutung oder intramedulläre Blutung:** häufig

Tabelle 8.3 Klassifikation der spinalen vaskulären Malformationen nach Krings u. Mitarb.

Malformationen	Typen	Ätiologie	Arterieller Zufluss	Venöse Drainage	Pathologie	Patientenalter (Jahre)
arteriovenöse Malformation	perimedullär glomerulär juvenil	angeboren	radikulomedullär	intramedulläre und oberflächliche Rückenmarkvenen → epidurale Venenplexus (orthograd)	intramedulläre oder subarachnoidale Blutung, venöse Kongestion, Raumforderung	20–40 unter 20 unter 15
Kavernom		angeboren	–	–	Hämorrhagie, Myelopathie	20–60
durale arteriovenöse Fistel		erworben	radikulomeningeal	radikuläre Vene → perimedulläre Venen (retrograd)	chronische venöse Kongestion	40–60

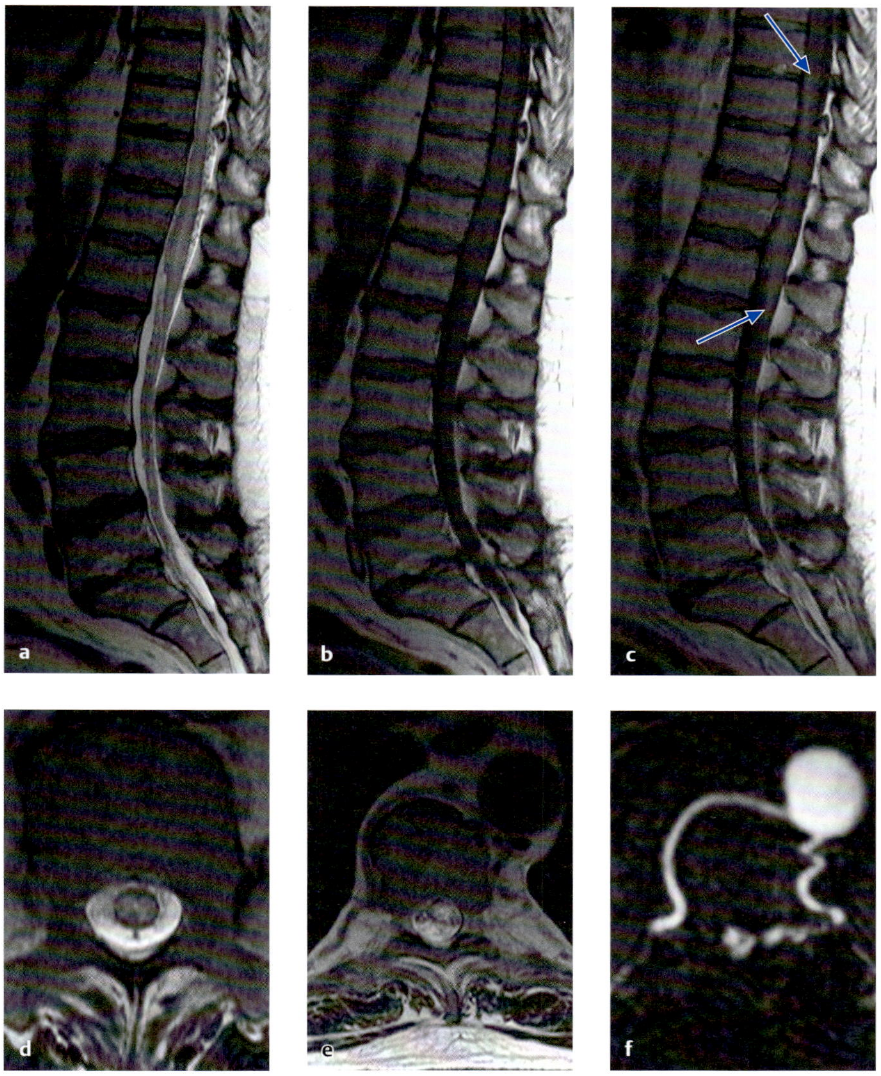

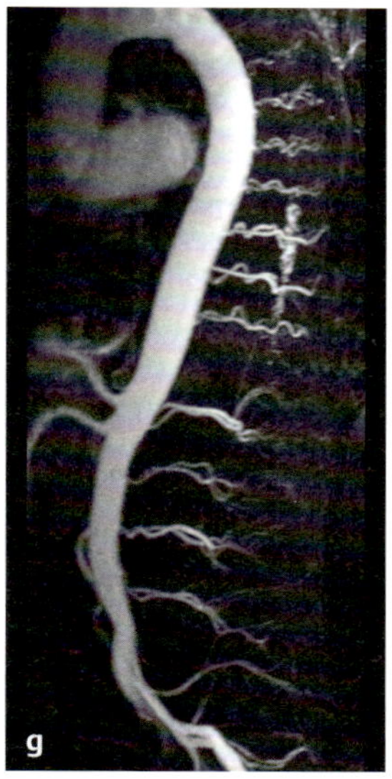

Abb. 8.69 a – g Spinale durale arteriovenöse Fistel. Analog der duralen arteriovenösen Fistel des Schädels handelt es sich bei der spinalen duralen arteriovenösen Fistel um einen arteriovenösen Kurzschluss zwischen einen oder mehreren radikulomeningealen Zuflüssen und meist einer pialen Vene. Infolge der venösen Kongestion kommt es zur Schwellung des Rückenmarks und zu neurologischen Ausfällen. Geschwollenes, T2w in den kaudalen Abschnitten hyperintenses Rückenmark (**a**), zahlreiche Flow Voids der dilatierten Venen (**a–c**).

Sehr typisch für venöse Kongestion ist das im Querschnitt T2w hyperintense Rückenmark mit hypointensem Randsaum (**d**). Die kontrastmittelgestützte MRA kann sehr wichtige Hinweise zur Lokalisation und genaueren Darstellung der Fistel mittels DSA liefern (**e, f**; Fistelzufluss bei Th11 links zu erkennen). Die Kontrastmittelanreicherung des distalen Rückenmarks (**c**, Pfeile) stellt ein eher ungünstiges prognostisches Zeichen dar, die vollständige Rehabilitation betreffend.

a MRT: sagittale T2w Aufnahme.
b MRT: sagittale T1w Aufnahme.
c MRT: sagittale fettgesättigte T1w Aufnahme nach Gadoliniumgabe.
d MRT: axiale T2w Aufnahme in kranialseitiger Position.
e MRT: axiale T2w Aufnahme in kaudalseitiger Position.
f MRT: axiale dünne Maximumintensitätsprojektionen einer kontrastmittelgestützten MRA (s. **g**).
g MRT: kontrastmittelgestützte MRA.

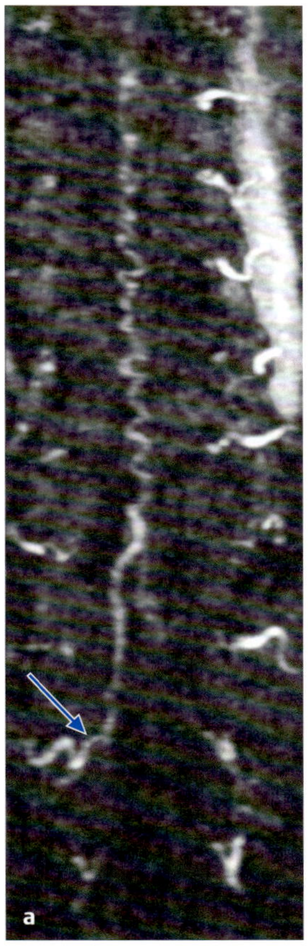

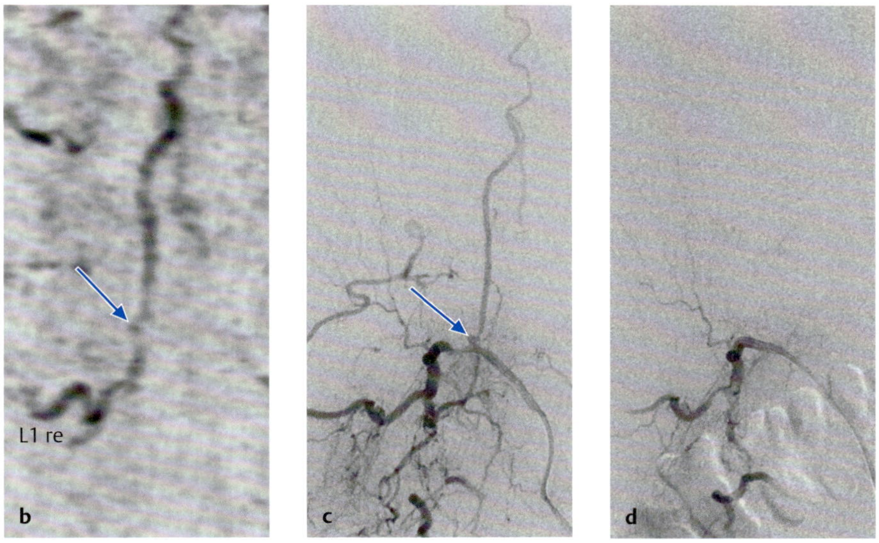

Abb. 8.70 a – d Spinale durale arteriovenöse Fistel. 57-jähriger Mann, typisches Beschwerdebild. Die im Zuge der Abklärung durchgeführte kontrastmittelgestützte MRA ergibt eindeutige Hinweise auf einen Fistelzufluss bei L1 rechts (**a**, Pfeil). Die DSA bei L1 rechts zeigt die Fistel mit zuführenden radikulomeningealen Ästen; sie drainiert über eine radikulopiale Vene in das longitudinale perimedulläre Venensystem. Da kein radikulomedullärer Zufluss in diesem Segment nachzuweisen ist, wird die Fistel über einen möglichst nahe an den Fistelpunkt (**b, c**, Pfeile) platzierten Mikrokatheter mittels Klebstoff verschlossen; im Abschlussangiogramm (**d**) ist die Fistel nicht mehr darstellbar. Sehr gute Korrelation der kontrastmittelgestützten MRA (**b**) und der DSA (**c**). Deutliche klinische Besserung des Patienten in den folgenden Tagen.

a MRA: Curved-thin-Maximumintensitätsprojektion einer kontrastmittelgestützten koronalen MRA.
b MRA: vergrößerter, invertierter Bildausschnitt von **a**.
c DSA der ersten Lumbalarterie rechts vor Fistelembolisation.
d DSA der ersten Lumbalarterie rechts nach Fistelembolisation.

Arteriovenöse Malformation des Rückenmarks

Arteriovenöse Malformationen des Rückenmarks sind selten. Sie werden versorgt von radikulomedullären Arterien; die venöse Drainage erfolgt über Venen des Rückenmarks. Je nach Lage des Shunt (intra- oder perimedullär) bzw. nach dem Typ des arteriovenösen Kurzschlusses (fistulös oder glomerulär) können diese Malformationen weiter unterteilt werden (s. ▸ **Tab. 8.3**).

Die Auswirkungen auf das Rückenmark können einerseits – wie bei den duralen arteriovenösen Fisteln – in einer venösen Kongestion liegen, andererseits aber auch in intramedullären bzw. subarachnoidalen Blutungen.

Bildgebende Diagnostik

▸ **MRT-Signalverhalten (▸ Abb. 8.71).**

- **T1w:** aufgetriebenes Rückenmark, evtl. Blutabbauprodukte
- **T2w:** Flow Voids entsprechend den vaskulären Strukturen der arteriovenösen Malformation, evtl. hyperintenses Rückenmarksignal (Ödem, Gliose)
- **T2*w:** höhere Sensitivität bezüglich Blutabbauprodukten
- **T1w nach Gadoliniumgabe:** Anreicherung des Nidus bzw. der Gefäße
- **kontrastmittelgestützte MRA:** bei geeigneter Technik (s. o.) Darstellung des Nidus sowie der zu- bzw. abführenden Gefäße möglich

Differenzialdiagnose

- **Intramedulläre Neoplasmen:** Das Ependymom ist heterogener (Zysten, anreichernde solide Anteile).
- **Astrozytom:** Es finden sich keine erweiterten Gefäße.
- **Hämangioblastom:** Es findet sich ein kräftig anreicherndes Knötchen, manchmal mit begleitender Zyste.
- **Gefäßreiche intradural-extramedulläre Neoplasmen:** Beim Paragangliom liegt eine anreichernde intradurale extramedulläre Gewebemasse vor; manchmal Scalloping der knöchernen Wirbelsäule.

Spinales Kavernom

Wie das Kavernom des Gehirns ist die kavernöse Malformation des Rückenmarks charakterisiert durch fokale, sinusoidale vaskuläre Strukturen ohne dazwischen gelagertes neurales Gewebe. Multiple Kavernome treten auch familiär gehäuft auf; das Blutungsrisiko ist dabei erhöht. Das spinale Kavernom ist selten und macht nur 3 – 5 % der Kavernome des zentralen Nervensystems aus.

Bildgebende Diagnostik

Die Größe von Kavernomen variiert von wenigen Millimetern bis über 1 cm. Es handelt sich um runde, gut abgegrenzte heterogene Läsionen (▸ **Abb. 8.72** u. ▸ **Abb. 8.73**).

▸ **MRT-Signalverhalten.**

- **T1w:** Größere Läsionen zeigen das typische popkornähnliche Erscheinungsbild mit sehr heterogenem Signal (Blutabbauprodukte unterschiedlichen Alters); manchmal ist in T1w Sequenzen auch ein hypointenser Randsaum zu erkennen.
- **T2w:** Es zeigt sich ein hypointenser Randsaum (Hämosiderin), zentral je nach Größe inhomogen. Kleine Läsionen imponieren meist ausschließlich hypointens; kein Perifokalödem, außer bei rezenter Blutung.
- **T2*w:** Der Hämosiderineffekt wird verstärkt; oft hypointense Auslöschung der umgebenden Strukturen.
- **T1w nach Gadoliniumgabe:** Es liegt keine, allenfalls eine minimale Anreicherung vor.

Differenzialdiagnose

- **Intramedullärer Tumor:** Ependymome deutlich inhomogener, mit Zysten, solide Anteile anreichernd; Blutabbauprodukte geringer ausgeprägt
- **Astrozytom:** anreichernde Läsion, selten Blutabbauprodukte
- **arteriovenöse Malformation:** Flow Voids als Folge des Nidus, erweiterte zu- bzw. abführende Gefäße

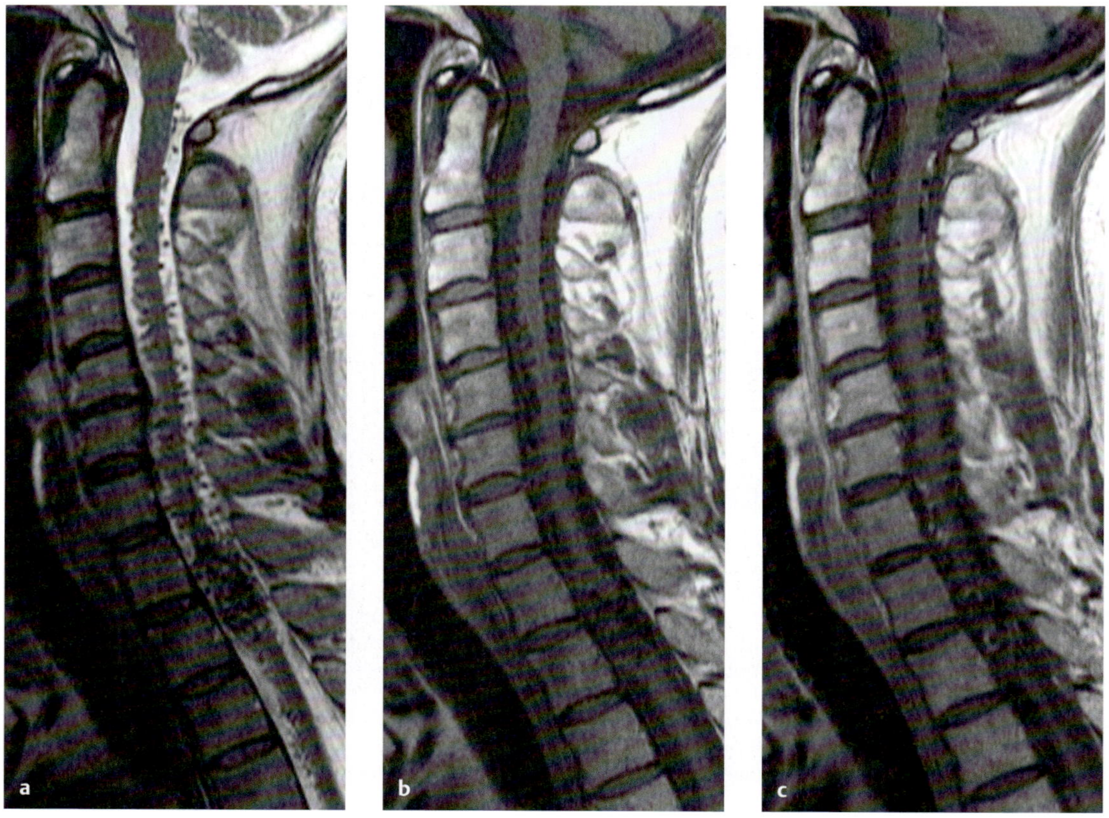

Abb. 8.71 a – c

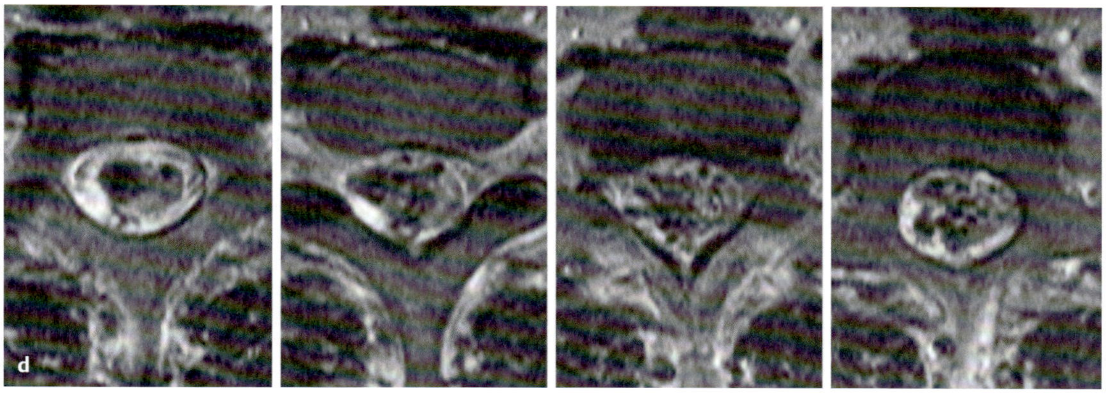

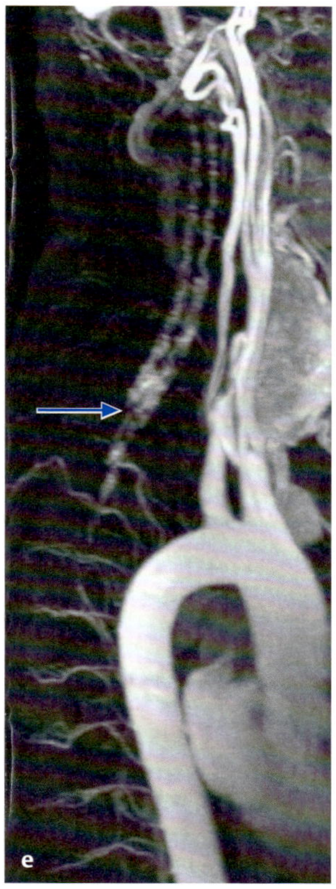

Abb. 8.71 a – e Arteriovenöse Malformation des Rückenmarks. Umschriebenes, glomerulär imponierendes Gefäßkonvolut bei Th1/Th2, gespeist über die obersten thorakalen Arterien rechts (**e**, Pfeil). Das Rückenmark ist vom Nidus durchsetzt (**a–d**); kein Ödem, keine aktuelle Einblutung. Drainage über perimedulläre Venen nach intrakraniell (**e**). Aktuell ziehende Schmerzen im rechten Unterschenkel und Dysästhesien.

a MRT: sagittale T2w Aufnahme.
b MRT: sagittale T1w Aufnahme vor Gadoliniumgabe.
c MRT: sagittale T1w Aufnahme nach Gadoliniumgabe.
d MRT: axiale T2w Serie.
e MRT: Maximumintensitätsprojektion einer kontrastmittelgestützten MRA.

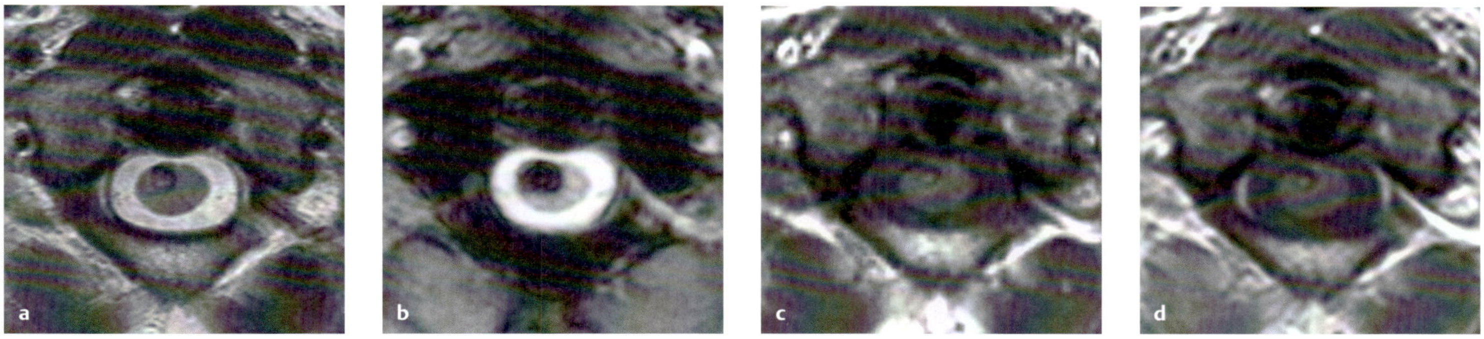

Abb. 8.72 a – d Spinales Kavernom im oberen Halsmark. Wenige Millimeter im Durchmesser haltende Läsion im ventralen oberen Halsmark paramedian-rechts; T2w zentral minimal hyperintens mit hypointensem Randsaum (Hämosiderin), keine Perifokalreaktion (**a**). T2*w Verstärkung des Hämosiderineffekts mit Auslöschung der umgebenden Rückenmarksstrukturen (**b**). T1w zentral hyperintens (Blutabbauprodukte) sowie ebenfalls hypointenser Randsaum (**c**). Nach Gadoliniumgabe keine Kontrastmittelanreicherung (**d**).

a MRT: T2w Aufnahme.
b MRT: T2*w Aufnahme.
c MRT: T1w Aufnahme.
d MRT: T1w Aufnahme nach Gadoliniumgabe.

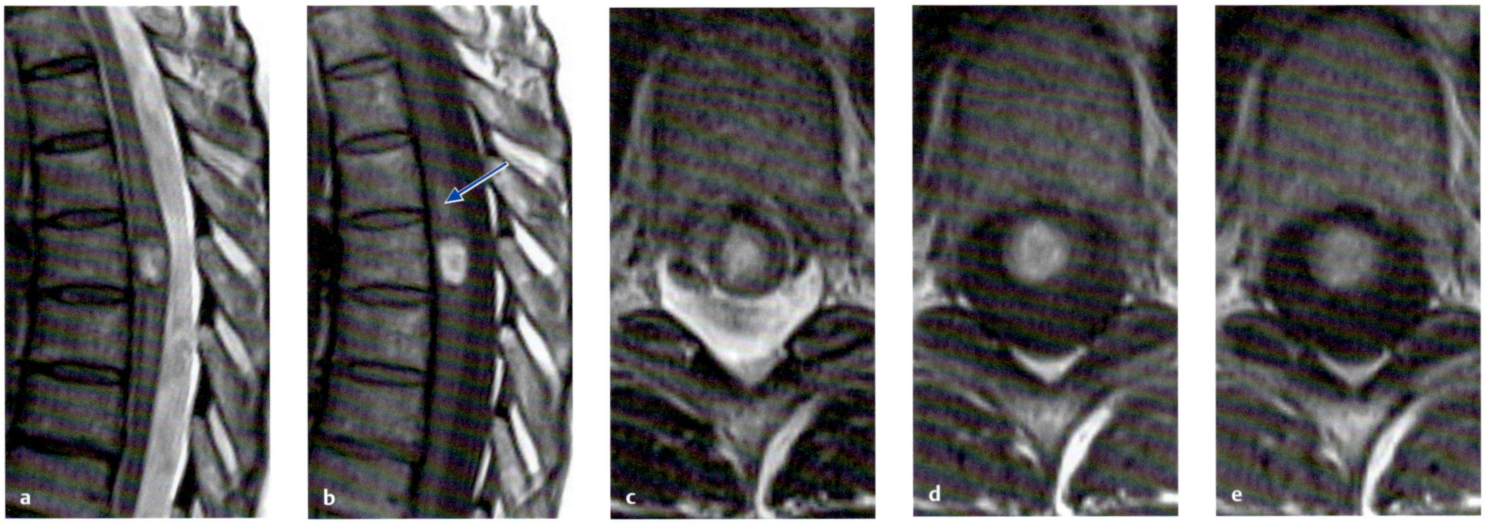

Abb. 8.73 a – e Spinales Kavernom. Eingeblutetes Kavernom, histologisch verifiziert. Rundlich-ovaläre intramedulläre Raumforderung, in allen Wichtungen hyperintens (Methämoglobin; **a–e**) mit diskretem hypointensem Randsaum (**a–c**). Nach Gadoliniumgabe keine Anreicherung (**e**). Diskrete Hämatomyelie mit leicht hyperintensem kranialem Ausläufer (**b**, Pfeil). Geringes, nach kranial und kaudal auslaufendes Rückenmarködem (**a**). Differenzialdiagnostisch könnte auch ein eingebluteter Tumor vorliegen, z. B. ein Ependymom.

a MRT: sagittale T2w Aufnahme.
b MRT: sagittale T1w Aufnahme.
c MRT: axiale T2w Aufnahme.
d MRT: axiale T1w Aufnahme vor Gadoliniumgabe.
e MRT: axiale T1w Aufnahme nach Gadoliniumgabe.

8.5.4 Spinale Blutungen

Spontane spinale epidurale Blutung

Spontane epidurale Blutungen sind selten und meist bedingt durch eine Ruptur epiduraler Venen, spontan oder nach minimalem Trauma:
- Bagatelltrauma mit Venenruptur
- Antikoagulation, Koagulopathie
- Diskusprolaps
- abruptes Valsalva-Manöver (Husten, Niesen)
- Gefäßmissbildung
- idiopathisch (40 – 50% der Fälle)

Das spinale Epiduralhämatom entsteht häufig im Bereich der BWS bzw. der LWS, seltener in den zervikalen Abschnitten.

Bildgebende Diagnostik

Bildgebend zeigt sich eine extradurale, längerstreckige Raumforderung mit Kompression des Duralsacks bzw. des Rückenmarks. Das epidurale Fettgewebe ist im Hämatombereich aufgebraucht und markiert die kranialen und kaudalen Ausläufer des Hämatoms (▸ **Abb. 8.74**, ▸ **Abb. 8.75** u. ▸ **Abb. 8.76**).

▸ **MRT-Signalverhalten.**
- **T2w:** initial hyperintens, bei Zunahme des desoxygenierten Hämoglobins inhomogen bis homogen hypointens, im Methämoglobinstadium wiederum hyperintens
- **T1w:** im Akutstadium zum Rückenmark isointens, im Subakutstadium hyperintens (Methämoglobin), im chronischen Stadium iso- bis hypointens
- **T1w nach Gadoliniumgabe:** gelegentlich kräftige Anreicherung bei Extravasation des Kontrastmittels im Bereich der Rupturstelle; lineare Anreicherung durch gestaute epidurale Venen

Spinales Subduralhämatom

Der spinale Subduralraum ist normalerweise ein kapillärer Spalt zwischen Dura und Arachnoidea. Bei Subduralhämatomen kommt es zur Blutansammlung und zu entsprechender Ausweitung dieses Raums. Mögliche Ätiologien:
- Trauma
- hämorrhagische Diathesen (in 54% der Fälle)
- iatrogen (Lumbalpunktion, Spinalanästhesie)
- postoperative Komplikation
- selten Neoplasmen oder arteriovenöse Malformation

Das spinale Subduralhämatom ist wesentlich seltener als das spinale Epiduralhämatom.

Bildgebende Diagnostik

Das spinale Subduralhämatom ist hauptsächlich thorakolumbal, lumbal oder lumbosakral lokalisiert, seltener zervikal. Es besteht eine intradurale, durch die Dura begrenzte Raumforderung, oft zirkumferent und sich häufig über mehrere Wirbelsegmente erstreckend. Das Subduralhämatom ist gut vom epiduralen Fett abgrenzbar.

▸ **MRT-Signalverhalten (▸ Abb. 8.77; s. auch ▸ Abb. 8.74).**
- **T1w:** Intensität je nach Blutungsstadium:
  - isointens im akuten Stadium
  - hyperintens im subakuten bis chronischen Stadium
- **T2w:** meist hyperintens mit hypointensen Anteilen
- **T2*w:** ausgeprägt hypointens (Desoxymethämoglobin)

Differenzialdiagnose
- **Epiduralhämatom:** epidurales Fett im Hämatombereich nicht abgrenzbar, oft an der kranialen und kaudalen Hämatomgrenze kappenförmig sich demarkierend
- **Suduralabszess:** deutliche randständige Anreicherung, keine Blutabbauprodukte
- **Liquorverlustsyndrom:** spinale und zerebrale subdurale Effusionen, meningeale Verdickung und Anreicherung, prominente epidurale Venen, Tiefstand der Kleinhirntonsillen

Spinale Subarachnoidalblutung

Die spinale Subarachnoidalblutung – also eine Blutansammlung im spinalen Subarachnoidalraum – hat eine Reihe von Ätiologien:
- Trauma (mehr als 50% der Fälle) einschließlich iatrogener Ursachen (postoperative Subarachnoidalblutung, Lumbalpunktion, epi-, intraduraler Katheter)
- im Rahmen einer zerebralen Subarachnoidalblutung
- spinale arteriovenöse Malformationen (spinale durale Fisteln: sehr selten)
- Gerinnungsstörung, Antikoagulation
- Tumoren

Bildgebende Diagnostik

Es zeigt sich ein intraduraler Fluid-Fluid-Level, entsprechend der unterschiedlichen Signalgebung von Liquor und Blut. Die häufigste Lokalisation der Blutansammlung ist lumbal bzw. lumbosakral.

▸ **MRT-Signalverhalten (▸ Abb. 8.78; s. auch ▸ Abb. 8.74).**
- **T1w, T2w:** Signalgebung der subarachnoidalen Blutansammlung abhängig vom Blutungsstadium:
  - *T1w:* meist leicht hyperintens
  - *T2w:* hypo- bis hyperintens
- **T2*w:** hypointenses Signal im Hämatombereich
- **T1w nach Gadoliniumgabe:** manchmal diskrete Anreicherung der Cauda-equina-Fasern als Ausdruck einer begleitenden entzündlichen Reaktion
- **kontrastmittelgestützte MRA:** Ausschluss oder Nachweis einer Gefäßmissbildung als Blutungsursache

Differenzialdiagnose
- **Epiduralhämatom:** Verdrängung von Duralsack und/oder Rückenmark
- **Subduralhämatom:** intradural-extramedulläre Blutansammlung, in axialer Schnittführung sich oft polsterartig nach intradural vorwölbend, außen begrenzt von Dura
- **intramedulläres Hämatom:** Lokalisation; Rückenmark meist aufgetrieben

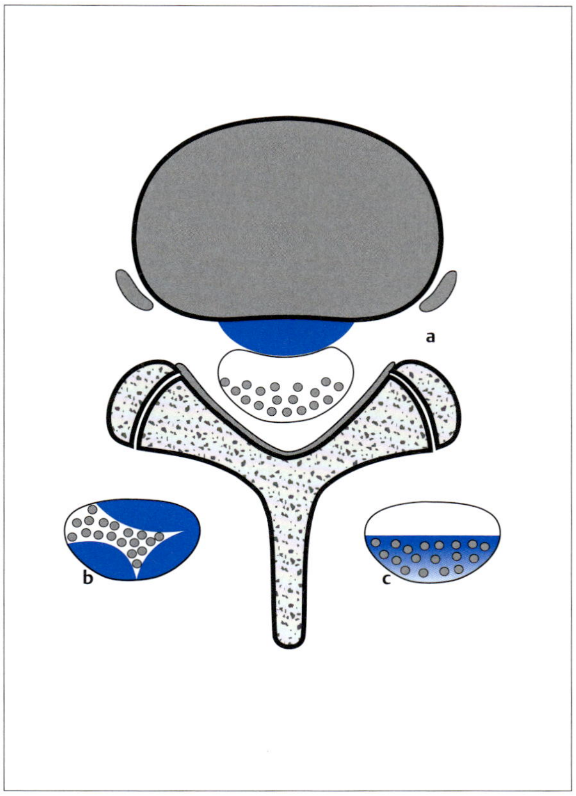

Abb. 8.74 a – c Spinale Blutungen.

a *Epidurales Hämatom:* extradurale Raumforderung mit Kompression des Duralsacks; epidurales Fettgewebesignal aufgebraucht.

b *Subdurales Hämatom:* intradurale, durawandständige Raumforderung, oft polsterförmig zirkulär.

c *Subarachnoidale Blutung:* oft spiegelbildende, je nach Blutungsstadium bzw. -intensität variable Signalveränderung.

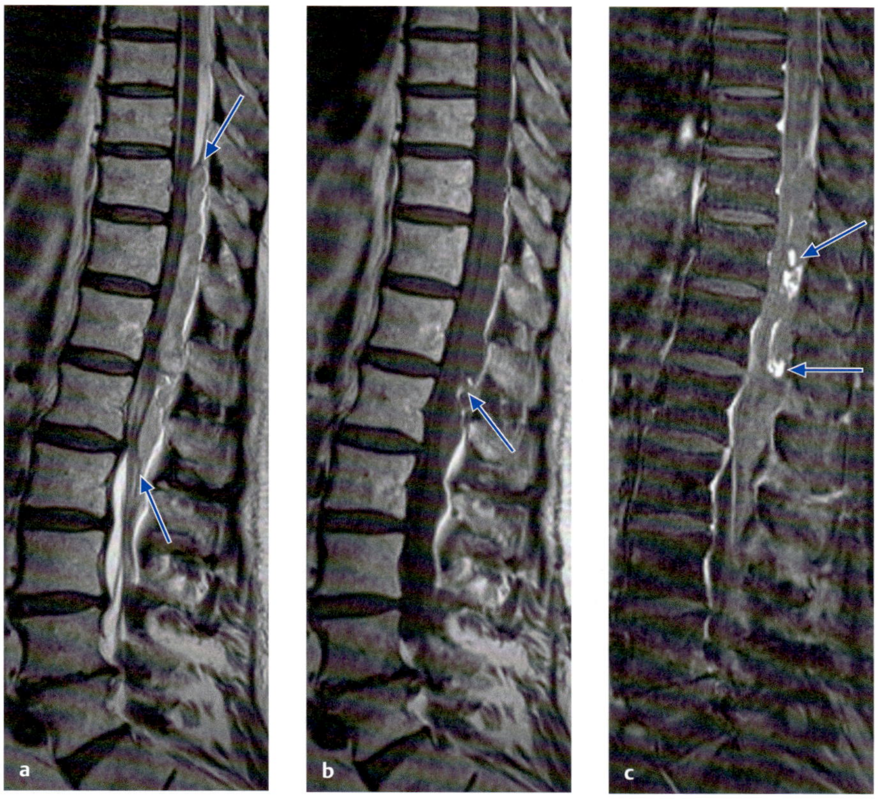

Abb. 8.76 a – c Spinale Blutung. Ausgedehntes akutes Epiduralhämatom mit hochgradiger Kompression des Rückenmarks (**a**, Pfeile). Das Hämatom stellt sich T2w iso- bis gering hyperintens dar (**a**), T1w zum Rückenmark isointens (**b**). Aufspleißung des epiduralen Fettgewebes mit Fettsignal innerhalb des Hämatoms (**b**, Pfeil). Kontrastmittelextravasation im Bereich der rupturierten epiduralen Venen (**c**, Pfeile).

a MRT: sagittale T2w Aufnahme.

b MRT: sagittale T1w Aufnahme.

c MRT: sagittale fettgesättigte T1w Aufnahme nach Gadoliniumgabe.

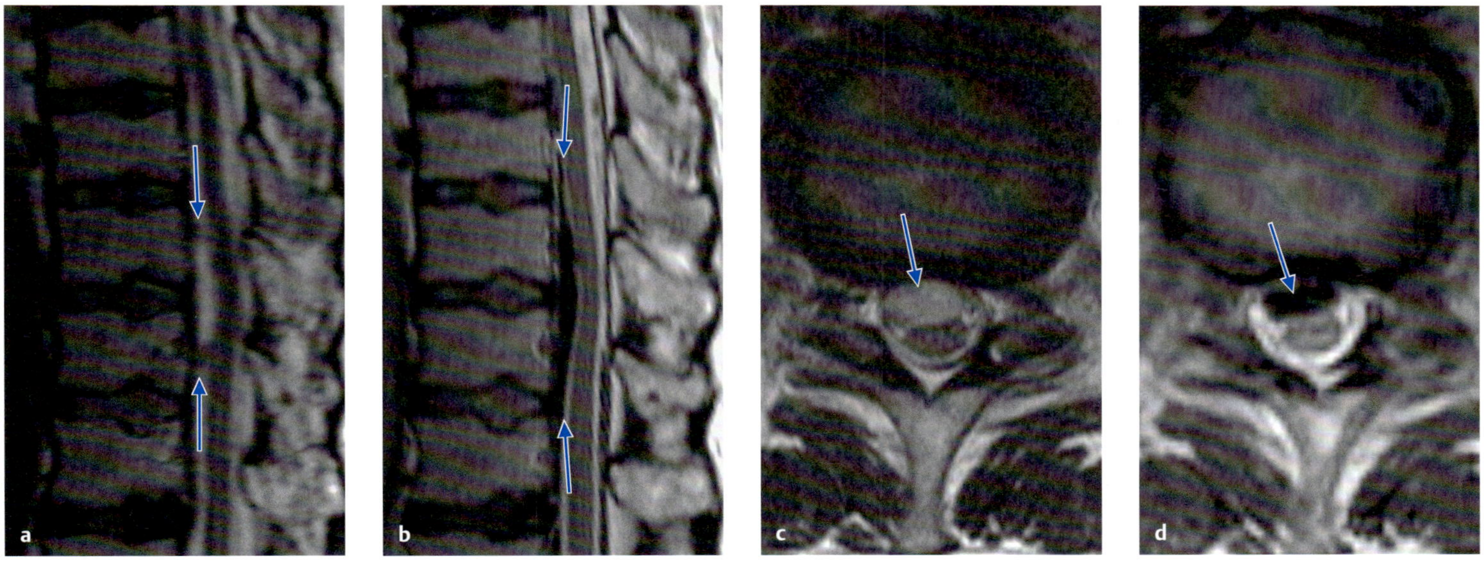

Abb. 8.75 a – d Spinale Blutung: epidurales Hämatom im Verlauf. Antikoagulierter Patient, passagere Querschnittsymptomatik. Initial umschriebene, hyperintense extradurale Raumforderung mit Impression des Duralsacks und minimaler Rückenmarkbedrängung, entsprechend einem hyperakuten Hämatom (**a, c**, Pfeile). Die Kontrolluntersuchung am 3. Tag zeigt das Hämatom nun etwas schmäler durch Ausdehnung nach kranial und kaudal. Das Hämatom erscheint zu diesem Zeitpunkt T2w intensiv hypointens (Desoxyhämoglobin; **b, d**, Pfeile).

a Tag 1. MRT: sagittale T2w Aufnahme.

b Tag 3. MRT: sagittale T2w Aufnahme.

c Tag 1. MRT: axiale T2w Aufnahme.

d Tag 3. MRT: axiale T2w Aufnahme.

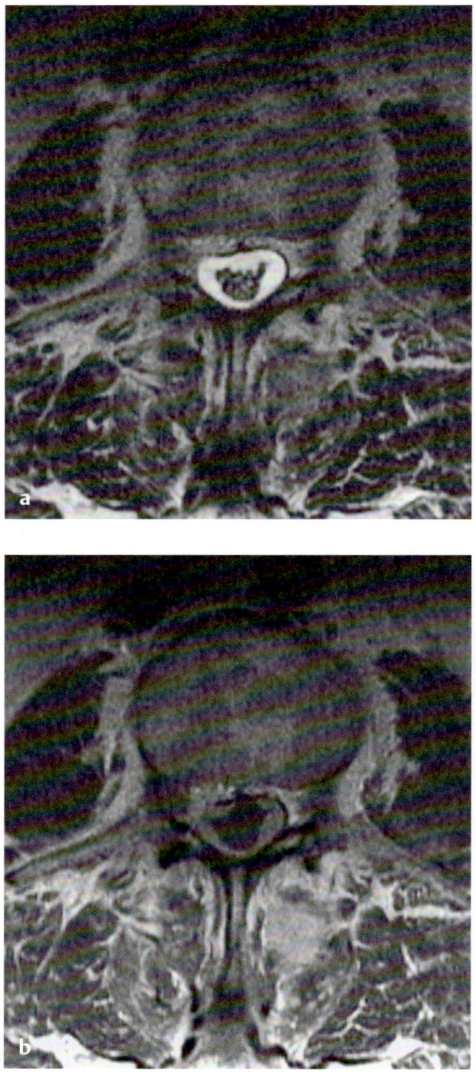

Abb. 8.77 a, b Spinale Blutung: spinales Subduralhämatom. Postoperativer Befund nach Operation eines thorakalen Ependymoms. Zirkuläre, teils polsterartige, der Dura innen breit anliegende Raumforderung mit Bündelung der Cauda equina, T2w intensiv hyperintens (**a**), T1w mäßig hyperintens (**b**), entsprechend dem Methämoglobinstadium der Blutung.

a MRT: axiale T2w Aufnahme.

b MRT: axiale T1w Aufnahme.

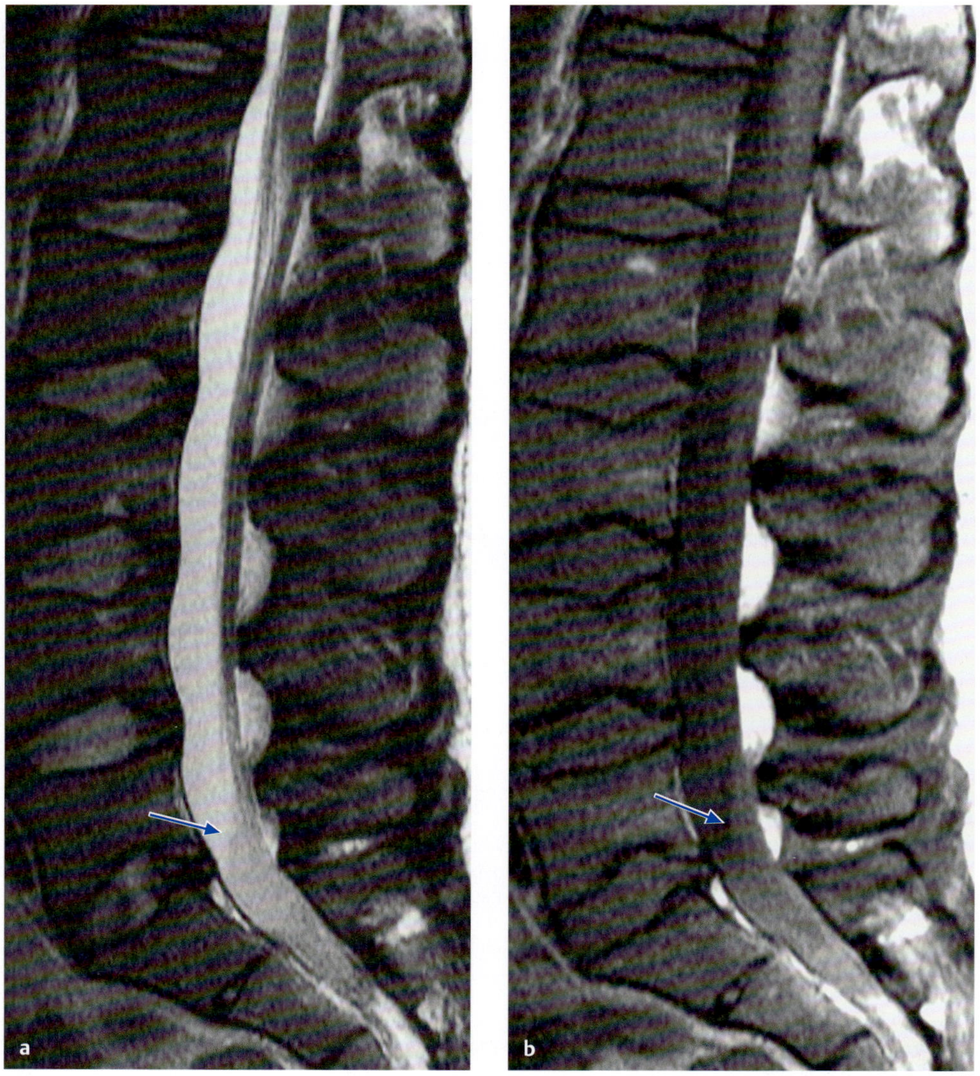

Abb. 8.78 a, b Spinale Blutung: subarachnoidales Hämatom. Patient mit zerebraler Subarachnoidalblutung; 5 Tage nach dem Akutereignis zunehmende lumbale Schmerzen ohne neurologisches Defizit. Spiegelbildende Signalveränderung im kaudalen Duralsackende, sedimentiertem subarachnoidalem Blut entsprechend (Pfeile). T2w gegenüber dem Liquor etwas geringeres, T1w mäßig hyperintenses Signal.

a MRT: sagittale T2w Aufnahme.

b MRT: sagittale T1w Aufnahme.

Intramedulläre Blutung (Hämatomyelie)

Die nicht traumatische Rückenmarkblutung ist selten. Ursächlich kommen in erster Linie blutende spinale Gefäßmalformationen in Betracht (arteriovenöse Malformation, Kavernom des Rückenmarks). Antikoagulation ist ein wichtiger prädisponierender Faktor.

Bildgebende Diagnostik

Bildgebend besteht je nach Ausmaß der Blutung eine mehr oder weniger ausgeprägte intramedulläre Raumforderung, die sich manchmal langstreckig über mehrere Segmente erstreckt.

▸ **MRT-Signalgebung** (▸ Abb. 8.79).

- **T1w, T2w:** intramedulläre Raumforderung, oft langstreckig, Intensität je nach Blutungsstadium:
  - *akute Blutung:* T1w isointens, T2w hyperintens mit hypointensen Anteilen
  - *subakute Blutung:* T1w iso- bis hyperintens, T2w hyperintens (Methämoglobin)
  - *chronische Blutung:* T1w iso- bis hypointens, T2w hypointens (Blutabbauprodukte)
- **T2*w:** überwiegend hypointens, Blutungszysten oder Syrinx hyperintens (Liquor)
- **STIR:** in T2w und T1w hyperintense Areale auch nach Fettsättigung hyperintens

Differenzialdiagnose

- **Eingebluteter Rückenmarktumor:** oft gadoliniumanreichernde Tumorareale
- **intramedulläres Lipom:** hypointens nach Fettsättigung (STIR, T1w mit Fettsättigung)

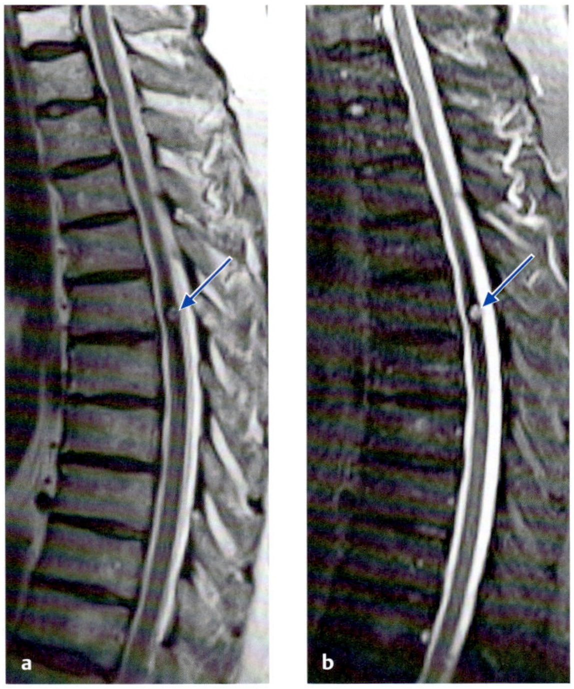

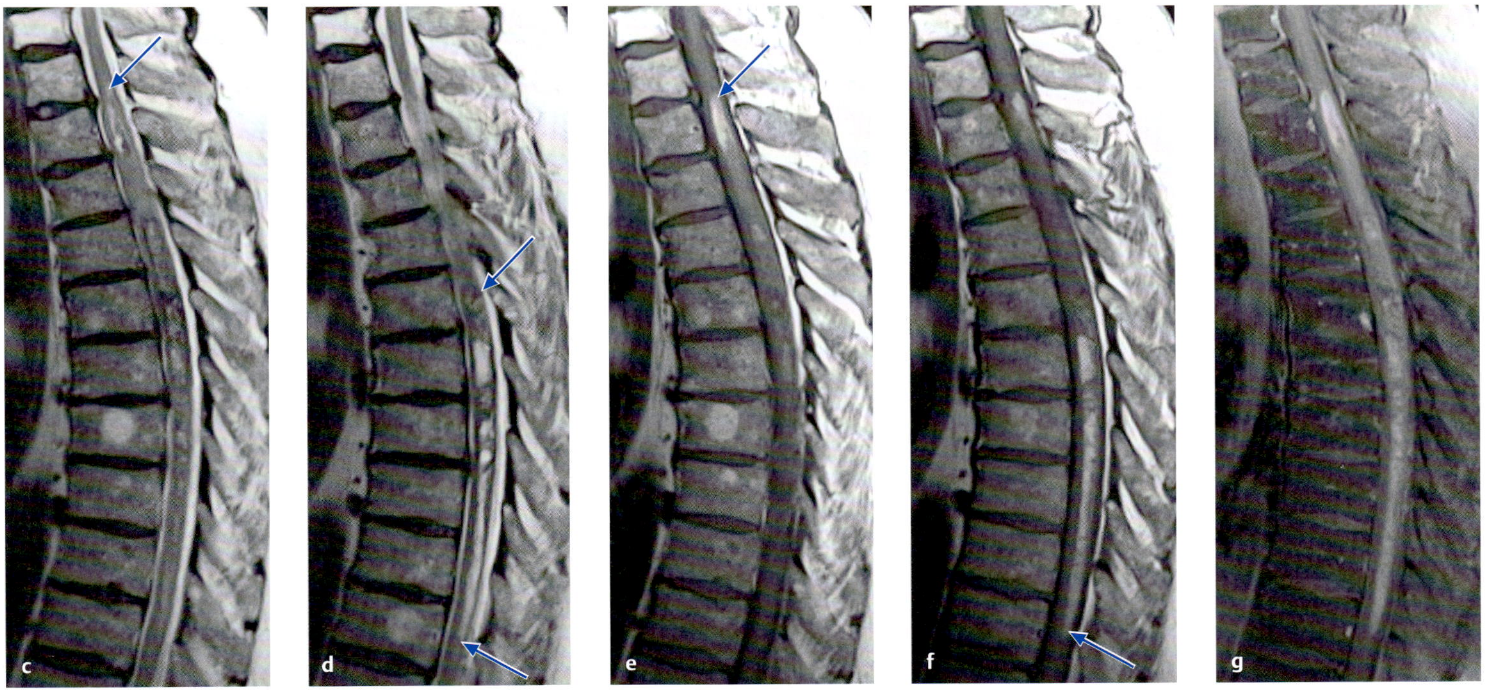

Abb. 8.79 a – g Spinale Blutung: Hämatomyelie. Patient mit bekanntem Kavernom bei Th5 (**a**, **b**, Pfeile). Zeichen der chronischen Blutung mit hypointensen Ausläufern nach kranial und kaudal. 4 Monate später deutliche klinische Verschlechterung. MRT: jetzt langstreckige Hämatomyelie von Th1 – Th10 (**c**–**f**, Pfeile). Subakutes Blutungsstadium mit hyperintensem Signal mit hypointensen Anteilen in T2w (**c, d**) sowie iso- bis hyperintensem Signal in T1w Sequenzen (**e, f**). Das Kavernom ist maskiert und nur in Kenntnis des Vorbefunds zu erahnen (oberer Pfeil in **d**). Nach Gadoliniumgabe keine signifikante Anreicherung.

a Erstuntersuchung. MRT: sagittale T2w Aufnahme.
b Erstuntersuchung. MRT: sagittale STIR-Aufnahme.
c Folgeuntersuchung 4 Monate später. MRT: sagittale T2w Aufnahme.
d Folgeuntersuchung 4 Monate später. MRT: angrenzende sagittale T2w Aufnahme.
e Folgeuntersuchung 4 Monate später. MRT: sagittale T1w Aufnahme; korrespondierend zu **c**.
f Folgeuntersuchung 4 Monate später. MRT: sagittale T1w Aufnahme; korrespondierend zu **d**.
g Folgeuntersuchung 4 Monate später. MRT: T1w nach Gadoliniumgabe und mit Fettsättigung.

Literatur

[1] Atlas SW, ed. Magnetic resonance imaging of the brain and spine. Philadelphia: Lippincott Williams & Wilkins; 2008

[2] Jinkins JR. Atlas of neuroradiologic embryology, anatomy, and variants. Philadelphia: Lippincott Williams & Wilkins; 2000

[3] Krings T, Lasjaunias PL, Hans FJ et al. Imaging in spinal vascular disease. Neuroimaging Clin N Am 2007; 17 (1): 57 – 72

[4] Mull M, Thron A. Spinal infarcts. In: v. Kummer R, Back T, eds. Magnetic resonance imaging in ischemic stroke. Berlin: Springer; 2006: 251 – 267

[5] Ross JS. Diagnostic imaging: Spine. Vol. 4. In: Saunders WB, ed. Diagnostic imaging. Salt Lake City: Amirsys; 2004

[6] Thurnher MM, Cartes-Zumelzu F, Mueller-Mang C. Demyelinating and infectious diseases of the spinal cord. Neuroimaging Clin N Am 2007; 17 (1): 37 – 55

[7] Tortori-Donati P, Rossi A, Cama A. Spinal dysraphism: a review of neuroradiological features with embryological correlations and proposal for a new classification. Neuroradiology 2000; 42 (7): 471 – 491

[8] van Goethem JWM, van den Hauwe L, Parizel PM, eds. Spinal imaging: diagnostic imaging of the spine and spinal cord. Berlin: Springer; 2007

9 Kasuistiken

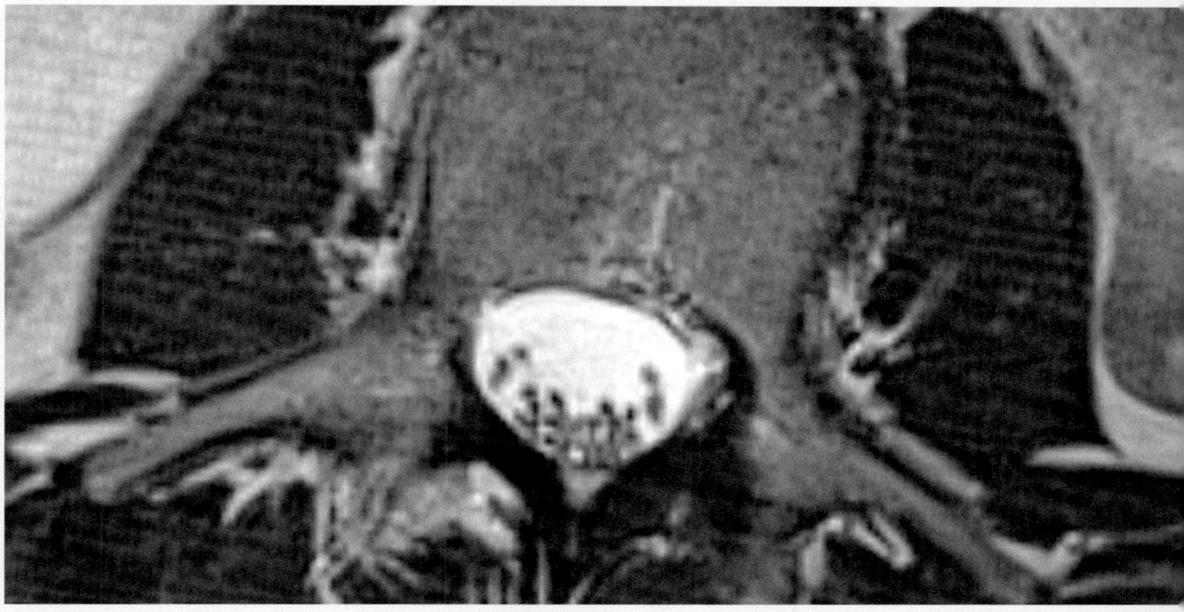

9.1 Prävertebraler Abszess

D. Garnhaft

▸ **Anamnese.** 23-jährige Frau mit Halsschmerzen, Nackensteifigkeit, Fieber und septischem Zustandsbild. Klinisch Verdacht auf Spondylodiszitis.

▸ **Bildgebende Diagnostik.** MRT (▸ **Abb. 9.1**).

▸ **Diagnose.** Primärer prävertebraler bzw. retropharyngealer Abszess.

▸ **Differenzialdiagnose.**

- **Hämatom:** Signalgebung in Abhängigkeit vom Blutungsstadium (randförmige Kontrastmittelanreicherung ab Subakutstadium):
  - *akut:* Desoxyhämoglobin; T1w ↓, T2w ↓
  - *früh subakut:* intrazelluläres Methämoglobin; T1w ↑, T2w ↓
  - *spät subakut:* extrazelluläres Methämoglobin; T1w ↑, T2w ↑
  - *chronisch:* Hämosiderin; T1w ↓, T2w ↓
- **Neoplasma:** z. B. Lymphom, intermediäres T2w Signal, homogen
- **extramedulläre Hämatopoese:** thorakal und lumbal, geringe Kontrastmittelaufnahme, keine liquiden Einschmelzungen, hypointenses Knochenmarksignal der Wirbelkörper in sämtlichen Segmenten

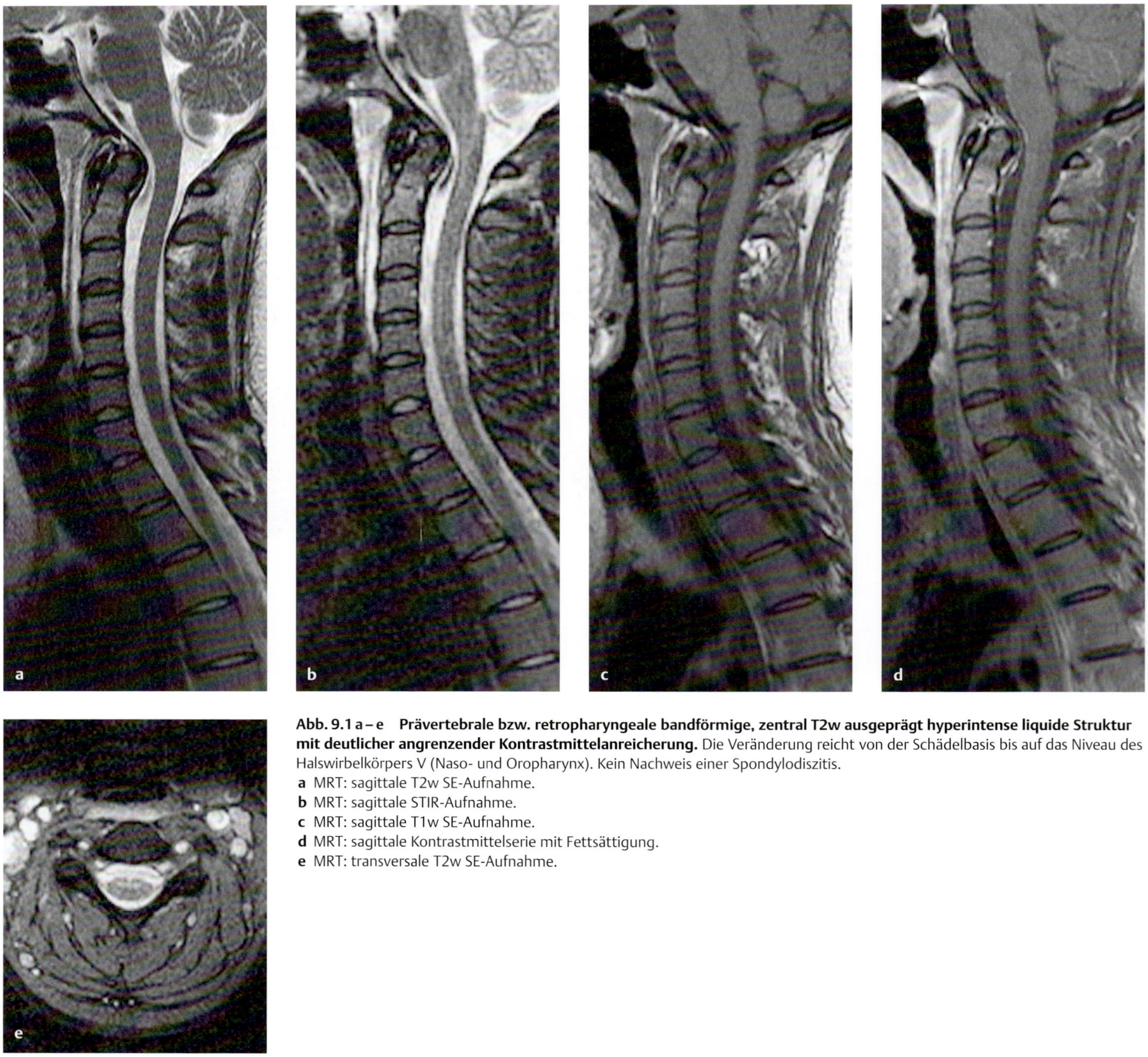

Abb. 9.1 a – e Prävertebrale bzw. retropharyngeale bandförmige, zentral T2w ausgeprägt hyperintense liquide Struktur mit deutlicher angrenzender Kontrastmittelanreicherung. Die Veränderung reicht von der Schädelbasis bis auf das Niveau des Halswirbelkörpers V (Naso- und Oropharynx). Kein Nachweis einer Spondylodiszitis.
a MRT: sagittale T2w SE-Aufnahme.
b MRT: sagittale STIR-Aufnahme.
c MRT: sagittale T1w SE-Aufnahme.
d MRT: sagittale Kontrastmittelserie mit Fettsättigung.
e MRT: transversale T2w SE-Aufnahme.

9.2 Zyste des Ventriculus terminalis

D. Garnhaft

▸ **Anamnese.** 40-jährige Frau mit Lumbalgie ohne Ausstrahlung in die Beine.

▸ **Bildgebende Diagnostik.** MRT (▸ **Abb. 9.2**).

▸ **Diagnose.** Zystische Dilatation des Ventriculus terminalis.

▸ **Klinik.** Spektrum klinischer Präsentation:
- asymptomatisch
- Lumbalgie mit und ohne Ischialgie
- Beinschwäche
- Blasenentleerungsstörung

▸ **Differenzialdiagnose.**
- **Epidermoid:** distaler Konus
- **Hämangioblastom:** anreichernder Tumorknoten
- **andere zystische Tumoren:**
  - Astrozytom bzw. Ependymom
  - Tumorödem
  - Anreicherung
  - Syrinx
  - Hydromyelie (längerstreckig, weiter kranial)
  - Myelomalazie (Traumaanamnese, Infarktanamnese)

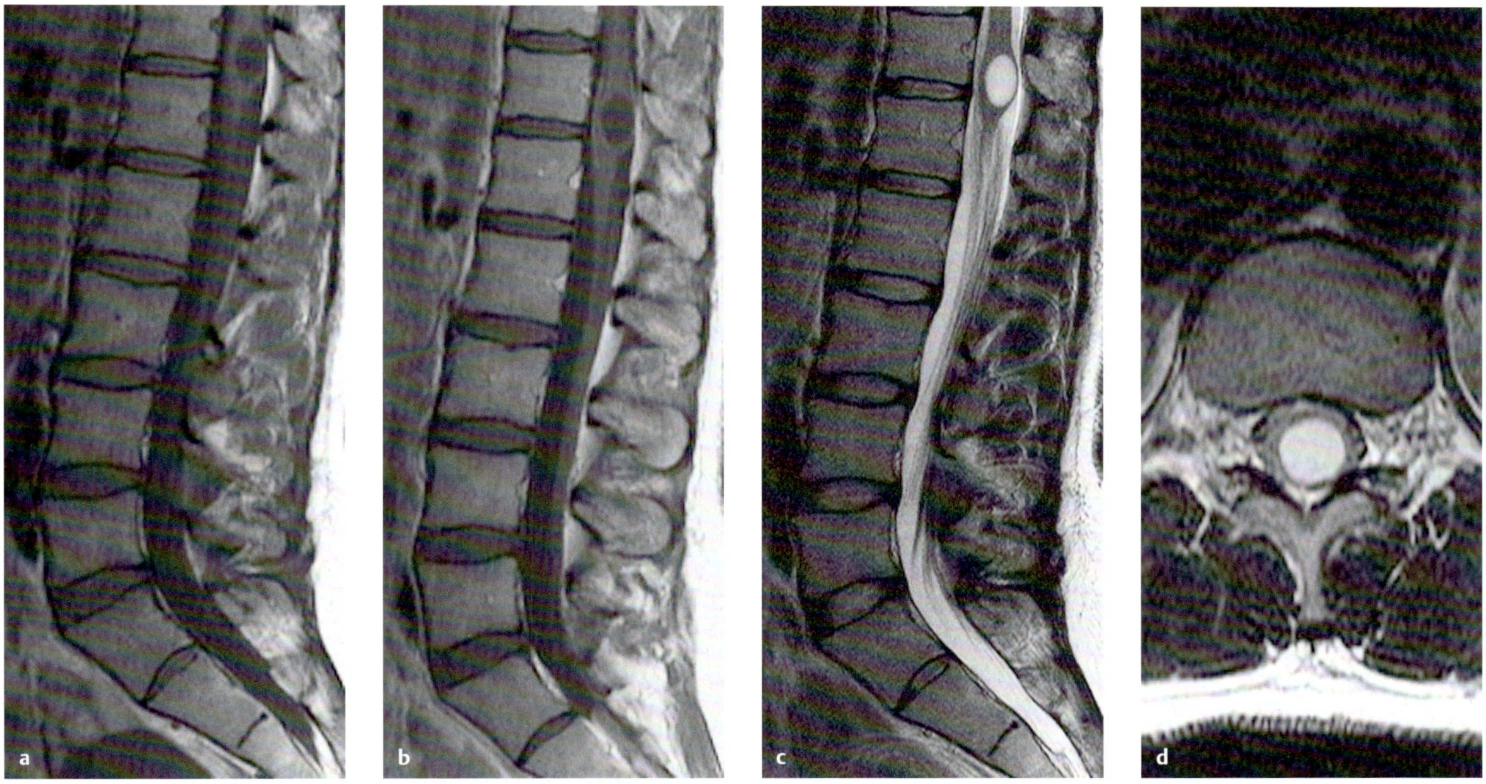

Abb. 9.2 a – d Zystische intramedulläre Läsion am Conus medullaris ohne angrenzende Schrankenstörung mit scharfer Begrenzung sowie fehlendem perifokalem Ödem.
a MRT: sagittale T1w SE-Aufnahme.
b MRT: sagittale Kontrastmittelserie.
c MRT: sagittale T2w SE-Aufnahme.
d MRT: transversale T2w SE-Aufnahme.

9

9.3 Leptomeningeosis carcinomatosa

D. Garnhaft

▸ **Anamnese.** 40-jährige Frau mit bekanntem Bronchialkarzinom. Lumbalgie ohne Ausstrahlung in die Beine.

▸ **Bildgebende Diagnostik.** MRT (▸ **Abb. 9.3**).

▸ **Diagnose.** Leptomeningeosis carcinomatosa.

▸ **Differenzialdiagnose.**
- **Granulomatöse Meningitis:** Tuberkulose, Sarkoidose
- **pyogene Meningitis:** Labor
- **Guillain-Barré-Syndrom:** aufsteigende motorische Schwäche klinisch im Vordergrund
- **chemotherapieassoziierte Polyneuropathie**
- **kongenitale hypertrophische Polyradikuloneuropathien:** aufgeweitete Neuroforamina

Fazit

Leptomeningeosis carcinomatosa
- Als häufigste Primärtumoren finden sich bei dieser Entität Bronchus- und Mammakarzinome bzw. Melanome.
- Die bevorzugte Region der leptomeningealen Metastasierung ist lumbosakral.

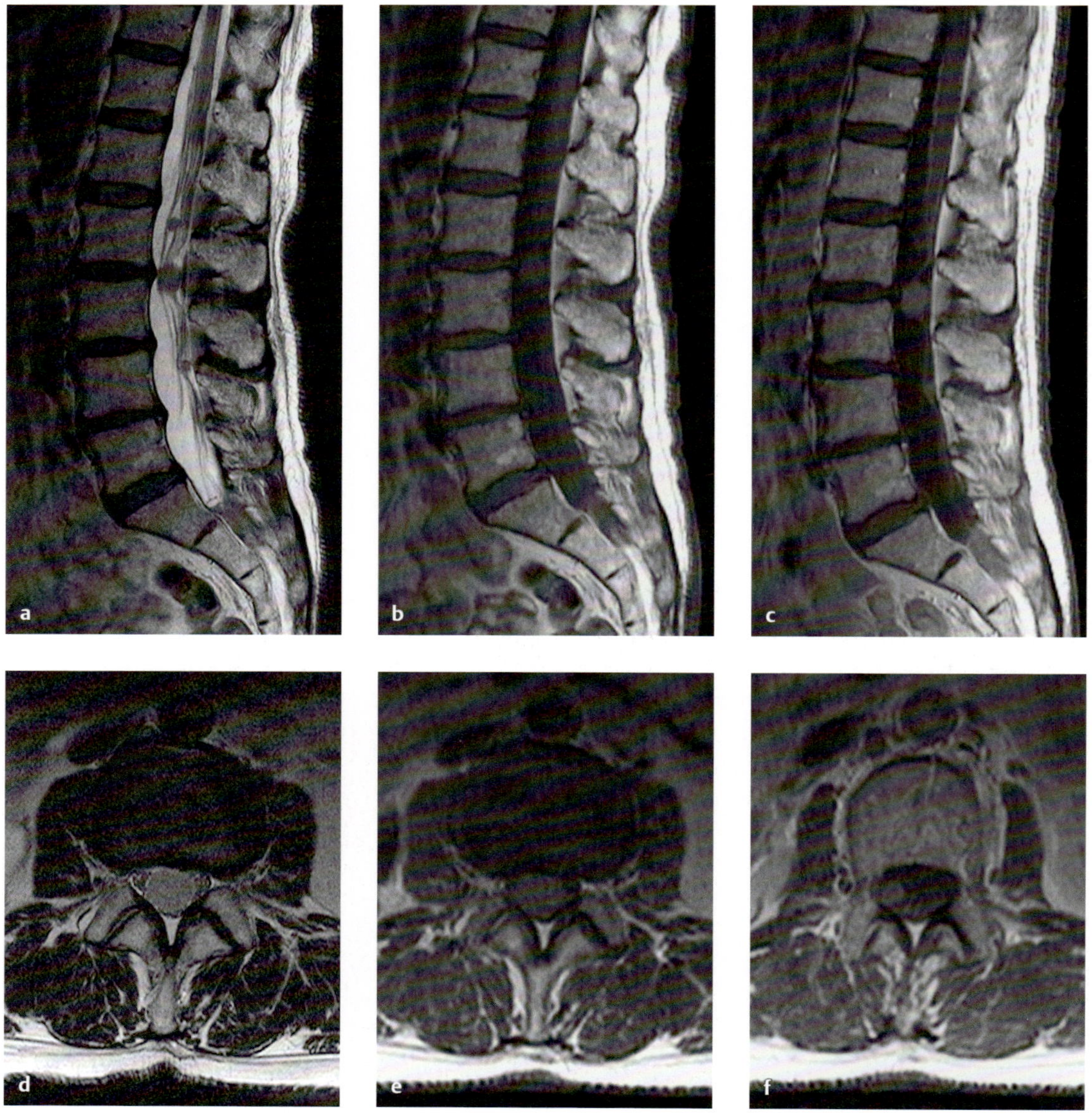

Abb. 9.3 a – f Zahlreiche noduläre Läsionen an den Cauda-equina-Fasern (intradural-extramedullär) mit den prominentesten Läsionen auf Niveau von L2/L3 bzw. S2. Zudem besteht eine diffuse, etwas unregelmäßig konturierte Kontrastmittelaufnahme leptomeningeal an der Oberfläche des Myelons und an der Cauda equina.
- **a** MRT: sagittale T2w TSE-Aufnahme.
- **b** MRT: sagittale T1w SE-Aufnahme.
- **c** MRT: sagittale Kontrastmittelserie.
- **d** MRT: transversale T2w TSE-Aufnahme.
- **e** MRT: transversale Kontrastmittelserie.
- **f** MRT: transversale Kontrastmittelserie, angrenzende Schicht.

9.4 Encephalitis disseminata

D. Garnhaft

▸ **Anamnese.** 22-jährige Frau mit seit einer Woche bestehender sensomotorischer Störung der rechten oberen und unteren Extremität sowie der rechten Rumpfvorderseite.

▸ **Bildgebende Diagnostik.** MRT (▸ **Abb. 9.4**).

▸ **Diagnose.** Encephalitis disseminata.

▸ **Differenzialdiagnose.**

- **Intramedulläre Neoplasie:** raumfordernder Effekt deutlicher ausgeprägt, gesamter Myelonquerschnitt betroffen, Kontrastmittelaufnahme, evtl. zystische Veränderungen
- **spinaler Infarkt:** plötzlich einsetzende Klinik
- **transverse Myelitis:** typischerweise über 3 – 4 Segmente reichend; großer Anteil des Myelonquerschnitts betroffen, mit zentraler Lokalisation
- **durale arteriovenöse Fistel:** perimedulläre Flow-Void-Artefakte in gestauten Venen mit zentralem Myelonödem
- **Syrinx, Hydromyelie:** zentral gelegen, keine Anreicherung, scharfe Begrenzung

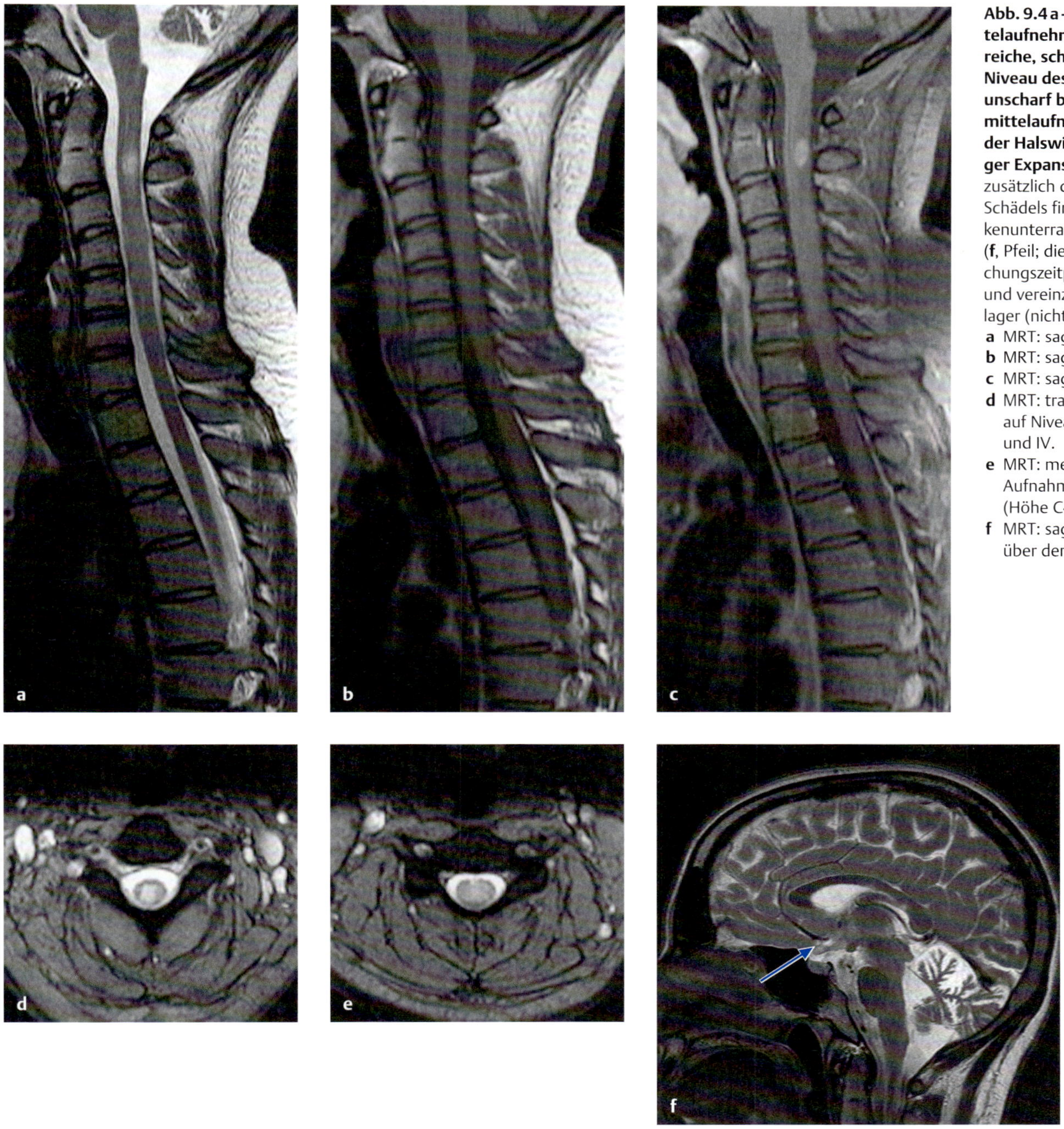

Abb. 9.4 a – f Intensiv kontrastmittelaufnehmende, T2w deutlich signalreiche, scharf begrenzte Läsion auf Niveau des Halswirbelkörpers II sowie unscharf begrenzte, nicht kontrastmittelaufnehmende Läsion auf Niveau der Halswirbelkörper III – V mit geringer Expansion des Myelons. In einer zusätzlich durchgeführten MRT des Schädels finden sich Läsionen am Balkenunterrand, am Chiasma opticum (**f**, Pfeil; die Patientin gibt zum Untersuchungszeitpunkt keine Sehstörung an) und vereinzelt im links-frontalen Marklager (nicht dargestellt).

a MRT: sagittale T2w SE-Aufnahme.
b MRT: sagittale T1w SE-Aufnahme.
c MRT: sagittale Kontrastmittelserie.
d MRT: transversale T2w SE-Aufnahme auf Niveau der Halswirbelkörper II und IV.
e MRT: median-sagittale T2w SE-Aufnahme des Gehirnschädels (Höhe C4).
f MRT: sagittale T2w SE-Aufnahme über den Schädel median.

9.5 Spinale durale arteriovenöse Fistel

D. Garnhaft

▸ **Anamnese.** 72-jähriger Mann mit langsam progredienter Paraparese seit 4 Monaten und zunehmender Kontinenzstörung. Klinischer Verdacht auf Myelopathie.

▸ **Bildgebende Diagnostik.** MRT (▸ **Abb. 9.5**).

▸ **Diagnose.** Spinale durale arteriovenöse Fistel mit Myelonödem sowie kleinen stauungsbedingten Einblutungen am Konus.

▸ **Differenzialdiagnose.**

- **Neoplasie:** Astrozytom, Ependymom mit angrenzendem Myelonödem, Schrankenstörung, raumfordernder Effekt
- **Syrinx, Hydromyelie:** T2w deutlich signalreicher, keine perimedullären Flow-Void-Artefakte, Klinik
- **spinale Ischämie:** rasch einsetzende Klinik, fehlende Flow-Void-Artefakte
- **Liquorflussartefakte:** typischerweise dorsal des Myelons, unscharf begrenzt, flächige Hypointensitäten T2w
- **gewundener Nervenwurzelverlauf sekundär bei Vertebrostenose**

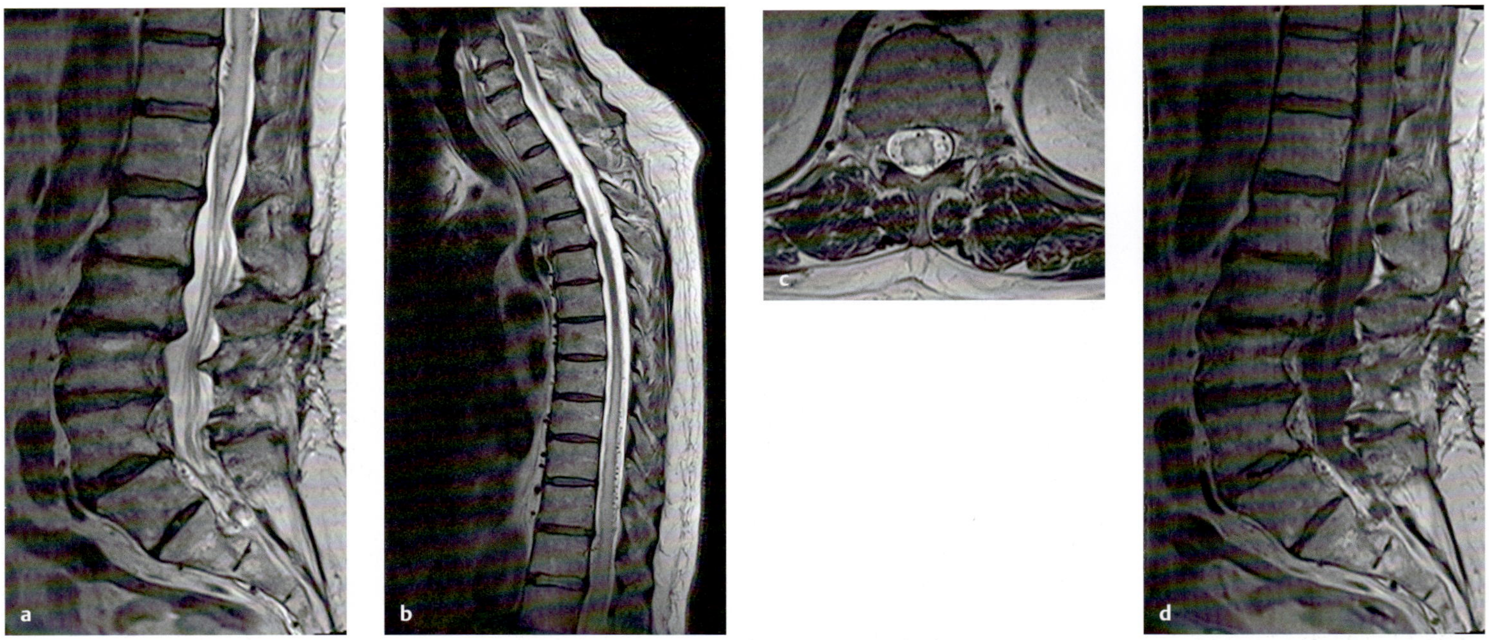

Abb. 9.5 a – d Deutliche langstreckige Myelopathie mit T2w hyperintensem Ödem sowie deutlichen perimedullären Flow-Void-Artefakten als Hinweis auf spinale durale arteriovenöse Fistel. Die Veränderungen erstrecken sich vom mittleren thorakalen Mark bis in den Konus. Das Myelon imponiert etwas aufgetrieben. Kleine, T2w hypointense Anteile am Konus bei stauungsbedingten Einblutungen. Die relativ ausgeprägte inhomogene Kontrastmittelaufnahme am Myelon ist hinweisend auf subakute Infarzierung.

a MRT der LWS: sagittale T2w TSE-Aufnahme.
b MRT der BWS: sagittale T2w TSE-Aufnahme.
c MRT: transversale T2w TSE-Aufnahme.
d MRT: sagittale T1w TSE-Kontrastmittelserie ohne Fettsättigung.

9.6 Meningeom

D. Garnhaft

▸ **Anamnese.** Patientin mit seit etwa 1 Jahr zunehmenden Beschwerden. Schmerzen am Oberschenkel beidseits und progrediente Kraftlosigkeit der Beine mit Gangstörung und Problemen beim Treppensteigen. Hyperreflexie im neurologischen Status.

▸ **Bildgebende Diagnostik.** MRT (▸ **Abb. 9.6**).

▸ **Diagnose.** Teils psammöses, teils metaplastisches Meningeom, WHO-Grad I (Histologiebefund nach mikrochirurgischer Turmorresektion).

▸ **Differenzialdiagnose.**

- **Nervenscheidentumoren:** häufiger, T2w meist hyperintens, evtl. Ausdehnung nach intraforaminell mit Aufweitung des Neuroforamens, kein Dural-Tail-Zeichen
- **Paragangliom:** selten, zumeist auf Niveau der Cauda equina, intensive Kontrastmittelaufnahme mit Flow-Void-Artefakten
- **intradurale Metastase:** häufig multipel
- **Arachnoidalzyste, Epidermoid, Dermoid:** zystisches Erscheinungsbild

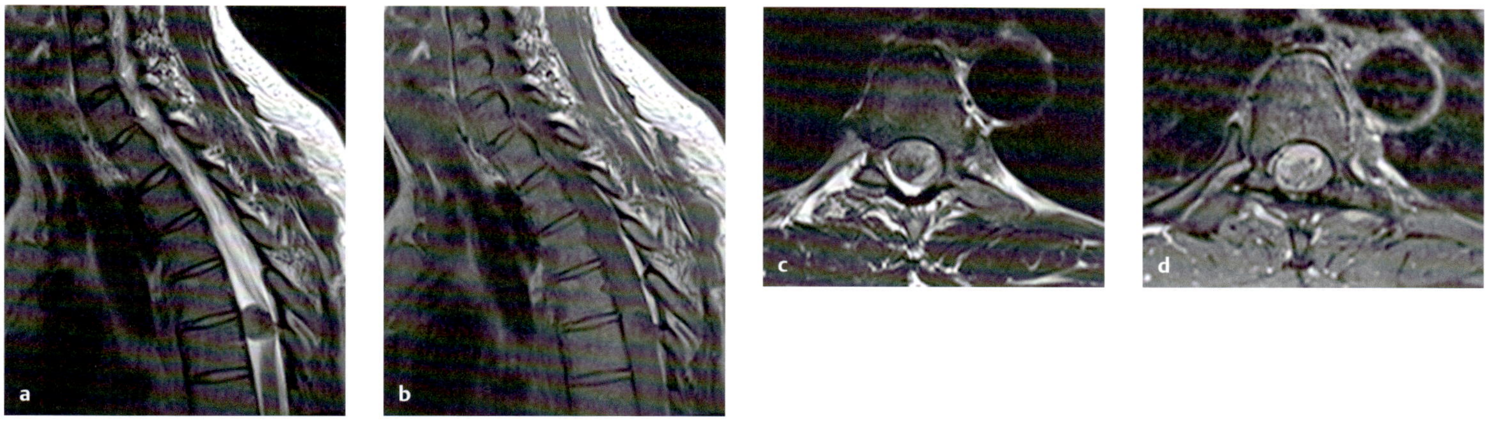

Abb. 9.6 a – d Umschriebene intraspinale extramedulläre Raumforderung auf Niveau des Brustwirbelkörpers V. Die Läsion zeigt eine rechts-anterolaterale Lage zum Myelon und breiten Kontakt zur Dura. Sowohl in der T2w als auch der T1w Sequenz bestehen relativ deutliche hypointense Anteile als Hinweis auf Tumorverkalkungen. In der Kontrastmittelserie abgesehen von den verkalkten Arealen deutliche Kontrastmittelaufnahme. In der axialen T2w Sequenz findet sich eine deutliche Verlagerung und Kompression des Myelons mit Nachweis eines Myelonödems und entsprechender Signalhyperintensität. Der Tumor zeigt keine Ausdehnung nach intraforaminell.
a MRT: sagittale T2w TSE-Aufnahme.
b MRT: sagittale T1w TSE-Aufnahme.
c MRT: transversale T2w TSE-Aufnahme.
d MRT: transversale T1w TSE-Kontrastmittelserie mit Fettsättigung.

9.7 Klippel-Feil-Syndrom

D. Breuer-Gartner

▸ **Anamnese.** 20-jähriger männlicher Patient. Ambulante Abklärung zunehmender Nackenschmerzen.

▸ **Klinik.** Über Jahre zunehmende Schmerzen im Nackenbereich. Auffällige Kopfschiefhaltung und Bewegungseinschränkung. Keine Vorerkrankungen bekannt.

▸ **Bildgebende Diagnostik.** MRT (▸ **Abb. 9.7**).

▸ **Differenzialdiagnose.**

- **Juvenile chronische rheumatoide Arthritis:**
  - meist andernorts weitere entzündliche Manifestationen
  - Patientenanamnese
- **Zustand nach Diszitis:**
  - Patientenanamnese
  - keine Wespentaille des Wirbelkörpers
  - unregelmäßige Wirbelkörperabschlussplatten
- **Morbus Bechterew:**
  - typische, meist durchgehende Syndesmophyten
  - symmetrische Manifestation an den Sakroiliakalgelenken
- **chirurgische Wirbelkörperfusion:**
  - Patientenanamnese
  - keine Wespentaille des Wirbelkörpers

▸ **Diagnose.** Klippel-Feil-Syndrom.

Fazit

Klippel-Feil-Syndrom

- **Definition:**
  - kongenitale HWS-Malformation mit Segmentationsfehler zweier oder mehrerer Wirbel
  - bevorzugte Lokalisation: C2/C3 > C5/C6 > kraniozervikaler Übergang
- **Epidemiologie:**
  - sporadisches Auftreten
  - familiäre genetische Komponente
  - bei Frauen häufiger als bei Männern
  - 2.–3. Lebensdekade
- **Trias:**
  - kurzer Hals
  - tief verlaufende hintere Haargrenze
  - eingeschränkte Beweglichkeit im Bereich der HWS
- **Bildgebung:**
  - konventionelles Röntgen (Funktionsaufnahmen in maximaler Ante- und Retroflexion zum Ausschluss einer Instabilität)
  - MRT
  - CT
- **Therapie:**
  - primär konservative Therapie
  - bei zunehmender Instabilität chirurgisches Vorgehen (spinale Fusion)

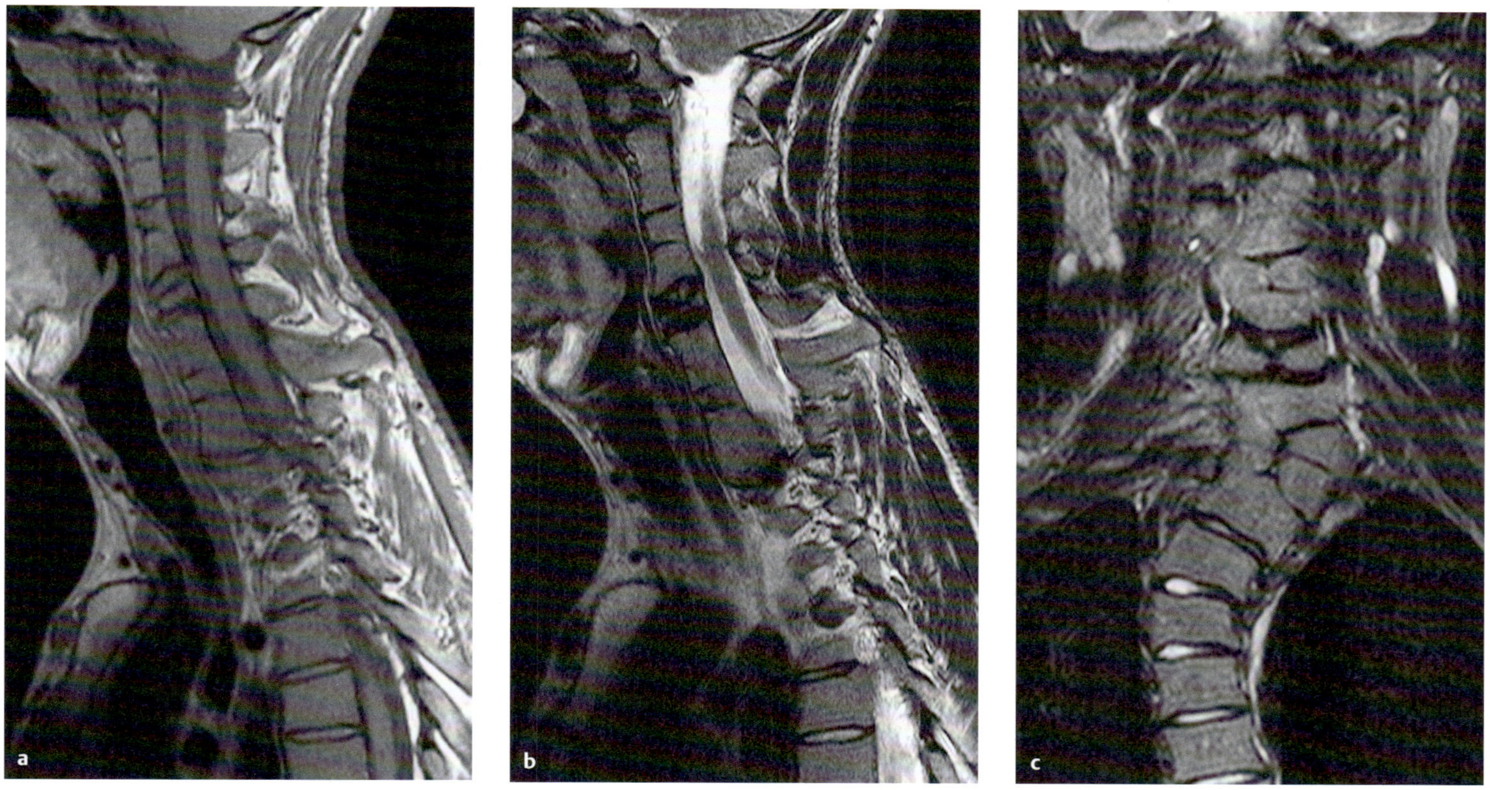

Abb. 9.7 a – c Multisegmentale angeborene Blockwirbelbildungen an der HWS sowie mehrsegmentale Schmetterlingswirbel. Diskrete Syringohydromyelie am miterfassten thorakalen Verlauf des Myelons im mittleren BWS-Abschnitt.
a MRT der HWS: sagittale T1w SE-Aufnahme.
b MRT der HWS: sagittale T2w SE-Aufnahme.
c MRT der HWS: koronale T2w SE-Aufnahme.

9.8 Epidurales Spontanhämatom

D. Breuer-Gartner

▸ **Anamnese.** 64-jähriger, männlicher Patient. Stationäre Aufnahme wegen rasch zunehmender Schmerzen zwischen den Schulterblättern. Zusätzlich bestehen Kribbelparästhesien in Armen und Beinen.

▸ **Bildgebende Diagnostik.** MRT (▸ **Abb. 9.8**) und CT (▸ **Abb. 9.9**).

▸ **Differenzialdiagnose.**

- **Subduralhämatom:** konkav
- **Epiduralabszess:**
  - keine Signalintensität von Blut in der MRT
  - verdickte Meningen
  - evtl. begleitende Diszitis oder Osteomyelitis
- **epidurale Metastase:**
  - keine Signalintensität von Blut in der MRT
  - Tumoranamnese
  - begleitende Affektion des angrenzenden Wirbelkörpers
- **Lymphom:** homogene Kontrastmittelaufnahme
- **spinale Lipomatose:**
  - keine Signalintensität von Blut in der MRT
  - T1w und T2w hyperintens

▸ **Diagnose.** Epidurales Spontanhämatom C4 – C6.

Fazit

Epidurales Spontanhämatom

- **Schlüsselzeichen:**
  - extradurale Flüssigkeitsansammlung über mehrere Segmenthöhen mit den Signalkriterien von Blut in der MRT
  - kein Nachweis eines umschriebenen soliden Herdes
  - keine Knochenläsion
  - keine Flow Voids
  - kein Rückenmarktumor
- **Ätiologie:**
  - Blutung aus epiduralem Venenplexus
  - spontan bei Blutgerinnungsstörungen
  - idiopathisch (45 % der Fälle)
  - posttraumatisch
- **Klinik:**
  - akut einsetzender starker Schmerz, Radikulopathie
  - progrediente Paraparese, Sensibilitätsausfälle
  - Cauda-equina-Syndrom
- **Lokalisation:**
  - HWS
  - BWS (häufigste Lokalisation: untere BWS in 65 % der Fälle)
  - LWS
- **Therapie:**
  - Laminektomie und Hämatomausräumung
  - evtl. konservative Therapie

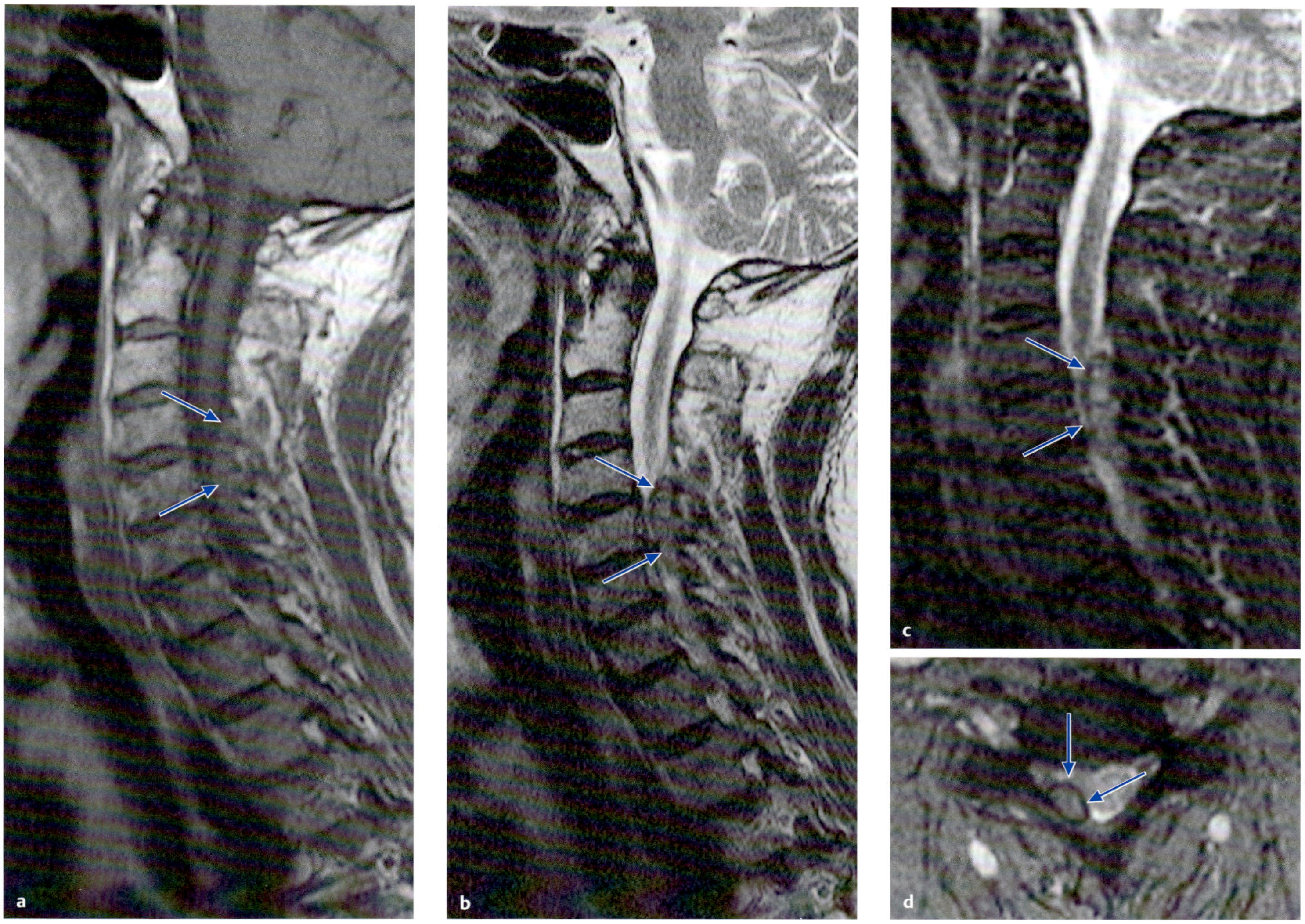

Abb. 9.8 a – d Intraspinale, extradural gelegene Raumforderung laterodorsal-rechts auf Höhe von C4 – C6 mit Ausbildung einer höhergradigen Spinalkanalstenose. Die Läsion ist T2w sowie auch T1w von mittlerer Signalintensität eher hypointens, lediglich in der STIR-Sequenz inhomogen hyperintens (**a–c**, Pfeile). T2w in der GRE-Sequenz findet sich angedeutet ein hypointenser Saum um die Läsion (**d**, Pfeile). Die Veränderung ist in erster Linie einem akuten epiduralen Hämatom im Desoxyhämoglobinstadium entsprechend.

a MRT: sagittale T1w SE-Aufnahme.
b MRT: sagittale T2w SE-Aufnahme.
c MRT: sagittale STIR-Aufnahme.
d MRT: transversale T2w GRE-Aufnahme.

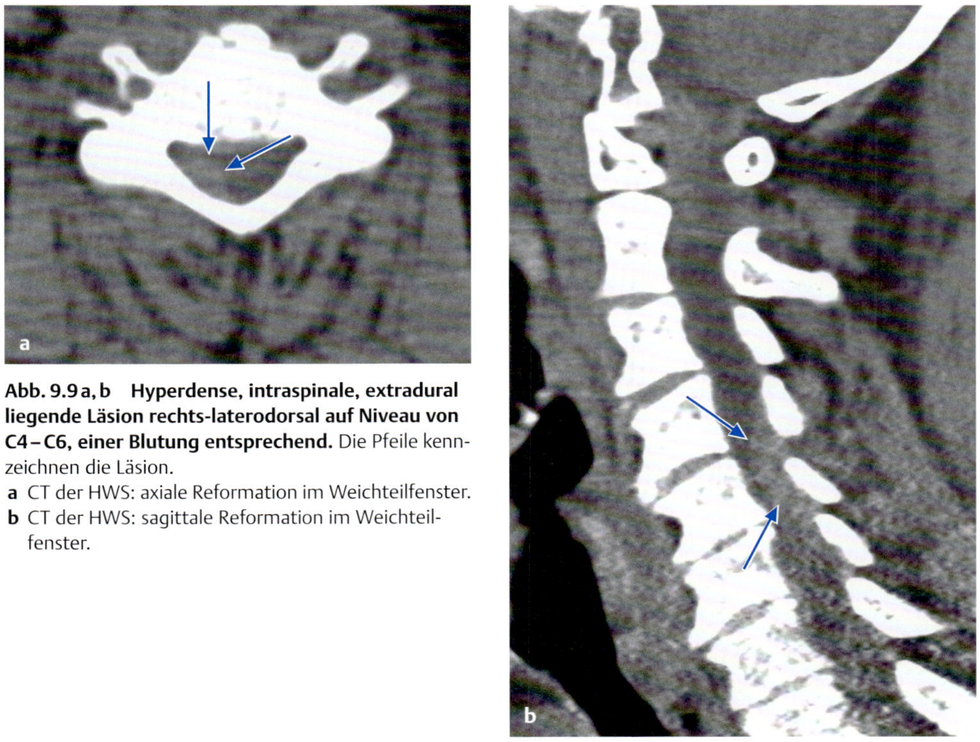

Abb. 9.9 a, b Hyperdense, intraspinale, extradural liegende Läsion rechts-laterodorsal auf Niveau von C4 – C6, einer Blutung entsprechend. Die Pfeile kennzeichnen die Läsion.

a CT der HWS: axiale Reformation im Weichteilfenster.
b CT der HWS: sagittale Reformation im Weichteilfenster.

9.9 Syringomyelobulbie

D. Breuer-Gartner

▸ **Anamnese.** 25-jähriger Patient mit langsam progredienter motorischer Querschnittsymptomatik auf Höhe C7 mit schlaffer Parese der oberen und spastischer Parese der unteren Extremität. Die Beschwerden bestehen seit etwa 5 Jahren. Bei Kälte Verschlechterung der motorischen Schwäche.

▸ **Neurologischer Status.**
- **Obere Extremitäten:** Atrophie der Muskulatur des Unterarms und der gesamten kleinen Handmuskulatur, links mehr als rechts; Dysdiadochokinese, links mehr als rechts
- **Stand und Gang:** etwas stampfender Gang, sonst unauffällig

▸ **Bildgebende Diagnostik.** MRT (HWS, BWS, LWS; ▸ **Abb. 9.10**).

▸ **Differenzialdiagnose.**
- **Ventriculus terminalis:** asymptomatische (normale) Dilatation des Canalis centralis im unteren Myelon bzw. Conus terminalis
- **Myelomalazie:** Markvolumen verringert, Gliose; in T1w Bildern kein Liquorsignal im zentralen Hohlraum
- **zystischer Tumor im Spinalkanal:** Astrozytom, Ependymom, Hämangioblastom; Rückenmark aufgetrieben, nahezu immer kontrastmittelaufnehmender Anteil

▸ **Diagnose.** Syringomyelobulbie. Zystische Rückenmarkhöhle, die mit dem Zentralkanal des Rückenmarks kommunizieren kann (Hydromyelie oder auch Syringomyelie). Bei Lage in der Medulla oblongata wird der Terminus „Syringobulbie“ verwendet.

▸ **Klassischer Aspekt in der Bildgebung.**
- Zystische raumfordernde Läsion des Canalis centralis des Myelons
- Syrinx primär oder sekundär (sekundär bei Tumor, Entzündung oder Trauma)

▸ **Klinik.** Vorkommen meist bei Erwachsenen. Mantelartiger Schmerz und Verlust des Temperaturempfindens bei Bewahrung von Lagesinn, Propriozeption und Empfindungsfähigkeit für sanfte Berührung. Im weiteren Verlauf entwickelt sich eine Schwäche der distalen oberen Extremität (vor allem der Hand), der eine Gangunsicherheit folgt. Hirnnervenstörungen bei Syringobulbie.

▸ **Therapie.** Drainage der Syrinx mit Verweilkatheter, wenn es nicht möglich ist, durch die Behandlung des Grundleidens einen normalen Liquorfluss wiederherzustellen.

▸ **Verlauf.** Der Patient wurde an der neurochirurgischen Ambulanz des Krankenhauses vorstellig und erhielt einen Operationstermin.

Fazit

Syringomyelobulbie
- Die MRT ist das bildgebende Verfahren der Wahl (Schlüsselzeichen: aufgetriebenes Mark mit zentralem zystischem Hohlraum).
- Am besten erkennt man eine Syrinx in axialen Bildern; sagittale Sequenzen dienen zur Abklärung der kraniokaudalen Ausdehnung.
- Eine Kontrastmittelgabe ist zum Ausschluss eines Neoplasmas unerlässlich.

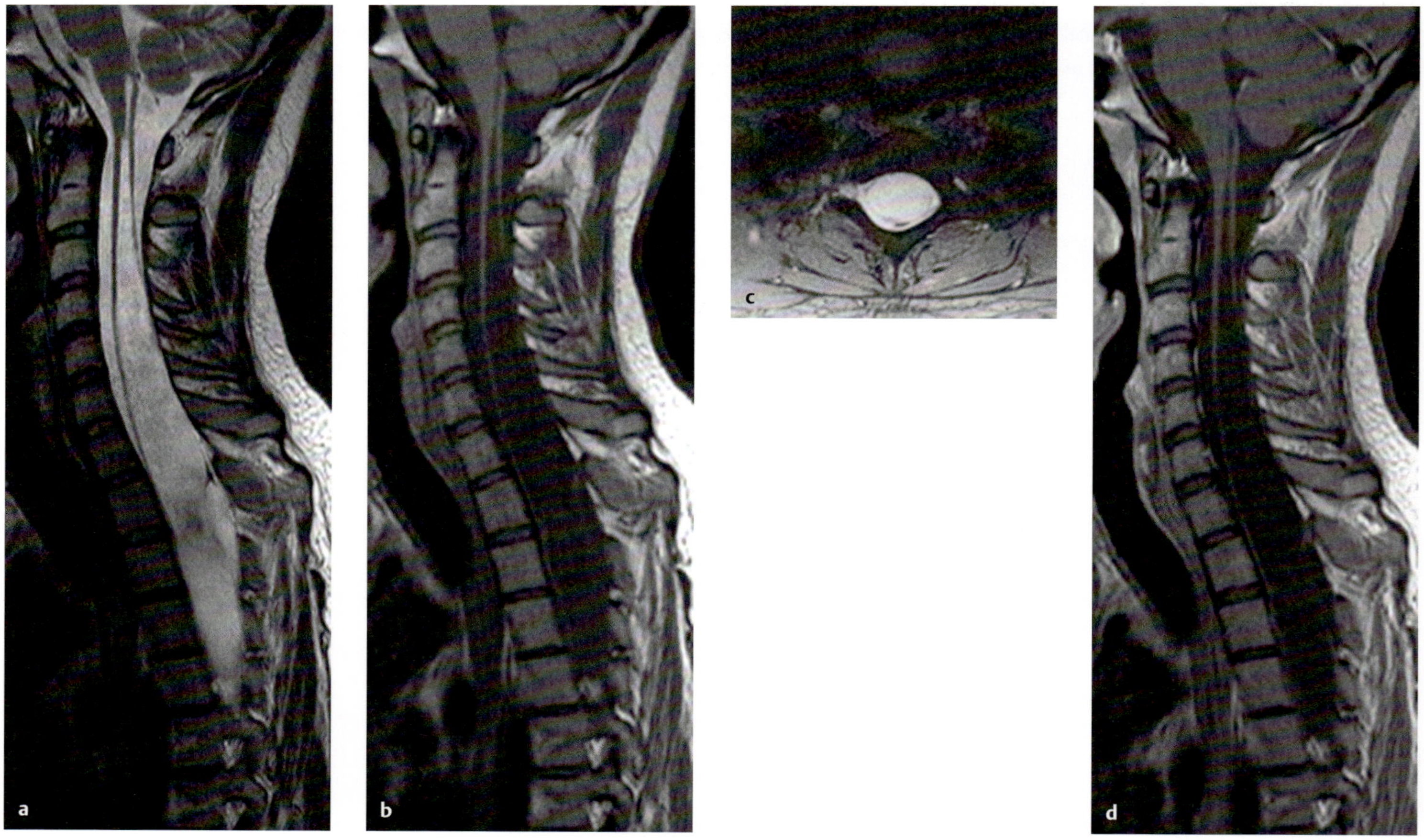

Abb. 9.10 a–d Syringomyelobulbie. Beginnend auf der Höhe der Medulla oblongata sieht man eine spindelförmige, hyperintense Veränderung (**a**). Diese kommt in der T1w Sequenz hypointens zur Darstellung (**b**). Die in der MEDIC-Aufnahme (**c**) hyperintense Struktur weitet den Zentralkanal auf. Nach Kontrastmittelgabe zeigt die Syrinx keine Anreicherung (**d**).
a MRT: sagittale T2w TSE-Aufnahme.
b MRT: sagittale T1w TSE-Aufnahme.
c MRT: axiale T2w MEDIC-Aufnahme.
d MRT: sagittale T1w TSE-Aufnahme nach Kontrastmittelgabe.

9.10 Schwannom (Neurinom)

D. Breuer-Gartner

▸ **Anamnese.** Der 64-jährige männliche Patient kommt in das MR-Institut zum Ausschluss eines Diskusprolapses bei therapieresistenten Schmerzen im Bereich der rechten Schulterblattregion (Dermatom C4). Keine Vorerkrankungen bekannt.

▸ **Bildgebende Diagnostik.** MRT der HWS (▸ **Abb. 9.11**).

▸ **Differenzialdiagnose.**

- **Neurofibrom:** allein durch Bildgebung nicht oder nur schwer zu unterscheiden
- **myxopapilläres Ependymom:** meist größer und gefäßreicher, häufiger Einblutungen
- **Meningeom:** überwiegend intradural liegend; Meningeal Tail manchmal vorhanden
- **sequestrierte Diskusfragmente:** keine Kontrastmittelaufnahme, meist hypointens

▸ **Diagnose.** Schwannom (Neurinom). Das Schwannom ist der häufigste intradurale extramedulläre Tumor (WHO-Grad I). Ausgangspunkt sind die Schwann-Zellen. Meist sporadisches Auftreten.

▸ **Klassischer Aspekt in der Bildgebung.**

- **Form:** scharf abgrenzbare, kontrastmittelaufnehmende Raumforderung der Nervenwurzel
- **Lage:** 70 – 75 % intradural-extramedullär, 15 % extradural, 15 % Sanduhrtumoren
- **Manifestation:** im lumbosakralen Übergangsbereich
- **Größe:** meist klein (wenige Millimeter bis zu 1 – 2 Wirbelsegmenten), auch Riesenschwannome möglich
- **MRT:**
  - *T1w:* meist hypointens
  - *T2w:* häufig zystisch, 10 % mit Einblutungen
  - *T1w nach Gadoliniumgabe:* intensive Kontrastmittelanreicherung, oft heterogen

▸ **Klinik.** Häufigstes Symptom ist Schmerz, der eine Ischialgie oder einen Diskusprolaps imitieren kann. Langsam wachsend. Altersgipfel in der 4. – 6. Dekade, Männer und Frauen sind gleich häufig betroffen. Eine maligne Entartung kommt nur selten vor.

▸ **Therapie.** Totale mikrochirurgische Resektion.

▸ **Verlauf.** Es wurde eine Laminektomie C4/C5 mit Tumorexstirpation durchgeführt. Bisherige postoperative Nachsorgeuntersuchungen innerhalb von 4 Jahren nach der Operation ohne Hinweis auf Rezidivgeschehen.

Fazit

Schwannom

- Zur Bildgebung wird eine MRT mit Fettsuppression und i. v. Kontrastmittelgabe durchgeführt.
- Bei Patienten mit Neurofibromatose Typ 2 sollte die gesamte Wirbelsäule untersucht werden.

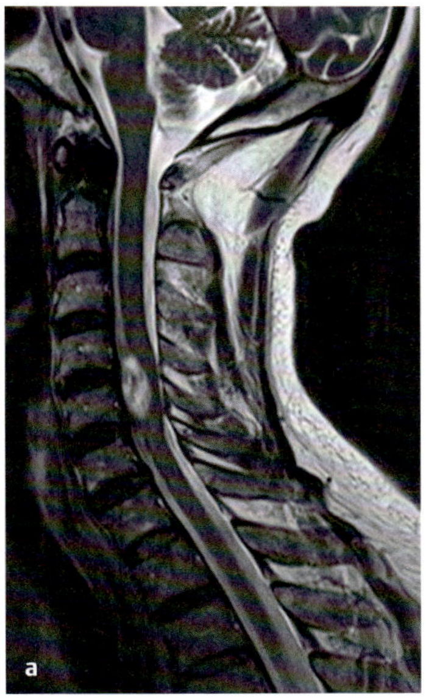

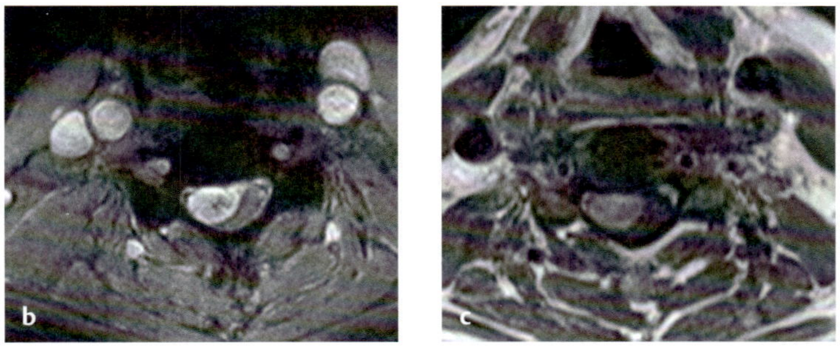

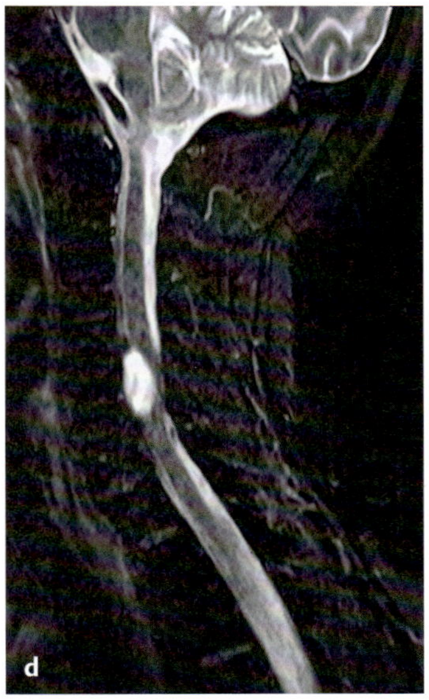

Abb. 9.11 a – d Schwannom. Auf Höhe C4/C5 erkennt man eine hyperintense, intradural-extramedullär liegende Läsion (**a**). Die in der MEDIC-Sequenz (**b**) hyperintense Raumforderung bewirkt eine Verdrängung des Myelons. Nach Kontrastmittelgabe zeigt das Schwannom eine intensive, etwas heterogene Anreicherung (**c**). Die Läsion stellt sich in der fettgesättigten Sequenz (**d**) hyperintens und gut abgrenzbar dar.
a MRT: sagittale T2w TSE-Aufnahme.
b MRT: axiale T2w MEDIC-Aufnahme.
c MRT: sagittale T1w TSE-Aufnahme nach Kontrastmittelgabe.
d MRT: sagittale TIRM-Aufnahme.

9.11 Aneurysmatische Knochenzyste

I.-M. Nöbauer-Huhmann, J. Breitenseher

▸ **Anamnese.** 24-jähriger männlicher Patient. MRT-Diagnose einer Diskushernie bei therapieresistenter Lumbalgie. Als Zufallsbefund Läsion des Sakrums.

▸ **Klinik.** Lumbalgie bei bekannter Diskushernie. Kein fokaler sakraler Schmerz. Grob neurologisch unauffällig, grobe Kraft unauffällig.

▸ **Bildgebende Diagnostik.** MRT (▸ **Abb. 9.12 a**, ▸ **Abb. 9.12 b** u. ▸ **Abb. 9.12 c**) und CT (▸ **Abb. 9.12 d**).

▸ **Differenzialdiagnose.**

- **Aneurysmatische Knochenzyste:** Jugendliches Alter (76 % der Betroffenen sind jünger als 20 Jahre); die Wirbelsäule ist in ca. 20 – 30 % der Fälle betroffen. Es handelt sich prinzipiell um eine tumorartige Läsion. Vorsicht: Zwar kann auch eine aneurysmatische Knochenzyste (selten) solide Anteile aufweisen, allerdings kommen sekundäre aneurysmatische Knochenzysten vor, z. B. beim Osteoblastom, beim Osteosarkom, beim Chondroblastom, bei der fibrösen Dysplasie oder beim Riesenzelltumor. Es findet sich eine multizystische exzentrische, auch expansive geografische Osteolyse mit Blut-Flüssigkeits-Spiegeln und Septierungen, evtl. mit Knochen- bzw. Periostschale und Knochenkämmen. An der Wirbelsäule sind meist dorsale Elemente befallen.
- **Riesenzelltumor:** Die Patienten sind meist zwischen 20 und 40 Jahre alt. Wenn das Achsenskelett betroffen ist, dann häufig sakral. Die Formation ist geografisch osteolytisch ohne Kalzifikationen, exzentrisch, expansiv und lokal aggressiv, evtl. mit Kortexdestruktion und Weichteilanteil (modifizierter Lodwick-Madewell-Grad). In 5 – 10 % der Fälle kommt es zur malignen Entartung; der Riesenzelltumor kann metastasieren. Die Dignität wird daher (aus 2 Gründen) als intermediär eingestuft. Selten finden sich Flüssigkeitsspiegel mit Anteil einer aneurysmatischen Knochenzyste.
- **Ewing-Sarkom:** Diese Entität kommt im jugendlichen Alter vor: 90 % der Betroffenen sind zwischen 10 und 30 Jahre alt. Es handelt sich um einen hochmalignen osteolytischen Tumor mit mottenfraßartiger bis permeativer Destruktion oder sogar radiologisch inapparent (Grad III B, C nach der modifizierten Lodwick-Madewell-Klassifikation aus dem Jahr 2016 [14]), häufig großem Weichteilanteil und evtl. neurologischer Infiltration oder Kompression.
- **Chordom:** Die Patienten sind meist älter als 30 Jahre. Das Chordom ist ein osteolytischer, typischerweise in der Mittellinie lokalisierter Tumor, evtl. mit großem Weichteilanteil, insbesondere am proximalen oder distalen Ende der „Wirbelsäule“.
- **Arteriovenöse Malformation bzw. sog. Hämangiom:**
  - *Kavernöses Hämangiom:* Dies ist der häufigste „Tumor“ der Wirbelsäule, der jedoch kaum das Sakrum betrifft. Das kavernöse Hämangiom ist meist schmerzlos.
  - *So genannte Angiomatose des Knochens:* Dabei handelt es sich um multiple osteolytische Läsionen, die durch verdickte Trabekel (honigwabenartig) getrennt sind.
- **Juvenile Knochenzyste:** Sie tritt in den ersten 2 Lebensdekaden auf. In der Wirbelsäule ist sie äußerst selten. Es handelt sich um eine benigne zystische Läsion mit zentralem Sitz, scharf berandet und ohne Periostreaktion. Bei Frakturen finden sich Fallen Fragments.

▸ **Diagnose.** Aneurysmatische Knochenzyste.

▸ **Verlauf.** Histologische Abklärung zur Diagnosesicherung. Anschließend Kontrollen mit stationärem Befund seit Jahren.

Fazit

Aneurysmatische Knochenzyste

- Typisch: multiseptierte Läsion mit Flüssigkeitsspiegel
- rein osteolytisch, evtl. mit Knochenkämmen
- jugendliche Patienten
- Cave: Auftreten einer sekundären aneurysmatischen Knochenzyste z. B. bei Osteosarkomen oder Riesenzelltumoren möglich

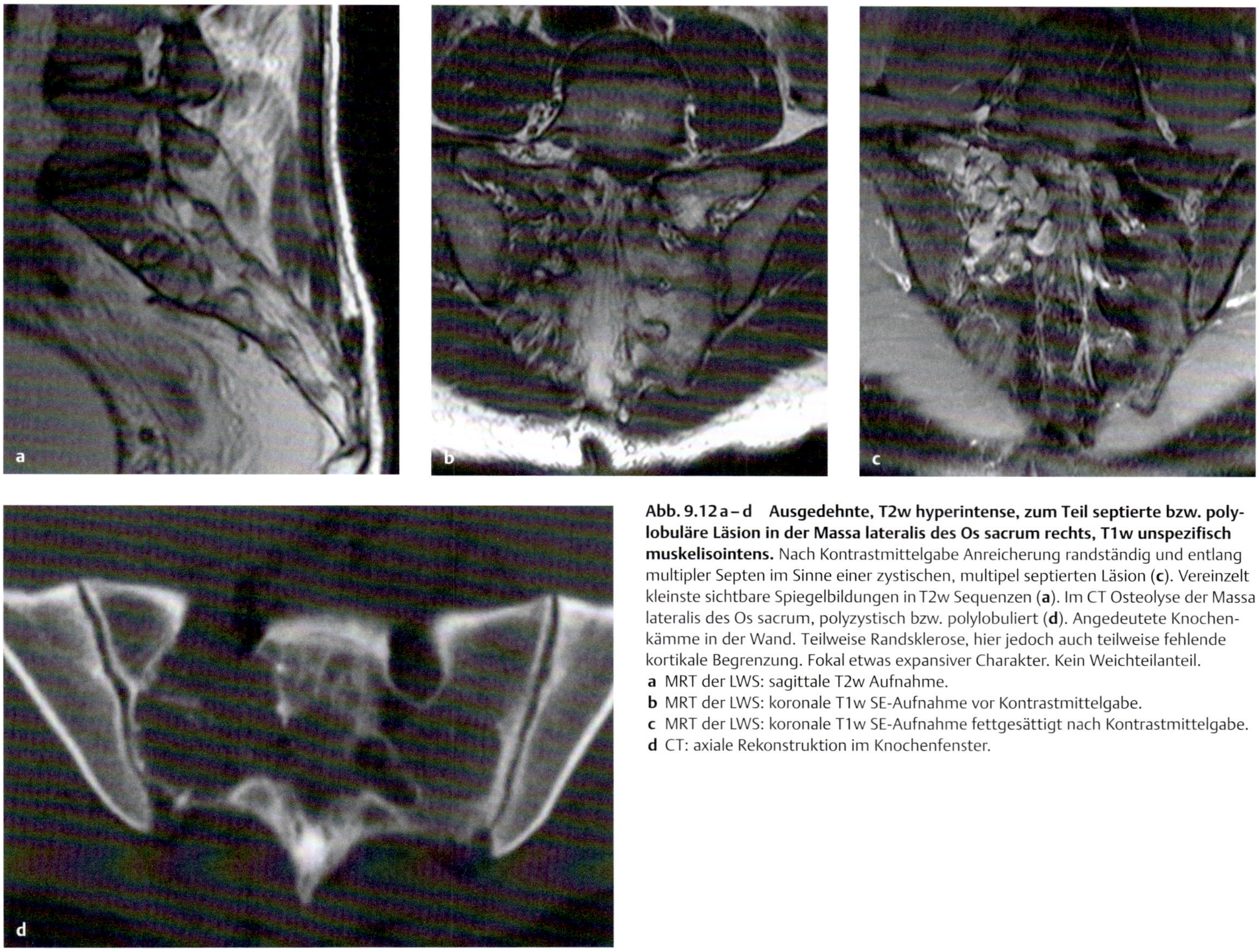

Abb. 9.12 a – d Ausgedehnte, T2w hyperintense, zum Teil septierte bzw. polylobuläre Läsion in der Massa lateralis des Os sacrum rechts, T1w unspezifisch muskelisointens. Nach Kontrastmittelgabe Anreicherung randständig und entlang multipler Septen im Sinne einer zystischen, multipel septierten Läsion (**c**). Vereinzelt kleinste sichtbare Spiegelbildungen in T2w Sequenzen (**a**). Im CT Osteolyse der Massa lateralis des Os sacrum, polyzystisch bzw. polylobuliert (**d**). Angedeutete Knochenkämme in der Wand. Teilweise Randsklerose, hier jedoch auch teilweise fehlende kortikale Begrenzung. Fokal etwas expansiver Charakter. Kein Weichteilanteil.
a MRT der LWS: sagittale T2w Aufnahme.
b MRT der LWS: koronale T1w SE-Aufnahme vor Kontrastmittelgabe.
c MRT der LWS: koronale T1w SE-Aufnahme fettgesättigt nach Kontrastmittelgabe.
d CT: axiale Rekonstruktion im Knochenfenster.

9.12 Osteom

I.-M. Nöbauer-Huhmann, J. Breitenseher

▸ **Anamnese.** 51-jähriger Patient, seit mehreren Jahren geringe Lumbalgie, zuletzt progredient.

▸ **Klinik.** Lumbalgie. Keine Sensibilitätsausfälle, keine motorischen Ausfälle. Keine Histologie, da kein Eingriff.

▸ **Bildgebende Diagnostik.** MRT (▸ **Abb. 9.13 a**, ▸ **Abb. 9.13 b** u. ▸ **Abb. 9.13 c**) und Röntgen (▸ **Abb. 9.13 d**).

▸ **Differenzialdiagnose.**

- **Osteoblastische bzw. osteosklerotische Metastase:** Metastasen repräsentieren die häufigsten Tumoren der Wirbelsäule. Sie treten gehäuft im blutbildenden Mark auf, das beim Erwachsenen insbesondere auch im Achsskelett vorhanden ist. Typische Tumoren, die osteoblastische Metastasen bilden können, sind das Prostata- und das Mammakarzinom. Auch beispielsweise gastrointestinale Tumoren, Blasenkarzinome oder Medulloblastome können osteoblastische Metastasen zur Folge haben.
- **Osteom:** Synonyme sind „Kompaktainsel", „Skleroseinsel" oder „Enostose". Osteome weisen eine solitäre, reaktionslose sklerosierte Zone im Knochenmark auf, manchmal auch mit Kontakt zur Kortikalis, dann evtl. mit direktem Übergang. Szintigrafisch ist in weniger als 10% der Fälle Aktivität nachzuweisen. Meist sind Osteome stabil; häufig finden sich kleine horn-, füßchen- oder bürstenartige Ausläufer.
- **Osteoidosteom:** Etwa 10% der Osteoidosteome treten in der Wirbelsäule auf, am häufigsten lumbal (ca. 59% der Fälle). Über 90% betreffen die posterioren Elemente. Sie sind kleiner als 2 cm und weisen radiologisch einen zentralen Nidus auf (im Projektionsröntgen oft nicht sichtbar). Eventuell sind sie zentral verkalkt. Es findet sich eine umgebende Knochenreaktion mit Sklerosierung in unterschiedlicher Ausprägung. Das Osteoidosteom ist ein pathologisch knochenbildender Tumor mit multiplen Osteoblasten. Klinisch bestehen Schmerzen, insbesondere nachts, mit Besserung nach Aspiringabe.
- **Niedriggradiges Osteosarkom:** Dies ist ein maligner Knochentumor, dessen Altersgipfel bei Befall der Wirbelsäule in der 4. Lebensdekade liegt (im Gegensatz zu Osteosarkomen der Extremitäten). Etwa 4% der Osteosarkome befinden sich an der Wirbelsäule. Dabei sind BWS und LWS mit jeweils ca. ⅓ am häufigsten betroffen, knapp 80% der Osteosarkome gehen von den posterioren Elementen aus. Ebenfalls bei knapp 80% der Wirbelsäulenosteosarkome finden sich Matrixverkalkungen. Etwa 17% betreffen mehr als ein Segment.

▸ **Diagnose.** Osteom.

▸ **Verlauf.** Im Rahmen der aus anderen Gründen bei dem Patienten durchgeführten Kontrollröntgenuntersuchungen über mehrere Jahre vollkommen stationärer Befund.

Fazit

Osteom

- Synonym „Kompaktainsel"
- signallos bzw. hypointens auf allen Sequenzen
- manchmal füßchenförmige Ausläufer
- klinisch bedeutungsloser Zufallsbefund

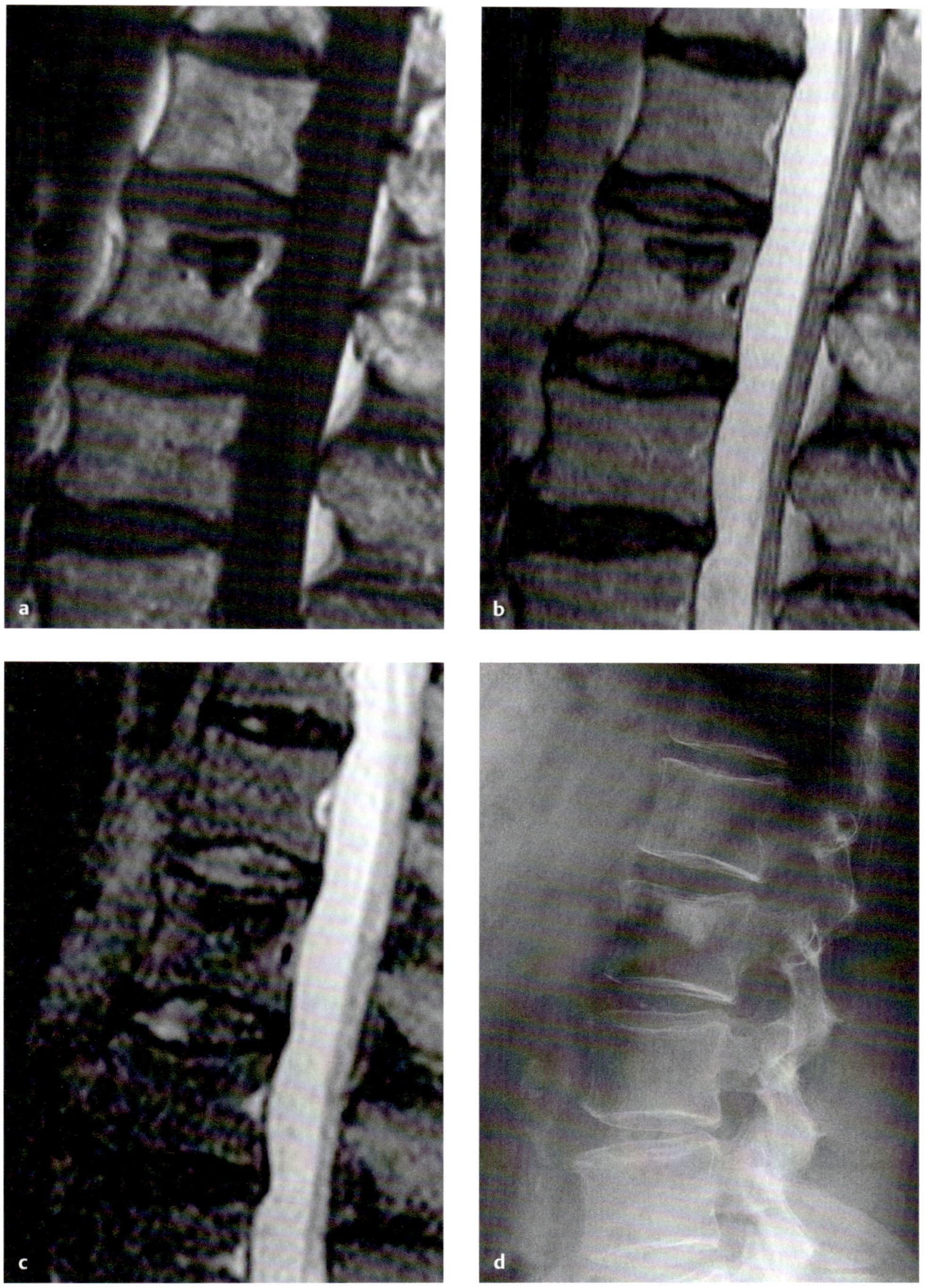

Abb. 9.13 a – d Scharf und relativ glatt begrenzte Läsion im oberen Anteil des Knochenmarkraums des Lendenwirbelkörpers II. Kleiner Ausläufer kaudal, ohne Kontakt zur Kortikalis oder zum Diskus. Die Läsion ist hypointens auf sämtlichen Sequenzen (**a**–**c**). Kein Umgebungsödem. Das seitliche Röntgen (**d**) zeigt die osteosklerotische oder osteoblastische Läsion scharf begrenzt mit kleinen Ausläufern.

a MRT der LWS: sagittale T1w SE-Aufnahme.
b MRT der LWS: sagittale T2w SE-Aufnahme.
c MRT der LWS: sagittale STIR-Aufnahme.
d Röntgen: seitlich.

9.13 Chondrosarkom

I.-M. Nöbauer-Huhmann, J. Breitenseher

▸ **Anamnese.** 75-jähriger Patient mit Gangstörung. Anamnese eines im Ausland resezierten malignen Tumors der unteren Extremität links 6 Jahre zuvor, Zustand nach Exartikulation des Kniegelenks im Ausland. Zustand nach Radiotherapie.

▸ **Klinik.** Akuter sensomotorischer Querschnitt.

▸ **Bildgebende Diagnostik.** MRT (▸ **Abb. 9.14**).

▸ **Differenzialdiagnose.**

- **Chondrosarkom:** Dies ist der zweithäufigste, nicht lymphoproliferative Wirbelsäulentumor. Der Altersgipfel liegt bei 30 – 70 Jahren; die thorakolumbale Wirbelsäule ist häufiger betroffen. Meist liegt ein ausgedehnter osteodestruktiver Tumor mit chondroider Matrixverkalkung vor (typisch z. B. ring- und kommaförmig, T2w hypointens → CT-Korrelation). Der Tumor ist typischerweise T2w stark hyperintens (hoher Wassergehalt der chondroiden Matrix). Es zeigt sich ein Kontrastmittelanfärbeverhalten, wenn typisch, dann ring- und bogenförmig (sog. Rings and Arcs). Bei 35 % der Fälle findet sich eine Infiltration des Diskus, oft mit großem Weichteilanteil. Klinik: meist Schmerz, palpabler Tumor, neurologische Ausfälle (in 45 % der Fälle). Meist ist das Chondrosarkom niedriggradig maligne; deshalb ist ein langsames Wachstum typisch. Rezidive treten bei inadäquater Therapie auf.
- **Metastase:** Metastasen sind die häufigsten Wirbelsäulentumoren und treten bei 50 % der Malignompatienten und bei 10 % der Patienten mit Cancer of unknown Primary auf. Es kommt zur hämatogenen Aussaat. Damit sind bevorzugt das blutbildende Knochenmark und somit auch insbesondere das Achsskelett befallen. Eine Wirbelkörperdestruktion mit extraduralem Wachstum kann eine Spinalkanalstenose verursachen. Unterschieden werden osteolytische, osteoblastische und gemischte Metastasen, die im MRT zu unterschiedlichen Signalgebungen führen. Typische Tumoren mit ossärer Metastasierung:
  - Mammakarzinome
  - Prostatakarzinome
  - gastrointestinale Tumoren
  - Bronchialkarzinome
  - Nierenzellkarzinome
  - Schilddrüsenkarzinome
  - Blasenkarzinome
  - Endometriumkarzinome
  - Lymphome u. a.
- **Chordom:** Das Chordom ist ein mittelliniennaher Tumor. Seine Lokalisation ist typischerweise sakrokokzygeal oder sphenookzipital, es kann aber auch an der übrigen Wirbelsäule vorkommen. Es wächst lokal aggressiv und kann auch den Diskus infiltrieren. Das Chordom metastasiert früh und in bis zu 40 % der Fälle. Der Altersgipfel liegt bei 40 – 60 Jahren, Männer sind häufiger betroffen als Frauen. Im MRT imponiert der Tumor T2w stark hyperintens; es zeigen sich Verkalkungen, evtl. auch ein großer Weichteilanteil. Bei bis zu 50 % der Fälle finden sich flockige oder noduläre intraläsionale Kalzifikationen (Korrelation mit CT, möglicherweise sequestrierte Knochenanteile); evtl. Sklerosierungen im Randbereich.
- **Riesenzelltumor:** Die Patienten sind meist zwischen 20 und 40 Jahre alt. Im Achsskelett kommen Riesenzelltumoren selten vor und wenn, dann häufig sakral. Der Riesenzelltumor beginnt meist im Wirbelkörper; bei fortgeschrittenen Tumoren sind häufig die posterioren Elemente involviert und der Spinalkanal eingeengt (Klinik: Schmerz, Muskelschwäche, Sensibilitätsausfälle). Der Tumor ist rein osteolytisch ohne Kalzifikationen; Wirbelkörpereinbrüche treten häufig auf. Auf T2w Sequenzen zeigen sich häufig hypointensere Anteile aufgrund der fibrösen Matrix und von Hämosiderin. Der Riesenzelltumor ist exzentrisch, expansiv, lokal geografisch aggressiv und evtl. mit Kortexdestruktion und Weichteilanteil (modifizierter Lodwick-Madewell-Grad II). Er wird als semimaligne eingestuft. Bei 5 – 10 % der Riesenzelltumoren kommt es zur malignen Entartung (meist nach Bestrahlung); der Tumor kann metastasieren. Selten finden sich Flüssigkeitsspiegel mit Anteil einer aneurysmatischen Knochenzyste.
- **Aneurysmatische Knochenzyste:** Diese Entität kommt vor allem im jugendlichen Alter vor (76 % der Betroffenen sind jünger als 20 Jahre); die Wirbelsäule kann betroffen sein. Die aneurysmatische Knochenzyste entspricht primär einer tumorartigen Läsion, kann sekundär vorkommen bei anderen Tumoren wie dem Osteosarkom oder dem Riesenzelltumor. Es kommt zu einer multizystischen, exzentrischen, auch expansiven geografischen Osteolyse mit Septierungen und typsichen Blut-Flüssigkeits-Spiegeln, evtl. mit Knochen- bzw. Periostschale. Es zeigen sich Knochenkämme. An der Wirbelsäule sind meist dorsale Elemente befallen, eine konsekutive Spinalkanalstenose ist möglich.
- **Aggressives Hämangiom:** So genannte „Wirbelkörperhämangiome" (s. dort) gehören zu den häufigsten Läsionen der Wirbelsäule. „Aggressive" Hämangiome dürften aktivere Läsionen repräsentieren. Sie kommen großteils (in ca. 90 % der Fälle) thorakal vor, können unscharf begrenzt sein, die Kortikalis destruieren, auch Weichteilkomponenten aufweisen und angrenzende Strukturen komprimieren. Die intraläsionale Trabekulierung kann sehr unregelmäßig sein.
- **Beispiele weiterer Tumoren, die extradurale spinale Raumforderungen verursachen können:**
  - Osteoidosteom
  - Osteoblastom
  - eosinophiles Granulom
  - Osteochondrom

▸ **Diagnose.** Metastase eines myxoiden Chondrosarkoms.

▸ **Verlauf.** Generell ist die komplette Resektion anzustreben. In diesem Fall liegt ein Zustand nach Laminektomie bei akutem Querschnitt bei Tumor mit Einbruch in den Spinalkanal vor. Radiatio mit guter Toleranz der Bestrahlung, Beobachtungszeitraum 6 Monate, ohne neurologische Besserung.

Fazit

Chondrosarkom

- **Chondrosarkom:** T2w hyperintenser Tumor (wenn sehr typisch: Rings-and-Arcs-Kontrastmittelanreicherung)
- **Metastasen:** häufigste Wirbelsäulentumoren
- **Differenzialdiagnose:** epidurales Tumorwachstum mit Spinalkanalstenose

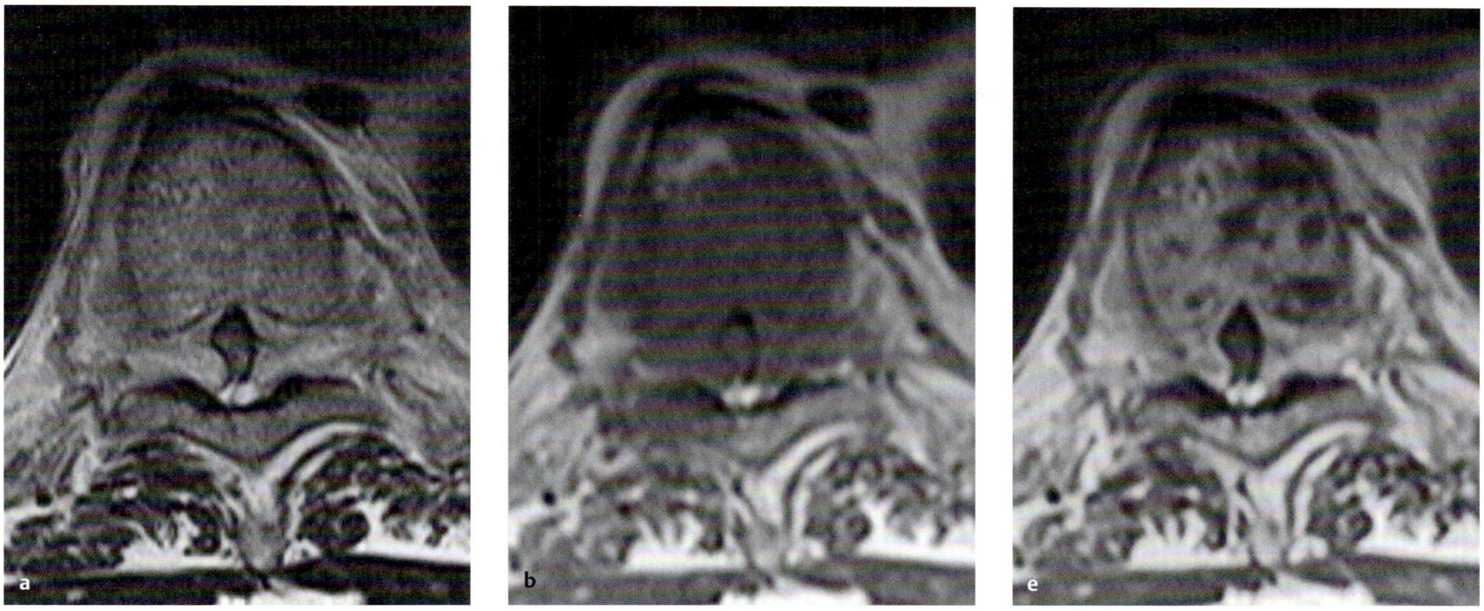

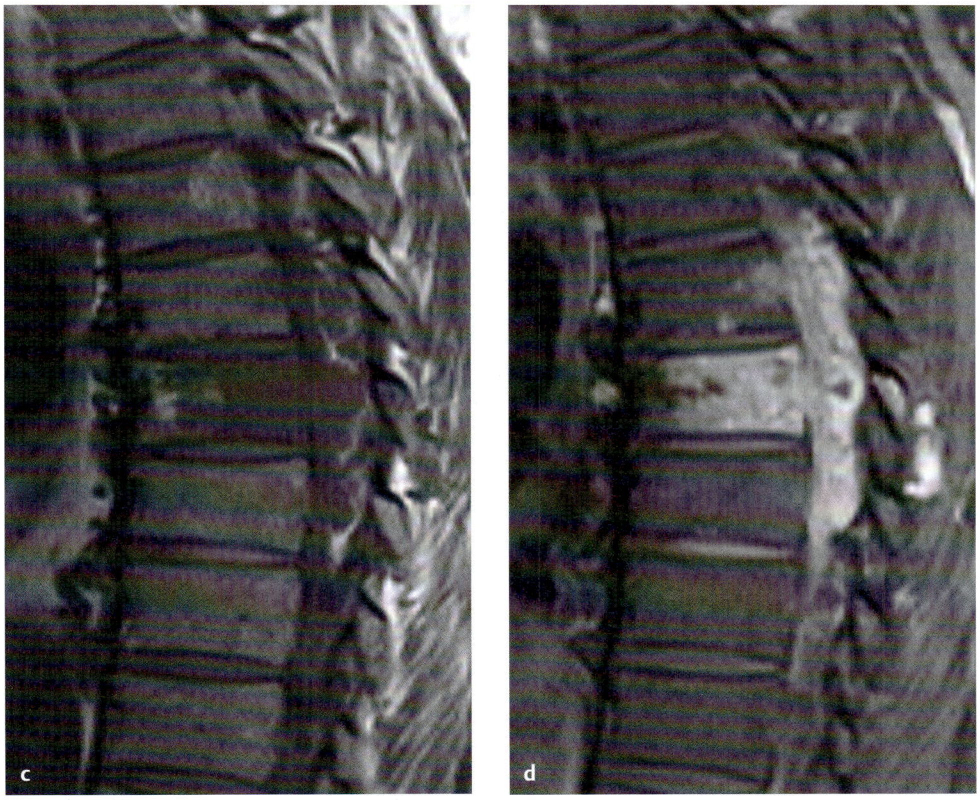

Abb. 9.14 a – e Raumforderung im Brustwirbelkörper VII mit Ersatz des Knochenmarks. Beteiligung des rechten Wirbelbogens, ausgedehnter extraduraler Weichteilanteil, multisegmental, Th6 – Th8 (Knochenläsion auch in Th6), mit Ausläufern in Höhe Th5 und Th9. Typische gardinenartige Vorwölbung in den Spinalkanal mit absoluter Spinalkanalstenose und Myelonkompression sowie neuroforaminellen Stenosen. Signal hyperintens auf T2w Sequenzen (**a**); deutliche, teilweise ringförmige Kontrastmittelanreicherung (**d, e**).

a MRT der BWS: axiale T2w Aufnahme.
b MRT der BWS: axiale T1w SE-Aufnahme vor Kontrastmittelgabe.
c MRT der BWS: sagittale T1w SE-Aufnahme vor Kontrastmittelgabe.
d MRT der BWS: sagittale T1w SE-Aufnahme nach Kontrastmittelgabe mit Fettsättigung.
e MRT der BWS: axiale T1w SE-Aufnahme ohne Fettsättigung.

9.14 Arteriovenöse Malformation

I.-M. Nöbauer-Huhmann, J. Breitenseher

▸ **Anamnese.** Eine 72-jährige Patientin stellt sich mit deutlicher Lumbalgie vor.

▸ **Klinik.** Subjektiv deutliche Lumbalgie. Es bestehen keine neurologischen Ausfälle.

▸ **Bildgebende Diagnostik.** MRT (▸ **Abb. 9.15**) und CT (▸ **Abb. 9.16**).

▸ **Differenzialdiagnose.**

- **Intraossäre vaskuläre Malformation (ehemals sog. Hämangiom):** Vaskuläre Malformationen gehören zu den häufigsten Läsionen der Wirbelsäule. Sie sind zumeist charakteristischerweise fettisointens (ehemals sog. typisches Hämangiom). Bei geringerer Verfettung und damit unspezifischem Signal in der MRT (ehemals sog. atypisches Hämangiom) ist die Sichtbarkeit vergröberter Längstrabekel richtungweisend. Spinalkanalstenosen können bei pathologischen Frakturen aufgrund der verminderten Stabilität des Knochens entstehen. Ein Teil der Läsionen zeigt eine Größenzunahme (ehemals sog. aggressive Hämangiome). Sie kommen großteils (in ca. 90% der Fälle) thorakal vor, können unscharf begrenzt sein, die Kortikalis destruieren, auch Weichteilkomponenten aufweisen und angrenzende Strukturen komprimieren. Die intraläsionale Trabekulierung kann sehr unregelmäßig sein.
- **Ewing-Sarkom:** Dieses hoch maligne Sarkom tritt typischerweise in der 2. Lebensdekade auf. In der Wirbelsäule handelt es sich häufiger um eine Metastase als um einen primären Herd. Am häufigsten ist das Ewing-Sarkom im Sakrum (in der Ala) und an der LWS lokalisiert. Läsionen der nicht sakralen Wirbelsäule finden sich meist in den posterioren Elementen, allerdings mit Übergreifen auf den Wirbelkörper. Das Ewing-Sarkom ist ein sehr aggressiver, typischerweise lytischer Tumor, häufig mit großer Weichteilkomponente, die oft ausgedehnter ist als der intraossäre Anteil. Der Diskus bleibt meist ausgespart. Mehrere Wirbelkörper sind nur in 8% der Fälle betroffen. Meist liegt eine Infiltration des Spinalkanals vor (bei 91% der Ewing-Sarkome), oft mit ausgedehnter Raumforderung.
- **Hämangioblastom:** Dieser Tumor ist extradural, meist extraossär, lokalisiert.
- **Lymphangiom:** Primäre Lymphangiome mit Knochenbeteiligung sind extrem selten. Es handelt sich dabei um eine hamartomatöse Störung des lymphatischen Systems. Das Erscheinungsbild ähnelt dem des so genannten Hämangioms.
- **Aneurysmatische Knochenzyste:** Diese manifestiert sich meist in einem Alter zwischen 5 und 20 Jahren, kann jedoch in jedem Alter auftreten. Am häufigsten ist sie thorakal lokalisiert (in ca. 34% der Fälle). Ihre typische Lokalisation ist in den posterioren Elementen, aber bei 75% der aneurysmatischen Knochenzysten findet sich eine Beteiligung des Wirbelkörpers. Die aneurysmatische Knochenzyste kann sich in den angrenzenden Wirbelkörper, den Diskus, die Rippen und die angrenzenden Weichteile ausbreiten. Es werden 4 Phasen unterschieden: eine Initialphase, eine aktive Phase, die Phase der Stabilisierung und die Heilungsphase. In der Initialphase findet zunächst eine umschriebene, scharf begrenzte Osteolyse statt. In Phase 2, der aktiven Phase, ist die aneurysmatische Knochenzyste evtl. unscharf begrenzt. Später entwickeln sich ein seifenblasenartiges Aussehen mit Septierungen und evtl. eine chondroide Ossifikation. Typisch sind Flüssigkeit-Flüssigkeit-Spiegel. Wenn solide Komponenten vorhanden sind, ist an eine sekundäre aneurysmatische Knochenzyste zu denken.

▸ **Histologie.** Vaskuläre Läsion im Bereich des II. Lendenwirbelkörpers mit dem morphologischen Bild einer Angiomatose, möglicherweise auf Basis einer arteriovenösen Malformation.

▸ **Diagnose.** Angiomatose bzw. arteriovenöse Malformation.

▸ **Verlauf.** Zweimalige Embolisation, Laminektomie des Lendenwirbelkörpers III und dorsale Fusion von L2 – L4.

Fazit

Arteriovenöse Malformation

- Grobe, intraläsionale kalkdichte Strukturen, die an vergröberte vertikale Trabekel erinnern
- meist thorakal
- eigentlich vaskulären Malformationen entsprechend
- Cave: starke Blutung bei Biopsien und Operation

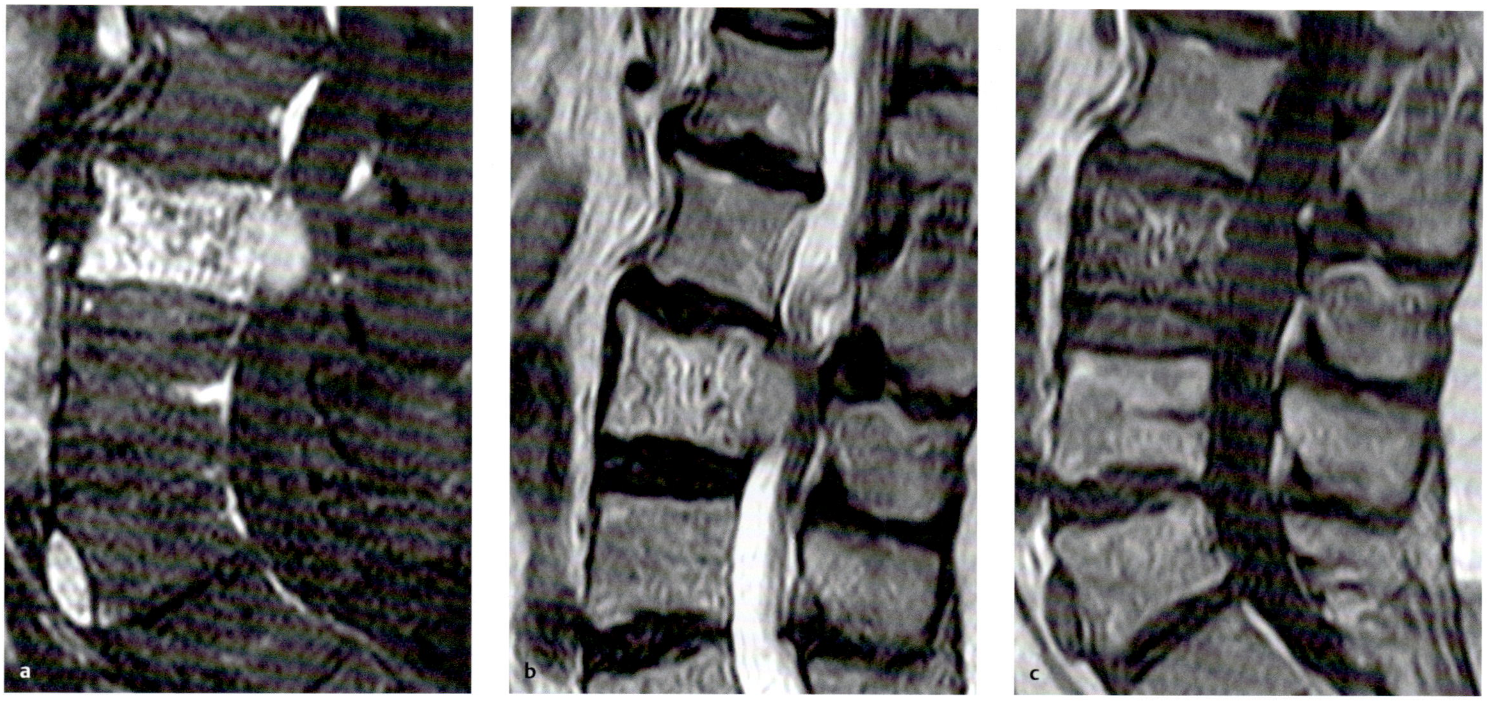

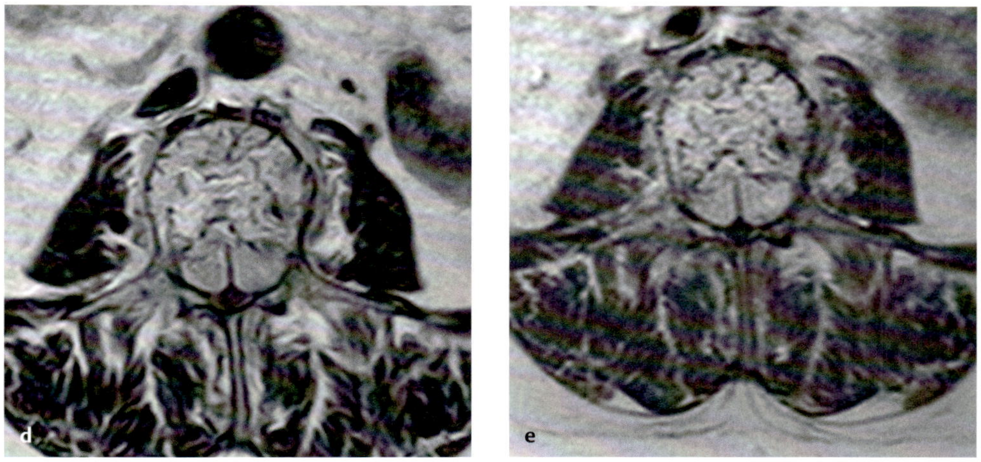

Abb. 9.15 a – e Expansive Läsion mit epiduraler Komponente und Spinalkanalstenose sowie neuroforaminellen Stenosen. Wirbelkörper, Wirbelbögen und Querfortsätze sind betroffen. Die Läsion ist T2w stark hyperintens und enthält hypointense Binnenstrukturen (MRT-Differenzialdiagnose: Sklerose bzw. Ossifikation oder Fibrose), großteils länglich und teilweise schräg vertikal, teilweise vergröberten Längstrabekeln ähnlich. Die Bestätigung erfolgte mittels CT (vgl. ▶ **Abb. 9.16**). Kontrastmittelaufnahme. Kompression der Kaudafasern bei absoluter zentraler Spinalkanalstenose (und neuroforaminelle Stenosen L3).

- **a** MRT der LWS: sagittale STIR-Aufnahme.
- **b** MRT der LWS: sagittale T2w TSE-Aufnahme.
- **c** MRT der LWS: sagittale T1w SE-Aufnahme vor Kontrastmittelgabe.
- **d** MRT der LWS: axiale T2w TSE-Aufnahme.
- **e** MRT der LWS: axiale T1w SE-Aufnahme nach Kontrastmittelgabe.

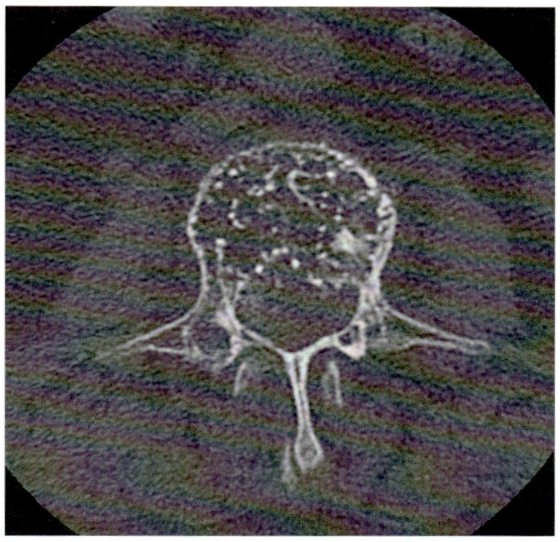

Abb. 9.16 Fokale osteolytische Läsion mit expansivem Charakter, jedoch auch partieller Destruktion der Kortikalis des Wirbelkörpers dorsal. Die Läsion betrifft großteils den Wirbelkörper und zieht in die Wirbelbögen. Intraläsional finden sich einzelne Verkalkungen; vergröberte Längstrabekel sind teilweise sichtbar. CT, axiale Rekonstruktion.

9.15 Postoperative Spondylodiszitis

T. Rand

▸ **Anamnese.** 71-jähriger Patient mit zunehmenden Beschwerden nach Laminektomie.

▸ **Bildgebende Diagnostik.** MRT (▸ **Abb. 9.17**).

▸ **Diagnose.** Postoperative Spondylodiszitis mit epiduralem und prävertebralem Abszess bei Zustand nach Laminektomie. Eine Spondylodiszitis ist in 1 % der Fälle nach lumbaler Laminektomie anzutreffen. Wichtige Zeichen dafür sind Abszessformationen paravertebral und epidural sowie der Bandscheibe selbst. Die Wirbelkörper zeigen ein ausgedehntes entzündliches Knochenmarködem, knöcherne Destruktion und Abszesse im Knochen.

▸ **Differenzialdiagnose** (▸ **Abb. 9.18**).

- **Postoperative Flüssigkeitsansammlungen:**
  - *Pseudomeningozele:* Eine Pseudomeningozele entsteht nach Duraverletzung während der Operation. Sie bildet sich als Herniation der Arachnoidea durch den Duraspalt und Proliferation in den arachnoidalen Sack (echte Meningozele).
  - *Liquorfistel* (▸ **9.26**): Häufig findet sich aber eine Extravasation von Liquor in das Weichteilgewebe mit Bildung einer fibrösen Kapsel. CT und MRT zeigen eine rundliche Formation mit liquoräquivalenten Dichtewerten bzw. Signalverhalten dorsal der Laminektomie.
  - *Grundsätzlich:* Die MRT-Signalcharakteristika sind unspezifisch für diese Flüssigkeitsansammlungen, da eine benigne postoperative Flüssigkeitsansammlung von einer Pseudomeningozele oder einem frühen Abszess nicht differenziert werden kann.
- **Weitere postoperative Komplikationen:**
  - *Epidurales Hämatom.*
  - *Epiduraler Abszess.*
  - *Arachnoiditis:* Zeitlich verzögert auftretende Komplikation. Dies ist eine postoperative, chronisch-entzündliche intrathekale Erkrankung. Die MRT erlaubt die Darstellung der zentralen und peripheren Adhäsionen der Nervenwurzel im Sinne strangförmig verklumpter Cauda-equina-Fasern und Nervenwurzeln.

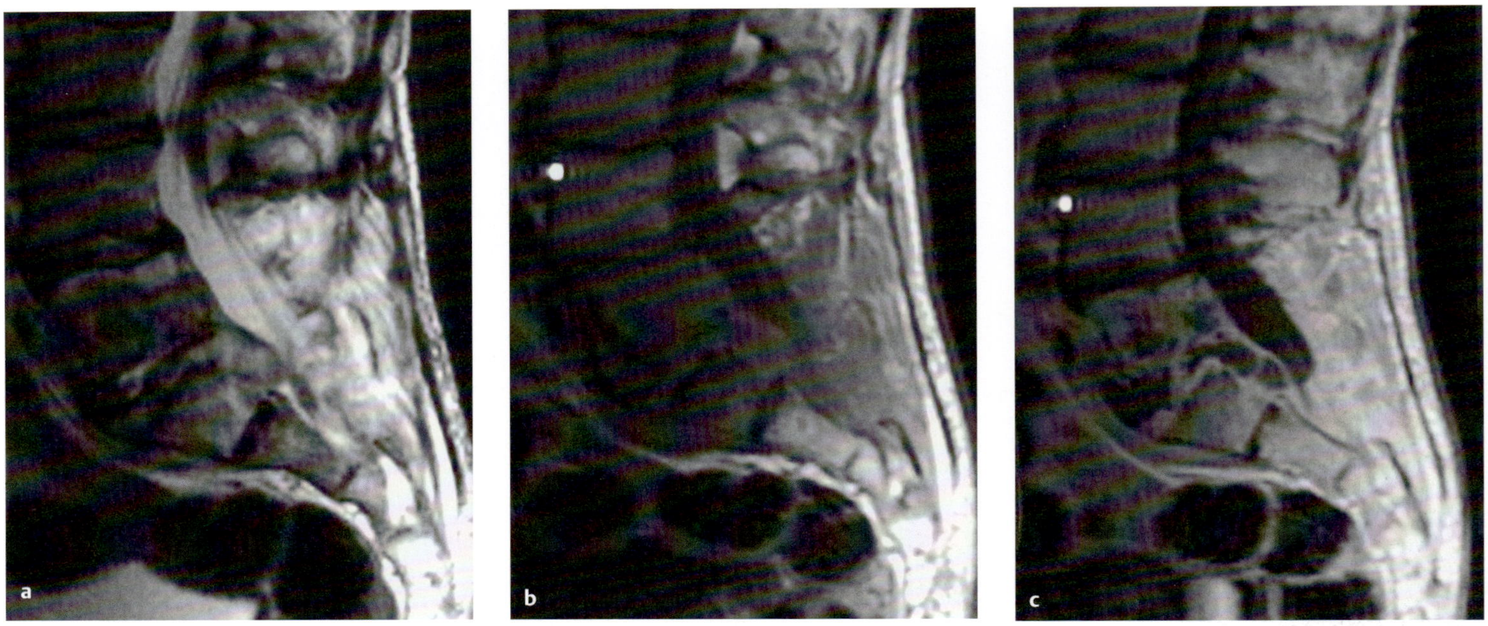

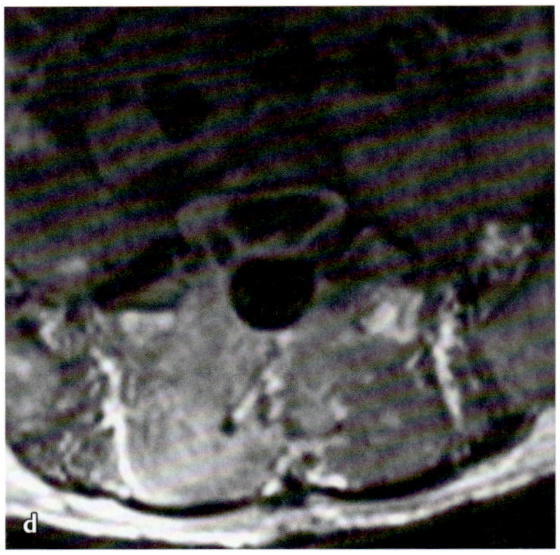

Abb. 9.17 a – d Abszessformation im Bereich der Bandscheibe epidural und im Bereich des Wirbelkörpers L5 sowie Infiltrate der angrenzenden ventralen und insbesondere der dorsalen Weichteile.

a MRT: sagittale T2w Aufnahme.
b MRT: sagittale T1w Aufnahme.
c MRT: sagittale Kontrastmittelserie.
d MRT: axiale Kontrastmittelserie.

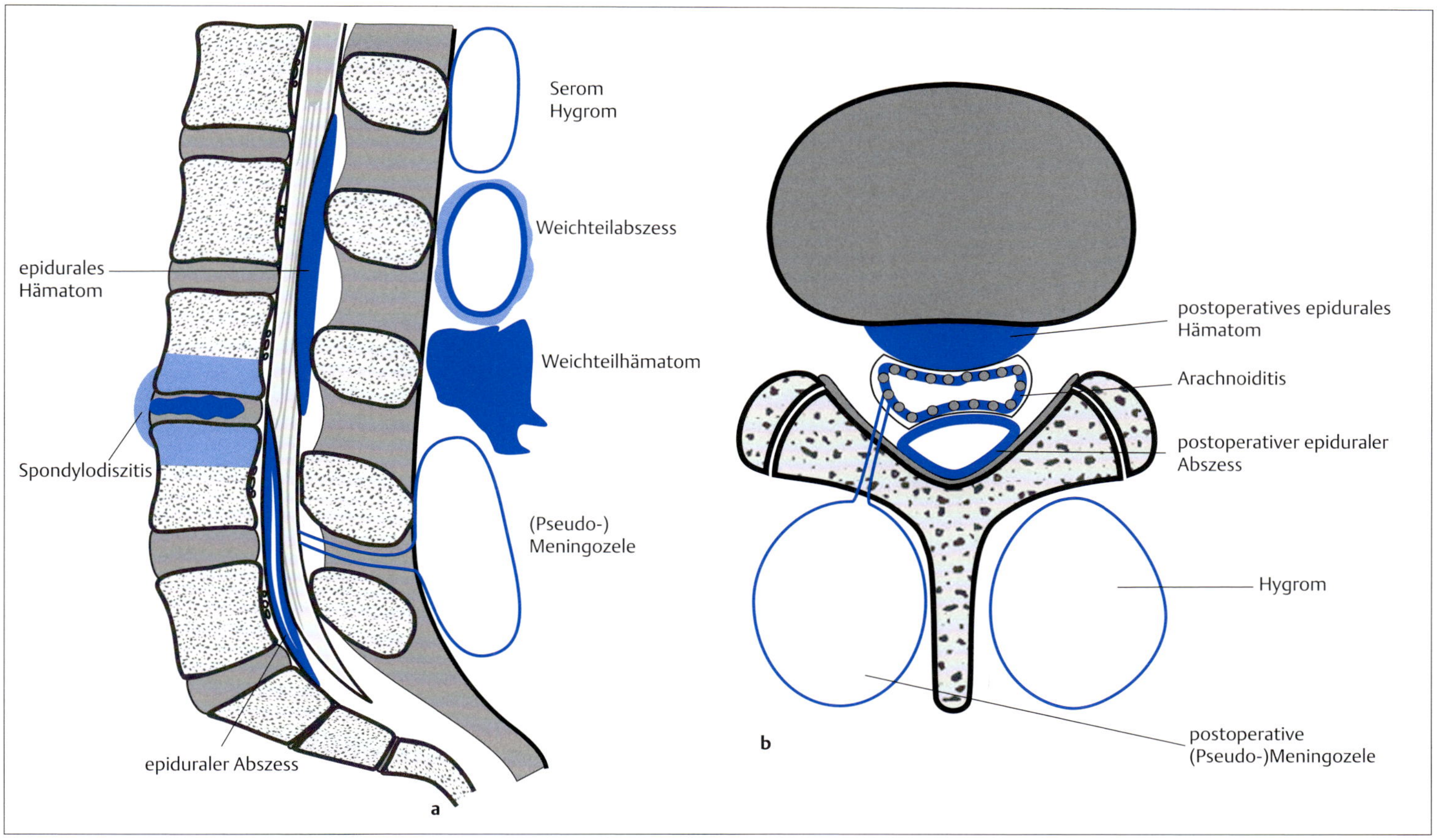

Abb. 9.18 a, b Postoperative Komplikationen der Wirbelsäule.
Ventral: Spondylodiszitis
zentral: intraspinal postoperatives epidurales Hämatom, postoperativer epiduraler Abszess, Arachnoiditis
dorsal: postoperative Pseudomeningozele, Serom/Hygrom, Weichteilabszess, Weichteilhämatom.
a Sagittales MRT-Schnittbildschema.
b Axiales MRT-Schnittbildschema.

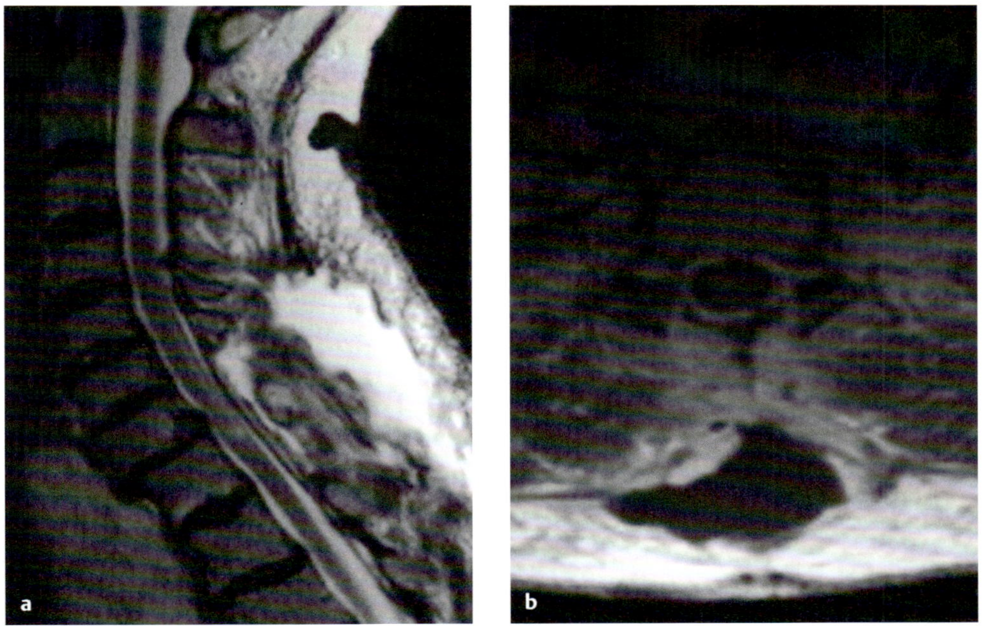

Abb. 9.19 a, b Postoperative Liquorfistel. Nach einer Laminektomie an der unteren HWS findet sich an den dorsalseitigen Weichteilen eine umschriebene Flüssigkeitsansammlung, die sich bis zum Spinalkanal ausdehnt (postoperative Meningozele).
a MRT: sagittale T2w Aufnahme.
b MRT: axiale Kontrastmittelserie.

9.16 Postoperative Spondylodiszitis

T. Rand

▸ **Anamnese.** 75-jähriger Patient mit Zustand nach Ausschluss eines abdominellen Aortenaneurysmas mittels Stentgraft-Applikation.

▸ **Bildgebende Diagnostik.** CT (▸ **Abb. 9.20** u. ▸ **Abb. 9.21**).

▸ **Diagnose.** Spondylodiszitis mit ausgedehnter paravertebraler entzündlicher Ausdehnung und Arrosion des Aneurysmasacks bei Zustand nach Stentgraft-Applikation. Es besteht auch ein kleiner epiduraler Ausläufer. Die Kombination einer Spondylodiszitis in Zusammenhang mit einem Aortenaneurysma ist eine sehr seltene, jedoch äußerst dramatische und vital bedrohliche Konstellation. Dabei ist es sehr schwierig, Ursache und Wirkung zu differenzieren: Hat die Spondylodiszitis zu einer Inflammation des Aneurysmasacks oder der Stentgraft-Prothese geführt oder hat umgekehrt der Stentgraft einen möglicherweise vorbestehenden Reiz oder Entzündungszustand der Wirbelsäule aggraviert? Die Zeichen der Spondylodiszitis sind im konkreten Fall bereits chronifiziert, mit ausgeprägter knöcherner Destruktion der angrenzenden Wirbelköper und sekundären Sklerosierungen. Der darüber hinaus bestehende entzündliche paravertebrale Weichteilanteil hat zu einer dramatischen Arrosion des Aneurysmasacks geführt und ist mit diesem verschmolzen. Lufteinschlüsse, wie sie meist bei einer primären Infektion der Stentgraft-Prothese zu sehen sind, finden sich nicht.

▸ **Differenzialdiagnose.** Die Diagnose ist eindeutig. Wichtig ist es vor allem, die Ausdehnung und die Zusammenhänge zwischen mit Stent behandeltem Aneurysma und Spondylodiszitis zu erkennen und richtig zu interpretieren. In diesem konkreten Fall sind die paravertebralen Abszesse mit dem Aneurysmasack verschmolzen. Darüber hinaus besteht auch ein schmaler epiduraler Ausläufer.

▸ **Weitere Komplikationen.** Die Schwierigkeit besteht insbesondere darin, einen geeigneten Therapieansatz zu finden: Zu befürchten ist nämlich eine Infektion der Prothese, also des Kunststoffanteils selbst. Die Prothese kann aber weder ersetzt noch ausgetauscht werden, da bei schon bestehendem Infekt ein neu eingebrachter Fremdkörper eine wahrscheinlich noch größere Ausbreitung des Entzündungsprozesses verursachen würde. Andernfalls verbleibt jedoch selbst bei massiver Behandlung der Spondylodiszitis die Arrosion des Aneurysmasacks und somit auch die potenzielle Ausdehnung auf die Stentgraft-Prothese bestehen. Sowohl die primäre operative Sanierung des infizierten Aneurysmasacks als auch eine alleinige Behandlung der Spondylodiszitis sind daher meist nicht ausreichend oder nicht möglich. Eine sehr aufwendige Option besteht in der Anlage von axillobifemoralen Bypasses, die den infizierten Aortenblock ausschalten und auf dieser Basis sowohl eine weitere grundlegende Behandlung der Spondylodiszitis als auch eine sekundäre Sanierung des Aortenanteils erlauben.

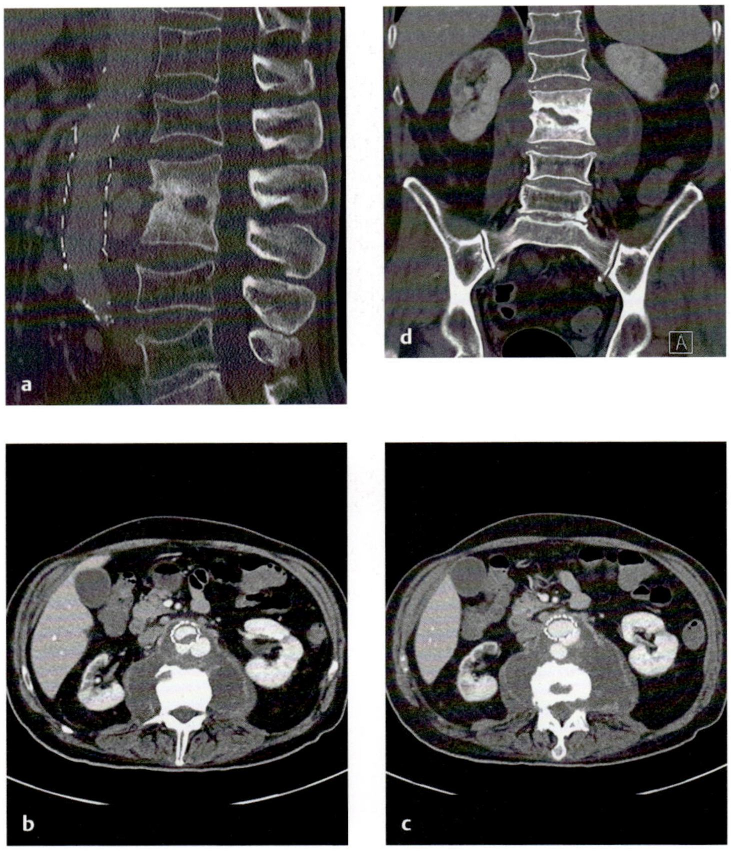

Abb. 9.20 a–d Postoperative Spondylodiszitis nach Stentgraft-Applikation.
a CT: sagittale Rekonstruktion im Knochenfenster. Darstellung des Stentgraft, des Endoleak und der Wirbelsäule.
b CT: axiale Schicht. Ventral der Wirbelsäule ist die Stentgraft-Prothese durch ihre Metallmaschen definiert. Angrenzend daran bestehen jedoch bereits ausgedehnte Kontrastmittelaustritte, sog. Endoleaks, die durch Undichtheit der Prothese bedingt sind. Der thrombosierte Aneurysmasack ist von den paravertebralen Abszessformationen nicht mehr zu differenzieren. Er ist arrodiert und der Infektionsanteil dehnt sich somit bis an die Stentgraft-Prothese aus.
c CT: axiale Schicht. Ausdehnung der Abszessformationen auch nach epidural.
d CT: koronale Schicht. Die angrenzenden Deckplatten der Wirbelkörper L2 und L3 sind eingebrochen und weisen beginnende sekundäre Sklerosierungen auf. Paravertebral finden sich bilateral ausgedehnte Abszessformationen, die von einer Abszessmembran umgeben sind.

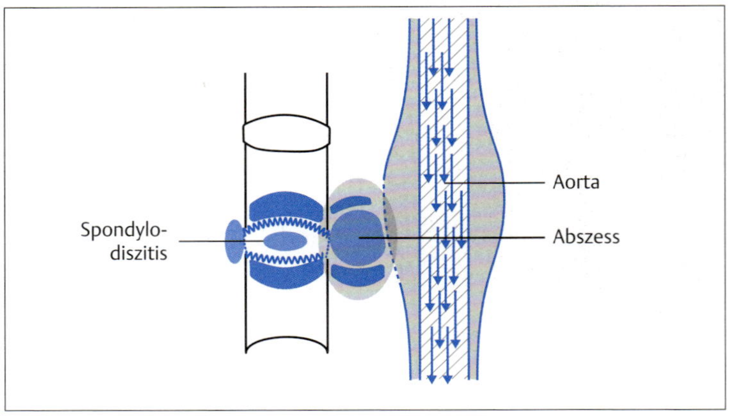

Abb. 9.21 Postoperative Spondylodiszitis nach Stentgraft-Applikation. Schema. Darstellung der Verhältnisse zwischen Wirbelsäule, Aneurysmasack und Stentgraft-Prothese.

9.17 Traumatische Diskusruptur

C. Schueller-Weidekamm

▸ **Anamnese.** 62-jähriger Patient nach Hyperextensionstrauma.

▸ **Klinik.** Kribbeln in der oberen Extremität beidseits; instabile HWS.

▸ **Bildgebende Diagnostik.** MRT (▸ **Abb. 9.22**).

▸ **Diagnose.** Traumatische Diskusruptur mit Myelopathie, genauer: ventrale traumatische Diskusruptur mit assoziierter Ruptur des vorderen Längsbands und deutlichem prävertebralem Hämatom. Aufgrund des Unfallmechanismus (Hyperextension) kam es zu einer Kompression des zervikalen Myelons mit einem Myelonödem Typ II nach Bondurant (s. ▸ **Abb. 9.22 b**, dicker Pfeil). Das hintere Längsband sowie der posteriore Bandapparat sind intakt.

Fazit

Traumatische Diskusruptur

- Hyperextensionsverletzungen führen zu einer Zerreißung des vorderen Anulus fibrosus mit einer Herniation des Nucleus pulposus nach ventral in den prävertebralen Raum.
- Frische Diskusverletzungen verursachen eine Signalanhebung auf den T2w Sequenzen.
- Rupturen des vorderen Längsbands und prävertebrale Hämatome sind häufig als Begleitverletzungen zu beobachten.
- Bei bis zu 80 % der Extensionsverletzungen liegen Myelonödeme vor.

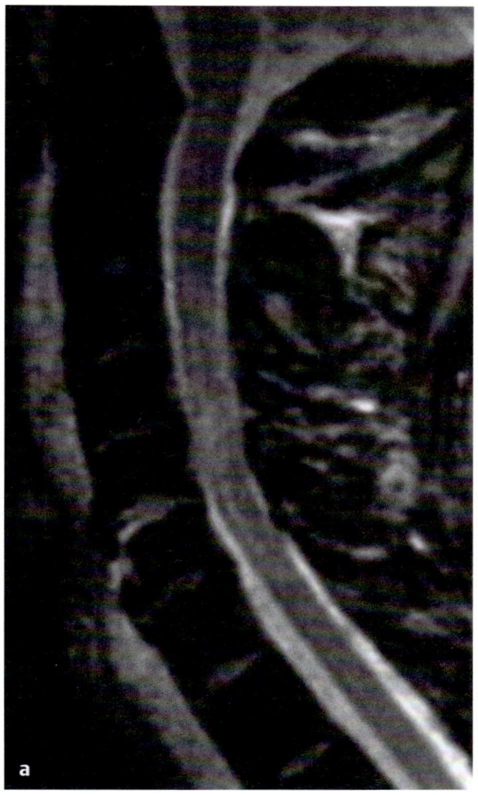

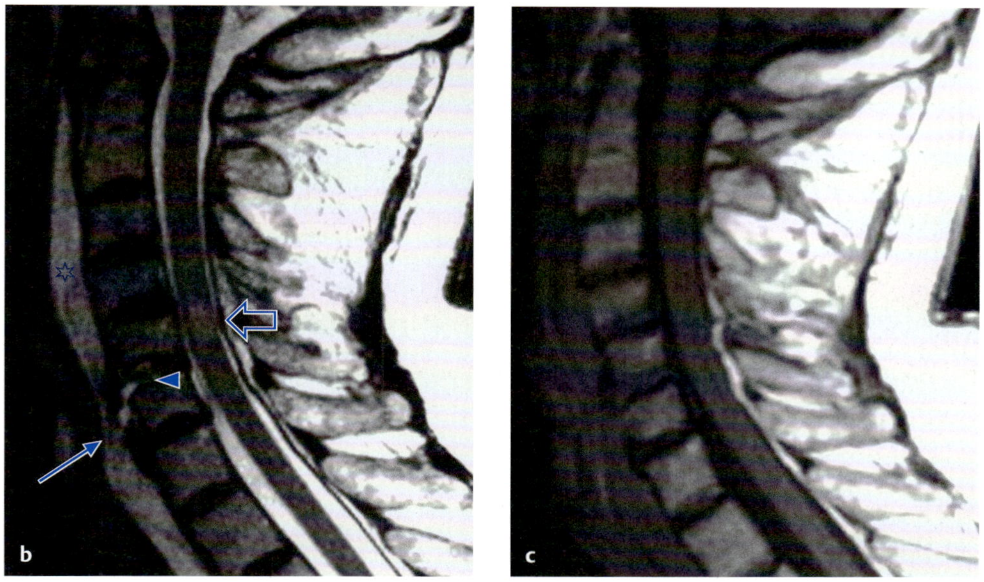

Abb. 9.22 a – c Traumatische ventrale Diskusruptur. Die Diskusruptur (**b**, Pfeilspitze) wird angezeigt durch die ventral signalreichen Veränderungen im Diskus C5/C6 auf der STIR- und der T2w Sequenz (**a, b**). Der Zwischenwirbelraum ist gering ventral betont erweitert. Die Diskontinuität des vorderen Längsbands (**b**, dünner Pfeil) ist auf der T2w Sequenz gut beurteilbar. Die prävertebrale Verbreiterung der Weichteile ist signalreich auf den flüssigkeitssensitiven Sequenzen (**a, b**) und inhomogen signalarm auf den T1w Sequenzen (**c**). Das zervikale Myelon weist auf Höhe von C5 eine ca. 1 cm lange, signalreiche Veränderung auf der STIR- und der T2w Sequenz (**b**, dicker Pfeil) auf, die auf der T1w Sequenz isointens zum Myelon ist (**c**).

a MRT der HWS: sagittale STIR-Aufnahme.
b MRT der HWS: sagittale T2w Aufnahme.
c MRT der HWS: sagittale T1w Aufnahme.

9.18 Berstungsfraktur

C. Schueller-Weidekamm

▶ **Anamnese.** 29-jährige Frau nach Motorradsturz.

▶ **Klinik.** Dorsalgie, inkomplette Querschnittsymptomatik.

▶ **Bildgebende Diagnostik.** MRT (▶ **Abb. 9.23 a**, ▶ **Abb. 9.23 b** u. ▶ **Abb. 9.23 c**) und CT (▶ **Abb. 9.23 d**).

▶ **Differenzialdiagnose.**

- Berstungsfraktur: Höhenminderung des gesamten Wirbelkörpers mit Verbreiterung und Verlagerung der Hinterkante nach dorsal in den Spinalkanal
- Kompressionsfraktur: meist durch Flexionsmechanismus verursacht, mit Höhenminderung der Wirbelkörpervorderkante ohne Verlagerung der Hinterkante in den Spinalkanal
- Distraktionsverletzung: Verletzung aller 3 Säulen mit Frakturverlauf durch die Wirbelkörperpedikel, keine Höhenminderung der Wirbelkörperhinterkante

▶ **Diagnose.** Berstungsfraktur Th12.

Fazit

Berstungsfraktur

- Geringgradige Signalanhebungen zentral im Myelon auf Höhe der Vertebrostenose weisen auf ein Myelonödem hin (s. ▶ **Abb. 9.23 b**, Pfeil).
- Es liegt ein geringes prävertrebrales Hämatom vor. Häufig sind prä- oder intraspinale Blutungen assoziiert.
- Berstungsfrakturen sind prinzipiell instabil, da die vordere und die mittlere Säule beteiligt sind.
- Berstungsfrakturen sind von Distraktionsfrakturen anhand einer Höhenminderung der Wirbelkörperhinterkante zu differenzieren.

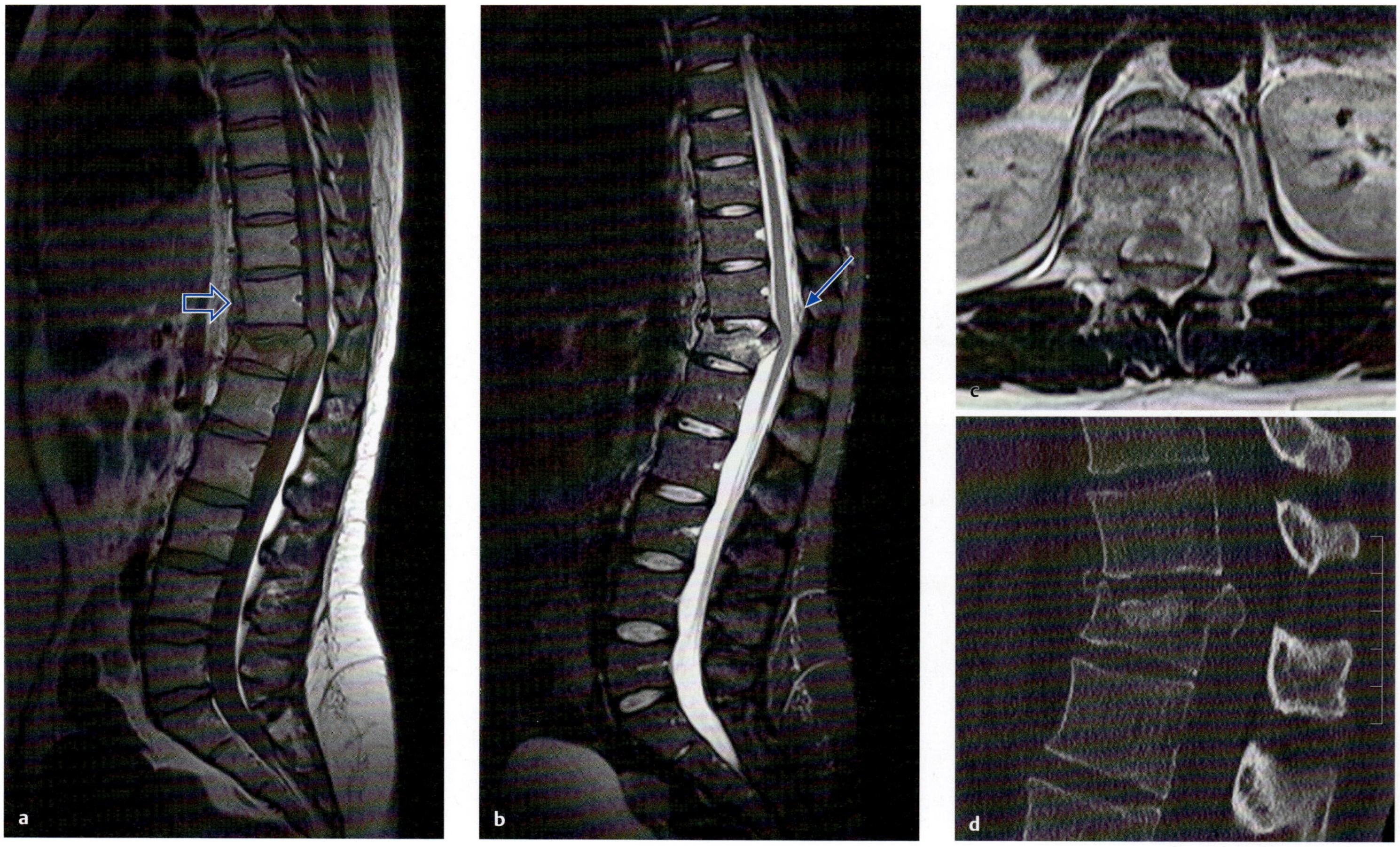

Abb. 9.23 a – d Fraktur des Brustwirbelkörpers XII mit Höhenminderung der vorderen und hinteren Wirbelkörperkante. Verlagerung der Wirbelkörperhinterkante in den Spinalkanal mit konsekutiver Vertebrostenose auf Höhe von Th12. Das Knochenmarködem in der STIR-Sequenz weist auf die rezente Genese hin. Definitionsgemäß handelt es sich um eine instabile Fraktur, da die vordere und mittlere Säule nach Denis betroffen sind. Prävertebral zeigt sich eine Verbreiterung, die auf den T1w Sequenzen gemischt signalarm und signalreich ist und auf der STIR-Sequenz signalreich zur Darstellung kommt (**a**, Pfeil). Auf der STIR-Sequenz zeigen sich zentral geringgradige Signalanhebungen. Aufgrund der Dorsalverlagerung der Wirbelkörperhinterkante liegt eine absolute Vertebrostenose vor und das Myelon wird komprimiert (**c**). Myelonödem auf Höhe der Vertebrostenose (**b**, Pfeil). Analog zur MRT zeigt sich in der CT eine Berstungsfraktur des Brustwirbelkörpers XII mit einer konsekutiven hochgradigen Vertebrostenose infolge des nach dorsal-intraspinal verlagerten Wirbelkörperfragments der Hinterkante (**d**).

a MRT der BWS/LWS: sagittale T1w Aufnahme.
b MRT der BWS/LWS: sagittale STIR-Aufnahme.
c MRT auf Höhe von Th12: axiale T2w Aufnahme.
d CT: sagittale Reformation.

9.19 Basiläre Impression

M. Pones

▸ **Anamnese.** 77-jährige Patientin, bekannte rheumatoide Arthritis.

▸ **Klinik.** Kopfschmerzen, Ataxie, Nystagmus. Je nachdem, ob Rückenmark, Hirnstamm, Nerven oder deren Blutversorgung durch den erhöhten Druck betroffen sind, treten Verwirrtheit, Dysarthrie, Kopfschmerzen, Schwindel, Sensibilitätsstörungen und motorische Schwäche auf.

▸ **Komplikationen.** Sehr breites Spektrum, über Hydrozephalus und Syringomyelie bis hin zum Tod.

▸ **Bildgebende Diagnostik.** MRT (▸ **Abb. 9.24**).

▸ **Diagnose.** Basiläre Impression.

▸ **Differenzialdiagnose.** Aufgrund des typischen Erscheinungsbilds in der MRT-Bildgebung gibt es keine Differenzialdiagnosen.

▸ **Therapie.** Bei neurologischen Ausfällen und/oder Druck auf das Rückenmark wird eine chirurgische Behandlung empfohlen. Ansonsten ist ein konservatives Vorgehen indiziert.

Fazit

Basiläre Impression

- Es kommt zur Kranialverlagerung des Dens axis mit Einengung des Foramen magnum und evtl. Kompression des Rückenmarks, des Hirnstamms, von Nerven oder von deren Blutversorgung.
- Die Entstehung ist entweder kongenital bei normalem Knochen (basiläre Invagination) oder erworben bei Knochenerkrankungen mit abnorm weichem Knochen (basiläre Impression).
- Kongenitale Ursachen sind z. B. Osteogenesis imperfecta, Klippel-Feil-Syndrom oder Chiari-Malformation. Erworbene Ursachen sind ein Trauma wie z. B. Autounfälle, Sturz- oder Tauchunfälle oder Erkrankungen wie die rheumatoide Arthritis, Osteomalazie bzw. Rachitis, Hyperparathyreoidismus oder Morbus Paget.

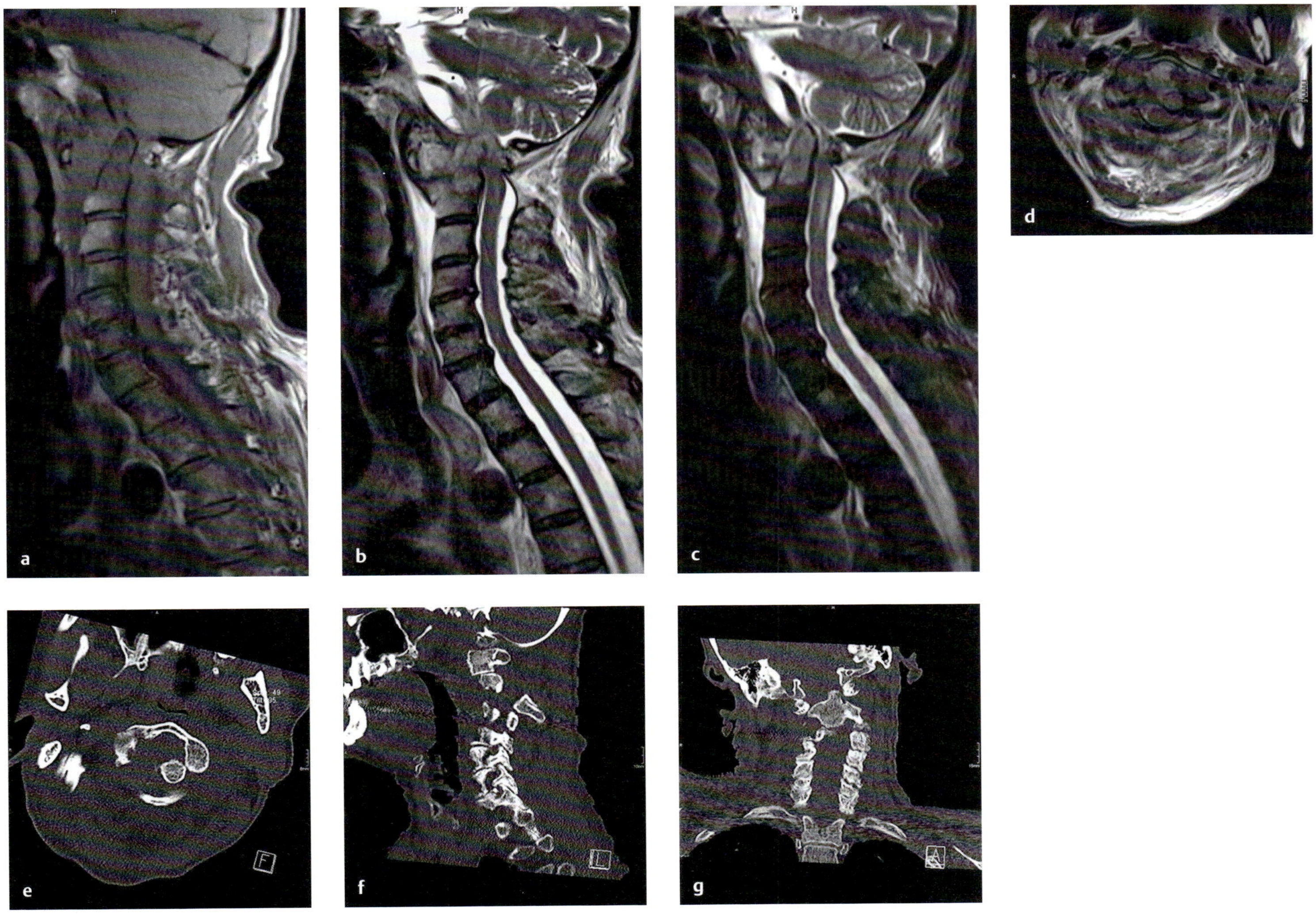

Abb. 9.24 a – g Basiläre Impression. Die atlantodentale Distanz ist deutlich pathologisch erweitert. Der Dens axis ist nach superoposterior in das Foramen magnum verlagert. Konsekutiv liegt eine hochgradige Vertebrostenose mit Einengung des sagittalen Spinalkanaldurchmessers auf weniger als 7 mm vor. Der perimedulläre Liquorsaum ist vollständig aufgebraucht. Es besteht eine deutliche Verlagerung und Kompression der Medulla oblongata und des Zervikalmarks C1 – C3 mit ödematöser, T1w hypointenser, T2w hyperintenser Signalalteration im Sinne einer Kompressionsmyelopathie. Zwischen Dens axis und Atlas ist eine pannusartige, T1w intermediäre, T2w hyperintense synoviale Proliferation zu erkennen, einer Synovitis im Rahmen der rheumatoiden Arthritis entsprechend. Das Knochenmark des Dens axis und des Atlasbogens zeigt ein ausgeprägtes Knochenmarködem, T1w hypointens und T2w hyperintens. Ödematöse Signalalterationen kommen auch in den umgebenden Weichteilgeweben vor. Der ligamentäre atlantodentale Halteapparat ist destruiert. Zusätzlich ist, mit der CT besser erkennbar, eine Subluxation des linken Atlantodentalgelenks darstellbar.

a MRT: sagittale T1w TSE-Aufnahme.
b MRT: sagittale T2w TSE-Aufnahme.
c MRT: sagittale STIR-Aufnahme.
d MRT: axiale T2w TSE-Aufnahme.
e CT: axiale Schicht.
f CT: sagittale Rekonstruktion.
g CT: koronale Rekonstruktion.

9.20 Pyogene Spondylodiszitis und Sakroiliitis

M. Pones

▸ **Anamnese.** 30-jährige Patientin mit bekannter Colitis ulcerosa unter Anti-Tumor-Nekrose-Faktor-α-Therapie.

▸ **Klinik.** Fieber und tief sitzende Rückenschmerzen mit Ausstrahlung in das rechte Bein.

▸ **Bildgebende Diagnostik.** MRT (▸ **Abb. 9.25**).

▸ **Diagnose.** Pyogene Spondylitis und Sakroiliitis.

▸ **Differenzialdiagnose.**

- **Spezifische Spondylitis**: chronischer Verlauf, typischerweise Beteiligung der BWS, 3 oder mehr Segmente betroffen, paravertebrale Entzündung umschrieben, Abszesswand dünn und regelmäßig; Beginn ventral, Anhangsgebilde typischerweise miteinbezogen, evtl. Weichteilverkalkungen
- **unspezifische Spondylitis:** akuter Beginn, typischerweise LWS betroffen, ein Segment, paravertebrale Entzündung diffus, Abszesswand dick und irregulär; Beginn zentral und abschlussplattennahe, Anhangsgebilde nicht betroffen
- **fungale Spondylitis**
- **chronisch-rekurrierende multifokale Osteomyelitis**

▸ **Wertigkeit der diagnostischen Methoden.**

- **Röntgen:** Diese Methode ist unspezifisch für frühe Veränderungen.
- **CT**: Es werden dieselben Veränderungen dargestellt wie im konventionellen Röntgen, aber die CT ist sensitiver für Frühzeichen. Zusätzlich können eine evtl. umgebende Weichteilschwellung, Flüssigkeitsansammlungen oder epidurale Abszesse evident sein. Die CT ist indiziert bei Kontraindikation für eine MRT.
- **MRT**: Diese ist die Methode der Wahl mit hoher Sensitivität und Spezifität. Die MRT ist auch hilfreich zur Differenzierung zwischen Infektion und neoplastischem Prozess.
- **Mehrphasenskelettszintigrafie:** Eine Unterscheidung zwischen einer Infektion des Knochens und einer aktivierten Osteochondrose ist mit dieser Methode nicht möglich. Daher ist sie keine Methode der Wahl. Allerdings schließt ein unauffälliges Szintigramm einen ossären Entzündungsprozess mit großer diagnostischer Genauigkeit aus.
- **Entzündungsszintigrafie:** Diese ist eine Ergänzung zur Mehrphasenskelettszintigrafie. Radioaktiv markierte körpereigene Blutzellen oder heute vorzugsweise Antigranulozytenantikörper detektieren entzündliche Veränderungen von Knochengewebe, markieren allerdings auch das blutbildende Knochenmark, sodass die Wirbelsäule physiologisch anreichert. Daher ist die Methode eher für die Extremitäten geeignet.
- **^{18}F-Fluorodesoxyglukose-PET:** ^{18}F-Fluorodesoxyglukose reichert sich physiologisch nicht oder in nur geringem Ausmaß im Knochenmark bzw. in der Wirbelsäule an, sodass entzündliche Prozesse als sog. Hot Spot dargestellt werden. Das Ausmaß der Aufnahme von ^{18}F-Fluorodesoxyglukose hängt mit dem erhöhten Glukosestoffwechsel der Entzündungszellen zusammen. Die Vorteile der ^{18}F-Fluorodesoxyglukose-PET sind die schnelle Bildgebung und eine relativ geringe Strahlenexposition (3,7 – 7,4 mSv). Eine Unterscheidung zwischen beginnender Spondylodiszitis und degenerativen Veränderungen an den Endplatten der Wirbelkörper ist mit dieser Methode sehr gut möglich. Hingegen kann die Spezifität insbesondere hinsichtlich der Unterscheidung von malignen Prozessen ein Problem sein.
- **Blutkultur:** Diese ist in bis zu 70 % der Fälle beim nicht antibiotisch vorbehandelten Patienten positiv.

▸ **Therapie.** Üblicherweise erfolgt eine konservative antibiotische Behandlung mit strenger Bettruhe und stabilisierender Rumpforthese. Je nach Schwere des Krankheitsbilds kann eine operative Maßnahme durchgeführt werden. Dies gilt insbesondere bei neurologischen Symptomen, Cauda-equina-Syndrom, spinaler Instabilität, vertebralem Kollaps, progressiver spinaler Deformierung oder therapierefraktärem Abszess. Das Bandscheibengewebe wird entfernt und die benachbarten Wirbelkörper werden miteinander verblockt, um jede Bewegung im betroffenen Segment zu unterbinden. Zur Sicherung des Erregers und zur Resistenzbestimmung kann eine CT-gezielte Biopsie angewendet werden.

▸ **Prognose.** Sowohl nach konservativer als auch nach operativer Therapie der Spondylodiszitis verbleiben häufig Restbeschwerden, die auf Destruktionen und degenerative Begleiterscheinungen der angrenzenden Segmente nach abgeklungener Entzündung zurückgeführt werden können.

Fazit

Pyogene Spondylodiszitis und Sakroiliitis

- **Klinik:** typische Präsentation mit Fieber und Rückenschmerzen, erhöhter Leukozytenzahl, erhöhtem Spiegel des C-reaktiven Proteins und erhöhter Blutkörperchensenkungsgeschwindigkeit
- **Ätiologie:** häufig Endokarditis oder i. v. Drogenabusus mit Bakteriämie, operative Eingriffe oder wirbelsäulennahe Injektionen
- **Epidemiologie:** bimodale Altersverteilung (Kinder und Erwachsene ab dem 50. Lebensjahr)

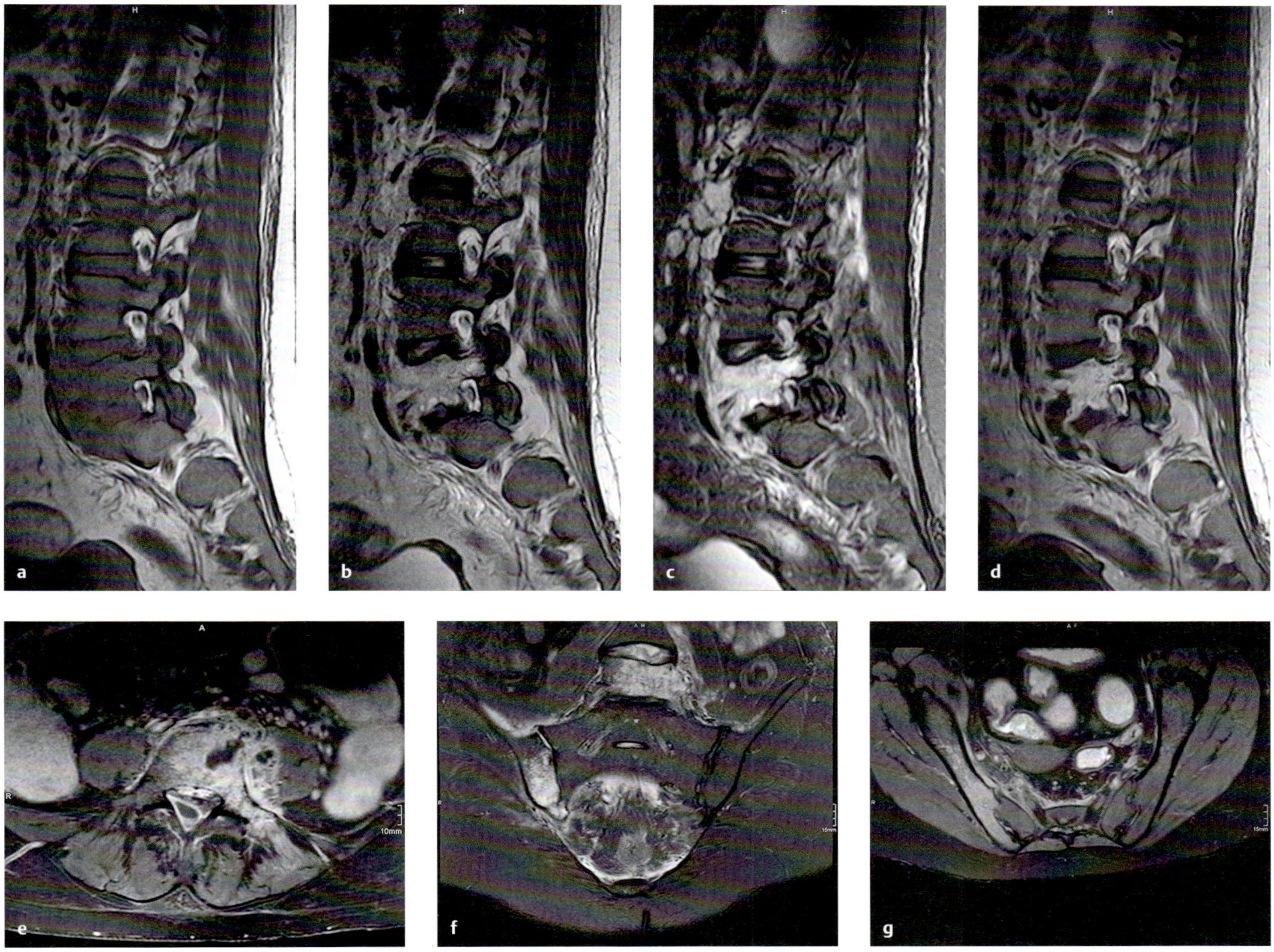

Abb. 9.25 a – g Pyogene Spondylodiszitis. Spondylitis L5 mit entzündlichem Knochenmarködem und kräftiger Kontrastmittelaufnahme sowie ossärer Destruktion des Kortex links-anterolateral. Zudem Abszess im vorderen Epiduralraum und im linken M. psoas mit dicker und irregulärer, kräftig kontrastmittelaufnehmender Abszesswand. Zusätzlich liegt eine Sakroiliitis rechts mit ausgeprägtem Knochenmarködem und Gelenkerguss sowie diffuser Umgebungsreaktion vor.

a MRT: sagittale T1w TSE-Aufnahme.
b MRT: sagittale T2w TSE-Aufnahme.
c MRT: sagittale STIR-Aufnahme.
d MRT: sagittale Kontrastmittelserie über die LWS.
e MRT: axiale Kontrastmittelserie über die LWS.
f MRT: parakoronale STIR-Aufnahme.
g MRT: axiale fettgesättigte PDw TSE-Aufnahme über das Sakrum.

9.21 Chordom

J. Breitenseher, I.-M. Nöbauer-Huhmann

▸ **Anamnese.** 60-jährige Patientin mit seit mehreren Wochen zunehmender Dysphagie. In der klinischen Untersuchung lässt sich links-zervikal eine Raumforderung mit enoraler Vorwölbung in die Rachenhinterwand tasten.

▸ **Bildgebende Diagnostik.** MRT (▸ **Abb. 9.26**). Diese zeigt eine 7 cm messende, lobulierte und verdrängend wachsende Raumforderung der tiefen Halsloge mit Infiltration des paravertebralen Raums, Destruktion des Dens axis, beginnender Infiltration des Spinalkanals und Spinalkanalstenose ohne Myelonkompression. Es kommt zu einer kompletten Umscheidung der linken A. vertebralis.

▸ **Diagnose.** Chordom.

▸ **Differenzialdiagnose.**

- **Chondrosarkom:** zweithäufigster, primär maligner (häufig niedriggradiger und eher langsam wachsender) Knochentumor der Wirbelsäule beim Erwachsenen; Patienten meist zwischen 30 und 70 Jahre alt; wenn in der Wirbelsäule gelegen, dann häufig thorakal oder lumbal, häufig in den posterioren Elementen (40 % der Fälle), in den Wirbelkörpern (15 %) oder in beiden Anteilen (45 %); bei 35 % der Betroffenen Infiltration des Diskus; in der MRT typischerweise T2w stark hyperintense, osteolytische Läsion, popcornartige Kalzifikationen, ring- und bogenförmige Anreicherung nach Kontrastmittelgabe
- **undifferenziertes pleomorphes Sarkom:** maligner Bindegewebstumor, primär oder sekundär als Folge von Morbus Paget, fibröser Dysplasie, Knocheninfarkt oder Fistelgang einer Osteomyelitis; im Achsenskelett meist im Becken lokalisiert, in der Wirbelsäule selten; mottenfraßartig oder permeativ-osteolytisch
- **Riesenzelltumor:** häufig sakral, lokal aggressiv, osteolytisch, keine Kalzifikationen; Metastasierung möglich

▸ **Therapie.** Resektion.

▸ **Schlüsselzeichen.**

- **Chordom:**
  - *Häufigkeit:* selten (1 – 4 % der malignen Wirbelsäulentumoren). Die Patienten sind meist älter als 30 Jahre. Männer sind etwas häufiger betroffen als Frauen (1,8 : 1,0).
  - *Lokalisation:* typischerweise mittelliniennahe im Achsenskelett, da Chordome aus Resten des embryonalen Notochords entstehen. Sie sind am häufigsten sakrokokzygeal (55 % der Fälle), sphenookzipital (35 %, insbesondere Klivus) oder am II. Halswirbelkörper (5 %) lokalisiert. Faustregel: ⅓–⅔ sakral, ca. ⅓ an C0, seltener an der oberen HWS.
  - *Verlauf:* üblicherweise langsam und lokal aggressiv wachsende Tumoren; eine Infiltration des Diskus ist möglich. Das Chordom metastasiert bei ca. 50 % der Betroffenen in Lunge, Leber, Knochen und/oder Lymphknoten. Rezidive kommen in 90 % der Fälle vor. Die 5-Jahres-Überlebensrate liegt bei 80 %, die 10-Jahres-Überlebensrate bei 40 %.
  - *MRT:* iso- bis gering hypointense Raumforderung auf T1w Sequenzen, die angrenzende neuronale Strukturen verdrängt oder ummauert. Typisch ist ein hohes Signal auf T2w Sequenzen. In bis zu 50 % der Fälle flockige oder noduläre intraläsionale Kalzifikationen (Korrelation mit CT); evtl. Sklerosierungen im Randbereich.
- **Metastasen:** Das Achsenskelett ist häufig betroffen, jedoch weniger häufig Sakrum und Klivus. Meist multifokal.

Fazit

Chordom

- Mittellinientumor, besonders an Sakrum und C0
- typisch hohes Signal auf T2w Sequenzen, osteolytisch, Kalzifikationen bei ca. 50 % der Betroffenen
- lokal aggressiv, Metastasen, Rezidivrate 90 %

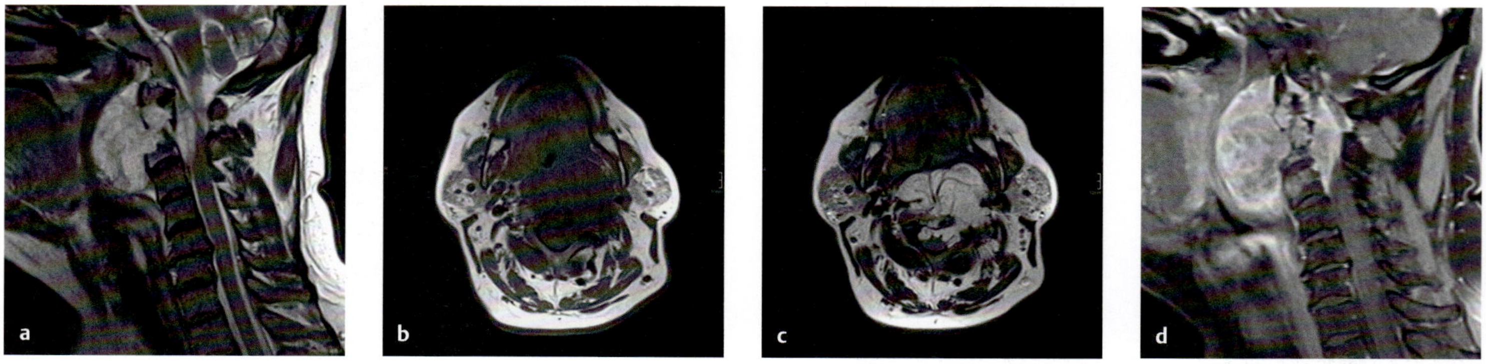

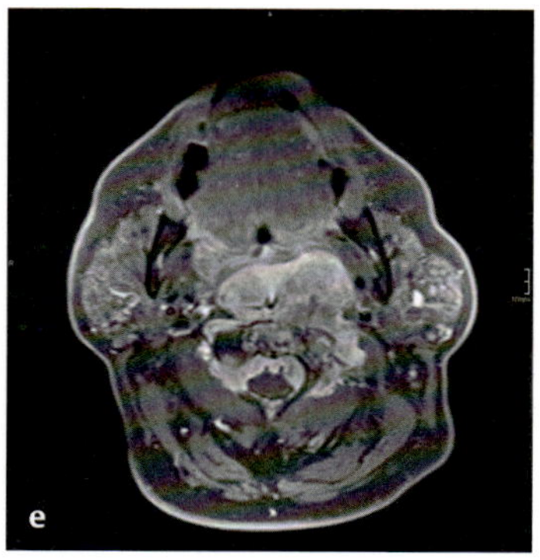

Abb. 9.26 a – e Raumforderung der oberen HWS. Destruktion des Dens axis, beginnende Infiltration des Spinalkanals und Spinalkanalstenose ohne Myelonkompression. Infiltration des paravertebralen Raums und komplette Umscheidung der linken A. vertebralis. Die Raumforderung ist T2w deutlich hyperintens (**a, c**), T1w hypointens (**b**) und nimmt deutlich Kontrastmittel auf (**d, e**). Die T2w hyperintense Raumforderung infiltriert den paravertebralen Raum und umscheidet die linke A. vertebralis komplett (**c**).

a MRT: sagittale T2w TSE-Aufnahme.
b MRT: axiale T1w TSE-Aufnahme.
c MRT: axiale T2w TSE-Aufnahme.
d MRT: sagittale fettgesättigte T1w Kontrastmittelserie.
e MRT: axiale fettgesättigte T1w Kontrastmittelserie.

9.22 Myxoides Liposarkom

J. Breitenseher

▸ **Anamnese.** Die 60-jährige Patientin klagt über Schmerzen im Bereich des thorakolumbalen Übergangs der Wirbelsäule mit Ausstrahlung in die Beine. In der klinischen Untersuchung lässt sich ein verminderter Kraftgrad der Vorfußdorsalextension beidseits und der proximalen unteren Extremitäten feststellen. Zudem sind sockenförmige Hypästhesien beider Füße vorhanden.

▸ **Bildgebende Diagnostik.** MRT mit Kontrastmittel (▸ **Abb. 9.27**). Die Raumforderung ist zum großen Teil rechtsseitig in der autochthonen Rückenmuskulatur gelegen, mit Infiltration der rechten Neuroforamina Th11/Th12 und Th12/L1 und mit intraspinalem epiduralem Tumoranteil, der das Myelon hochgradig komprimiert. Zudem Infiltration des M. psoas. Der Tumor enthält geringfügig Fett, das sich septenförmig anordnet. Der Tumor ist T2w hyperintens, T1w hypointens und nimmt deutlich, aber etwas inhomogen Kontrastmittel auf. Die Größe des Tumors weist auf ein malignes Geschehen hin, der Fettgehalt auf ein Liposarkom. Die hohe Signalintensität T2w ist ähnlich wie bei einer Flüssigkeitsansammlung und lässt an einen myxoiden Tumorabschnitt denken.

▸ **Diagnose.** Myxoides Liposarkom.

▸ **Differenzialdiagnose.** Myxoide Tumoren:
- myxoides Chondrosarkom
- myxoider Typ des undifferenzierten, pleomorphen Sarkoms (früher: malignes fibröses Histiozytom)
- Myxom

Um myxoide Tumoren von zystischen Läsionen zu differenzieren, muss Kontrastmittel verabreicht werden. Myxoide Tumoren reichern deutlich Kontrastmittel an, teils homogen, teils inhomogen.

▸ **Schlüsselzeichen.** Wegweisend ist eine myxoide, kontrastmittelanreichernde Raumforderung, die meist weniger als 25 % Fett enthält. Es müssen jedoch keine im MRT sichtbaren Fettanteile vorhanden sein.

▸ **Epidemiologie.** Das myxoide Liposarkom ist der zweithäufigste Liposarkomsubtyp bei ca. ⅓ aller Liposarkome. Insgesamt macht es 10 % der Weichteilsarkome aus.

▸ **Lokalisation.** 75 % der myxoiden Liposarkome kommen in der unteren Extremität vor.

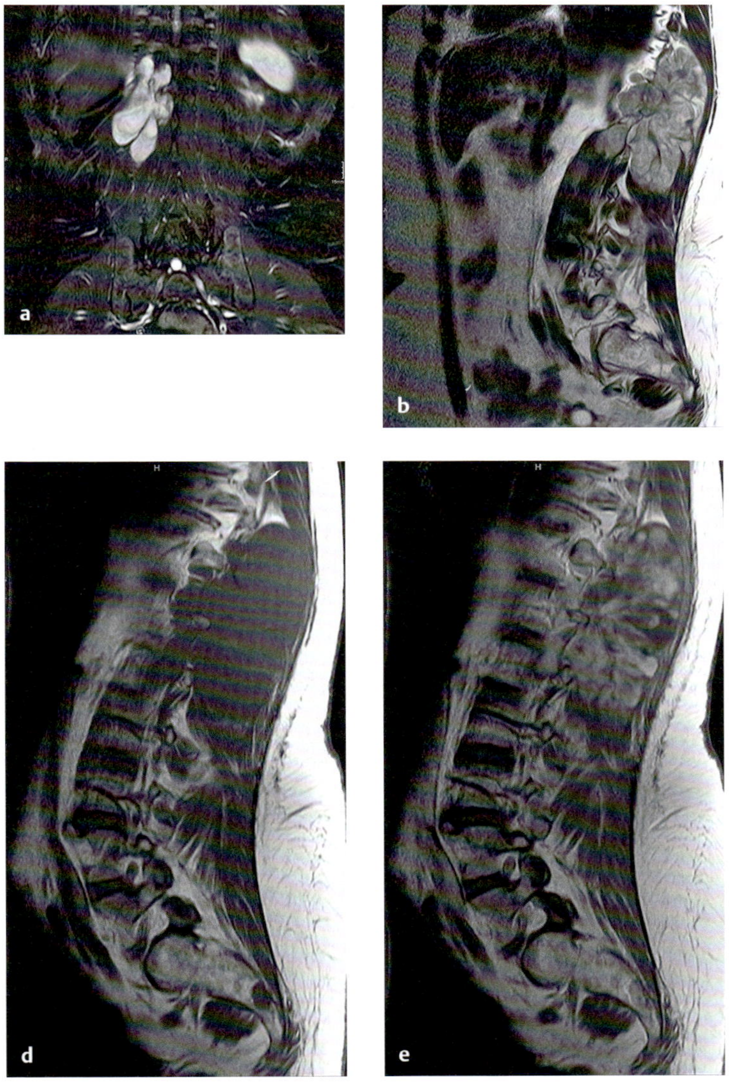

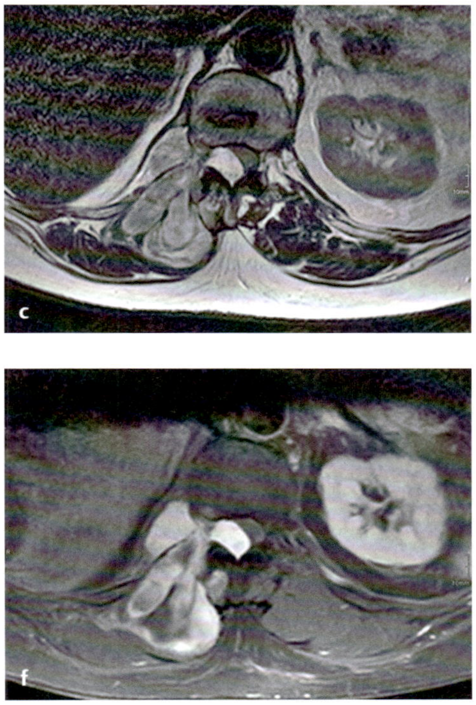

Abb. 9.27 a – f Myxoides Liposarkom.
Raumforderung von Th10 – L1 reichend, mit Infiltration des Brustwirbelkörpers XII, des M. erector spinae, der Mm. transversi spinales (Th10 – L1) sowie des M. psoas major auf Höhe von L1. Die Neuroforamina Th11/Th12 und Th12/L1 werden von der Tumormasse ausgekleidet, mit epiduralem Tumoranteil. Der Tumor ist T2w hyperintens und T1w hypointens, mit deutlicher, jedoch inhomogener Kontrastmittelanreicherung.
a MRT: koronale STIR-Aufnahme.
b MRT: sagittale T2w Aufnahme.
c MRT: axiale T2w Aufnahme.
d MRT: sagittale T1w Aufnahme.
e MRT: sagittale T1w Aufnahme nach Kontrastmittelgabe.
f MRT: fettgesättigte axiale T1w Aufnahme nach Kontrastmittelgabe.

Literatur

Klippel-Feil-Syndrom.

[1] Baba H, Maezawa Y, Furusawa N et al. The cervical spine in the Klippel-Feil-syndrome. A report of 57 cases. Int Orthop 1995; 19: 204 – 208

[2] Guille JT, Miller A, Bowen JR et al. The natural history of Klippel-Feil-syndrome: clinical, roentgenographic, and magnetic resonance imaging findings at adulthood. J Pediatr Orthop 1995; 15: 617 – 626

[3] Reiser M, Peters PE. Radiologische Differentialdiagnose der Skeletterkrankungen. Stuttgart: Thieme; 1995

Epidurales Spontanhämatom.

[4] Dorsay TA, Helms CA. MR imaging of epidural hematoma in the lumbar spine. Skeletal Radiol 2002; 31: 677 – 685

[5] Gundry CR, Heithoff KB. Epidural hematoma of the lumbar spine: 18 surgically confirmed cases. Radiology 1993; 187: 427 – 431

[6] Sklar EML, Post JMD, Falcone S. MRI of acute spinal epidural hematomas. J Comput Assist Tomogr 1999; 23: 238 – 243

Kaudales Regressionssyndrom.

[7] Callen PW. Ultrasonography in obstetrics and gynecology. 4th ed. Philadelphia: Saunders; 2000: 364 – 367

[8] Gabbe SG, Niebyl JR, Simpson JL. Obstetrics: normal and problem pregnancies. 4th ed. New York: Churchill Livingstone; 2002: 1090 – 1091

[9] Subtil D, Cosson M, Houfflin V et al. Early detection of caudal regression syndrome: specific interest and findings in three cases. Eur J Obstet Gynecol Reprod Biol 1998; 80: 109 – 112

[10] Tortori-Donati P. Pediatric neuroradiology. Berlin: Springer; 2005

[11] Twickler D, Budorick N, Pretorius D et al. Caudal regression versus sirenomelia: sonographic clues. J Ultrasound Med 1993; 12: 323 – 330

[12] Twining P, McHugo J, Pilling D. Textbook of fetal abnormalities. Philadelphia: Saunders; 2000: 158 – 160

[13] Zaw W, Stone DG. Caudal regression syndrome in twin pregnancy with type II diabetes. J Perinatol 2002; 22: 171 – 174

Aneurysmatische Knochenzyste.

[14] Caracciolo JT, Temple HT, Letson GD et al. A modified Lodwick-Madewell grading system for the evaluation of lytic bone lesions. AJR 2016; 207: 150 – 156

[15] Gerber S, Ollivier L, Leclère J et al. Imaging of sacral tumours. Skeletal Radiol 2008; 37: 277 – 289

[16] Greenspan A, Remagen W. Knochentumoren. Differntialdiagnose in Radiologie und Pathologie. Stuttgart: Thieme; 2000

[17] Rodallec MH, Feydy A, Larousserie F et al. Diagnostic imaging of solitary tumors of the spine: What to do and say. RadioGraphics 2008; 28: 1019 – 1041

Arteriovenöse Malformation.

[18] Bemporad JA, Sze G, Chaloupka JC et al. Pseudohemangioma of the vertebra: an unusual radiographic manifestation of primary Ewing's sarcoma. AJNR 1999; 20: 1809 – 1813

[19] Cross JJ, Antoun NM, Laing RJ et al. Imaging of compressive vertebral haemangiomas. ER 2000; 10 (6): 997 – 1002

[20] Laredo JD, Assouline E, Gelbert F et al. Vertebral hemangiomas: fat content as a sign of aggressiveness. Radiology 1990; 177: 467 – 472

[21] Lowe LH, Marchant TC, Rivard DC et al. Vascular malformations: classification and terminology the radiologist needs to know. Semin Roentgenol 2012; 47: 106 – 117

Sachverzeichnis

L

M

Y

Z